LEHRBUCH DER PSYCHIATRIE

LEHRBUCH DER PSYCHIATRIE

VON

EUGEN BLEULER
ZÜRICH

SECHSTE AUFLAGE
DEN NEUEREN ANSCHAUUNGEN UND BEDÜRFNISSEN ANGEPASST

UNTER MITWIRKUNG VON

JOSEF BERZE
WIEN

HANS LUXENBURGER
MÜNCHEN

FRIEDRICH MEGGENDORFER
ERLANGEN

MIT 64 ABBILDUNGEN

SPRINGER-VERLAG BERLIN HEIDELBERG GMBH 1937

ISBN 978-3-662-35649-4 ISBN 978-3-662-36479-6 (eBook)
DOI 10.1007/978-3-662-36479-6

URSPRÜNGLICH ERSCHIENEN BEI JULIUS SPRINGER IN BERLIN 1937
SOFTCOVER REPRINT OF THE HARDCOVER 6TH EDITION 1937

Vorwort zur ersten Auflage.

Das Buch soll das dem Mediziner für die Praxis notwendige Wissen vermitteln helfen. Es setzt aber zu einem vollen Verständnis den Besuch der psychiatrischen Klinik voraus, die die Darstellung illustriert und vor allem zeigt, was die psychiatrischen Benennungen wirklich meinen. Leider bedeuten diese von Lehrer zu Lehrer nicht das Gleiche, und noch schlimmer ist, daß die dahinter steckenden Begriffe zu einem nicht kleinen Teil auch nicht einheitlich sind und sogar oft der nötigen Klarheit entbehren. Ich habe mich bemüht, mit scharfen Begriffen zu arbeiten, und, wo das noch nicht möglich ist, den Mangel ins Licht zu setzen; unscharfe Begriffe, die für klare gehalten werden, schaden einem wirklichen Verständnis viel mehr als Nichtwissen. Die Rücksicht auf den Umfang des Buches machte es unvermeidlich, die psychologischen Darstellungen gegenüber der unendlichen Mannigfaltigkeit des Gegenstandes etwas zu systematisieren.

Dem Lehrzweck entsprechend habe ich mich nicht gescheut vor manchen Wiederholungen, die die nämliche Sache in verschiedenen Zusammenhängen zeigen. Bloße Verweisungen haben nicht den gleichen Wert. Im übrigen suchte ich kurz zu sein, das Selbstverständliche weglassend wie z. B. die Bedeutung der Anamnese bei gewissen Differentialdiagnosen.

Volles Verständnis für psychologische und gar für psychiatrische Dinge ist leider noch nicht bei jedem Medizinstudenten vorauszusetzen. Ich habe vorgezogen, in erster Linie auf diejenigen Rücksicht zu nehmen, die verstehen wollen und können. Glatt abgerundete Krankheitsbilder sind ebenso leicht faßbar, wie schwer auf die Wirklichkeit anzuwenden, der sie etwa entsprechen mögen wie Schillers Jungfrau von Orleans der historischen. Das Aufnehmen wirklicher Krankheitsbilder verlangt etwas mehr Arbeit. Ich nehme aber an, ein Lehrbuch sei nicht zum Auswendiglernen da, sondern zum Denken, und eines für Akademiker sogar auch zum Weiterdenken [1].

Ziemlich viel Wert habe ich auf das psychologische Verständnis gelegt, weil eine Psychiatrie ohne Psychologie eine Krankheitslehre ohne Physiologie ist, aber auch deshalb, weil nur derjenige ein guter Arzt sein kann, der den ganzen Menschen erfaßt; das psychologische Denken ist heutzutage dem Mediziner erschwert durch die allgemeine Schulung des Gedankenganges nach anderen Richtungen; ein Gegengewicht ist deshalb zur Notwendigkeit geworden [2]. Übrigens gehört etwas psychologisches Verständnis immer mehr zur allgemeinen Bildung; ich habe auch darauf ein wenig Rücksicht genommen.

Leider muß sich aber heute noch jeder die spezielleren psychologischen Begriffe selber schaffen; die hier benutzten sind aus der Beobachtung herausgewachsen und seit 35 Jahren an der Wirklichkeit gemessen worden. Eine theoretische Färbung derselben war aber unvermeidbar,

---

[1] Ich hoffe auch, daß es dem Praktikus als Nachschlagebuch dienen werde, und habe darauf etwas Rücksicht genommen. Was derjenige weglassen mag, der mit seinem psychiatrischen Wissen nur gerade noch auskommen möchte, ist in großer Petit gedruckt. In kleiner Petit werden die Beispiele angeführt.

[2] Bleuler: Die Notwendigkeit eines medizinisch-psychologischen Unterrichts, Volkmanns Sammlung klinischer Vorträge Nr. 701, Leipzig: J. A. Barth 1914.

weil uns die Sprache keine unparteiischen Ausdrücke zur Verfügung stellt. Wer andere psychologische Grundanschauungen hat als der Verfasser, wird Begriffe und Worte, wenn er sie verstanden hat, nicht zu schwer in seine Denkweise übersetzen.

Ähnlich schwankend ist noch die Einteilung der Psychosen. Es scheint mir ein Unrecht gegen die Studierenden, ohne zwingende Gründe hier neue Begriffe zu schaffen oder alte neu abzugrenzen; deshalb habe ich mich möglichst genau an die einmal angenommene Einteilung gehalten, von der aus sich in der Psychiatrie, ebensogut wie in anderen Disziplinen, von einer bekannten Auffassung aus abweichende Ansichten diskutieren lassen. Warum ich gerade KRAEPELINS Systematik gewählt habe, ist im Abschnitt G kurz ausgeführt.

Im übrigen ist eine Psychopathologie vergleichbar einer Kartenskizze über ein weites reiches Land, das erst von wenigen gangbaren Wegen durchschnitten wird; die weißen Stellen bezeichnen die größten Gebiete.

Zürich-Burghölzli, im August 1916.

E. BLEULER.

Vorwort zur sechsten Auflage.

Das Buch ist auch jetzt in seinen Grundzügen nicht verändert worden. Die wichtigste Neuerung ist die Einfügung des von Herrn Professor LUXENBURGER bearbeiteten Kapitels über psychiatrische Eugenik auf Grund der Erblichkeitsverhältnisse, auf die nun hier und nicht mehr bei den einzelnen Krankheiten eingegangen wurde. Auch in die noch flüssigen neueren Bestimmungen und Auffassungen des Deutschen Straf- und bürgerlichen Rechts konnte ich mich natürlich nicht hineinarbeiten. Den Abschnitt übernahm Herr Professor MEGGENDORFER. Auch meine Darstellung des österreichischen Rechts paßte nicht mehr ganz in die jetzige Zeit und wurde von Herrn Professor BERZE erneuert. Für ihre liebenswürdige Hilfsbereitschaft bin ich den drei Herren zu großem Dank verpflichtet. In der Schweiz sind Auffassungen und Handhabungen des Vormundschaftsgesetzes noch ziemlich schwankend nach Zeit und Kanton. Ein neuerer Kommentar ist leider noch nicht herausgekommen.

Der Zeitlage gemäß mußte man sich überlegen, ob es nicht am Platze wäre, das Buch erheblich zu kürzen. Es hätte dann aber den doch auch nicht bedeutungslosen Charakter eines Nachschlagebuches für verschiedene Bedürfnisse eingebüßt. Auch so mußte, um Platz für die Zusätze zu gewinnen, auf manche wissenschaftlichen Hinweise verzichtet werden. Ebenso wurde Kleindruck etwas mehr angewendet als nur zur Bezeichnung der Abschnitte, die vom Anfänger übergangen werden können. Aus didaktischen Gründen wurde die Reihenfolge der organischen Krankheiten verändert.

Anhaltspunkte zur Unterscheidung der *ALZHEIMERschen Krankheit* und der von O. FISCHER so genannten *Presbyophrenie* kenne ich auch jetzt noch nicht, so daß beide Formen immer noch als *eine* Krankheit aufgefaßt werden müssen; da aber der Name „Presbyophrenie“ mancherorts wieder im KAHLBAUMschen Sinne einer mild verlaufenden euphorischen Dementia senilis angewendet wird und damit Anlaß zu Konfusionen gibt, brauche ich nun den Namen der ALZHEIMERschen Krankheit für die ganze Gruppe, die in der letzten Auflage Presbyophrenie genannt wurde. Auf die wissenschaftlich bedeutungsvollen KLEISTschen Studien kann nur aufmerksam gemacht werden. Ein Eingehen auf dieselben erlaubt der Umfang eines Lehrbuches nicht.

Ganz umgeändert wurde der Abschnitt über die Wahnpsychosen, entsprechend der neuen Auffassung der Paranoien als einer (partiellen) Schizophrenieform. Die Besprechung der hirntraumatischen Psychosen wollte ich durch Vereinfachung dem Anfänger etwas verständlicher machen. Die Behandlung des manisch-depressiven Irreseins, der Schizophrenie, der Epilepsie bedurfte größerer Änderungen. Die allgemeinen kriminalistischen Bemerkungen wurden etwas erweitert und als Einleitung zu den Schweizer Strafgesetzen eingereiht. Es versteht sich von selbst, daß die größeren Umarbeitungen eine Menge kleinerer Änderungen nach sich zogen, abgesehen von den Einzelheiten, die den Fortschritten der Wissenschaften zu folgen hatten.

Zollikon-Zürich, im März 1937.

E. BLEULER.

Inhaltsverzeichnis.

A. Psychologische Wegleitung.

I. Die psychologischen Grundbegriffe[1].

a) Die Psyche.

Die menschliche Psyche ist in allen ihren Funktionen so sehr abhängig von dem Großhirn, daß der Ausdruck gebraucht wird, sie habe daselbst ihren Sitz. Selbstverständlich sind die nervösen und damit die Gehirnfunktionen eine Spezialisierung von Funktionen, die im Keim schon bei den einfachsten Tieren vorkommen, und so kann man denn auch — objektiv genommen — eine kontinuierliche Stufenleiter vom einfachsten Reflex eines Infusors bis hinauf zu den höchsten psychischen Funktionen sehen. Aus mancherlei Gründen wird aber von vielen ein absoluter Unterschied zwischen körperlichen bzw. zentralnervösen und psychischen Vorgängen angenommen. Der wichtigste dieser Gründe ist die Existenz der *Bewußtheit,* die für das Psychische charakteristisch sein, andern Funktionen aber fehlen soll. Das ist aber ein Unterschied nicht der Sache, sondern des Standpunktes, von dem aus wir die Vorgänge im psychischen Organ betrachten.

Soweit wir bis jetzt wissen, ist die Hirnrinde das Organ des individuellen Gedächtnisses und damit der Denkvorgänge und der Bewußtheit. Die treibenden und zielgebenden Kräfte (Triebe, Affektivität usw.) sind hingegen phylisches Erbgut und scheinen namentlich an die Stammganglien geknüpft.

b) Die Bewußtheit.

Was wir in der Psychologie unter „Bewußt-Sein“ oder „Bewußtheit“ verstehen, läßt sich nicht definieren, aber etwa in folgender Weise andeuten: es ist das, was uns am wesentlichsten vom Automaten unterscheidet; wir können uns eine Maschine denken, die komplizierte Reaktionen ausführt; niemals aber werden wir einem von uns konstruierten Apparate Bewußtsein zuschreiben, d. h. wir können nicht annehmen, daß dieser „wisse“, was er tue, daß er die Einwirkungen der Umgebung „empfinde“, daß er „Motive“ der Reaktion kenne. Den nämlichen Begriff bezeichnet das Wort „bewußt“ dann, wenn man fragt, ob jemand bewußt oder unbewußt die Haare zurechtgestrichen habe.

Von andern für uns nicht brauchbaren, aber oft störend in die Diskussion hineingetragenen Begriffen, die mit dem Wort Bewußtsein bezeichnet werden, sei der oft gebrauchte, von HERBART erwähnt, der darunter „die Summe aller wirklichen oder gleichzeitig vorhandenen Vorstellungen“ versteht, d. h. ungefähr das, was wir die aktuelle Psyche nennen. Wir verstehen also unter dem üblichen Ausdruck „Bewußtsein“ wie unter „Bewußtheit“ nicht Vorgänge, sondern die bewußte *Qualität* eines psychischen Vorgangskomplexes. Dieser Qualität müssen wir gegenüberstellen das Fehlen der Bewußtheit bei anderen Vorgängen, die wir „unbewußt“ nennen (s. S. 2). Wenn man allerdings von „Bewußtseinsstörungen“ spricht, so will man nicht die bewußte Qualität, sondern den Komplex bewußter Vorgänge selbst bezeichnen, im Sinne der Definition HERBARTs.

---

[1] Vgl. E. BLEULER: Naturgeschichte der Seele, II. Aufl. Berlin: Julius Springer 1932.

Bewußtsein in unserem Sinne kann man direkt nur an sich selbst wahrnehmen; bei anderen Menschen und höheren Tieren haben wir instinktive und plausible Gründe, seine Existenz anzunehmen.

Man ist geneigt, Bewußtsein vorauszusetzen, wenn man *zweckmäßige* Handlungen sieht. Das ist nicht richtig; schon die Reflexe und alle physiologischen Funktionen sind zweckmäßig, und zweckmäßige Wahlhandlungen kann sogar ein Automat vollführen. Ferner hat man oft als Zeichen des vorhandenen Bewußtseins während eines bestimmten Erlebnisses die *nachträgliche Erinnerungsfähigkeit* angesehen und davon gesprochen, daß eine Handlung im Dämmerzustand „ohne Bewußtsein" ausgeführt worden sei. Auch das ist falsch.

Man darf auch nicht „*bewußt*" und „*gewollt*" identifizieren. Beim Ankleiden handeln wir gewöhnlich gewollt, aber nicht bewußt, bei Zwangshandlungen bewußt, aber ungewollt bzw. gegen den Willen; keines der beiden ist der Fall bei vielen automatischen Handlungen wie Sich-kratzen, mimischen Bewegungen u. dgl. und bei krankhaften Automatismen.

Über „*Selbstbewußtsein*" siehe am Ende des Abschnittes über die Persönlichkeit (S. 26).

c) Psyche und Körper.

Die vulgäre dualistische Auffassung des Verhältnisses von Psyche und Körper, nach der die beiden so wesensverschieden seien, daß sie sogar nicht aufeinander einwirken können, ist naturwissenschaftlich nicht haltbar. Wir betrachten die Psyche als einen Komplex von Hirnfunktionen, der sich selber, „von innen", wahrnimmt. Diese Auffassung scheint uns allein allen Tatsachen zu entsprechen und zugleich die wichtigsten, sonst unlösbaren psychologischen Probleme dahin fallen zu lassen. Daß die nämliche Funktion „von innen gesehen" sich selbst ganz anders erscheinen *muß* als objektiv von andern wahrgenommen und erschlossen, wird sofort klar, wenn man daran denkt, wie verschieden uns die gleiche Sache schon vorkommt, wenn wir sie mit dem Gehör als Ton, mit dem Getast als Zittern, mit physikalischen Apparaten als Schwingungen wahrnehmen. Daß *inhaltlich* die „beiden" Funktionen gänzlich inkommensurabel seien, ist eine Fabel. Unsere Auffassung ist also „monistisch" oder „identistisch" (und im speziellen „mnemistisch", weil sie, wie hier nicht ausgeführt, die Vorgänge des Lebens einschließlich der psychischen auf die *Mneme* zurückführt. S. BLEULER: „Mechanismus, Vitalismus, Mnemismus". Berlin: Julius Springer 1931, und für die Erkenntnistheorie überhaupt: „Naturgeschichte der Seele". II. Aufl. Ebenda 1932).

d) Das Unbewußte.

Wir vollführen viele kleinere Handlungen (Haare zurechtstreichen, einen Knopf aufmachen, ein Tierchen abschütteln), ohne es zu wissen. Das sind zum großen Teil keine Reflexe, keine subcorticalen Akte, sondern Handlungen, die von der Hirnrinde ausgeführt werden und den bewußten Funktionen analog sind; sie setzen ja auch persönlich gewonnene Erinnerungen voraus. „Automatische" Handlungen in hypnotischen Experimenten und in krankhaften Zuständen können in Denken und Motilität so kompliziert sein, wie nur irgend ein bewußter Akt: Die Hand kann schreiben, der Mund sprechen, ohne daß die Person empfindet, daß die Handlungen aus der eigenen Psyche stammen. Bei experimentellem Assoziieren geht der Gedankengang oft über Vorstellungen, die nicht bewußt sind: So die Reaktion „Wüste" auf das Reizwort „Tinte", wobei der die Brücke bildende Begriff „Sand" in keiner Weise ins Bewußtsein trat; überhaupt sind uns die Konstellationen, die das Denken leiten, nur zum kleinen Teile bewußt, wie genauere Analyse zeigt; wir versprechen uns z. B. oft im Sinne unbewußter Begleitvorstellungen. Von allem, was unsere Sinne aufnehmen, kommt nur ein kleiner Teil zum Bewußtsein; das übrige ist aber doch für die Psyche nicht verloren: Wir richten uns z. B. im Gehen beständig nach Wahrnehmungen, die nicht bewußt werden. Daß die unbewußten Wahrnehmungen ihrem Wesen nach mit den bewußten identisch sind, wird auch klar, wenn sie nachträglich zum Bewußtsein kommen, so, wenn man während einer eifrigen Arbeit das Schlagen der Uhr überhört, das mit dem Nachlassen der Aufmerksamkeit so genau erinnert wird, daß man noch die Schläge (bis etwa auf fünf) zählen kann; anderes wird im Traum, in der Hypnose bewußt. Man zieht unbewußt eine Menge komplizierter Schlüsse (zum Teil beruht die sog. Intuition darauf); man glaubt mit Bestimmtheit eine Person als einen Bekannten zu erkennen, wundert sich aber, daß man ihm nicht diejenigen Gefühle entgegenbringt, die er sonst in uns erregt, um bald darauf zu konstatieren, daß man gar nicht die erwartete Person vor sich hat. Neben der bewußten irrtümlichen Identifizierung bestand also noch eine unbewußte richtige. Man steckt automatisch in die vielen verschiedenen Schlösser einer Anstalt den Schlüssel in der zu jedem passenden Weise ein; sobald man das mit Bewußtsein tun will, gelingt es nur schwer. Man sieht oft beim Gesunden, alltäglich aber unter pathologischen Verhältnissen, Zeichen eines Affektes, oder einer Vorstellung von denen der Träger nichts weiß; und wenn man sich selber und seine Nebenmenschen genau beobachtet, so findet man oft, daß gerade in wichtigen Entscheidungen die ausschlaggebenden Momente unbewußt sind. Wir können auch experimentell durch posthypnotische Suggestionen Handlungen provozieren, deren Motive dem Handelnden verborgen bleiben. Hysterische können auf Wahrnehmungen antworten, die ihnen nicht zum Bewußtsein kommen.

Alle psychischen Funktionsarten, die wir kennen, können also auch ablaufen, ohne daß wir ein direktes Wissen davon haben. In diesem Sinne gibt es unbewußte psychische Vorgänge. Sie sind den bewußten Psychismen als Glieder der Kausalkette unseres Denkens und Handelns ganz gleichwertig. Es ist somit notwendig, sie mit den bewußten Vorgängen in *einem* Begriff zu vereinigen, den man am besten „Psyche“ nennt[1], und zwar nicht nur, weil sie in allem, abgesehen von dem Mangel der bewußten Qualität, den bewußten gleich kommen, sondern eben vor allem deshalb, weil die Psychologie und namentlich die Psychopathologie nur dann eine erklärende Wissenschaft sein kann, wenn man so wichtige Ursachen der Phänomene mitberücksichtigt.

Man faßt auch die unbewußten Funktionen als „*das Unbewußte*“ zusammen. Es handelt sich aber bei den oben beschriebenen Psychismen nicht um eine bestimmte abgegrenzte Klasse, sondern das wirkliche Verhältnis ist das, daß (potentia) jede beliebige Funktion sowohl bewußt als auch unbewußt ablaufen kann. Es gibt auch keine besonderen Gesetze für das unbewußte Denken, sondern nur relative Unterschiede der Häufigkeit der verschiedenen Assoziationsformen.

Im Unbewußten verlaufen auch die Wege, auf denen die Psyche unsere Sekretionen, die Herz- und Vasomotorentätigkeit und vieles Ähnliche beeinflußt, wenn sie auch ausnahmsweise einmal bewußt und dem Willen zugänglich werden in ähnlichem Sinne, wie wir unsere Glieder bewußt und unbewußt bewegen. *Überhaupt ist das Unbewußte mit allem, was durch nervöse Tätigkeit dirigiert wird, in Verbindung, während das Bewußte eine Auslese dieser Vorgänge darstellt, die systematisch, wenn auch nicht absolut, von unseren vegetativen Funktionen abgesperrt sind, soweit es sich um direkte Verbindungen handelt. Deshalb verlaufen so viele pathogene Vorgänge durch unbewußte Wege, und deshalb sind psychogene Krankheitssymptome meist durch den bewußten Willen nicht direkt angreifbar.*

Manche zählen mit FREUD zu den unbewußten Funktionen auch die „*latenten Gedächtnisbilder*“ („Engramme“; siehe Gedächtnis). Diese sind aber etwas prinzipiell Verschiedenes von dem, was wir hier beschrieben haben.

Eine Vorstellung von dem Verhältnis zwischen bewußt und unbewußt kann man sich am besten machen, wenn man annimmt, daß eine Funktion dann bewußt werde, wenn sie direkt mit dem Ichkomplex assoziativ verbunden wird; ist sie es nicht, so läuft sie unbewußt ab. Die Annahme entspricht zwanglos allem Beobachteten. Sie wird auch der Tatsache gerecht, daß es alle Übergänge vom Bewußten durch Halbbewußtes zum Unbewußten gibt; je mehr assoziative Verbindungen in

[1] Wollte man sie abtrennen, so könnte man sie doch nur mit psychischen Ausdrücken (Wahrnehmen, Handeln usw.) bezeichnen.

einem gegebenen Momente zwischen dem Ich und dem Psychismus (Vorstellung, Gedanke, Handlung) existieren, um so bewußter ist der letztere und zugleich um so klarer.

Was wir „unbewußt" nennen, wird von manchen als „*unterbewußt*" bezeichnet. Andere leugnen aus theoretischen Gründen die Existenz eines wirklich Unbewußten und nehmen z. B. an, daß von uns unbewußt genannte Funktionen doch ein wenig bewußt oder vergessen seien. Für die Psychopathologie ist diese Unterscheidung belanglos (S. 343/344). — Bei den Philosophen ist der Begriff des Unbewußten ganz anders umgrenzt und zugleich sehr verschieden von Autor zu Autor.

II. Die einzelnen psychischen Funktionen.

Auf einem Spaziergang ruhe ich aus; da sehe ich einen Brunnen, gehe hin und trinke Wasser. Was ist in meiner Psyche vorgegangen?

Die Lichtstrahlen, die meine Retina treffen, bewirken *Empfindungen*, d. h. ich sehe bestimmte Farben und Helligkeiten in bestimmter räumlicher Anordnung. Einzelne Gruppen derselben habe ich früher schon in entsprechender Zusammenstellung gesehen; sie bekommen als zusammengehörige Einheiten höherer Ordnung eine gewisse Selbständigkeit und werden als Objekte (Bäume, Häuser, Brunnen) herausgehoben, und aus früheren Erfahrungen weiß ich, daß in dem Brunnen das fließt, was ich Wasser nenne, und was mir den Durst löschen kann. Es ist also in mir der „*Begriff*" des Brunnens mit allem Wesentlichen, was dazu gehört, erweckt worden, während die momentane Erfahrung mir nichts als eine Anzahl Farbenflecke gegeben hat. Diese Erweckung ähnlicher früherer Empfindungskomplexe durch die neue Empfindung und dementsprechende Gruppierung der Empfindungen und Erinnerungen in einzelne Komplexe ist die *Wahrnehmung*. *Ich empfinde* also bestimmte Lichtanordnungen, aber ich *nehme wahr* bestimmte Objekte, ich *empfinde Töne*, aber ich *nehme wahr* eine Rede oder das Rauschen des Brunnens, ich *empfinde* einen Geruch, aber ich *nehme wahr* den Veilchenduft.

Da ich Durst habe, besteht in mir der „*Trieb*", aus dem Brunnen zu trinken. Der Durst und der Trieb sind offenbar auch die Ursache davon, daß sich mir gerade der Brunnen aus der Menge der dem Auge gebotenen Objekte herausgehoben hat. Ich habe aber nicht nur den Trieb zu trinken, sondern ich möchte auch noch ein wenig ausruhen; ich stelle mir vor, das Wasser könnte infiziert sein, ich bekomme besseres Getränk in dem nächsten Wirtshaus u. dgl. Dem steht entgegen, daß ich nicht weiß, wie lange ich bis dahin zu gehen habe; das Quellgebiet des Brunnens sieht unverdächtig aus. Der Trieb, den Durst zu löschen, wird also der mächtigere: ich entschließe mich, hier zu trinken, es aber erst auszuführen, wenn ich ausgeruht habe und weitergehen will. Die verschiedenen Triebe mit den sie begleitenden Vorstellungen haben ein Gedankenspiel, eine *Überlegung* bewirkt, die schließlich in eine Resultante auslief, den *Entschluß*, der seinerseits zu geeigneter Zeit zur *Handlung* führte.

Wir haben hier wie bei andern nervösen Funktionen eine zentripetale[1] Aufnahme von Reizen oder von Material, das wir in die Empfindungen und die Wahrnehmungen zerlegen, dann eine Verarbeitung und eine teilweise Umsetzung des Materials in zentrifugale Funktionen (Entschlüsse,

---

[1] Ich rede nicht von „psychopetalen" Funktionen, weil zwar eine „Richtung" gegeben ist, aber doch sowohl die ein- wie die ausgehenden Funktionen, soweit sie in der Psychologie in Betracht kommen, innerhalb der Psyche verlaufen. *Man tut indessen gut, sich hier unter „Zentrum" und „Richtung" nur Symbole, aber möglichst wenig eigentlich Räumliches vorzustellen,* während allerdings die Wege zwischen Sinnesorgan und Gehirn und zwischen Gehirn und Muskel räumlich vorgestellt werden müssen.

Handlungen). Die Verarbeitung geschieht wohl zum geringsten Teil, wenn überhaupt, in der Weise, daß das ankommende Psychokym[1] durch vorgebildete Mechanismen in zentrifugale Bahnen geleitet würde, wie man es (gewiß nicht mit Recht) bei den Reflexen annimmt, sondern so, daß daselbst neue Prozesse „ausgelöst" werden. Die Wahrnehmungen erwecken Vorstellungen, die sich untereinander nach bestimmten Normen verbinden *(Denken)*, und erst die Resultante dieser Vorgänge als Ganzes bestimmt die zentrifugale Aktion.

Neben diesen Vorgängen, den intellektuellen, haben wir noch Wirkungen zweier Funktionen beobachtet, die als Qualitäten allen psychischen Funktionen eigentümlich sind, oder nach anderer Auffassung sie stets begleiten: das *Gedächtnis* und die *Affektivität.* Wir haben bei der Wahrnehmung Residuen früherer Erlebnisse bemerkt, die diese inhaltlich und in ihren Zusammenhängen irgendwie wieder reproduzieren, und wirklich hinterläßt alles, was psychisch ist, bleibende Spuren *(„Engramme")*, die sich nachher in Form von Erinnerungen, Übungswirkungen u. dgl. offenbaren, indem sie wieder belebt *(„ekphoriert")* werden und entweder das nämliche Erlebnis wiederholen (eingeübte Bewegung, Halluzination) oder es in einer bloß ähnlichen Art darstellen (Vorstellung nach Wahrnehmung).

Der Anblick des Brunnens erweckte angenehme Gefühle, das Löschen des Durstes ebenso; die Vorstellung der Infektionsmöglichkeit unangenehme. So ist jeder psychische Akt „von einem Gefühlston begleitet", der zugleich bei den Entschlüssen den Ausschlag gibt *(Affektivität)*.

Wir haben ferner gesehen, daß irgendein psychischer Vorgang Erinnerungsbilder früherer Erlebnisse erweckt, daß diese durch Zusammenvorkommen so verbunden werden, daß sie auch wieder zusammen und als ein Ganzes, als eine Einheit ekphoriert werden, daß verschiedene Ideen, Gefühle und Strebungen einander beeinflussen, sich hemmen oder fördern und schließlich zu einer Resultante zusammenfließen. Diese verschiedenen Spielarten von Verbindungen einzelner Psychismen untereinander nennen wir *Assoziation.*

In der Pathologie darf man sich nicht wie viele Philosophen die Psyche als eine „punktförmige" Einheit vorstellen. Sie ist in eine Menge von Teilfunktionen gegliedert, die einander ebensogut widerstreben wie fördern können. Sie bilden ein einheitliches Ganzes, in welchem jede Teilstrebung von allen andern beeinflußt wird und selber alle andern beeinflußt. Ein recht gut zutreffendes Bild von dem was wir als Psyche in uns wahrnehmen, gibt uns die Wahrnehmung einer Symphonie, in der wir die einzelnen Töne und Akkorde und Stimmen und Sätze usw. heraushören, aber auch das daraus resultierende Ganze, das so einheitlich ist, daß es von einem einzigen Grammophonstift in Form einer Kurve dargestellt werden kann.

a) Die zentripetalen Funktionen.

1. Die Empfindungen.

Die Empfindungen kommen uns als solche nicht zum Bewußtsein (wir sehen nicht Farben, sondern farbige Dinge). Sie sind eine künstliche Abstraktion des elementarsten psychischen Geschehens und doch schon recht kompliziert: Jede Lichtempfindung schließt Qualität ein, und zwar in zwei Richtungen: Qualität gegenüber Empfindungen anderer Sinne (Licht, nicht Schall) und Qualität innerhalb des nämlichen Sinnesgebietes (Farbe), ferner Quantität (Helligkeit), Sättigung (Mischung der Farbe mit Weiß), dann Lokalzeichen in Richtung, Größe und Gestalt. Analog bei den Empfindungen der anderen Sinne.

---

[1] „Psychokym" bezeichnet die Betriebsenergie der als Hirnfunktionen aufgefaßten psychischen Vorgänge, „Neurokym" die der nervösen Vorgänge im allgemeinen.

2. Die Wahrnehmungen.

Die Wahrnehmungen entstehen dadurch, daß die Empfindungen bzw. Empfindungsgruppen Erinnerungsbilder früherer Empfindungsgruppen in uns ekphorieren, so daß ein Komplex von Empfindungserinnerungen in uns auftaucht, dessen Elemente durch das Zusammenvorkommen in früheren Erfahrungen einen besonders festen Zusammenhang und eine Abgrenzung von anderen Empfindungsgruppen erhalten haben (vgl. unten „Begriffe"). In der Wahrnehmung stecken also die drei Vorgänge der Empfindung, der Erinnerung und der Assoziation, letzterer sowohl in dem Sinne, daß die Empfindung (von bestimmten Farbenflecken oder des sprudelnden Geräusches) einen Begriff (des Brunnens) ekphoriert, als auch in dem, daß die einzelnen Empfindungsengramme, die in dem Begriff des Brunnens enthalten sind, von früher her untereinander verbunden sind und jetzt gleichzeitig, als eine Einheit, auftauchen.

Der Wahrnehmungsakt ist nicht ein scharf abgeschlossener. Man kann eine Statue bloß als Statue wahrnehmen oder als eine Statue Schillers oder als eine *bestimmte* Statue Schillers, ein Wort als Wort, als deutsches Wort und schließlich als Wort mit seiner Bedeutung und allen Beziehungen zu einer bestimmten Situation. Diese Identifikation einer zusammengehörigen Gruppe von Sinnesempfindungen mit früher erworbenen analogen Komplexen samt allen ihren Zusammenhängen bezeichnen wir als *Auffassung*.

Auf einem Bild zeigt uns die Empfindung z. B. Farbenflecken, die Wahrnehmung Männer und Tiere und Bäume, und die Auffassung eine Jagd.

b) Begriffe und Vorstellungen.

Begriffe. Wir sehen zum ersten Male reife Erdbeeren, entweder gleich in der Mehrzahl oder mehrere zu verschiedenen Zeiten. Wir empfinden dabei mit dem Gesicht bestimmte Farbennuancen, Formen, Größenverhältnisse; Getast und kinästhetische Sinne geben uns Rauhigkeits-, Härte- und Gewichtsempfindungen, Geschmack und Geruch den Geschmack und den Duft der Frucht. Die Beeren haben unter sich Ähnlichkeiten und Verschiedenheiten. Während die einander unähnlichen Empfindungen nur beim Anblick einer einzelnen oder weniger Beeren vorkommen, wiederholen sich die ähnlichen immer wieder. Sie schließen sich zu einem festen Komplex von Engrammen zusammen, so daß mehr oder weniger lebhafte Erinnerungsbilder der Gesamtvorstellung jedesmal auftauchen, wenn nur einzelne für die Erdbeere einigermaßen spezifische Empfindungen erlebt werden. Das ganze Gefüge von Erinnerungen sich immer wiederholender Empfindungen, die die Erdbeeren in uns erzeugt haben (nicht zu vergessen das gemeinsame Negative, daß sie z. B. nicht blau, nicht kugelförmig seien), ist der *Begriff der Erdbeere,* der „Erdbeere" als Gattung. Dieser kann nun durch weitere Erfahrungen ergänzt werden, indem man sieht, daß die Erdbeere auf einer Pflanze wächst, daß sie eine Frucht ist, daß sie die und die botanischen Zusammenhänge hat. Der Vorgang der Begriffsbildung faßt also unter gewissen Gesichtspunkten Gleichartiges zusammen und scheidet Nichtdazugehöriges aus *(Abstraktion)*.

Man spricht auch schon von dem „Begriff" eines einzelnen Dinges oder Individuums. Eine einzelne Erdbeere, ein einzelner Mensch wird zu verschiedenen Zeiten, in verschiedenen Distanzen und Perspektiven und von verschiedenen Seiten gesehen. Die Residuen der sich wiederholenden Empfindungen werden zu einem Gesamtbild verarbeitet, in dem nur das allen Gemeinsame enthalten ist, und dieses bildet den Begriff des bestimmten Dinges, der bestimmten Person.

Es kann aber auch umgekehrt die Begriffsbildung sich komplizieren, indem immer mehr Einzelerfahrungen an derselben teilnehmen. Wir sehen außer der Erdbeere noch viele Dinge, die auf Pflanzen wachsen und bei entsprechender Behandlung fähig sind, eine neue Pflanze zu erzeugen. Alles das, was diese Dinge gemeinsam haben, bildet wieder ein festeres Engrammgefüge, das des Begriffes „Frucht".

Tätigkeits- oder Eigenschaftsbegriffe werden natürlich auf die nämliche Weise herausgehoben: „gehen" setzt sich aus Ähnlichkeiten in der Beobachtung vieler Vorgänge zusammen; „blau" hebt eine bestimmte Art von Gesichtsempfindungen, die sich vielfach wiederholen, heraus. Auch die höchsten abstrakten Begriffe werden auf diese Weise gebildet, ohne daß etwas prinzipiell Neues hinzukäme: Der eine rettet einen Feind; ein anderer läßt sich zum Märtyrer für eine gute Sache machen; ein dritter stiehlt nicht trotz großer Versuchung. Alle diese Vorgänge haben etwas Gemeinsames, das in unserer Gefühlsbetonung und auch in der Bedeutung der Handlungen bzw. Unterlassungen für die Allgemeinheit liegt. Dieses Gemeinsame, herausgehoben, gibt den Begriff der „Tugend". Wir sehen bei uns und in der Außenwelt, daß bestimmte Geschehnisse immer auf bestimmte andere folgen. Das „Folge-Verhältnis" wird uns zum „Ursache-Wirkungs-Verhältnis" dadurch, daß wir es analogisieren unserer Willenshandlung und deren Folge, die uns als „Wirkung" unserer Tätigkeit bewußt wird *(Kausalität)*.

Gleichzeitig mit der Wahrnehmung eines Dinges oder eines Vorganges wird sehr häufig auch das Wort gehört, das das Ding bezeichnet. So muß dieses in ähnlicher Weise mit dem Begriff verbunden werden, wie dessen einzelne Komponenten, wenn auch in deutlich lockerer Weise. Das Wort „Erdbeere" löst bei jedem Deutschen, der die Frucht kennt, auch den Begriff der Erdbeere aus. Die Sprache hat aber eine noch größere Bedeutung für die Begriffsbildung, indem sie mit Hilfe des Wortes die Abgrenzungen einmal geschaffener Begriffe andern übermittelt. Der einzelne kann leicht dazu kommen, den Begriff „Baum" zu bilden; „Pflanze" würde ihm schon schwerer ohne Benutzung der Mitarbeit früherer Generationen. Die verschiedenen Sprachgemeinschaften haben deshalb verschiedenartige Begriffe. Das englische „fish" ist ein viel weiterer Begriff als der deutsche „Fisch". Der deutsche „Brunnen" zerfällt im Französischen in die „fontaine" und den „puit". Die Bedeutung der Sprache für die Begriffsbildung ist aber auch überschätzt worden. Das Kind sollte die Männer nicht voneinander unterscheiden, solange es jeden mit „Papa" bezeichnet; es läßt sich aber leicht nachweisen, daß das in der Regel falsch ist. Man hat gemeint, man könne an der Größe des Wortschatzes die Zahl der Begriffe eines Menschen abschätzen und hat die Begriffszahl eines englischen Arbeiters niedersten Ranges auf wenige hundert begrenzen wollen. Ein Idiot, wenn er nur so hoch steht, daß er überhaupt Begriffe zu verstehen geben kann, und jeder Hund haben aber sehr viel mehr. Ungeschulte Taubstumme bilden eine Menge nicht nur konkreter, sondern auch abstrakter Begriffe. Es gibt auch Leute, die ebenso wortreich wie begriffsarm (höherer Blödsinn) oder wortarm aber begriffsreich sind. Man behauptet auch, daß man nur in Worten denke. In Wirklichkeit verhält es sich so, daß man im gewöhnlichen Denken abkürzende Symbole statt der Begriffe benutzt. Als solche Symbole dienen Worte sehr häufig; aber es gibt auch ganz andere Arten von Symbolen. Das eine Individuum bevorzugt die einen, das andere die anderen. Für Zahlen z. B. benützen einzelne das Zahlwort, andere die Ziffer, wieder andere Vorstellungen eines farbigen Fleckes oder der bloßen Stellung innerhalb einer die Zahlenreihe schematisierenden Skala usw.

Die Begriffe sind nichts Feststehendes; sie werden durch neue Erfahrungen leicht ergänzt oder umgebildet. Der Begriff „Gott" ist nicht nur verschieden beim Wilden und beim Kulturmenschen, sondern auch beim Kinde und beim Erwachsenen, beim Gebildeten und beim Ungebildeten. Der Begriff der Elektrizität wird ein anderer, wenn man anfängt, ihn mit höherer Mathematik zu studieren usw.

Vorstellungen. Mit dem Worte „Begriff" bezeichnet man den *Inhalt* der genannten Gebilde; werden sie als psychische *Funktion* betrachtet, so spricht man von „Vorstellungen". Verschiedene Begriffe sind Eiche und Baum; Gegensatz einer Vorstellung ist eine Wahrnehmung. Nicht selten wird „Vorstellung" aber inhaltlich, im Sinne von „Begriff", gebraucht.

c) Die Assoziationen. Das Denken.

Die Verbindungen der Psychismen nennen wir *Assoziationen.*

Gewöhnlich denkt man sich unter dieser Bezeichnung folgende Erscheinungen: 1. Es werden durch zeitliche Zusammenhänge bei der Erfahrung assoziative Zusammenhänge in den entsprechenden Engrammen gebildet (es werden Assoziationen *gestiftet*). 2. Diese Zusammenhänge bleiben mit den Engrammen der Erlebnisse bestehen (Engramme sind assoziiert). 3. Ein neues Ereignis ekphoriert die Engramme von Erinnerungsbildern, die irgendeinen Zusammenhang (zeitlich, ähnlich) mit ihm haben. Wie einfache Begriffe werden in gleicher Weise auch ganze Ideen untereinander assoziiert.

Die Assoziation ist ein *Zustand* insofern, als Engramme miteinander verbunden sind; sie ist aber auch ein *Vorgang* bei der Verknüpfung gleichzeitiger Erlebnisse, bei der Auslösung einer Vorstellung durch eine andere, beim Denken und bei der Beeinflussung eines Psychismus durch einen anderen überhaupt.

Assoziationen im Sinne von dauernden Verbindungen *entstehen* durch gleichzeitigen oder unmittelbar aufeinander folgenden Ablauf mehrerer Psychismen, wie wir in dem Wahrnehmungsakt oder in der Assoziation von Blitz und Donner sehen. Wir beobachten, daß alles Gleichzeitige und Aufeinanderfolgende im Gedächtnis verbunden ist, indem solche Funktionen einander beeinflussen und sie verbunden in der Erinnerung auftauchen. Wenn uns etwas entfallen ist, so kann es häufig wieder erinnert werden, wenn man an den Ort geht, wo man es gedacht oder erfahren hat, und zwar auch wenn kein logischer Zusammenhang zwischen Ort und vergessenem Vorstellungsinhalt besteht. Und dennoch bilden die uns zugänglichen Assoziationen eine Auswahl. Wir erinnern uns in erster Linie nur an Erlebnisse, die an sich oder durch ihre Zusammenhänge eine gewisse Wichtigkeit für uns haben. In bezug auf die Ekphorierbarkeit gibt es also Unterschiede in den Assoziationen und auch in der Verarbeitung der Gedächtnisbilder; auf die Verfolgung dieser Differenzen kann hier leider nicht eingegangen werden; jedenfalls spielen dabei affektive Mechanismen mit.

Neben der zeitlichen Verknüpfung gibt es eine Assoziation nach Ähnlichkeit und Analogie[1]: Das Kind hat sich an einer Kerzenflamme gebrannt und fürchtet nun alles Feuer, unter Umständen auch glänzende Dinge.

Das *logische Denken, das Schließen und Urteilen ist zunächst eine Wiederholung, eine Ekphorie von assoziativen Zusammenhängen, die man früher erlebt hat, oder von ähnlichen bzw. analogen Zusammenhängen.*

[1] Ähnliches oder Analoges hat gemeinsame Teilpsychismen. Ferner ist die Empfindlichkeit der Psyche (eventuell des Zentralnervensystems) für Unterschiede eine beschränkte. Was sich durch unterhalb der Unterschiedsschwelle liegende Differenzen unterscheidet, erscheint und wirkt als Gleichheit.

Jedesmal, wenn man um einen Baum gräbt, sieht man die Wurzeln. Es wird also eine Assoziation gestiftet zwischen der Vorstellung des stehenden Baumes und der Wurzel. Wenn wir einen Baum sehen und der Begriff Wurzel in Betracht kommt, so wird er zu dem Baum assoziiert, und zwar mit dem Unterton der Zusammengehörigkeit. Das drücken wir in den nachträglich abstrahierten logischen Gesetzen so aus: Jeder Baum hat Wurzeln; dies ist ein Baum, also hat er Wurzeln. So denkt man aber nur unter ausnahmsweisen Umständen, wenn die Richtigkeit des Schlusses in Frage kommt, bei einem „Beweis". Die Millionen Schlüsse, die man im Denken und Handeln täglich macht, führt man einfacher aus: Wenn man ein Herz perkutieren will, sagt man sich nicht: Jeder Mensch hat sein Herz auf der linken Seite, dies ist ein Mensch, also hat er sein Herz auf der linken Seite, sondern man assoziiert einfach die gewohnte Stelle an die Idee, das Herz des daliegenden Patienten zu perkutieren.

Urteile, wie „der Schnee ist weiß", „Kant war ein großer Mann", sind der direkte oder indirekte Ausdruck von Erfahrungen. *Es ist aber wichtig, zu beachten, daß das Wort „Urteil" zwei Dinge bedeutet:* In der Logik ist allerdings ein Urteil „die Form, in der Erkenntnisse gedacht und ausgesprochen werden". Wenn man aber in Psychiatrie und Jurisprudenz von „Urteilsfähigkeit" spricht, so meint man die Fähigkeit, Urteile zu *gewinnen,* also das Vermögen, richtige Schlüsse aus Erfahrungsmaterial zu ziehen.

Mit der Zurückführung der einzelnen Denkvorgänge auf von außen gegebene Assoziation ist natürlich das „Denken" nicht vollständig erklärt. Nicht jedesmal, wenn der Begriff Baum in uns lebendig wird, assoziieren wir seine Wurzeln daran. Wir tun es nur dann, wenn eine gewisse *Konstellation* (wir sehen vielleicht, daß der Wind den Baum entwurzeln will) oder das *Denkziel* (wir denken über die Ernährung des Baumes) diese Richtung bestimmt. Mit jeder einzelnen Idee sind ja unzählige andere assoziativ verknüpft; welche dieser Bahnen im konkreten Fall eingeschlagen wird, hängt von weiteren Determinanten ab, unter denen das Denkziel und die Konstellation die wichtigsten sind.

Das *Denkziel* ist nichts Einfaches, sondern eine ganze Hierarchie von einander untergeordneten Zielvorstellungen, verbunden mit einem Triebelement (s. unten). Wenn ich hier über Assoziationen schreiben will, so muß ich beständig mehr oder weniger bewußt dieses Ziel gegenwärtig haben, aber außerdem noch die ganze Einteilung, soweit sie mir schon klar ist, den einem Abschnitt und den einem Satze zugrunde liegenden Gedanken, das was ich vorher gesagt habe usw.

Sogar bei solchen anscheinend sehr gebundenen Gedankengängen spielt die momentane und allgemeine *Konstellation* in merkbarer Weise mit. Der momentanen Konstellation entstammt gerade das benutzte Beispiel. Wie die unmittelbaren Erlebnisse, so bestimmen aber auch vorausgegangene den Ideenverlauf. Beim weniger gebundenen oder dem ziellosen Denken wird die Konstellation zu einem wesentlichen Faktor. Wer Hunger hat, oder umgekehrt einen überfüllten Magen, wird von einer beliebigen Idee aus viel leichter als sonst die Assoziation zu einer das Essen betreffenden Vorstellung einschlagen (Traum!). Wer in einem Vortrag über Chemie von „Wasser" hört, wird nicht leicht an Wasser im landschaftlichen oder verkehrstechnischen Sinne denken.

Auch Denkziel und Konstellation haben neben der positiven zugleich ausgesprochen negative Wirkung; jeder psychische, wie jeder andere zentralnervöse Vorgang, befördert nicht nur die kleine Auswahl gleichsinniger Funktionen, er hemmt auch die unendliche Zahl anderer Psychismen.

Befreit man die Assoziationen, soweit es möglich ist, von den Zielvorstellungen, indem man einer Versuchsperson ein Wort nennt mit dem Auftrag, so schnell als möglich das erste beste Wort zu sagen, so kommen die einfachen Verbindungen der Erfahrung und der Konstellation deutlich zum Vorschein. Man findet Assoziationen nach räumlichem und zeitlichem Zusammensein, nach Ähnlichkeit und Kontrast, Koordination und Subordination, nach begrifflichen und klanglichen Ähnlichkeiten. In diesem Assoziationsrichtungen hat man „die Assoziationsgesetze" sehen wollen. Es ist nach dem Obigen selbstverständlich, daß sie nur einen kleinen Teil der Determinanten unseres natürlichen Denkens ausmachen.

Das Hauptziel des Denkens wird durch die *Triebe*, die *Affekte* bestimmt: wir wollen ein gewünschtes Ziel erreichen. Aber auch im einzelnen sehen wir, daß affektive Bedürfnisse das Denken mitbestimmen. Dadurch kommt es alltäglich zu Störungen, ja zu direkten Fälschungen der Logik, in geringem Grad beim Gesunden, in stärkerem beim Geisteskranken (s. Affektivität; Wahnideen).

In der *Phantasie* wird das aufgenommene Material neu kombiniert, wobei verschiedene Grade der Loslösung von der Erfahrung möglich sind. Der *Erfinder* hat sich neue Ziele gesteckt, die er ganz nach Analogie des Bekannten zu erreichen sucht; freier bewegt sich der *Dichter*, der sich im Märchen und in der Mythologie sogar in einen — allerdings sinnvollen — Widerspruch mit der Wirklichkeit setzen kann (vgl. dereistisches Denken S. 24).

Die Assoziationen sind nicht etwas der Psyche Eigentümliches, sondern in allen ihren Eigenschaften (mit Ausnahme natürlich der Bewußtheitsqualität) auch in den sonstigen zentralnervösen Vorgängen, ja bei nervenlosen Tieren und in unseren Körperfunktionen nachzuweisen.

Man kann sich die Assoziationen unter dem Bilde von Schaltungen in einem elektrischen Apparat vorstellen, wenn man cum grano salis nicht weiter konkretisiert, als die Beobachtung der psychischen Funktionen erlaubt oder verlangt, und man kann sich unter diesem Bilde am besten über manche krankhaften Assoziationen verständigen. *Man hüte sich aber, den Assoziations- und Schaltbegriff an irgendwelche hirnlokale Vorstellungen zu knüpfen. Es ist nach unserem jetzigen Wissen wahrscheinlich, daß verschiedene Vorstellungen teilweise (oder ganz) in den nämlichen anatomischen Gebilden „lokalisiert" sind.*

d) „Die" Intelligenz.

In den Assoziationsvorgängen stecken die Grundlagen der *Intelligenz*. Sie ist ein Komplex vieler Funktionen, die beim einzelnen Individuum ganz verschieden entwickelt sein können. Wichtig sind dabei, außer dem Vermögen, richtig und weitgehend zu abstrahieren, die Fähigkeiten 1. zu verstehen, was man wahrnimmt oder was von andern erklärt wird, 2. so handeln zu können, daß das erreicht wird, was man anstrebt, und 3. richtiges Neues zu kombinieren (logische Kraft und Phantasie).

Alle diese Leistungen sind in erster Linie abhängig von der *Zahl der möglichen Assoziationen*. In dem Mosaik unseres Denkens kann man um so mehr Ideen und um so feinere Nuancen ausdrücken, je mehr Steine man zur Verfügung hat. In der Tierreihe, oder vom Idioten bis zum Genie, beruht die Intelligenzskala wesentlich auf der Zunahme der Assoziationsmöglichkeiten. In zweiter Linie kommt die *Raschheit und Leichtigkeit* in Betracht, mit der die Assoziationen zufließen. Für den Gelehrten in der Studierstube mag es unwichtig sein, wie lange er zu seinen Überlegungen brauche. Wer im Leben drin steht, muß eine Situation sofort übersehen und sofort die für das Handeln notwendigen Schlüsse ziehen können. Ferner gehört zu einer intelligenten Leistung die *richtige Auswahl* des zu assoziierenden Materials. Nicht Zugehöriges wird am meisten von den unklaren Oligophrenen assoziiert. Zur Auswahl des Materials ist die Unterscheidung von Wichtigem und Unwichtigem nötig, eine komplizierte Funktion, die abhängig ist von der Übersicht, also in letzter Linie wieder von der Menge der Assoziationen. Um nicht nur in alten Gleisen zu handeln, sondern Neues zu kombinieren, bedarf man einer gewissen *Lösbarkeit der Assoziationen* (das Flugzeug wurde erfunden, indem man den alles beherrschenden Gedanken des Ballons an den der Tragfläche vertauschte), aber auch einer besonderen Aktivität des Wollens und Denkens in der Richtung des Beherrschens der Umstände.

Je intelligenter man ist, um so mehr benutzt man *verarbeitetes* Denkmaterial. Der Intelligente braucht weniger Begriffe, die noch den Wahrnehmungen nahestehen, als aus denselben gewonnene Folgerungen und kann oft die ursprünglichen Erfahrungen gar nicht mehr reproduzieren. Er handelt nach seinem Urteil über einen Menschen, ohne mehr daran zu denken, wie er es gewonnen. Er denkt auch seine Begriffe mit ihren Zusammenhängen. Andererseits schafft er sich wieder Abkürzungen: Teils ist das Zusammenordnen von Einzelheiten zu einem einheitlichen Oberbegriff selbst schon eine Abkürzung, teils legt man komplizierte Vorstellungen in Symbole, die nicht nur im Verkehr mit anderen, sondern auch im Denken dienen (z. B. mathematische Zeichen, wie π, sin. usw.). In diesem Sinne sind auch die Worte unserer Sprache Symbole.

Ein Schulmädchen verlangt von seiner Mutter Geld für eine arme Kameradin, damit diese eine Schulreise mitmachen könne. Die Mutter schlägt es ihm ab, da sie selbst kein Geld zur Verfügung habe. Das Kind beobachtet bei der Gespielin, daß diese mit Posten und anderen kleinen Leistungen gar nicht selten einige Fünfer verdient. Es bringt ihr nun bei, daß sie dieses Geld nur zusammenzuhalten brauche, statt es zu verschlecken, um genug für die Reise zu bekommen, und dazu gibt sie ihr eine improvisierte kleine Sparkasse. Ferner erkundigt sie sich nachher immer wieder nach den Einnahmen des Kindes und deren Verwendung. Der Erfolg bleibt nicht aus.

Hier handelt es sich zunächst um eine charakterologische Leistung, die Bedingung alles Folgenden ist: Das Mädchen hat sich nicht bei der Antwort der Mutter beruhigt, sondern einen andern Ausweg gesucht. Aber auch die reine Intelligenz ist nicht unbeteiligt an diesem ersten Schritt. Das Mädchen mußte die Möglichkeit der Abhilfe erkennen, bevor es den Weg dazu gefunden hatte, während ein Geistesschwacher von vornherein vor einer Unmöglichkeit gestanden wäre. Der nächste Schritt ist ein scheinbar einfacher, aber nur scheinbar, denn er unterbleibt in der Wirklichkeit unendlich oft, trotzdem er so viel eingepaukt wird: Die Anwendung des Gedankens, daß man nur zwanzig Fünfer sparen müsse, um eine Mark zu haben. Das Abhilfesuchen trotz der Ungangbarkeit des nächsten Weges und die Anwendung dieses mathematischen Prinzips unterscheidet besonders den Kulturmenschen von dem, der primitiv bleibt. Für manchen Weisen wäre mit dem guten Rat des Sparens die Sache erledigt gewesen. Es kommt aber hier die wichtige Idee mit der kleinen Kasse hinzu. Dazu bedurfte es des sehr vielen Moralisten abgehenden „Gefühls“ (natürlich ein rein intellektueller Vorgang), daß mit dem bloßen Rat nicht geholfen sei, also eines Komplexes von Assoziationen, der den Wankelmut der Freundin betraf, und des Bedürfnisses, diesen unschädlich zu machen. Zu diesem Zwecke wird mit Hilfe der Phantasie das Mittel ersonnen, die Verschwenderin für eine andere Sache zu „begeistern“, wenn man den Ausdruck für eine solche Kleinigkeit brauchen darf. Daß dieser Ausweg gesucht und gefunden worden, setzt natürlich wieder den Besitz einer großen Zahl von Vorstellungen voraus, die die Psychologie der Freundin, eventuell der Menschen überhaupt, betreffen, und dann die Zuziehung aller dieser Vorstellungen im richtigen Moment, und zugleich eine Sichtung der Erfahrungen in das, was für diesen Fall wichtig und was unwesentlich sei. Die letztere Auslese verlangt unter anderem die beständige Gegenwart der psychologischen Vorstellungen über die Motive des Handelns, denn unter der Leitung dieser Vorstellungen muß gesichtet werden. Sowohl intellektuelle als charakterologische Leistungen sind die spätere Überwachung des Sparens und die *Loslösung von den gewöhnlichen Assoziationen*. Auf die letztere ist besonderes Gewicht zu legen, sobald nicht bloß Verstehen, sondern Handeln, bzw. neue Wege finden, in Betracht kommt. Das Gewöhnliche ist die Vorstellung, Geld von den Eltern zu bekommen; ist das unmöglich, so ergeben sich Tausende von jungen Mädchen in das scheinbar Unvermeidliche. Unsere Heldin löste den Gedanken der Geldbeschaffung von der Vorstellung der gewöhnlichen Quelle ab und suchte eine andere. Für die Bedeutung dieser Loslösung ist der klassische Witz vom Ei des Kolumbus ein besonders schlagendes Beispiel. Kolumbus konnte darauf rechnen, daß seine Neider in ihrer Beschränkheit sich von der stereotypen Vorstellung des unbeschädigten Eies nicht würden lösen können. Wäre nicht der starke Widerstand gewöhnlicher Geister gegen das Ungewohnte der eingedrückten Spitze, der Ausweg hätte sich ja geradezu instinktmäßig aufdrängen müssen (man denke sich ein Ei aus Wachs).

Eine prinzipiell andere Abstufung der Intelligenz ist die nach der *Klarheit* der Vorstellungen. Diese hängt nicht von dem Reichtum an Verbindungsmöglichkeiten ab; man hat im Gegenteil bei den Unklaren (S. 413) oft den Eindruck, daß zu viele Assoziationen da seien, oder daß zu wenige gehemmt seien. Die gewöhnlichen Oligophrenen dagegen haben in den Begriffen, die sie selber bilden, gar nicht viel Unklares. Idioten entfernen sich bei der Begriffsbildung sehr wenig von der Sinnlichkeit und sind schon deswegen vor Unklarheiten relativ geschützt; die letzteren erscheinen höchstens, wenn man den Patienten von außen Begriffe aufnötigen will, zu deren Verständnis sie zu schwach sind. Was wir hier unter unklaren Begriffen verstehen, kann am Beispiele der Sternbilder erklärt werden: Der Astronom weiß von jedem Stern, ob er zum Orion gehört; für ihn ist das ein ganz scharf begrenzter Begriff. Der Laie weiß davon einige Sterne oder die Himmelsgegend, wo das Sternbild liegt; er ist sich aber seiner Schwäche bewußt: Er hat einen unvollständigen, aber keinen unklaren Begriff, er wird wegen seines Nichtwissens nicht in den Fehler verfallen, auf einmal unter einer ganz anderen Sterngruppe den Orion zu verstehen, und wird nicht davon reden, ein Komet sei eben in den Orion getreten, wenn er ihn in Wirklichkeit gar nicht berührt oder eben verläßt. Der Unklare aber kann sich so äußern, weil er keine bestimmten und konstanten Grenzen seiner Begriffe hat; er redet vom Orion, wenn es sich nur um ungefähr jene Gegend handelt; das eine Mal rechnet er Sterne dazu, die er ein ander Mal nicht dazu zählt; dem Unklaren fehlt manchmal die bewußte und scharfe Unterscheidungsmöglichkeit verwandter Begriffe. Wer alle psychischen Bewegungsschwierigkeiten Hemmungen nennt, kann einen klaren, wenn auch für unsere Diagnostik unbrauchbaren Begriff davon haben; wer aber von Hemmung und Sperrung spricht und die Grenze zwischen den beiden jetzt in der Psychiatrie eingebürgerten Begriffen nicht sieht, hat eine unklare Vorstellung davon.

Es gibt nun Leute, deren kompliziertere Begriffe alle in dieser Weise unklar sind. Manche verdecken den Defekt durch eine gewandte Ausdrucksweise; im Leben aber versagen sie wie die andern Schwachsinnigen.

Die Intelligenz in irgendeinem Sinne ist nie eine Einheit. Es gibt niemanden, der auf allen psychischen Gebieten hervorragend wäre, während allerdings die meisten Idioten in allen Richtungen versagen. Praktische und theoretische Intelligenz brauchen nicht parallel zu gehen. Schulgescheitheit und Lebensgescheitheit sind Dinge, deren große Verschiedenheit nur zum Teil darauf beruht, daß Pädagogen mit einseitigem Maßstab sich über die Fähigkeiten ihrer Schüler täuschen. Eine Menge von genialen Leuten war in der Schule schlecht; Alexander v. Humboldt z. B. „eignete sich“ nach dem Urteil seiner Lehrer „nicht zum Studieren“.

Schon in solchen Fällen haben wir es nicht bloß mit der abstrakten Intelligenz zu tun. Der gute Mathematiker hat nicht nur die Fähigkeit, mathematisch zu denken, sondern auch *den Trieb*, sich damit zu beschäftigen. Aber auch sonst sind die intellektuellen Wirkungen abhängig von dem Zusammenspiel mit anderen Funktionen, vor allem mit den *Affekten.* Schon an dem Beispiel des Schulmädchens haben wir gesehen, wie der Trieb zum Denken und Handeln, zum Beherrschen der Umstände mitwirkt. Ein Volk ohne Wissenstriebe, wie die meisten Orientalen, wäre auch bei höchster Intelligenz und eventuell lebhafter Phantasie doch nicht fähig, im Sinne unserer abendländischen Technik etwas zu leisten. Der abulische Schizophrene und der ebenso leicht lachende wie weinende Organische erscheinen beide schon ihrer Affektstörung wegen als blödsinnig. Auch die bloße Klarheit des Denkens wird wesentlich gefördert durch die Geduld und den Trieb zu Ende zu denken. Durch Affekte gefälschter Logik begegnet man bei Geisteskranken auf Schritt und Tritt. Ein Versagen der intellektuellen Leistungen kann in einer Störung des Gleichgewichtes zwischen Überlegungskraft und Affektivität begründet sein (Apathie einerseits, Verhältnisblödsinn anderseits). Vor allem wichtig ist der Einfluß der das Ich betreffenden Gefühle, die allzu leicht an die eigenen Interessen einen ganz anderen Maßstab anlegen lassen als an die anderen Dinge. Ferner liegt ein großer Teil der Lebensklugheit in der Beharrlichkeit. Die Konzentrationsfähigkeit der Aufmerksamkeit beim Erfassen der Dinge und beim Verarbeiten kann die Intelligenz ganz wesentlich beeinflussen. Die Fähigkeit, Neues zu finden, wird gefördert durch einen gewissen Grad von Phantasie oder ist vielleicht identisch damit, wenn man unter dem „Neuen" nicht bloß das *richtige* „Neue" versteht.

Daß ein gutes *Gedächtnis* die Intelligenz wirksam unterstützt, ja daß es Intelligenz ersetzen und Schwächen derselben verdecken kann, versteht sich von selbst. Je intelligenter man aber ist, um so weniger bedarf man des primären Gedächtnisses, das die Erlebnisse so wiedergibt, wie man sie erfahren hat; der Intelligente arbeitet ja mit abgeleiteten Begriffen; er stellt sich unter einem Fisch nicht mehr eine Sammlung von all den Fischen vor, die er gesehen, sondern er hat dafür eine sehr abgekürzte Formel mit einem mehr zoologisch-wissenschaftlichen Inhalt.

e) Das Gedächtnis.

Alles, was psychisch erlebt wird, hinterläßt eine dauernde Spur *(Engramm)*. Wir erkennen das daran, daß ein Vorgang um so leichter abläuft, je öfter er sich wiederholt (Übung), daß manchmal vergangene Erlebnisse auf irgendwelche aktuelle Vorgänge modifizierend einwirken, daß man wiederholt Erlebtes als Wiederholung erkennt, und vor allem daran, daß man sich an die psychischen Vorgänge *erinnern* kann. Was für eine Veränderung das Engramm ist, wissen wir nicht. Bei der Erinnerung muß eine dem früheren Erlebnis ähnliche Funktion (Vorstellung von Wahrgenommenem) oder eine ihm nahezu gleiche Funktion (Wiederholung einer eingeübten Bewegung) wieder ablaufen. Man bezeichnet das als *Ekphorie* der Engramme. Daß wirklich jedes Erleben (inklusive das unbewußte) Engramme hinterläßt, ist nicht direkt zu beweisen, aber es wird sehr wahrscheinlich durch Stichproben, die uns zufällige Erinnerungen liefern. Im Traum, in der Hypnose, in der Psychanalyse, in Krankheiten, zuweilen auch unter gewöhnlichen Umständen, tauchen Erinnerungen an Erlebnisse auf, die man sonst als nicht erinnerungsfähig betrachtet.

Eine Frau, die weder lesen noch schreiben konnte, produzierte im Fieber lateinische, griechische und hebräische Sprüche, von denen sie sonst nichts wußte. Sie war in der Kindheit bei einem Pfarrer, der die Gewohnheit hatte, solche Sprüche zu rezitieren (CARPENTER, Mental Physiology. London, Trübner 1896, S. 437). Ein in einer Apotheke Hypnotisierter kann unter Umständen eine große Menge der Aufschriften der Standgläser reproduzieren, auch wenn er nichts davon versteht.

Trotzdem jedes Erlebnis sein Engramm hinterläßt, sind diejenigen Erinnerungen, die wir für gewöhnlich benutzen, bereits Produkte sehr komplizierter *Verarbeitung*. Wir stellen uns nicht ein Momentanbild einer Gegend mit Abschluß durch die jeweiligen Grenzen des Gesichtsfelds vor, sondern einen Baum, eine Wiese, eine Wiese mit Bäumen, Berge usw., kurz in den benutzbaren Engrammen sind die Erfahrungen nach den Regeln der Begriffsbildung zerlegt und zusammengefaßt.

Die Fähigkeit, Engramme zu bilden, die Engraphie, wurde von WERNICKE als *Merkfähigkeit* bezeichnet, und ist nun in einer unklaren Weise dem „Gedächtnis" gegenübergestellt worden. Unter dem Gedächtnis versteht man in diesem Zusammenhange nicht mehr das ganze

Gedächtnis, für das dann ungeschickterweise eine Bezeichnung fehlt, sondern die andauernde Erhaltung und Ekphorierungsfähigkeit der Engramme. Inwiefern die letztere als eine besondere Eigenschaft herausgehoben werden darf, weiß noch niemand; sicher ist nur, daß viele Engramme unter bestimmten Umständen nicht ekphorierbar sind, und daß, wenn wir überhaupt eine Ursache dafür finden, diese bis jetzt immer an ganz anderen Orten als in der Beschaffenheit der Engramme steckte, z. B. in affektiven Hindernissen. Das bloße Nichterinnernkönnen läßt also nie einen Schluß auf einen Untergang der Engramme zu. Genaueres in der Pathologie des Gedächtnisses.

Die Engramme scheinen so lange zu *dauern*, als das Gehirn nicht in großer Ausdehnung schwer geschädigt ist; daß scheinbar längst entschwundene Erinnerungen aus der Kindheit im Alter wieder mit großer Lebhaftigkeit auftauchen, ist nichts Seltenes. Je älter ein Engramm, um so widerstandsfähiger erscheint ceteris paribus seine Ekphorierbarkeit. Das *Vergessen* beruht also in der Regel nicht auf einem „Abblassen" der Engramme, sondern auf irgendeiner Unmöglichkeit, diese als Erinnerungen zu beleben, auf assoziativem Wege zu ekphorieren.

Immerhin gibt es Tatsachen, die sich zunächst durch eine Veränderung der Engramme erklären ließen: Räume, die wir in unserer Kindheit gesehen, kommen uns im späteren Leben oft kleiner vor, als wir erwartet: Wir haben ihr Bild mit dem Wachsen des Maßes (unseres Körpers) vergrößert. Gerichtliche Zeugenaussagen, Aussageversuche im Laboratorium und die Beobachtung im täglichen Leben beweisen in überraschender Weise, wie verfälscht oder unvollständig die Erinnerungen meist sind. Genaue Übereinstimmungen der Berichte mehrerer Personen über ein nicht ganz einfaches Ereignis wird es wohl gar nicht geben.

In allen solchen Fällen besteht aber das ursprüngliche, richtige Engramm neben dem modifizierten fort; denn häufig korrigiert man nachträglich den Fehler, sei es durch Nachdenken, sei es, daß unwillkürlich bei irgendeiner Gelegenheit die richtige Erinnerung auftaucht. In Krankheiten kann man häufig beide Vorstellungen, die ursprüngliche und die verfälschte, nebeneinander nachweisen. Solche Erinnerungsfälschungen beruhen also nicht auf Alteration der Engramme, sondern auf einem komplizierten Vorgang, der analog ist der Schöpfung neuer Vorstellungen.

Die Ekphorie der Engramme kann bewußt oder unbewußt sein. Unbewußte Erinnerungen von Vorstellungen kann man nur auf Umwegen nachweisen; auch eingeübte Fähigkeiten, namentlich motorische, laufen sehr leicht unbewußt ab; wenn wir einmal schwimmen können, machen wir die richtigen Schwimmbewegungen, sobald wir in tiefes Wasser kommen.

Die Ekphorien, von denen man am meisten spricht, sind die bewußten Erinnerungen. Sie werden wohl ausnahmslos ausgelöst auf dem Wege der Assoziation; die Erinnerungsgesetze sind deswegen die Assoziationsgesetze. Je besser eingeübt eine Assoziation ist, je mehr assoziative Wege zu einem Engramm führen, um so leichter die Erinnerung. Was man also in viele Zusammenhänge gebracht hat, was man verstanden hat, wird relativ leicht erinnert; ein unverstandenes Chaos, wie z. B. eine Erzählung in einer unbekannten Sprache, kann nicht reproduziert werden; ebensowenig sind im gewöhnlichen bewußten Gedankengang diejenigen unzählbaren Engramme erinnerungstüchtig, die wir unbewußt aufnehmen, wie etwa alle die Gesichtsbilder der Unbekannten, denen wir auf einem Spaziergang begegnet sind.

Die Erinnerungsfähigkeit wird besonders bei organischen Hirnkrankheiten gestört, dann auf psychischem Wege, so durch die Konstellation: wenn man etwas sonst Geläufiges in einem neuen Zusammenhang erinnern soll, so geht es oft nicht mehr. Namentlich wichtig sind aber, wie wir sehen werden, als erinnerungshemmende und -fördernde Faktoren die

Affekte. Lustbetonte Erlebnisse werden besonders leicht erinnert. Bei unlustbetonten kämpfen zwei antagonistische Strebungen gegeneinander; einerseits die eine, jedem Affekt angehörende, welche die Erinnerungen lebhafter macht, anderseits die Tendenz, sich alles Unangenehme, also auch eine widerwärtige Erinnerung fernzuhalten. Sehr häufig, besonders wenn die Erinnerung irgendwie die Persönlichkeit herabsetzt, werden unlustbetonte Ereignisse „verdrängt", d. h. sie können vom Ich aus nicht ekphoriert werden. So schafft der Verlauf der Dezennien die Vorstellung einer „guten alten Zeit". Am wichtigsten sind aber die aktuellen Affekte, die gerade diejenigen Erinnerungen begünstigen, die ihnen entsprechen.

Eine besondere Art der Erinnerung ist das *Wiedererkennen.* Wenn wir etwas zum zweiten oder mehrfachen Male sehen oder hören, erkennen wir es in der Regel als schon erlebt. Nicht jedermann kann sich eine Person klar vorstellen; er erkennt sie aber sofort, sobald er sie sieht.

f) Die Orientierung.

Gegenwärtige und frühere Wahrnehmungen setzen sich zusammen zur *Orientierung in Ort und Zeit,* so daß man beständig mehr oder weniger bewußt damit rechnet, an einem bestimmten Orte und in einem bestimmten Zeitpunkte zu sein und seine Erinnerungen an diese Daten knüpft. Die Orientierung ist selbstverständlich abhängig vom Gedächtnis (bei Fehlen desselben ist sie unmöglich), von den Wahrnehmungen (Halluzinationen können einen anderen Raum vortäuschen) und von der Aufmerksamkeit (in Gedanken versunken, im Gespräch kann man zu Fuß oder in einem Fahrzeug auf einmal an einem anderen Orte sein, als man glaubte); aber wie die Pathologie zeigt, gibt es außerdem noch eine selbständige Orientierungsfunktion, deren Störungen nicht proportional den Störungen anderer Funktionen zu sein brauchen[1].

Die Orientierung im Raum, die beständig durch die Augen kontrolliert wird, ist natürlich viel sicherer als die in der Zeit, die einer lückenlosen Registratur durch das Gedächtnis bedarf und nur eine lineare Dimension hat.

Etwas ganz anderes ist die *Orientierung in der Situation,* die uns sagt, warum wir an einem bestimmten Orte sind, in welchem Verhältnis wir zu den Menschen stehen usw. Diese ist, soweit sie auf dem Verständnis komplizierter Verhältnisse beruht, natürlich eine Funktion der Überlegung.

g) Die Affektivität[2].

Jeder Psychismus läßt sich zerlegen in eine intellektuelle und eine affektive Seite. Die letztere bleibt oft unbeachtet, fehlt aber nie ganz, wie man durch Vergleiche feststellen kann. Die Frage z. B., ob ein Trapezoid oder ein Quadrat besser gefalle, können die meisten Menschen sofort beantworten; sie müssen also eine Lust- oder Unlustregung schon mit dem Anblick solcher einfacher Figuren verbinden.

---

[1] Zum Beispiel nach überstandenem Alkoholdelir bleibt bisweilen die Orientierung in Zeit und Ort einige Tage gestört, während die anderen Funktionen schon ziemlich normal erscheinen.

[2] Die folgende Darstellung bloß unter dem Gesichtspunkt der Affektivität ist etwas vereinfacht. Die Affektivität ist eine von der Vulgärpsychologie herausgehobene Seite unserer auf Erhaltung des Lebens gerichteten Aktivität, für die die Triebe und Instinkte Repräsentanten sind. Erlebnisse, die das Leben fördern, sind (im wesentlichen) von innen gesehen lustbetont, gegenteilige unlustbetont. (Vgl. Bleuler: Affektivität, Suggestibilität, Paranoia. Halle a. d. S.: Carl Marhold 1925, oder: Naturgeschichte der Seele. 1932.)

Mit dem Namen Affektivität fassen wir die Affekte, die Emotionen, die Gefühle von Lust und Unlust zusammen. Der Ausdruck „Gefühl", der häufig für die ganze Erscheinungsgruppe verwendet wird, ist mißverständlich; er wird auch gebraucht zur Bezeichnung von Empfindungen bei den niederen Sinnesqualitäten (Wärmegefühle, Körpergefühle) und von unbestimmten Wahrnehmungen (Gefühl, es nähere sich jemand), zur Bezeichnung der Ergebnisse aus dem Unbewußten stammender Schlüsse („Gefühlsdiagnose") und endlich zur Benennung komplizierter Erkenntnisvorgänge, deren Elemente uns nicht recht klar sind (Bekanntheitsgefühl). — Die Ausdrücke „Affekte" und „Emotionen" sind in ihrer Anwendung zu beschränkt, umfassen namentlich die einfachen Gefühle von Lust und Unlust nicht.

Zur Affektivität gehören Erscheinungen sowohl auf *körperlichem Gebiet* wie auf psychischem, die bald als Symptome, bald als Wirkungen derselben aufgefaßt werden.

Sie beeinflußt die Mimik (im weitesten Sinne inklusive Betonung der Rede, Körperhaltung, Muskeltonus), das Gefäßsystem (Erröten, Erblassen, Herzklopfen), alle Absonderungen (Tränen, Speichel, Darm), die ganze Trophik des Körpers.

Umgekehrt ist die Affektivität stark von physischen Einflüssen abhängig (Angst bei Herzleiden, depressive Reizbarkeit bei Magenleiden, Euphorie bei Phthise oder bei Alkoholwirkung, affektive Wirkungen der inneren Sekretionen).

Auf *psychischem Gebiet* ist zunächst zu erwähnen die nicht beschreibbare subjektive Empfindung von Lust, Unlust, Freude, Trauer, Zorn usw.

Außerdem bestimmt die Affektivität die Richtung unseres Handelns. Wir suchen uns Lust bzw. lustbetonte Erlebnisse zu verschaffen und sie festzuhalten; Unlust wehren wir ab. Nehmen wir eine Unlust auf uns, so ist es, um eine noch größere abzuwehren, oder um eine Lust, die wir höher werten als das übernommene Übel, zu erlangen.

Die Affektivität wirkt bestimmend auf das Handeln auch über das *Denken*, das durch sie mehr beeinflußt wird, als man sich gewöhnlich vorstellt, und zwar zunächst inhaltlich auf zwei Wegen:

1. Die einem aktuellen Affekt entsprechenden Assoziationen werden gebahnt, d. h. begünstigt, alle anderen, vor allem die ihm widersprechenden, werden erschwert (*Schaltungskraft* der Affekte). Daraus folgt a) ein Zwang zur Beschäftigung mit dem gefühlsbetonten Gegenstand (aktuelle gefühlsbetonte Erlebnisse können nur in Ausnahmefällen ignoriert werden und machen unter Umständen geradezu das Denken in anderer Richtung unmöglich). — b) Eine Fälschung der Logik (der Euphorische ist nicht imstande, alle schlimmen Chancen in Berechnung zu ziehen; sie „fallen ihm gar nicht ein" oder werden doch für die logische Operation außer acht gelassen; seine eigenen Fehler übersieht man).

2. Die Wertigkeit, das logische Gewicht der einem Affekt entsprechenden Ideen wird erhöht, die der für den Affekt bedeutungslosen und namentlich die der ihm widerstrebenden wird herabgesetzt. Daraus folgt wieder einerseits die Tendenz, sich mit den als wichtig imponierenden Ideen zu beschäftigen, und anderseits eine weitere Alteration der logischen Operationen (der Ängstliche wertet die Gefahren zu hoch, die guten Chancen, so weit er sie überhaupt berücksichtigt, zu niedrig. Der Forscher, dessen Ehrgeiz an einer von ihm aufgestellten Theorie hängt, findet immer Beweise für dieselbe und ist nicht fähig, die Gegenargumente in ihrem ganzen Gewicht zu würdigen).

Die Affektwirkungen treten ganz anders in die Erscheinung und haben namentlich in der Psychopathologie andere Bedeutung, je nachdem sie durch eine allgemeine Stimmung (Euphorie, Traurigkeit, Angst usw.) veranlaßt werden oder nur von einer einzelnen affektbetonten Idee ausgehen (man kann durchschnittlicher oder beliebiger anderer Stimmung sein und dabei einen Ideenkomplex mit sich herumtragen, der — sei er momentan bewußt oder nicht, ist gleichgültig — mit Angst oder Freude oder Ärger besetzt ist). Im letzteren Falle werden nicht alle Assoziationen im Sinne dieses die Idee besetzenden Affektes beeinflußt, sondern nur diejenigen, die sich mit den „*Komplexen*" (s. unten) irgendwie berühren. Man denkt z. B. in allen anderen Beziehungen richtig, aber in bezug auf jemanden, der uns geärgert hat, oder gar auf eine Geliebte, recht einseitig. Alle Komplexe haben in der Regel die Neigung, andere Erlebnisse mit sich in Beziehung zu bringen (der Onanist meint, jeder sehe ihn auf sein Laster hin an) und führen so bei Gesunden und Kranken zu *falschen Eigenbeziehungen*; ist der Gedanke schwer erträglich, so kann der ganze Komplex mehr oder weniger vom Bewußtsein abgespalten werden, ins Unbewußte versinken, ohne deshalb jedesmal seinen Einfluß auf die Psyche zu verlieren. Diese Wirkungen eines affektbetonten Komplexes nennt man *katathyme*, diejenigen einer allgemeinen Stimmung *synthyme*[1] (HANS W. MAIER).

Der Einfluß der Affektivität auf Handeln und Denken wird verstärkt durch ihre *Neigung zur Ausbreitung*. Zeitlich überdauern die Affekte den ihnen zugrunde liegenden intellektuellen Vorgang ganz gewöhnlich, und zwar oft sehr lange, und sie „*irradiieren*" außerdem leicht auf andere psychische Erlebnisse, die mit den affektbetonten irgendwie assoziiert sind: der Ort, wo man etwas Schönes erlebt hat, wird geliebt, der unschuldige Überbringer einer schlimmen Botschaft gehaßt; Liebe wird oft von dem ursprünglich Geliebten auf einen anderen „*übertragen*", der irgendeine Analogie mit dem ersten besitzt, oder auf ein Objekt, einen Brief usw. Es kann auch schon unter normalen Verhältnissen vorkommen, daß der übertragene Affekt sich von der ursprünglichen Idee loslöst, so daß diese gleichgültig erscheint, während die sekundäre den ihr nicht zukommenden Affekt trägt (*Verschiebung* des Affektes).

Wenn ein bestimmter Affekt anhält, also während einiger Zeit den ganzen Menschen mit allen Erlebnissen beherrscht, spricht man von einer *Stimmung* oder *Stimmungslage*. Die Tendenz des einmal aufgetretenen Affektes, bestehenzubleiben und sich auf andere Erlebnisse zu übertragen, sowie sein Einfluß auf das Denken befördern das Zustandekommen von dauernden Stimmungen. Diese sind aber besonders von physischen Ursachen abhängig (durch die Konstitution bedingte Stimmungslagen als Teilsymptom der Temperamente, Alkoholeuphorie, Manie, Melancholie usw.).

Positive (d. h. lustbetonte) Affekte beschleunigen den Ideengang, negative verlangsamen ihn. Durch die Beschleunigung wird das Denken manchmal auch inhaltlich verändert, oberflächlicher; bei hochgradiger Verlangsamung kommt es überhaupt nie an ein Ziel.

Die Affekte haben große *assoziierende Kraft*. Ein aktueller Affekt ekphoriert gern frühere ähnliche; so kann ein an sich nicht gerade bedeutendes Ereignis eine große Wirkung bekommen, indem die Affekte aus früheren qualitativ ähnlichen, aber viel stärker gefühlsbetonten

[1] Ich habe anderswo dafür „holothym" vorgeschlagen, möchte aber nun den Ausdruck von MAIER annehmen.

Situationen wieder auftauchen, und zwar oft ohne daß jene früheren Begebenheiten mit bewußt werden. In anderen Fällen werden umgekehrt zunächst die Erlebnisse wieder in Erinnerung gebracht und verstärken und modifizieren dann sekundär den ekphorierenden Affekt. Diese Eigenschaften haben in der Pathologie der Neurosen große Bedeutung. Bei Gesunden und Kranken spielt etwas, was man *Kumulation* und *Abreagieren* der Affekte genannt hat, eine wichtige Rolle: In jedem Affekt liegt eine Tendenz zum Handeln in einer bestimmten Richtung. Dadurch, daß mich jemand beleidigt, wird in meiner Psyche ein Apparat *(Gelegenheitsapparat)* zusammengeschaltet, der mich zu rächen sucht, gerade wie die Einstellung im psychologischen Experiment eine Art vergänglichen Reflexapparates schafft, der ohne neues Hinzutun meines Willens z. B. auf das Erscheinen eines roten Lichtes mit einem Druck des rechten Zeigefingers auf den Taster antwortet, oder wie jeder gefaßte Vorsatz zur Ausführung drängt. Der Apparat wird abgestellt z. B. dadurch, daß er seinen Zweck erfüllt hat (ich habe micht gerächt, das Experiment ist beendet), oder daß er zwecklos wird (ich habe mich mit dem Beleidiger versöhnt). Je nach der Stärke des Affektes besitzt er eine Triebkraft, die man einer physikalischen Energiespannung vergleichen kann. Ist diese zu schwach, oder gestatten äußere Umstände oder innere Gegentriebe die Aktion des Apparates nicht, so bleibt er mit seiner „*Spannung*" bestehen. Erlebt man aber neue Antriebe zu dem gleichen oder nur ähnlichen Handeln, so verstärkt sich die Spannung des Apparates, so daß sie unter Umständen schließlich explosionsartig alle Hindernisse überwindet und eventuell sogar wie ein gehemmter Reflex intensiv und extensiv über das Ziel hinausschließt. Es entsteht dann eine *Sensibilisierung* für bestimmte Affekte, vielleicht manchmal in Form einer „*Aufspeicherung*" der sukzessiv erlebten Affekte. Auch qualitative Abweichungen von dem ursprünglichen Zweck (bloße mimische Äußerungen, Jauchzen, Heulen, Zerschlagen eines unschuldigen Gegenstandes) können vorkommen — und genügen, um den Apparat außer Tätigkeit zu setzen. Man spricht dann von *Lösen* oder *Abreagieren* der affektiven Spannung, während der eigentliche Vorgang die Abstellung des gesetzten Apparates ist.

Wird nämlich der Apparat nicht aktiv außer Funktion gesetzt, so erhält er sich zeitlebens in Spannung und kann er bei Gesunden irgendwelche sonst unverständliche Explosionsbereitschaft auf gewisse Erlebnisse, und bei Kranken allerlei Symptome hervorbringen, ohne an Energie einzubüßen. Das ist namentlich der Fall, wenn der affektbesetzte Komplex verdrängt ist. Er ist dann der Abstellung durch die bewußte Persönlichkeit nicht zugänglich und kann sich unbegrenzt im nämlichen Zustande erhalten; ja er kann durch neue ähnliche Ereignisse immer mehr „gespannt" werden. So kann übertriebene Schreckempfindlichkeit eines Erwachsenen zurückzuführen sein auf ein verdrängtes schreckhaftes Ereignis in der Kindheit, dem alle späteren ähnlichen Verhältnisse Spannkraft gegeben haben, ohne daß der Patient davon eine Ahnung hat. Ja ein solches Vorkommnis kann die Tendenz schaffen, immer wieder ähnliche Dinge zu erleben.

Durch die Hemmung des nicht zu ihnen Gehörigen üben die Affekte auch einen abgrenzenden Einfluß auf die von ihnen betonten Ideenkomplexe aus. Solche Komplexe bilden in manchen Beziehungen ein Ganzes, und zwischen ihnen und der anderen Psyche besteht nicht nur eine *Assoziationsbereitschaft* (s. S. 22) für entsprechend zu verwertende Ideen, sondern auch eine gewisse *Assoziationsfeindschaft* gegenüber allem, was dem Affekt widerspricht. Sie werden deshalb oft sehr wenig von neuen Erfahrungen beeinflußt und sind der Kritik schwer zugänglich bis zu voller Diskussionsunfähigkeit.

Üben solche durch einen Affekt zusammengehaltene Vorstellungsbündel einen andauernden Einfluß auf die Psyche aus, so nennt man sie kurz „*Komplexe*“.

Es kann sich z. B. ein Komplex in bezug auf eine Persönlichkeit bilden, die uns enttäuscht hat, indem nicht nur alles, was mit ihr zusammenhängt, mit den unangenehmen Gefühlen belastet wird, sondern auch an der Assoziationsbereitschaft oder an der Verdrängung teilnimmt, die der Vorstellung dieser Person anhaftet. Die Erinnerung an den Ort, wo sie wohnte, bringt ärgerliche Stimmung und Reaktionsweise hervor; entfernte Vorstellungen, die unter andern Umständen niemals mit der Persönlichkeit assoziiert würden, rufen sie in Erinnerung, oder umgekehrt, der ganze Komplex wird vergessen, verdrängt, so daß man z. B. auch die Namen ihrer Freunde schwer findet. Die Komplexe sind meist entweder besonders stark bewußt oder dann verdrängt, unbewußt. In beiden Fällen beeinflussen sie unser Denken und Streben und die Mimik, und oft geben sie sich in der Haltung, in dem ganzen Gebaren zu erkennen. Gefühle der Minderwertigkeit auf irgendeinem Gebiet (Insuffizienzkomplex), die viele Neurosen gestalten helfen, sind besonders wichtig und dann diejenigen mit ambivalenten (S. 69, 81) Gefühlsbetonungen. Solche Komplexe können geradezu eine Art Selbständigkeit bekommen, indem z. B. bestimmte Stimmen eine „Hoheit“ repräsentieren, die der Kranke gerne wäre, andere eine Schwäche personifizieren, die ihn am Gelingen seiner Pläne hindert[1].

In den Affekten liegt eine *Stellungnahme der ganzen Person* zu den einzelnen Erfahrungen, verbunden mit einer Umstimmung aller psychischen Tätigkeit, mit der Schaffung einer einheitlichen Zielstrebigkeit aller Assoziationen, einer allgemeinen Erleichterung oder Bremsung der psychischen Vorgänge überhaupt, Änderung der Blutversorgung im Gehirn u. dgl. Die Stellungnahme kann natürlich je nach der Konstellation verschieden sein, und so sind in gewisser Beziehung Affekt und Erlebnis trennbar, obgleich sie in jedem konkreten Fall nur verschiedene Seiten eines einheitlichen Vorganges sind. Bei der *Irradiation* verbindet sich ein Affekt mit Vorstellungen, denen er ursprünglich nicht angehört; aber er bleibt noch im Zusammenhang mit der ersten Vorstellung. Er kann sich jedoch auch davon ganz lösen. Wir stellen uns unter Umständen den Tod eines Lieben, sowohl, wenn er noch aktuell ist, wie auch später in der Erinnerung klar vor, ohne den entsprechenden Affekt mitzuerleben. Anderseits kann die Trauer an irgendeine an sich gleichgültige Nebenvorstellung geknüpft werden, an die Wahrnehmung des Ortes, wo man den Verstorbenen zuletzt gesehen, an ein Lied. Man weiß dann oft gar nicht, was der Affekt für eine Bedeutung hat *(Verschiebung)*. Oder es kann der Affekt sich loslösen von der Vorstellung, zu der er gehört, ohne sich mit einer anderen Vorstellung zu verbinden; es gibt z. B. eine „*frei flottierende Angst*“, die ursprünglich einer ins Unbewußte verdrängten angstvollen Vorstellung angehörte: man hat Angst, weiß aber nicht warum. Eine davon symptomatisch oft nicht zu unterscheidende Angst kann aber auch aus körperlichen Ursachen entstehen, so bei Zirkulationsstörungen oder bei Melancholie. In beiden Fällen knüpft sie sich unter Umständen sekundär an irgendeine Idee, die an sich gar nicht mit Angst betont zu sein braucht.

Nirgends wie bei den Affekten können wir so deutlich sehen, wie immer die Psyche als Ganzes das Maßgebende ist, und wie die Einzelheiten von Ideen, Begriffen, Affekten, die wir herausheben, nur künstliche Abtrennungen sind. Der Geschmack der nämlichen Speise kann angenehm sein, wenn man Hunger hat, unangenehm dem Übersättigten.

---

[1] Vgl. die klassische Selbstschilderung von STAUDENMAIER: Die Magie als experimentelle Naturwissenschaft. Leipzig: Akademische Verlagsgesellschaft m. b. H. 1912.

Eine Ohrfeige macht uns keinen Affekt, wenn sie von einem Geisteskranken kommt; unter anderen Umständen kann sie uns in die größte Wut oder Verzweiflung versetzen. *Wenn wir genau zusehen, so müssen wir das verallgemeinern und können sagen, daß wir eigentlich nie auf ein einzelnes Erlebnis, eine Vorstellung mit einem bestimmten Affekt reagieren, sondern daß der Affekt immer nur zu dem ganzen Komplex von Funktionen gehört, die die aktuelle Psyche zusammensetzen.*

Bei den Geschöpfen mit Gedächtnis, die nicht nur dem Momente leben, sondern Vorstellungen aus der Vergangenheit und Strebungen für die Zukunft bilden, kommt die Tendenz der negativ affekttragenden Vorstellungen und Strebungen sich durchzusetzen in Konflikt mit der anderen Tendenz, sich das Unangenehme fernzuhalten. Man hat z. B. ein Rachegefühl oder sexuelle Liebe zur Mutter. Die Vorstellung ist dem moralischen Menschen unerträglich; er löst nun den Konflikt gewöhnlich in der Weise, daß er die Vorstellung in statu nascendi vom Bewußtsein absperrt; deswegen existiert sie aber doch weiter, und kann sie sein Handeln auf Umwegen beeinflussen oder Symptome provozieren: sie ist „*ins Unbewußte verdrängt*“. Die Verdrängung ist einer der wichtigsten Mechanismen in der Neurosenlehre.

Die Rolle der Affektivität in unserer Psyche ist nach dem Obigen klar. Sie bestimmt die Richtung und Kraft des Handelns, und sie sorgt durch die Nachdauer und Irradiation sowie durch die Beeinflussung der logischen Funktionen dafür, daß dieses Handeln der Einheitlichkeit und des Nachdruckes nicht entbehre. Sie reguliert speziell den Verkehr mit den Nebenmenschen, wobei wichtig ist, daß wir instinktiv beständig die feinsten Affektschwankungen bei diesen auffassen und beantworten.

Das Lustbetonte ist das Erstrebte und im großen und ganzen das dem Individuum oder der Art Nützliche; umgekehrt das Unlustbetonte. Ausnahmen betreffen Erlebnisse, die seltener vorkommen und deshalb den Bestand der Art nicht gefährden, oder Vorkommnisse, an die sich anzupassen die Rasse nicht genügend Zeit hatte (der nützliche Tran schmeckt uns unangenehm, der schädliche Alkohol angenehm).

Daß *exzessive* Affekte schaden können (Erstarren vor Angst, blinde Wut), ist leicht verständlich. Sie sind gegenüber den täglichen und stündlichen Vorkommnissen, in denen z. B. ein ganz leichter Zorn oder eine leichte Angst ein Hindernis überwinden läßt, seltene Ausnahmen, die die Existenz der Art nicht in Frage stellen können.

Die Affektivität ist von Mensch zu Mensch und sogar nicht selten beim nämlichen Menschen in seinen verschiedenen Lebensaltern äußerst verschieden. Während jeder Normale eine Katze eine Katze nennen und die allgemeinen logischen Gesetze befolgen muß, um mit seinen Nebenmenschen und der Außenwelt überhaupt auszukommen, kann man die Katze lieben oder ein scheußliches Tier finden; die Reaktionsweise des Individuums, die sich ja in erster Linie in der Affektivität ausdrückt, ist nicht an so enge Normen gebunden wie die Logik. Man kann sich deshalb z. B. darüber streiten, ob der isolierte Mangel an Gefühlsbetonung moralischer Begriffe als krankhaft anzusehen sei oder nicht.

Durch die Affektivität fast allein wird der *Charakter* eines Menschen bestimmt. Lebhafte, leicht wechselnde, aber zur Euphorie neigende Gefühle machen den Sanguiniker aus, anhaltende und tiefe den Phlegmatiker; wer Begriffe von Gut und Böse nicht mit Lust und Unlust betont oder schwächer betont als egoistische Vorstellungen, „hat einen schlechten Charakter“. Neben der Qualität der Reaktionen kommt hier auch die Schnelligkeit und die Kraft der Affekte und damit der Triebe in Betracht. Eifersucht, Neid, Eitelkeit sind Charaktereigenschaften und Affekte zugleich; Faulheit, Energie, Stetigkeit, Betriebsamkeit, Nachlässigkeit stammen aus der Affektivität.

h) Die Aufmerksamkeit.

Eine Äußerung der Affektivität ist die Aufmerksamkeit. Sie besteht darin, daß bestimmte Sinnesempfindungen und Ideen, die unser Interesse erregt haben, gebahnt, alle anderen gehemmt werden. Machen wir ein wichtiges Experiment, so beachten wir nur das, was dazu gehört, das andere bleibt unbemerkt. Die größere „Klarheit" der Beobachtung und der Gedanken, denen wir die Aufmerksamkeit zuwenden, ist der Ausdruck davon, daß eben alles Dazugehörige beobachtet und gedacht wird, während das Nichtdazugehörige reinlich ausgeschaltet wird. In der Aufmerksamkeit hemmt und bahnt also das „Interesse", genau wie sonst der Affekt die Assoziationen. Je ausgiebiger das gelingt, um so stärker ist die Intensität, die *Konzentration*; je mehr der nützlichen Assoziationen zugezogen werden, um so größer ist der *Umfang* der Aufmerksamkeit.

Man unterscheidet ferner: *Tenazität* und *Vigilität* der Aufmerksamkeit, die sich meist, aber nicht immer, antagonistisch verhalten. Die Tenazität ist die Fähigkeit, seine Aufmerksamkeit dauernd auf einen Gegenstand gerichtet zu halten, die Vigilität diejenige, die Aufmerksamkeit einem neuen Gegenstand (namentlich einem von außen kommenden Reiz) zuzuwenden.

Auseinanderzuhalten sind auch die *maximale* und die *habituelle* Aufmerksamkeit. Manche organische Geisteskranke beachten habituell sehr wenig, orientieren sich nicht, wenn sie an einen neuen Ort gehen u. dgl. Werden sie aber veranlaßt, die Aufmerksamkeit maximal anzustrengen, so sind sie dazu ohne Schwierigkeiten imstande.

Wird die Aufmerksamkeit vom Willen aus dirigiert, so nennt man sie *aktiv*, wird sie durch äußere Vorkommnisse auf sich gezogen, so ist sie *passiv*. Die letztere wirkt namentlich mit bei der Registrierung der alltäglichen Geschehnisse in der Umwelt.

Der Erfolg der Aufmerksamkeit ist natürlich abhängig von der *allgemeinen Disposition der Psyche*. Manche Naturen sind einer starken Konzentration überhaupt nicht fähig, trotz anscheinend genügend kräftiger und genügend stabiler Affekte. Ermüdung, Alkoholwirkung und manche krankhafte Zustände hindern Konzentration und Tenazität vorübergehend. Der Umfang ist natürlich auch abhängig von der allgemeinen Assoziationsfähigkeit; er ist also geringer bei wenig intelligenten Leuten.

Das Gegenteil der Aufmerksamkeit ist die *Zerstreutheit*; sie hat zwei gegensätzliche Formen, indem einerseits der Mangel an Tenazität bei Hypervigilität einen Schüler, der durch jedes Geräusch abgelenkt wird, als zerstreut bezeichnen läßt, während die Hypertenazität und Hypovigilität den zerstreuten Gelehrten charakterisiert. Eine dritte Form, die in ihren stärkeren Ausprägungen krankhaft ist, beruht auf ungenügender Konzentrationsfähigkeit; diese kann affektiv begründet sein (Neurasthenie), oder in Assoziationsstörungen (Schizophrenie, gewisse Delirien) oder in komplizierteren Verhältnissen (Ermüdung, Vergiftungen) liegen.

Vorübergehende Zerstreutheit wächst meist aus einer bestimmten Situation heraus. Daß ein Affekt die Aufmerksamkeit auf etwas Gegenteiliges hindert, ist selbstverständlich (Schüler, der eine Reise vor hat und Aufgaben machen sollte). Namentlich ein ängstlicher Affekt kann aber ebensogut über das Ziel hinausschießen und auch eine adäquate Überlegung stören: in einer kritischen Situation versagt die Aufmerksamkeit gern; es fehlt meist ganz die Konzentrationsfähigkeit, häufig die Tenazität, man schweift vom einzelnen Gedanken immer ab oder wird, wie der Schüler, der sich ängstlich bemüht, seinen Aufsatz fertigzubringen, von jeder Fliege abgelenkt. Oft aber erscheint die Tenazität zu groß, eine einzige Vorstellung hat den Menschen in Besitz genommen.

Ein der Aufmerksamkeit ganz analoger Vorgang, eine Art unbewußter Dauereinstellung derselben, ist die *Assoziationsbereitschaft*. Wenn uns etwas affektiv beschäftigt, so erinnern uns die verschiedensten Erlebnisse daran; alle möglichen Ideen finden assoziative Zusammenhänge mit dieser Idee, auch wenn sie aktuell gar nicht gedacht ist. Wer eingesteckt zu werden fürchtet, erschrickt leicht vor jedem, der irgendwie an einen Detektiv erinnern könnte usw. Die Assoziationsbereitschaft kann auch wie die Aufmerksamkeit absichtlich auf bestimmte Dinge eingestellt werden: ich stecke einen Brief in die Tasche, um ihn zu spedieren, und denke nicht mehr daran, bis mich der zufällige Anblick eines Briefkastens „daran erinnert".

Auch die bloße Gewohnheit kann eine Art Assoziationsbereitschaft schaffen, wenn auch in einem etwas anderen Sinne: Wer gerade viel Korrekturen zu lesen hat, wird auch in anderer Lektüre leicht durch die Druckfehler verfolgt.

Die Assoziationsbereitschaft führt auch bei Gesunden oft zu Täuschungen, die Wahnideen recht ähnlich sehen, so bei dem Mann mit dem schlechten Gewissen, der sich überall beobachtet glaubt.

Es gibt auch eine negative Einstellung der Aufmerksamkeit, die in der Pathologie eine wichtige Rolle spielt. Man will — meist unbewußt — bestimmte Dinge nicht beachten, bei Überlegungen nicht in Betracht ziehen: die *Assoziationsfeindschaft* macht sich auch in der Aufmerksamkeit geltend.

i) Suggestion und Suggestibilität.

Nicht nur das Individuum mit seinen verschiedenen Strebungen, noch mehr eine Gemeinschaft von Individuen bedarf der Einheitlichkeit des Handelns. Die Tiere, auch die soziallebenden, sind nun offenbar nicht fähig, sich Mitteilungen vorwiegend intellektuellen Inhaltes zu machen. Sie haben sich hauptsächlich die Annäherung von Beute oder von Gefahren anzuzeigen, und das geschieht, wie die Beobachtung erweist, im wesentlichen durch Affektäußerungen, die bei den Genossen wieder die gleichen Affekte hervorrufen. Erst durch die Flucht- oder Angriffsbewegung des zuerst vom Affekt ergriffenen Tieres wird den anderen die Richtung der Beute oder der Gefahr gewiesen. Das genügt vollständig für die meisten Verhältnisse.

Diese affektive Suggestibilität ist auch beim Menschen trotz seiner immer mehr auf intellektuelle Bedürfnisse hin entwickelten Sprache noch vollständig vorhanden. Schon der Säugling reagiert in entsprechender Weise auf Affektäußerungen, der Erwachsene kann unter Traurigen nicht munter bleiben, nicht wegen der der Trauer zugrunde liegenden Vorstellungen, sondern wegen der wahrgenommenen Affektäußerungen. Daß neben dem Affekt leicht auch die Ideen, zu denen er gehört, mitsuggeriert werden, versteht sich bei der engen Verbindung zwischen beiden und bei der Beeinflussung der Logik durch den Affekt von selbst, ganz abgesehen davon, daß es wohl im Zweck der Einrichtung liegt, auch die Ideen zu übertragen. Ideen ohne begleitenden Affekt wirken aber nicht suggestiv;

„je größer der Gefühlswert einer Idee, um so ansteckender ist sie“[1]. Bei der bewußten Suggestion kommt allerdings statt eines einheitlichen Affektes meist ein Affektpaar in Betracht: Beim Suggestor der des Dominierens, beim Suggerierten der des Dominiertwerdens oder Sichhingebens. Identische und ähnliche reziproke Affektverhältnisse haben wir indes auch bei natürlichen Suggestionen, ja schon bei Tieren: Unter Feinden hebt Angst des einen den Mut des anderen und umgekehrt.

Der Suggestion zugänglich sind nicht nur Gedanken, sondern auch Wahrnehmungen (suggerierte Halluzinationen) und alle vom Gehirn (d. h. den Affekten) kontrollierten Funktionen (glatte Muskulatur, Herz, Drüsen usw.): *ihr Einfluß geht also viel weiter als der des bewußten Willens*, deckt sich aber mit dem der Affekte. *Das für den Dualisten „ewige Rätsel“ der gegenseitigen Wechselwirkung von Geist und Körper existiert für den Monisten nicht*, dem der Funktionskomplex, den wir Psyche nennen, dem Wesen nach gleicher Art ist, wie die anderen Hirnfunktionen und wie die dirigierenden vegetativen Funktionen.

Der Einzelsuggestion kommt auch beim Menschen keine so große Bedeutung zu wie der *Massensuggestion*, der sich auch der Intelligenteste nicht entziehen kann. Die Leitung der Massen in politischen und religiösen Bewegungen geschieht im wesentlichen durch Suggestion, nicht durch logische Überredung, oft sogar der Vernunft entgegen. Gegenüber Suggestionen, die den Instinkten und Trieben nach Erhaltung, nach Größe, Macht und Ansehen entsprechen, ist ein ganzes Volk meist ganz kritik- und widerstandslos.

Die *Psychologie der Massen* hat von der der Einzelnen recht abweichende Gesetze. Eine Gemeinschaft kann nur von Trieben bewegt werden, die die meisten Individuen besitzen. Die feineren Nuancen, die nur individuell ausgebaut sind, können nicht zum Ausdruck kommen: so besitzen die Massen eine andere viel primitivere Moral im guten wie im schlechten Sinne. Während sich die Gefühle durch Zusammenklang steigern, bleibt nicht nur die Überlegung des Einzelnen ohne vereinheitlichenden Zusammenhang mit dem Ganzen, sondern sie wird durch die Situation gehindert; die Masse läßt ihr höchstens eine dienende Rolle; die wegleitenden Gedanken und die nicht selten ins Große gehenden Ideenschöpfungen der Masse oder eines Volkes entspringen mehr dem dereistischen Denken (siehe später). Wegen der elementareren Suggestibilität bekommt in Erfindung und Durchführung der Ideen der Führer in der Masse seine große Macht. Manchmal aber ist er nur derjenige, der die von der Masse chaotisch erzeugten Ideen und Strebungen am sichersten, am bewußtesten oder am stärksten erfaßt, der Fokus der Massenpsyche. Je ausgedehnter aber die Gemeinschaft, um so mehr übernehmen die Führung dunkle Instinkte, die, keinem einzelnen klar, den meisten gar nicht zum Bewußtsein kommen, auch objektiv schwer zu erfassen sind und viel mehr Entwicklungsstrebungen des vegetativen oder animalischen Organismus oder plötzlichen Wanderungen von Tierarten ähnlich sehen als zielbewußtem Handeln. Jedem Einzelnen einer Rasse, einer Zeit, wohnen die gleichen Strebungen inne, mit unwiderstehlicher Gewalt und starrer Unablenkbarkeit hervorbrechend aus dem „*kollektiven Unbewußten*“, von dem der allgemeiner bekannte „*Zeitgeist*“ eine Teilerscheinung ist. Im zeitlichen Nacheinander drückt sich eine Massenpsychologie in der *Tradition*, Sagenbildung und allem Ähnlichen aus, wodurch das ausgewählt und erhalten wird, was den verschiedenen Generationen gemeinsam ist.

Die Suggestion hat für eine Gemeinschaft die nämliche Bedeutung wie der Affekt für den Einzelnen: sie sorgt für eine einheitliche Strebung und für deren Kraft und Nachhaltigkeit.

Einen ganz ähnlichen Einfluß wie die eigentliche Suggestion kann die einfache *Gewöhnung* sowie das *Beispiel* ausüben. Man tut, was man gewohnt ist, ohne weiteren

[1] Es kann aber auch der Affekt bloß bei dem Suggerierten vorhanden sein, indem eine an sich gleichgültige Bemerkung einen affektbetonten Komplex trifft: ein unheilbar Kranker hört von einer Wunderkur in gleichgültigem oder sogar abschätzigem Tone reden und begeistert sich sofort dafür, sie selbst zu versuchen.

Grund, man tut gerne wie andere Leute, ohne dabei viel zu denken oder zu fühlen, wobei allerdings die Suggestion, namentlich die Massensuggestion, leicht mitwirkt. Die Gewöhnung erscheint, von einer anderen Seite betrachtet, auch in der Gestalt der PAWLOWschen Assoziationsreflexe (bedingte Reflexe). Solche Mechanismen sind theoretisch scharf von der Suggestion zu trennen, obgleich sie sich in der Wirklichkeit oft mit ihr vermischen.

Man spricht auch von *Autosuggestion*, womit aber nichts als die Wirkungen der Affektivität auf die eigene Logik und Körperfunktion bezeichnet wird. Sie spielt in der Pathologie eine wichtige Rolle.

Die Suggestibilität ist künstlich erhöht in den Zuständen der *Hypnose*, die selbst durch Suggestion erzeugt werden. In der Hypnose werden die Assoziationen so beschränkt, daß nur das wahrgenommen und gedacht wird, was in der Absicht des Suggestors liegt, soweit die Versuchsperson sie versteht. Dafür sind die gewollten Assoziationen viel mehr in der Gewalt der Psyche als sonst. Der Hypnotisierte errät oft unendlich viel besser, was man von ihm erwartet, als der Normale; er kann Sinneseindrücke verwerten, die für ihn im gewöhnlichen Zustande viel zu schwach wären; er kann sich Dinge so lebhaft vorstellen, daß er sie halluziniert, und anderseits wirkliche Sinneseindrücke ganz von der Psyche absperren („negative Halluzinationen"); er hat Erinnerungen zur Verfügung, von denen er sonst nichts weiß; er beeinflußt auch oft die vegetativen Funktionen wie die Herztätigkeit, die Vasomotoren, die Darmbewegung. Alle diese Vorgänge können auch beliebig lange über die Zeit der Hypnose hinaus andauern (posthypnotische Wirkungen).

Der positiven Suggestibilität steht die *negative* gegenüber. Der Trieb, Anregungen Anderer zu folgen, wird reguliert durch einen ebenso primären Trieb zu widerstehen oder das Gegenteil zu tun. Bei Kindern in gewissem Alter zeigt sich diese negative Suggestibilität oft ganz rein. Wir sehen sie überhaupt namentlich deutlich bei den Leuten, die eine starke positive Suggestibilität besitzen, wohl einesteils, weil beide Arten der Suggestibilität zwei Seiten der nämlichen Eigenschaften sind, dann aber wohl auch, weil man um so mehr des Schutzes durch die negative Suggestibilität bedürftig ist, je mehr man Gefahr läuft, der positiven zum Opfer zu fallen.

k) Das dereistische (autistische)[1] Denken.

Wenn man spielend seiner Phantasie den Lauf läßt, in der Mythologie, im Traum, in manchen krankhaften Zuständen, will oder kann sich das Denken um die Wirklichkeit nicht kümmern; es verfolgt von Instinkten und Affekten gegebene Ziele. Für dieses *„dereistische Denken"*, *„die Logik des Fühlens"* (STRANSKY), *ist charakteristisch, daß es Widersprüche mit der Wirklichkeit nicht vermeidet.* Das Kind und manchmal auch der Erwachsene träumen sich im Wachen als Held oder Erfinder oder sonst etwas Großes; im Schlaftraum kann man sich die unmöglichsten Wünsche auf die abenteuerlichste Art erfüllen; der schizophrene Tagelöhner heiratet in seinen halluzinatorischen Erlebnissen eine Prinzessin. Die Mythologie läßt den Osterhasen Eier legen, weil Hasen und Eier zufällig das Gemeinsame haben, daß sie als Symbole der Fruchtbarkeit der Ostara heilig sind. Der Paranoide findet eine *Lein*faser in der Suppe; das beweist seine Beziehungen zu Fräulein Feuer*lein*. Die Wirklichkeit, die zu solchem Denken nicht paßt, wird oft geradezu aktiv abgespalten, so daß sie,

[1] Da die Bezeichnung „autistisch" zu Mißverständnissen Anlaß gab (Beschränkung auf schizophrenen Autismus, Identifikation mit „egoistisch" usw.), habe ich „dereistisch" vorgeschlagen (reor, ratio, real).

wenigstens in diesen Zusammenhängen, gar nicht mehr gedacht werden kann: Der Tagelöhner ist eben als Verlobter der Prinzessin nicht mehr der Tagelöhner, sondern der Herr der Welt oder eine andere große Persönlichkeit.

In den besonnenen Formen des dereistischen Denkens, vor allem in den Tagträumen, werden nur wenige reale Verhältnisse weggedacht oder umgestaltet und nur einzelne absurde Ideenverbindungen gebildet; um so freier aber verfügen der Traum, die Schizophrenie und zum Teil auch die Mythologie, wo sich z. B. ein Gott selbst gebären kann, über das Vorstellungsmaterial. In diesen Formen geht die Dereation bis zur Auflösung der gewöhnlichsten Begriffe; die Diana von Ephesus ist nicht die Diana von Athen; Apollo wird in mehrere Persönlichkeiten gespalten, in eine sengende und tötende, eine befruchtende, eine künstlerische, ja, obgleich er für gewöhnlich ein Mann ist, kann er auch eine Frau sein. Der eingesperrte Schizophrene fordert Schadenersatz in einer Summe, die in Gold trillionenmal die Masse unseres ganzen Sonnensystems übersteigen würde; eine Paranoide ist die Kraniche des Ibykus, weil sie sich ohne Schuld und Fehle fühlt. Auch sonst werden Symbole wie Wirklichkeiten behandelt, verschiedene Begriffe werden zu einem einzigen *verdichtet* (die im Traum der Gesunden erscheinenden Personen tragen meistens Züge mehrerer Bekannter; eine gesunde Frau redet, ohne es zu merken, von den „Hinterbeinen" ihres kleinen Kindes: sie hatte es mit einem Frosch verdichtet).

Das dereistische Denken verwirklicht vor allem unsere Wünsche, seltener unsere Befürchtungen; es macht den spielenden Knaben zum General, das Mädchen mit seiner Puppe zur glücklichen Mutter; es erfüllt in der Religion unsere Sehnsucht nach ewigem Leben, nach Gerechtigkeit und Lust ohne Leid; es gibt im Märchen und in der Poesie allen unseren Komplexen Ausdruck; dem Träumenden dient es zur Darstellung seiner geheimsten Wünsche und Befürchtungen; dem Kranken schafft es eine Realität, die für ihn realer ist als das, was wir Wirklichkeit nennen; es beglückt ihn im Größenwahn und entlastet ihn von der Schuld, wenn seine Aspirationen scheitern, indem es die Ursache von seiner eigenen Unzulänglichkeit in Verfolgungen durch die Umwelt verlegt.

In seiner vollen Ausbildung scheint das dereistische Denken prinzipiell anders als das Erfahrungsdenken; in Wirklichkeit aber gibt es alle Übergänge von der geringen Loslösung von den erworbenen Assoziationen, wie sie bei jedem Analogieschluß notwendig ist, bis zu der unbändigsten Phantasie.

In gewissen Grenzen ist ja die Unabhängigkeit von dem gewohnten Gedankengang eine Vorbedingung der Intelligenz, die neue Wege finden will, und das Sichhineinphantasieren in neue Situationen, das Tagträumen und ähnliche Beschäftigungen sind unerläßliche Übungen der Intelligenz.

Die Inhalte und Ziele des dereistischen Denkens sind natürlich immer Strebungen, die unser Innerstes am tiefsten bewegen. Es ist deshalb ganz selbstverständlich, daß man sie viel höher einschätzt als reale Vorteile, die sich ersetzen lassen (vgl. unten: Glaube). So kommt es nicht nur zu der besonderen Wildheit der Religionskämpfe, sondern es wird auch verständlich, daß z. B. Tabuvorschriften oder peinlichste Bestrebungen, vom Essen ja nichts übrig zu lassen, was einem Feinde Gelegenheit zu einem schädlichen Zauber geben könnte, und ähnlicher Aberglaube dem Primitiven zu einer Fessel werden, deren Ertragbarkeit wir auch dann noch nicht ganz verstehen, wenn wir sie mit der chinesischen oder europäischen Etikette vergleichen.

Man denkt dereistisch überall da, wo unsere Kenntnisse der Realität nicht ausreichen und doch praktische Bedürfnisse oder unsere Triebe nach Erkenntnis zum Weiterdenken zwingen, bei den Problemen über die Entstehung und den Zweck der Welt und der Menschen, über Gott, woher die Krankheiten oder das Übel überhaupt in die Welt gekommen, wie es zu vermeiden sei. — Wo die Wirklichkeit unerträglich scheint, wird sie oft aus dem Denken ausgeschaltet. Auf diese Weise entstehen Wahnideen, traumhafte Wunscherfüllungen in Dämmerzuständen und neurotische Symptome, die eine Wunscherfüllung in symbolischer Form darstellen. — Wenn die verschiedenen gleichzeitigen Vorstellungen nicht in dem einen Punkte des Ich zur logischen Operation zusammenfließen, können die größten Widersprüche nebeneinander bestehen, eine Kritik kommt nicht in Betracht. Solche Verhältnisse finden wir im unbewußten Denken, vielleicht auch in einzelnen deliriösen Zuständen. — In den Assoziationsformen des Traumes und der Schizophrenie sind die Affinitäten des Erfahrungsdenkens geschwächt; beliebige andere Assoziationen, durch mehr zufällige Verbindungen (Symbole, Klänge usw.), namentlich aber durch Affekte und allerlei Strebungen geleitet, bekommen die Oberhand.

l) Glaube, Mythologie, Poesie.

Enge Beziehungen sowohl zur Suggestion als auch zum dereistischen Denken hat der *Glaube*. Das Wort „glauben" hat zwei Bedeutungen: „Etwas für wahr halten ohne Beweis" und „etwas für wahrscheinlich halten". Wir reden hier nur vom ersteren Begriff.

Die großen Glaubensformen in Religion, Politik, Standesansichten, Ästhetik usw. werden fast nur durch Suggestion erhalten. Ihr ist vor allem die Einheitlichkeit in den Formen und Einzelheiten und zu einem Teil auch die bewegende Kraft des Glaubens zu verdanken. Die Entstehung des Glaubens geht immer nach den Gesetzen der affektiven Gedankensteuerung im dereistischen Denken vor sich. Wir möchten wissen, daß nach dem Tode etwas kommt, möchten das Schicksal beeinflussen. Ebenso möchte der beatus possidens seine Stellung dem Elend gegenüber moralisch begründen; der Kranke will gesund werden und glaubt dem Pfuscher.

Dem nämlichen Bedürfnis wie der Glaube entspricht die *Poesie* einschließlich *Mythologie,* nur macht die erstere keinen Anspruch auf direkten Wahrheitswert, so wenig wie die Tagträume der Gesunden.

m) Die Persönlichkeit, das Ich.

Die meisten unserer psychischen Funktionen haben eine Kontinuität, indem die Erlebnisse durch das Gedächtnis untereinander verbunden werden, und indem sie an einen besonders festen und beständig vorhandenen Komplex von Erinnerungsbildern und Vorstellungen, das Ich, die Persönlichkeit, anknüpfen. Das Ich besteht genau genommen aus den Engrammen aller unserer Erlebnisse plus den aktuellen Psychismen. Darunter ist natürlich nicht bloß das passive Erfahren, sondern auch all unser früheres und jetziges Wollen und Streben zu verstehen, so daß das Ich eigentlich unsere ganze Vergangenheit in äußerst abgekürzter Weise zusammenfassen würde. Doch sind nicht alle diese Bestandteile gleichwertig; die meisten treten in einem gegebenen Augenblick zurück bis zur vollständigen Unwirksamkeit (sind also nicht ekphoriert), andere sind gewöhnlich oder immer da. Die Zusammensetzung des Ich aus den einzelnen Erinnerungsbildern mag verglichen werden derjenigen des „Publikums" eines bestimmten Lokales, dessen einzelne Besucher beliebig wechseln können; manche sind beständig da, andere oft, und wieder andere sind nur einzelne Male erschienen. Daß ich Quadratwurzeln ausziehen gelernt habe, wird bei meiner jetzigen Tätigkeit meist vollständig latent sein. Gewisse Vorstellungen aber: wer man ist, was man gewesen und jetzt ist, was man im Leben anstrebt, müssen beständig mehr oder weniger klar da sein; sie gehören zur Direktive unseres täglichen Handelns. Daß der Student zur rechten Zeit ins Kolleg geht, wird nicht bloß bestimmt durch die Vorstellung der Stunde und des Stundenplanes, sondern unter vielem anderen z. B. auch durch die des Studierenwollens und der Stufe, auf die das Studium gerade gekommen ist.

So ist die Persönlichkeit nichts Unwandelbares. In ihren Vorstellungsbestandteilen verändert sie sich beständig nach momentanen Zielen, aber auch nach den Erfahrungen. Fast noch mehr unterscheiden sich die *Strebungen* des Mannes von denen des Kindes, und die Lebensschicksale, von innen heraus bedingte Verstimmungen und sogar toxische Einflüsse (Alkohol) können innerhalb kürzester Frist den affektiven Teil der Persönlichkeit, der in mancher Hinsicht der wichtigere ist, vollständig umgestalten. Im Traum kann diese ähnlich wie in schweren Psychosen zerbröckeln; einzelne Teile fallen weg, dafür werden ihr ganz fremde angenommen. Der sonst anspruchslose Träumer kann sich als König David fühlen, der sanfte einen Mord begehen, der hartherzige in Wohltaten schwelgen.

Ein ganz besonderer Begriff ist das Ich in den neueren Arbeiten FREUDS geworden, wo es in Gegensatz gestellt wird zu dem „Es", den niederen Trieben und dem „Über-Ich", den höheren Strebungen.

Der Person schreibt man oft noch ein besonderes *Persönlichkeitsbewußtsein* oder ein „*Selbstbewußtsein*"[1] zu. In den beiden Ausdrücken liegen zweierlei Vorstellungen, die eine ist die der Kontinuität der Person — das Ich eines normalen Menschen fühlt sich während des ganzen Lebens als das nämliche — und die andere die der Heraushebung und der Unterscheidung von der Umgebung und namentlich von den anderen Menschen. Man meinte, das Kind habe kein Selbstbewußtsein: man führte als Beweis dafür, daß es seine Person nicht richtig unterscheidet, an, daß es von sich in der dritten Person spricht. Das sind Täuschungen. Das Kind unterscheidet sich selbst im Prinzip von allem andern und auch den andern Menschen so gut wie der Erwachsene; wenn es von sich in der dritten Person spricht, so hat das selbstverständliche Gründe, die in der Art liegen, wie ihm die Sprache beigebracht wird.

n) Die zentrifugalen Funktionen.

Dem „Zweck" des psychischen Apparates gemäß, sich bzw. die Spezies zu behaupten, die Umgebung zu benutzen oder abzuwehren, steckt in jedem Psychismus eine Tendenz zu reagieren, eine Strebung. Diese kommt beim komplizierteren Geschöpf in der Affektivität zum Ausdruck. Nimmt man etwas Schönes wahr, so möchte man es genießen, das Unangenehme möchte man abwehren. Daneben haben wir eine Anzahl von Strebungen, die auch ohne äußeren Anlaß zur Wirkung kommen: Lebenstrieb, Betätigungstrieb, Trieb, sich zur Macht und Geltung zu bringen, Wissenstrieb, Hunger, Sexualtrieb usw. Auch die Betätigung im Sinne dieser Strebungen ist mit Lust verbunden (die Instinkte der Tiere sind offenbar das nämliche: eine prinzipielle Grenze zwischen beiden Strebungsarten existiert überhaupt nicht).

Bei der Unzahl von Strebungen und von erregenden Erlebnissen müssen oft Konflikte und Hemmungen entstehen. Man möchte ausruhen und möchte Wasser trinken, das am Brunnen zu holen ist; man möchte anständig sein und möchte die Sexualspannung los werden. Unsere Psyche reguliert sich überhaupt durch entgegenstehende Tendenzen, ganz wie die Physis durch Erweiterung und Verengerung der Blutgefäße, durch Reizung und Hemmung von Sekretionen. Man kann auch schon aus physischen Gründen nicht vielerlei zu gleicher Zeit tun. Die hemmende Einwirkung entgegengesetzter Tendenzen ist nur ein Spezialfall des allgemeinen Gesetzes, daß zentrale Funktionen, die nicht ein ähnliches Ziel haben, einander hemmen. Sind nun sich ausschließende Triebe nicht sehr verschieden stark, so entsteht ein Wettstreit, wobei in der überlegenden Wahl nicht nur jeder Trieb an intellektuellem und affektivem Material das ihm gleichsinnige — und unter Umständen im Sinne der negativen Suggestion auch das gegenteilige — assoziativ herbeizieht, sondern auch alle unsere sonstigen Strebungen mehr oder weniger intensiv mitwirken, beim Entscheid zwischen Gut und Böse z. B. in erster Linie unsere Tugenden und Laster, unsere ganze ethische Erziehung, frühere Entschlüsse, gut zu sein oder sich um moralische Vorstellungen nicht zu kümmern, die Erfahrungen bei früheren Verstößen gegen die Ethik usw. Wir nehmen dabei an, daß unter normalen Umständen der größte Teil der zugehörigen Vorstellungen und Tendenzen assoziiert und mit der richtigen Wertung in die Rechnung gesetzt werde, stellen dem Streit der zwei Strebungen die Gesamtheit der übrigen Tendenzen, die meist wichtiger sind als das relative Verhältnis der antagonistischen Strebungen für sich, samt der

[1] Der Ausdruck „Selbstbewußtsein" bedeutet in der vulgären Psychologie einen andern Begriff: hohe Einschätzung seiner selbst.

logischen Begründung gegenüber als die Persönlichkeit, als das Ich, das die Entscheidung treffe nach Gut und Böse, nach Nutzen und Schaden, nach angenehm und unangenehm, und das Resultat nennen wir den Entschluß, den *Willensakt.*

Natürlich sind in Wirklichkeit auch die streitenden Triebe ein Teil der Person, und unsere Ausdrucksweise beruht auf einer sehr vereinfachenden Abstraktion, die wir aber zur Verständigung nicht entbehren können.

Wir sehen also den „Willen" in Richtung und in Stärke durchaus abhängig von den Affekten. Ein kräftiger Wille ist bei dem vorhanden, der energische und nicht auf jeden Anstoß wechselnde Gefühle besitzt.

Die viel umstrittene Frage, ob es einen *„freien Willen"* gebe in dem Sinne, daß ohne Ursache die Entscheidung getroffen werden könne, besteht für die Naturwissenschaft nicht. Wir sehen, daß die Handlungen der belebten Geschöpfe durch die innere Organisation und die darauf einwirkenden äußeren Einflüsse genau so determiniert sind wie irgendein anderes Geschehen. Daß wir dennoch das Gefühl der freien Entscheidung haben, ist dem Identismus[1] selbstverständlich. Man muß sich nur die Tatsache vorstellen können, daß der Komplex von Gehirnfunktionen, den wir als unser Ich empfinden, sich selbst wahrnimmt, d. h. seiner selbst „bewußt" ist. Im Ich sind alle die Einzelstrebungen des psychischen Komplexes zusammengefaßt zu einer Resultante, die wir als unseren Willen empfinden. Was dieser Komplex erstrebt und ausführt, ist also seine *eigene* Strebung und Handlung, und *nur als solche kann es ihm bewußt werden.* Auch insofern gehören unsere Entschlüsse und unsere Handlungen unserem Willen an, als wir uns auch der intellektuellen Ursachen unseres Handelns *(der „Motive")* bewußt sind *als von uns herbeigezogen und von uns gewertet.* Das wichtigste aber ist folgendes: Eigentliche Ursache unserer Handlungen sind ja die *Triebe.* Motiv, Brot zu kaufen, ist z. B. der Trieb den Hunger zu stillen. Dieser Trieb erscheint dem Subjekt als so selbstverständlicher Bestandteil seiner Psyche, daß er ihm den Brotkauf endgültig direkt und indirekt motiviert, und niemand bemerkt, daß derselbe auch eine Ursache haben muß, daß aber hinter ihm *für das Bewußtsein* die Ursachenkette glatt abgeschnitten ist. Da *muß* das Subjekt die Empfindung haben, ohne andere Ursache als seinen Willen zu handeln, denn es weiß von keiner andern, *es fühlt sich mit Recht subjektiv „frei"*, d. h. von nichts außerhalb seiner selbst abhängig. Nur der objektive Biologe weiß, daß die Triebe Folgen der Erfahrungen von Millionen Ahnen sind, also so gut kausal begründet und *begründend* sind wie irgendein anderes Vorkommnis. Eine eigentliche Täuschung ist es, wenn man meint, man „könnte" auch anders handeln, als man handelt: Das wäre nur möglich, *wenn* die Motive oder die angeborenen Triebe anders wären.

Der Streit um die Willensauffassung ist ein hübsches Beispiel für die Macht der Gefühle. Wissenschaftlich betrachtet ist der Determinismus die einzig mögliche und zugleich alle einschlägigen Probleme erledigende Auffassung: Man hält aber am Indeterminismus, *den man nicht einmal klar zu Ende denken kann,* fest, der Moralist, weil er fälschlich seine Theorie der Ethik darauf gegründet hat, der Theologe, weil er trotz des Widerspruches mit Gottes Allmacht sie für seine aktuellen Vorstellungen braucht, der Jurist, weil er glaubt, daß sonst seine Gesetze, namentlich das Strafgesetz, ins Wanken kämen. In Wirklichkeit ist es praktisch ganz gleichgültig, auf welchem Standpunkt man stehe. *Das Strafgesetz z. B. brauchte bei deterministischer Voraussetzung inhaltlich gar nichts und formell nur ein paar Ausdrücke zu ändern.*

Unter den Trieben des Menschen ist der *Nahrungstrieb,* ein Teil des Selbsterhaltungstriebes, in unseren Verhältnissen stark denaturiert und nicht leicht zu studieren. Klar ist uns aber noch der *Geschlechtstrieb.* Er zeigt uns, wie uns Lust- und Unlusttendenzen zu Handlungen treiben, deren natürlicher Zweck (hier die Erhaltung der Art) uns unerwünscht sein kann oder gar nicht bewußt wird, wie z. B. bei der Kleidung und anderen Vorbereitungshandlungen zur Annäherung der Geschlechter. So verstehen wir den *Instinkt* als Trieb und Fähigkeit so zu handeln, daß bestimmte Zwecke erfüllt werden, ohne daß diese bekannt sind oder berücksichtigt werden, und ohne daß eine besondere Erziehung oder Anlernung nötig ist.

Bei jedem in Gesellschaft lebenden Wesen sind die *ethischen Triebe* von besonderer Wichtigkeit. Sie erhalten die Gemeinschaft, sind deshalb oft im Widerspruch mit den Interessen des Individuums und haben eine

[1] Auffassung der Psyche als eine Hirnfunktion.

Menge von Berührungspunkten mit der Sexualität. Es ist aber ebenso falsch, den Anschein zu erwecken, wie wenn es nur eine sexuelle Ethik gäbe, wie es unrichtig ist, „sich ausleben" und die sexuellen Schranken, die ursprünglich in der Natur begründet sind, einfach ignorieren zu wollen. Immerhin ist es sicher, daß die bisherige sexuelle Ethik den Ansprüchen der modernen Kultur nicht angepaßt ist, ja, daß unsere Gesellschaftsform einerseits und der alte Sexualtrieb anderseits oft miteinander in nicht einmal theoretisch zu lösendem Widerspruch stehen. *Dadurch werden Konflikte geschaffen, die nicht nur sozial, sondern auch medizinisch von größter Wichtigkeit sind* (s. Neurosen).

Andere Bedeutungen des Wortes „Trieb" siehe am Schlusse des psychopathologischen Teiles (S. 84).

Eine ähnliche Wirkung wie die angeborenen Triebe haben die *Gelegenheitsapparate* (S. 18) und die *Gewohnheiten.*

Die weiteren zentrifugalen Funktionen, die „*Psychomotilität*" und die „*Motilität*" übergehen wir als selbstverständlich.

B. Allgemeine Psychopathologie.

Die Symptome psychischer Erkrankung sind unendlich mannigfaltig, so daß schon deshalb ein gewisses Schematisieren und eine Auslese des Wichtigsten nicht zu umgehen ist. Es kommt noch hinzu, daß äußerlich gleiche Erscheinungen je nach der psychischen Umgebung und der Genese ganz verschiedene Bedeutung haben können, und außerdem ist noch viel mehr als in der Körperpathologie jedes Symptom eigentlich nur eine herausgegriffene Seite eines allgemeineren Vorganges. Was wir z. B. auf dem Gebiete der Assoziationen beschreiben, ist nicht eine bloße Assoziationserkrankung, sondern eine allgemeine, psychische Störung, von der wir eine Seite, eben die die Assoziationen betreffende, herausgreifen.

Bei den Psychosen muß man *primäre* und *sekundäre* Symptome unterscheiden. Eine Abducenslähmung ist ein primäres Symptom; die darauf folgende Internuskontraktur und die Doppelbilder sind sekundäre Symptome. Eine gewisse Störung der Denkfunktion bei der Schizophrenie ist ein primäres Symptom; der darauf unter dem Einfluß eines unangenehmen Erlebnisses entstehende Dämmerzustand ist ein sekundäres. Wenn ein Paranoiker ein gleichgültiges Erlebnis im Sinne seines Beziehungswahnes auffaßt, so ist das in gewisser Beziehung ein primäres Symptom; die darauf folgende an sich normale Reaktion in Form eines Geschimpfes ist ein sekundäres. Das letztere Beispiel zeigt zugleich, daß diese Begriffe relative sind, indem eigentlich von einer Grundstörung oft eine ganze Ursachenkette ausgeht; denn der Beziehungswahn ist auch schon ein abgeleitetes Symptom.

Bei manchen Krankheiten hat es einen Wert, unter den Symptomen *Grundsymptome* und *akzessorische* zu unterscheiden. Die ersteren kommen in jedem dieser Fälle vor, sobald die Krankheit eine gewisse Höhe erreicht hat; man muß also annehmen, daß sie in nuce auch da vorhanden seien, wo wir sie noch nicht sehen können; sie hätten dann nur die diagnostische Schwelle wegen ungenügender Intensität noch nicht überschritten. Dahin gehören der „organische Symptomenkomplex" bei den Organischen oder die Assoziations- und Affektstörung bei den Schizophrenen. Die akzessorischen Symptome, wie z. B. die Halluzinationen und Wahnideen können bei diesen Krankheiten fehlen oder zu beliebigen Zeiten und in beliebigen Kombinationen auftreten und verschwinden.

I. Störungen der zentripetalen Funktionen.

Die zentripetalen Funktionen können gestört sein durch Erkrankung der peripheren zuleitenden oder der zentralen aufnehmenden Organe. Unter den letzteren denkt man sich sowohl die zentralen Sinnesfelder wie auch die Gesamtrinde. Die Störungen in den zuleitenden Organen können natürlich nur Empfindungsstörungen sein, diejenigen in der Rinde (bzw. der Psyche) fast nur Störungen der Wahrnehmung und der sich daran knüpfenden ersten Verarbeitung (Auffassung).

a) Störungen der Sinnesorgane.

Erkrankungen der Sinnesorgane kommen teils als zufällige Komplikationen, teils als Symptome einzelner Psychosen (z. B. der Paralyse) vor. Sie sind im ganzen in der Psychopathologie nicht wichtig; doch können periphere Reizzustände gelegentlich dadurch Bedeutung erhalten, daß der Geisteskranke den pathologischen Ursprung der Parästhesien nicht zu erkennen vermag und Ohrenläuten für Glockenschlag hält oder — am häufigsten — die falschen Empfindungen in illusionistischem Sinne umdeutet, Ohrenrauschen für heranbrausendes Wasser oder für Worte hält, retinitische Schatten und Helligkeiten als Tiervisionen, Nervenschmerzen als Verletzungen des Körpers auslegt.

Schwäche der Sinnesorgane beeinflußt die Psyche in der Entwicklung und auch nachher. Starke Kurzsichtigkeit kann zu Mangel an Übersicht oder zu Rücksichtslosigkeiten bestimmter Art führen. *Volle Blindheit* beeinflußt natürlich das subjektive Weltbild, das beim Gesunden in erster Linie optisch ist, in hohem Maße, alteriert aber die Psyche in ihren Beziehungen zu den Menschen auffallend wenig.

Ganz anders die *Taubheit und Schwerhörigkeit.* Wir nehmen (außer im modernen Taubstummenunterricht) die ganzen Kulturerrungenschaften früherer Geschlechter direkt oder indirekt (die Schrift setzt die Sprache voraus) durch das Gehör auf, und unser ganzes Verhältnis zur menschlichen Umgebung wird durch die Sprache reguliert. Der Taube bleibt also, auch wenn er intelligent ist, ohne besonderen Unterricht in den wichtigsten Beziehungen ein geistiger Krüppel, und da er das Verhalten der Umgebung nicht richtig einschätzen kann, wird er reizbar, zornmütig und mißtrauisch. Auch erworbene Schwerhörigkeit verändert oft den Geist in diesen beiden Richtungen, wobei das Mißtrauen am häufigsten auffällt und sich sogar bis zu Wahnideen steigern kann.

b) Zentrale Störungen der Empfindungen und Wahrnehmungen.

Durch psychotische Vorgänge werden die **Empfindungen** selten gestört. Bei melancholischen und neurotischen Zuständen treffen wir manchmal auf eine mehr oder weniger allgemeine *Hyperästhesie*, so daß die Kranken nicht nur unter alltäglichen Sinnesreizen schwer leiden, sondern auch die Reize falsch deuten, indem ihnen ein schwaches Licht wie ein sehr helles erscheint, das Klopfen an die Tür als Schießen, das Geräusch eines kleinen Springbrunnens wie das Zischen des aus einer Lokomotive ausströmenden Dampfes. Hysterische und Hypnotisierte können unter Umständen minimale Sinneseindrücke verwerten, wie sie ein Normaler gar nicht wahrnimmt.

Auch *Hyperalgesie* kommt in den nämlichen Zuständen und außerdem infolge organischer Prozesse im Nervensystem vor.

Die nicht so seltene *Hypalgesie* und *Analgesie* ist meist zentral bedingt und hat einige ganz verschiedene Typen:

1. Im *Koma* epileptischer und anderer Anfälle fehlt, wie man annimmt, das Bewußtsein; es kann also Schmerz ebensowenig wie etwas anderes wahrgenommen werden. Im *Sopor* und im *Torpor* ist die Empfindungsschwelle allgemein erhöht und auch der empfundene Reiz wird schwächer taxiert als normal.

2. Bei *starken Affekten* kann die Aufmerksamkeit so einseitig sein, daß man auch den heftigsten Schmerz nicht empfindet (der Offizier mag erst bemerken, daß sein Arm zerschossen ist, wenn er den Säbel schwingen will). So verletzen sich Manische im Eifer häufig, ohne es zu merken. Ist aber ihre Aufmerksamkeit, z. B. bei einer kleinen Operation, auf den Schmerz gelenkt, so sind sie sehr wehleidig. — Unklarer Natur ist die oft vollständige Analgesie der Alkoholdeliranten.

3. *Hysterische Mechanismen* können die Schmerzempfindung ganz oder an begrenzten Körperteilen absperren (Hexenschlaf)[1]. Die Kranken verletzen sich aber im Gegensatz zu den medullären Analgetikern deshalb doch nicht, da die Empfindungen nur von dem bewußten Ich abgesperrt sind, aber in der unbewußten Orientierung doch verwertet werden.

4. Merkwürdig ist die Analgesie mancher *Katatoniker,* die den ganzen Körper betreffen und absolut sein kann, so daß sich die Kranken mit oder ohne Absicht die schwersten Verletzungen beibringen. Sie kann ganz rasch entstehen und vergehen und ist dabei von der bewußten Aufmerksamkeit unabhängig. Dennoch handelt es sich vielleicht auch hier um psychogene Absperrung.

5. Die Hypalgesie und Analgesie der *Paralytiker* betrifft meist nur die Haut, während die tieferen Teile (die propriozeptive Algesie) empfindlich bleiben (ein Paralytiker kann sich, um die Wärter zu reizen, Stücke Haut aus der Hand beißen, ist aber äußerst empfindlich, wenn man ihm ein steifes Gelenk bewegen will). Sie ist meist zugleich graduell (aber nicht prinzipiell) abhängig von der Aufmerksamkeit.

Andere Hypo- und Anästhesien sind bei den Psychosen nicht häufig. Hysterische Blindheit, Taubheit usw. beruhen auf (Auto-) Suggestion. Depressive Kranke klagen manchmal, daß die Speisen keinen Geschmack mehr hätten; es sei, wie wenn sie Stroh oder Papier kauen würden, alle Farben kommen ihnen gleichmäßig grau vor („wie mit Asche bedeckt"); prüft man aber die Empfindungen, so erscheinen sie normal. Bei Gesunden kann ein starker depressiver Affekt die nämlichen Erscheinungen hervorbringen.

Die aphasischen und agnostischen Störungen werden hier übergangen, da sie wohl zur Herdpathologie des Gehirns, nicht aber zur Symptomatologie der Psychosen gehören, wenn sie auch manchmal eine organische Geisteskrankheit begleiten.

Die **Wahrnehmung** und **Auffassung** ist bei *Idioten* in der Weise gestört, daß die Kranken Komplizierteres nicht zusammenfassen; sie sehen Einzelheiten, aber nicht das Gesamte; oder sie erkennen Bilder schwer oder gar nicht, während sie die entsprechenden Dinge in natura sofort identifizieren; gelegentlich fehlt ihnen das Verständnis für die perspektivische Darstellung.

Die Wahrnehmung kann eine *unvollständige* sein. Benommene Katatoniker und namentlich Alkoholiker können einen grün gemalten Kohlkopf für eine Rose, eine Gurke für eine Wurst, eine Ähre für einen Tannenzapfen ansehen, indem sie die Farbe bzw. die Größe in dem ganzen Bildkomplex nicht erfassen. Diese Störung erscheint äußerlich den Illusionen gleichwertig, unterscheidet sich aber von denselben darin, daß die Veränderung des Bildes für den Kranken gleichgültig ist; sie gleicht einer Fälschung aus Fahrlässigkeit, die psychotische Illusion einer solchen mit bestimmtem Zweck.

Erschwert man die Auffassung auf optischem Gebiete dadurch, daß man Bilder nur eine ganz kurze Zeit exponiert, so findet man häufig folgendes: *Bei organischen*

[1] Nicht damit zu verwechseln ist die *Freude am Schmerz* bei einzelnen Hysterischen und im Masochismus.

Psychosen: Die Wahrnehmung braucht längere Zeit und außerdem täuscht sich der Kranke oft. — Bei *Epilepsie:* Das Verhalten ist ähnlich; Unterschiede scheinen vorhanden zu sein, sind aber noch nicht zu fixieren. Jedenfalls hat das Symptom Berührungspunkte mit der allgemeinen Verlangsamung der psychischen Vorgänge bei diesen Kranken. *Bei beiden Gruppen* drückt sich oft Neigung zu *Perseveration* darin aus, daß ein späteres Bild als ein früheres verkannt wird. (Paraphasische Störungen ausschließen!) — Bei *Alkoholikern* erfolgen die Antworten meist rasch und subjektiv sicher; dennoch werden leicht Fehler gemacht, nicht selten solche, aus denen hervorgeht, daß das richtige Bild doch irgendwie zur Psyche gekommen ist, indem fälschlich Dinge genannt werden, die optisch keine Ähnlichkeit mit dem gebotenen Bilde haben, aber sonstwie mit ihm verwandt sind (Hacke und Schaufel; zwei ganz verschieden aussehende Zahlen) (S. 238). — Bei allen diesen Krankheiten kann Anstrengung der Aufmerksamkeit das Resultat so verbessern, daß man oft geneigt ist, die Fehler bloß der Unaufmerksamkeit zuzuschreiben, was nicht richtig wäre. — In hochgradigen *melancholischen Zuständen* braucht die Auffassung manchmal mehr Zeit, ohne daß abnorm viele Fehler gemacht würden. — *Manische Zustände* zeigen bei der habituellen Auffassung ihrer Umgebung und bei Prüfungen ohne genaue Messungen nichts Charakteristisches. Bei eigentlichen Experimenten fassen die Kranken ungenau auf und täuschen sich mehr als Gesunde; wahrscheinlich liegt die Ursache davon nicht bei der Wahrnehmung, sondern in der Flüchtigkeit der Aufmerksamkeit und ähnlichen Momenten. — Auch bei der *Schizophrenie* kennen wir keine eigentlichen Auffassungsstörungen; die hier häufig vorkommenden Fehler lassen sich regelmäßig aus dem Zustande zentralerer Funktionen, der Aufmerksamkeit, der Affekte, des Denkens erklären.

Analoge Störungen, wenn auch etwas weniger leicht demonstrierbar, finden sich auf *akustischem* Gebiet. Speziell bei organisch Kranken fällt es oft sehr auf, daß man Fragen mehrfach wiederholen muß, bis sie richtig erfaßt sind, besonders wenn man auf ein anderes Thema übergegangen ist.

Die wichtigsten psychopathischen Erscheinungen auf zentripetalem Gebiete sind die *Sinnestäuschungen.* Sie werden eingeteilt in **Illusionen** und **Halluzinationen.**

Illusionen sind krankhaft gefälschte wirkliche Wahrnehmungen: Das Schlagen der Uhr wird als Schimpfwort oder als eine Verheißung wahrgenommen; die erfaßte Hand als kalte „Totenhand" zurückgeschleudert; die Leute werden auf dem Kopfe gehend gesehen, statt der weißen Farbe eines Gesichtes eine schwarze, statt des Krankenpflegers eine Kellnerin. Die eigentliche *Personenverwechslung,* wobei jemand von der Umgebung als ein Angehöriger oder Bekannter der Patienten, als der Kaiser angesehen wird, ist selten eine reine Illusion, öfter eine Wahnidee (Schizophrenie) und gelegentlich eine halb oder ganz bewußte Spielerei (Manie), am häufigsten ein der Konfabulation angehöriger Vorgang (Organische Psychosen).

Die Illusion ist die Karikierung eines normalen Vorganges. Bei der gewöhnlichen Wahrnehmung empfinden wir nur ausnahmsweise alle in Betracht kommenden Eigenschaften eines Dinges; das Fehlende ergänzen wir unbewußt, falsch Empfundenes korrigieren wir im Sinne des Zusammenhanges. Schon die normale Wahrnehmung ist also eine Art Illusion. Es ist sehr schwer, keinen Druckfehler zu übersehen; das Telephon gibt gar nicht alle Konsonanten mit der nötigen Deutlichkeit, wir ergänzen sie, ohne es zu merken. Nur quantitativ ist es davon unterschieden, wenn im Sinne einer stark affektiv betonten Situation ein Baumstumpf für einen Räuber, ein Nebel für eine Engelserscheinung gehalten wird.

Halluzinationen sind Wahrnehmungen ohne entsprechenden Reiz von außen: Alles, was man wahrnimmt, kann auch halluziniert werden, und zwar so, daß die Elemente frei kombiniert werden; ein halluzinierter Löwe kann Flügel haben, eine Figur kann aus Eigenschaften verschiedener Personen zusammengesetzt sein. Außerdem bewirken krankhafte Hirnfunktionen innere Empfindungen, die sonst nicht vorkommen.

Die theoretische Unterscheidung zwischen Halluzinationen und Illusionen ist nicht immer selbstverständlich. Kein Sinnesorgan ist je ganz ohne Reiz („Lichtstaub" des Dunkelfeldes; entotische Geräusche usw.), so daß man fast immer von falscher Deutung eines Sinneseindruckes sprechen könnte. Bei Geruchs- und Geschmackshalluzinationen kann man wirkliche Geruchs- und Geschmacksempfindungen kaum je ausschließen; die Haut wird beständig von den Kleidern, von der Luft usw. berührt.

Meist aber ist die Unterscheidung leicht. Visionen, die sich nicht an bestimmte Objekte knüpfen, sind unzweifelhaft Halluzinationen, ebenso Worte, die aus den Wänden gehört werden. Die Unterscheidung von Halluzinationen und Illusionen paßt nicht für die Stimmen, die aus dem Pfeifen des Windes, dem Gerassel der Wagen gehört werden, wenn das sie veranlassende Geräusch zugleich wahrgenommen wird (siehe auch Reizhalluzinationen S. 37).

Die Halluzinationen stufen sich ab nach Deutlichkeit und nach Intensität der Wahrnehmung, ferner nach der Sicherheit der Projektion nach außen und nach dem Realitätseindruck. Diese *Qualitäten variieren ganz unabhängig voneinander*. Projektion nach außen und Realitätsurteil haben keine Beziehungen weder zur Intensität der scheinbaren Sinnesempfindung noch zu ihrer Deutlichkeit oder der Vollständigkeit derselben.

Die *Deutlichkeit* der Halluzinationen ist manchmal eine äußerst aufdringliche, kann aber sinken bis zu zerfließenden nebelhaften Gestalten und zu verwirrten Stimmen oder undeutlichem Flüstern, das zu verstehen der Patient seine ganze Aufmerksamkeit anstrengen muß. Übrigens empfinden die Kranken die Undeutlichkeit selten stark; sie wissen ja doch, was die Halluzination sagen will, weil sie ja nur ihre eigenen (bewußten oder unbewußten) Gedanken ausdrückt. Eine Patientin halluziniert das Wort „sauber“, nichts anderes, und wird darüber hochgradig aufgeregt, denn man wollte damit sagen, daß sie das Bett beschmutzte. Viele erkennen in halluzinierten Gerüchen und Geschmäcken mit Sicherheit bestimmte Gifte, deren wirklichen Geschmack sie gar nicht kennen. Oft hat die Unvollständigkeit und Undeutlichkeit nicht den Charakter von undeutlichen Wahrnehmungen, sondern von Vorstellungen oder Begriffen: der Kranke sieht zwar ganz bestimmt „einen Hund“, kann aber über Rasse, Farbe, Größe, Stellung nichts aussagen. Während ihm selbst dieser Mangel meist nicht zum Bewußtsein kommt, kann derselbe dem Arzt wichtige Fingerzeige geben, daß eine Sinnestäuschung vorliegt. Umgekehrt darf man aber nicht schließen; denn es gibt auch Halluzinationen mit der Vollständigkeit einer aktuellen Wahrnehmung.

Die *Intensität* wechselt vom lautesten Kanonenschuß bis zum kaum hörbaren Flüstern, von der grellsten Lichterscheinung bis zum leisesten Schatten. In akuten Anfällen, namentlich bei Schizophrenie, kann die Intensität der Halluzinationen mit der des Anfalles steigen und fallen.

Die *Projektion nach außen*, die Lokalisation an einen bestimmten Ort und — was nicht dasselbe ist — die Unterscheidung der Halluzinationen von Vorstellungen, von eigenen Gedanken, ist für die Patienten meist außer Diskussion. Bei der Schizophrenie gibt es indessen alle Übergänge vom Charakter bloßer Gedanken und Vorstellungen bis zu dem der Wahrnehmungen. Den Patienten machen aber die Erscheinungen in der Regel den Eindruck von Wahrnehmungen, und erst wenn man sie zwingt, sich ihr Erlebnis klar zu machen, stellt sich heraus, daß die Projektion nach außen, z. B. als „Stimmen“, die auch andere hören sollten, nicht im Charakter des Symptoms, sondern in der Auslegung oder Auffassung durch die Patienten liegt; sie können dann oft nicht sagen, ob sie Sinnesempfindungen oder lebhafte Vorstellungen oder Gedanken erleben. Diese Unterscheidung ist indessen für sie nebensächlich, weil ihnen auch die Gedanken oft als „eingegeben“ oder sonst wie von außen „gemacht“ erscheinen.

Merkwürdig sind die „*extrakampinen*“ Halluzinationen, die außerhalb des entsprechenden Sinnesfeldes lokalisiert werden. Der Natur der Sache nach handelt es sich meist um Visionen (der Kranke sieht mit vollkommener sinnlicher Deutlichkeit den Teufel hinter seinem Kopf); doch können sie auch das Tastgebiet betreffen (er spürt, wie Wasserstrahlen aus einer bestimmten Ecke auf seine Hand fallen). Ob man Stimmen, die Tausende von Kilometern herzukommen scheinen, als extrakampine bezeichnen will oder nicht, ist willkürlich.

Stimmen, seltener Visionen, werden gelegentlich auch in den Leib, die Brust, manchmal in den Kopf, unter Umständen auch in einen beliebigen andern Körperteil verlegt.

Die geringe sinnliche Deutlichkeit und Vollständigkeit vieler Halluzinationen wird neuestens viel stärker als früher betont. BUMKE möchte „echte" Halluzinationen bloß solche nennen, die sich außer durch die Entstehung in keiner Weise von normalem Wahrnehmen unterscheiden.

Der *Realitätseindruck* der Halluzination läßt meist nichts zu wünschen übrig: was die Kranken sehen und hören, ist für sie unangreifbare Wirklichkeit, und wenn Halluzinationen und Realität sich widersprechen, so erscheint dem Patienten meist das, was uns Realität ist, als das Unwirkliche. Es nützt nichts, einem Kranken, der aus dem Nebenzimmer Stimmen hört, durch Augenschein zu beweisen, daß niemand darin ist; die Redenden sind eben hinausgegangen oder in den Wänden, oder sie sprechen durch unsichtbare Apparate.

Wahrnehmungen mit voller sinnlicher Deutlichkeit und normaler Lokalisation, deren Trugcharakter aber erkannt wird, werden seit KANDINSKY als *Pseudohalluzinationen* bezeichnet.

Manchmal, am häufigsten bei Alkoholdeliranten, schwankt die Sicherheit des Realitätsurteils mit der Intensität der Krankheit. Statt wirklicher Dinge sehen die genesenden Deliranten in den Halluzinationen nur noch „Bilder", die ihnen vorgemacht werden; bei andern Kranken werden die Stimmen nur noch vorgetäuscht oder „geträumt". Doch fehlen solche undeutliche Realitätsauffassungen auch auf der Höhe von Krankheitsanfällen nicht.

Oft erkennen die Patienten die Halluzinationen, wenn auch nicht als Sinnestäuschungen, so doch als etwas Besonderes, an mancherlei Merkmalen: anderer Inhalt; neue, nie erfahrene Empfindungen (zu deren Bezeichnung sie neue Wörter schaffen müssen); merkwürdige Gestalten und Szenen, abnorme Lokalisation, Stimmen in den Wänden, in den eigenen Armen, ein Licht im eigenen Leib oder im Uterus einer vorübergehenden Frau; die unsichere Projektion nach außen; der Kranke glaubt im Bein, nicht mit den Ohren, zu hören; er weiß nicht recht, ob er ein Tier tastet oder nicht.

Wieder ganz unabhängig vom Realitätscharakter ist der *Affekt- und Reaktionswert* der Halluzination. Solche mit absoluter Realitätseigenschaft können den Patienten gleichgültig lassen, trotz eines Inhalts, der Gesunde schwer erregen würde, während andere, vom Kranken gar nicht sicher als von außen kommend empfundene, ihn in Affekt bringen und beherrschen können. Oft haben sie eine zwingende Macht. Wenn ein Gesunder den Befehl hören würde: „Töte dein Kind!" so würde es ihm nicht einfallen, zu folgen; der Kranke aber gehorcht unter Umständen, mit oder ohne Widerstand. Das hängt nicht mit der Art des Befehls oder mit einer Bewußtseinstrübung oder einem Blödsinn zusammen — die letzteren Zustände fehlen ja oft —, sondern damit, daß diese Halluzinationen eben aus Strebungen heraus entstanden sind, die dem Patienten selbst angehören. Deshalb haben es auch viele Kranke so schwer, ihre Halluzinationen zu ignorieren; eine pneumonische Paranoide beschäftigte sich nur mit ihrem halluzinierten Darmprolaps, nicht mit der wirklichen Lungenentzündung. Anderseits verfolgen Alkoholhalluzinationen ihre Visionen oft wie Zuschauer in einem Theater, und verblödete Schizophrene können sogar beständig halluzinieren und sich anscheinend gar nicht mehr darum kümmern.

Von anderen Eigenschaften der Sinnestäuschungen sind etwa zu erwähnen: Bei den Gesichtshalluzinationen des Alkoholdelirs die Neigung, beweglich, multipel, klein und farblos[1] zu sein; bei den Gesichts- und Getasthalluzinationen des Cocainwahnsinns die häufige mikroskopische Kleinheit. Größer werdende Visionen (die meist zugleich näher kommen) sind gewöhnlich mit Angst verbunden.

Die Halluzinationen können *wechselnd* oder *stabil* sein. Stimmen sind häufig abrupt, fragmentarisch. Dramatisch zusammenhängende Gehörshalluzinationen sind am häufigsten Alkoholfolgen. Zusammenhängende kombinierte Halluzinationen mit Vorwiegen der Gesichtstäuschungen kommen in hysterischen Dämmerzuständen, aber auch sonst vor. Gelegentlich gibt es einseitige Halluzinationen, besonders bei einseitiger Läsion der Sinnesorgane oder der Sinnesfelder und -bahnen im Gehirn.

Das *Verhältnis zu den wirklichen Wahrnehmungen* ist verschieden. Stimmen können natürlich überallhin lokalisiert werden, ins Nebenzimmer, in die Wände, in den freien Raum. Visionen kommen mit der Wirklichkeit in Konflikt; hinter einem halluzinierten Menschen darf nichts von der Wirklichkeit gesehen werden — oder er erscheint durchsichtig (Gespenster). Eine halluzinierte Person kann mitten unter wirklichen stehen, ein Totenkopf einem Nachbarn über die Schulter sehen usw.; meist aber sind die Erscheinungen unabhängiger von der Wirklichkeit. Es kann auch die ganze Umgebung halluzinatorisch verändert sein: Der Kranke wähnt sich statt im Beobachtungssaal im Himmel usw.

Teleologische Halluzinationen geben dem Patienten gute Räte oder warnen ihn oder verhindern ihn, etwas zu tun, das ihm schadet: Die verstorbene Mutter hält ihn im letzten Moment vom Selbstmord ab; ein halluzinierter körperlicher Widerstand verhindert ihn, sich aus dem Fenster zu stürzen; der Jungfrau von Orleans sagt die Mutter Gottes, was zu tun sei, um zu siegen — aber nur, solange die Kriegssituation so einfach ist, daß des Mädchens Verstand sie erfassen kann.

Etwas Ähnliches ist es, wenn die sogenannten „*Gewissensstimmen*" die Handlungen und Gedanken der Patienten einer (gerechten oder auch böswilligen) Kritik unterziehen. Manchmal teilen sich warnende und verlockende, freundliche und feindliche Stimmen in zwei Personen, die zum Kranken oder unter sich über ihn reden.

Während im einen Fall die Halluzinationen der bewußten Persönlichkeit des Patienten ganz fremd erscheinen, und dieser den Umstand, daß er „so etwas doch nie hätte denken können", als Beweis für die objektive Wirklichkeit der Stimme verwertet, hängen sie im andern Fall mit seinem Denken eng zusammen. Am ausgesprochensten ist das letztere der Fall bei dem sog. „*Gedankenhören*" (unpassend auch „*Doppeldenken*" genannt), wobei die eigenen Gedanken der Kranken von anderen ausgesprochen werden. Dies geschieht namentlich häufig beim Lesen; bemerkenswerterweise können die Stimmen dann auch das aussprechen, was eine oder sogar mehrere Zeilen unter der gerade ins Auge gefaßten steht.

Manche Patienten sind von ihren Halluzinationen erfüllt und können von nichts anderem sprechen; andere wieder wollen oder können keine Auskunft darüber geben. Namentlich bei der Schizophrenie werden die Halluzinationen bzw. die Erinnerungen daran leicht vom übrigen Bewußtseinsinhalt abgesperrt.

Viele Kranke nehmen die Halluzinationen, auch in ihren tollsten Formen, einfach als Tatsachen hin. Andere suchen Erklärungen in Maschinen und

[1] Elementare Reizhalluzinationen des Gesichts sind bei andern Krankheiten (z. B. Paralyse, Vergiftungen) oft intensiv farbig (blaue Schmetterlinge, Mennigepulver).

physikalischen Fernwirkungen aller Art, heutzutage selten mehr in dämonischen Einflüssen. Manche, die ihre Gedanken von andern gekannt sehen, meinen „durchsichtig“ zu sein. Wieder andere glauben, im Stimmenhören eine besondere Fähigkeit erlangt zu haben usw.

Veranlassung von Halluzinationen. Die Halluzinationen begleiten viele Geisteskrankheiten, Vergiftungen, schwere Erschöpfung, den normalen Schlaf. In den Psychosen wird ihr Auftreten begünstigt durch Abwesenheit von Sinnesreizen — das Dunkel der Nacht löst Visionen, die Stille des Gefängnisses Gehörshalluzinationen aus —, aber es können auch wirkliche Reize die Anreger sein, namentlich treten Gehörshalluzinationen manchmal gerade im Lärm auf. Viele Kranke verschließen sich die Ohren, um ihre Stimmen gut zu hören, andere, um sie nicht zu hören. Arbeit (Ablenkung der Aufmerksamkeit) hindert sie manchmal, befördert sie seltener.

Es können auch durch äußere Erfahrungen (wie durch Gedanken) Halluzinationen in ihrer Entstehung und im Inhalt bestimmt werden. Der Kranke sieht Spülicht vorbeitragen und halluziniert das Schimpfwort: „Essenverderber“; er sieht mähen und fühlt, wie er mit jedem Sensenschlag geschnitten wird. Andere Kranke werden „eingelöffelt“, wenn jemand neben ihnen ißt, spüren den Schlüssel, den sie drehen hören, in schmerzhafter Weise in ihrem Herzen usw. Da in solchen Fällen Wahrnehmungen auf dem einen Sinnesgebiete Halluzinationen auf einem anderen auslösen, spricht man in einer gewiß unrichtigen Auffassung des Mechanismus von *Reflexhalluzinationen.*

Die *Gesichtshalluzinationen (Visionen)* kommen am meisten mit der Umgebung in Konflikt und lassen sich auch durch andere Sinne (Getast, Widerstand) korrigieren. Sie sind deshalb am Tag und bei besonnenen Kranken selten, beherrschen aber leicht die deliriösen und dämmerigen Zustände. Sie haben von allen Halluzinationen am ehesten einen gleichgültigen Inhalt („man spielt dem Patienten Theater vor“, das ihn weiter nichts angeht).

Ganz anders die *Gehörshalluzinationen.* In der Sprache drücken sie als Stimmen alles aus, was den Menschen bewegt: er wird geschmäht, beschimpft, bedroht, hört den Jammer mißhandelter Angehöriger; anderseits erhält er beglückende Verheißungen, Befehle usw. Er kann sich mit den Stimmen in ein Zwiegespräch einlassen, braucht aber nicht laut mit ihnen zu reden, sie antworten auch auf seine Gedanken. Aus beliebigen Distanzen, durch alle möglichen Hindernisse verbinden sie sich mit ihm auf geheimnisvollen Wegen, durch eigens dazu erfundene Apparate. „Die Stimmen“ reden nicht nur, sie elektrisieren ihn, vergiften ihn, machen ihm Gedanken usw.; sie werden zu Personen verkörpert, die sich mit ihm beschäftigen.

Die nichtsprachlichen Gehörshalluzinationen treten daneben zurück. In Ekstasen, in Fieberdelirien und namentlich im Delirium tremens wird manchmal Musik und Singen gehört, sonst aber selten.

Geruchs- und Geschmackshalluzinationen kommen selten allein vor. In Ekstasen und zuweilen in den späteren Stadien der manischen Paralyse vergrößern sie die Wonne, beim schizophrenen Verfolgungswahn verraten sie teils eklige, teils giftige Substanzen (inkl. Pech und Schwefel). Andere Geschmäcke und Gerüche werden nur äußerst selten halluziniert.

Hautsinn. Das Getast *(„Haptische Sinnestäuschungen“)* halluziniert lebhaft nur im Delirium tremens, wo kleine Tiere, Käfer, gespannte Schnüre, Schleimfäden gespürt werden, außerdem bei Schizophrenie in Verbindung mit den Körperhalluzinationen, indem Schlangen, die zu den

Genitalien kriechen, Schläge, Stiche usw. von dem Getast mitempfunden werden (s. auch Cocainismus).

Propriozeptivität. Halluzinationen *„des Allgemeinsinnes"* und der *Körperorgane* pflegen bei der Schizophrenie massenhaft vorzukommen. Die Kranken spüren, wie ihnen die Leber umgedreht, die Lunge ausgesaugt, die Därme herausgerissen, das Gehirn zersägt, die Glieder steif gemacht, wie sie geschlagen, gebrannt[1], elektrisiert werden *(„physikalischer Verfolgungswahn")*. Hierher gehören auch die überaus häufigen *sexuellen Halluzinationen,* die selten ungemischte Freude, meistens aber große Qualen verschaffen: Den Kranken wird die „Natur abgezogen", die Genitalien werden gequetscht, Frauen werden geschändet usw.

Von Parästhesien sind die Körperhalluzinationen meist dadurch zu unterscheiden, daß die Patienten sie als von außen „gemacht" empfinden.

Die Körperhalluzinationen haben besonders enge Beziehungen zu der Persönlichkeit und der Affektivität. Es scheint selbstverständlich; aber so recht klar sind uns die Zusammenhänge doch nicht.

Kinästhetische Halluzinationen sind am häufigsten im Delirium tremens, worin die Kranken glauben, bei ihrer Arbeit zu sein, während sie im Bett liegen. Es kommt auch vor, daß sie plötzlich den Sitz unter sich schwanken fühlen (oder Gegenstände sich bewegen sehen). Schizophrene können die Empfindung haben, daß eines ihrer Glieder bewegt wird usw. Manchmal drücken sich die Gedanken statt in Stimmen in kinästhetischen Halluzinationen der Sprechorgane aus, so daß die Kranken etwas zu sagen glauben, während sie in Wirklichkeit die Sprechwerkzeuge ruhig halten. „Vestibulare" Halluzinationen bewirken die Täuschung zu schweben, zu fallen.

Auch *Schmerzen* können halluziniert werden, sind aber nicht immer leicht von anderen funktionellen Schmerzen zu unterscheiden.

Die Halluzinationen der verschiedenen Sinne *kombinieren* sich häufig; man sieht und hört einen Menschen und spürt seine Einwirkung; man sieht und tastet Gegenstände u. dgl.

Elementare Halluzinationen nennt man auf optischem Gebiete die ungeformten Visionen (Blitze, Funken, wolkenartige partielle Verdunkelung des Gesichtsfeldes) und auf akustischem die einfachen Geräusche wie Rauschen, Klopfen, Schießen.

Negative Halluzinationen (Nichtwahrnehmen eines unseren Sinnen zugänglichen Objektes) kommen in der Pathologie sehr selten vor, lassen sich aber durch Suggestion in der Hypnose leicht hervorbringen.

„Retroaktive Halluzinationen" ist eine andere Bezeichnung für Halluzinationen des Gedächtnisses.

Zum Verständnis eines Krankheitsbildes ist es oft wichtig, die genetischen Haupttypen der Halluzinationen zu unterscheiden, wenn auch bis jetzt bloß der psychogene und der durch organische Reizzustände verursachte Mechanismus gut verständlich ist. Die ersteren, die zu Wahrnehmungen gewordenen Vorstellungen, sehen wir in reiner Form bei Hysterischen, die letzteren am deutlichsten beim Delirium tremens, wo Reizzustände des optischen Organs zu Tiervisionen, solche der Hautnerven außer zu kribbelnden Tierchen zu Faden- und Nadelwahrnehmungen umgedeutet werden. In der Schizophrenie führen die Hirnprozesse bei schleichendem Beginn oft zunächst zu Parästhesien, dann zu hypochondrischen Vorstellungen und mit dem Fortschreiten der Urteilsschwierigkeit zu Körperhalluzinationen. Diese können anscheinend im späteren Verlauf der Krankheit auch bloß aus der Erinnerung (also nach dem psychogenen Typus) reproduziert werden, ohne daß ein aktueller Reizprozeß vorhanden wäre. Auf Reizzustand deuten im allgemeinen helle und dunkle, seltener farbige Flecken, die auch als Gesichter, vor allem aber als Tiere, dann etwa als Bänder gedeutet werden können, allerlei Kribbeln, Sehen und Spüren von aufgestreuten Pulvern oder Fäden, und mir unverständlicherweise gehört hierzu die

---

[1] Anhaltendes, unbeeinflußbares Brennen als Parästhesie ist meist Zeichen eines Hirnherdes in der Thalamusgegend.

Halluzination von Musik, auch wenn sie kompliziert ist (Delirium tremens; Katatonie; Ertrinken). Die meisten Elementarhalluzinationen sind falsch gedeutete Reizungen; doch können die Halluzinationen von Schießen, Wasserrauschen, Blitzen natürlich auch einmal aus Vorstellungen entstehen. Der Reizzustand bei diesen Halluzinationen kann aus organischem Degenerationsprozeß (Schizophrenie, Del. trem., Paralyse usw.), Intoxikation ohne anatomische Störung, oder auch Gefäßkrampf (Kribbeln, Flimmern, Tasten und Sehen von fadenförmigen Dingen) abzuleiten sein.

Neben den psychogenen und den Reizhalluzinationen gibt es auch noch Halluzinationen aus *Nachlaß irgendwelcher psychischer* Energie, z. B. beim Einschlafen im Traum, bei Erschöpfung, manche schizophrene Stimmen usw. Es wären *Entspannungs- und Enthemmungshalluzinationen,* die wir vorläufig aus Mangel an sicheren Unterscheidungszeichen zusammenfassen müssen unter dem Begriff unkontrollierter Tätigkeit „tieferer psychischer Schichten".

Außerdem werden in konkreten Fällen mehrere Mechanismen sich zusammen beteiligen; und die Sinnestäuschungen bei manchen Delirien durch Vergiftungen, Fieber u. ä. bedürfen noch eines besonderen Studiums.

II. Störungen der Begriffe und Vorstellungen.

Angeboren Blinden und Tauben fehlen natürlich die entsprechenden Sinneskomponenten in den Begriffen. Auch schon Kurzsichtige müssen sich manche Dinge etwas anders vorstellen als Vollsichtige, und Taube haben Schwierigkeiten, die Begriffe zu erfassen, die uns fertig durch die Sprache übermittelt werden.

Angeboren Schwachsinnige können ihre Erfahrungen schwerer zur Begriffsbildung benutzen, weil sie weniger Assoziationen haben und deshalb weniger fähig sind, die einzelnen Erinnerungsbilder miteinander zu kombinieren. Sie können auch, wie die Tauben, nur aus ganz anderen Gründen, die von der Umgebung gebrauchten Begriffe nicht so leicht übernehmen. Sie bilden daher *weniger* Begriffe als die Gesunden, sie *begrenzen sie auch leicht falsch,* wie kleine Kinder, die etwa eine Ente und eine Wespe in den gleichen Begriff bringen, weil beide fliegen, dafür aber Raupe und Schmetterling als verschiedene Tierarten ansehen. Sie machen auch *ungenügende, unklare, unscharfe Grenzen,* können z. B. „Staat" und „Land" oder sogar „Sperling" und „Fink" nicht voneinander trennen. Immerhin können die einfachen und wenig sich vom Sinnlichen entfernenden Begriffe der Oligophrenen nicht so leicht unklar werden wie komplizierte und weitergehend abstrahierte.

Es gibt allerdings angeborene Schwachsinnsformen, bei denen das Wesentliche die Unklarheit der Begriffe ist; sie sind aber noch nicht genügend studiert (S. 413). Ein erethischer Imbeziller definierte den Begriff „Kostbarkeit" als: „Wenn man noch mehr zuhaut (draufschlägt im Preis), so kostet es noch mehr". Vgl. auch den Naturheiler (s. unten) und die Unklaren unter Oligophrenien.

Je komplizierter ein Begriff und je ferner liegend dessen Komponenten sind, um so weniger ist der Imbezille imstande, ihn zu abstrahieren oder zu erfassen („Familie" kann noch gebildet werden, nicht aber „Staat"). *Es ist aber nicht richtig, daß Idioten und Imbezille gar keine abstrakten Begriffe bilden, wohl aber bilden sie keine komplizierten Abstracta, und häufig abstrahieren sie falsch.* Tiefstehenden sind die Begriffe „Vater" und „Mutter" erfaßbar, nicht mehr „Eltern"; sie können denken „Hans hat mich gehauen und ich habe Hans gehauen", fassen die gegenseitige Tätigkeit aber nicht in den Begriff des „einander" zusammen.

Hierbei sind allerdings die Schwierigkeiten des sprachlichen Ausdrucks von denen der Begriffe zu trennen. Das ist schon bei Gesunden nicht immer leicht. Die Unterschiede der persönlichen Anlage, der Erziehung und namentlich aus der Rasse sind hier sehr groß. Anlage und Erziehung der Franzosen bringt es mit sich, daß dort ein Schulknabe sehr schön sogar über Dinge reden kann, von denen er höchst ungenügende Begriffe hat. In der deutschen Schweiz mit ihrer schwerfälligen Ausdrucksweise wird die Intelligenz Fremder sehr oft zunächst überschätzt; in unserer

Klinik werden Reichsdeutsche mit besserer Sprachfähigkeit nicht selten vom Praktikanten als manisch diagnostiziert. Wirklich Manische scheinen häufig viel reicher an Begriffen, als sie sind.

Oft verdeckt eine gute Sprachfähigkeit, sei sie angeboren oder eingetrichtert, wirkliche schwere Intelligenzdefekte in der Gesellschaft, in der Schule, ja bis in die höheren Examina, was beweist, wie unvollkommen diese Einrichtungen sind. Man spricht in solchen Fällen von *höherem Blödsinn*[1], dessen Träger manchmal eine große Rolle spielen. Ein berühmter Naturheiler dieser Kategorie führte alles Mögliche auf das „Prinzip des Gegensatzes" zurück, konnte aber die Begriffe „Gegensatz" und „Unterschied", „Kraft" und „Reiz", „Gesundheit" und „Gefühl der Gesundheit" nicht voneinander trennen. In schwierigerer Materie können solche Begriffsverwirrungen auch dem Intelligentesten begegnen; die namentlich in den deduktiven Wissenschaften so häufigen *„Erschleichungen"* beruhen meist darauf, daß zwei etwas verschiedene Begriffe durch eine gemeinsame Bezeichnung verbunden und dann füreinander gesetzt werden.

So kann man zugestehen, hinter den Eigenschaften der Seele müsse ein Träger der Eigenschaften, ein „Wesen" sein. Wenn man aber dann aus dem Begriff des Wesens ableitet, daß die Seele punktförmig, unräumlich und unzeitlich sei, so ist auf einmal statt des obigen Begriffes des Wesens (= Träger der beobachteten seelischen Eigenschaften) ein anderer eingesetzt worden, von dem man nicht weiß, woher er stammt, und von dem erst nachzuweisen wäre, daß er für die Verhältnisse der Seele anwendbar ist. Eine hübsche Erschleichung ist auch folgende Überlegung: Krebs kann durch Erkältung entstehen; denn: alle physiologische Reaktion, also auch die zu Krebs führende, wird durch einen „Reiz" bedingt, und Kälte ist auch ein Reiz.

Bei Gesunden und noch viel mehr bei Kranken werden auch Symbole häufig an Stelle des ursprünglichen Begriffes gebraucht, wodurch oft grobe Denkfehler entstehen (das Feuer der Liebe wird als Glut gesehen oder brennt die Patienten).

Andere Begriffsverrückungen sind für bestimmte Psychosen charakteristisch. „Das Recht" ist bei einem Querulanten meistens das, was ihm paßt; „Gerechtigkeit" hypertrophiert beim Epileptiker, der es gerecht finden kann, einen anderen Kranken halb tot zu schlagen, weil dieser den Arzt im Vorbeigehen gestreift hat. Gehäufte und schwere Begriffsveränderungen finden sich außer bei gestörter Besonnenheit nur bei Schizophrenie (siehe dort), doch beobachtet man auch da nichts, was nicht in geringerem Grade prinzipiell gleichartig überall einmal vorkommen könnte.

Viele Kranke haben Erlebnisse, die Gesunde nicht kennen, und müssen für dieselben neue Begriffe schaffen: „Doppelpolytechnikum" ist die hohe Intelligenz und das Können der Patientin, verbunden mit den Belohnungen, die ihr dafür gebühren; der „Dossierweg" ist der Weg der halluzinatorischen Beeinflussung. Manchmal werden neue Begriffe durch *„Verdichtung"* geschaffen, indem z. B. Eigenschaften mehrerer Personen zu einer einzigen verschmolzen werden. Der Knabe, der sexuelle Spiele mit der Patientin im Kindesalter trieb, der Geliebte, der Verführer, zwei Ärzte in der Anstalt, auf die sie ihre Liebe überträgt, werden in *eine* Person verdichtet.

Oft, namentlich bei Dementia praecox, werden Begriffe unvollständig gedacht, was zu vorübergehenden Verwechslungen Anlaß gibt; Faß und Reif, sogar Vater und Mutter können identifiziert werden. Daß ein fortgeschrittener Paralytiker einen komplizierten Begriff (z. B. „Logarithmus", aber auch etwa „Staat") nicht mehr in seiner Totalität denken kann, ist unter Umständen verständliche Folge seiner Assoziationsstörung. *Ein eigentliches Zugrundegehen der Begriffe ist aber in den Psychosen noch nicht nachgewiesen.* Wenn ein Patient den Wärter für seine Schwester ansieht, so ist das nicht Folge einer Begriffsstörung, sondern einer Illusion oder einer Wahnidee.

---

[1] Siehe unter Oligophrenien.

Im übrigen sind die Anomalien der Bildung, Erhaltung und Umbildung der Begriffe noch ganz ungenügend studiert.

Störungen der Vorstellungen gibt es natürlich insofern, als die psychischen Prozesse überhaupt gestört sind. Störungen der Wahrnehmungen, der Erinnerungsbilder und des Gedankenganges müssen sekundär zu Störungen der Vorstellungen führen. Außerdem kommt es wohl vor, daß die spezifische Qualität der Vorstellungen verwischt wird, indem Vorstellungen in Halluzinationen übergehen oder mit früheren Erlebnissen verwechselt werden.

III. Störungen der Assoziationen und des Denkens.

a) Allgemeine Erleichterung der psychischen Vorgänge. Ideenflucht.

Schon bei Gesunden, die „gut aufgelegt", „angeregt" sind, hat es manchmal subjektiv und objektiv den Anschein, als gehe der Denkvorgang besonders leicht vonstatten. Die Leute haben mehr zu sagen, es kommen ihnen manchmal Gedanken, die für sie ungewohnt sind, namentlich Scherze, auch gewagte. Gar nicht immer allerdings handelt es sich um Leistungen, die der Kritik standhalten. In pathologischen Zuständen finden wir, zumeist in Verbindung mit Euphorie und gehobenem Selbstgefühl, eine krankhafte Übertreibung jenes Zustandes, die *Ideenflucht*, die meist mit dem Trieb, beständig zu sprechen verbunden ist. Dabei werden die Kranken von der Zielvorstellung durch irgendwelche Nebenassoziationen beständig *abgelenkt*.

Ein Patient soll „dritte reitende Artilleriebrigade" nachsprechen. Da er den Arzt dabei schreiben sieht, spricht er aber nur das erste Wort „dritte" aus und fährt dann fort: „Aja, Sie stenographieren da. Herr Meier (Freund des Pat.) kann auch stenographieren. Herr Meier ist sehr gebildet. Er wohnt in Rüti. Er hat ein eigenes Häuschen." Nunmehr hört man einen Mitpatienten reden. Unser Kranker unterbricht sofort seinen Gedankengang und fährt fort: „Ist das schwierig, mit solchen Leuten! Wenn Sie mich recht verstehen, so will ich Ihnen bei den Patienten helfen. Solchen, die nicht klar sind im Verstand, ist schwerer zu helfen, als solchen, die klar sind. Dann gibt es solche Leute, die ein schlechtes Gewissen haben ...." — Ein anderer Patient erklärte vor mehreren Personen, er wolle nun ein Lied vorsingen. Er setzte sich feierlich dazu in Postur und begann. Eines der ersten Worte des Liedes lautete „Waldeseinsamkeit". Sobald er dieses Wort gesungen hatte, unterbrach er den Gesang, um zu bemerken, daß an der Wand ein Bild hange, das eine ähnliche Waldeinsamkeit darstelle, wie sie im Liede gemeint sei, verlor sich in der Beschreibung des Bildes, sprang auf andere Themen über und kam nicht mehr dazu, sein Lied weiterzusingen, obschon die Zuhörer darauf warteten.

In leichteren Fällen kann der Patient wieder auf das ursprüngliche Thema zurückkommen, sonst aber gerät er vom Hundertsten ins Tausendste und ist nicht fähig, einen Gedanken fertig zu denken. Aber, außer in den schwersten Fällen, wo man nicht mehr folgen kann, oder gedachte Zwischenglieder nicht ausgesprochen werden, läßt sich verstehen, wie das Denken abgelenkt wird. Auch die *Ablenkbarkeit von außen* ist zwar nicht immer aber meist in störender Weise verstärkt, indem jeder Sinneseindruck, der dem Ideenflüchtigen auffällt, sofort in seinem Schwatzen verwendet wird: er bemerkt die Uhrkette des Arztes und spricht davon; man klimpert mit Geld, er hat von Talern zu reden.

So ist das ideenflüchtige Denken inhaltlich nicht ziellos, aber es hat ein beständig *wechselndes* Ziel. Wir sehen ein Überhandnehmen der äußeren und der Wortassoziationen auf Kosten der inneren Assoziationen, welch letztere die Ideen nach logischer Zusammengehörigkeit (Überordnung, Unterordnung, Kausalität, nach dem aktuellen Denkziel) verbinden. An deren Stelle treten zufällige Assoziationen und oft Verbindungen, die gar nicht vom Sinn eines Wortes, sondern von seinem Klang ausgehen: Reime und Wortergänzungen (Morgen — Stund hat Gold im Mund).

Soweit solche Patienten überlegen und urteilen, zeigt sich eine Schwäche. Wenn sie auch manchen geistreichen Einfall hervorbringen können und imstande sind, Wahrheiten zu sagen, die anderen nicht in den Sinn kämen oder von ihnen unterdrückt würden, so sind die Urteile doch meist oberflächlich, einseitig und voreilig: nicht alle notwendigen Faktoren werden herbeigezogen. Wie die Auswahl der Eindrücke und Ideen ungenügend ist, so versagt auch die Ordnung derselben. Wenn einmal eine Mehrleistung vorhanden zu sein scheint, so ist sie gewöhnlich dem *Wegfall von Hemmungen* und nicht einer Erhöhung der Verstandesleistungen zu verdanken. Der Gesunde kann manches nicht sagen — und auch nicht denken — weil Rücksichten auf andere oder sich selbst oder eine inhaltliche Kritik es ihm verbieten; der Ideenflüchtige setzt sich über solche Bedenken hinweg oder hat sie überhaupt nicht; er kennt keine „Befangenheit".

Manchmal — besonders vor Übergängen in Hemmung oder manisch-depressive Mischzustände — halten die Patienten ein (scheinbares) Ziel fest, lassen aber die logischen Verbindungen vermissen; es kommt zu bloßen Reihen von Personennamen, Ortsnamen, Ämtern usw., von denen oft manche Einzelglieder außer durch die gemeinsame Überordnung durch Klangähnlichkeit zusammenhängen.

Die Ideenflucht ist ein wesentlicher Bestandteil des *manischen* Symptomenkomplexes. Außerdem kommen ähnliche Gedankenstörungen in der *Ermüdung* vor. Wahrscheinlich bestehen Unterschiede zwischen den einzelnen Formen; wir kennen dieselben aber noch nicht.

b) Melancholische Erschwerung der Assoziationen (Hemmung).

In der krankhaften Depression haben wir eine Erschwerung des Gedankenganges, die in der Trauer des Gesunden schon angedeutet ist: Das gesamte Denken geht langsam und subjektiv mühsam vonstatten. Die Änderung der Zielvorstellung ist schwierig, oft unmöglich, und die bevorzugte Zielvorstellung, von der die Patienten nicht loskommen, betrifft ihr eingebildetes Unglück *(Monideismus)*. Oft bemerken die Kranken den Mangel an Ideen selbst und empfinden ihn als Öde und Langeweile. Ideen, die den traurigen Vorstellungen widersprechen, können schwer oder gar nicht zugezogen werden; so wird das Urteil in vielen Richtungen verfälscht, und es kommt leicht zur Ausbildung von Wahnideen. Manchmal machen auch die Kranken bei oberflächlichem Zusehen den Eindruck von Schwachsinnigen.

Man muß sich gut merken, daß das Wort „*Hemmung*" auch in der Psychiatrie sehr vieldeutig ist. In der Melancholie hat es die Bedeutung einer ganz bestimmten Art erschwerten Ablaufs der psychischen Vorgänge. Es gibt aber noch eine Menge anderer Erschwerungen, die man in ihren Wirkungen oft als Hemmungen bezeichnen muß: Hirndruck verschiedener Genese, schizophrene Hirnschwellung, Vergiftungen, epileptische Störungen, Hirntorpor bei verschiedenen Hirnkrankheiten, speziell auch bei Paralyse und Dem. sen. Eine dritte Kategorie sind die Hemmungen, die verschiedene Funktionen, namentlich entgegenstehende Triebe aufeinander ausüben. In der Normalpsyche regulieren solche Hemmungen unser Handeln, indem z. B. die niederen Triebe durch die Moral gehemmt werden sollen. Dann gibt es krankhafte Hemmungen dieser Art, so die der Sexualität bei Impotenz und Frigidität. Nervöse und andere Psychopathen im Affektstupor werden oft gehemmt genannt, obschon man meistens besser von Sperrung sprechen würde. Der verschieden bedingte *Wegfall der normalen Hemmungen* ist ein wichtiges Symptom bei der Manie, dem akuten und chronischen Alkoholismus, manchen psychopathischen Konstitutionen, bei allen Störungen der Überlegung, Oligophrenie, Dämmerzustände, organischen Psychosen, Schizophrenie; dann überall, wo die Affekte zu stark sind, in den „Affekthandlungen".

Unterschied von Hemmungen und Sperrungen s. S. 45.

c) Die Assoziationen bei organischen Psychosen.

Bei den *organischen Psychosen* ist die Zahl der gleichzeitig zur Verfügung stehenden Einzelbegriffe vermindert. Während die Kranken im Normalzustand z. B. eine Addition von vierstelligen Zahlen im Kopfe machen konnten, geht es jetzt nur noch mit einer einstelligen plus eine zweistellige Zahl (auch ohne daß die Aufgabe vergessen wird). Charakteristisch ist nun für die organische Beschränkung, daß die Auswahl und Ausschließung der Assoziationen hauptsächlich im Sinne der Affektwirkung geschieht, indem da, wo Affekte oder Triebe in Frage kommen, in erster Linie diejenigen Assoziationen fehlen, die dem Trieb widersprechen: Beispiele sind der sonst moralische Senile, der in geschlechtlicher Erregung in einem Kinde nur noch das Weib sieht und es mißbraucht, der Paralytiker, der vor ein paar Dutzend Zuschauern irgendeinen begehrten Gegenstand stiehlt und unter seinem Kleid verbirgt, oder aus dem Fenster eines oberen Stockwerkes springt, um einen herabgefallenen Zigarrenstummel aufzuheben. Ein Seniler kann seine Mutter wie eine Heilige rühmen und gleich darauf in anderer Konstellation nur Böses von ihr zu erzählen haben.

Diese jeweilige Beschränkung des Denkens auf ein bestimmtes Bündel von Ideen — es ist, wie wenn man im Raum sich durch ein Schlüsselloch orientieren sollte — bringt die Kranken in Gefahr, große Dummheiten zu begehen: sie lassen sich in Geschäfte ein, ohne das Risiko in Betracht zu ziehen, sie schließen dumme Heiraten usw.

Wenn nur wenige Vorstellungen zugleich aktuell sein können, ist eine ordnende Zusammenfassung derselben erschwert. Ein Patient sagt, er sei 1872 geboren, er weiß, daß wir jetzt 1917 haben, meint aber, vor 10 Jahren sei er also 62 Jahre alt gewesen. Er subtrahiert die 10 von 72 statt von seinem jetzigen Alter.

Eine Beschränkung der Assoziationen tritt ferner ein in dem Sinne, daß die Kranken (namentlich die Senilen, weniger die Paralytiker und Korsakowkranken) egozentrischer werden und sich besonders gern mit ihrem eigenen Wohl und Wehe beschäftigen, oft in sehr kleinlicher Weise. Doch sind Organische viel mehr als z. B. Epileptiker fähig, sich auch um fernerliegendes zu kümmern, *soweit sie es noch erfassen können*; speziell können sie sich mit vollem, ja mit übertriebenem Affekt um das Ergehen ihrer Freunde und Feinde interessieren. Im Gespräch haben die Kranken Mühe, von einem Gedanken zum anderen zu gehen. Auch wenn die primäre Auffassung noch ganz gut ist, antworten sie auf eine Frage, die nicht gerade zum früheren Thema gehört, oft erst nach mehrfacher Wiederholung oder dann im Sinne des früheren Gedankenganges; so kommt es oft vor, daß sie noch über Personalien Auskunft geben, wenn man damit fertig ist und vielleicht nach ihrem Bildungsgang fragt.

Auch sonst kommen sie oft von einer Idee nicht los: Sie wiederholen im Assoziationsexperiment eine zufällige Reaktion immer wieder, nennen beim Wahrnehmungsversuch einen Federhalter eine Kuh, wenn ihnen vorher ein solches Tier gezeigt worden ist *(Perseveration)*.

Eine Art zentrifugaler Perseveration ist die *Logoklonie*, die fast nur bei schwereren organischen Störungen vorkommt, eine krampfähnliche Wiederholung von Silben. Sie gilt als ein Kaudatumsymptom zusammen mit der ähnlichen *Iteration*, die ganze Wörter und Satzteile wiederholt und mehr mit dem Gedankengang zusammenhängt (KLEIST).

Der zeitliche Verlauf der organischen Assoziationen ist meistens verlangsamt. Es gibt, namentlich bei Senilen, auch noch besondere akzessorische Prozesse, die die psychischen Vorgänge erschweren und verlangsamen, Hirndruck und anderes, das noch nicht recht bekannt ist. Besonders regelmäßig zeigt sich die Verlangsamung bei den experimentellen Assoziationen; aber dabei mag die Schwierigkeit der Auffassung mitspielen. Diese Assoziationen sind hier gefühlsbetont, naheliegend, enthalten häufige Wiederholungen, teils im Sinne der Perseveration, teils in dem der Gedankenarmut.

Häufig ist die Diagnose innerhalb weniger Augenblicke aus den fortlaufenden Assoziationen schwatzender Organischer zu machen, ohne daß es bis jetzt möglich gewesen wäre, das Charakteristische in einer Beschreibung genügend herauszuheben. Es handelt sich meistens um ein langsames Fortschreiten des Ideenganges mit Neigung zu Wiederholungen; die Rede drückt oft schon inhaltlich, noch mehr aber in der Betonung, starken Affekt aus. Manchmal ist alles nur ein Jammern oder Rühmen, mit oder ohne bestimmtes Thema. Durch Affektbetonung viel mehr als durch größere Beweglichkeit und besseren intellektuellen Zusammenhang unterscheiden sich solche Ergüsse von dem Gejammer depressiver Schizophrener, deren Affektäußerungen, auch wenn vorhanden, eine ausgesprochene Steifigkeit kaum je verleugnen.

„Mein liebster Herr Doktor, ich hab ja ganz falsch, o Gott im Himmel erbarme dich meiner, Vater im Himmel erbarme dich. Guter Herr Doktor, helfen Sie mir. Laßt mich raus. Himmlischer Vater verlaß mich doch nicht. Das bin ich nicht imstande. Ich bin ja ganz richtig. Seien Sie doch barmherzig. Ich kann ja nicht anders, ach, liebster Gott. Nein, nein, nein, ich muß fort, seid doch barmherzig. Herr Doktor, sind Sie doch barmherzig.

Die experimentellen Assoziationen sind bei den ausgesprocheneren Fällen recht charakteristisch; wenn Epilepsie, die ähnliche Eigentümlichkeiten aufweist, nicht in Frage kommt, erlauben sie manchmal allein die Diagnose. Alle Reaktionen sind verlangsamt. Die Vorstellungsverarmung zeigt sich sehr deutlich in den sich wenig vom Reizwert entfernenden Reaktionen und Allgemeinheiten: grün — ist überall; Grün — 's Grüne draußen. Wie bei den Oligophrenen bestehen eine große Zahl der Reaktionen in Tautologien, Definitionen oder Ortsbestimmungen u. dgl. Doch sind auch diese gern verschwommen: Familie — etwas im Haus drin. Gebildete helfen sich über die Ideenarmut mit den nächstliegenden Wortassoziationen weg. Die Perseverationstendenz tritt oft sehr stark hervor. Die Affektivität zeigt sich in vielen Reaktionen wie bei den Epileptikern, doch viel weniger wertend, manchmal auch in bloßen Interjektionen: Richtig — oho! richtig; Tisch — potztausend. Die Komplexe äußern sich direkt ohne Verdrängung. Egozentrische Reaktionen sind häufig und sollen bei Paralytikern hauptsächlich ganz banal (schlimm — ich wüßte nichts Schlimmes), beim Senilen oft Reminiszenzen früherer Erlebnisse sein (Berg — ich bin einmal im Horgener Berg gewesen, von da habe ich müssen zu Fuß heimgehen von der Kaserne). Sobald die Krankheit einen gewissen Grad erreicht hat, sind die Patienten nicht mehr fähig, mit *einem* Wort zu antworten; sie können den Begriff nicht isolieren, müssen eine ganze Idee sagen, das was sie bewegt.

Die Assoziationen der *organischen Verwirrtheitszustände* sind noch ungenügend erforscht. Oft kann man aber durch die Verwirrtheit hindurch den beschriebenen Typus des Dauerzustandes erkennen.

d) Die schizophrene (traumhafte) Assoziationsstörung.

(Zerfahrenheit Kraepelins.)

Während bei Ideenflucht und Denkhemmung und auch bei der organischen Assoziationsstörung das durch Erfahrung erworbene Gefüge der Assoziationsverbindungen nicht gelockert wird, schränkt die *Schizophrenie* seine Bedeutung ein. Weder der Manische noch der Gesunde werden bei Nennung des Namens Brutus an das moderne Italien denken; der Schizophrene aber kann den Römer unter Außerachtlassung der in den Ausdrücken liegenden Zeitkomponente einen „Italiener“ nennen; er kann die Lage Ägyptens bezeichnen „zwischen Assyrien und dem Kongostaat“, wieder die Zeiten ignorierend, denen die beiden Staaten angehören, und zugleich in ganz bizarrer Weise die nächstliegende Ortsbezeichnung (etwa „Nordosten von Afrika“) an eine ganz verzwickte vertauschend.

In den folgenden zwei Äußerungen fehlt eine klare Zielvorstellung, doch bleiben die Kranken fast ganz innerhalb des zufälligen Themas der alten Geschichte bzw. des Orients. Die Einzelassoziationen erscheinen zufällig oder durch Klangähnlichkeiten oder andere dem Normalen fremde Beziehungen angeregt. Auch bei der Ideenflucht werden Nebenwege eingeschlagen, aber es sind Einfälle, die jedem Gesunden auch kommen könnten, ohne daß er sie benutzen würde; im schizophrenen Gedankengang sind manche Schritte dem Gesunden unverständlich oder sie erscheinen so bizarr, daß sie ihm nie in den Sinn gekommen wären.

Epaminondas war einer, der namentlich zu Wasser und zu Lande mächtig war. Er hat große Flottenmanöver und offene Seeschlachten gegen Pelopidas geführt, war aber im zweiten punischen Krieg aufs Haupt geschlagen worden durch das Scheitern einer Panzerfregatte. Er ist mit Schiffen von Athen nach dem Hain Mamre gewandert, hat caledonische Trauben und Granatäpfel hingebracht und Beduinen überwunden. Die Akropolis hat er mit Kanonenbooten belagert und ließ die persische Besatzung als lebende Fackeln verbrennen. Der nachherige Papst Gregor VII—äh—Nero folgte seinem Beispiel und durch ihn wurden alle Athener, alle romanisch-germanisch-keltischen Geschlechter, die den Priestern gegenüber keine günstige Stellung einnahmen, durch den Druiden verbrannt am Fronleichnamstag dem Sonnengott Baal. Das ist die Periode der Steinzeit. Speerspitzen aus Bronce. (Nachstenographiert.)

Die Blühtezeit für Hortikulteur

Zur Zeit des Neumondes steht Venuss am Augusthimmel Aegyptens und erleuchtet mit seinen Lichtstrahlen, die Kauffahrteihäfen, Suez, Kairo und Alexandria. In dieser historisch berühmten Kalifenstadt, findet sich das Museum assyrischer Denkmäler von Makedonien. Dort gedeihen neben Pisang Maiskolunen, Hafer, Klee und Gerste auch Bananen, Feigen, Citronen, Orangen und Oliven. Das Olivenöl ist eine arabische Liqueur Sauce, mit welcher, die Afghanen, Mauren und Moslemiten die Straussenzucht betreiben. Der indische Pisang ist der Whiyski des Parsen und Arabers. Der Parse oder Kaukasier besitzt genau so viel Beeinflussungskraft auf seinen Elephanten wie der Maure auf sein Dromedar. Das Kameel ist der Sport des Juden und Indier. In Indien gedeiht vorzüglich Gerste, Reis und Zuckerstock das heißt Artischoc. Die Brahmanen leben in Kasten auf Beladschistan. Die Tscherkessen bewohnen die Mandschurei von China. China ist das Eldorado dess Pawnes. („Brief" eines Schizophrenen.)

Manchmal beruht die Verbindung auf irgendeinem Zufall, ohne daß ein logischer Zusammenhang bestände: Der Kranke gibt als Grund seiner Gewalttat an: daß „der Wärter eine weiße Schürze trägt", nur weil der Wärter gerade dabei steht, da man die Frage stellt.

Gar nicht selten tauchen neue Gedanken auf ohne jeden Zusammenhang mit den vorhergehenden, teils als „Einfälle", teils ohne daß die Kranken die Abnormität bemerken. Häufen sich die letzteren Vorkommnisse, so wird der Gedankengang *zerfahren* und schließlich geht der Zusammenhang vollständig verloren: Die einzelnen Gedanken hängen für den Beobachter — und meist auch für den Patienten — gar nicht zusammen, ja es kommt nicht selten vor, daß dieser überhaupt zu keinen eigentlichen Gedanken mehr gelangt, indem Begriffe ohne jeden logischen Zusammenhang aneinandergereiht werden. (Vgl. unten „*Verwirrtheit*", ferner die weiteren Einzelheiten über das schizophrene Denken im Kapitel Schizophrenie: Verdichtungen, Verschiebungen, Symbole.)

Die Loslösung der Assoziationen von der Erfahrung erleichtert natürlich im höchsten Grade das *dereistische Denken*, das ja gerade auf Ignorierung der natürlichen Zusammenhänge beruht. Ohne jede Rücksicht auf reale und logische Möglichkeit wird den leisesten Wünschen und Befürchtungen die subjektive Realität des Wahns verliehen; die ungewohntesten Nebenassoziationen, vage Analogien und zufällige Verbindungen bestimmen den Gedankengang, im Traum mit seiner aktiven Abschließung von der Außenwelt meistens ganz unbeschränkt, in der Schizophrenie in beliebigen Verhältnissen gemischt mit richtigen, realistischen Direktiven.

Im *Ablauf* der Gedanken sehen wir bei der Schizophrenie die verschiedensten Störungen. Besonders wichtig sind die *Sperrungen*: der Gedankengang hört auf einmal auf, für Sekunden bis Tage („Gedankenentzug"). Ist eine (kurzdauernde) Sperrung gehoben, so taucht häufig ein neuer Gedanke auf, der gar nicht mit demjenigen vor der Sperrung zusammenhing.

Die *Unterscheidung der Sperrung von der Hemmung* ist sehr wichtig; die letztere bedeutet Depression, die erstere Schizophrenie (Vorbehalt unten).

Die höchsten Grade von Hemmung und Sperrung sind einander äußerlich sehr ähnlich, da ja Bewegen und Denken in beiden Fällen nahezu auf Null reduziert sind. Es gibt ferner bei akuten Katatonien Mischungen der Sperrung mit einer noch ungenügend bekannten Art Hemmung, vielleicht durch Schwellungsprozesse im Gehirn bedingt. Unter diesen Umständen sind auch die Bewegungen des Gesperrten, wenn sie zustande kommen, kraftlos und langsam, die Sprache leise. Meist aber lassen sich die beiden Störungen leicht auseinander halten, indem Gesperrte, wenn die Sperrung einmal durchbrochen ist, ebenso rasch und kräftig wie Gesunde reagieren können, während Gehemmte immer das Mühsame der Bewegung merken lassen. (Wenn der Unterschied nicht in spontanen Äußerungen zum Vorschein kommt, so kann man die Kranken z. B. möglichst rasch auf zwanzig zählen oder die Hände umeinander drehen lassen.)

Die Sperrung ist meist eine plötzliche Sistierung psychischer Vorgänge durch Affektwirkung und an und für sich keine pathologische Erscheinung. Auch beim Gesunden bringen mancherlei Affekte die Gedanken und die Bewegungen zum Stillstand („Examenstupor", „Affektstupor"). Ausgesprochene Sperrungen können wir deshalb bei *allen Nervösen* und namentlich *bei Hysterischen* sehen. Wo sie aber psychologisch ungenügend begründet sind oder sich verallgemeinern oder zu lange dauern, erlaubt ihr Vorhandensein die Diagnose der Schizophrenie.

Es ist wahrscheinlich, daß es auch noch eine Form des schizophrenen Gedankenentzuges von viel elementarerer, dem Petit mal ähnlicher Entstehung gibt.

Im äußerlichen Gegensatz zur Sperrung fühlen Schizophrene häufig ein „*Gedankendrängen*"; sie sind gezwungen zu denken. Der Inhalt erscheint dabei subjektiv oft als ein reicher und vielfacher und als ein fortschreitender Gedankengang. Versucht man aber näher einzudringen, so bekommt man in der Regel den Eindruck, daß die Kranken immer die nämlichen Ideen denken müssen. Meist ist mit dem Gedankendrängen das unangenehme Gefühl der Anstrengung verbunden. Das Aktivitätsgefühl kann aber auch fehlen; „es denkt" dann in den Patienten, oder man macht ihnen Gedanken.

Von Zwangsideen unterscheidet sich das Gedankendrängen dadurch, daß bei jenem die Obsession mehr im Inhalte liegt, hier im Vorgange. Der Zwangskranke kann eine Befürchtung, einen Impuls nicht los werden. Hier aber ist es die Funktion des Denkens selbst, die als Automatismus oder als Zwang empfunden wird, ganz unabhängig vom Inhalt, der im Prinzip beliebig wechseln kann.

Außerdem können die Gedanken *zu schnell* ablaufen, wie bei der Ideenflucht, oder gehemmt sein. Solche Komplikationen kommen natürlich regelmäßig dann vor, wenn, wie so häufig, manische und melancholische Zustände auf schizophrenem Boden erwachsen. Es mischt sich dann Ideenflucht oder depressive Hemmung mit der spezifischen Assoziationsstörung. Die schizophrene Unbekümmertheit um das Denkziel zeitigt natürlich im einzelnen häufig Erscheinungen, die an sich von der Ideenflucht nicht zu unterscheiden sind, so namentlich auch häufige Wortassoziationen. Die Hemmung gibt zuweilen Anlaß zur Verwechslung mit der *Kürze* der

Assoziationen, die meist der Schizophrenie direkt angehört und darin besteht, daß die Zahl der zur Verfügung stehenden Begriffe sich vermindert und der Gedankengang immer gleich fertig, „kurz" ist (vgl. S. 48).

Das zeigt sich bei wichtigen wie bei nebensächlichen Ideengängen: Der Patient soll eine gelesene Fabel erzählen, bringt es aber ohne einen neuen Anstoß nur bis zum nächsten Schritt der Erzählung. Er soll über seine Scheidung berichten, weiß zunächst nichts zu sagen als: ich bin geschieden. (Warum denn?) Sie ist mir fortgelaufen. (Warum?) Wir kamen nicht aus. (Warum?) Wegen eines Kindes, usf.

Die krankhafte Kürze der Assoziationen ist zu unterscheiden von der äußerlich ähnlichen bei Leuten, die aus irgendeinem Grunde nicht gern Auskunft geben.

Perseveration s. S. 42.

e) Die Assoziationen der Oligophrenen.

Der Ideengang der *Imbezillen und Idioten* ist ein eingeschränkter. Im Gegensatz zur organischen Verarmung bestimmt aber hier nicht die Zielvorstellung die Auswahl des reduzierten Denkmaterials, sondern es fehlen diejenigen Ideen, die ferner liegen, die nicht der unmittelbaren sinnlichen Wahrnehmung entspringen oder die komplizierter sind, und diejenigen, die selteneren Erfahrungen entsprechen. Der Imbezille vergißt nicht, daß man sich weh tun kann, wenn man aus einem hochgelegenen Fenster springt; er könnte aber verunglücken, indem er an einem Spalier hinunterklettert, dessen Tragfähigkeit er nicht abschätzt. Ein Imbeziller Wernickes führte einen Wagen, der an einen Stein stieß und deshalb nicht weiter kam. Er schlug nun auf die Pferde ein, statt das Hindernis zu umgehen. Daß man zur Peitsche greift, wenn der Wagen nicht weitergehen will, ist eben das Gewöhnliche, während es selten vorkommt, daß man ein Hindernis zu umfahren hat, das mitten auf der Straße liegt. Näheres siehe im Kapitel Oligophrenie.

f) Die Assoziationen der Epileptiker.

In den Assoziationen der verblödenden *Epileptiker* findet man manchmal aus selbstverständlichen Gründen (begleitende angeborene Schwäche plus Hirnatrophie) ähnliche Störungen wie bei Imbezillen und Organischen, daneben aber die spezifisch epileptischen Zeichen, die so charakteristisch sind, daß man in den ausgesprochenen Fällen daraus die Diagnose machen kann. Immerhin ist die Abgrenzung gegen die Organischen noch nicht scharf genug. Am deutlichsten sieht man die Abnormität in den experimentellen Assoziationen: Langsamkeit des Ablaufs, Weitschweifigkeit, Schwierigkeit, mit einem einzigen Worte zu antworten und häufige Anwendung von ganzen Sätzen, die oft sehr unscharf sind und sonderbare Ausdrücke und Wendungen enthalten, armseligen Inhalt (Tautologien, nichtssagende Definitionen usw.), viele affektausdrückende Bezeichnungen, worunter oft Werturteile (gut, schön, gerecht, „man soll", moralisierende Tendenzen),Neigung zu ungeschickten Wortbildungen eigener Erfindung, *Perseveration,* seltener in dem Sinne, daß der Kranke an einer Reaktion direkt hängen bleibt, als so, daß ein einmal gebrauchtes Wort, eine Wendung, eine Satzform später wieder auftaucht, *Egozentrizität: der ganze Ideenkreis schränkt sich nach und nach sehr stark auf das eigene Ich ein.* — Auch in der freien Rede kommen die Patienten schwer von einem Gedanken los. Sie wiederholen sich wörtlich oder in Tautologien, brauchen umständliche Ausdrucksweisen, bringen eine Menge unwesentlicher Kleinigkeiten und Kleinlichkeiten, verlieren aber das Ziel nicht, lassen sich auch durch

Aufforderungen, zur Hauptsache zu gehen, nicht von ihren Schneckengängen abbringen, wie überhaupt die *Ablenkbarkeit* der Epileptiker eine abnorm geringe ist.

Beispiele: Die *Ideenarmut* äußert sich unter anderem in nichtssagenden Assoziationen, grammatischen Weiterbildungen, Tautologien usw.: lang — ist nicht kurz; lieb — was man gern hat, hat man auch lieb; Herz — Menschen; Schlagen — die Menschen; Opfer — es gibt allerlei Opfer; Wunder — wundern. *Egozentrische Beziehungen:* Wunsch — Gesundheit; natürlich würde man lieber gesund sein als krank; Zeit — hätte ich gerne fürs Glück. *Gefühlsbetonung und affektive Wertung:* grünlich — ist schöne Farbe; süß — ist gut; Scheiden — ist nicht schön; Jugend — Freude; schlagen — schlechte Menschen schlagen. *Ungeschickte und unklare umständliche Ausdrücke:* Glück — freudenhaft oder so; — Zorn — der Mensch ist zornhaft. Blume — die Blume gehört zur Zierde der Fensterstöcke von den Wohnungen der Menschen, nicht wahr; spitz — spitz kann man machen, was man im Geschäft macht, wenn man einen Stein macht oder sonst etwas (will etwa sagen: „spitzer Stein").

Die Umständlichkeit des Denkens drückt sich manchmal in den Handlungen und im ganzen Gebahren aus.

Während ein Gesunder sich sozusagen in *einem* Tempo setzt, muß mancher Epileptiker den Stuhl besonders zurechtstellen, dann betrachtet er sein lokales Verhältnis zum Stuhl, dann begibt er sich in die richtige Stellung zu demselben, darauf hat er die Kleider anzupassen, z. B. die Rockschöße auseinanderzuziehen, und nun endlich kann er sich in gespreizter Weise niederlassen.

Im Sprechen fällt häufig ein momentanes *Häsitieren*, Hängenbleiben auf; oft wiederholen die Kranken dabei eine Silbe mehrmals, und dann geht es wieder weiter. Das Symptom ist sichtlich der Ausdruck eines zögernden Gedankenganges.

Die Intensität dieser Symptome geht im allgemeinen parallel dem Grade der Verblödung; doch wechselt sie auch beim nämlichen Patienten sehr stark und ist namentlich nach Anfällen und in Dämmerzuständen ausgesprochen.

Das Plus, das bei den *Dämmerzuständen* hinzukommt, ist noch nicht charakterisiert. Manchmal sieht man in der Hauptsache eine enorme Übertreibung der beschriebenen Eigentümlichkeiten; in anderen Fällen scheint ein Novum hinzuzukommen, das man unrichtigerweise auch als Inkohärenz bezeichnet hat. Schwatzhafte Dämmerige verwerten leicht irgendeinen Sinneseindruck in ihr Gefasel, kommen dann aber zum Unterschied von den ablenkbaren Ideenflüchtigen unweigerlich wieder auf ihr früheres Thema zurück (Christoffel, „*Unterbrechbarkeit*").

g) Die Assoziationen der Hysterischen.

Die Assoziationen der Hysterie stehen in ausgesprochener Weise unter der Wirkung der Affekte. Schon im Habitualzustande zeigt das Experiment unregelmäßig, oft ganz hochgradig, verlängerte Reaktionszeiten, ja vollständiges Versagen der Antwort, inhaltlich oberflächliche Assoziationen und starkes psychogalvanisches Phänomen (d. h. Verminderung des elektrischen Hautwiderstandes beim Auftreten von Affekten). Aktuelle Affekte trüben bei Hysterischen die Logik besonders stark; was heute in den Himmel erhoben wird, kann morgen mit ebensoviel gegenteiligen Gründen kohlschwarz gemalt werden. Im hysterischen Dämmerzustand wird die Wirklichkeit systematisch ausgeschaltet und dafür eine andere Welt erträumt, wozu Fälschungen der Logik und Sinnestäuschungen dienen.

h) Die Assoziationen der Neurastheniker.

Neurastheniker antworten im Experiment auffallend oft auf das Reiz*wort,* statt auf dessen *Sinn,* gleich wie akut Erschöpfte; im übrigen sind ihre Assoziationen noch nicht genügend studiert und wohl auch so wenig unter *einen* Gesichtspunkt zu bringen wie die Krankheitsbilder, die man so benennt.

i) Die Assoziationen der Paranoiker

sind, soweit sie pathologisch sind, rein katathyme (S. 51), d. h. charakteristische Abnormitäten bieten sie nur da, wo die gefühlsbetonten Komplexe, die am Grunde des Wahnsystems liegen, in Betracht kommen; vieles wird unrichtigerweise in Verbindung mit dem Wahnsystem gebracht: Assoziationsbereitschaft für bestimmte Eindrücke; Eigenbeziehungen, Herbeiziehung unpassenden Materials zu den logischen Funktionen; Unberücksichtigtlassen des Widersprechenden; falsche Wertung des Zugezogenen. — Wo die Wahnideen nicht hineinspielen, erscheint das Denken normal.

k) Andere Assoziationsstörungen.

Außer diesen Assoziationsstörungen, die für bestimmte Krankheiten oder Zustandsbilder charakteristisch sind, gibt es manche *andere, die wir noch nicht kennen*; sie bilden die Grundlage der deliriösen, soporösen und vieler verwirrten dämmerigen Zustände bei Fieber, inneren und äußeren Vergiftungen, bei allerlei Hirnkrankheiten, bei akuten Schüben der Schizophrenie usw.

Auch außerhalb der Schizophrenie gibt es eine *krankhafte Kürze der Assoziationen:* der Patient ist mit seinen Gedanken immer gleich fertig, seien es eigene oder durch Fragen und Anregung von außen gebotene; es kommt ihm nichts Anknüpfendes in den Sinn, auch wenn es notwendig folgen sollte, z. B. wenn er etwas erzählen möchte (und zwar ohne daß Sperrung oder melancholische Hemmung vorhanden wäre). Wir treffen solche kurze Assoziationen (außer in gewissen Benommenheitszuständen der Schizophrenie) bei organischen Psychosen, in epileptischen Ausnahmszuständen, in leichtem Sopor verschiedener Art usw.

Ein *Monideismus* kann auch aus ganz anderen Gründen als bei der depressiven Hemmung entstehen, so in allerlei Dämmerzuständen, wo systematisch nur *eine* Idee den Patienten beherrscht (z. B. anzuzünden) ohne Vorstellung von Begründung und Konsequenzen der Handlung, in Delirien bei leichter Hirnerschütterung, wo irgendeine zufällige, meist nicht klar werdende Vorstellung den Patienten für längere Zeit ganz allein in Anspruch nimmt und auch durch Ablenkung von außen nicht verdrängt werden kann. Es ist selbstverständlich, daß in solchen Zuständen der Monideismus etwas prinzipiell anderes ist als in der Hemmung.

Die früher erwähnten Störungen bei *Hirndruck, Vergiftungen* usw. sind noch nicht recht bekannt.

l) „Verwirrtheit“.

Verwirrtheit ist keine einheitliche Assoziationsstörung im gleichen Sinne wie die bisher gezeichneten, sondern der Ausdruck ganz verschiedener Anomalien des Gedankenganges, die einen höheren Grad erreicht haben. Sie ist weder ein einheitliches Symptom noch ein Krankheitsbild und kann sogar durch Störungen hervorgebracht werden, die außerhalb des gewöhnlichen Assoziationsbegriffes liegen (s. unten: halluzinatorische Verwirrtheit).

Von den bekannten Assoziationsstörungen ist es natürlich die schizophrene, die sich am leichtesten zur Verwirrtheit steigert, da es im Prinzip derselben liegt, die Gedanken auseinanderzureißen („Zerfahrene Verwirrtheit“ Kraepelins). In den akuten Zuständen der Schizophrenie kommt es vor, daß nicht nur die Gedanken sich verwirren, sondern schon die falsche Anknüpfung der ersten Assoziationen an die Sinnesempfindungen zu einer illusionistischen Desorientiertheit führt. Auch die Bewegungen entsprechen nicht den Gedanken, ja sie können in ihrer Koordination gestört erscheinen. Ebenso verbinden sich paramimische und parathyme Erscheinungen damit.

Die Verwirrtheiten bei den vielerlei deliriösen und dämmerigen Zuständen sind noch ganz ungenügend bekannt. Oft haben die Patienten das Gefühl, wie wenn die Ideen sich jagen würden, nicht dirigiert vom Willen, sondern eher die Persönlichkeit mitreißend. Das Gedachte ist dabei unklar, noch weniger wie in Träumen trennbar von halluzinatorischen und illusionistischen Wahrnehmungen. Zum Unterschied von der Ideenflucht, bei der das Bewußtsein klar und das Verhältnis von Persönlichkeit zum Denken ein subjektiv normales ist, kann man diese Denkstörung *Ideenjagd* nennen, bis sie einmal in ihren verschiedenen Ausprägungen genügend beschrieben ist.

Gelegentlich kann sich gewöhnliche Ideenflucht zur *ideenflüchtigen Verwirrtheit* steigern, doch hat man sich vor Verwechslungen mit einer schizophrenen Assoziationsstörung zu hüten, die kompliziert wird durch Ideenflucht, und wie jedermann weiß, führen mächtige Gefühlsschwankungen bei Gesunden und Kranken dann und wann zu *affektiver Verwirrtheit.*

Die Ausdrücke *Inkohärenz* und *Dissoziation,* die oft verwirrte Gedankengänge bezeichnen, passen am besten auf die schizophrene Assoziationsstörung, bedeuten aber nichts Charakteristisches.

m) Weitschweifigkeit und Umständlichkeit.

Wir haben bei den Assoziationen der *Epilepsie* der *Umständlichkeit* und *Weitschweifigkeit*[1] gedacht. Dieses Symptom kommt auch auf Grund anderer Störungen vor und entspringt überhaupt verschiedenen Wurzeln. Solange der *Ideenflüchtige* noch auf sein Hauptthema zurückkommen kann, mag er als umständlich gelten, da er viele Details und Nebensachen ausmalt, die unnötig sind. Der *Imbezille* kann umständlich sein, weil er das Wesentliche vom Unwesentlichen nicht trennen kann und deshalb die Nebensachen eben so breit ausführen muß wie die Hauptsachen. Wiederholungen und Tautologien, die den umständlichen *epileptischen* Gedankengang auszeichnen, fehlen bei Manischen und Imbezillen gewöhnlich. Bekanntlich wird auch der *Senile* umständlich, teils weil der Gedankengang eingeschliffene Bahnen findet, denen er nicht mehr ausweichen kann, teils namentlich, weil ihm bei der Lebhaftigkeit der Affektbetonung und bei der Einengung der Assoziationen, die die Übersicht erschwert, das Nebensächliche so wichtig erscheint wie die Hauptsache. Vielleicht gibt es auch noch andere, unbekannte Gründe für die senile Umständlichkeit.

Manchmal entsteht die Umständlichkeit aus einem *Gefühl der Unsicherheit* heraus, das zur Hinzufügung von allerlei korrigierenden und ergänzenden Bestimmungen drängt. In dieser Form kann sie bei den verschiedensten Zuständen auftreten. Ebenso wenn sie benutzt wird, um einen unerwünschten Entschluß hinauszuschieben.

n) Überwertige Ideen, Zwangsideen (Zwangshandlungen).

Die *überwertigen Ideen* sind Ideen, die sich immer auf- und vordrängen, meist Erinnerungen an ein affektvolles Erlebnis, die aber zum Unterschied von den *autochthonen* Ideen nicht als fremd und zum Unterschied von den Zwangsideen auch nicht als unrichtig empfunden werden. Sie sind vollständig mit der Person verwachsen und unterscheiden sich von gewöhnlichen gefühlsbetonten Ideen nur dadurch, daß man sie auf die Dauer nicht los wird, und daß sie die Neigung haben, sich neue Erlebnisse zu assoziieren. Sie selber sind nach Wernicke keine Wahnideen, geben aber durch die krankhaften Beziehungen oft Anlaß zu Wahnideen. Es sind katathyme Ideen, meist der Beziehung, die nach der geläufigen Auffassung als das einzige wesentliche Symptom bei Personen auftreten, die sonst als gesund gelten würden; immerhin nennt Ziehen auch die Zwangsvorstellungen und manche aufdrängende Wahnideen überwertig.

Zwangsideen, Zwangsvorstellungen sind Ideen, die sich gegen den Willen des Kranken mit oder ohne äußeren Anlaß beständig aufdrängen[2], deren

[1] Zwei nicht identische Begriffe, die sich aber zu einem ziemlichen Teil decken.

[2] Sie sind also auch *Willensstörungen,* insofern der Patient keine Macht hat, seine Gedanken nach Gutdünken zu dirigieren.

Inhalt aber — außer in Zuständen starken Affektes — als unrichtig erkannt wird. Trotzdem erscheinen sie der Persönlichkeit nicht fremd. Sie fühlt sie als Ausfluß des eigenen Denkens. Der Kranke muß z. B. einfältigen Fragen nachgrübeln *(Grübelsucht)*, er leidet unter Befürchtungen, die er als falsch anerkennen muß *(Phobien)*, und die ihn zu bestimmten Handlungen und Unterlassungen zwingen. Man kann deshalb die Zwangsvorstellungen nur zusammen mit den Zwangshandlungen beschreiben (s. „Zwangsneurose"). Sie kommen vorübergehend vor in neurasthenischen und allerlei depressiven Zuständen, bei der Schizophrenie, bei Encephalitis epidemica, und dann als besondere meist recht schwere Krankheit bei originär zu solchen Abnormitäten disponierten Leuten (Zwangsirresein, Zwangsneurose).

o) Die Wahnideen.

Irrtümer entstehen dadurch, daß man Ähnlichkeiten für Gleichheiten (Kamelie = Rose; Wal = Fisch), einfache Koinzidenz für regelmäßige Koinzidenz und damit für kausale Bedingtheit hält (der Kranke ist gesund geworden, weil man einen Zauber anwandte), oder daß man etwas Wichtiges übersieht (die Erde ist eine Platte), oder auch, daß man sich durch die Sinne täuschen läßt bzw. ungewöhnliche Verhältnisse nach gewöhnlichen beurteilt (die Sonne geht um die stillstehende Erde). Solche Irrtümer lassen sich durch neue Erfahrungen (inkl. Belehrungen) korrigieren, soweit der Verstand fähig ist, diese Erfahrungen richtig zu verwerten. Auch wenn jemand zu dumm ist, die Kugelgestalt der Erde zu begreifen, nennen wir seine Vorstellung nicht eine Wahnidee. *Wahnideen* sind unrichtige Vorstellungen, die nicht aus zufälliger Unzulänglichkeit der Logik, sondern aus einem inneren Bedürfnis heraus geschaffen worden sind *(„Wahnbedürfnis")*. Die Wahnideen haben deshalb immer eine bestimmte Richtung entsprechend den Affekten des Patienten und sind in ihrer großen Mehrzahl der Korrektur durch neue Erfahrung und Belehrung unzugänglich, solange der Zustand dauert, dem sie entsprungen sind.

Die Wahnideen haben somit ihr physiologisches Analogon nicht im Irrtum, sondern im Glauben, und dementsprechend ist der Hauptwahn auch regelmäßig egozentrisch, von wesentlicher Bedeutung für die Persönlichkeit des Kranken selbst, während allerdings Formen von Erklärungs- und Nebenwahn (s. unten) den Patienten nicht direkt anzugehen brauchen. Der Hauptunterschied gegenüber dem Glauben ist der, daß sie für persönliche Bedürfnisse der Einzelnen gebildet werden, und daß sie sich auf Dinge beziehen können, die für den Gesunden der Korrektur zugänglich sind. Wie man sieht, ist der Unterschied kein absoluter. Wir mögen für gewöhnlich nicht von Wahnideen reden, wenn ein frommer Mensch sich von religiösen Dingen eine eigene Ansicht schafft; wenn uns aber seine Neuerungen allzu kraß erscheinen, bezeichnen wir sie als „religiöse Wahnideen", obschon vor dem Forum der bloßen Logik ein neuer Prophet so viel Wirklichkeitswert haben könnte wie die früheren.

Wahnideen entstehen also durch Affektwirkung, indem das, was dem Affekt entspricht, gebahnt, das Entgegenstehende gehemmt wird, so daß es in diesem Zusammenhang gar nicht oder mit ungenügendem logischem Gewicht auftritt. Der Melancholische wird, wenn er sein Vermögen schätzt, beständig alle seine Schulden und Schwierigkeiten vor sich sehen, die Aktiven aber nicht dazu zählen können, indem er sie teils für wertlos oder zu unsicher hält, teils aber gar nicht in eine logische Operation mit der Idee der Schulden zusammenbringen, also nicht zur Überwindung der Verschuldungsidee verwenden kann. So entsteht die Wahnidee, verarmt zu sein. Noch häufiger kommt er zum nämlichen Ende, *indem er*

Vorstellungen genauer Zahlen überhaupt nicht aufkommen läßt und nur im allgemeinen die Schulden unübersehbar, die Aktiven unwesentlich wertet. — Der onanierende Schizophrene hat Angst, daß sein Laster bekannt werde. Bemerkt er, daß jemand ihn ansieht, so meint er, es sei wegen seiner Onanie; die Selbstverständlichkeit, daß man tausendmal ohne solche Gründe angesehen werde, kann nicht als Gegengewicht gebraucht werden.

Der wahnbildende Affekt kann ein allgemeiner (depressive oder manische Verstimmung) sein oder nur an eine bestimmte Idee, einen Komplex geknüpft sein (z. B. an die onanistischen Gewissensbisse). Im ersteren Fall entstehen die *synthymen*, im letzteren die *katathymen* Wahnformen (H. W. Maier). Wenn bei einem komplexbesetzten Menschen zugleich eine allgemeine Verstimmung besteht, was bei Schizophrenie häufig vorkommt, so werden katathyme und Stimmungswirkungen miteinander verbunden: ist der schizophrene Onanist melancholisch, so verfault er wegen seines Lasters, ist er manisch, so erlöst er damit die Menschheit; daß eine Wahnidee gebildet wurde, und daß sie sich auf die Onanie bezieht, ist katathym, ob sie Verfaulen oder Erlösung darstellt, ist synthym bestimmt.

Ein Teil der Wahnideen folgt logischerweise aus schon bestehenden und bedarf dieser Mechanismen nicht: der Patient ist überzeugt, daß der Arzt ihn umbringen will; nun bekommt er nach Einnahme einer Medizin ein Unwohlsein; da ist es eine logische Wahrscheinlichkeitsfolgerung, daß der Arzt ihm habe Gift geben lassen *(Nebenwahn)*. Der Patient ist Sohn eines Grafen, folglich sind seine Eltern nur seine Pflegeeltern. Der Patient wird in der ganzen Welt, wohin er auch reist, verfolgt; es besteht „also" eine ganze Organisation gegen ihn, die Post öffnet seine Briefe und gibt seine Adresse weiter *(Erklärungswahn)*.

Andere Wahnideen läßt man aus Halluzinationen, Gedächtnistäuschungen aus dem Traum „entstehen". Die Auffassung ist nicht ganz richtig. Der Wahn ist das, was zunächst von der Krankheit erzeugt wird; er kann nun zuerst als Gedanke oder als Halluzination oder als Gedächtnistäuschung oder als Traumvorstellung in die Erscheinung treten.

Manche Wahnideen treten, besonders bei der Schizophrenie, fertig plötzlich ins Bewußtsein *(primordiale Wahnideen)*, andere haben eine längere Inkubationszeit. Es ist den Patienten z. B. so, *wie wenn* sie beobachtet würden, *wie wenn* sie gesündigt hätten, bis schließlich die Gewißheit eintritt. Oder die Kranken machen jahrelang eine Anzahl auffälliger Beobachtungen (Eigenbeziehungen), und dann kommt es plötzlich „wie eine Erleuchtung" über sie, daß alles die und die Bedeutung habe. Am häufigsten vielleicht knüpft sich der Wahn an äußere Ereignisse in der Weise an, daß die Patienten etwas, z. B. eine Predigt, zunächst ganz richtig auffassen, dann aber in einer Inkubationszeit von Stunden bis Jahren die gehörten Worte (bewußt oder unbewußt) im Sinne des Wahnes umdeuten und auf sich bzw. ihre Komplexe beziehen.

Man hat neulich einen anderen Begriff *primordiale Wahnidee* genannt, der genetisch sich von den anderen Wahnideen dadurch scharf unterscheiden soll, daß diese Wahnideen ein kausal „Letztes", Motivloses, Unverständliches seien (S. 354). Für mich gibt es in der Psyche ebensowenig etwas kausal Letztes wie anderswo.

Inhaltlich unterscheidet man die folgenden Klassen von Wahnideen:

Expansive Wahnformen, „Größenwahn". In leichtesten Fällen nehmen sie mehr die Form der Überschätzung des Ich an, der Patient überragt an Gesundheit, Leistungsfähigkeit, an Schönheit andere Menschen mehr als der Wirklichkeit entspricht. Von da gibt es alle Stufen eigentlichen Wahns vom leicht Möglichen über das noch Denkbare bis zur Idee, die unmöglichsten Erfindungen machen zu können, „Trilliarden“ zu besitzen, neue Religionen zu stiften, Gott und Obergott zu sein. Gelegentlich wird auch die Umgebung im gleichen Sinne umgebildet: Die Schicksalsgenossen des Patienten werden als Grafen, Potentaten verkannt.

Der *depressive Wahn* bezieht sich namentlich auf die drei Gebiete des Gewissens *(Versündigungswahn)*, der Gesundheit *(Krankheitswahn)* und des Vermögens *(Verarmungswahn)*.

Der *Versündigungswahn* glaubt ohne Grund schwerste Verbrechen begangen zu haben oder bauscht wirkliche kleine Vergehen zu unverzeihlicher Sünde auf. Dafür wird nicht nur der Patient in diesem und in jenem Leben in schauderhafter Weise bestraft, sondern auch alle seine Angehörigen, ja die ganze Welt.

Der *depressive Krankheitswahn* ist der Glaube, bestimmte, immer besonders schlimme, Krankheiten zu haben. Die wirkliche Krankheit, die melancholische Depression, wird verneint. — Man bezeichnete das nämliche auch als *„hypochondrischen Wahn“*; doch müssen wir einen Unterschied machen können zwischen diesem Wahn aus allgemeiner Depression und dem katathymen Wahn, der im hypochondrischen Krankheitsbild (namentlich bei der Schizophrenie, aber auch bei Psychopathen) hervortritt.

Meist besteht ein Unterschied auch darin, daß der depressive Krankheitswahn das Schlimmste in die Zukunft verlegt, während den katathymen Hypochonder die Gegenwart bekümmert. Der Depressive glaubt, er leide an Darmverschluß und werde auf besonders scheußliche Weise zugrunde gehen; der Hypochonder leidet aktuell infolge Untätigkeit des Darms und verlangt und erwartet Abhilfe.

Die *Verarmung* wird oft in Formen gedacht, wie sie wenigstens heutzutage nicht vorkommen können: nicht nur der Kranke wird für seine Schulden bestraft und muß verhungern, auch seine Angehörigen trifft das gleiche Los.

Bei verblödenden Organischen sehen wir noch eine vierte Gruppe depressiver Wahnideen, die zwar nicht sehr häufig sind, aber wenn sie da sind, die Diagnose erlauben[1]: den *Nihilismus*, ungefähr entsprechend dem von den Franzosen herausgehobenen *délire de négation* (*Verneinungswahn*, nicht zu verwechseln mit den negativistischen Erscheinungen): Hier existiert alles nicht mehr, die Anstalt, die Welt, der Herrgott, die Kranken selbst; sie haben nicht gegessen, haben aber auch nicht gefastet; sie haben keinen Namen, sind kein Mann, keine Frau usw. Auch in dem unter den nämlichen Umständen und oft mit dem Nihilismus verbunden vorkommenden *délire d'énormité* drückt sich der nämliche Blödsinn aus: Die Kranken dürfen nicht auf den Nachtstuhl gehen, weil sie die ganze Anstalt, die Welt, überschwemmen würden; sie sind so angeschwollen, daß sie das ganze Haus, die Stadt ausfüllen und ersticken; sie müssen alle Leute in der Anstalt verschlucken und das sind so viele! In gewissem Sinne der Gegensatz dazu ist die ebenfalls nur bei organischen Depressionen vorkommende *Mikromanie*, die darin besteht, daß die Kranken sich körperlich ganz klein glauben; ein seniler Gelehrter fürchtete sich vor Hühnern, weil er meinte, sein Kopf sei so klein, daß er weggepickt werden könnte.

Depressiver Wahn kann in seltenen Fällen mit einer Art Größenwahn gemischt sein bei Melancholischen, denen es nicht genügt, der schlechteste Mensch zu sein, der je existierte und existieren wird, und die deshalb etwa zum Obersten der Teufel avancieren, und bei Schizophrenen, die

[1] Höchstens bei der Schizophrenie gibt es Ähnliches, aber nicht Identisches.

nebeneinander verschiedene Affekte haben und diese in parallelen Wahnideen (sie sind die Mutter Gottes und zugleich der Teufel) oder auch in einer Verdichtung (sie sind die Königin der Nacht) ausdrücken.

Verfolgungswahn. Der Wahn der verdienten Bestrafung darf nicht mit dem der ungerechten *Verfolgung* zusammengeworfen werden. Der erstere entspringt einer allgemeinen Depression, der Verfolgungswahn ist ein katathymes Symptom, das aus einer einzelnen gefühlsbetonten Idee herauswächst. Jeder depressive Wahn ist Symptom eines potentia vorübergehenden Zustandes, der Verfolgungswahn gehört meist chronischen Krankheiten an. — Ein affektiver, nicht katathymer Wahn der Verfolgung ist der aus *Angst* in halluzinatorischen Zuständen (Traum, Delirium tremens, Epilepsie, Schizophrenie).

Der wirkliche Verfolgungswahn kann zunächst ganz unbestimmt sein; die Kranken fühlen, daß die Dinge und Menschen um sie unheimlich geworden sind („die Wände im eigenen Hause wollten mich fressen"). Dann machen sie die Entdeckung, daß gewisse Personen ihnen oder anderen Zeichen geben, die sie betreffen. Man hustet, um anzudeuten, da kommt der Onanist, der Mädchenmörder; in den Zeitungen stehen Artikel mit nur zu deutlichen Anspielungen auf sie; im Geschäft behandelt man sie schlecht, man sucht sie fortzuekeln, man teilt ihnen die schwierigste Arbeit zu, man verleumdet sie hinter ihrem Rücken. Schließlich gibt es ganze Organisationen, ad hoc geschaffene, die „schwarzen Juden", sowie Freimaurer, Jesuiten, Sozialdemokraten, die überall hinter dem Kranken her sind, ihn unmöglich machen, ihn selbst mit Stimmen, körperlichen Beeinflussungen und anderen Halluzinationen, mit Gedankenentzug, Gedankendrängen u. a. m. plagen.

In der Regel entsteht der Verfolgungswahn aus Aspirationen, an deren Scheitern die Patienten nicht selbst schuld sein wollen; so ist es begreiflich, daß er sich leicht mit Größenwahn mischt. Ein Umschlag von Verfolgungswahn in Größenwahn tritt häufig bei Schizophrenen ein, wenn ihre Kritiklosigkeit so groß geworden ist, daß sie den Widerspruch zwischen Wirklichkeit und ihren Wunschphantasien nicht mehr genügend empfinden. Ich habe nie beobachtet, daß diese „*Transformation*" des Wahns, wie man annahm, auf logischem Wege entstanden wäre: ein Mensch, den zu verfolgen man so viele Mühe und Geld opfert, muß etwas Besonderes sein. Dagegen sehen wir häufig, daß erotischer Wahn sich in Verfolgungswahn verwandelt oder sich mit ihm vermischt, indem der als liebend gedachte Geliebte sexuelle und schließlich auch andere Quälereien an der Geliebten ausübt.

Eine erotische Form des Verfolgungswahns ist auch der *Eifersuchtswahn,* der einige Besonderheiten aufweist. Es gibt Paranoiker, die keine anderen Wahnideen haben; bei Schizophrenie ist er nicht selten gemischt mit anderen Verfolgungsideen, und bei Alkoholismus und Kokainismus erscheint er als meist vorübergehende, noch nicht ganz geklärte Folge der Vergiftung.

Man hat als besondere Wahnform auch herausgehoben den *Beziehungswahn,* die krankhaften Eigenbeziehungen. Er kommt namentlich bei paranoischen und paranoiden Formen vor, bei denen er oft das Fundament der übrigen Wahnideen bildet. Solche Kranke können ganz beliebige Beobachtungen (Husten, Zeitungsnotizen, ja sogar kosmische Ereignisse) auf sich beziehen; sie meinen, das alles geschehe ihretwegen und deuten es im Sinne ihrer katathymen Gedankenrichtung. Auch bei allgemeinen Gemütsverstimmungen kommt Ähnliches vor, namentlich glauben Melancholiker gern, daß irgendwelches Unglück die Folge ihrer Schlechtigkeit sei.

Man erzählt unwahrscheinliche Sachen, um des Patienten Intelligenz zu prüfen. Um der Patientin zu verstehen zu geben, sie putze die Treppe nicht recht, schreibt man in die Zeitung, es sei jemand die Treppe hinuntergefallen. Es gähnt jemand; damit will man sagen, sie sei faul.

Der Beziehungswahn ist von den Affektwirkungen aus ohne weiteres zu verstehen (vgl. Assoziationsbereitschaft S. 22 und Aufmerksamkeit S. 21). Jede affektbesetzte Idee findet schon bei Gesunden eine Menge von Anknüpfungen, die der Wirklichkeit nicht entsprechen (wer das erstemal in den Ballsaal kommt oder die Uniform trägt, glaubt sich beachtet usf.).

Wahnideen sind an sich kein Zeichen geistiger Schwäche, doch besteht insofern ein Zusammenhang zwischen Intelligenz und Wahnideen, als bei besonnenen Patienten die *Qualität der Wahnideen* von der Höhe des Verstandes abhängig ist. Intelligente Paranoiker *„systematisieren“* ihre Wahnideen, bringen sie vermischt mit wirklichen Tatsachen in ein System, das in der Hauptsache logisch aufgebaut ist, aber namentlich in den Voraussetzungen (falsche Eigenbeziehungen, Gedächtnisillusionen) und dann da und dort in kausalen Zusammenhängen einen Fehler hat. Der Inhalt ist an sich meist für andere denkbar, so daß Paranoiker manchmal auch intelligente Gesunde infizieren.

Ähnlich gebildete Ideen bei der Schizophrenie haben viel geringeren oder gar keinen logischen Zusammenhang und gehen auch an sich leicht ins Absurde: Der Patient war bei der Kreuzigung Christi zugegen; er hat alle Erfindungen gemacht, auch die vor seiner Geburt benutzten; man nimmt ihm die Knochen aus dem Leibe, hat ihn mehrfach getötet und wieder lebendig gemacht usw.

In den unsinnigen Wahnideen bei manischen und depressiven Zuständen der Organischen drückt sich die Intelligenzstörung und das unklare Denken aus.

Die Größenideen des *Manisch*-depressiven sind meist nur Überschätzungen: er ist gescheiter als alle, die ihn einsperrn, er schlägt ein Dutzend Wärter über den Haufen, er wird sein Geschäft ausdehnen, er wird noch Minister werden. Bei manischen Formen der *Paralyse* geht aber der Wahn meist sofort ins Absurde: der Patient hat große Heeresmassen zur Verfügung, die die Anstalt und das Land, in dem sie liegt, vernichten werden, er ist General, obschon er nie gedient; er ist Obergott; die Patientin ist Mutter aller Menschen, stündlich nimmt der liebe Gott Hunderte von Kindern aus ihrem Leib usw.

Der *Melancholiker* hat schwere Sünden begangen; man wird ihm deswegen Qualen auferlegen wie sonst niemandem, er leidet an unheilbaren Krankheiten. Dem depressiven Senilen aber hängt das Hirn über den Kopf herunter, sein Darm ist durch eine Schlange ersetzt, der Kopf besteht aus Holz. Hier entwickeln sich die Mikromanie, die nihilistischen Ideen, das Délire d'énormité.

Man muß indes mit der Diagnose der Intelligenzschwäche aus dem unsinnigen Inhalt von Wahnideen vorsichtig sein. *Das Gesagte gilt vorbehaltlos nur für Zustände, bei denen die Besonnenheit nicht ganz fehlt.* In Dämmerzuständen, bei Vergiftungen, im Fieber können absurde Wahnideen auch bei nicht dementen Patienten auftreten gerade wie im Traum des Gesunden.

Gelegentlich kann eine im Zustande gestörter Denkfähigkeit (Traum, Fieber, epileptisches Delir) entstandene und deshalb unsinnige Wahnidee nachher nicht mehr korrigiert werden, obschon nun die Intelligenz nicht mehr schwer geschädigt erscheint; ein solcher *Residualwahn* kann also konfus sein ohne eine gleichzeitige, entsprechend große Intelligenzstörung.

Entwicklung und *Dauer* der Wahnideen sind sehr verschieden. Die synthymen Wahnformen und die deliriösen schwanken und verschwinden natürlich mit dem Zustand, aus dem sie herausgewachsen sind. Die katathymen Wahnideen, die nicht von einem Ausnahmezustande erzeugt wurden, sind in der Paranoia, und etwas weniger konstant in der Schizophrenie, „fixe Ideen“, die auch in Jahrzehnten wenig verändert werden und kaum je verschwinden. Auch die scheinbar korrigierten

Wahnideen bei Schizophrenie sind eher vergessen oder zur Seite gestellt; ihre Fortexistenz läßt sich zu oft, namentlich an entsprechenden Affektreaktionen nachweisen. Außerdem gibt es überall flüchtig auftretende und rasch verschwindende Wahnideen verschiedenen Ursprungs.

IV. Die Störungen des Gedächtnisses.

Hyperfunktion des Gedächtnisses, Hypermnesie, kann in der Weise vorkommen, daß gewisse Erinnerungen mit außergewöhnlicher Lebhaftigkeit auftauchen, z. B. im Fieber, im Traum, in der Hypnose, in der Schizophrenie, wo sie gelegentlich einmal sich in unangenehmer Weise aufdrängen, dann in senilen Zuständen Ereignisse aus früher Jugend.

Viel wichtiger sind die *Hypofunktionen.* Theoretisch sind solche der Bildung, der Erhaltung und der Ekphorie der Engramme zu unterscheiden. Wir kennen aber einigermaßen nur solche der Ekphorie. Immerhin kann eine Aufmerksamkeitsstörung zur Zeit der Einprägung die Erinnerung ungefähr in der gleichen Weise schädigen wie eine solche zur Zeit der Reproduktion.

Störungen der *Engraphie* sind bis jetzt nicht erfaßt worden. Es ist aber praktisch nützlich, die sog. „*Merkfähigkeit*", d. h. die Erinnerung an Erlebnisse während der Untersuchung, von den Erinnerungen des früheren Lebens zu unterscheiden. Aber man muß sich klar sein, daß das, was man unter dem Namen der Merkfähigkeit prüft, *in Wirklichkeit eine sehr komplizierte Funktion ist,* die gestört sein kann, ohne daß die Engraphie oder die Gedächtnisfunktion überhaupt alteriert wäre; so wenn der Kranke das zu Merkende nicht gut aufgefaßt oder auch nicht weiter verarbeitet hat: Bei Krankheiten der Sinnesorgane, bei Aufmerksamkeitsstörungen aller Art, in bezug auf kompliziertere Dinge bei verschiedenen Demenzformen, wo das Wahrgenommene nicht verstanden wird. Als die auffallendste Hypofunktion der Merkfähigkeit wird die der *organischen Psychosen* beschrieben: In extremen Fällen wird jedes Erlebnis, auch das wichtigste, sofort wieder vergessen; man kann einer senilen Frau erzählen, ihr Mann sei eben gestorben; sie reagiert darauf mit Tränen; nach einer Minute weiß sie nichts mehr davon und das Experiment kann beliebig oft wiederholt werden. Nun mag ja im defekten Gehirn die Bildung der Engramme irgendwie erschwert sein, *aber sicher ist das nicht das Wesentliche*; denn die organischen Gedächtnisstörungen beziehen sich nicht nur auf die Zeit während der Krankheit und sind in keiner Weise proportional dem Zustand zur Zeit der Einprägung, sondern viel eher dem zur Zeit der Erinnerung. Auch wird in nicht ganz extremen Fällen das meiste nachweislich doch „gemerkt", bleibt aber nur kurze Zeit ekphorierbar. Man findet auch sozusagen bei jedem Kranken Gedächtnisinseln, indem ein einzelnes Ereignis nie vergessen wird, oder dann, indem eine Erinnerung, die gar nicht da zu sein schien, in einem bestimmten Zusammenhang auf einmal auftaucht. Außerdem beweist die „Zeitersparnis", die man beim Wiederlernen anscheinend spurlos vergessenen Materials konstatiert, die Fortexistenz einer mnemischen Nachwirkung auch beim schweren Korsakowkranken.

Es handelt sich also bei den organischen Hypomnesien um eine Störung der Erinnerung, die die neueren Erlebnisse unverhältnismäßig stärker betrifft als die weiter zurückliegenden, wenn auch das während der Krankheit Erlebte aus mancherlei anderen Gründen oft besonders schlecht erinnert wird. Nur diese Formulierung trifft den ganzen Tatbestand. Die Hauptstörung liegt in der Ekphorie, obschon die organische Reduktion der Assoziationen (s. S. 42) einerseits die Bildung von Bahnen, auf denen später die Erinnerungen ekphoriert werden können, hindert, und anderseits bei der Ekphorie die Benutzung dieser Bahnen erschweren muß. Ebenso macht die senile Aufmerksamkeitsstörung sowohl die Bildung erinnerungstüchtiger Engramme als auch ihre Wiederbelebung schwieriger. „*Konfabulationen*“ s. S. 59.

Ungenügende Erhaltung der Engramme, die vermutlich auch vorkommen mag, ist auf psychischem Gebiet bis jetzt nicht faßbar und kann auch nicht von Wichtigkeit sein. (Die aphasischen Lokalstörungen gehören nicht hierher.)

Außer der typisch organischen Gedächtnisstörung gibt es noch verschiedene diffuse nicht systematisierte Formen von *Gedächtnisschwäche.* Sie sind nichts Einheitliches und haben zur Zeit in der Psychopathologie keine große Bedeutung; die Hauptsache ist, daß man sie nicht mit anderen Störungen verwechselt. Was bei *Schizophrenen* als „Vergeßlichkeit“ imponiert, kann z. B. beruhen auf Gleichgültigkeit, Unaufmerksamkeit, auf allgemeiner Ablenkung oder Absperrung bestimmter Vorstellungen u. ä., ist dann also gar keine Störung im Gedächtnis. Auch *Neurotische* haben aus ähnlichen Gründen ein sehr launisches Erinnerungsvermögen. *Onanisten* klagen oft über schlechtes Gedächtnis, teils infolge von Suggestion durch gewisse Bücher, teils wohl infolge mangelnder Konzentration, bedingt durch Ablenkung durch den Komplex. Bei *Epileptischen* wird das Gedächtnis in der Regel geschwächt — wenn sie bereits eine starke Hirnatrophie haben, natürlich auch im Sinne des Organischen; doch wird das Spezifische meist verdeckt durch eine allgemeine Gedächtnisschwäche, die bald das, bald jenes betrifft, wobei aber affektiv betonte Ereignisse leichter festgehalten und stereotyp reproduziert werden können.

Zeitlich oder inhaltlich begrenzte Gedächtnislücken nennt man *Amnesien.* Bei groben Hirnherden können z. B. optische oder akustische Erinnerungsbilder ausfallen, oder nur solche der Haupt- oder Zahlwörter. Auch bei funktionellen Krankheiten können die Erinnerungen für bestimmte Ereignisse fehlen, obschon der Kranke während des Erlebens im gewöhnlichen Zustande war und alle anderen gleichzeitigen Ereignisse normal reproduziert (katathyme Amnesien).

So hatte eine Hysterische auf einmal alles vergessen, was sich auf ihren Arzt JANET bezog, und hielt ihn für einen neuen Assistenzarzt. Bei der Schizophrenie werden eigene und anderer Handlungen alltäglich „vergessen“, wenn die Erinnerung dem Patienten nicht gerade paßt. Ein leicht Schizophrener WERNICKES hatte in guten Treuen, aber doch unrichtigerweise beschworen, daß er eine Beschimpfung eines Schutzmannes nicht begangen habe.

Ein wenig anders sind die selteneren *negativen Halluzinationen des Gedächtnisses.* Da hat ein Patient mit den anderen an Weihnachten seine Zigarren bekommen; er raucht sie schnell nacheinander und fängt nun an zu schimpfen: allen habe man Zigarren gegeben, nur ihm nicht. Der Unterschied gegenüber der katathymen Amnesie liegt in dem halluzinatorisch Aufdringlichen solcher Erscheinungen. Der Patient WERNICKES erinnert sich an etwas nicht, was er getan hatte; dem andern aber drängt sich die Erinnerung auf, daß etwas, das hätte geschehen sollen, nicht geschehen ist. Die letzteren empfinden die Lücke in dem, was hätte geschehen sollen, den andern kommt keine Lücke zum Bewußtsein.

Die häufigste Art der Amnesien ist diejenige nach Bewußtseinsstörungen aller Art, namentlich Dämmerzuständen und Delirien. Ein Patient erwacht plötzlich nach irgendwelchem ihm sonst nicht entsprechenden Benehmen, weiß gar nicht, wo er ist, wie er dahin gekommen und was geschehen ist. Er besinnt sich bis zu einem bestimmten Moment, und dann hört die Erinnerung auf, etwa wie bei einem Gesunden nach einem „traumlosen“ Schlaf. Für die Schätzung der verflossenen Zeit fehlt oft jeder Anhaltspunkt; hat der Dämmerzustand mehrere Tage gedauert, so empfindet der Patient den Mangel an zeitlicher Orientierung gewöhnlich gar nicht oder ungenügend; in der Regel meint er, es sei der auf den letzt erinnerten folgende Tag wie nach dem gewöhnlichen Nachtschlaf.

Nicht selten sind auch Amnesien nach bloßen Affektausbrüchen bei Psychopathen oder eigentlichen Geisteskranken (Zuchthausknall, depressive und schizophrene Aufregungen u. dgl.).

Die Amnesie braucht nicht eine vollständige zu sein, *was in foro oft sehr wichtig ist.* Es gibt alle Übergänge vom absoluten Nichts bis zur vollen Erinnerung; auch kann die Erinnerung schwanken: häufig wird unmittelbar nach dem Erwachen noch manches erinnert, was einige Zeit nachher vergessen ist, und umgekehrt kann die anfänglich vollständige Erinnerungslosigkeit sich im Laufe der nächsten Stunden bis Wochen aufhellen, besonders wenn dem Kranken seine Handlungen vorgehalten werden. Wie überall, wo eine gewisse Gedächtnisschwäche besteht, kann auch in ganz unverfänglichen Fällen, als Übertreibung normaler Verhältnisse, eine Auswahl der erhaltenen Erinnerungen stattfinden, indem das dem Patienten Unangenehme allein oder doch am meisten ausgefallen ist.

Auch der Zeitpunkt des Beginns und des Aufhörens der Amnesie ist nicht immer ein scharf fixierter, was zu neuen Schwierigkeiten führen kann. Zum Teil ist eine solche Erscheinung im Zusammenhang mit dem Verlauf des Dämmerzustandes, in dem klarere Momente mit ganz unklaren abwechseln können.

Die Amnesie kann auch über die Zeit des abnormen Zustandes hinausgehen, namentlich gerne nach rückwärts: *retrograde Amnesie.* Besonders häufig ist das nach traumartigen und bewußtlosen Zuständen infolge von Kopftraumen, nach Erhängungsversuchen oder Vergiftungen; die Patienten wissen gar nicht mehr, daß und wie sie in die Situation gekommen sind, die das Trauma herbeigeführt hat[1].

Bei manchen hysterischen Amnesien ist das Wesentliche die *Absperrung einer unangenehmen Erinnerung (oder aktuellen Tatsache) vom Bewußtsein.* Dieses Bedürfnis hat gewöhnlich schon den Dämmerzustand hervorgerufen:

Eine Frau hat durch ungeschickte Manipulationen hinter dem Rücken des Mannes sein Vermögen geschädigt, weswegen sich der Mann von ihr entfernen will. Nun bekommt sie einen Dämmerzustand, in dem sie einen großen Teil der Ehe und namentlich die in die gleiche Zeit fallende Geburt eines Kindes, das die Lage erschwert, ausgeschaltet hat und durch Vorhaltungen nicht belehrt werden kann. Sie wird nach einiger Zeit wieder klarer, bekommt jedoch erst, als der Mann sich mit ihr versöhnt hat, die Erinnerung an ihre Schuld und die ehelichen Unstimmigkeiten (nicht aber an den Dämmerzustand).

Häufig liegt das Erinnerungshindernis nicht in dem Zustand zur Zeit des Erlebnisses, sondern in einem aktuellen Widerstand gegen die zu reproduzierende Vorstellung. Auch von Erlebnissen in Bewußtseinstrübungen fallen manchmal nur die unangenehm betonten aus.

So wußte ein epileptischer Lehrer, der in einem Dämmerzustande gestohlen hatte, nachher weder von den Diebstählen etwas, noch von den epileptischen Anfällen, die er während der Beobachtung in einer Anstalt gehabt, obschon er von beiden nicht nur überführt, sondern auch überzeugt worden war; dabei erinnerte er sich gut an die meisten Einzelheiten seiner Flucht ins Ausland.

Als Störungen der Ekphorie haben wir noch zu erwähnen die *schizophrenen Zustände*, in denen Sperrungen, abnormer Gedankengang und Inkohärenz das Finden der gewohnten Bahnen verhindert. Daran, daß da, wo wenig Assoziationen vorhanden sind, bei Organischen und bei Imbezillen, die Erinnerung von weniger Punkten aus geschehen kann, also unter Umständen weniger leicht vonstatten geht, sei auch in diesem Zusammenhang erinnert.

Das Wiedererkennen ist natürlich da unmöglich geworden, wo die Erinnerung überhaupt ausgefallen ist. Senile erkennen oft die nächsten

[1] Der Ausdruck „*anterograde Amnesie*" bezeichnet in unklarer Weise ganz verschiedene Dinge und ist entbehrlich.

Angehörigen nicht mehr. Aber das Wiedererkennen erhält sich viel länger als das einfache Erinnern. Wir sehen denn auch bei der Prüfung der Merkfähigkeit oft, daß der Kranke z. B. einen kurz vorher genannten Namen nicht mehr sagen kann, während er ihn unter einer Anzahl von gebotenen Wörtern ohne Schwierigkeit herausfindet.

Als *Parafunktionen des Gedächtnisses* (Erinnerungstäuschungen) kennen wir zunächst die *ungenauen Erinnerungen.* Sie finden sich außer beim *akuten* und chronischen *Alkoholismus* besonders bei *Organischen* und dann auch bei *Epileptikern.* Die letzteren können ähnliche Erinnerungen leicht miteinander verwechseln. Unscharfe und ungenaue Erinnerungen pflegen auch diejenigen unter den Imbezillen zu haben, die sich in ihrer Vorstellungsbildung nicht streng an das sinnlich Wahrgenommene halten, während wir bei den anderen oft eine merkwürdig getreue Reproduktion des Erlebten finden können.

Die *Illusionen der Erinnerungen* sind Übertreibungen der bei Gesunden so häufigen, durch Affekte hervorgerufenen Erinnerungsstörungen ins Pathologische. Sie spielen bei den Geisteskranken aller Art eine sehr große Rolle, die größte bei der Paranoia und dann bei der Schizophrenie. Es gibt keinen Paranoiker, der nicht Erinnerungen im Sinne seiner Wahnideen umändern würde. Aber gerade hier kann man manchmal konstatieren, wie die ursprünglichen Erinnerungsbilder als solche nicht verändert worden sind; die Patientin erklärt z. B.: heute hat der Pfarrer auf mich gepredigt; er hat gesagt, ich werde nun als blödsinnig angesehen und sei zu nichts mehr brauchbar. Auf intensives Fragen bekommt man zunächst trotz allem Verlangen, daß wörtlich zitiert werde, die Rede des Pfarrers im Konjunktiv; wenn aber weder der Arzt noch die Patientin die Geduld verliert, so bringt man schließlich heraus, daß der Pfarrer gesagt hat: „selig sind die Armen im Geiste", daß aber die Patientin das Wort in dem geäußerten Sinne auf sich bezogen hat, und diesen Sinn in Worte übersetzt, die sie, ohne es zu merken, von sich aus dem Pfarrer in den Mund legte. Bei dem Wahn vornehmer Abstammung wird vielleicht ein an sich gleichgültiger Besuch, den die Eltern einmal erhalten haben, im Sinne eines dem Kranken geltenden Ministerbesuches ausgelegt. Auch da kann man oft durch geduldiges Fragen aus dem Patienten selbst herausbringen, daß es sich um nichts Besonderes handelte. In beiden Fällen aber sind die Kranken durch diese Analyse nichts weniger als überzeugt und wiederholen gleich nachher die Behauptung in der ursprünglichen Form.

Melancholische mit Versündigungswahn haben die Gewohnheit, ihr ganzes Leben nach begangenen Fehlern zu durchforschen. Da machen sie nicht nur aus Kleinigkeiten, wie einem kindlichen Apfeldiebstahl, eine Todsünde, sondern sie verändern die Erinnerung auch oft inhaltlich in dem gleichen Sinne. Manische haben in ihren Aufregungen sehr leicht Händel mit der Umgebung, wobei sie in der Regel die Provozierenden, die anderen die sich Verteidigenden sind. Schon während der Krankheit, am auffallendsten aber nach dem Anfall, erzählen sie diese Erlebnisse zum großen Teil in ganz anderer Beleuchtung, die sie als die Mißhandelten, nicht Verstandenen, ungerecht Angegriffenen darstellt. Da sie jetzt ganz ruhig und in der Regel ganz vernünftig sind, ist es schwer, ihnen nicht zu glauben, wenn man nicht die Ereignisse selbst gut kennt. Übrigens sind in ähnlichen Leistungen auch andere Geisteskranke groß, vor allem die besonneneren und querulierenden Schizophrenen.

Eine systematische und ebenfalls durch den Affekt bedingte Gedächtnisstörung liegt der *alternierenden Persönlichkeit* zugrunde (s. unter Störungen der Persönlichkeit).

Eine besondere Hervorhebung verdienen diejenigen Gedächtnisillusionen, die Erlebnisse anderer mit der eigenen Person verknüpfen (bei der *Appersonierung*). Schizophrene behaupten manchmal Dinge erlebt zu haben, die wirklich geschehen sind, aber nicht ihnen, sondern Nebenpatienten. Wer sich für Christus hält, glaubt gekreuzigt worden zu sein und kann sich unter Umständen an Einzelheiten mit sinnlicher Schärfe zu erinnern wähnen, während allerdings meistens solche Produkte durch die Unvollständigkeit der sinnlichen Komponenten unklar werden und schon daraus als unecht zu erkennen sind.

Den Gedächtnisillusionen gegenüberzustellen sind die Gehächtnistäuschungen, die ohne Anknüpfung an ein wirkliches Erlebnis ein Gedächtnisbild frei schaffen, d. h. einem Phantasiebild den Wirklichkeitswert eines Erlebnisses verleihen. Von diesen gibt es zwei genetisch und symptomatisch verschiedene Arten: Die *Konfabulationen*, wechselnd auftretende und verschwindende Pseudoerinnerungen, die die Leere des organischen Gedächtnisfeldes ausfüllen, und die *Gedächtnishalluzinationen*, die komplexgeschaffene Wahnideen in Form von Erinnerungen ins Bewußtsein treten lassen. Diese kommen fast nur bei Schizophrenen vor. Plötzlich können Erinnerungen auftauchen, denen kein Erlebnis entspricht:

Der Patient fängt unvermittelt an zu schimpfen, daß man ihn in der letzten Nacht auf den Münsterturm gebracht und dort halsbrecherische Turnkunststücke habe ausführen lassen, um ihn schließlich in den Fluß zu werfen. In den folgenden Tagen wird die Geschichte fortgesetzt, und die Erlebnisse werden immer komplizierter, aber anscheinend nach einem bestimmten Plan gestaltet. Er wird schließlich „geflogen" (vor Erfindung der Aviatik), kommt in der ganzen Welt herum. Dabei handelt es sich sicher nicht um verifizierte Träume und auch nicht um Halluzinationen der Sinne; denn viele dieser Erlebnisse werden in eine Zeit verlegt, da der Patient in ganz normaler Weise bei der Arbeit oder z. B. beim Gesang beschäftigt war. In anderen Fällen sind die Erinnerungshalluzinationen weniger systematisiert; sie bestehen nur aus abgerissenen Einzelheiten. Der Normale kann sich gut in diese Abnormität hineindenken, wenn er seine Träume genauer beobachtet: Ein gut Teil der Erlebnisse, die man zunächst in den aktuellen Traum verlegt, sind in Wirklichkeit Erinnerungshalluzinationen und tauchten im Traum als solche und nicht als gegenwärtige Erlebnisse auf.

Auch bei Organischen können gelegentlich einmal solche eigentliche Gedächtnishalluzinationen auftreten:

So erzählte uns ein Seniler oft, wie er in der letzten Nacht in seinem Zimmer von Räubern überfallen worden sei, die ihm den einen Arm auf den Rücken gebunden hätten, während sie seinen anderen mit der Hand wie eine Schöpfkelle benutzten, um Gold und Silber aus seiner eigenen Geldkiste zu schöpfen. Manchmal ließ sich nachweisen, daß er in der Nacht, in die er das Ereignis verlegte, nicht geschlafen hatte und auch nicht halluzinierte. Man hatte überhaupt Halluzinationen der Sinne bei ihm nie konstatiert.

Die *Konfabulationen* sind zum Unterschied von den Gedächtnishalluzinationen meist durch äußere Anlässe bedingt. Man fragt einen alkoholischen Korsakowkranken, wo er gestern gewesen sei. Ohne sich zu besinnen, erzählt er mit großer Bestimmtheit, daß er einen Spaziergang auf den nächsten Berg gemacht habe. Fragt man nun, ob er dort den Arzt nicht gesehen, so kann man in den ausgesprochenen Fällen mit ziemlicher Sicherheit erwarten, daß er gleich bejaht und ausführt, wie er ihn gesehen, was sie beide gesprochen hätten und so weiter. Dann und wann bleibt eine solche Erfindung im Gedächtnis haften, bemerkenswerterweise auch dann, wenn die wirklichen Erlebnisse von einer Minute auf die andere vergessen werden.

Leider wird der Ausdruck der Konfabulation auch für lebhafte Gedächtnishalluzinationen und für halb bewußte Phantasieäußerungen von Schizophrenen gebraucht. Wir müssen aber einen Begriff in dem obigen Sinne der Konfabulation haben, denn so aufgefaßt ist sie bei nicht deliriösen Zuständen ein *Zeichen organischer Psychosen*.

Am lebhaftesten konfabulieren viele alkoholische Korsakowkranke: oft besteht ihre ganze psychische Tätigkeit fast nur in Konfabulieren. Dann konfabulieren viele Paralytiker spontan recht reichlich, besonders die manischen unter ihnen. Die geringste Rolle spielt die Konfabulation bei den senilen Formen; doch ist es auch hier in vielen Fällen noch leicht, das Symptom hervorzurufen, wenn man die Kranken z. B. fragt, was sie gestern getan hätten (Verlegenheitskonfabulation).

Die konstitutionelle *Pseudologia phantastica* malt sich in der Vergangenheit märchenhafte Erlebnisse aus und in der Gegenwart ebensolche Situationen, meist in der Form von Wunscherfüllungen, und handelt danach. Zum Unterschied von den Konfabulanten und Gedächtnishalluzinanten wird den Pseudologen der wirkliche Wert ihrer Phantasien sofort, wenn die Ereignisse sie daran erinnern, und gewiß auch manchmal sonst bewußt, und ein Teil ist wohl in jedem Falle dazu gelogen. Aber für beliebig lange Zeiträume können sie übersehen, daß sie in einer erträumten Welt leben. Die Frage: „wirklich oder nicht?“ taucht gar nicht auf. Dieser Umstand, verbunden mit einem großen Talent, eine Rolle konsequent durchzuführen, das wohl aus inneren Gründen wenigstens bei den zur Untersuchung kommenden Fällen regelmäßig vorhanden ist, machen es ihnen leicht, die Umgebung zu täuschen, und wenn sie nicht sehr moralisch sind, so sind sie zu Hochstaplern prädestiniert. Die Pseudologie ist also eine allgemeine Anomalie, nicht bloß eine des Gedächtnisses.

„Ein junger Mann aus guten Kreisen dachte sich so in den Tod seiner Mutter hinein, daß er in Trauerkleidung und mit einem Kranze in der Hand zur Beerdigung der Mutter nach Hause fuhr. Ein anderer war in einen Streit mit einem Freunde geraten. Er malte sich dann ein Duell mit seinem Gegner aus, in dem dieser erschossen wurde, und benachrichtigte den Vater des betreffenden Herrn von dem unglücklichen Ausgang des Duells. Einen Strafgefangenen fand ich in seiner Zelle damit beschäftigt, den Plan eines englischen Parks zu entwerfen. Er gestand, daß er sich im Geiste schon die Rede präpariert hätte, mit der er seine Gäste bei dem ersten Jagddiner zu begrüßen vorhabe“ (Aschaffenburg).

Unter den *Parafunktionen der Erinnerung* sind zunächst die *identifizierenden Gedächtnistäuschungen* („Schon — erlebt“; „déjà — vu“) zu nennen. Schon der Gesunde hat manchmal, besonders wenn er ermüdet ist, das Gefühl, etwas, das gerade vor seinen Sinnen vorgeht, schon einmal erlebt zu haben. Man will ja die Idee der Seelenwanderung auf solche Täuschungen zurückführen. Bei Neurasthenikern kommt das häufiger vor. Dann und wann sehen wir die Erscheinung bei Schizophrenen und Epileptikern, die sich dann meist darüber ärgern und sich vorstellen, daß man ihretwegen eine solche Komödie aufführe.

Ein Schizophrene glaubte während langer Zeit alles genau so vor einem Jahre erlebt zu haben, wie es sich jetzt zutrug. Ein Epileptiker, der in den Dämmerzuständen in allem, was ihm begegnete, namentlich in den Visiten und den Worten der Ärzte eine Wiederholung von Ereignissen, die vor einigen Wochen stattgefunden hatten, sah, bemerkte schließlich, daß das sich oft wiederhole, und verlegte die aktuellen Erlebnisse in eine große Anzahl von früheren Dämmerzuständen, wodurch er jeweilen sehr aufgeregt wurde.

Wie hier die Erinnerungsqualität an Vorstellungen geknüpft wird, zu denen sie nicht gehört, so gibt es in den *Kryptomnesien* Erinnerungen, die der Erinnerungsqualität verlustig gegangen sind und dem Patienten als Neuschöpfungen erscheinen. Es gibt Gelehrte, die zunächst jede neue Idee negativistisch ablehnen, dann bewußt oder unbewußt verdauen und schließlich, wenn sie ihnen paßt, annehmen, aber dann ganz vergessen, daß sie sie nicht selbst erfunden haben, und sie sogar denen wieder als Neues vorbringen, die sie ihnen beigebracht haben. Senile können in einer Unterhaltung als neu eine Geschichte erzählen, die wenige Minuten vorher in der nämlichen Gesellschaft von einem anderen vorgebracht worden ist. Häufig aber bezieht sich die Kryptomnesie auf den ganzen Wortlaut.

Im Anfang des Jahrhunderts ist einmal ein Kunstkritiker des Plagiats schuldig erklärt worden, weil er eine Kritik eines andern wörtlich als die seine wiedergegeben hatte. Nach der ganzen Sachlage muß es sich um Kryptomnesie gehandelt haben. Jung hat auch Nietzsche eine Kryptomnesie nachgewiesen, indem ein Abschnitt aus der Seherin von Prevorst in den Zarathustra hineingeraten ist, und zwar in ganz sinnloser Weise. Helen Kellers unbewußt reproduziertes Märchen vom Winterkönig habe ihr viel Verdruß gebracht.

V. Die Störungen der Orientierung.

Bei allen organisch Geisteskranken höheren Grades liegen schon die primären Hilfsfunktionen der Orientierung, Auffassung, Gedächtnis, Aufmerksamkeit danieder, außerdem aber auch die zusammenfassende

Orientierung selber. Die Orientierung in Zeit und Ort, später auch die in der Situation wird gefälscht; die Patienten wissen nicht, daß oder warum man sie in der Anstalt zurückhält, erkennen die sie behandelnden Ärzte nicht als solche. Nicht gar selten wird in der Irrenanstalt die sonst weniger verletzliche Ortsbestimmung vor der zeitlichen Orientierung gefälscht — weil die Kranken nicht an einem solchen Orte sein wollen.

Bei der Schizophrenie ist die Orientierung in Zeit und Ort immer vorhanden, oft sogar ganz vorzüglich, wenn nicht sekundäre Einflüsse, Wahnideen und Halluzinationen es verhindern. Wer glaubt Christus zu sein, hält sich meist für 19 Jahrhunderte alt; aus affektiven Gründen wird auch oft direkt der Kalender gefälscht; der Ort wird von besonnenen Schizophrenen fast immer richtig erkannt. Dagegen ist wenigstens bei den internierten Schizophrenen die Orientierung in der Situation in den meisten Fällen unrichtig: Die Patienten können nicht begreifen, daß man sie für krank hält, glauben sich ungerecht eingesperrt usw.

Ferner kann die Orientierung in allen ihren Beziehungen durch Halluzinationen und Illusionen gefälscht sein: Wenn ein Kranker die Hölle statt des Krankensaales, Teufel statt Wärter sieht, so kann er sich nicht in der Irrenanstalt wissen. Merkwürdig ist jedoch, daß bei solchen Zuständen in der Schizophrenie — kaum je bei anderen Krankheiten — meist die richtige Orientierung gleichzeitig neben der falschen läuft; es findet also eine *doppelte Orientierung* statt. Je nach der Konstellation benutzt der Patient bald die eine, bald die andere, oft auch beide untereinander.

Die örtliche und zeitliche Desorientierung ist eines der konstantesten Teilsymptome aller Bewußtseinsstörungen (Delirien, Dämmerzustände, Verwirrtheiten, Amentia usw.); nicht selten kommt hier die autopsychische Desorientierung (die in bezug auf die eigene Person) hinzu.

VI. Die „Bewußtseinsstörungen“ (Trübungszustände).

Mit den nicht zu unserer übrigen Terminologie passenden, aber noch nicht ersetzten Ausdrücken „Bewußtseinsstörungen“ und „Bewußtseinstrübungen“ (auch „Schwerbesinnlichkeit“) fassen wir eine Anzahl Anomalien zusammen, bei denen der allgemeine Zusammenhang der psychischen Vorgänge (meist nebst der Orientierung) gestört, oder das Bewußtwerden psychischer Vorgänge hochgradig behindert ist. Das erstere ist namentlich der Fall in den S. 48 erwähnten Zuständen von *Verwirrtheit,* die auf dem Boden sehr verschiedener Grundstörungen entstehen kann. Überall gebräuchliche, wenn auch von den Autoren recht verschieden definierte und weder unter sich, noch nach außen ordentlich abgegrenzte Begriffe sind die der *Delirien* und *Dämmerzustände.*

Was man im Deutschen *Delirien* nennt, sind meistens mit Halluzinationen und Wahnideen verbundene Zustände unzusammenhängenden Denkens mit einer gewissen Aktivität und von raschem Verlauf. Sie begleiten gewöhnlich andere Krankheiten, Infektionen, Fieber, Schwächezustände, Vergiftungen, brechen im Dunkelzimmer bei Augenkrankheiten aus; aber in gewissem Sinne können auch Zustände bei Schizophrenie und manisch-depressivem Irresein als Delirien bezeichnet werden. Die Bewußtseinsstörungen bei fieberhaften Krankheiten pflegt man alle Delirien zu nennen, obschon viele derselben deutlich zusammenhängende Vorstellungen in der Richtung von Komplexen produzieren und also eher zu den Dämmerzuständen gehörten. In der neueren deutschen Psychiatrie ist „das“ Delirium meist das Delirium tremens. Die Erinnerung an die Delirien ist gewöhnlich unvollständig, oder sie fehlt ganz.

Bei dem Namen *Dämmerzustand* denkt man besonders an eine *systematische* Verfälschung der Situation. Für den, der diese kennt, haben die Handlungen des Dämmerigen einen Sinn und einen mehr oder weniger logischen Zusammenhang. Beginn und Ende des Dämmerzustandes ist meistens plötzlich, die Dauer eine kurze, von Minuten bis Tagen, selten von Wochen oder gar Monaten.

In den (seltenen) *orientierten Dämmerzuständen* sind die Assoziationen eingeengt. Es scheint nur eine einzelne Strebung mit dem, was zu ihrer Ausführung nötig ist, vorhanden zu sein, während die übrige Persönlichkeit, wenigstens soweit sie im Widerspruch dazu steht, nicht existiert. Die Kranken handeln in einer bestimmten Richtung, laufen davon, machen eine Reise, schließen einen Kauf ab, führen ein Verbrechen aus, das ihnen sonst ferne liegt, ohne Rücksicht auf sich und andere, wenn sie sich auch, speziell bei unerlaubten Handlungen, manchmal vor Entdeckungen zu schützen suchen. Meist fallen sie zu dieser Zeit, wenn man sie beobachten kann, als abnorm auf, können aber bisweilen auch Verkehrsmittel richtig benutzen, mit Mitreisenden umgehen, sogar bei Verwandten Besuche machen, ohne daß ihr Zustand erkannt wird.

Die gewöhnlichen, *desorientierten Dämmerzustände* stellen sich ganz anders dar; und doch sind sie, wie die alltäglichen Übergänge zeigen, nur eine Steigerung der vorhergehenden. Das Denken ist trotz eines gewissen Zusammenhanges, der sich etwa mit dem Traume vergleichen ließe, unklar oder geradezu verwirrt, und vor allem ist der Zusammenhang mit der Außenwelt unterbrochen oder durch Illusionen und Halluzinationen, vor allem des Gesichtes und dann auch des Gehörs, gefälscht. Die Patienten sehen Räuber, Tiere, Teufel oder den Herrgott mit vielen Heiligen, glauben sich überhaupt in einer traumhaften Situation und benehmen sich dementsprechend. Wie im Traum kann der Inhalt der Dämmervorstellungen ein ängstlicher, ein gleichgültiger, ein beseligender sein. Angst und feindliche Illusionen veranlassen die Kranken oft zu Gewalttaten; Tötungen sogar mehrerer Menschen sind nicht so selten. Sexuelle Erregungen führen zu Lustmorden. Ein Epileptiker steckte seine Werkstatt in Brand, in der Meinung, Feuer unter der Leimpfanne anzuzünden. Beseligende Dämmerzustände nennt man *Ekstasen.* Dabei ist der Zusammenhang mit der Außenwelt so vollständig unterbrochen, daß absolute Analgesie besteht. Die Kranken sehen den Himmel offen, verkehren mit den Heiligen, hören himmlische Musik, empfinden wunderbare Gerüche und Geschmäcke und ein unnennbares, deutlich sexuell gefärbtes Entzücken, das den ganzen Körper durchzieht.

Manche Dämmerzustände haben einen bestimmten Zweck (Krankheit darzustellen u. dgl.); ihr bekanntester Typus ist der GANSERsche Zustand. Die Verschiedenheiten dieser Formen sind unter den Syndromen angedeutet.

Die *Ursachen* der Dämmerzustände sind sehr verschieden. Viele sind aus einem affektiven Bedürfnis heraus entstanden: Hysterische und Schizophrene wenden sich von der Wirklichkeit ab, weil diese ihnen unerträglich geworden ist. Die in Wirklichkeit unterbrochene Verlobung dauert im Dämmerzustande fort und führt zur Heirat. Einzelne hysterische Dämmerzustände wiederholen halluzinatorisch ein affektbetontes, namentlich ambivalentes Ereignis, z. B. ein sexuelles Attentat. Seltener können die Wonnen der Exstase heraufbeschworen werden. Die Grundlage der Dämmerzustände sind die hysterische, epileptische, schizophrene Disposition, Vergiftungen, namentlich der pathologische Rausch, auch der Schlaf (Pavor nocturnus, Schlafwandeln, Schlaftrunkenheit), seltener

Migräne, Hirnerschütterungen, Hirnstörungen nach Erhängen, gelegentlich einmal schwere Aufregungen bei Psychopathen. Bei der Hysterie ist der ganze Mechanismus psychogen; in den toxischen Zuständen bei Epilepsie und bei Schizophrenie bildet meist die Hirnstörung die eigentliche Ursache, und ein psychischer Komplex bestimmt den Inhalt des Delirs. Es ist selbstverständlich, daß sowohl bei Epilepsie wie bei Schizophrenie das Verhältnis der beiden Ursachen ganz verschieden sein kann; es gibt extreme Fälle in beiden Richtungen, einerseits Zustände, in denen das Organische das Bild ganz beherrscht und anderseits solche, die ganz psychogenen (hysterischen) Charakter haben und bei denen keine akute Veränderung des Grundzustandes Anlaß dazu gibt. Liegt, wie oft bei der Epilepsie, primäre Angst vor, so färbt sich der Wahninhalt in diesem Sinne.

Natürlich beobachtet man auch ganz leichte Dämmerzustände und Delirien, in denen der Gedankengang bloß mehr oder weniger unklar ist. Diese leichten Formen zusammen mit den Delirien und Dämmerungen mögen vorläufig *Trübungszustände* genannt sein.

Es gibt aber auch eine andere graduelle Abschwächung des Bewußtseins, indem äußere Reize eine abnorm große Intensität brauchen, um bewußt zu werden und auch die Assoziationen schwer und unvollständig ablaufen, aber ohne daß es zu Verkennungen der Situation kommt. Leichte Zustände dieser Art nennt man *Benommenheit*, etwas schwerere und namentlich solche, wo die Bewegungen beschränkt werden, *Somnolenz*; solche, in denen nur stärkere Reize eine Reaktion auslösen, sind als *Torpor* oder *Sopor*, und solche, in denen gar nicht mehr reagiert wird, als *Koma* bezeichnet. Im letzteren Zustand nimmt man eine *eigentliche Bewußtlosigkeit* an, d. h. ein Fehlen bewußter Psychismen, natürlich etwas ganz anderes als die fälschlich sog. Bewußtlosigkeit in einem Dämmerzustand.

In allen diesen Störungen ist der *Umfang des Bewußtseins*, d. h. die Zahl der gleichzeitigen Vorstellungen, stark vermindert, in den Dämmerungen mehr oder weniger systematisch, in anderen Zuständen in diffuser Weise.

Eine Art physiologischer Bewußtseinsstörung ist der *Schlaf*, der auch Anlaß zu einigen krankhaften Symptomen geben kann. Ob man im Schlaf immer träumt, darüber streitet man sich. Das Einschlafen geschieht durch eine „Schaltung“, einen besonderen Akt, für den die Ermüdung Disposition, eine psychisch bedingte Einstellung der Anlaß zur Ausführung wird. Gehindert wird der Schlaf namentlich durch Affekte, synthyme und katathyme, durch letztere namentlich oft dadurch, daß „Komplexe“, die in der Tagesarbeit mehr oder weniger verdrängt werden, sich geltend machen, sobald das zielbewußte Denken eingestellt wird. Die Schlafstörung durch andauernden Lärm beruht in erster Linie auf der Einstellung zu diesem Lärm. Im Wagengerassel der Großstadt schlafen Millionen Menschen; die eine Frau schläft nicht, weil der Gatte schnarcht, die andere, weil er abwesend ist und sie ihn nicht schnarchen hören kann — je nach der Einstellung zum Gatten. Der Schnarchende selber könnte in erster Linie nicht schlafen, wenn das Schnarchgeräusch das wesentlich Störende wäre. Die Krankenpflegerin schläft im größten Lärm, erwacht aber ob dem unregelmäßigen Atmen ihres Patienten.

Die *Erholungsfunktion* des Schlafes hat eine besondere Schaltung, denn man kann in depressiven Zuständen monatelang den Schlaf im Sinne der Bewußtseinsherabsetzung entbehren ohne sichtbare Folgen, während eine von außen verursachte Schlaflosigkeit von nur 8 Tagen tödlich ist. *Auch schadet teilweise Schlaflosigkeit wenig oder gar nichts, wenn man es fertig bringt, ruhig liegen zu bleiben und sich nicht durch den „Kampf mit dem Schlaf“ zu erschöpfen.*

Schlafwandeln kommt bei Nervösen aller Art und — in geringem Grade — bei Gesunden, besonders in der Jugend, vor. Namentlich erzeugt brüskes Gewecktwerden manchmal einen Traum bei schon eingeschalteter Motilität. In dieser „*Schlaftrunkenheit*“ kommt es dann unter Umständen zu ungeschickten Handlungen, ja zu Todschlag. Bei Kindern äußert sich die Schlaftrunkenheit ohne Weckreiz oft als ängstliches Geschrei *(Pavor nocturnus)*, das sich nicht gleich abstellen läßt. Das Syndrom ist manchmal rein psychisch bedingt, in anderen Fällen durch Atmungshindernisse (Tonsillen!) begünstigt oder verursacht.

„Die Besonnenheit“.

Im Gegensatz zu den Bewußtseinsstörungen steht die Besonnenheit, ein Begriff, der jedem klar ist, obwohl man ihn nicht recht definieren kann. In besonnenen Zuständen fehlt jede Bewußtseinsstörung, die Orientierung ist gut. Ein noch so gehemmter Melancholiker kann innerhalb des ihm zugänglichen Ideenkreises normal denken und sich orientieren; er ist also besonnen. Die meisten chronischen Zustände der Schizophrenie ermangeln der Besonnenheit nicht, obgleich die Kranken unter Umständen ganz unsinnig handeln. Die Hauptmasse der Denkfunktion läuft doch richtig ab; namentlich ist die Orientierung gut, und die Möglichkeit, sich mit dem Patienten über manche Dinge richtig zu verständigen, bleibt vorhanden. Objektive Zeichen der Besonnenheit sind die Orientiertheit, die Fähigkeit, sich auf Fragen hin zu besinnen, und die, sich etwas zu merken.

Der Begriff ist deshalb ein wichtiger, weil in der Besonnenheit die nämlichen Symptome eine ganz andere Bedeutung haben als in Zuständen von Bewußtseinsstörung: In Dämmerzuständen sagen die konfusesten Wahnideen nichts über die Prognose, fast ebensowenig Körperhalluzinationen. Beide Symptome in Besonnenheit beweisen einen schweren Zustand, das letztere speziell einen schizophrenen.

VII. Die Störungen der Affektivität.

Da die affektiven Anlagen von Mensch zu Mensch besonders stark schwanken, überschreiten sie auch am leichtesten die Grenzen der „Norm“; die sog. Psychopathen sind in Wirklichkeit fast alle ausschließlich oder vorwiegend *Thymopathen*; da ferner die Affektivität alle übrigen Funktionen beherrscht, kommt ihr — und zwar schon bei kleinen Abweichungen — in der Psychopathologie überhaupt eine hervorragende Rolle zu, nicht nur durch ihre eigenen Krankheitserscheinungen, sondern noch mehr dadurch, daß affektive Mechanismen bei Störungen auf beliebigen Gebieten erst die manifesten Symptome schaffen. Was wir psychogen nennen, ist meistens thymogen. Der Einfluß der Affekte auf die Assoziationen schafft Wahnideen, systematische Zerspaltungen der Persönlichkeit, hysteriforme Dämmerzustände; Verschiebungen und Irradiationen erzeugen Zwangsideen und Zwangshandlungen usw. Als ganz besonders pathogen erweisen sich ambivalente Gefühlskomplexe, d. h. innere Konflikte, die das Individuum nicht lösen, sondern nur verdrängen kann.

Manche Affektstörungen kommen von innen heraus, sozusagen aus der Physiologie des Gehirns und des allgemeinen Chemismus, wobei man, gewiß mit Recht, namentlich an die inneren Sekretionen (im weitesten Sinne) denkt, ohne etwas Bestimmtes zu wissen. Die melancholischen und manischen Affektlagen, die Euphorie der chronischen Alkoholiker, die meisten Verstimmungen der Epileptiker und Imbezillen gehören hierher; ferner natürlich die angeborenen abnormen Gefühlseinstellungen. Diese letzteren können selbständige Bedeutung haben („konstitutionelle Verstimmungen“) oder den Boden bilden, auf dem andere Krankheiten entstehen. Um Hysteriker oder Neurastheniker zu werden, bedarf es bestimmter affektiver Konstitutionen, die gewöhnlich angeboren sind. Solche krankhafte Konstitutionen sind wohl meist Übertreibungen der Charaktervariationen der Gesunden.

Andere Affektstörungen sind qualitativ richtige, aber quantitativ übertriebene Reaktionen auf ein Erlebnis, die ihre Ursache gewöhnlich in der Konstitution haben. Eine Mutter verliert ihr Kind. Nun erholt sie sich jahrelang nicht mehr von dem Schlag, sie bleibt in Trauer: *krankhaft lange Dauer des Affektes.* Oder sie reagiert so stark darauf, daß sie nicht mehr arbeiten, nicht mehr essen kann, daß sie vollständig von dem Schmerz absorbiert ist und sich von einer Melancholischen in keiner Weise unterscheidet: *krankhafte Stärke des Affektes.* So können gewisse ängstliche Affekte zu Affektstupor (S. 70) und Verwirrung führen, Erscheinungen, die namentlich die Untersuchung von Kindern und Oligophrenen erschweren und oft in ganz falsche Bahnen lenken.

Auch an sich normale Affektreaktionen können dadurch als krankhaft erscheinen, daß der zugrunde liegende intellektuelle Vorgang abnorm ist: Ein Paranoiker glaubt eine weltbewegende Entdeckung gemacht zu haben; nun wird er gehobener Stimmung, oder er fühlt sich verfolgt und wird gereizt. In beiden Fällen sind die Affekte normale Reaktionen auf krankhafte Ideen; die Affektbildung selbst ist normal. Ebenso gibt es eine sekundäre Apathie, z. B. bei Organischen, die viele Erlebnisse nicht verstehen und deshalb natürlich nicht darauf reagieren können. Sobald sie etwas in seiner Bedeutung erfaßt haben, reagieren die nämlichen Kranken sehr lebhaft darauf.

In einem ganz anderen Sinne sekundäre Affektstörungen sind die *krankhaften Irradiationen* und *Affektverschiebungen:*

Die Patientin hat Ekel und Angst vor hörnchenartigen Suppeneinlagen und anderen hornförmigen Dingen, weil sie einmal von einem Stier erschreckt wurde, dessen Genitalien und Hörner ihr besonders Eindruck machten. Eine Schizophrene v. Speyrs hatte einen Haß auf einen Gutsbesitzer, weil er ihren Mann betrogen hatte. Als sie auf einem abgelegenen Hofe in die Wochen kam, mußte ihr statt einer Hebamme die Frau des Gutsbesitzers assistieren. Der Haß übertrug sich vom letzteren auf die Frau, von dieser auf das eigene Kind, das sie zu Tode marterte.

Die meisten Affektstörungen sind vorübergehende Episoden oder Phasen. Die dauernden sind meist angeboren, seltener erworben wie die chronische Euphorie der Alkoholiker, die Labilität und manche euphorische oder depressive Dauereinstellung der Organischen, die Nachhaltigkeit und Stärke der Affekte bei den Epileptikern.

a) Die krankhafte Depression. Die Angst.

In der allgemeinen Depression werden alle Erlebnisse, die inneren und die äußeren, mit psychischem Schmerz verschiedener Nuancen betont. Die leichteren Fälle gleichen der normalen „Niedergeschlagenheit“. Weniger gut kann man sich in die affektive Situation des schweren Melancholikers hineindenken. Er hat alles verloren, was für ihn von Wert war, und dennoch erwartet er für sich und seine Lieben noch Schlimmeres, Schlimmeres als man sich ausdenken kann. Durch „Ablenkung“, d. h. Vermehrung der Sinneseindrücke, die ja nur unangenehm betont sind, wird der Schmerz meist verstärkt, außer in den Fällen, wo das Gefühl, daß es dem Kranken nirgends wohl ist, zu einem beständigen Wechsel der Umgebung führt. Oft bekommen die Wahrnehmungen den Charakter des Fremden, des Unheimlichen, des Einförmigen; die optischen Eindrücke sind grau in grau, die Speisen entbehren ihres eigentümlichen Geschmacks, die Dinge stehen wie schief. Das Denken an sich wird nicht nur mit Unlustgefühlen betont, sondern es geht schwer, und inhaltlich können nur schmerzliche Ideen durchgedacht werden; Gedanken mit angenehmem Inhalt bleiben als flüchtige, vorübergehende Vorstellungen ohne Einfluß auf die Überlegungen und auf das Befinden. Zu Handlungen kann der Kranke sich schwer entschließen, und wenn er es fertig bringt, sich zu bewegen, so macht ihm das in der Regel große Mühe.

Der *Gedankenablauf* ist gehemmt (s. S. 41), geht langsamer; man hat Mühe, etwas auszudenken; Wechsel der Zielvorstellungen kostet Anstrengung oder ist gar nicht möglich; die Kranken fallen immer in die nämlichen Ideen traurigen Inhaltes zurück, oder sie kommen gar nie von ihnen los (*Monideismus*).

Unter den Nuancen der Depression, von denen nur erwähnt seien Trauer, Verzweiflung, Gewissensbisse, nimmt die *Angst* eine besondere Stellung ein. Zwar ist sie häufig mit den gewöhnlichen Formen von Depression verbunden, indem sie diese einfach kompliziert. Sie kann aber auch isoliert auftreten. Man hat deswegen von verschiedenen Gesichtspunkten ausgehend geradezu eine Angstpsychose und eine Angstneurose als besondere Krankheitsformen abgrenzen wollen. Die Angst hat jedenfalls verschiedenen Ursprung: In vielen Fällen hängt sie deutlich mit Erschwerung der Sauerstoffatmung der Gewebe zusammen oder mit anderen Störungen von vitaler Bedeutung, bei Krankheiten des Herzens, der Respirationsorgane, des Blutes. Sie ist ferner unzweifelhaft, wie man schon lange wußte, wie aber erst FREUD in ein helleres Licht gesetzt hat, in irgendwelchem Zusammenhange mit der Sexualität. Gereizte aber, unbefriedigte Sexualität führt zu verschiedenen Formen von Angst, die sich z. B. bei Neurosen in Anfälle anderer Symptome verwandeln kann: Heißhunger, Schweißausbrüche, Asthma, Diarrhöe, Schwindel usw. Wir wissen auch, daß die normale Sexualität eine Angstkomponente hat, und daß gar nicht selten Orgasmus durch ängstliche Situationen (sogar Eile, auf die Bahn zu kommen, in der Schule Tadel des Lehrers, schwere Aufgaben) ausgelöst wird. In vielen Fällen von mit Angst verbundenen Psychosen sehen wir einen unbändigen Trieb zum Onanieren, der mit dem Affekt wieder verschwindet. Es muß aber noch andere pathologische Quellen der Angst geben. Wo durch körperliche Prozesse, die wir noch nicht kennen, Depression überhaupt entsteht, kann auch die Angst erzeugt werden, soweit wir wenigstens bis jetzt urteilen können, also bei allen melancholischen Zuständen der verschiedensten Krankheiten.

In noch auffälligerer Weise als die anderen Affekte kann die Angst ohne Verbindung mit Vorstellungen sein: Der Kranke kann Angst haben ohne zu wissen warum, und sich ganz klar sein, daß kein Grund dazu da ist („frei flottierende Angst"). In vielen Fällen schafft sich erst die Angst Vorstellungen, an die sie geknüpft wird, und die sie scheinbar bedingen.

Katathyme Angst um ein bestimmtes Familienglied ist bei Gesunden und Kranken in der Regel Ausdruck eines (verdrängten) Wunsches, dieses möchte nicht mehr da sein. Eine latent Schizophrene hat ein Kind vom ungeliebten Mann und fällt schon der Hebamme durch ihre Ängstlichkeit auf: „wenn nur dem Kinde nichts begegnet!" Einige Monate später vergiftet sie es. Ein Fräulein erkrankt an übertriebener Angst um die Mutter; sobald diese ausgegangen, muß sie immer ans Fenster um zu sehen, ob ihr nichts begegnet sei, ob sie zurückkomme. Sie ist stark an den Vater gebunden und unbewußt eifersüchtig auf die Mutter.

Die Angst ist besonders häufig von körperlichen Symptomen in Form von allerlei Mißempfindungen in irgendwelchen Organen begleitet. An den Ort der stärksten Empfindung wird sie oft selbst lokalisiert; so spricht man von *Präkordialangst*, der häufigsten Begleiterscheinung aller Depressionen, von *Kopfangst* usw.

Auch die Depression selbst hat meist deutliche *körperliche Symptome*. Der ganze Turgor vitalis ist vermindert, die Kranken scheinen älter als sonst; der Stoffwechsel und der Appetit liegen darnieder. Der Tonus der Muskeln, namentlich der der Strecker und Abductoren ist vermindert; die letzteren bewegen sich mühsamer als ihre Antagonisten, alle möglichst wenig ausgiebig und langsam. Die Haltung wird dadurch gleichförmig, schlaff, gebückt, mit Neigung zum Anziehen der Gliedmaßen. In der Schrift sehen wir meist die Tendenz, die Zeilen nach abwärts zu neigen.

In manchen Fällen, besonders bei Angst, besteht statt der motorischen Hemmung der Trieb, die innere Spannung durch Bewegungen auszudrücken oder los zu werden *(Melancholia agitata)*. Andere Patienten haben im Gegensatz zu den gewöhnlichen Melancholischen kein Müdigkeitsgefühl und laufen beständig herum, machen, wenn man es ihnen erlauben kann, ausgedehnte, rastlose Spaziergänge.

Die *Atmung* wird leicht gestört, indem die Inspiration unausgiebiger wird; damit hängen die häufigen *Oppressionsgefühle* zusammen; der *Puls* ist meist spitz, klein, die Arterie kontrahiert; Angst erhöht den Blutdruck. Ein verstärker *Tonus der Schlundmuskulatur* verursacht sehr häufig ein quälendes Gefühl der Einschnürung und gibt Anlaß zu Nahrungsverweigerung und zu Beklemmungen. Alle möglichen anderen *Dysästhesien* können außerdem die Depression begleiten.

Depressionen kommen bei den verschiedensten Psychosen vor. Mit dem Alter wächst die Neigung dazu und mit der Zunahme von Kreislaufstörungen die der ängstlichen Erregungen. Bei allen melancholischen Zuständen, vor allem denen des manisch-depressiven Irreseins, ist die Depression das wesentliche Symptom. Es gibt aber gewiß außerdem Depressionen anderer Art, die wir noch nicht charakterisieren können. — Die Angst ist auch eine wichtige Begleiterscheinung der Phobien, Zwangsideen und Zwangshandlungen.

b) Die krankhaft gehobene Stimmung (Exaltation, Euphorie).

Wir können zwei Arten von Exaltation unterscheiden, die aber durch alle Zwischenstufen miteinander verbunden sind. In der *einfachen Euphorie* genießt man die Welt und seine eigene Existenz besonders lebhaft; Empfindungen und Gedanken sind lustbetont. Diese Affektlage treffen wir bei den sonnigen Naturen unter Gesunden, unter den Kranken bei nicht eigentlich manischen Paralytikern, seltener bei Senilen und häufig in der euphorischen Verstimmung von Epileptikern. Bei der zweiten Form, die mehr den Namen der Exaltation im engeren Sinne verdient, sind zugleich das Selbstbewußtsein und damit das Streben und die Ansprüche maßlos gesteigert. Konflikte werden dadurch unvermeidlich und führen regelmäßig zu schweren zornigen Aufwallungen. Man bezeichnet die Zustände, in denen dieses Symptom (zusammen mit Ideenflucht und Beschäftigungsdrang) vorkommt, als manische und den Affektzustand als *manische Verstimmung*. In etwas leichterer Form und ohne die Ideenflucht sehen wir diese Exaltation in der gewöhnlichen Alkoholeuphorie.

Die Lustbetonung kann natürlich auch hier wieder verschiedene Nuancen haben: Fröhlichkeit, Ausgelassenheit, ästhetisches Genießen, ein allgemeines unsägliches Wonnegefühl (letzteres besonders bei Paralyse); die die *Verzückungen* begleitende Seligkeit ist wohl etwas prinzipiell anderes als die manische Euphorie, und zwar ebenso als Gefühlsqualität wie in bezug auf den Entstehungsmechanismus, der wohl bei der Hysterie regelmäßig eine katathymer, bei der Epilepsie gewöhnlich ein autotoxischer, bei der Schizophrenie bald mehr das eine, bald mehr das andere ist.

Entsprechend der Natur der positiven Affekte beim Gesunden ist die Stimmung bei diesen Kranken eine viel labilere als bei den Deprimierten. Sie folgen mit ihren Affektschwankungen den verschiedenen Gesprächsthemen, verlassen aber gewöhnlich die euphorische Grundstimmung nicht. In einzelnen Fällen aber können solche Schwankungen sogar bis zu Depressionen gehen, in denen die Patienten durch eine traurige Vorstellung zu Tränen gerührt werden.

Wie bei der Depression Hemmung, so haben wir bei der Exaltation oft Erleichterung des Vorstellungsablaufes bis zur Ideenflucht und regelmäßig erleichterte Umsetzung der Gedanken in Handlungen. Manische

Kranke sehen jünger aus, der Turgor vitalis ist gehoben, die Haltung das gerade Gegenteil von der des Deprimierten. Die übrigen körperlichen Symptome sind weniger ausgesprochen als bei der Depression, wenn auch der Puls eine Neigung zu Größe und Weichheit hat.

Die Exaltation kann wie die Depression bei jeder Krankheit interkurrent vorkommen; zum Bilde gehört sie bei den manischen Zuständen, und Bestandteil der eigentlichen Krankheit ist sie im manisch-depressiven Irresein. Als chronische Verstimmung kommt sie vor bei Alkoholikern, ferner als Teilerscheinung von psychopathischen Konstitutionen.

c) Krankhafte Reizbarkeit.

Ein überstarkes Anschlagen aller Affekte kann die Grundlage eines abnormen Charakters und hysterischer und ähnlicher Krankheitsbilder sein. Ferner kommt eine solche Anomalie bei den organischen Psychosen und bei Epilepsie vor und vorübergehend auch bei bloßer Erschöpfung, wo allerlei nicht nur endogene, sondern auch reaktive Verstimmungen und „Affektkrisen" auftreten können. Was man aber unter krankhafter Reizbarkeit versteht, ist eine *spezielle Tendenz zu Ärger und Zorn und Wut.* Sie kommt schon bei Neurasthenischen vor, die sich über alle stärkeren Sinneseindrücke und jede Störung im Übermaße ärgern können. Bei den eigentlichen Geisteskranken sehen wir sie wie erwähnt als Teilerscheinung der Exaltation, dann aber kann sie als mehr selbständige Affektstörung alle Blödsinnsformen begleiten. Das ist zum Teil darin begründet, daß Wut die normale Reaktion ist auf eine gefährliche Situation, die man nicht versteht: unter solchen Umständen nützt Überlegung nichts mehr, dagegen kann ein blindes Umsichhauen oder Sichlosreißen ohne Rücksicht auf die Umgebung und die Integrität des eigenen Körpers manchmal das Leben noch retten.

Die krankhafte Wut ist oft verbunden mit vorübergehender Trübung der Überlegung. Sie irradiiert sehr leicht von den Personen und Dingen, die zu dem Affekt reizten, auf andere Personen und auf Gegenstände, mit Vorliebe auf solche, die leicht zerstörbar sind, Scheiben, Geschirr, auch die eigenen Kleider. Merkwürdigerweise wendet sich der Zerstörungstrieb gar nicht selten gegen sich selber, namentlich bei Oligophrenen, die sich kratzen, schlagen, beißen, die Haare ausraufen, unter Umständen sich auch mit Instrumenten verletzen.

Die Reizbarkeit ist oft Symptom vorübergehender *endogener Verstimmungen,* so namentlich bei Oligophrenen, Schizophrenen und Epileptikern. Auf äußere Reize sehen wir die Zornreaktion aus erwähnten Gründen namentlich bei Oligophrenen, dann als Teilerscheinung der allgemeinen Intensitätserhöhung der Affekte bei Epileptikern und vor allem bei Schizophrenen, bei denen Wutausbrüche oft die einzigen Zeichen erhaltener Affekte sind, während in den leichteren Fällen schon eine weniger gesteigerte Reizbarkeit manchmal allein der Umgebung die Krankheit verrät.

d) Apathie.

Die Lebhaftigkeit der Affekte ist in erster Linie von der Konstitution abhängig. So gibt es Leute, die von Natur torpid, apathisch sind. Bei den Psychosen kommt Apathie in dem Sinne, daß die Affekte vernichtet wären, wohl nicht vor; bleiben diese doch erhalten bei den schwersten Zerstörungen von Gehirnmasse und lassen sie sich auch bei scheinbar vollständiger schizophrener Apathie auf Umwegen als vorhanden erweisen. Immerhin kann es bei einzelnen Enzephalitikern schwierig sein, Spuren der verschiedenen Affekte zu finden; wir wissen aber noch nicht, was das bedeutet. Als Teilerscheinung allgemeiner Erschwerung psychischer Vorgänge durch Hirnschwellung und ähnliches wird natürlich unter Umständen auch ein apathisches Verhalten bedingt. Bei Senilen, die die Welt nicht mehr recht verstehen, beobachten wir nicht so selten eine sekundäre Interesselosigkeit gegen alles, was um sie vorgeht, sehr viel seltener gegenüber dem, was man mit ihnen selbst vornimmt. Melancholiker, die so in ihr Elend versunken sind, daß ihnen alles andere als unbedeutend vorkommt, werden manchmal als apathisch verkannt; auch behaupten viele solcher Kranker selbst, sie hätten keine Gefühle mehr, sie seien apathisch, weil sie neben dem einen großen Schmerz, der in der Krankheit liegt, die Gefühle für ihre Familie nicht mehr spüren können. Gegenüber der neurasthenischen Reizbarkeit gibt es auch eine *neurasthenische Gleichgültigkeit*, die sich um nichts mehr kümmert; noch häufiger aber sperren Hysterische für kürzere Zeiten die Affekte vollständig ab, so daß sie apathisch erscheinen. Die dauernd ganz apathischen „Psychastheniker", die die Franzosen beschreiben, würden wir jedenfalls zu den Schizophrenen zählen.

e) Veränderte Dauer der Affekte.

Eine abnorm *lange Dauer* der Affekte haben wir bei manchen nicht geisteskranken Leuten, die aus einer Verstimmung nicht mehr herauskommen und z. B. einen Haß immer mit sich herumtragen müssen. Bei der Epilepsie dauern die einmal angeregten Affekte ebenfalls abnorm lange, auch wenn andere Erlebnisse dazwischen kommen. Eine kleine Unannehmlichkeit kann auch einen angeboren Schwachsinnigen tagelang aufregen. Solche Kranke haben eine zu starke *affektive Tenazität*, ein Begriff, der sowohl das zu langsame Abklingen eines Affektes nach dem erregenden Erlebnis wie auch die *geringe Ablenkbarkeit* durch ein neues Erlebnis umfaßt.

Wichtiger und besser bekannt ist die zu große *Labilität der Affekte*, die abnorm kurze Dauer derselben und vergrößerte affektive Ablenkbarkeit. Sie ist konstitutionell bei manchen sonst Gesunden. Kinder sind normaliter labil; man vergleicht ihnen mit Recht die Senilen; nur sollte man alle Organischen in dieser Beziehung zusammen erwähnen: bei ihnen schlagen alle Affekte sehr leicht an, haben aber keine Dauer, namentlich lassen sie sich zu leicht ablenken. Labilität der Affekte ist auch in den Intervallen des vorgerückteren manisch-depressiven Irreseins etwas Häufiges. Auch Imbezille können an dem nämlichen Fehler leiden.

f) Emotionelle Inkontinenz.

Die meisten Patienten mit zu großer Labilität der Gefühle beherrschen sich auch schlechter als Normale. Sie müssen jedem Affekt nachgeben, sowohl indem sie ihn ausdrücken als auch indem sie nach ihm handeln. Doch gehen Labilität und Inkontinenz nicht immer parallel. Es gibt auch Leute ohne auffallende Labilität, die ihre Gefühle nicht zügeln können. Einer unserer Imbezillen, der noch ein ganz guter Arbeiter war, konnte zu seinem Leidwesen nicht Karten spielen, weil er durch ein lachendes oder jämmerliches Gesicht den Mitspielenden immer verriet, ob er gute oder schlechte Karten bekommen hatte, so daß diese sich danach richten konnten. Eine stramme Beherrschung der Affekte ist bei Geisteskranken nicht gerade häufig.

g) Affektive Ambivalenz.

Schon der Normale fühlt manchmal zwei Seelen in seiner Brust, er fürchtet ein Ereignis und wünscht es herbei, z. B. eine Operation, die

Übernahme einer neuen Stellung. Am häufigsten und besonders drastisch sind solche Doppelbetonungen bei Vorstellungen von Personen, die man zugleich haßt oder fürchtet und liebt, und hier wieder besonders, wenn die Sexualität mitspricht, in der selbst schon ein mächtiger positiver und ein fast ebenso mächtiger negativer Faktor liegt; der letztere bedingt unter anderem das Schamgefühl und alle die sexuellen Hemmungen und die negative Wertung der Sexualbetätigung als Sünde, die Einschätzung der sexuellen Enthaltsamkeit als einer hohen Tugend [1].

Solche *ambivalente* Gefühlsbetonungen sind aber beim Gesunden die Ausnahme; im ganzen zieht er das Fazit aus widersprechenden Wertungen; er liebt weniger wegen begleitender schlechter, und haßt weniger wegen begleitender guter Eigenschaften. Der Kranke aber kann oft die beiden Strebungen nicht zusammenbringen; er haßt und liebt nebeneinander, ohne daß sich die beiden Affekte abschwächten oder überhaupt beeinflußten. Er wünscht den Tod der Frau, und wenn ihm die Halluzinationen denselben vorspiegeln, so ist er verzweifelt, kann aber auch jetzt neben dem Weinen gleichzeitig darüber lachen.

Ambivalente Komplexe sind es hauptsächlich, die die Pathologie (und viele Erscheinungen der normalen Psyche, Traum, Poesie usw.) beeinflussen. In der Schizophrenie treten sie ganz offen zutage; in den Neurosen sind sie meist der wichtigste kausale Faktor.

h) Angeborener Mangel und Perversionen einzelner Affektgruppen.

Angeborener Mangel ist fast nur als Defekt der ethischen Gefühle beschrieben; außerdem kommt, wenn auch höchst selten, ein Defekt der Sexualität mit allen ihren Affekten vor.

Falsche Affektbetonungen im Sinne von Perversionen, bei denen die Triebseite im Vordergrund steht (Geschlechtstrieb, Nahrungstrieb), sind im Kapitel über die Triebe beschrieben.

i) Übertreibungen und Einseitigkeit der Affektwirkungen. Krankhafte Reaktionen.

Diese Störungen sind für die Neurosen, das Verständnis und die Behandlung abnormer Charaktere und für die Pädagogik von fundamentaler Wichtigkeit, weniger aber für die engere Psychiatrie, so daß hier nur einige Andeutungen gemacht werden können.

Starke Affekte können bei psychopathischen Personen zu Bewußtseinsstörungen führen. Bekannt ist das blinde Wüten bei Inhaftierten (Zuchthausknall) und Oligophrenen, das einige Minuten bis Stunden dauern kann. Es ist oft von Amnesie gefolgt. Übertriebene körperliche Symptome, Ohnmachten, Erbrechen, können den Anfall begleiten oder allein darstellen.

Dabei kann die Stärke des momentanen Affektes oder der Mangel an Hemmungen das Ausschlaggebende sein. Letzteres bei bestimmten Anlagen, bei manischer Verstimmung, bei Alkoholwirkung usw. Bei mehr chronischer Einwirkung werden leicht von Psychopathen auch Wahnideen gebildet, die bei Änderung der Situation wieder verschwinden. Dahin gehören ein Teil der „Haftpsychosen".

Ein Affekt kann auch alle psychischen Funktionen hemmen: *Stupor*; oder ein überwältigendes Erlebnis kann speziell die affektive Reaktion sperren, während noch genau beobachtet und überlegt werden kann (*Livingstone* von einem Löwen angegriffen). In geringerem Maße sehen wir eine Art Gleichgültigkeit bei Kindern und Psychopathen (belle indifférence des hystériques). Der Gedankengang kann sich *verwirren* (z. B. in einer Rede).

Mit dem Affektstupor nicht ganz identisch ist die *Befangenheit* (in weitestem Sinne). Es handelt sich oft nur um eine andere Einstellung; so wenn man etwas mit Bewußtsein nicht ausführen kann, was automatisch gut geht (bestimmte Schlösser öffnen und ähnliches). Kommt ein Affekt dazu, so ist die Wirkung natürlich noch stärker. Was man in der einen Situation weiß, steht einem in der anderen nicht zur Verfügung (Examenstupor, Treppenwitz). Wenn man sich besonders bemüht,

[1] Bleuler: Der Sexualwiderstand. Jb. psychoanalyt. Forsch. 5 (1913).

etwas zu leisten, oder wenn man Angst hat es könnte nicht gelingen, dann mißglückt es besonders gerne (Stottern, Harnstottern, Impotenz, Errötungsangst). Überhaupt wird alles, was mehr oder weniger automatisch abläuft, sei es psychisch oder physisch, durch das Hineinreden des bewußten Willens gestört (die gewöhnliche chronische Verstopfung durch psychische Angewöhnung an Mittel oder Beschäftigung mit dem Darm, Menstruationsbeschwerden, Geburtsschwierigkeiten).

Stuporöse Zustände können chronisch werden, gegenüber bestimmten Situationen, einem bestimmten Krankheitssymptom, gegenüber einem bestimmten Lehrer, einem Fach, in dem einmal etwas Ungeschicktes passierte. Daneben kann der Schüler normal erscheinen. Das Ungeschickteste, was man dagegen tun kann, ist, den Patienten zu brüskieren. Man muß im Gegenteil versuchen, durch wohlwollendes Ignorieren den Affekt zu beseitigen oder, bei Intelligenteren, durch Aufklärung eine andere Einstellung zu bekommen. Innere Komplexe wirken auch in gleicher Weise. Der Onaniekomplex (nicht die Onanie) verhindert den Schüler dauernd, sich auf anderes zu konzentrieren. Der Patient scheint dann ein schlechtes Gedächtnis zu haben. Auch *Verstimmungen,* traurige aber auch heitere, können aus solchen Komplexen hervorgehen: Ein Mann ist mehr homosexuell als heterosexuell angelegt und wird unzufrieden mit seiner Ehe, kann sich aber die Sachlage nicht klar machen, besonders da er seine Frau liebt und sie äußerlich gut miteinander auskommen. Nun wird er deprimiert, bessert sich aber, nachdem ihm alles klar geworden ist und er sich damit abgefunden hat.

Dauernde falsche Einstellungen entstehen namentlich durch Verletzung des Selbstgefühls, durch Behandlungen, die man als „*ungerecht*“ empfindet. Junge Leute, ja Kinder in den ersten Jahren können dadurch eine falsche Einstellung zum Leben bekommen und dauernd behalten.

So entsteht funktionell ein ganz anderer, gewöhnlich unsozialer Charakter, der sich nur bei genauem Zusehen vom angeborenen unterscheiden läßt, aber wieder umgebildet werden kann. Ausschlaggebend für die Diagnose ist in vielen Fällen das Vorhandensein moralischer Gefühle, wobei natürlich die bloße „Willensschwäche“ aus Flüchtigkeit der Affekte ausgeschlossen sein muß. Die Eltern, der Lehrer verstehen gewisse Reaktionen eines Kindes nicht und bestrafen es dafür. Es empfindet das als Ungerechtigkeit, kommt in eine Trotzeinstellung hinein, sieht alles nur unter dem Einfluß dieses Komplexes, *bildet sich geradezu eine besondere, diesem Zwecke angepaßte Moral:* „der Vater hat mir unrecht getan; er ist schuld an allem. Es ist nur recht, wenn ich ihm Schande mache, wenn ich stehle“. Solche Überlegungen bekommen so ausschließliche Wichtigkeit, daß die Rücksicht auf das eigene Wohl ganz zurücktritt: „es geschieht dir schon recht, wenn ich die Hände abfriere, du hast es ja gewollt“, wird Maxime, und diese bleibt den gewöhnlichen Überlegungen gegenüber unkorrigierbar, namentlich deswegen, weil die ganzen Zusammenhänge nur halb oder gar nicht bewußt werden. Nur eine richtige, pädagogische oder analytische Behandlung kann den Trotzkopf von dauerndem Verbrechertum retten. Eine junge Frau erkrankt ihrem Mann zuleide, der sie scheußlich behandelt, an „Erwartungsneurose“ und kann sich auch nach dem Tode des Mannes ein ganzes Leben lang nicht mehr aus der Krankheit herausarbeiten (S. 348). (Natürlich bestimmen auch noch wichtige andere Momente die Entstehung und namentlich die spezielle Art der Krankheit.) Kleine Kinder kommen oft, so gerne sie es sichtlich wollten, nicht aus der Trotzeinstellung heraus — und Erwachsene bei ihren Streitigkeiten ebenso; daher oft die günstige Wirkung von Vermittlern.

Ähnliche Einstellungen geringeren Grades entstehen bei jungen Leuten, die *bestimmte Talente* zu Handfertigkeit, Kunst oder in beliebiger anderer Richtung haben, aber gezwungen werden, sich anderswie auszubilden und zu betätigen. Sie *werden in eine autistische oder eine negativistische Einstellung der Welt gegenüber gedrängt.* Das nämliche ist der Fall *bei Leuten, die zu hoch hinaus wollen.* Viele Unzufriedenheiten, Neurosen und einzelne (paranoiaartige) Psychosen rühren von dem *Mißverhältnis von Ziel und Fähigkeiten* her. BUMKE erzählt charakteristisch, daß auffallend viele Studenten, welche zu ihm kommen, weil sie nicht mehr geistig arbeiten können, daran dachten, sich zu habilitieren.

Eine *mißglückte Ablösung* von den Eltern bewirkt Ähnliches.

Auch ein *einmaliges unangenehmes Ereignis* kann falsche Einstellungen oder Neigung zu bestimmten neurotischen Erkrankungen zur Folge haben.

Affekte und Triebe, die nicht befriedigt werden können, finden oft unschädlichen Abfluß spontan oder unter bewußter Führung dadurch, daß sie für ähnliche Handlungen verwendet werden: die sexuelle Liebe und der Kindertrieb assoziieren sich der gewöhnlichen Menschenliebe und betätigen sich in Wohltätigkeit und Krankenpflege („*Sublimierung*“ FREUDS), manchmal in kindischen Übertreibungen (Katzenliebe alter Jungfern); oft aber wird dadurch der ursprüngliche Trieb, besonders wenn er verdrängt ist, nicht befriedigt. Die Sublimierung äußert sich dann nur in immer wiederholtem Aufflackern von Strohfeuer, das nie eine Suppe fertig kocht.

Unter anderen Umständen werden die Affekte im Unbewußten „*aufgespeichert*“ (S. 18). Jedes neue ähnliche Erlebnis vermehrt die Spannung; so gibt es einerseits eine *Explosionsbereitschaft* auf bestimmte Ereignisse, anderseits ein (unbewußtes) affektives Aufsuchen von solchen Vorgängen: ein Kind, das einmal eine große Angst erlebt hat, ohne sie richtig zu verstehen, oder das die Angst verdrängt hat, wird immer ängstlicher, es wird für ängstliche Erlebnisse *sensibilisiert*, und doch begegnen gerade ihm immer wieder ähnliche angsterregende Zufälle. Später wird es neurotisch.

Sowohl unter einmaligen wie unter wiederholten oder chronischen Einflüssen gibt es falsche Einstellungen, die die Anpassung nicht nur verhindern, *sondern gegen bestimmte Unannehmlichkeiten immer empfindlicher machen (sensibilisieren)*. Ein Reiz, den man als selbstverständlich hinnimmt, stört nicht. Man denke sich einen Böswilligen, der uns bei der Arbeit im Zimmer durch Lärm und Erschüttern des Stuhles so reizt wie eine Fahrt auf der Eisenbahn: im ersteren Falle ist die Arbeit unmöglich; auf der Bahn aber arbeiten wir oft besonders gut. Der Säugling, der sich noch nicht denken kann, daß die Menschen seinetwegen ruhig sein sollten, paßt sich an jeden Lärm an, die Frau an das Schnarchen des Mannes, *den sie liebt*; die Anstrengung beim Sport gilt als Vergnügen und Erholung, auch wenn sie um ein Vielfaches die der „ermüdenden“ Arbeit übertrifft. Ein großer Teil der sog. neurasthenischen Symptome und die ganze „Erwartungsneurose“ beruht auf solchen Einstellungen. *Je nach der Einstellung wird man für Ereignisse, die sich wiederholen, besonders empfindlich oder besonders unempfindlich gemacht (auch für materiellen oder moralischen Schmutz)*.

Durch Sensibilisierung entsteht manchmal ein „*Reizhunger*“. Es gibt aber auch charaktermäßig reizhungerige Leute, bei denen immer etwas gehen muß, ob Freud oder Leid, ist gleich; oder es wird gerade das letztere vorgezogen („Leidseligkeit“, märtyrerartige Lust, immer ungerecht behandelt zu werden). Jeder Anlaß wird geschickt zu einer „Szene“ verarbeitet. Sogar eigenes Unglück wird nicht nur genossen, sondern gewiß auch mehr oder weniger angestrebt und herbeigeführt (normales Prototyp: Genuß einer Tragödie). Oft ist die Verarbeitung mehr eine innere: irgendwelche Erlebnisse werden im Sinne des Martyriums, bei manchen Kranken aber auch in dem der Selbstverherrlichung umgedeutet. Viele dieser Kranken erscheinen nur *unter bestimmten Umständen* oder *gewissen Personen gegenüber* abnorm. Sonst reagieren sie normal.

Nicht selten sind Komplexvorstellungen mächtiger als die verdrängenden Kräfte. Man wird dann von einer Erinnerung oft das ganze Leben verfolgt; irgendwelche ähnliche Erlebnisse lassen sie mit ihrer ganzen Affektladung auftauchen, oder sie treten auf, sobald keine energische Ablenkung sie abhält, oder sind gar beständig mehr oder weniger im Bewußtsein, die Stimmung und die inneren und äußeren Reaktionen beherrschend (*Dysamnesie* von Cécile Vogt).

Teils angeboren, teils komplexbedingt, ist das *übertriebene Bedürfnis nach Abwechslung, die Unmöglichkeit, dauernd in irgendeiner Situation auszuhalten:* an allen Orten hat man „Heimweh“ oder „Streit“. An jeder Beschäftigung ist nach einiger Zeit wieder etwas auszusetzen. Einesteils ist das normale Bedürfnis nach Abwechslung übertrieben, anderseits fehlt die Liebe zu dem Gewohnten.

Bekannt ist die *Unmöglichkeit, aus sich herauszukommen, sich mitteilen zu können,* für viele Personen, die viel Unrecht zu erdulden haben, ohne sich wehren zu können. Sie verdecken ihre Gefühle, sind zu Heimlichkeiten geneigt und werden auch bei gutem Charakter leicht unwahr.

Wie überall sind es namentlich *ambivalente* Gefühlskomplexe, die in dieser Weise pathogen werden, dann Situationen, die die negative Seite einer Suggestion, einer Tendenz hervorheben: wenn man einem kleinen Kinde eine Süßigkeit gibt und im Tone der Rede oder sonst wie die Erwartung andeutet, daß es mit Freude und besonderem Dank darauf reagiere, kann man ziemlich sicher sein, daß es sie nicht annimmt. Es ist überhaupt oft nur vom Zufall abhängig, ob die Maschine rückwärts oder vorwärts gehe.

Oft liegt die Schwierigkeit weniger in den Ereignissen, als in dem Nichtzusammenpassen zusammenlebender Charaktere. Da ist der Mann sehr ruhig, die Frau lebhaft und reizhungrig. Bei irgendwelchen Schwierigkeiten hat sie das Bedürfnis nach einer Szene. Je übertriebener sie sich äußert, um so weniger *kann* der Mann aus sich herauskommen, und dadurch wird wieder ihr Affekt gesteigert, bis der circulus vitiosus durch irgendeine kleine oder große Katastrophe für einmal wieder gesprengt wird.

Eine sehr nützliche, wenn auch natürlich ebensowenig erschöpfende wie scharf abgrenzende Einteilung der Reaktionstypen auf Schwierigkeiten, gibt Kretschmer: der Hysterische umgeht den Kampf, der Erethische nimmt ihn auf und übertreibt ihn, der Sensitive flüchtet in sein Inneres und bildet bestimmte Arten von Wahnideen und Zwangsvorstellungen, der Asthenische versinkt in untätige Depression.

Andere Einzelheiten über krankhafte Affektreaktionen siehe später unter: „Krankhafte Reaktionen“.

k) Pathologie der Affektstörungen.

Die Affektanomalien sind in erster Linie eine Funktion der Anlage. Auf dieser spielen einerseits die verschiedenen Reaktionen, die ins Krankhafte verzerrt werden können, anderseits gibt es endogene Niveauänderungen, für die die *Verstimmungen des manisch-depressiven Irreseins* das hervorragendste Beispiel sind.

Diese scheinen physiologischen Einstellungen zu entsprechen; doch ist auffallend, daß viele Manisch-depressive in den gesunden Zwischenzeiten auf psychische Reize abnorm stark reagieren, so daß man die Anfälle der Krankheit in Parallele setzen könnte mit diesen psychogenen Schwankungen; auch wird jedenfalls ein kleiner Teil der eigentlichen manisch-depressiven Auftritte durch psychische Ursachen ausgelöst, und es gibt für unsere Kenntnisse gleiche Verstimmungen, die dieser Krankheit nicht angehören und psychisch erzeugt sind. Die Schwierigkeit wird sich wohl auf folgende Weise lösen: die Affekte, wie andere Psychismen, verstärken sich selber; eine Depression z. B. bahnt die depressiven und hemmt die euphorisch gerichteten Assoziationen, wodurch der Affekt verstärkt und unterhalten wird. Ebenso hemmt sie auf körperlichem Gebiet z. B. die Atmung und Verdauung, macht sie den Puls ungünstiger und löst sie die ihr entsprechenden innersekretorischen Vorgänge aus unter Hemmung der euphorisch gerichteten, wodurch wieder der Affekt verstärkt werden kann. In diesen beiden kreisförmigen Ursachenzusammenhängen kann das krankmachende Agens an einem beliebigen Orte angreifen. Wir können annehmen, daß beim Manisch-depressiven eine besondere Labilität in der Funktion der endokrinen Drüsen gleich wie in der Affektivität bestehe. Die Schwankungen in der Drüsentätigkeit können irgendwie von außer ihnen, aber doch noch im Körper liegenden Ursachen bedingt sein; die Drüsenfunktion kann aber auch, wie es die Periodizität wahrscheinlich macht, sich bald zu leicht erschöpfen, bald zu stark funktionieren. In beiden Fällen haben wir den gewöhnlichen, „von innen heraus" bedingten manisch-depressiven Anfall — aber ebenso bekommen wir einen Anfall, wenn die Drüsen auf eine exogen (psychisch) bedingte Depression zu stark reagieren.

Irgendein Chemismus wird auch die meisten *Verstimmungen der Epileptiker und mancher Oligophrenen* bedingen. Doch ist auffallend, daß gerade die Oligophrenen mit Hirnherden, und überhaupt Kranke mit Hirnverletzungen die Neigung haben, endogene Verstimmungen (am häufigsten reizbare) hervorzubringen. Nicht ganz sicher, aber nach vielen Beobachtungen wahrscheinlich ist, daß es auch *periodische Verstimmungen psychogener* Natur, analog den im vorhergehenden Abschnitt erwähnten Dauereinstellungen gibt. Irgendein Komplex, sagen wir Unzufriedenheit mit den Eltern, ist halb oder ganz verdrängt, so daß das Kind sich nie volle Rechenschaft über sein Tun gibt. Das Bedürfnis nach Abreaktion macht sich aber in irgendwelchen Aufregungen oder Verstimmungen Luft und ist nachher für einige Zeit besänftigt. Nach und nach aber häuft sich die Spannung wieder an, um sich ohne neue Ursache oder bei irgendeinem alltäglichen Anlaß in gleicher Weise zu äußern.

Die Labilität der *Organischen* ist offenbar Teilerscheinung der allgemeinen Hirnstörung. Wir sehen ja eine geringe Nachhaltigkeit der Psychismen auch auf dem Gebiete des Gedächtnisses, und die Einschränkung der Assoziationen muß dazu beitragen, daß nur auf die aktuellen Situationen reagiert wird. Bei der *Epilepsie* laufen umgekehrt auch alle anderen Psychismen langsam ab; das Loskommen von einer Idee ist ebenso schwierig wie die Änderung eines Affektes.

Die *Neigung der Senilen zu Depression* wird nicht genügend verständlich durch Hinweis darauf, daß die Depressionen mit dem Alter und besonders mit Zirkulationsstörungen überhaupt zunehmen. Auch die *Euphorie der Paralytiker* ist ebensowenig erklärt wie die Seltenheit paralytischer Depressionen.

Die *krankhaften Reaktionen* (S. 340) bedürfen keiner besonderen Erklärung, da sie normalen Mechanismen entspringen, die nur infolge außerordentlicher Anlässe oder von der Norm abweichender Anlage übertrieben und einseitig wirken.

VIII. Die Störungen der Aufmerksamkeit.

Die Aufmerksamkeit wird von dem Zustand anderer Funktionen besonders stark in Mitleidenschaft gezogen. Erschöpfung und viele krankhafte Zustände rauben die Konzentrationsfähigkeit. Der Umfang der Aufmerksamkeit wird mitbestimmt von der Menge der gleichzeitig möglichen Assoziationen, ist also herabgesetzt bei den Organischen; die übertriebene Anschlagsfähigkeit psychischer Prozesse beim Manischen macht die hemmende Wirkung der Tenazitätsanstrengung auf ablenkende Einflüsse erfolglos; der Mangel der Tenazität bei den Organischen wird bisweilen in unregelmäßiger Weise überkompensiert durch torpide Schwerbeweglichkeit der psychischen Prozesse, so daß sich sekundäre Hypovigilität mit mangelnder Tenazität vergesellschaftet. In Dämmerzuständen, Vergiftungen u. dgl., wo der Gedankengang zu unklar wird, kann man kaum mehr von Aufmerksamkeit sprechen, auch wenn deutliche Affekte da sind, da die inneren und äußeren Strebungen zusammenhanglos werden können. Das Folgende hebt deswegen in etwas schematisch vereinfachter Weise nur das Wichtigste heraus.

Die Aufmerksamkeit variiert ceteris paribus mit den Affekten. Sind diese labil, oder wird den verschiedensten Ideen das nämliche Interesse entgegengebracht (Nivellierung der Ideen, nach oben bei manischen Zuständen, nach dem Nullpunkt hin bei Gleichgültigkeit und Verständnislosigkeit), so ist natürlich die Vigilität, die Ablenkbarkeit der Aufmerksamkeit eine große. Die Tenazität braucht dabei nicht vermindert zu sein, da ohne Ablenkung das Thema festgehalten werden kann; nur gibt es eben wenig Verhältnisse, in denen äußere und innere Ablenkungen längere Zeit fehlen.

Sind die Affekte stabil, so ist auch die *Tenazität* eine hohe.

Bei Schizophrenie und epileptischen Ausnahmezuständen, seltener bei neurasthenischen und anderen Störungen, finden wir manchmal eine sonderbare Mischung von übertriebener und geringer Ablenkbarkeit. Auf Fragen und manche andere Anregungen gehen die Patienten nur schwer ein, reagieren aber auf manche zufälligen Sinneseindrücke: das Schlagen der Uhr, das Eintreten einer Person, ein nicht zu ihnen geäußertes Wort, irgendeinen Gegenstand, den zufällig ihr Blick trifft. Die Epileptiker und manche Schizophrenen gehen dann aber regelmäßig zu ihrem früheren Thema zurück, wenn sie nicht gleich von Anfang an die neue Idee in den bestehenden Gedankengang verwoben haben (S. 46).

Die *Konzentration* hängt hauptsächlich von der Stärke der Affektivität ab, doch ist sie bei labilen Affekten leicht ungenügend.

Ob bei schwachen Affekten und entsprechend geringer Konzentration die Tenazität gut ist oder nicht, hängt von Begleitumständen ab. Ein apathischer Schizophrene kann einen halben Tag lang alle seine geringe Kraft auf ein Fädchen konzentrieren, das er in den Händen hält. Umgekehrt kann er durch jede Kleinigkeit abgelenkt werden, weil ihn sozusagen kein Interesse zurückhält. Hypotenazität verbunden mit Hypovigilität ist etwas Gewöhnliches, wo Affekte und Intelligenz darniederliegen, bei Benommenheitszuständen, apathischer Imbezillität usw.

Eine Hypotenazität ohne eigentliche Hypervigilität haben wir bei der *Aprosexie*, der Unfähigkeit, seine Gedanken z. B. beim Lesen auch nur kurze Zeit zu konzentrieren. Das Symptom kommt bei Behinderung der Nasenatmung durch Polypen und häufiger bei Neurasthenie vor.

Bei *Chorea minor* sind Vigilität und Tenazität herabgesetzt, ebenso — wenn auch in genetisch etwas anderer Weise — bei manchen torpiden Idioten.

Eine rasche *„Ermüdung“* der Aufmerksamkeit beobachtet man bei vielen Organischen, namentlich denen mit groben Hirnherden, auch bei Schizophrenen im akuten Stadium. Ungekehrt braucht es zuweilen bei Organischen längere Zeit, bis sie die Aufmerksamkeit gerade in der gewünschten Richtung konzentriert haben. Wahrnehmungsversuche fallen deshalb bei ihnen oft zunächst recht schlecht aus, ergeben aber nach einiger Zeit bessere Resultate, bis die Ermüdung wieder Verschlechterung bringt.

Der *Umfang* der Aufmerksamkeit ist verkleinert bei den Organischen und Oligophrenen durch die Beschränkung der Assoziationen, bei Melancholikern und Paranoikern durch das einseitige Interesse, und bei Epileptikern durch beides zusammen. Bei den Paranoikern und allen paranoiden Formen haben wir noch als wichtiges Symptom die katathyme Vigilität, die krankhafte *Assoziationsbereitschaft* für diejenigen Erlebnisse, die sich mit ihren Wahnideen verknüpfen lassen (vgl. Beziehungswahn S. 53).

Bei den Organischen ist die *habituelle Aufmerksamkeit* früher und stärker gestört als die *maximale*. Die Kranken können z. B. bei einer klinischen Vorstellung in bezug auf die Aufmerksamkeit vollständig normal erscheinen, aber sich zu gleicher Zeit auf der Abteilung, wo sie seit Wochen sind, nicht orientieren, ihr Schlafzimmer, ihr Bett nicht finden, weil sie nichts registrieren, was um sie und sogar mit ihnen vorgeht, wenn sie nicht einen besonderen Grund dazu haben. Und zwar können das Gedächtnis und die zusammenfassende Orientierungsfunktion in solchen Fällen noch genügend sein, so daß der Fehler mit Sicherheit der Aufmerksamkeit zuzuschreiben ist. Solche Kranke beachten sozusagen gar nichts, wenn sie nicht durch irgendeinen Umstand zur Aufmerksamkeit angehalten werden, dann aber in ganz normaler Weise. Wir sehen daraus auch, daß die *Intensität* wenigstens der maximalen Aufmerksamkeit gut sein kann, trotz stark eingeschränkter Assoziationen.

Die *Tenazität* der organischen Aufmerksamkeit ist meist herabgesetzt. Die Kranken können sich nicht dauernd mit einer Sache beschäftigen; sie schweifen ab und *ermüden* zugleich sehr rasch. Die nämlichen Patienten haben aber zugleich Mühe, auf ein anderes Thema überzugehen, das ihnen geboten wird: es besteht zugleich Hypotenazität und (sekundäre) Hypovigilität der Aufmerksamkeit. Bei manischen Zuständen der Paralyse kann die Hypovigilität durch die Ablenkbarkeit der Ideenflucht verdeckt werden; doch ist sie bei darauf gerichteter Untersuchung meist dennoch nachzuweisen, indem die Kranken z. B. nach Besprechung ihrer Personalien nicht leicht eine Frage nach ihrem Schulwissen sofort beantworten oder nur richtig auffassen können, und das auch, wenn die psychischen Prozesse im ganzen noch recht rasch ablaufen.

Bei den *Schizophrenen* ist oft das Verhältnis von aktiver und passiver Aufmerksamkeit umgekehrt wie bei den Organischen; sie registrieren ganz ausgezeichnet, was um sie vorgeht, auch wenn sie sich nicht besonders darum kümmern; wenn sie aber ihre Aufmerksamkeit konzentrieren sollten, so gelingt es ihnen nicht; manchmal werden sie durch Sperrungen daran verhindert („Sperrung der Aufmerksamkeit") und zugleich können sie oft ein Thema nicht festhalten.

In manchen Fällen, bei Schizophrenen, namentlich beim Gedankendrängen, bei Ermüdung, gegenüber Halluzinationen und Wahnideen, bei Phobien und anderen Zwangsvorgängen, bei der pathologischen Assoziationsbereitschaft ist die Richtung der Aufmerksamkeit eine *zwangsmäßige*.

Bei der gewöhnlichen *Ermüdung* ist in der Regel die Konzentrationskraft und die Tenazität stark herabgesetzt, während die Ablenkbarkeit verstärkt scheint.

IX. Krankhafte Suggestibilität.

Ein totaler *Mangel der Suggestibilität* kommt vielleicht nicht vor außer bei Kranken, die überhaupt nicht mehr verstehen und nicht reagieren. Eine sehr große Herabsetzung derselben sehen wir gelegentlich bei Idioten, die dann natürlich unerziehbar sind. Schizophrene sind oft *direkten* Suggestionen wenig oder gar nicht zugänglich, reagieren aber doch meist noch (und zwar sehr fein) auf das ganze Verhalten der Umgebung. Wo einzelne Affektrichtungen fehlen, ist selbstverständlich die Suggestion im entsprechenden Sinne unmöglich. Moralische Idioten können nicht im Sinne der Moral, unreligiöse Menschen nicht in dem der Religion beeinflußt werden. Manische Paralytiker, die alles nur von der guten Seite ansehen und mit Glücksgefühlen betonen, sind natürlich schwer dazu zu bringen, eine traurige Vorstellung anzunehmen.

Wichtiger sind die *Übertreibungen* der Suggestibilität. Wir können sie experimentell in der Hypnose hervorbringen. Viele Leute sind von Natur allen Einflüssen zugänglich wie ein weicher Teig. Ermüdung, Gemütseindrücke haben vorübergehende disponierende Bedeutung. Manische, Organische, Alkoholiker sind leicht suggestibel.

Wie durch die Erhöhung der Labilität bzw. der Affektresonanz, wird die Suggestibilität auch durch irgendwelche Verminderung der Kritik, die zu ihr normaler ein Gegengewicht bildet, erhöht. Je unbesonnener jemand ist, um so suggestibler ist es ceteris paribus.

Die krankhafte Suggestibilität kann zum induzierten Irresein führen, dann zu psychischen und neurotischen Epidemien, zu gemeinsamen Verbrechen u. dgl.

Mit der positiven ist meist auch die *negative Suggestibilität* erhöht. Senile sind wie Kinder bald eigensinnig, bald den dümmsten Einflüsterungen zugänglich; Paranoiker lassen sich von Leuten, die gerade ihr Vertrauen haben, leicht übertölpeln, während sie anderen gegenüber absolut unzugänglich sind. Bei Schizophrenen finden wir häufig Befehlsautomatie und Echopraxie, also sehr hohe Grade von Suggestibilität, verbunden mit ausgeprägtem Negativismus.

Die sog. *Autosuggestion* ist eine wichtige Quelle krankhafter Zustände. Neurosen ohne ihre Mitwirkung gibt es wohl nicht („eingebildete“ Kranke).

Ein Mädchen sieht auf der Trambahn ein Ekzem an der Hand eines Mitfahrenden, das sie — unbewußt — sehr erregt, deshalb, weil die Paralyse bzw. Lues ihres Vaters einen ihrer „Komplexe“ bildet. Sie bekommt einen ekzemartigen Ausschlag in gleicher Lokalisation[1]. Der Traumatiker *fürchtet*, seine Familie nicht mehr ernähren zu können und *hofft*, seine Existenz durch die Rente zu sichern. Er beobachtet sich ängstlich und schafft sich dadurch die nötigen Krankheitssymptome. Ein Mädchen hat Angst, die Periode könnte ausbleiben, und verursacht gerade dadurch eine zeitweilige Amenorrhöe.

Natürlich kann die Autosuggestion auch umgekehrt günstige, bei bestehenden Krankheiten heilende Wirkung haben.

X. Die Störungen der Persönlichkeit.

Jede Geisteskrankheit bildet die Persönlichkeit in irgendeinem Sinne, wenn nicht total um: Der Manische wird leichtfertig und übertrieben aktiv; der Paranoide und meist auch der Paranoiker verlieren die allgemeinen Interessen und leben nur noch ihren Wahnstrebungen; der Epileptiker konzentriert sich auf sein körperliches Wohlbefinden und auf seinen Kleinkram; der Intelligente wird durch einen verblödenden Hirnprozeß dumm und unbesonnen usw.

Weniger selbstverständlich sind die *inhaltlichen Störungen der Persönlichkeit*. Ein gewöhnlicher Bürger hält sich für den Kaiser. Was er vom Kaiser weiß, empfindet er als Teil seiner Person: *Appersonierung*. Sogar hypochondrische Ideen können auf diesem Wege erworben werden: Der Student im ersten klinischen Semester hört eine Herzkrankheit lebhaft beschreiben und sieht sie bei einem oder mehreren Kranken vordemonstriert; das macht auf ihn einen solchen Eindruck, daß er unter Umständen den nämlichen Herzfehler zu haben scheint.

Eine besondere Art der Störung der Person ist die *alternierende Persönlichkeit*, auch *doppeltes Bewußtsein* genannt. Da ist eine Hysterica, die bis jetzt schlecht und recht lebte. Bei irgendeinem bekannten oder unbekannten Anlaß fällt sie in einen hysterischen Schlaf, und nach dem Erwachen hat sie ihr ganzes früheres Leben vergessen; sie weiß nicht, wer sie ist, wo sie bisher gelebt hat, wer diejenigen sind, die sie um sich sieht. Immerhin werden gewöhnlich die üblichen Fähigkeiten des

[1] FRIEDEMANN u. KOHNSTAMM: Zur Pathogenese und Psychotherapie bei BASEDOWscher Krankheit. Z. Neur. **23** (1914).

Gehens, Sprechens, Essens, der Benutzung der Kleider u. dgl. in den neuen Zustand („état second“) herübergenommen. Was die Patientin zum Verkehr mit den Menschen nötig hat, lernt sie sehr rasch wieder. Aber sie ist in ihrem Charakter eine andere: Vorher ein solides Mädchen, wird sie nun leichtfertig und genußsüchtig. Nach einiger Zeit tritt wieder ein Schlafzustand ein, worauf die Patientin in ihrem ersten Zustand erwacht: Sie weiß von der ganzen Zwischenzeit nichts; nach ihrem Wissen ist sie einmal eingeschlafen und nun wieder erwacht wie sonst. Solche Zeiten können miteinander während Jahren abwechseln, in dem immer im ersten Zustand nur die Erinnerungen der früheren ersten Zustände zur Verfügung stehen, im zweiten nur die der zweiten Reihe. Häufiger aber scheint es zu sein, daß im zweiten Zustand die erste (gesunde) Reihe, nicht aber im ersten die zweite (kranke) erinnert wird. Es kann auch vorkommen, daß schließlich der zweite Zustand ein dauernder wird, so daß auf diesem Wege eine *Umbildung der Persönlichkeit* eintritt. In ganz seltenen Fällen können auch mehrere solcher Zustände, jeder mit einem ganz besonderen Charakter und einer besonderen Erinnerungsreihe (Persönlichkeit) miteinander abwechseln; man hat bis zwölf beobachtet. Auch die Fälle bloß doppelter Persönlichkeit sind übrigens sehr selten. Ihre theoretische Bedeutung ist aber doch sehr groß, da sie zeigen, was alles eine systematische Aus- und Einschaltung derAssoziationswege zustande bringen kann. Haben wir hier eine Anordnung zu verschiedenen Persönlichkeiten *nach*einander, so erzeugt die Schizophrenie durch ähnliche Mechanismen verschiedene Persönlichkeiten *neben*einander. Übrigens brauchen wir nicht auf jene seltenen, aber allerdings demonstrativsten hysterischen Fälle zurückzugreifen, können wir doch experimentell durch hypnotische Suggestion ganz Ähnliches hervorbringen, und wissen wir ja, daß in den gewöhnlichen hysterischen Dämmerzuständen die Erinnerung an die früheren Anfälle, für die die Patientin im Normalzustand amnestisch ist, erhalten sein kann oder durch Suggestion weckbar ist.

In anderer Weise werden Teile einer Persönlichkeit abgespalten im *Transitivismus*, wobei Erlebnisse des Patienten von ihm losgelöst und einer anderen Person zugeschrieben werden.

Ein Patient sieht eine schreckhafte Gestalt und schreit heraus; nun meint er, die Gestalt schreie so. Eine Frau wird an einer Zehe operiert; im lange dauernden Dusel der Narkose verlangt sie immer, die Wärterin solle sich doch ihrer Bettnachbarin annehmen, die hätte arge Schmerzen in ihrer Zehe. Jemand träumt in der Nacht, bevor er Diarrhöe bekommt: Broschüren, die er versenden müsse, leiden an Diarrhöe. Ganz allgemein verlegen wir Gefühle, die wir selbst haben, im Traum in andere Personen. Bei der Schizophrenie ist der Transitivismus eine ganz gewöhnliche Erscheinung: Die Kranken sind überzeugt, daß die Stimmen, die sie hören, auch von den anderen auf dem nämlichen Wege gehört werden; sie schreiben häufig ihre eigenen Handlungen anderen zu; wenn sie z. B. etwas lesen, so tun es eigentlich andere; ihre Gedanken werden von anderen gedacht usw.

Eine merkwürdige Störung der Persönlichkeit ist die *Depersonalisation*, in der die Kranken die bestimmte Vorstellung ihres Ich verloren haben. Sie kommen sich selbst ganz anders vor, müssen im Spiegel sehen, ob sie noch sie selbst sind, erscheinen sich oft auch da fremd, namentlich aber spüren sie ihre eigenen Willensantriebe und Strebungen nicht, sie fühlen sich wie Automaten; manchmal ist ihnen das gleichgültig, meist aber empfinden sie den Zustand höchst unangenehm. Das Syndrom kommt bei der Schizophrenie vor, dann vielleicht in neurasthenieartigen Zuständen bei Psychopathen, in weniger ausgesprochenem Maße auch vorübergehend in einem epileptischen Dämmerzustand. Oft ist es verbunden mit Fremdheitsgefühlen in bezug auf die Außenwelt.

Bei der Schizophrenie gibt es eine ganze Menge von *Transformierungen der Persönlichkeit.* Die Kranken sind auf einmal Napoleon, im einen Falle, ohne daß sie die bisherige Vergangenheit aufgegeben hätten (bloße Addition); in anderen Fällen aber haben sie wenigstens das der Wahnidee Widersprechende abgesperrt; sie sind nicht in dem Dorfe N geboren, nicht dort in die Schule gegangen, aber sie sind auf irgendeine geheime Weise dazu gekommen, eine Zeitlang die Rolle des Hans Müller zu spielen, und wollen nun wieder die Herrschaft über Europa antreten. In anderen Fällen existiert die frühere Persönlichkeit nicht mehr; sie haben manchmal, aber gar nicht immer, die Vergangenheit Napoleons mit der Gegenwart und ihrer jetzigen Wahnpersönlichkeit zusammengedichtet. Andere sind Christus, Gott selbst geworden. Letzteres kommt auch bei Paralytikern nicht selten vor, bleibt aber dann meist ohne Einfluß auf ihr Handeln; die Schizophrenen aber können noch einige Konsequenzen ziehen. So sagte ein solcher Gott, als ich mich darüber verwunderte, daß er die ganze Bibel auswendig wußte, das sei doch selbstverständlich, da er sie ja geschrieben habe; und auf meine Bemerkung, daß es merkwürdig sei, wie wir von seinem allwissenden Geist nichts merken, meinte er, er habe eben seinen Geist unter die Menschen ausgesandt, und jetzt sei ihm so wenig geblieben, daß er in die Anstalt gekommen sei; er könne ihn aber in jedem Moment an sich ziehen, wolle es nur nicht aus Mitleid mit den armen Menschen. — Andere Kranke glauben sich in Tiere, ja in Dinge verwandelt, und dabei bleibt es gewöhnlich nicht bei *einer* Vorstellung: Wie einer Papst und Kaiser und Sultan und eventuell Herrgott in einer Person sein kann, ebenso kann er ein Schwein und ein Pferd sein. Selten ziehen aber die Patienten die Konsequenz, daß sie sich entsprechend benehmen, und z. B. bellen wie ein Hund, wenn sie ein Hund sein sollen; trotzdem sie es nicht wahr haben wollen, benehmen sie sich so, wie wenn der Ausdruck nur symbolisch gemeint wäre, so wie man etwa einen Menschen ein Schwein schilt.

Etwas ganz Gewöhnliches ist es, daß Schizophrene sich — wenn auch in ganz inkonsequenter Weise — mit Personen *identifizieren*, die sie lieben oder bewundern. Sie *sind* unter bestimmten Umständen, in bestimmter Hinsicht ihre Geliebten, haben das nämliche erlebt, wie diese, spielen ihre Rolle u. dgl. Ein anscheinend nicht schizophrener Patient v. KRAFFT-EBINGS, der nur hinkende Frauen liebte, konnte dem Antrieb nicht widerstehen, ein solches hinkendes Weib nachzuahmen.

Einzelne Schizophrene haben die wichtigsten Komponenten ihrer Person vollständig verloren; sie waren einmal der und der, jetzt sind sie aber ein anderer; ihre frühere Persönlichkeit mag in irgendeinem anderen Menschen sein. Unter solchen Umständen kann es vorkommen, daß sie von sich in der dritten Person reden, da sie nach ihrem Gefühl die Person, die sie mit „ich“ bezeichnet haben, nicht mehr sind.

Man spricht in neuerer Zeit viel von *Erhaltung oder Vernichtung der Persönlichkeit*; die Paraphrenien KRAEPELINS sollen sich von der Schizophrenie, die arteriosklerotischen und luischen Psychosen von der einfachen Dementia senilis und diese wieder von der am stärksten gestörten Paralyse durch die gute oder bessere Erhaltung der Person unterscheiden. Wir verstehen darunter das Fortbestehen und Fortwirken der bisherigen Strebungen und Ziele des Handelns und der wichtigeren Charaktereigenschaften überhaupt. Bei den organischen Krankheiten mit weniger geschädigter Person, also namentlich beim arteriosklerotischen Irresein, fehlen allerdings Veränderungen der Affektivität im Sinne der Labilität bzw. Reizbarkeit auch nicht, aber der Kranke weiß etwas davon, ist sogar oft bestrebt, seine Fehler zu bekämpfen: er wird nicht aus einem ehrlichen Manne ein Schurke; wenn er nicht mehr imstande ist, für die Familie zu sorgen, so empfindet er das schmerzlich; die äußere Haltung bleibt relativ gut, soweit nicht die Besonnenheit gestört ist. Die Leute werden deshalb auch nicht so schnell anstaltsbedürftig, und wenn sie es werden, oft nur infolge eines einzelnen besonderen Umstandes (z. B. Selbstmordgefahr, Verwirrung).

Die schizophrene Persönlichkeitsstörung ist eine viel stärkere und weitergehende. Wenn auch der Organische ein anderer geworden ist und seine Strebungen oft viel zu sehr wechseln, so ist doch, was er in einem einzelnen Moment fühlt und erstrebt, der Ausdruck seiner ganzen aktuellen Psyche. Der Schizophrene aber kann zugleich Widersprechendes erstreben und etwas tun, was er nicht erstrebt und sogar verabscheut. Seine Persönlichkeit kann sich teilen: im einen Moment handelt und denkt er wie ein reicher Herr, im andern wie ein Gelehrter usw. Dem entsprechen dann auch seine Halluzinationen und Wahnideen. Es sind immer verschiedene Strebungen, die sich in solchen Persönlichkeiten verkörpern (vgl. „Komplexe“, S. 19).

Sehr häufig wird die Richtung von und zu einer Person nicht mehr unterschieden: Eine Paranoide fürchtet sich in der Depression, man tue ihr etwas; von den Stimmen bekommt sie nun den Befehl, anderen zu helfen, statt, wie es zu erwarten gewesen wäre, daß ihr geholfen werde; die alltägliche Erfahrung zeigt, daß für die Kranken beides identisch ist, und daß man sich nicht ein logisches Zwischenglied hinzudenken muß. Ein Verfolgter möchte Professor werden, beklagt sich aber, daß man ihn mit Gewalt zum Professor machen wolle.

In schweren Fällen der Schizophrenie kommt es zu einem hochgradigen *Zerfall der Persönlichkeit*, indem das einheitliche Streben und der einheitliche Erinnerungskomplex zugrunde geht: die Kranken faseln dahin ohne Zusammenhang im Denken und Wollen, ja, die Grenze zwischen der eigenen Person und der Umgebung wird verwischt. Wie bei der Appersonierung und beim Transitivismus Begriffe, die der Person nicht angehören, mit ihr verbunden werden und umgekehrt, so können schließlich die festesten Assoziationen sich von der Person lösen, während beliebige andere Vorstellungen damit verbunden werden, wenn man in solchen Fällen überhaupt noch von einer Person sprechen kann.

Im allgemeinen leidet die schizophrene Persönlichkeit auf verschiedene Weise: Durch die Demenz, die Einschränkung oder die Perversitäten des Trieblebens, die Störung der einheitlichen Direktion des Strebens und Handelns und die Willensstörungen, welche Schizophrene zu Handlungen zwingen, die sie gar nicht erstreben.

Bei den meisten Persönlichkeitsstörungen handelt es sich um Spaltungen nach affektiven Bedürfnissen, also einfache Affektwirkungen, die an sich sehr heftig sind oder auf einem krankhaften Boden zu stark werden, so bei der Paralyse, wo die Beschränkung der Assoziationen aus dem Wunsch, der Herrgott zu sein, ohne weiteres eine Wirklichkeit machen kann, und dann namentlich bei der Schizophrenie, wo das Gefüge der Assoziationen ohnehin locker geworden ist; hier können die Komplexe geradezu die Bedeutung von Unterpersönlichkeiten mit einer Art Selbständigkeit innerhalb der Psyche bekommen: Je nach den Umständen ist der Patient die eine oder eine andere Persönlichkeit, oder, noch häufiger, er hört in den Stimmen einmal den Ausdruck dieses Komplexes (Wunsch, Fürst zu sein), ein andermal den eines andern (als Onanist verworfen zu sein).

XI. Störungen der zentrifugalen Funktionen.

Die Handlungen als das Schlußglied in der Kette der psychischen Vorgänge sind natürlich den Umständen inadäquat, wenn die Empfindungen, Überlegungen oder Gefühle, die sie bedingen, inadäquat sind. Wer wegen Wahrnehmungstäuschungen statt der Wärter Räuber auf sich eindringen sieht, wird sich zur Wehr setzen. Manche Halluzinationen beeinflussen den Kranken direkt, oft in zwingender Weise; er muß in ihrem Sinne handeln, auch dann, wenn er einsieht, daß er etwas für sich oder andere Ungünstiges tut. Dazu braucht es nicht immer die Form von Befehlen. So hörte ein in der Zelle eingesperrter Periodiker, Mantel, mehrfach die Worte wiederholen: „Mantel, du starker Held“. Darauf reagierte er mit Zerstörung der Zelle, um den Foppern zu zeigen, daß er wirklich so stark sei. Natürlich regen die Halluzinationen nur zu denjenigen Handlungen an, für die sonst schon eine Tendenz besteht; aber diese braucht nicht die Tendenz der bewußten Persönlichkeit zu sein, ja sie kann derselben widersprechen. Daneben gibt es Halluzinationen, denen zu folgen überhaupt nur geringer oder gar kein Antrieb besteht, und in Verblödungsstadien der Schizophrenie wird es die Regel, daß die Kranken ihren Halluzinationen keine Folge mehr geben, trotzdem sie dieselben für so wahr halten wie je.

Erwähnung mögen noch verdienen die sog. *halluzinatorischen Aufregungen* (bei Schizophrenie), in denen die Kranken „unter dem Eindruck von Sinnestäuschungen“ plötzlich schimpfen, dreinschlagen oder sonst welche Gewalttätigkeiten begehen. Dabei sind die Halluzinationen meist ein Teilsymptom der ganzen zu Tätlichkeiten tendierenden Aufregung, können aber auch Ursache der Wutausbrüche sein.

Ist das *Denken* gestört, so daß es dem Handeln unrichtige Ziele steckt, so gibt es wieder falsche Handlungen. Wer die Wahnidee hat, die Umgebung wolle ihn vergiften, wird in den meisten Fällen darauf reagieren — von seinem Standpunkte aus richtig, für den Beobachter krankhaft.

Am meisten wird das Handeln durch die *Affektivität* beeinflußt, wenn man wenigstens mit uns die Stärke und Richtung der Antriebe, des „Willens“, als eine Teilerscheinung der Affekte bezeichnet: Wer lustig, traurig oder zornig ist, wird sich entsprechend ausleben. Die Angst kann den Menschen bewegungslos erstarren oder erschlaffen machen, zu sinnloser Flucht oder auch nur zu unruhigen Äußerungen des Affektes, zu rastlosem Hin- und Hergehen oder zu brutalen Gewaltakten drängen. Letztere sind namentlich auffallend, wenn sonst die Motilität darniederliegt und der ängstliche oder deprimierte Patient plötzlich sich in einer Objektzerstörung oder gar in einem Mord Luft macht. Man nennt solche Reaktionen auf die unerträgliche Spannung *Raptus*[1]. — Der Mangel an ethischen Gefühlen bringt antisoziale Handlungen hervor. Gefühlslabilität und Emotivität macht das Handeln unstet, launisch; Mangel an Gefühlen überhaupt oder Schwäche derselben vermindert die Antriebe oder macht sie schwach. Der Ausdruck „*Willensschwäche*" bezeichnet drei ganz verschiedene Dinge: 1. Mangel an Willensantrieben aus Schwäche der Affekte, mangelnder Dampfdruck der Maschine, *Abulie* infolge von Apathie. 2. Inkonsequenz der Ziele bei zwar lebhaften aber zu labilen Affekten, die ihren Träger von den äußeren Einflüssen abhängig machen; die Maschine geht auf schwache Anstöße hin zu leicht rückwärts, wenn sie vorwärts gehen sollte, weil die Richtungsschaltung zu leicht beweglich ist. Leichtfertige Menschen und diejenigen, die nicht nach ihren eigenen Vorsätzen handeln können, sind angeboren willensschwach in diesem Sinne, Manische und Organische werden es durch ihre Krankheit. Diese Art Willensschwäche kann auch einer übertriebenen Suggestibilität zugeschrieben werden, die nur zum Teil zusammenfällt mit der Labilität der Affekte. 3. Entschlußunfähigkeit durch entgegenstehende Überlegungen und Triebe bei zu gewissenhaften Personen und bei Deprimierten. — Eine besondere Art Willensstörung ist diejenige, die den *Neurosen* zugrunde liegt (s. krankhafte Reaktionen).

Wo man keine oder sehr wenig Willensäußerungen sieht, spricht man von *Stupor*; gewöhnlich liegt dabei das Denken danieder; ja unter Umständen kann die Denkstörung allein in die Erscheinung treten, so beim Emotionsstupor Imbeziller. *Stupor ist kein einheitliches Syndrom, sondern eine äußere Erscheinungsform verschiedener Zustände*, worunter maximale Apathie, Hemmungen, Sperrungen, Überwältigung durch Schreck oder Angst, Hirntorpor irgendwelcher Art. Wir sehen also Stupor vor allem bei Schizophrenie, wo Apathie, Sperrungen, Hemmungen und auch einmal Hirntorpor zusammenkommen, dann bei Epilepsie, bei organischen Krankheiten, bei manisch-depressiven Hemmungen; doch ist in bezug auf die letzteren zu bemerken, daß man melancholische Hemmungen, wenn sie, wie ja gewöhnlich, deutlich mit den Zeichen schweren psychischen Schmerzes verbunden sind, nicht gern Stupor nennt; die früher so genannte *Melancholia attonita* ist gewöhnlich eine Katatonie mit oder ohne Depression. Stupor infolge starker Affekte (Emotionsstupor) sehen wir in höchster Ausbildung namentlich bei Hysterie, in geringerer ungemein häufig bei angeborenen Schwachsinnsformen.

Eine *Hyperfunktion des Willens* im Sinne besonderer Stärke ist natürlich schwer zu konstatieren, da uns der Mensch um so gesunder vorkommt, je stärker sein Wille. Wir sehen indes bei Hysterischen und anderen Psychopathen manchmal eine Stärke des Impulses, der Ausdauer und der Fähigkeit Schmerzen zu ertragen, die weit über das Normale hinausgeht. Auch Schizophrene entwickeln unter Umständen eine besondere Energie des Willens, z. B. wenn sie sich, ohne analgetisch zu sein, Zähne ausziehen, ein Auge ausdrücken u. dgl. Von einer enormen Willenskraft zeugt manchmal die Dissimulation von Krankheitssymptomen, besonders bei Melancholikern. — Als eine Hyperfunktion des Willens hat man auch

[1] Es gibt bei Schizophrenen auch Raptusarten, die bloße Ausführung plötzlicher Einfälle ohne erkennbare Affektspannung sind.

den Beschäftigungsdrang der Manischen betrachtet, die beständig vielerlei wollen und ausführen.

Eine krankhafte Erleichterung der Entschlußfähigkeit sehen wir bei den Manischen und unter leichterer Alkoholwirkung. Dann in Affekten, die zum Handeln drängen (Wut, Angst), aber da natürlich einseitig, nur in der Richtung des Affektes; jede Idee, die eine zentrifugale Komponente hat, führt gleich zur Tat. Immer ist dabei die Möglichkeit richtiger Überlegung vermindert; die Handlungen werden überstürzt.

Bei den melancholischen Zuständen ist die Entschlußfähigkeit direkt schwer geschädigt; sie wird aber auch sekundär noch herabgesetzt durch das Gefühl der ungenügenden Überlegung und besonders durch die allgemeine Unlustbetonung aller möglichen Zielvorstellungen. Wenn der Kranke dazu neigt ins Freie zu gehen, so erscheint ihm das zu schrecklich; stellt er sich vor, daß er im Zimmer bleibe, so ist auch das wieder unerträglich. Bei Apathie kommt es zu keinem Entschluß, weil der Trieb dazu fehlt, ebenso bei Torpor, wo alle psychischen Prozesse darniederliegen. Bei der Sperrung sind, solange sie besteht, die psychischen Prozesse überhaupt oder doch gerade in der Richtung des Entschlusses unterbrochen und es geschieht gar nichts. Es gibt aber auch eine Art spezieller *Willenssperrung*, die sich nur in den Handlungen zu erkennen gibt. Die Patienten scheinen sich wie Normale zu benehmen; wollen sie nun eine Handlung ausführen, z. B. den Löffel zum Munde bringen, so geht es nicht, sei es von Anfang an, sei es, daß die begonnene Handlung auf dem Wege stecken bleibt. Dabei kann es sich um eine einfache Sperrung des Willensvorganges handeln, oder um die Wirkung von Gegen- und Querantrieben. — Eine ganz andere Art von Willenshemmung kann dadurch entstehen, *daß zuviel gedacht wird:* Wer die Neigung hat, alle nur denkbaren Möglichkeiten bei einer Erwägung herbeizuziehen, kommt schwer zum Ende. Eine gewisse Einseitigkeit ist zum Handeln nötig; man muß im großen und im kleinen Vorteile aufgeben und etwas riskieren können, wenn man zur rechten Zeit und mit der gehörigen Kraft handeln soll. Manchmal ist die Ambivalenz der Gefühlsbetonung (S. 69/70) ein Hindernis des Entschlusses: Wenn man ein Ding zugleich liebt und haßt, ohne die negativen und positiven Gefühle in eine einheitliche Differenz zusammenzuziehen, so wird man nach beiden Seiten gerissen und kommt auch im Entschluß nicht zu einer Resultante. Im *manischen Betätigungsdrang* (Beschäftigungsdrang) ist der Patient keinen Augenblick müßig, immer muß etwas geschehen. In leichteren Fällen tritt mehr eine quantitative Vermehrung von Handlungen ein, die auch der Normale vornehmen kann, Steigerung der geschäftlichen Tätigkeit u. dgl.; in schwereren kommt es zu Exzessen, Unüberlegtheiten auf allen Gebieten und schließlich zu Zerstörung von Objekten und Aufbauen neuer Kombinationen aus dem gewonnenen Material, beständigem Schreien, Springen, Schmieren usw. Im einzelnen pflegen die Ziele unter solchen Umständen sehr rasch zu wechseln; nichts wird fertig gemacht, und schon in den leichten Fällen fehlt bei den geschäftlichen Unternehmungen des manisch Verstimmten die Ausdauer. Natürlich entlädt sich der Beschäftigungsdrang auch in der Sprache: Die Kranken sind schwatzhaft und kommen schließlich gar nie aus dem Reden heraus, das immer mehr den Zusammenhang verliert *(Logorrhöe)*.

Die *depressive Tätigkeitshemmung* läßt die Handlungen nach Möglichkeit, in schweren Fällen ganz vermeiden oder, wenn noch Bewegungen und Handlungen vorkommen, so sind sie eintönige Ausflüsse des herrschenden Affektes, namentlich der Angst.

Die höchsten Grade der Bewegungshemmung nennt man *Attonität:* Die Kranken bewegen sich wirklich während längerer Zeiträume gar nicht mehr aktiv; man muß sie an- und auskleiden wie Puppen, muß ihnen das Essen einlöffeln oder gar mit der Sonde eingeben, der Speichel wird nicht geschluckt und fließt aus den Mundwinkeln, sogar der Lidschlag kann aufhören. Solche Zustände gehören fast immer dem schizophrenen Stupor, namentlich dem depressiven an.

Es gibt wohl auch eine einfache schizophrene *Akinese*, die sich zur Zeit noch nicht gut auf andere Störungen zurückführen läßt, indem die Begleitsymptome zu gering ausgebildet erscheinen. Ihr gegenüberzustellen ist die schizophrene[1] *Hyperkinese*, wobei die Kranken in beständiger Bewegung sind, aber doch nicht zu „handeln" scheinen: Sie schlagen ohne sichtbaren und, soweit man erfahren kann, auch ohne ihnen selbst bekannten Zweck um sich, zerstören, werfen sich oder nur ihre Glieder in die Luft, machen Faxen usw. (s. S. 94, 307). *Dieser bloße Bewegungsdrang ist strenge zu unterscheiden von dem Beschäftigungsdrang der Manischen, der immer einen Sinn hat.*

Mehr auf die äußere Erscheinung bezieht sich der Begriff der *Jactation:* Bloße Bewegungen, besonders kraftlose, die höchstens Rudimente von Handlungen sind und ganz verschiedene Ursachen haben. Unter Umständen mag man hyperkinetische Zustände in dem eben beschriebenen Sinne so nennen, dann die aus Angst oder sonstigen unbehaglichen Gefühlen entspringende Agitation oder das Sichherumwerfen bei Schmerzen; am ehesten entspricht der Begriff den Bewegungen bei Hirnreizungen, z. B. bei Meningitis oder Delirium acutum.

Bei Schizophrenie kommt es manchmal zu einer motorischen Parafunktion, die geradezu an *Apraxie* erinnert, aber jedenfalls dem organischen Syndrom dieses Namens genetisch nicht analog ist, eher wohl den verkehrten Handlungen, die man im Schreck oder in der Zerstreutheit macht: Der Kranke will z. B. den Löffel auf den Teller legen, nimmt ihn aber mit unsicheren Bewegungen sonderbar in die eine Hand, dann in die andere, wo er ihn umdreht, um ihn endlich auf die Knie zu legen; oder er nimmt statt des Löffels irgend etwas anderes, was gerade da liegt. Beim Gehen bewegen sich die Beine unsicher, in verschieden großen Schritten, nicht genau auf das Ziel hin. Verwandte Störungen leichteren Grades hat KRAEPELIN mit der Bezeichnung „*Verlust der Grazie*" zusammengefaßt. Da verschiedene Gefühle zugleich den Kranken bewegen, und sie den Ideen schlecht angepaßt sind, erscheinen oft alle Handlungen unecht, gemacht, manieriert und bekommen, da die Ideenassoziationen auch in bezug auf die Ausführung der Bewegungen nicht in den gewohnten Bahnen verlaufen, etwas Bizarres (vgl. unten „*Manieren*").

Manchmal werden Bewegungen bzw. Handlungen *stereotypiert*, wobei ganz verschiedene Mechanismen im Spiele sein mögen. Katatonische können bisweilen mit einer mehrfach ausgeführten Bewegung, dem Abwischen des Gesichtes, dem Auslöffeln der Suppe, nicht aufhören, oder sie denken nicht daran aufzuhören, wenn sie fertig sind. Besonders leicht stereotypiert starker begleitender Affekt eine Handlung, die dann ohne willkürliches Hinzutun des Kranken immer wiederholt wird. Dabei erfährt sie meist mit der Zeit gewisse Abkürzungen in der Form, oder sie wird in bezug auf den Ort verlegt: Ein ursprüngliches onanistisches Wetzen mit dem Becken kann schließlich in ein Schütteln des Kopfes übergehen. So und noch auf andere Weise entstehen bei Katatonikern stereotype Bewegungen, die oft Jahrzehnte überdauern und dem Kranken wie dem Beobachter sinnlos erscheinen. An gewohnten Handlungen können Abänderungen vorgenommen werden, die sich dann stereotypieren: Der Kranke tippt bei jedem Knopf, den er zuknöpfen sollte, siebenmal auf das Kleid; er reicht die Hand in ganz sonderbarer Weise *(Abänderungsstereotypien)*.

---

[1] KLEIST zählt die meisten Hyper- und Akinesen zu einer besonderen Gruppe, den „Randpsychosen", des manisch-depressiven Irreseins (S. 336).

Es gibt aber auch noch andere Manieren: Selbständige hanswurstartige Gebärden, Fingerspreizen, dann Bizarrerien aller Art, schrullenhafte Tracht in Kleidung und Haaren, karikierte Eleganz und schließlich krankhafte Ausdrucksweisen von Affekten, übertiebenes hohles Pathos, süffisantes Benehmen, kurz alle Fehler eines schlechten Schauspielers. Da diese Erscheinungen in Andeutungen bei vielen Gesunden in der Pubertät auftreten, hat man sie als durch die Krankheit fixierte und übertriebene Pubertätssymptome auffassen wollen.

Betrifft die Stereotypie die Sprache, so nennt man sie *Verbigeration*; dabei werden ganz oder doch für die aktuelle Situation sinnlose Wörter und Sätze immer wiederholt, oft in auffallendem, ebenfalls stereotypem Tonfall. Man hat sie als „Krampf des Sprachzentrums" auffassen wollen; sie ist aber nicht besonders häufig mit anderen Hyperkinesen vergesellschaftet.

Außer den *Stereotypien der Bewegung* gibt es solche der *Haltung* (die Kranken nehmen immer genau die gleiche Haltung ein) und des *Ortes* (sie wollen immer am nämlichen Orte sitzen oder stehen oder auch gehen). (Näheres im Kapitel Schizophrenie.)

Etwas ganz anderes als die Stereotypie ist die *Perseveration* der Organischen, die wir am typischsten bei groben Hirnherden, namentlich Aphasikern sehen: Die Kranken kommen von einem Wort, das sie eben gehört oder namentlich gesprochen haben, nicht ab und wiederholen es, wenn sie etwas anderes sagen wollen, beständig. Auch wenn die Patienten eine einfache Handlung ausführen, ja bloß etwas denken wollen, geht ihnen unter Umständen der Impuls gegen ihren Willen in die Bahn der vorhergehenden Handlung oder des unmittelbar vorher Gedachten.

Andere stereotypieartige Erscheinungen sind die gleichartigen Handlungen, die manche Epileptiker in den postepileptischen Dämmerzuständen ausführen, die Wiederholungen schreckhafter Erlebnisse durch Halluzinationen und (meist abgekürzte) Handlungen in den Dämmerzuständen der Hysterischen. Die Äußerungen eines andauernden starken Affektes, wie das stereotype Schreien oder Jammern depressiver Organischer, die Ticks, manche automatisch gewordenen Handlungen, die Bewegungen der Idioten, alle diese äußerlich den schizophrenen Stereotypien gleichenden Bewegungen haben ganz andere Genesen und Bedeutung.

Parafunktionen des Willens knüpfen sich hauptsächlich an das an, was man „Triebe" nennt. Der *Nahrungstrieb* ist beim Kulturmenschen, der selten eigentlich hungert, und wenn er verhungern möchte, mit Zwang gefüttert wird, verkümmert; er wird auch sehr indirekt befriedigt, z. B. indem man mit 6 Jahren schreiben lernt, um nach 10 bis 20 Jahren sein Brot zu verdienen. Sogar der *Selbsterhaltungstrieb* im allgemeinen ist bei uns nicht mehr auf der Höhe, weder in bezug auf den einzelnen, noch seine Familie, noch seine Rasse; der Selbstmordtrieb, der unter einfacheren Umständen auch in pathologischen Verhältnissen äußerst selten vorkommt, ist in unseren Anstalten zur Kalamität geworden. Einigermaßen ursprünglich ist dagegen noch der *Geschlechtstrieb* erhalten, der von der Kultur in verschiedener Weise zurückgedrängt wird (Keuschheitsbegriff, Einehe, Askese, Kinderbeschränkung), aber mit elementarer Gewalt durchbricht und beim einzelnen diejenigen inneren Konflikte erzeugt, die am ehesten und am stärksten pathogen wirken. Erhalten ist auch die *Ethik*, der altruistische Trieb, wenn auch gerade jetzt seine Einzelziele sich in einer gewissen Umwertung befinden. Er schwankt konstitutionell von dem „Genie des Altruismus" bis zum moralischen Idioten, der bar aller altruistischen Gefühle ist. Andere, mehr Kultur als Leben erhaltende Triebe, wie der nach Wissen, sind bei der weißen Rasse besonders lebhaft.

Die *krankhaften Störungen des Nahrungstriebes*. Neben übertriebener Gefräßigkeit der Paralytiker und Idioten sehen wir bei Depression und bei schizophrenen Bizarrerien Abwesenheit des Appetits, ja Abneigung gegen Essen und Trinken mit beliebig langer vollkommener Abstinenz; außerdem bei Nervösen sonderbare Gelüste *(Picae)* und bei Schizophrenen Neigung alles mögliche, so auch die eigenen Exkremente zu verschlingen *(Koprophagie)*, bald mit, bald ohne gustatorisches Wohlbehagen.

Der *Sexualtrieb* hat eine besondere Pathologie, die in der speziellen Psychiatrie abgehandelt wird.

Der Ausdruck „*krankhafte Triebe*“ bezeichnet verschiedenes in unscharfer Umgrenzung, *immerhin unter dem allen Formen gemeinsamen Gesichtspunkt, daß die Mittätigkeit der Überlegung und des zweckbewußten Willens fehlt oder ungenügend ist.* Zunächst einmal die eben angedeuteten Anomalien der gewöhnlichen Triebe. Zweitens Impulse zu im Prinzip z. B. als übertriebene Affektreaktionen verständlichen Handlungen (s. auch *Primitivreaktionen*). Diese Handlungen zeichnen sich oft durch Heftigkeit, Schnelligkeit, Rücksichtslosigkeit gegen sich selbst wie gegen andere aus. Sie kommen bei allerlei Psychopathen, bei Oligophrenen, Epileptikern und Schizophrenen vor. Hauptsächlich bei den letzteren treffen wir drittens auch sehr häufig direkt ganz unverständliche prinzipiell abnorme Handlungen (s. Schizophrenie). Man kann auch die melancholischen Raptus zu den Triebhandlungen rechnen; dagegen ist es unpassend, auch plötzliche Zwangshandlungen so zu nennen. Von den „*impulsiven Handlungen*“ sind ein Teil Triebhandlungen im Sinne dieser Umschreibungen.

Ferner werden als krankhafte Triebe bezeichnet Tendenzen zu ganz bestimmten, meist verbrecherischen Handlungen, die *Pyromanie* (Trieb zu Brandstiftung), *Kleptomanie* (Stehltrieb), *Mordtrieb* u. a.

Thiele unterscheidet vom Trieb den *Drang*, eine ziellose Spannung, die auf irgendeine Weise zur Entladung treibt. Schon bei geistig Gesunden kommt Drang vor, namentlich in nicht klaren unangenehmen Situationen, oder bei körperlichem Mißbefinden, viel häufiger noch bei Psychopathen, die von innen heraus Verstimmungen bekommen bei irgendwelchen Angstzuständen und vor allem bei (depressiven) Schizophrenen (Raptus). Die Entladung trägt meist die Form einer Abwehr mit äußerer Gewalt: Angriff auf Personen, Zerstören von Gegenständen, dann auch Schimpfparoxysmen; wurde einmal zum Heilmittel Alkohol gegriffen, so kann sekundär die Richtung auf das Trinken fixiert werden (s. *Dipsomanie*). Auch nach schweren Gewalttaten pflegt zunächst Beruhigung und Befriedigung einzutreten, worauf bei Nicht-Schizophrenen Bedauern oder Verzweiflung folgen kann, ohne indessen vor einem nächsten Anfall zu schützen.

Äußerlich ähnlich aber nicht wesensverwandt sind die *Zwangshandlungen*; bewußte Handlungen gegen den eigenen Willen auf einen inneren Antrieb hin, dem die Persönlichkeit nicht widerstehen kann; meist ist der Widerstand mit Angst oder einem anderen, unnennbaren Unbehagen verbunden, unter dessen Einfluß die Persönlichkeit schließlich nachgibt, in gleicher Weise, wie man z. B. auf Jucken unpassenderweise kratzt.

Antriebe zu gleichgültigen Handlungen bis zum zwangsmäßigen Ausstoßen unanständiger oder sakrilegischer Worte *(Koprolalie)* kommen bei verschiedenen Zuständen häufig vor; soweit sie aber auf schwere Verbrechen, wie Mord der Angehörigen zielen, sind sie außerhalb der Schizophrenie selten unwiderstehlich, ja es handelt sich am häufigsten mehr um *Befürchtungen* etwas zu tun, als um eigentliche Impulse (vgl. Zwangsvorstellungen S. 49/50 und Zwangsneurose S. 381). Allerdings sind diese Befürchtungen nichts anderes als Wirkungen ins Unbewußte verdrängter Impulse.

Automatische Handlungen werden vom Patienten selbst nicht direkt bemerkt; er spürt nicht, daß er die Handlungen will, und nicht immer, daß er sie ausführt. Dauert die Handlung länger, so nimmt er davon Notiz wie ein Dritter, indem er zusieht und zuhört. Das kommt bei Schizophrenie vor, wo häufig auf diese Weise Kleider zerrissen, Schläge ausgeteilt werden, dann aber in besonders klarer Ausbildung in hysteriformen und künstlichen Trancezuständen in der Form komplizierter sinnvoller Handlungen. Der Mund redet, produziert (scheinbar) die Gedanken eines Spirits, predigt, die Hand schreibt. Von geschickten Suggestoren lassen sich offenbar die meisten Leute sehr rasch zu automatischem Schreiben erziehen. Ich weiß von einem Quacksalber, der sich von allen seinen Patienten die Diagnose und die anzuwendenden Mittel automatisch aufschreiben ließ. In spiritistischen Zirkeln wird automatisches Reden von jedem „Medium" ausgeführt, und in religiösen Epidemien (Prediger in den Cevennen u. a.) kann der Automatismus größere Kreise von Anhängern ergreifen. Es ist leicht verständlich, daß solche Leute die Idee bekommen, sie seien von einem Geiste besessen *(Dämonismus)*. Äußert dieser das, was sie bewußt denken oder wünschen, so ist es ein guter Geist, andernfalls ein böser; es ist nämlich gar nicht selten, daß die Kranken gerade das tun müssen, was sie nicht wollen, z. B. häßliche oder sündige Worte ausstoßen (automatische Koprolalie).

Ein schizophrener Arzt beschreibt seine eigenen Erlebnisse folgendermaßen:

„Plötzlich fühlte Dolinin (der Schreiber selbst), daß seine Zunge anfängt, nicht nur ohne seinen Wunsch, sondern sogar gegen seinen Willen, laut und dabei äußerst schnell das auszusprechen, was in keinem Falle hätte ausgesprochen werden müssen. Im ersten Augenblick war der Kranke durch die Tatsache selbst dieses ungewöhnlichen Vorganges betroffen und erschreckt; denn plötzlich *in sich* ganz handgreiflich *einen aufgezogenen Automaten* zu fühlen, ist an und für sich unangenehm genug; als er aber anfing, den Sinn dessen zu begreifen, was *seine Zunge* plapperte, stieg das Entsetzen des Kranken noch mehr, denn es erwies sich, daß er, D., offen seine Schuldigkeit an schweren Staatsverbrechen eingesteht, sich mitunter solche Pläne zuschreibend, die er nie gehabt hatte. Dessenungeachtet hatte *sein Wille nicht die Macht, die plötzlich autonomisch gewordene Zunge zurückzuhalten*"[1].

Innerhalb der automatischen Handlungen gibt es verschiedene Mechanismen. Es kann sein, daß das ausgeführt wird, was der Patient tun möchte; er spürt aber den Willensimpuls und den Abgang desselben nicht: Wenn er essen, die Hand geben, gehen will, oder nur, wenn es gerade am Platze wäre, das zu tun, so führen seine Glieder die Handlung aus; er hat aber nicht die Empfindung, wie wenn sie es auf seinen Antrieb hin täten (bei Schizophrenie). Das Glied kann auch etwas ausführen, der Mund etwas sagen, was der Patient nicht möchte; er spürt den Trieb, möchte widerstreben, hat aber keine Macht; die Innervation seiner Muskeln ist von einem anderen Willen beherrscht. Davon gibt es alle Übergänge zu den Zwangshandlungen. Der andere Wille ist natürlich nicht ein fremder, sondern eine eigene, durch genaue Untersuchung nachweisbare, verdrängte Strebung des Patienten (bei Hysterie, Schizophrenie). Nicht wenige automatische Handlungen bleiben auch in der Ausführung unbewußt, so wenn eine Hysterica während der Unterhaltung Rosenblätter an der Schläfe zerdrückt, als Symbol für den Gedanken an den Tod ihres Geliebten, der sich durch die Schläfe geschossen hat. Das ist wohl auch das Prototyp vieler schizophrener Stereotypien.

Offenbar ganz andere Mechanismen haben die automatischen Handlungen, die durch *Übung* gebildet werden. Beim Gehen, Reiten, Radfahren, Klavierspielen und überhaupt bei allen unseren Beschäftigungen führen wir eine Menge von Einzelhandlungen aus, die wir weder bewußt einleiten, noch bewußt dirigieren. In der Regel sind es gewollte Handlungen, aber nicht immer; mancher tut auch etwas, das er bewußt nicht ausführen würde, in der Nase grübeln in Gesellschaft, ein Verachtungszeichen geben u. ä.

Solchen Handlungen ähnlich werden manche anscheinende *Stereotypien Organischer* sein, die offenbar meist automatisch ablaufen, aber Handlungen darstellen, die schon vor der Erkrankung geübt worden sind, wie unaufhörliches Am-Schnurrbart-Drehen u. dgl.

In ähnlicher Weise wie äußere Handlungen kann auch das *Denken* zwangsmäßig oder automatisch vor sich gehen, ohne und gegen den Willen des Kranken. Drängt sich eine Idee immer wieder auf, so haben wir die *Zwangsvorstellungen*. Daneben aber gibt es ein fast nur bei Schizophrenen, selten einmal in epileptischen Äquivalenten vorkommendes ganz andersartiges „*Zwangsdenken*", in dem „es" in

---

[1] KANDINSKY in JASPERS: Allgemeine Psychopathologie, S. 121. Berlin: Julius Springer 1913.

ihnen denkt, oft was die Kranken spontan auch denken würden, oft ganz anderes, manchmal ein sich drängendes Durcheinander („Gedankendrängen" der Schizophrenen). Hier ist also sowohl der Vorgang des Denkens wie der Inhalt desselben dem Willen entzogen.

Die *Theorie der automatischen Handlungen* ist von unserer Auffassung der psychischen Vorgänge aus leicht zu verstehen. Die assoziative Verbindung zwischen dem bewußten Ichkomplex und der Funktion des Handelns ist ausgeschaltet, ein an sich normales Vorkommnis, das uns nur auffällt, wenn es bei ungewohnter Gelegenheit auftritt. Die Antriebe zum Handeln wirken aus dem Unbewußten direkt auf die motorischen Funktionen. Die Komplexe, aus denen sie logisch entspringen, kann man bei einer Analyse zugänglichen Kranken nachweisen. Man kann automatische Handlungen der verschiedenen Arten experimentell in der Hypnose hervorbringen.

Halb automatisch, aber doch in gewissem, ungenügendem Grad dem Willen zugänglich sind die *Ticks*, nach OPPENHEIM „zum Zwang ausgeartete Reflex-, Abwehr- oder Ausdrucksbewegungen" (Zähnefletschen, Faustballen, Verzerrungen des Gesichtes). Sie sind krankhaft, weil sie ohne äußeren Anlaß immer wiederholt werden. Der Patient kann dem Anreiz für kurze Zeit widerstehen, aber nicht auf die Dauer. Die Ticks sind ganz stereotyp. Organische, von Ticks vorläufig nicht unterscheidbare Bewegungen kommen bei Stammhirnaffektionen, namentlich Encephalitis epidemica vor.

Der Anstoß zu einer Handlung, die bald bewußt, bald zwangsmäßig vor sich geht, kann auch von außen kommen, so in der *Befehlsautomatie*, dem zwangsmäßigen oder auch automatischen Gehorsam gegenüber Aufforderungen zu einfachen Handlungen aller Art. Die Kranken führen beliebige Befehle aus, und zwar auch gegen ihren Willen, wie die Zunge herausstrecken, wenn sie wissen, daß man hineinstechen will (Schizophrenie). Der Anreiz zu einer solchen Handlung kann auch bloß durch das Beispiel gegeben werden, *Echopraxie* und *Echolalie*. Die echopraktischen Kranken machen nach, was ihnen an den Handlungen oder Worten der Umgebung auffällt. Es handelt sich, soweit wir wissen, teils (seltener) um hysteriforme Mechanismen (bei der Echopraxie Primitiver[1]), teils um eine Unfähigkeit, von einer aufgefaßten Idee loszukommen, so daß statt einer Antwort die Frage wiederholt, statt einer anderen Handlung das Geschehene nachgemacht wird (organische Echolalien und Echopraxien. Die Echosymptome akuter Schizophrenien und epileptischer Dämmerzustände sind wohl komplizierterer Genese).

Eine merkwürdige motorische Störung ist die *Flexibilitas cerea* (wächserne Biegsamkeit), auch *Katalepsie* schlechtweg genannt: Die Kranken machen von sich aus keine Bewegungen; wenn man sie aber in eine beliebige, wenn auch noch so unbequeme Stellung bringt, so behalten sie dieselbe bei, oft viel länger als der bewußte Wille eines Gesunden es aushalten könnte. Meist sinkt das Glied nach und nach zurück, ohne zu zittern und ohne daß man dem Patienten irgendeine Anstrengung ansehen könnte. Der passiven Bewegung der Glieder wird von den einen Kranken ein gewisser Widerstand entgegengesetzt, wie wenn man eine Wachsstatue modeln müßte. Die meisten aber bewegen ihre Glieder schon bei leichtem Anstoß, indem sie erraten, was man von ihnen will.

Viel häufiger findet man bei Kranken, die sich anscheinend normal bewegen, daß z. B. ein Arm, den man ihnen etwas brüsk in die Höhe hebt, lange oben bleibt *(Pseudoflexibilitas)*.

Die schizophrene und hysterische Katalepsie ist psychisch in hohem Grade beeinflußbar; doch muß der schizophrenen eine periphere oder

[1] Bei Malayen ist zwangsmäßiges Nachmachen von einfacheren Handlungen als *Latah*, bei sibirischen Völkern als *Miryachit* beschrieben.

striäre Neigung zu tonischen Muskelstörungen zugrunde liegen (die anderen Formen sind zu wenig bekannt).

Neben der biegsamen gibt es auch eine *starre Katalepsie:* Kranke mit Stereotypie der Haltung müssen natürlich die entsprechenden Muskeln in beständigem Tonus halten und setzen oft auch jeder passiven Änderung derselben einen energischen Widerstand entgegen, wie ein Bild aus Holz.

Das scheinbare Gegenteil der Befehlsautomatie ist der *Negativismus*, der aber häufig neben befehlsautomatischen Symptomen vorkommt. Negativistische Kranke wollen gerade das nicht tun, was man von ihnen verlangt oder erwartet (passiver Negativismus), oder sie tun das Gegenteil (aktiver Negativismus), so daß es in ausgesprochenen Fällen möglich ist, sie dadurch zu dirigieren, daß man das Gegenteil des Gewünschten von ihnen verlangt. (Weitere Einzelheiten über Negativismus s. bei Schizophrenie.)

Die Veränderungen der allgemeinen Motilität und der psychischen Aktivität sind durch die Encephalitis in den Vordergrund des Interesses gerückt worden. Ihr Studium hat namentlich KLEIST in Angriff genommen, auf dessen Arbeiten zu verweisen ist. Es ist jetzt keine Frage mehr, daß nicht nur die Affektivität und die Koordination, sondern auch Antriebe zu den verschiedenen Stufen von Bewegungen mit dem Stammhirn in Beziehungen stehen, von denen wir allerdings noch keine sicheren Vorstellungen besitzen. KLEIST hat u. a. die *Pseudospontanbewegungen* herausgehoben, Bewegungen nach Art von Zweckbewegungen, die aber für die Situation sinnlos und karikiert erscheinen: Clownismen, Turnübungen, Mimen einer Beschäftigung ohne Objekt usw. Da scheint es, daß die Stammapparate Antrieb und Energie zum wesentlichen Teil liefern, während die Rinde mit dem bewußten Willen mitgerissen wird.

Sicher unrichtig ist es, die encephalitisch-parkinsonistischen Symptome einfach den ähnlichen katatonen gleichzustellen. Bei Encephalitis kann die Psyche ganz unbeteiligt sein; bei Katatonie ist sie ein so wesentlicher Teil im Mechanismus, daß oft die schwersten Störungen durch irgendeinen psychischen Einfluß, eine Versetzung oder den Besuch der Familie, vorübergehend oder dauernd gehoben werden können.

Die zentrifugalen Störungen haben besonders viele Beziehungen zur Schizophrenie, während sie bei den anderen Krankheiten zurücktreten oder bloß als selbstverständliche Folge anderer Störungen erscheinen. Die schizophrenen Krankheitsbilder, bei denen sie in den Vordergrund treten, nennt man *Katatonien*; die Symptome können in beliebigen Kombinationen auftreten, und — was wichtig ist — in anscheinend gleicher Form, aber auch, mit etwas anderer Genese oder in anderer Ausprägung, bei anderen Psychosen vorkommen. Katatone Symptome sind die Stereotypien (der Handlung, der Haltung, des Ortes, die Verbigeration), die Manieren, die Befehlsautomatie mit wächserner und starrer Katalepsie, Echokinese und Echolalie, Mutismus (s. u.), Negativismus, impulsiver Raptus, die katatonische Form des Stupors, die Willensstörungen im engeren Sinne.

Im allgemeinen wird der Wille indirekt beeinflußt durch die Störungen der Wahrnehmungen und des Denkens und direkter durch diejenigen der Affekte. Bei der Katatonie gibt es Willensstörungen in einem anderen Sinne. Das, was wir Willen nennen, scheint selbständig in falsche Bahnen zu geraten. Die Patienten können nicht tun, was der bewußte Teil ihres Ichs möchte, sie können nicht wollen, was sie für gut finden; diese Aktionen sind aber nicht automatisch, sondern bewußt (und in gewisser Beziehung auch gewollt — von einem abgespaltenen Teil des Willens). Im speziellen hat man hier folgende Störungen herausgehoben: Hyperkinese und Akinese, Triebhandlungen, Automatismen, Negativismus, die Zwangshandlungen.

Fast allein der Schizophrenie gehören auch die dem Gefühl *inadäquaten Affektäußerungen* an. Was uns bei Nicht-Schizophrenen an dem affektiven Gebaren des Patienten auffällt, ist in der Abnormität des Affektes selbst bedingt: übertriebenen Äußerungen liegt ein übertriebener Affekt zugrunde. Bei der Schizophrenie kann man nicht so leicht von außen nach innen schließen: hinter einem tragischen Pathos kann ein ganz geringer oder sogar gar kein Affekt stecken. Zugleich haben die Äußerungen leicht eine falsche Note, die von naiven Menschen, von ganz kleinen Kindern oft mit sicherem Instinkt herausgefühlt wird. Recht häufig ist ein ganz unmotiviertes Lachen, das gemacht tönt, und dem man anmerkt, daß es nicht der Ausdruck einer wirklichen Lustigkeit ist. Es ist auch leicht zu unterscheiden von dem Lachkrampf der Hysterischen. Bei Läsionen der Thalamusgegend findet man gelegentlich zwangsweises Lachen und Weinen auf beliebige psychische Reize, mit oder namentlich ohne entsprechenden Affekt.

In der *Sprache* drücken sich natürlich inhaltlich die Abnormitäten des Gedankenganges aus. Es ist aber bemerkenswert, daß nicht nur bei Aphasischen, sondern auch bei Schizophrenen der sprachliche Ausdruck ganz unverständlich sein kann (*Sprachverwirrtheit*, „*Wortsalat*", *Schizophasie*), ohne daß die Gedanken entsprechend konfus werden, wie geordnetes Benehmen und Arbeiten der Kranken zeigt.

Formell drückt sich in der lebhaften Sprache des Manischen seine euphorische Erregung, in der langsamen und leisen des Melancholischen die depressive Hemmung aus, in der lallenden und stammelnden die sensorische und motorische Unbeholfenheit des Idioten, in der schmierenden, silbenstolpernden die Koordinationsstörung des Paralytikers, in der häsitierenden, singenden die Schwerfälligkeit des Epileptikers in Affekt und Gedankengang. Die verschiedenen Dysartrien bei Apoplexie und anderen organischen Störungen im Gehirn gehören nicht direkt zu unserem Gebiet, da sie Psychosen mehr zufällig komplizieren.

Ein andauerndes Nichtsprechen wird *Mutismus* genannt; es ist verschieden begründet: im Negativismus, in Wahnideen, im halluzinatorischen Verbot zu sprechen, vor allem aber darin, daß schizophrene Kranke der Umgebung oft nichts mitzuteilen haben und sich nicht einmal um gestellte Fragen kümmern.

Ganz analoge Störungen zeigt die *Schrift*. Orthographische und grammatische Fehler, falsche Korrekturen, Verschmierungen zeugen von den psychischen Defekten des Patienten. Imbezille Unbeholfenheit und paralytische Koordinationsstörungen drücken der Schrift ihren leicht erkennbaren Stempel auf und oft ebenso die manische Beweglichkeit und Anregbarkeit und die melancholische Hemmung. Manche schizophrene Schriften enthalten allerlei sonderbare Buchstaben und Schnörkel, orthographische Eigentümlichkeiten, abnorme Linienführung, Mischung mit unverständlichen Zeichen und ähnliches mehr. Der Inhalt der Schriftstücke gibt uns ebenso wichtige Aufschlüsse über das Seelenleben des Patienten wie die sprachlichen Äußerungen, oft sogar wichtigere, da die Kranken beim Schreiben mit sich selber allein sind und sich mehr gehen lassen. Ein geschickt dissimulierender Paranoiker pflegte seine Wahnideen nur dem Papier anzuvertrauen, das in den Abort kam; indem die Frau, die unter seiner Krankheit schwer zu leiden hatte, diese Dokumente sammelte, bekam sie das nötige Material für Scheidung und Bevormundung.

C. Die Körpersymptome.

Unter den Körpersymptomen sind namentlich die neurologischen wichtig, da einerseits viele Psychosen Teilerscheinungen einer organischen Affektion des (zentralen) Nervensystems und anderseits die funktionellen Neurosen Geisteskrankheiten sind. Obschon es Sache der neurologischen

Klinik ist, ihre Semeiologie zu behandeln, seien hier zur Orientierung einige der wichtigsten Symptome genannt.

Lähmungen kommen bei den organischen Hirnkrankheiten, namentlich bei den Idiotien, der Paralyse, dem Korsakow vor. Bei letzterem sind es natürlich vorwiegend periphere. Psychische Lähmungen sind seltener und haben hysteriforme Genese, auch wenn sie außerhalb der Hysterie vorkommen. Manche Lähmungen haben *Kontrakturen* im Gefolge. Außerdem gibt es primäre (hysteriforme) Kontrakturen.

Eigentliche *Krämpfe* kommen in den epileptiformen, paralytischen, katatonischen und hysterischen Anfällen vor. Die HUNTINGTONsche Krankheit ist immer von *choreatischen* Bewegungen begleitet. Die langsamen *athetotischen* Bewegungen, die sich in der Regel auf ein Glied oder eine Körperhälfte beschränken, sind Stammhirnsymptome bei Idiotien oder apoplektischer Demenz u. ä. Andere, namentlich bei Organischen und beim Delirium acutum vorkommenden krampfartigen Erscheinungen sind Zeichen bestehender Hirnreizung bei Schwäche der kontrollierenden Oberfunktionen, Kau- und Schmatzbewegungen, Zähneknirschen u. ä. Idioten machen aber gelegentlich die nämlichen Bewegungen als Spiel. Die PARKINSON-Symptome siehe bei *Encephalitis epidemica* S. 214.

Koordinationsstörungen recht bestimmter Form gehören zum Bilde der Paralyse, schlechte Koordination der Bewegungen überhaupt zu den mittleren und höheren Graden der Oligophrenien.

Sehr häufig begleitet *Zittern* die Psychosen: feinschlägiges, gleichmäßiges den unkomplizierten chronischen Alkoholismus und manche Fälle von Schizophrenie; grobes, meist ganz unregelmäßiges, alle organischen Krankheiten (einschließlich die schweren Formen des chronischen Alkoholismus und des Delirium tremens), die Fiebervergiftungen, manche Erschöpfungen. Von organischen Zitterformen ist namentlich oft die bei einfacher Dementia senilis ganz regelmäßig. Unregelmäßiges Zittern kann auch nur Zeichen von Erregung irgendwelcher Art sein.

Unter den *Reflexen* haben die von der Haut ausgehenden, abgesehen vom *Babinski* in der Psychiatrie, sozusagen keine Bedeutung. Wichtiger sind die Sehnen- und Knochenreflexe; überall da, wo die Kontrolle durch das Großhirn gestört ist, sind sie gesteigert, also sowohl bei Idiotie wie bei Hysterie, dann bei Schizophrenie, am stärksten natürlich bei organischen Psychosen. Das Übergehen des *Patellarreflexes* auf das andere Bein (am häufigsten auf die Adductoren) und noch mehr die Auslösbarkeit von Tibia oder Patella aus deutet mit ziemlicher Wahrscheinlichkeit auf organische Störung. Durch Erkrankungen der peripheren Nerven und des Rückenmarks kann die Steigerung bis zum vollen Verschwinden der Reflexe überkompensiert werden (alkoholischer Korsakow, Tabesparalyse).

Manche legen auf die Abwesenheit des *Würgreflexes* bei der Diagnose der Hysterie Gewicht. Er fehlt auch beim Bromismus (und bei vielen Gesunden, je nach der Art der Prüfung).

Die *Pupillenreflexe* leiden entsprechend den organischen Störungen; ganz gewöhnlich ist die Lichtstarre (ARGYLL-ROBERTSONsches Phänomen) bei der Paralyse; sie ist aber auch ein wichtiges Zeichen anderer syphilitischer Erkrankungen des Nervensystems und kann vorübergehend bei organischen Formen des Alkoholismus vorkommen, ferner bei der Schlafkrankheit. Die Katatonie scheint funktionelle, noch unverständliche Pupillenstörungen zu begünstigen, so den *Spasmus mobilis*, vorübergehend weite, auf Licht sich kaum verengernde Pupillen. Der häufige Mangel der Pupillenunruhe und der Psychoreflexe bei Schizophrenie hat mehr theoretisches als praktisches Interesse.

Die *Anästhesien* und *Analgesien* sind bereits erwähnt, ebenso die *Hyperästhesien* (S. 30). *Parästhesien* können organischen Grund in Degeneration des zentralen oder peripheren Nervensystems haben oder psychisch bedingt sein. Leise Degenerations- oder Vergiftungsprozesse scheinen bei der Schizophrenie die Körperempfindungen zu alterieren und geben dann Anlaß zu hypochondrischen Wahnideen und zu Auslegungen in Form von Körperhalluzinationen.

Die *übrigen Körperfunktionen* sind teils durch die psychische Alteration mitbetroffen (Appetitlosigkeit bei Depression), teils organisch durch die Grundkrankheit bedingt (Paralyse), teils sind sie die Ursache der psychischen Alteration (Basedowpsychosen, Athyreoidismus, Amentiafälle). Sehr verschiedene Zusammenhänge haben die *Schlafstörungen*, die akute Zustände regelmäßig begleiten.

Die *Menstruation* setzt in akuten Psychosen häufig eine Zeitlang aus; bei chronischen Krankheiten sind wenigstens subjektive Menstruationsstörungen (Schmerzen u. dgl.) ungemein selten, sobald die Patientinnen sich nicht um den Vorgang kümmern, also namentlich bei der Schizophrenie; Debile, denen solche Dinge umgekehrt eine sehr wichtige Sache sind, haben dagegen oft menstruelle Klagen. *Geburten* verlaufen ausgezeichnet, wenn die Krankheit die Patientinnen verhindert, den physiologischen Akt mit der Psyche zu stören. Man sieht daraus, daß es wesentlich das Eingreifen der Psyche ist, was beim Kulturmenschen die Geburtsfunktion zu einer so merkwürdig mühsamen macht. Auch Frauen, die bei früheren Geburten regelmäßig Kunsthilfe brauchten, pflegen in der Psychose leicht zu gebären, wenn nicht ganz ernste anatomische Hindernisse da sind. Die *Potenz* liegt mit der Libido bei manchen Depressionen, beim Morphinismus, bei vielen Schizophrenien darnieder. In erregten Anfangszuständen organischer Psychosen, namentlich bei Paralysen, aber auch bei Senilen, deren Triebe bereits erloschen schienen, sind Potenz und Libido manchmal gesteigert; beim chronischen Alkoholismus nur die Libido, die Potenz ist meistens vermindert.

Auf der Höhe einer Depression versagen die Tränen. Bei der Schizophrenie können alle *Sekretionen* ganz launenhaft in der verschiedensten Weise gestört sein. Bei Nahrungsenthaltung und natürlich bei Diabetespsychosen findet sich häufig Aceton im Urin. Der *Stoffwechsel* wird in unverständlicher Weise, namentlich bei Paralyse und Schizophrenie hochgradig beeinflußt, indem z. B. Schwankungen von extremem Marasmus bis zu starker Fettsucht und umgekehrt nichts Seltenes sind. Bei der Schizophrenie ist der *Grundumsatz* häufig herabgesetzt, besonders bei den akuten, den katatonischen und den rasch verblödenden hebephrenen Formen. Bei akuten Psychosen pflegt das *Körpergewicht* meist abzunehmen, mit der Rekonvaleszenz zu steigen.

Im übrigen weiß man von Störungen der *Verdauung*, des *Stoffwechsels*, des *Chemismus* und des *Blutbildes* zwar eine Menge von *Einzelheiten*, aber noch sehr wenig Konstantes, das genügend verständlich wäre oder überhaupt zur Diagnose beitrüge. Die *Körpertemperatur* ist bei den meisten Psychosen ungefähr normal; es kommen aber auch, besonders in der Paralyse, cerebral bedingte Fieberanfälle vor, in der Hysterie psychogen ausgelöste. Subnormale Temperaturen trifft man bisweilen bei marastischen Zuständen, bei Hirnaffektionen, und dann ohne Erklärung bei Schizophrenie.

Herz und *Vasomotorius* bleiben bei fast keiner Psychose (außer etwa der Paranoia) unbeeinflußt.

Bei Paralyse, vielleicht auch bei senilen Prozessen, und bei der Schizophrenie kommen tabesartige und andere *Rarefikationen* des *Knochengewebes* vor. Andere *trophische Störungen*, wie die Neigung zu Othämatom und zu Decubitus bei organischen Krankheiten sind verschieden bedingt.

Zugleich mit der Aberration der Gehirnanlage, die vielen Geisteskrankheiten zugrunde liegt, ist oft auch die *körperliche Entwicklung* in falsche Bahnen geraten. Ein großer Teil der Kranken trägt viele Mißbildungen oder doch mehr als der Durchschnitt der geistig Gesunden mit sich herum, von subnormaler Körpergröße, Schädelverbildung, schlechter Form der Ohren, des Gaumens, unregelmäßiger Zahnstellung, ungenügender Zahnentwicklung bis zur abnormen Länge des Wurmfortsatzes. Man hat eine Zeitlang auf diese „*Degenerationszeichen*" ein großes Gewicht gelegt; beim einzelnen ist aber weder aus ihrem Vorhandensein, noch aus ihrem Fehlen ein Schluß auf die Psyche erlaubt. Dagegen häufen sie sich im großen und ganzen bei Oligophrenen, dann bei Epileptikern und Verbrechern; von den Schizophrenen haben die verblödenden Formen *im Durchschnitt* mehr Degenerationszeichen als die leichteren. Dieselben haben vermutlich etwas mit Keimschädigungen zu tun, und deuten auf einen teratologischen Ursprung der Krankheit. Die manchmal als „Degenerationspsychosen" bezeichneten Krankheiten Paranoia und manisch-depressives Irresein finden sich gerade häufig bei körperlich gut entwickelten Menschen.

D. Die Erscheinungsformen der Geisteskrankheiten.

I. Zustandsbilder.

Der *manische Zustand:* Von seiten der Affektivität gehobene, stark labile, namentlich leicht in Zorn umschlagende Stimmung; im Denken Ideenflucht; zentrifugal allzu leichter Übergang von Vorstellung zu Handlung, Tätigkeitsdrang; akzessorisch nicht selten Überschätzungs- und Größenideen.

Der Ausdruck „Manie" bedeutet jetzt meist den manischen Zustand des manisch-depressiven Irreseins. In romanisch und englisch sprechenden Ländern bezeichnet er noch vielfach beliebige Aufregungen, namentlich wenn sie sich motorisch äußern, und ferner auffallende Neigungen und Sonderbarkeiten im Benehmen.

Wenn die euphorische Erregung einen kraftlosen läppischen Eindruck macht, oder wenn sie mit leichter Bewußtseinstrübung verbunden ist, so sprechen manche noch von *Moria.* Deutliche Ideenflucht braucht dabei nicht vorhanden zu sein. Moria kommt namentlich vor beim Abklingen manischer Anfälle und bei Herden im Frontalhirn; auch die mutwillige Stimmung bei der *Schlafkrankheit von Kindern* wird jetzt manchmal so genannt. Natürlich haben gehobene Verstimmungen bei Verblödungspsychosen irgendwelcher Art oft auch ein ähnliches Aussehen.

Die *Depression* (melancholischer Zustand) mit schmerzlicher Betonung aller Erlebnisse, Hemmung des Denkens und der Zentrifugalität. Als akzessorische Symptome depressive Wahnformen.

Der Ausdruck „*Melancholie*" bedeutete längere Zeit die von KRAEPELIN besonders herausgehobene Form der Melancholie des Rückbildungsalters und wird jetzt, da die Involutionsdepression mit der manisch-depressiven verschmolzen wurde, für beide Formen gebraucht.

Das manische und das melancholische (= depressive) Zustandsbild sehen wir nahezu rein in den gewöhnlichen Fällen des manisch-depressiven

Irreseins, dann akzidentell mehr oder weniger häufig bei den meisten anderen Geisteskrankheiten.

Wahnsinn: Akute Zustände, in denen Wahnideen und Halluzinationen oder auch nur eines der beiden Symptome das Bild so stark beherrschen, daß der Patient die Haltung, oft auch die Orientierung verliert.

Auf chronische Zustände wird der Ausdruck jetzt selten mehr angewendet. Wenn sich eine deutliche Affektschwankung damit verbindet oder, was meist damit identisch ist, wenn es sich um einen Auftritt des manisch-depressiven Irreseins handelt, so spricht man auch von *manischem* oder *melancholischem Wahnsinn.*

Vieldeutig ist der Name der *Verwirrtheit*; er bezeichnet zunächst die S. 48 beschriebenen Denkstörungen, die keine Grenze haben gegen Inkohärenz und Dissoziation. Man benennt aber auch kompliziertere Zustände sehr verschiedenen Ursprungs so, sie bald als Syndrome, bald als Zustandsbilder, bald als Krankheiten auffassend. Die als Verwirrtheit bezeichneten „Krankheiten" entsprachen ungefähr der neueren Amentia mittleren Umfanges. Hier brauchen wir den Ausdruck nur für die oben genannten Denkstörungen.

„Halluzinatorische Verwirrtheit" ist symptomatologisch ungefähr das gleiche wie die weitere *Amentia*; was also jetzt noch so genannt wird, gehört fast alles teils unserer Amentia, teils der Schizophrenie an.

Von den übrigen Trübungszuständen s. *Delirien* und *Dämmerzustände* S. 61, *Amentia, Delirium acutum* S. 259f.

Halluzinose ist Wernickes Bezeichnung für akute halluzinatorische Zustände, bei denen zum Unterschied von den Delirien und dem größeren Teil der Dämmerzustände die Orientierung und teilweise die Besonnenheit erhalten bleibt (Alkoholhalluzinose = halluzinatorischer Wahnsinn der Trinker). Die Halluzinationen sind meist akustische.

Traumzustand ist nicht viel anderes als ein anderer Name für Dämmerzustände.

Transitorische Psychosen sind plötzlich beginnende und verschwindende Auftritte mit Bewußtseinsstörungen von kurzer Dauer. Sie kommen bei den verschiedensten Psychopathien vor (Magnans bouffées délirantes) mit oder ohne affektiven oder auch toxischen Anlaß, dann auch bei latenten und manifesten eigentlichen Psychosen, besonders Schizophrenie und Epilepsie, sind also nosologisch keine Einheit. Viele subsummieren sich unter den Begriff der Dämmerzustände. Sie werden bisweilen die Ursache von Verbrechen.

Als *episodische Dämmerzustände* hat Kleist autogen entstandene Bewußtseinstrübungen mit im übrigen verschiedenem Aussehen von einigen Tagen bis einigen Wochen Dauer herausgehoben. Die Fälle sind selten, weshalb es auch noch nicht möglich war, sie so abzugrenzen, daß sie in Kürze genau genug umschrieben werden könnten.

Stupor und *Attonität* s. S. 80 und 82.

Unter *Benommenheit* verstehen wir verschiedene Zustände eingeengten, unklaren, langsam ablaufenden Denkens, bei denen Reizsymptome fehlen oder doch zurücktreten: im Halbschlaf, im Fieber, bei Vergiftungen, Epilepsie, Schizophrenie, Organischen aller Arten. Ein Teil dieser Bilder kann natürlich ebensowohl Stupor genannt werden.

Das Zustandsbild der *Hypochondrie* besteht in beständiger Aufmerksamkeit auf den eigenen Gesundheitszustand mit der Neigung, aus unbedeutenden Zeichen, oder auch ohne solche, sich eine Krankheit zuzuschreiben. Es kommt bei Schizophrenie, bei depressiven und neurasthenischen Zuständen, bei beginnenden organischen Psychosen (Arteriosklerose,

Paralyse) und bei Psychopathien aller Art vor. Eine *Krankheit* Hypochondrie kennen wir nicht mehr.

Die *Katatonie* als solche ist eine Erscheinungsform der Schizophrenie. Doch kommen katatone Symptome auch bei organischen Geisteskrankheiten, bei der Epilepsie und bei Fieberpsychosen vor.

Paranoide Symptome nennt man Halluzinationen und Wahnideen, wenn sie bei Besonnenheit und ohne (primäre) Affektschwankungen auftreten.

„Akute (halluzinatorische) *Paranoia"* war bei Ziehen u. a. ein Krankheitsbegriff. Die Mehrzahl der so genannten Zustände gehört bei uns zu den akuten Auftritten der Schizophrenie.

Religiöser Wahnsinn, Mania religiosa, ist irgendeine Geisteskrankheit mit religiösen Wahnvorstellungen, also meist eine Schizophrenie. Doch wird auch jetzt noch von einzelnen eine Melancholie mit ausgesprochenem Versündigungswahn so bezeichnet.

Bei den *Intelligenzdefekten* sind zunächst zu unterscheiden die *angeborenen Formen* (Blödsinn, Schwachsinn, Idiotie, Imbezillität, Debilität) von den durch eine spätere Krankheit *erworbenen Verblödungen* (Demenzen). Beide Kategorien sind charakterisiert durch intellektuelle Unterleistungen im Leben, umfassen aber eine Menge voneinander unterschiedener Unterformen. So gibt es wissenschaftlich keine einheitliche Demenz, sondern nur bestimmte Formen — schizophrene, organische, epileptische usw. Die obige Unterscheidung von Blödsinn und Verblödung wird aber noch nicht allgemein innegehalten.

Als *Psychopathien* bezeichnen wir die Masse angeborener oder doch dauernder psychischer Abweichungen vom Normalen, die noch nirgends eingereiht ist und sich hauptsächlich im Grenzgebiet zwischen Gesundheit und Krankheit bewegt. Darunter finden sich natürlich viele unentwickelte eigentliche Geisteskrankheiten, namentlich latente Schizophrenien. Manche glauben einen scharfen Begriff mit dem Ausdruck zu verbinden, täuschen sich aber sicherlich. Schizoidie und Cyclothymie s. S. 101.

Degeneration (s. S. 115). „Degenerierte" sind meist ungefähr das nämliche wie Psychopathen, Leute, die intellektuell und namentlich affektiv anders reagieren als der Durchschnitt. „Dégénérés supérieurs" sind Psychopathen, die in irgendeiner Richtung über dem Durchschnitt stehen und sich im Leben halten können. Auch mit Recht berühmte Männer gehören dazu.

Einige *ätiologische* Bezeichnungen s. am Ende des Kapitels über die Ursachen.

II. Syndrome.

Syndrome sind Komplexe von Symptomen, die genetisch zusammengehören. Ein Teil der Zustandsbilder wie die *manisch-depressiven,* eventuell mit ihren entsprechenden Wahnideen, sind zugleich solche Syndrome. Man spricht ferner vom *„organischen Symptomenkomplex"* (auch *Korsakowsches Syndrom* genannt) und versteht darunter die Summe der psychischen Grundsymptome eines diffusen Rindenschwundes oder einer allgemeinen Funktionsherabsetzung der Rinde durch Erschütterungen, Vergiftungen und Hirnverletzungen (S. 178).

Der *katathyme Wahn,* d. h. Wahn bei Besonnenheit und nicht aus allgemeiner Verstimmung, sondern infolge eines bestimmten „Komplexes", bzw. eines besonderen Erlebnisses, stellt allein oder in Verbindung mit Halluzinationen das *paranoide Syndrom* dar, das zu unterscheiden ist von der *paranoiden Konstitution,* die leicht die Handlungen anderer auf sich bezieht oder im Sinne einer bestimmten Einstellung (Mißtrauen, Verfolgung, Größe) auslegt, ohne daß es bis zur klaren Ausbildung eines eigentlichen Wahnes kommt. Der *hysterische* und der *neurasthenische Symptomenkomplex*[1], die *Zwangssymptome,* die *Angstpsychose* und *Angstneurose,* dann die *Schreckneurose,* die *Erwartungsneurose* und die *Dämmerzustände* sind auch hier zu nennen, da sie durch bestimmte Mechanismen auf verschiedenen Basen (Psychopathie, Hysterie, Epilepsie) hervorgebracht werden. Unter den Dämmerzuständen sind einige Typen herauszuheben, die sich auf verschiedene Weisen aus dem Unbewußten heraus einen Wunsch erfüllen: das GANSER*sche Syndrom,* das eine „Geisteskrankheit" in Form von „Verkehrt"denken und -handeln markiert; im *Faxensyndrom* wird der „Narr" im vulgären Sinne gespielt[2], im *Puerilismus*[3] das Kindischsein, in der *Pseudodemenz* „Nichtwissen". Außerdem werden Wünsche nicht nur *durch* die *Dämmerzustände,* sondern auch halluzinatorisch *in* den *Dämmerzuständen* erfüllt, indem die Kranken sich in die gewünschte Situation hineinträumen. Der Wunsch, geisteskrank und unzurechnungsfähig zu erscheinen, wird *durch* den GANSERschen Zustand erfüllt, der eine Geisteskrankheit *ist,* derjenige, unschuldig oder begnadigt zu sein, *in* dem Haftdelirium, das die Unschuld oder die Begnadigung *vortäuscht.* Das Maximum der Wunscherfüllung leisten die *Ekstasen* (S. 62). Diese Syndrome werden auch *Zweckpsychosen* genannt.

Unter den Dämmerungen verdienen die *Wanderzustände (Poriomanie, Fugues)* besonders herausgehoben zu werden: ganz planloses oder von einer einzigen unklaren und unkontrollierten Idee beherrschtes Fortlaufen, bald einfach motorisch, ohne andere Berücksichtigung der Außenwelt als zum Laufen notwendig ist, bald äußerlich unauffällig, scheinbar geordnet mit richtiger Benutzung der Verkehrsmittel und mit der Möglichkeit, mit anderen Leuten sich zu unterhalten, bald in einer Art, die zwischen diese beiden Extreme einzureihen ist. Die leichteren Formen sind mehr psychogen und können deshalb überall vorkommen, auch bei Hysterischen und bloßen Psychopathen, namentlich Jugendlichen, bei einem aufregenden Erlebnis, einer Versuchung, einer unerträglichen Situation. Die schwereren Formen gehören meist der Epilepsie an, die mittleren zum großen Teil der Schizophrenie.

Die *Querulanz* (S. 343 und 364) wird erzeugt durch gehobenes Selbstgefühl bei Aktivität und Mangel an Verständnis für die Rechte anderer (bei Schizophrenie, Paranoia, lange dauernden manischen Verstimmungen, Unfallneurose, Haft und gewissen abnormen Charakteranlagen). Die *Haft* löst, abgesehen von den affektiven Wutausbrüchen (Zuchthausknall) Zustände aus, in denen der Kranke sich einerseits begnadigt, freigesprochen oder unschuldig, anderseits aber von der Umgebung verfolgt wähnt. Die Syndrome, die durch eine bestimmte Situation ausgelöst werden (*Haftpsychosen,* Ganser usw., transitorische Affektpsychosen, eventuell auch Querulanz usw.), faßt man auch unter dem Namen der *Situationspsychosen* zusammen.

Weitere Syndrome sind die *„Anfälle", epileptiforme* im engeren Sinne: *petit mal,* JACKSON*sche, paralytische, katatonische* und in etwas weiterem Sinne die *exogenen Reaktionstypen.*

[1] Die Erscheinungsweisen siehe bei den entsprechenden Krankheiten.

[2] Wie bei mutwilligen Kindern können die Faxen bei der Schizophrenie ausnahmsweise auch einmal ein Mittel sein, um die Verlegenheit zu verdecken.

[3] Nicht zu verwechseln mit *Infantilismus,* einem Stehenbleiben auf kindlicher Stufe in psychischer oder körperlicher Beziehung.

E. Der Verlauf der Geisteskrankheiten.

Über den Verlauf der Geisteskrankheiten läßt sich wenig Allgemeines sagen. Die angeborenen Geisteskrankheiten haben nur insofern einen „Verlauf", als sie bisweilen akute Syndrome zeitigen oder einmal weiterschreiten, z. B. in der Pubertät, oder sich mit einer neuen Krankheit kombinieren (Epilepsie, Schizophrenie, Alkoholismus, Hirnatrophie).

Bei erworbenen Psychosen spricht man häufig von *Prodromen,* die aber hier wie meistens nichts anderes sind als so leichte Krankheitssymptome, daß man noch keine Diagnose daraus machen kann. Die häufigsten derselben sind: Depression, Exaltation, Verschrobenheiten, nervöse Symptome oder Änderungen des Charakters, wobei die Neueinstellung dem Charakter manches Gesunden gleichen kann, also an sich gar nicht als krankhaft zu erscheinen braucht; natürlich können auch alle Zeichen der Geisteskrankheiten in geringerer Ausprägung die Bedeutung von Prodromen haben.

Der *„Beginn der eigentlichen Krankheit"* ist meistens ein schleichender, wenn man nicht, wie früher viel geschah und jetzt bei den Auftritten des manisch-depressiven Irreseins noch vorkommt, akute Episoden auf chronischen Bildern als „die" Krankheit bezeichnen will. Immerhin sind gewisse Delirien, hysterische Dämmerzustände und ähnliches im eigentlichen Sinne akut.

Auch der ganze Verlauf ist meistens ein chronischer, sogar im Sinne der Psychiatrie, die auch jahrelange Depressionen als akute Krankheiten bezeichnet, wenn sie sich wieder ausgleichen. „Akut" hat hier ungefähr den Begriff des Vorübergehenden bekommen, „chronisch" den des Unheilbaren. Bei organischen Psychosen, die nach Jahr und Tag mit dem Tode ausgehen, vermeidet man meistens die Scheidung in akut und chronisch, soweit es die Krankheit betrifft.

Innerhalb des Verlaufes können *akute Schübe, akute Auftritte, Exacerbationen* und *Remissionen* vorkommen. *Schübe* sind rasch eintretende Verschlimmerungen der Krankheit; in dem Begriff liegt gewöhnlich, daß sich die gesetzte Verschlimmerung nicht mehr ganz ausgleiche. Schübe sind oft verbunden mit irgendwelcher Form von Aufregungen und anderen akzessorischen Symptomen, die sich unbeschadet der gesetzten Dauerschädigung wieder zurückbilden können. Die Paralyse oder die Schizophrenie werden meistens erst in einem solchen Schube als Krankheiten erkannt, nachdem sie schon lange vorher schleichend den Patienten umgebildet hatten. Bei der Schizophrenie nehmen viele dieser Schübe die Gestalt von durch diese Grundkrankheiten gefärbten Manien, Melancholien, von Katatonien und anderen früher als besondere Psychosen aufgefaßten Syndromen an. *Exacerbationen* sind Verschlimmerungen im allgemeinen, namentlich solche, die sich wieder ausgleichen. Unter ihnen gibt es viele psychisch bedingte Aufregungen, eventuell Dämmerzustände (z. B. bei der Schizophrenie), die mit dem Prozeß der Krankheit nicht direkt zusammenhängen, sondern nur vorübergehende Reaktionen der kranken Psyche auf gewisse Reize sind. Sie bilden sich natürlich meist restlos zurück. Nicht mit dem Namen Exacerbationen bezeichnet man gewöhnlich die akuten Anfälle, die zum Krankheitsbilde gehören, die Verstimmungen und Dämmerzustände der Epilepsie oder die Manien und Melancholien des manisch-depressiven Irreseins. Alle die angeführten vorübergehenden Zustände chronischer Krankheiten zusammen mag man als *akute Auftritte* bezeichnen. Zwischen den Verschlimmerungen gibt es *Remissionen*; ob man bei Formen wie dem manisch-depressiven Irresein auch *Intermissionen* annehmen will, ist Sache der Auffassung. Wir bezeichnen mit KRAEPELIN, MAGNAN u. a. den ganzen manisch-depressiven Dauerzustand als die Krankheit, und die akuten Auftritte als die hervorstechendsten ihrer Manifestationen. Affektive akute Auftritte können auch in regelmäßiger Folge miteinander abwechseln, so daß Manie auf Melancholie und auf diese wieder Manie usw. folgt, eventuell mit gesunden Zwischenzeiten nach der Manie oder nach der Melancholie oder nach beidem. Solche Gestaltungen nennt man *zirkuläre* oder *cyclische Formen.* Sie kommen außer beim manisch-depressiven Irresein hie und da bei der Schizophrenie und auch bei der Paralyse vor.

Wieviel Geisteskranke *geheilt* werden, hängt in den Anstaltsstatistiken sehr viel von der Qualität der Aufnahmen ab, sonst in erster Linie von der Auffassung des Arztes. Ob man einen sozial vollständig leistungsfähigen Schizophrenen, bei dem nur eine genaue Untersuchung einige Reste der Krankheit nachweisen könnte, als geheilt betrachten will oder nicht, ist Geschmackssache. Ich täte es lieber nicht, im Hinblick auf die später oft eintretenden neuen Verschlimmerungen, die Frage der Heiratsfähigkeit und ähnliche Konsequenzen, obschon ich weiß, daß die Krankheit auch „definitiv stillstehen“ kann. Das Delirium tremens, das in den Krankheitsstatistiken oft einen großen Prozentsatz der Heilungen liefert, ist allerdings beim Austritt in der Regel ganz vorüber, nicht aber der ihm zugrunde liegende Alkoholismus. Bei residuären schizophrenen Zuständen treten zuweilen noch „Heilungen“ nach vielen Jahren ein, nachdem man den Kranken längst aufgegeben hat, teils ohne sichtbare Ursache, teils infolge einer fieberhaften Krankheit oder einer Versetzung u.ä.

Man spricht auch von *Heilung mit Defekt,* indem man sich die nur für wenige Fälle zutreffende Vorstellung macht, das die akute Krankheit einen Defekt gesetzt habe, wie eine geheilte Verwundung eine Narbe. Eine „psychische Narbe“ kann durch bestimmte „Residualsymptome“ gebildet werden, z. B. eine Wahnidee, die trotz eingetretener Besonnenheit nach einem Delir nicht mehr korrigiert wird. Ist die psychische Narbe eine so schwere und vielgestaltige, daß man sie als eigene Krankheit auffassen kann, so nannte man früher das Krankheitsbild *ein sekundäres,* zum Unterschied von der *primären Krankheit,* die es gesetzt hatte („sekundärer Blödsinn“; „sekundäre Verrücktheit“). Der Begriff muß jetzt aufgegeben werden, da es sich in solchen Fällen fast immer um Schizophrenie handelte, die ihre Natur nicht ändert.

Die meisten organischen Geisteskrankheiten und einzelne schwere Fälle anderer Formen, z. B. von Katatonie, gehen in *Tod* aus. Von den übrigen wird ein kleiner Teil indirekt tödlich durch Selbstmord, unhygienisches Verhalten, Nahrungsverweigerung, Erschöpfung bei Unruhe und Schlaflosigkeit, Verletzungen, Infektion.

Bei der *Voraussage* haben wir zu unterscheiden die *„Richtungsprognose“*, und bei chronischen Krankheiten außerdem die *„Streckenprognose“*. Organische Geisteskrankheiten verlaufen in der Richtung einer bestimmten Demenz und zum Tode, die epileptischen und schizophrenen in der Richtung anderer Arten Demenz und gewöhnlich nicht zum Tode. Innerhalb der Schizophrenie gibt es wieder verschiedene Richtungen (Paranoid, katatonische Verblödung usw.), die in der Prognose berücksichtigt werden müssen. Die Richtungsprognose ist also an sich weder gut noch schlecht, sondern sie unterscheidet Qualitäten: paranoid, katatonisch usw. Die Streckenprognose bestimmt, wieweit die Krankheit innerhalb absehbarer Zeit fortschreiten werde: Kann man bald einen Stillstand oder eine gewisse Rückbildung erwarten? Wird der Kranke durch Verblödung bald sozial unfähig u. dgl.?

F. Die Grenzen des Irreseins.

Nirgends wird die Frage: krank oder nichtkrank? so oft, in so unerbittlicher Form und mit so schweren Konsequenzen gestellt wie bei der Beurteilung der Geisteszustände. Es ist aber eine falsch gestellte Frage. *Es gibt ja keine Grenzen des Irreseins,* so wenig als einer anderen Krankheit. Bei jedem Menschen setzt sich gelegentlich ein Tuberkelbacillus fest; der eine oder andere der Mikroben wird sich sogar ein- oder zweimal teilen. Wie viele Bakterien müssen nun da sein, wieviel Lungengewebe muß zugrunde gegangen sein, bis man den Menschen tuberkelkrank nennen soll? Oder von welchem Grad der Empfänglichkeit an ist die „Anlage zur Tuberkulose" krankhaft? Es wird niemand eine solche Frage beantworten wollen. Noch widersinniger ist aber die Frage nach gesund und krank da, wo es sich nicht um etwas Hinzugekommenes, sondern um eine einfache Abweichung vom Normalen handelt. Wo ist die Grenze zwischen gesunder Dummheit und krankhaftem Schwachsinn? Wo die zwischen normaler und übernormaler Körpergröße? Fehlt hier die Grenze, so gibt es große Gebiete, auf die überhaupt die Begriffe „krank" und „gesund" nicht anwendbar sind, so wenig wie man die Helligkeiten einer Photographie in schwarze und weiße einteilen kann; die meisten derselben sind eben grau.

Daß das Volk und die Jurisprudenz dem Psychiater immer wieder die Beantwortung solcher widersinnigen Fragen zumutet, das liegt in den Konsequenzen. Man will eigentlich gar nicht wissen, ob jemand gesund oder krank sei, sondern man will wissen, ob man ihn ernst nehmen soll, ob man ihn in die Irrenanstalt einsperren müsse, ob er zurechnungs- und handlungsfähig sei u. dgl., und das will man aus der Feststellung „krank oder nichtkrank?" schließen. Dieses Schlußverfahren ist aber an sich ein falsches, nicht nur weil man in einer ganz breiten Zone die Begriffe gesund und krank überhaupt nicht anwenden kann, sondern auch darum, weil es Kranke gibt, die nicht eingesperrt werden müssen, die gute Ideen haben können, die nicht handlungsunfähig, nicht unzurechnungsfähig sind. Man kann heutzutage die Schizophrenie, die Paralyse oft diagnostizieren, bevor man solche sozialen Konsequenzen aus der Feststellung ziehen möchte, und mit der Verfeinerung unserer diagnostischen Hilfsmittel wird es immer mehr solcher Fälle geben. Umgekehrt kann unter bestimmten Umständen ein Psychopath, der nicht geisteskrank ist, für einen bestimmten Moment die Überlegungsfähigkeit so eingebüßt haben, daß er weder zurechnungs- noch handlungsfähig ist. Und innerhalb der Grenzzone wird man oft nach äußeren Umständen entscheiden müssen, indem der gleiche Grad von Schwachsinn, der einem Tagelöhner gar nichts schadet, denjenigen, der ein großes Geschäft geerbt hat, handlungsunfähig macht (vgl. den forensischen Anhang).

Die ganze Schwierigkeit liegt darin, daß es keine Definition von „Krankheit" gibt und geben kann. Die unfruchtbaren Streitigkeiten können erst dann aufhören, wenn man den vieldeutigen und unbegrenzbaren Begriff ganz ausschaltet. Es ist so leicht zu untersuchen, wie ein Mensch sei und reagiere, und dann *aus den Tatsachen,* statt aus einem Begriff, die Konsequenzen zu ziehen und unser Handeln danach zu bestimmen.

Wo Gesetzesparagraphen nähere Umschreibungen des Krankheitsbegriffes geben, sind sie je nach dem Zusammenhang in hohem Grade verschieden. *Soweit überhaupt der Begriff der Geisteskrankheit praktisch geworden ist, beruht er nicht auf medizinischen oder psychopathologischen Kriterien, sondern auf dem der sozialen Untüchtigkeit.* Daher rechnet man die *Neurosen,* die rein psychische Krankheiten sind, unter praktischen Gesichtspunkten nicht dazu, wenn sie nicht zu schweren Syndromen, wie Trübungszuständen, führen. Um so mehr gehören sie in die theoretische Psychiatrie, weil sie nur psychopathologisch verstehbar sind und zur Abgrenzung von den übrigen Geisteskrankheiten genau gekannt werden müssen. — Aber auch viel schwerere geistige Störungen, diejenigen bei manchen groben Hirnalterationen und bei Infektionen rechnet man meist nicht zu den Psychosen. Medizinisch ist eben hier die Grundkrankheit das Maßgebende; sozial haben diese Störungen namentlich ihrer kurzen Dauer wegen keine Bedeutung, wenn nicht zufällig ein wichtiges Rechtsgeschäft in diese Zeit fällt.

Eine Frage, die viele Gemüter bewegt und die z. B. bei einer Begutachtung auch praktische Bedeutung bekommen könnte, ist die, ob das *Genie* Krankheit sei. Natürlich ist es eine Abweichung vom Normalmaß. Soweit diese durch eine seltene Kombination von an sich normalen Genen entstanden ist, kann man sie nicht krank nennen. Selbstverständlich sind aber diejenigen Kombinationen die häufigsten, die im allgemeinen den Bedürfnissen entsprechen. Der Normalphilister ist an die Zustände angepaßt, in die er hineingeboren wurde, und balanciert auch mit den kleinen Schwankungen derselben, ohne viel dabei zu spüren und zu denken. Die seltene Kombination, auch wenn sie in einer bestimmten Richtung nützlich ist, kann in den Begleiteigenschaften in den meisten Fällen den Bedürfnissen nicht so gut entsprechen. Insofern kann man die geniale Abnormität eine krankhafte nennen, und die meisten Genies müssen zu den Psychopathen gezählt werden. Das hat aber in den günstigen Fällen auch seine Vorteile. Wer sich nicht auf dem gewöhnlichen Wege ganz von selbst an die Verhältnisse anpaßt, ist gezwungen, sich neue Wege zu suchen, und der Geniale kann es eher, weil er dank seiner vom Gewöhnlichen abweichenden Gen-Kombination auch in anderen Bahnen denken kann als der Durchschnittsmensch. Ferner müssen z. B. Dichter und Musiker feiner empfinden, als andere Leute, eine Eigenschaft, die für die alltäglichen Leistungen des Lebens hindernd ist und oft geradezu die Bedeutung einer Krankheit bekommt. Da das Genie im wesentlichen eine zufällige und seltene Gen-Kombination ist, kann man nicht erwarten, daß es für gewöhnlich samenecht sei. Der Begriff der seltenen Gen-Kombination wird indessen nicht allen Tatsachen gerecht. Es müssen bei genialen Leistungen auch funktionelle Momente mitwirken, wie extreme Fälle uns zeigen: Es ist gar nicht selten, daß Schizophrene, die vor und nachher keine Begabung und keinen Trieb für Kunst offenbarten, im Initialstadium ihrer Psychose auffallende Leistungen z. B. in Dichtung oder bildender Kunst hervorbrachten, oder ein mittelmäßiger Schachspieler kann während einer Fieberkrankheit blind spielen, sonst aber nicht.

G. Die Einteilung der Geisteskrankheiten.

Von einer Systematik der Psychosen kann man natürlich nicht erwarten, daß sie jeder Krankheit eine genau passende Etiquette aufklebe. Abgesehen von den unscharfen Grenzen aller natürlichen Begriffe kommen verschiedene Einteilungsprinzipien miteinander in Konkurrenz. Ein Alkoholkorsakow gehört kausal zu den alkoholischen Formen, pathologisch zu den Autintoxikationen durch Stoffwechselprodukte, symptomatisch und anatomisch zu den „organischen" Psychosen.

Ein Teil der Psychosen erweist sich als krankhafte Reaktion auf ein affektives Erlebnis, ein Zuchthausknall auf die Einsperrung, ein hysterischer Dämmerzustand auf die Absage des Geliebten *(reaktive Psychosen, Situationspsychosen)*. Bei den anderen läuft im Gehirn ein Krankheitsprozeß ab, der die Psychose bedingt *(Prozeßpsychose, progressive Psychose)*[1]. Man kann aber darauf keine Einteilung fußen, weil die beiden Symptomatologien sich mischen.

Ähnliche Unterschiede bezeichnen die Ausdrücke *„organisch"*[2] und *„psychogen"*. Zu den Organischen sind natürlich auch die toxischen Psychosen infolge von Veränderungen des Stoffwechsels, der Hormone, von Infektionen, von Vergiftungen im engeren Sinne zu zählen.

Nicht klar ist vielen der Begriff des *Psychogenen*. Man sagt, auch psychogene Erscheinungen müssen „natürlich" ein anatomisches Substrat haben, ja man hat

[1] Genaueres bei JASPERS: Schicksal und Psychose bei der Dementia praecox. Z. Neur. **14**, 158 (1913).

[2] *Das Wort „organisch" bezeichnet hier einen viel weiteren Begriff als in dem Ausdruck „organische Psychosen", den ich — um nicht einen neuen Namen machen zu müssen — für die auf diffuser Reduktion der Hirnelemente beruhenden Psychosen gebrauche.*

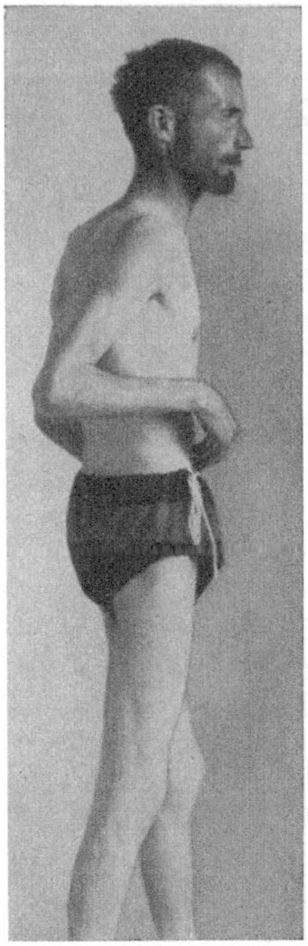

Abb. 1.

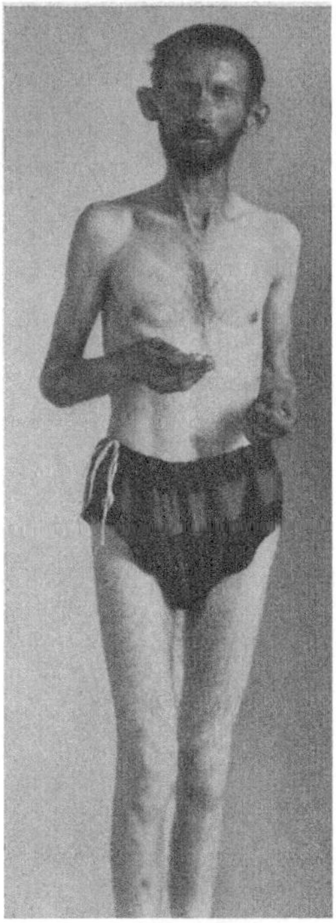

Abb. 2.

Abb. 1 und 2. Leptosomer Katatoniker. Von vorn nach unten sich verschmälerndes Gesicht. Winkelprofil. Spitzer Kinn-Halswinkel. Schmächtiger Bau. Flache Brust.

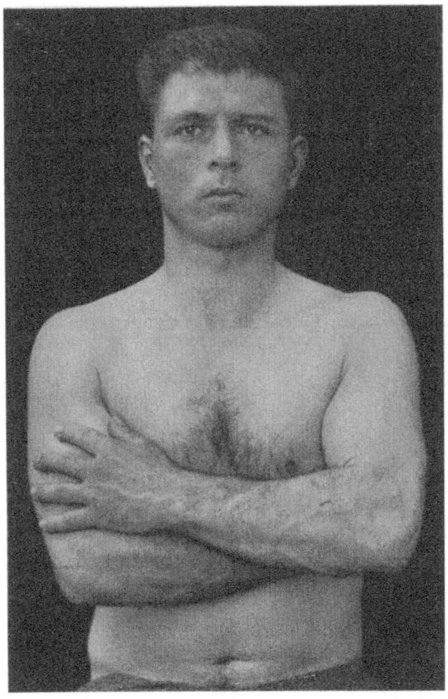

Abb 3.

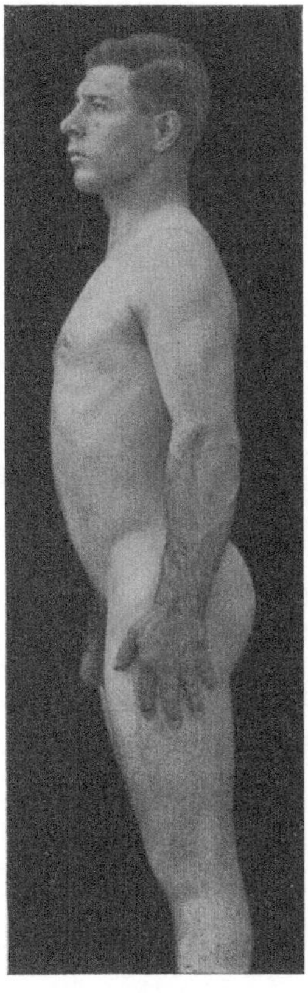

Abb. 4.

Abb. 3 und 4. Athletischer Hebephrene. Grobknochiges Gesicht. Starker Unterkiefer. Breite gewölbte Brust. Große Hände.

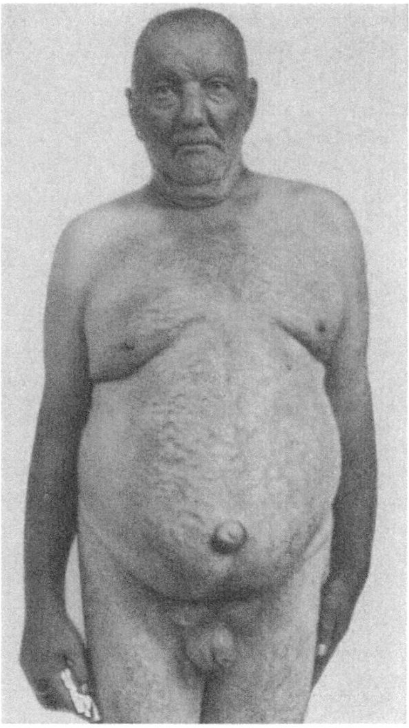

Abb. 5.

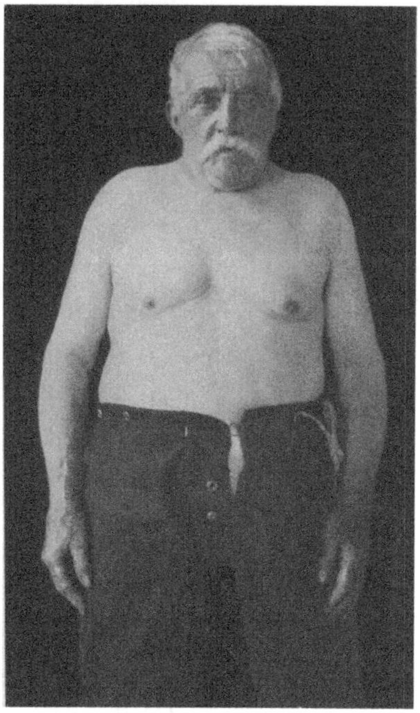

Abb. 6.

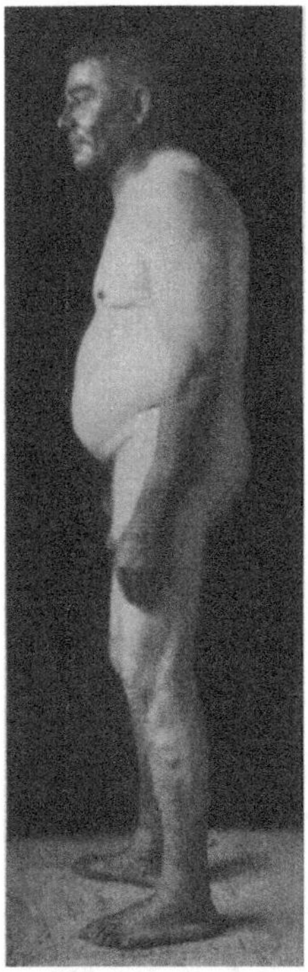

Abb. 7.

Abb. 5. Mischfall, psychisch: manisch-depressiv und hebephren, trotz vieler Anfälle wenig verblödet; körperlich: pyknisch, aber sich nach unten verschmälerndes Gesicht; affektiert-gezwungene Mimik.

Abb. 6. Pyknischer Syntoner. 78 Jahre alt. Breites Gesicht. Kurzer Hals. Tiefer Thorax. Starke Fettentwicklung.

Abb. 7. Pyknischer Syntoner. Kurzer Hals, flacher Kinn-Halswinkel. Tiefer Brustkorb. Fettansatz. Kopfhaltung nach vorn.

eine anatomische Veränderung supponiert für Dinge wie eine hysterische Armlähmung. Das ist falsch; eine hysterische Lähmung als solche hat nur Substrate, die an sich nicht pathologisch sind; der hysterischen *Disposition* aber wird ein anatomisch-chemisch irgendwie anders geartetes Nervensystem zugrunde liegen als der normalen Disposition. In einem Hause sind die Türen und Fenster dazu da, bald geöffnet, bald geschlossen zu sein. Ob sie offen sind oder geschlossen, ist an sich keine Störung des Baues; aber ob sie zu schwer oder zu leicht einschnappen und aufgehen, oder ob ein Schelm da ist, der macht, daß sie zu leicht oder zu schwer gehen, oder sie einschlägt, oder öffnet, wenn sie geschlossen sein sollten, und schließt, wenn sie geöffnet sein sollten, das sind Veränderungen, die den anatomischen zu vergleichen sind.

Endogene und exogene Psychosen lassen sich nicht scharf unterscheiden, nicht nur weil die beiden Faktoren sich in ihren Wirkungen oft mischen oder summieren, sondern auch, weil die beiden Begriffe an sich keine scharfen Grenzen haben. Eine Idiotie, ob sie stille stehe oder fortschreite, kann in bezug auf den Patienten endogen, aber Folge eines exogenen Einflusses auf einen Elter sein. Wenn die Schizophrenien auf Selbstvergiftung beruhen, so sind sie in bezug auf das Gehirn exogen, in bezug auf den Körper endogen usw. Nichtsdestoweniger haben die Untersuchungen von BONHOEFFER über die exogenen Reaktionstypen bei Vergiftungen und Infektionen sehr klärend gewirkt.

Man hat auch versucht, die *Ursachen* zugrunde zu legen und hat z. B. alkoholische, infektiöse, traumatische Psychosen unterschieden. Aber man kann das Prinzip deshalb nicht durchführen, weil manche Ursachen sehr verschiedene Krankheitsbilder erzeugen (Syphilitisches Paranoid und Paralyse, Alkoholwahnsinn und Alkoholkorsakow) und umgekehrt gleiche Krankheitsbilder durch verschiedene Ursachen hervorgebracht werden sollen (Korsakow durch Alkohol oder Kohlenoxyd). Daß auch der Ursachenbegriff ein sehr unscharf begrenzter ist, braucht heutzutage nicht mehr ausgeführt zu werden.

In den letzten Jahren haben uns *anatomische* Forschungen ein Stück vorwärts gebracht, indem z. B. ein schärfer umschriebenes Bild der Dementia paralytica, verschiedene senile Formen, mehrere klinisch als epileptisch zu bezeichnende Krankheiten herausgehoben werden konnten.

Ausgehend vom Verlauf in „Heilung" oder Defekt hat KRAEPELIN in den Neunziger Jahren die *Dementia praecox* (Schizophrenie) und das *Manisch-depressive Irresein* umschrieben. Damit hat er uns gegenüber der absoluten Hilflosigkeit früherer Jahre einen Standpunkt gewonnen, von dem aus es gelingt, in den endogenen Psychosen natürliche Gruppen abzugrenzen.

Wir folgen deshalb so weit als möglich der Einteilung KRAEPELINS, *die so ziemlich in der ganzen Welt verstanden wird, während alle anderen Klassifikationen nur für bestimmte Schulen brauchbar sind.* Von anderen Krankheiten und Syndromen wären namentlich die von KLEIST herausgearbeiteten zu erwähnen; für ein Lehrbuch ist indes die Gesamtheit dieser Einteilung noch nicht reif.

Die beiden großen Gruppen der Schizophrenie und des manisch-depressiven Irreseins haben Beziehungen zu zwei bestimmten Charaktertypen, den *Syntonen* und den *Schizoiden* (KRETSCHMER). Was alles diese Beziehungen zu bedeuten haben, ist noch nicht klar; das folgende faßt *provisorisch* unsere jetzigen Kenntnisse zusammen. Der ausgesprochen Syntone reagiert als einheitliche Person; er ist in der Freude ganz Freude, in der Trauer ganz Trauer; ein vorhandener Affekt läßt neben sich keinen anderen aufkommen; scheinbar gegensätzliche Regungen können sich höchstens dann durchsetzen, wenn sie zu einer Einheit verschmelzen, wie etwa Trauer und Freude zu Wehmut; die Syntonen sind fröhlich mit den Fröhlichen und traurig mit den Traurigen, stellen sich überhaupt in Einklang mit der persönlichen und sachlichen Umgebung. In den Wahrnehmungen beachten sie mit Vorliebe Ganzheiten und ihre Zusammenhänge, weniger die Einzelheiten; ihr Denken ist realistisch konkret und geht nicht so leicht in ungewohnte Bahnen. Beim Schizoiden sehen wir uneinheitliche Affektivität und aktuelles Nebeneinanderbestehen verschiedener, auch gegensätzlicher Strebungen; Funktionen, die mit der herrschenden nicht harmonieren, können nebenbei bestehen; sie werden weniger abgestellt als abgespalten. Die Aufmerksamkeit ist viel leichter teilbar. Das Denken ist abstrakter und geht leicht neue Wege. Die Bewegungen sind eckiger aber sparsamer in bezug auf Kraftausgabe.

Die Syntonie ist in der Regel verbunden mit einem bestimmten *körperlichen* Typus, dem *pyknischen* (starke Umfangsentwicklung von Kopf, Brust, Bauch, Neigung zu Fettansatz am Stamm bei mehr graziler Ausbildung der Extremitäten), während die Schizoidie deutliche, wenn auch weniger ausgesprochene Beziehungen zum *leptosomen* („schizaffinen") Typus (geringeres Dickenwachstum bei durchschnittlich unvermindertem Längenwachstum) und zu athletischen und dysplastischen Formen hat (KRETSCHMER).

Die beiden psychischen Typen sind einseitige Hochentwicklungen der syntonen und der schizoiden *Reaktionsart*, deren beider Jedermann fähig ist, die aber beim Durchschnittsmenschen in mittlerem Grade entwickelt und ungefähr im Gleichgewicht sind; dieser reagiert je nach der Situation bald synton als Einheit, bald schizoid in isolierten Funktionen. So sind die beiden Reaktionsweisen in gewisser Beziehung Gegensätze, was nicht hindert, daß beide zugleich beim nämlichen Individuum besonders stark oder besonders schwach entwickelt sein können[1].

Die Affekte, die bei den Syntonen je nach den Verhältnissen wechseln, schwanken bei ihnen auch leicht von innen heraus; sind diese Schwankungen deutlich und von wochen- bis monatelanger Dauer, aber geringgradig, so sprechen wir von *cyclothymer Psychopathie*, sind sie schwer, von manisch-depressivem Irresein; ist die Affektivität dauernd in der Richtung der Euphorie oder der Depression eingestellt, so haben wir die konstitutionelle Verstimmung. Die Verfolgung von Krankheitsentwicklungen und von Familiengeschichten weist darauf hin, daß alle diese Typen etwas Gemeinsames haben, eben die Syntonie, die auch als *Cyclothymie* bezeichnet wird, obschon lange nicht alle diese Typen etwas Cyclisches an sich haben. Die psychopathischen Formen zwischen den Gesunden und den Manisch-depressiven kann man als *Cyclopathen* bezeichnen.

Ausgesprochene Schizoidie erinnert an Schizophrenie und namentlich an prä- und postschizophrene Zustände (Autismus, sonderbare Affektivität, Verschrobenheit usw.). Die meisten Schizophrenen waren früher schizoid, und in ihren Familien findet man gewöhnlich schizoide Eigentümlichkeiten. Die psychopathischen Grade werden am besten als *Schizopathien* bezeichnet. Die Neurosen kann ich mir nicht denken, ohne starke Schizoidie. Innerhalb des Normalen ist ausgebildete Schizoidie u. a. notwendig für Erfinder und Neuerer aller Arten. Dichter und Künstler haben meist beide Reaktionsarten stark entwickelt.

Der Begriff der Schizoidie soll zu umfangreich und zu wenig scharf umgrenzt sein. Man kann aber einen Begriff nicht entbehren, der *alle* die Eigenschaften umfaßt, die wir, mehr oder weniger auswechselbar, im Zusammenhang mit Schizophrenen und ihren Familien antreffen; daß man innerhalb der ausgesprochenen Schizoidie wieder Unterabteilungen machen muß (Affektarme, Reizbare, Verschrobene, Paranoidartige usw.) ist selbstverständlich, und wir wissen, daß in der einen Familie der eine, in der anderen ein anderer Typus vorwiegt — wie in den Sippen der ausgesprochenen Schizophrenen.

Da alle Übergänge vom ganz Gesunden über die Schizoidie und Syntonie zu den ausgesprochenen Schizophrenien bzw. den manisch-depressiven Formen zu beobachten sind, halten manche die Psychose nur für eine Steigerung der Syntonie oder Schizoidie, während andere, namentlich im Hinblick auf die anatomischen Befunde bei Schizophrenie, vermuten, daß zur Entwicklung der Geisteskrankheit noch ein qualitativ anderes Novum hinzukommen müsse. Sicher aber ist, daß erhebliche Schizoidie manisch-depressive, organische, toxische und infektiöse Psychosen in ihrem Sinne *„färben"* kann, ebenso wie cyclothyme Anlage organischen und schizophrenen Psychosen ein entsprechendes Timbre verleihen kann. Etwas anderes sind *Mischungen von Schizophrenie und manisch-depressivem Irresein*, die nicht so selten sind.

Es ist nicht richtig, daß KRETSCHMER die ganze Menschheit in diesen beiden Kategorien habe unterbringen wollen; noch weniger zutreffend ist es, wenn jemand sagt, was nicht cycloid ist, sei schizoid. Neben den Cyclo- und Schizopathien *gibt es noch manche andere Abweichungen vom Normalen*, und die Mitteltypen sind weder das eine noch das andere. Immerhin gibt der Umstand zu denken, daß gerade den

[1] BLEULER: Syntonie, Schizoidie, Schizophrenie. J. Psychol. u. Neur. **1928**. — FOREL-Festschrift.

beiden großen Krankheitsgruppen zwei Anlagen entsprechen, die sich geistig und körperlich am besten heraussheben ließen, und die als Übertreibungen zweier sich ergänzender, notwendiger Reaktionsformen jedes Menschen erscheinen.

Verschiedentlich ist versucht worden, analog eine familiäre *Epileptoidie* festzustellen. Solange man fast nur die Reizbarkeit als das Charakteristische hervorhob, war ein solcher Begriff gar nicht zu begrenzen. Eine andere mit Epilepsie in Beziehung stehende Konstitution hat F. MINKOWSKA aus der Untersuchung von 379 Gliedern einer Epileptikerfamilie als motorische und intellektuelle Verlangsamung der psychischen Vorgänge mit einerseits einer besonderen Art Gemütlichkeit und anderseits Neigung zu Explosionen gefunden und nachher auch bei anderen Epileptikerfamilien konstatiert [Z. Neur. 82 (1923)]. Diese Beobachtung halte ich für richtig, nur bleibt noch die Frage, *mit welcher Art Epilepsie* diese Konstitution zusammenhängt.

Noch ungenügend beschrieben sind die *Kombinationen von Psychosen*. Ein Schizophrener, ein Manisch-Depressiver kann an Fieberdelir, Delirium tremens, Paralyse, Dementia senilis erkranken; Alkoholismus ist gar nicht selten, besonders bei Frauen, Symptom einer Schizophrenie. In solchen Fällen mischen sich einfach die Symptome zweier Psychosen. Unter Umständen, wie in den zusammenhängenden Halluzinationen des schizophrenen Trinkers, besteht nur *eine* Krankheit, aber eine schizoide oder cycloide Anlage gibt der Symptomatologie ihre Färbung.

Wenn man aber die Symptome in ihrer Gruppierung in den Rahmen der bisher abgegrenzten „Krankheiten" gut kennt, ist es kein großes Kunststück mehr, beim nämlichen Patienten z. B. die angeborene Debilität, den Alkoholismus, den manischen Zustand und vielleicht noch den eintretenden Altersblödsinn zu erkennen und genügend auseinanderzuhalten.

Diese Systematik entspricht nur in der Reihenfolge der Darstellung nicht ganz dem Schema, das für die *Reichsstatistik* benutzt wird. Daß die *Paranoia* nicht in den „schizophrenen Kreis", dem sie doch in den wichtigsten Beziehungen angehört, eingereiht ist, wird dort wie in diesem Lehrbuch dadurch bedingt, daß sie doch ihre beachtenswerten Besonderheiten hat, und daß jetzt noch wahrscheinlich auch ein gewisser Teil von Kranken zur Paranoia gerechnet werden müssen, bei denen kein „Prozeß" besteht.

H. Die Erkennung des Irreseins.

Bei der Diagnose des Irreseins ist es in einer *einzelnen Untersuchung* kaum je möglich, ein vollständiges Krankheitsbild aufzunehmen oder einem allgemeinen Untersuchungsschema zu folgen[1]. Man würde niemals fertig und würde den Patienten unnötig plagen oder reizen. Es ist auch nur ausnahmsweise tunlich, eine bestimmte Ordnung in der Untersuchung festzuhalten. Wenn der Kranke uns ein Symptom, z. B. eine Halluzination andeutet, tun wir meist gut, der Spur sogleich zu folgen.

Man sei aber in dieser Richtung nicht zu bescheiden; je mehr man weiß, um so sicherer wird die Diagnose und um so zielbewußter das therapeutische Handeln. *Die menschliche Psyche ist so kompliziert, daß manches, was zunächst als ein sicheres Symptom einer bestimmten Geisteskrankheit erscheint, sich nicht gar so selten anders erklärt, wenn man alle Umstände kennt.* Oft genügt es indessen, bloß die Diagnose der Geisteskrankheit zu machen, nicht aber die spezielle Psychose festzustellen; so wenn ein Aufgeregter und Gewalttätiger oder ein abstinierender oder selbstmordsüchtiger Kranker möglichst rasch der Anstalt übergeben werden soll. Man halte sich auch immer die eventuelle Notwendigkeit einer neuro-

[1] Man hat zur Untersuchung Schemata entworfen, die natürlich auf alles Vorkommende Rücksicht nehmen und deshalb eine Unzahl von Gesichtspunkten angeben müssen. Es mag auch einmal gut sein, wenn ein Anfänger sie genau durchliest und sich merkt, auf was alles zu achten sein könnte. Bei einer Untersuchung selbst muß man aber die für den speziellen Fall nötige Auswahl treffen können, nicht nur im Interesse des Patienten, sondern namentlich auch des Arztes, der sonst die Hauptsache vernachlässigt. Diese, die Prüfung auf die wichtigsten Symptome mit ihren theoretischen und praktischen Zusammenhängen, läßt sich einfach nicht in Schemata fassen und kommt deshalb gegenüber dem vielen Kleinkram im Schema notwendig zu kurz.

logischen und ophthalmoskopischen und überhaupt körperlichen Untersuchung gegenwärtig.

Da eine allgemeine Untersuchung, etwa wie man bei somatischen Krankheiten am Kopf anfängt und mit den Füßen aufhört, nicht möglich ist, bleibt nichts anderes übrig, als aus den Symptomen, wegen deren man gerufen wird, oder die einem gleich auffallen, an diejenigen Krankheiten zu denken, die solche Erscheinungen zeitigen können, und dann auch auf andere Zeichen der Krankheit zu fahnden. Bestätigt sich der Verdacht nicht sicher oder gar nicht, so wird man andere Möglichkeiten erwägen.

Von größter Bedeutung ist die *Art des Fragens*. Zunächst darf man den Patienten, wenn es überhaupt möglich ist, nicht reizen; heikle Dinge verspart man darum gern an den Schluß. Wo möglich suche man sein Vertrauen zu gewinnen — natürlich ohne ihm etwas vorzumalen. Eine Untersuchung unter falschem Vorwande ist abzulehnen. Wenn ein Patient nicht spricht, wird man nicht gleich in ihn dringen, Antwort zu geben, sondern man wird ihn körperlich untersuchen, vielleicht gelegentlich einmal wie zufällig eine Frage stellen, die leicht beantwortet werden kann: Tut das weh? oder etwas Ähnliches, und so den Patienten zum Sprechen bringen. Man wird auf geistigem und körperlichem Gebiet manches beobachten, ohne daß es der Kranke bemerkt und wird sich immer die ganze Situation, *wie sie dem Patienten vorkommt*, vor Augen halten; die gleiche Frage mit oder ohne Einleitung, in der einen oder in der anderen Situation kann eine sehr gute oder eine solche sein, die den Patienten ungeeignet zur weiteren Untersuchung macht. Wie viel ist zwei mal zwei? kann eine gute Frage sein, unter anderen Umständen aber dem Kranken die andere Frage nahelegen, ob der Arzt verrückt sei. Eine Prüfung der Schmerzempfindlichkeit mit Nadelstichen ist etwas ganz anderes, wenn der Patient abgelenkt ist oder nicht, wenn man auf ihn mit dem Instrument losfährt oder ihn vorher bittet anzugeben, ob er den Stich spüre u. dgl. Kurz, man muß in diesen Dingen einige Übung und vor allem angeborenen Takt und Verständnis für die Situation und die Konsequenzen haben, sonst nützen alle ins Spezielle gehenden Vorschriften nichts.

Man darf auch nie vergessen, daß die Untersuchung in der Klinik, wo der Vorstellende den Kranken meist schon kennt, und die ganze Situation eine Menge von Fragen erleichtert, etwas ganz anderes ist, als die einer ersten Konsultation. Letztere bedingt viel größere Vorsicht.

Selbstverständlich wird man, wenn immer möglich, eine gute *Anamnese* zu bekommen suchen. Ist es möglich vor der Untersuchung, so kann das das ganze Verfahren gewaltig abkürzen, indem man in vielen Fällen nur noch eine Bestätigung ihrer wichtigen Anomalien durch den Patienten haben muß, um der Diagnose sicher zu sein. Aber auch nach der Untersuchung muß man sich nicht scheuen, die Anamnese zu ergänzen oder aufzunehmen, denn erst jetzt weiß man in allen Beziehungen, worauf es ankommt. Dabei sei man nicht zu leichtgläubig. Keine Anamnese ist ganz unparteiisch; nach der guten und nach der schlechten Seite wird gewollt und ungewollt aus gutem und bösem Willen dabei arg viel gedichtet. Besonders vorsichtig sei man mit der Anamnese, die man vom Patienten selbst erhält. Richtig benutzt, gibt sie uns häufig gegen seinen Willen die Diagnose ganz klar.

Etwas ganz anderes als eine einmalige Untersuchung ist eine *ganze Untersuchung*, wie sie meist zur Abgabe eines Gutachtens nötig ist oder eine *Beobachtung*. Zur ersteren wird man die Hilfsmittel zuziehen, welche die Klinik liefert, und die eventuell verschiedene Spezialisten handhaben müssen (Augen, Ohren, Liquor usw.)

Über *Intelligenzprüfung* s. bei Oligophrenie.

Wenn ein Fall nicht ohnedies *ganz* klar ist und unter allen Umständen, wenn man den Patienten selbst behandeln soll, darf eine genaue *körperliche und namentlich neurologische Untersuchung* nicht unterlassen werden.

Die *Patellarreflexe* werden bei Geisteskranken, die gerne spannen oder sich sonst ungeschickt benehmen, am besten nicht bei übereinandergeschlagenen Knien, sondern bei etwas vorgestellten und mit der ganzen Sohle auf dem Boden ruhenden Füßen geprüft. Fehlen sie, so kann sie der BUZZARDsche Kniff, Heben der Ferse in dieser Stellung bei auf dem Boden belassener Fußspitze, manchmal noch hervorbringen.

Bei der Prüfung der *Pupillenreflexe* macht der Anfänger sehr oft Fehler. Die zu ihrer Vermeidung gegebenen Vorschriften widersprechen sich; Klinik, eigener Verstand, Vorsicht und Anpassung an den speziellen Fall müssen da durchhelfen.

Man tut gut, schon im Gespräch auf die Pupillenreaktion zu achten. In zweifelhaften Fällen ist das Zimmer zu verdunkeln und dann zu erhellen. Umschriebene Lichtquellen, wie namentlich die elektrische Taschenlampe ergeben leicht falsche Reaktion. Berührung der Lider wird von Geisteskranken oft mit Gereiztheit oder Bockigkeit beantwortet. Bei Annahme „träger“ Reaktion sei man besonders vorsichtig. Vor Verwechslung von Licht- und Akkommodations- und psychischen Reaktionen ist bei Geisteskranken zu warnen.

Untersuchung des *Liquor cerebrospinalis* siehe S. 182f.

Die *Technik der psychischen Untersuchung* kann nur die Klinik lehren. Man muß aus Anschauung wissen, was eine Sperrung, eine steife Mimik ist usw.; wer sich auf die theoretische Beschreibung verlassen möchte, wird dem Patienten gegenüber ratlos sein oder die gröbsten Fehler machen. Die meisten psychischen Symptome sind Übertreibungen normaler Mechanismen; man muß sie deshalb nicht nur sehen, sondern auch werten; ob ein Affektstupor, eine Sperrung, eine Sprachstörung pathologisch sei, läßt sich nicht beschreiben, und ob diese Dinge gar für eine bestimmte Krankheit pathognomon seien, erst recht nicht. *Die Klinik muß auch lehren, die Beschreibungen mit dem nötigen granum salis zu verstehen. Das Wort vermag nicht mehr, als aus der unendlichen Mannigfaltigkeit der psychischen Erscheinungen eine ausgesprochene, „typische“ Facies herauszugreifen; nur die Anschauung kann entscheiden, wieweit ein solches Beispiel verallgemeinert werden soll und wieweit nicht.*

Was die einzelnen Funktionen anbetrifft, so mag auf folgendes aufmerksam gemacht werden:

Ob der Patient *orientiert* ist, ergibt sich meist von selber. Wenn nötig, werden einige Fragen Sicherheit verschaffen.

Sinnestäuschungen erkennt schon der Laie meist an irgendeinem Widerspruch mit der gewöhnlichen Erfahrung, wenn man auch in einzelnen Fällen die Realität der Wahrnehmungen wird prüfen müssen. Sehr viele Halluzinationen geben sich dadurch zu erkennen, daß sie nicht so detailliert beschrieben werden können wie eine Wahrnehmung. Wie Träumende halluzinieren die Kranken oft nur das, worauf es ihnen ankommt; sie können einen Körperteil sehen, stellen sich aber den dazugehörigen Menschen mehr vor, als daß sie ihn wahrnehmen; von Stimmen wird manchmal nur der Sinn gegeben; der Halluzinant kann nicht sagen, welche von verschiedenen synonymen Ausdrücken er gehört hat, oder wenn er es auch bestimmt angibt, so widerspricht er sich bei mehrfachem Erzählen häufig. Bei genauem Fragen unterscheiden sich die Sinnestäuschungen oft als „Bilder“ oder „innere Stimmen“ und ähnliches von der Wirklichkeit. Doch gibt es viele Ausnahmen; besonders die Gesichtshalluzinationen des Delirium tremens pflegen sich durch ihre detaillierte Ausarbeitung auszuzeichnen.

Direkte Fragen nach Halluzinationen werden oft unrichtigerweise verneint (Ableugnen, Absperrung); bei Patienten, die man noch nicht kennt, tut man gut, zunächst sich indirekt zu informieren (schlafen Sie gut? stört Sie niemand? beschäftigen sich die Nachbarn viel mit Ihnen? u. dgl.).

Ähnlich die *Wahnideen*. Da wo ihr Inhalt sich nicht von vornherein als unrichtig erweist, wird man, wenn möglich, ihre Objektivität prüfen. Dies ist aber nicht das einzige und genau genommen gar nicht das ausschlaggebende Kriterium. Ein Irrtum enthält auch ein unrichtiges Urteil, und eine Wahnidee kann zufällig der Wirklichkeit entsprechen. Es wird recht mißlich sein, die objektive Begründetheit eines Eifersuchtswahnes zu untersuchen; maßgebend ist die subjektive Begründung des Patienten; wenn er für seine bestimmte Überzeugung keine anderen Gründe anführt, als daß das Bett der Frau einmal besonders warm war, daß ihr zweimal nacheinander der nämliche Mann begegnete, als sie das Haus verließ, daß sie ein erschrockenes Gesicht machte, als der Patient unvermutet heimkam, dann handelt es sich um Wahnideen, ob nun die Frau in Wirklichkeit treu sei oder nicht.

Die *Wahrnehmung* prüft man natürlich in vielen Fällen nebenbei. Man sieht ja, ob die Leute richtig sehen und hören. Man wird darauf achten, wie rasch sie die Fragen auffassen, ob man viel wiederholt erklären muß und aus welchen Gründen. Die optische Auffassung wird auch beim Lesen geprüft; besonders bequem sind geeignete, nicht zu große Bilder[1], die man rasch ab- und wieder zudeckt; nur muß man dabei wissen, was man dem Normalen zumuten darf.

Die *Assoziationen* braucht man in den meisten Fällen nicht besonders zu untersuchen; jedes Gespräch, besonders wenn man den Patienten reden läßt, ist eine Assoziationsprüfung. Leichtere Ideenflucht kommt zum Vorschein, wenn man die Patienten etwas anregt und sie erzählen läßt, was sie interessiert. Auf die Assoziationsexperimente, die für gewöhnlich unnötig sind, muß man sich etwas einüben, wenn man sie benutzen will.

Das *Gedächtnis* wird schon bei der Aufnahme einer Autanamnese geprüft; man wird dabei viele Fragen so stellen, daß sie auch über diese Funktion Aufklärung verschaffen können. Das Gedächtnis für Erlebnisse während der Prüfung (die Merkfähigkeit) wird untersucht, indem man den Patienten nach einiger Zeit wieder fragt, was man im Anfang besprochen habe, namentlich Rechenaufgaben, die man gegeben, wiederholen läßt. Isolierte vier- bis sechsstellige Zahlen und seltene Worte oder ganze Sätze können auch Gesunde bei einiger Erregung oft nicht gleich reproduzieren. Jedenfalls muß man sich vergewissern, daß die Kranken das Vorgesagte verstanden und bis zu einem gewissen Grade aufgefaßt haben.

Die *Affektivität* wird man in den wenigsten Fällen speziell untersuchen; man sieht ja immer, wie der Patient reagiert; immerhin wird man ihm Gelegenheit geben, einen Unterschied in der Reaktion auf wichtige Dinge und auf Nebensachen, ferner krankhafte Labilität u. dgl. zu zeigen.

Anomalien der *Triebe* muß man meistens, wenn sie sich nicht aus der Anamnese ergeben, erfragen; doch drücken sich Perversionen wie Homosexualität und ähnliches sehr oft im ganzen Benehmen und in der Kleidung aus.

Will man zur Prüfung verschiedener Funktionen die Kranken eine *Geschichte lesen und erzählen* lassen, so eignen sich die folgenden unserer Erfahrung nach besonders gut, offenbar weil sie Wiederholungen enthalten. Die erste stellt die geringsten, die letzte die höchsten Anforderungen.

[1] Zum Beispiel LOTHAR MEGGENDORFER: Nimm mich mit! München: Braun & Schneider.

Der mit Salz beladene Esel[1].

Ein Esel, der mit Salz beladen war, mußte durch einen Fluß waten. Er fiel hin und blieb einige Augenblicke behaglich in der kühlen Flut liegen. Beim Aufstehen fühlte er sich um einen großen Teil seiner Last erleichtert, weil das Salz im Wasser geschmolzen war. Langohr merkte sich diesen Vorteil und wandte ihn gleich am folgenden Tage an, als er, mit Schwämmen belastet, wieder durch eben diesen Fluß ging. Diesmal fiel er absichtlich nieder, sah sich aber arg getäuscht. Die Schwämme hatten nämlich das Wasser angesogen und waren bedeutend schwerer als vorher. Die Last war so groß, daß er erlag.

Ein Mittel taugt nicht für alle Fälle.

Neptun und Taglöhner[1].

Ein Taglöhner arbeitete neben einem Flusse. Aus Versehen fiel ihm seine Axt hinab, und da der Fluß so tief war, daß er sie nicht wieder herausholen konnte, setzte er sich ans Ufer und klagte dem Flußgott seine Not.

Neptun hatte Mitleid mit der Armut des Mannes, tauchte unter und holte eine goldene Axt heraus. „Ist dies die deinige?“ fragte er den Taglöhner. „Nein“, antwortete dieser ganz ehrlich. Plötzlich tauchte Neptun wieder unter und trat mit einer silbernen Axt vor den Holzhacker hin. Auch auf diese wollte der Taglöhner keinen Anspruch machen. Zum drittenmal tauchte der Gott unter und brachte die wahre eiserne Axt mit dem hölzernen Stiel. „Ja, dies ist sie, dies ist die rechte, diese habe ich verloren!“ rief der Taglöhner freudig. „Ich wollte dich nur auf die Probe stellen,“ erwiderte Neptun, „mich freut's, daß du so ehrlich als arm bist! Da, nimm alle drei Äxte, ich schenke sie dir!“

Diese Geschichte erzählte der ehrliche Mann mehreren Bekannten. Einer derselben wollte Neptuns Güte mißbrauchen und warf aus diesem Grunde seine Axt absichtlich in den Fluß. Kaum fing er an, dem Flußgott seine Not zu klagen, so erschien dieser auch schon mit einer goldenen Axt. — „Ist es diese, welche dir in den Fluß fiel?“ fragte er ihn. Schnell rief er: „Ja, sie ist's!“ und griff darnach. Neptun aber schalt ihn einen schamlosen Lügner, da er selbst einen Gott hintergehen wolle, und wandte ihm den Rücken. Mit ihm verschwand die goldene Axt, und er mußte auch ohne seine eiserne nach Hause gehen.

Ehrlich währt am längsten.

Ein Geizhals-Stücklein.

Die Bewohner von Kufa galten für die geizigsten Araber. Einst hörte einer von ihnen, daß in Bassora ein Geizhals wohne, bei dem alle Knicker noch in die Schule gehen könnten, und er entschloß sich, hinzugehen und von ihm zu lernen. Bei ihm angekommen, sagte er ihm offen den Grund seines Besuches. „Du bist willkommen,“ sagte der von Bassora, „wir wollen auf den Markt gehen und einkaufen!“

Sie gingen zum Bäcker. „Hast du gutes Brot?“ Zu dienen, meine Herren, frisch und weiß wie Butter! — „Du siehst,“ sagte der von Bassora zu dem von Kufa, „daß Butter besser sein muß als Brot, weil Brot mit Butter verglichen wird, wir tun daher besser daran, Butter zu kaufen.“

Sie gingen zum Butterhändler und fragten, ob er gute Butter habe. — Zu dienen, Butter, frisch und süß wie Olivenöl! — „Du hörst,“ sagte der Gastfreund, „die beste Butter wird mit Öl verglichen, dies wird also besser sein.“

Sie gingen zum Ölkrämer. „Hast du gutes Öl?“ Vom besten, hell und klar wie Wasser! „Hoho“, sagte der von Bassora zu dem von Kufa, „demnach ist das Wasser das Beste von allem! Ich habe noch ein ganzes Faß voll zu Hause, damit will ich dich aufs freigebigste versehen!“

Und in der Tat, er setzte seinem Gast nichts als Wasser vor, da Wasser besser als Öl, Öl besser als Butter und Butter besser als Brot sei. „Gut,“ sagte der Geizhals von Kufa, „ich bin nicht vergebens hierher gereist, ich habe viel gelernt.“

Ein vorzügliches Experiment, um ein Bild von der Intelligenz und der affektiven Reaktionsweise der Patienten zu bekommen, ist der Rorschachsche *Formdeutversuch*[2]. Er besteht im Deutenlassen von Zufallsfiguren, die durch Falten von beklextem Papier entstanden sind. Unter anderem verrät stärkere Berücksichtigung der Farben in den Antworten eine mehr nach außen gekehrte bewegliche Affektivität, während Antworten von menschlichen Haltungen und Bewegungen, die eine Einfühlung in die Deutung beweisen, auf eine stabilere, introvertierte Affektivität hindeuten. Die meisten Psychosen kommen im Versuch gut zum Ausdruck. (Zum Beispiel Zerreißen der sonst vorhandenen Korrelationen in Schizophrenie; übermäßige Reaktion auf die Farben in Epilepsie; Scheu vor den Farben in Neurosen usw.) Die Ausdeutung des Versuches verlangt längere Übung.

[1] Zweigle: Hundert Aesopsche Fabeln. Stuttgart: Nitzschke.

[2] Rorschach: Psychodiagnostik. Bern u. Leipzig: Huber 1921.

Auf *Aufmerksamkeit, Merkfähigkeit,* Registrierung überhaupt kann man unter Umständen Schlüsse ziehen, wenn man die Patienten nach einiger Zeit des Aufenthaltes in dem ihnen vorher unbekannten Untersuchungszimmer die Augen schließen läßt und sie dann ersucht zu sagen, was für Gegenstände im Zimmer seien.

Niemals vergesse man, sich die ganze *Einstellung des Patienten gegenüber der Untersuchung* klarzumachen. Manche falsche Antworten entstammen nicht einem Nichtkönnen, sondern dem Affektstupor, der Gleichgültigkeit, dem Negativismus, bösem Willen. Charakteristisch für die Examenverlegenheit sind Antworten, die das gegebene Material durcheinander machen, so wenn beim Rechnen Einzelzahlen aus der Aufgabe ins Resultat gesetzt werden u. dgl.

Überhaupt darf weder bei der Diagnose noch bei sonstiger Beurteilung die Gesamtheit der objektiven und subjektiven Umstände übersehen werden. In dem komplizierten psychischen Getriebe haben die nämlichen Erscheinungen unter verschiedenen Umständen ganz verschiedene Bedeutung. Unsinnige Wahnideen bezeichnen beim besonnenen Durchschnittskranken einen Verblödungsprozeß, nicht aber beim Oligophrenen einerseits und beim Delirierenden anderseits. Körperhalluzinationen beweisen nur bei begleitender Besonnenheit sicher eine Schizophrenie. Katatone Symptome in akuten Zuständen trüben die Prognose wenig, im chronischen haben sie schlechte Bedeutung. Ein „steifer" Affekt kann Untersuchungsstupor oder Schizophrenie bedeuten. Ein „Negativismus" bei einem Empfindlichen kann Folge des ärztlichen Auftretens oder sonst der Situation sein. Ein Delirant, mit dem wir uns schwer in Beziehung setzen können, ist in der Regel zugleich ein Schizophrene, oder er hat epileptiforme Anfälle.

Manche psychischen Symptome kommen auch bei Krankheiten vor, die wir hier nicht beschreiben (Fieber, Traumen, Herzkrankheiten, Urämie, Eklampsie usw.), und was noch viel wichtiger ist, *man darf umgekehrt niemals erwarten, in einem gegebenen Moment alle wichtigen Symptome einer Krankheit zu sehen, darf also beispielsweise nie schließen: ich sehe zur Zeit keine Affektstörung, also liegt Schizophrenie nicht vor. Ja, man kann unter Umständen auch bei ausgesprochener Psychose vorübergehend gar nichts Krankhaftes finden. Ein negativer Befund ohne längere Beobachtung beweist also niemals Gesundheit, sondern nur Fehlen des Nachweises der Krankheit.*

Simulation und Dissimulation. Simulation des Irreseins ist lange nicht so häufig wie der Laie annimmt. *Diejenigen, die Geisteskrankheit mit einigem Geschick simulieren, sind fast alle Psychopathen, zum Teil wirklich geisteskrank. Mit dem Nachweis der Simulation ist also noch gar nicht bewiesen, daß ein Explorand geistig gesund und zurechnungsfähig sei.* Die Entscheidung, ob Simulation vorliegt, kann sich meist auf den Nachweis des Fehlens oder des Bestehens unsimulierbarer Symptome stützen. Für Leute, die nicht lange Erfahrungen in Irrenanstalten gewonnen haben, gehört auch die Durchführung eines konsequenten und nicht zu symptomarmen Krankheitsbildes zu den nicht simulierbaren Dingen. Wenn nicht der Betrug leicht durchsichtig ist, muß zur „Entlarvung" Anstaltsbeobachtung verlangt werden.

Simulation wird ferner bewiesen durch Inkonsequenz, ungeschickte Übertreibung, Darstellung eines nur in der Phantasie der Laien existierenden Krankheitsbildes (Vorsicht gegenüber *unbewußter* Simulation in Ganser, Faxensyndrom, Puerilismus usw.!). Eine behauptete Schlaflosigkeit ist im Wachsaal zu kontrollieren. Darstellung von Aufregungen, die Kraft verlangen, lassen sich der Ermüdung wegen nicht lange durchführen; beim Umsichschlagen mit oder ohne Krampfbewegungen schont sich der Simulant sichtlich u. dgl. Man kann auch unauffällig suggerieren, daß dies und jenes Symptom noch fehle, das zu der Krankheit gehört, worauf der Simulant sich meist beeilt, das Bild zu ergänzen. Dies einige Andeutungen. Alle Einzelheiten lassen sich nicht beschreiben. Man müßte die ganze Symptomatologie unter diesem Gesichtspunkt wiederholen. Wichtig ist eine sehr genaue, womöglich durch Tag und Nacht ununterbrochene Beobachtung, die einesteils Simulanten ermüdet und andernteils gewöhnlich bald eine Menge von Beweisen für die versuchte Täuschung bringt. Oft erweckt der erste Blick den Verdacht auf Simulation, wenn ein eben Eingebrachter den Aufgeregten und Verwirrten spielt und dabei mit den Blicken sich rasch zu orientieren sucht und allem sorgfältig folgt, was um ihn vorgeht.

Schwieriger sind die bloßen *Übertreibungen* zu beurteilen bei krankhaften oder gar kranken Personen. Auch hier gibt es ebensowenig eine Grenze zwischen bewußter Simulation und Krankheit, wie da, wo das Unbewußte die Rolle durchführt, z. B. beim GANSERschen Syndrom. Man wird also dann und wann nicht entscheiden können, wieviel von der „Simulation" bewußter Betrug ist, und wieviel auf Grund der Krankheit aus dem Unbewußten und Halbbewußten heraus gespielt wird.

Viel häufiger als Vortäuschung ist *Dissimulation* einer Geisteskrankheit. Melancholiker stellen sich geheilt, um Selbstmord durchzuführen, andere Kranke, um nicht in ihrer Handlungsfähigkeit beschränkt zu werden, um Gelegenheit zur Ausführung ihrer Pläne zu bekommen usw. Natürlich ist diese Dissimulation von seiten des Patienten nur ein Verbergen von Gedanken und Symptomen, von denen sie wissen, daß andere sie als krankhaft ansehen. Sie selbst halten sich ja nicht für krank.

J. Die Differentialdiagnose.

Bei der Unterscheidung der Psychosen voneinander hat man im Auge zu behalten, *daß die meisten der einzelnen Zustandsbilder und Syndrome bei verschiedenen Krankheiten vorkommen* können; man hat also immer noch neben denselben nach begleitenden spezifischen Symptomen und besonders nach den spezifischen Nuancen des Syndroms zu suchen. Von den Krankheiten haben keine spezifische Symptome, *sind also außer etwa durch den Verlauf nur durch sorgfältigen Ausschluß anderer Krankheiten zu diagnostizieren* („negative Diagnose"): das manisch-depressive Irresein, die Paranoia, die Hysterie, die Zwangsneurose, die Psychopathien. Noch nicht bekannt sind spezifische Symptome bei Amentia, Urämie und manchen anderen selteneren Krankheiten.

Man kann nicht erwarten, in jedem gegebenen Augenblick alle unterscheidenden Markmale zu finden, und fast alle Symptome sind nur aus der psychischen Umgebung heraus zu würdigen. Die Psyche bietet so viele Möglichkeiten, daß durch eine zufällige Konstellation auch einmal ein als spezifisch geltendes Symptom der einen Krankheit durch ein anderes nachgeahmt werden kann. Auch unsere Sprache kann dem Reichtum der Erscheinungen nicht folgen und muß verschiedene Dinge mit gleichen oder ähnlichen Namen bezeichnen; so sind der Beschäftigungstrieb bei Manie, der bei Alzheimer, bei paralytischen und einigen anderen organischen Delirien und der bei Delirium tremens ganz verschiedenartig, aber durch kurze Bezeichnungen nicht auseinander zu halten[1]. Wer auf diagnostische Schlagwörter geht, ohne auf Konstellationen und Nuancen zu achten, wird oft fehlgehen (vgl. Fußnote S. 103). *Auch in diesem Buche wollen die diagnostischen Bemerkungen des speziellen Teiles keinen Anspruch auf Vollständigkeit machen, sondern nur dasjenige herausheben, was in der Symptomatologie der Krankheit speziell für die Diagnose zu wenig betont werden konnte. Das Wesentliche für die Diagnose muß aus der Kenntnis der ganzen Krankheit geschöpft werden. Auch die folgenden Bemerkungen sind nur in diesem Sinne zu benutzen.*

Zusammenstellung der differentialdiagnostischen Bedeutung einzelner Symptome.

a) Wahrnehmungsstörungen.

Die *sinnliche Wahrnehmung*[2] wird bei den *organischen Psychosen* und in ganz ähnlichem, aber nicht identischem Sinne bei der *Epilepsie* verlangsamt und oft gefälscht, bei *Alkoholismus* wird sie unrichtig, die Prüfung ohne Apparat weist aber keine Verlangsamung nach. Bei allen Bewußtseinstrübungen kann sie in verschiedener Weise gestört sein.

Bei *Idiotieformen* leidet die Zusammensetzung kombinierter Eindrücke; die Patienten sehen und erfassen das einzelne, können es aber nicht zu einem Gesamtbilde verarbeiten. Seltener wird die Bedeutung von einfachen Bildern nicht erkannt, sogar die Perspektive nicht verstanden.

Eigentliche *Illusionen* können überall vorkommen; in *Bewußtseinstrübungen* nehmen sie besonders überhand.

Von den *Halluzinationen* pflegen in den Bewußtseinsstörungen (Delirien, Dämmerzuständen usw.) die des *Gesichts* im Vordergrund zu stehen; bei Besonnenheit sind sie selten.

Bei den chronischen mit Besonnenheit verlaufenden Zuständen der *Schizophrenie* sind die *Gehörs-* und *Körperhalluzinationen* die vorherrschenden; die letzteren sind unter diesen Umständen für die Krankheit charakteristisch. *Geruchs-* und *Geschmackshalluzinationen* und *-illusionen* kommen hauptsächlich bei der *Schizophrenie,* aber auch beim *Delirium tremens* und in verschiedenen *Dämmerzuständen* vor.

Die charakteristischen Gesichts- und Tasthalluzinationen des *Delirium tremens* s. S. 237.

Der *dramatisch zusammenhängende Charakter von Gehörshalluzinationen,* die kontradiktatorisch über den Patienten in dritter Person reden, spricht mit großer Sicherheit für Alkoholmißbrauch und kommt beim akuten Alkoholwahnsinn und bei alkoholischen Schizophrenen vor.

Mikroskopisch verkleinerte Gesichts- und Tasthalluzinationen gehören dem *Kokainismus* an. Beim Schnupfkokainismus sind sinnlich deutliche Stimmen, Gesichtsillusionen und lebhafte farbige Visionen häufig.

Bei *manisch-depressiven* und *organischen Psychosen* sind *Gesichts- und Gehörshalluzinationen* die gewöhnlichsten. Bei organischen sind sie in der Nacht viel häufiger als am Tage.

Gesichts- und Gehörshalluzinationen an sich haben keine spezifische Bedeutung; sie sind diejenigen, die bei jeder Krankheit vorkommen können.

[1] Auch bei manchen Dämmerzuständen und bei erethischer Idiotie gibt es Syndrome, die man als Beschäftigungsdrang bezeichnen könnte. — [2] Vgl. auch S. 30f.

b) Assoziationsstörungen.

Ideenflucht kommt bei den verschiedenen *manischen Zuständen,* dann zuweilen bei *Erschöpfung* vor, sonst fast nie.

Assoziative Hemmung, Verlangsamung und schweres Loskommen vom traurigen Thema bis zu Monideismus ist Teilerscheinung der verschiedenen *depressiven Zustände.* Andere Arten von Gedankenerschwerung können bei verschiedenen Krankheiten vorkommen (Hirndruck, organische Inertie, Vergiftungen).

Bei der *Schizophrenie* und unter bestimmten Umständen auch bei der *Hysterie* finden wir die *Sperrungen*; ferner fallen oft einzelne oder alle die Einflüsse aus, die sonst die Assoziationen leiten, wodurch teils bizarre, teils ganz unzusammenhängende Ideenketten erzeugt werden.

Bei der *Epilepsie* ist der Gedankengang langsam[1] „häsitierend"; es besteht Einengung des Gedankeninhaltes auf das Ego, Neigung zu affektbetonten, namentlich Werturteile enthaltenden Assoziationen, zu Perseverationen, Tautologien, zu Umständlichkeit überhaupt: die Kranken kommen von einem Thema nicht leicht los, ohne es in vielen Richtungen ausgedacht zu haben.

Auch bei *Organischen* besteht eine Neigung zu Perseveration und häufig eine Verlangsamung aller Reaktionen. Wichtiger ist aber die Beschränkung der Zahl gleichzeitig möglicher Vorstellungen. Es fehlen besonders leicht diejenigen, die einer aktuellen Strebung widersprechen, wodurch der organische Blödsinn am auffälligsten charakterisiert wird.

Bei den *Oligophrenien* ist der Umfang der Assoziationen auch beschränkt; es fehlen aber die *komplizierten* Assoziationen, diejenigen, deren Erwerb eine höhere psychische Tätigkeit verlangte, und die ungewöhnlichen. Das Einfache, Sinnliche und Alltägliche wird gedacht.

Bei der *Paranoia* und in gewissem Sinne auch bei der *Hysterie* werden einzelne Assoziationsrichtungen erleichtert und andere gehemmt, je nachdem sie mit der in die Krankheit verwobenen Strebung harmonieren oder nicht. Im übrigen kann man keine Assoziationsanomalie finden.

c) Orientierungsstörungen.

Die *Orientierung in Ort und Zeit* ist gestört bei *fortgeschrittenen organischen Geisteskrankheiten,* dann gewöhnlich bei *deliriösen und dämmerigen Zuständen aller Art.* Bei schizophrenen Dämmerzuständen besteht oft die richtige Orientierung neben der gefälschten. Die übrigen Kranken wissen, wo und in welcher Zeit sie sind, wenn nicht zufällige Umstände diese Vorstellungen fälschen.

Die *Orientierung in der Situation* ist natürlich in der Regel auch unrichtig, wenn Ort und Zeit falsch registriert werden; sie kann aber außerdem bei jedem Überlegungshindernis oder infolge von Wahnideen und ähnlichen Anomalien gestört sein.

Die *autopsychische Orientierung,* die Persönlichkeit mit ihren Beziehungen zu Familie, Geschäft, Wohnort usw. wird in der Paralyse, dann in traumartigen Dämmerzuständen am ehesten gefälscht. Auffallend

[1] Beim Melancholiker bedeutet die Langsamkeit des Denkens und das schwere Loskommen von einer (traurigen) Vorstellung zusammen mit einer dynamischen Schwäche, die sich in den Bewegungen deutlich ausdrückt, eine herabgesetzte Vitalität, wie wir sie als funktionelle Einstellung bei normal ausgelöster Traurigkeit finden. Die epileptische Verlangsamung mit ihrer eigenartigen Perseveration hat mit Energielosigkeit nichts zu tun, sondern steht in direktem Zusammenhang mit der Hirnkrankheit, die die Assoziationen langsamer verlaufen läßt, ähnlich wie eine viscose Flüssigkeit.

ist, wie sie im schwersten Delirium tremens noch erhalten bleibt, während ein anscheinend besonnener Paralytiker oder auch ein Schizophrene sich leicht für den Kaiser oder einen bestimmten Heiligen erklärt.

d) Gedächtnisstörungen.

Das Gedächtnis der *organischen Gruppe* ist charakterisiert durch besonders starkes oder ausschließliches Betroffensein der frischeren Erinnerungen. Häufig wird die Leere durch provozierte (Verlegenheits-) oder spontane Konfabulationen ausgefüllt. Amnesien nach Delirien, Verwirrtheiten, ja nach bloßen Aufregungen sind nicht selten.

Im *chronischen Alkoholismus* wird das Gedächtnis ungenau; katathyme Gedächtnisillusionen, deren Inhalt sich scheinbar von der Wirklichkeit wenig weit entfernt, sind nicht selten. In der *Dementia alcoholico-senilis* und im *Korsakow* kommt die organische Gedächtnisstörung hinzu. Nach dem *Delirium tremens* ist die Erinnerung eine unvollständige und höchst ungenaue; nach unkompliziertem, *akutem Alkoholwahnsinn* ist sie gut. Nach *pathologischem Rausch* besteht meist Amnesie. Beim Delirium tremens fehlen selten *konfabulationsähnliche Ausreden* und *eigentliche Konfabulationen.*

Das *schizophrene* Gedächtnis bewahrt alle Erlebnisse auf; Sperrungen und andere Affektwirkungen machen aber im gegebenen Moment sehr häufig die Verfügung über die Engramme unmöglich. Da in gewissen chronischen Stadien keine Verarbeitung der Wahrnehmungen stattfindet, gibt das schizophrene Gedächtnis oft die unbedeutenden Einzelheiten besser wieder als das gesunde. Gedächtnishalluzinationen und katathyme Illusionen sind häufig. Amnesien sind trotz der Alltäglichkeit von Delirien und Dämmerzuständen ziemlich selten und noch seltener vollständig.

In der *Epilepsie* wird das Gedächtnis in unsystematischer Weise schlecht. Nach Dämmerzuständen ist vollständige oder teilweise Amnesie etwas Gewöhnliches.

Die *Hysterie* gestaltet je nach dem momentanen affektiven Bedürfnis die Erinnerungen manchmal recht stark um. Nach Dämmerzuständen pflegt die Amnesie vollständig zu sein, läßt sich aber durch suggestive Einflüsse relativ leicht heben.

Beim *Paranoiker* bilden Gedächtnisillusionen neben den krankhaften Eigenbeziehungen die wichtigste Grundlage der Wahnideen.

In den *Oligophrenien* ist das Gedächtnis sehr verschieden. Natürlich wird Unverstandenes ceteris paribus schlechter behalten als Verstandenes, und die Kranken verstehen gerade das so wenig, was Gesunden interessant erscheint; daneben aber besteht oft auffallend gute Reproduktion von unverarbeitetem Material.

In *melancholischen* Zuständen wird leicht das Vorleben nach Sünden durchforscht; kleine Fehler werden zu unverzeihlichen Verbrechen umgestaltet; findet man keine, so werden solche als eine Art Gedächtnishalluzinationen oder Gedächtnisillusionen geschaffen.

Schon während, aber besonders auffällig *nach manischen* Zuständen wird das krankhafte Benehmen des Patienten leicht durch Umbildung im Gedächtnis nachträglich gerechtfertigt und die Schuld auf die Umgebung geworfen. Während und nach der (seltenen) ideenflüchtigen Verwirrtheit sind die Erinnerungen sehr unvollständig.

Amnesien sind nach allen Bewußtseinsstörungen und nach transitorischen Psychosen überhaupt zu erwarten: nach hysterischen und epileptischen Anfällen und Dämmerzuständen, Verwirrtheiten aller Art,

Vergiftungen, namentlich schwererem Rausch. Nach ähnlichen Zuständen der Schizophrenie (Dämmerzustände, halluzinatorische Zustände mit traumhaften Erlebnissen) fällt die Erinnerung gar nicht immer und dann meist nur unvollständig aus.

Inhaltliche Amnesien, die sich auf Ereignisse beziehen, deren Erinnerung zur Zeit unangenehm ist, sind häufig bei Schizophrenie und Hysterie.

e) Affektivitätsstörungen.

Die Affekte sind *labil* bei den Organischen, beim Alkoholismus, bei der Hysterie, in den späteren Zwischenstadien vieler Manisch-depressiven.

Akute *Verschiebungen der Affekteinstellung (Verstimmungen)* im Sinne von manischen oder melancholischen Auftritten sehen wir beim Alkoholismus (die nicht gerade häufige Alkoholmelancholie), den organischen Psychosen, bei der Schizophrenie (sehr häufig), Epilepsie (kurz dauernd, hier auch reizbare Verstimmungen häufig), beim manisch-depressiven Irresein, bei der Hysterie, den Psychopathien aller Art (namentlich den Cyclothymien), den Oligophrenien (in der Regel kurz dauernd, oft reizbare Verstimmungen).

Organische: regelmäßig besteht Labilität, akzessorisch Verstimmung, manische vorwiegend bei der Paralyse und melancholische namentlich bei den senilen Formen. Beim alkoholischen Korsakow besteht außer der Labilität meist eine euphorische Grundstimmung, die erst in den späteren Stadien der Verdrossenheit und Gereiztheit zu weichen pflegt.

Bei der *Schizophrenie* liegen die Affekte in den schweren Fällen ganz darnieder, in den leichteren sind Affektreaktionen bald vorhanden, bald nicht; wenn vorhanden, sind sie oft steif. Manchmal fehlen sie gerade bei den wichtigsten Ereignissen, während Kleinigkeiten in normaler Weise betont werden. In vielen Fällen ist Reizbarkeit bis zu unbändiger Wut die einzige Reaktion, die man während langer Zeit zu sehen bekommt; bei leichten Fällen kann diese Empfindlichkeit das einzige auffallende Symptom sein. Nicht selten besteht Parathymie und Paramimie. Ambivalenz drängt sich nirgends so vor wie in der Schizophrenie. Außerdem treten melancholische und manische Affektschwankungen auf.

Beim *Epileptiker* schlagen die Affekte leicht an, gehen leicht auf eine abnorme Höhe, dauern aber abnorm lange. Sie sind dabei massig, nicht fein differenziert. Anfallsweise Verstimmungen reizbaren, depressiven oder euphorischen Charakters fehlen wohl nie.

Der *Manisch-depressive* hat oft zwischen den manischen oder depressiven Anfällen Affektlabilität oder dauernde Einstellung im Sinne leichterer manischer oder melancholischer Verstimmungen.

Bei der *Hysterie* leichtes Anschlagen, Hochgehen und Abklingen der Affekte. Quantitativ und auch qualitativ verschiedene Reaktionen auf ähnliche Reize je nach zufälliger Einstellung.

Bei der *Paranoia* entspricht die Affektlage dem Inhalte der realen oder wahnhaften Erlebnisse. Die Affektanomalien, die an der Wurzel der Krankheit sitzen müssen, lassen sich noch nicht genauer beschreiben.

Unter den *Oligophrenen* gibt es erregte und torpide, kurz es kommen alle die Verschiedenheiten vor, die wir bei Gesunden und Psychopathen sehen, nur womöglich innerhalb noch weiterer Grenzen. Außerdem haben viele Fälle Verstimmungen wie die Epileptiker.

Bei allen *Demenzformen* kann Neigung zu Wut bestehen.

f) Einige besondere Syndrome.

Stuporzustände kommen am meisten bei der *Schizophrenie* vor, dann bei *Epilepsie, Hysterie* und außerdem bei *melancholischen Zuständen,* in Mischzuständen des *manisch-depressiven Irreseins* und *in der Paralyse.*

Dämmerungen sehen wir bei *Epilepsie* und *Hysterie* und der *Schizophrenie,* vielleicht auch einmal im *manisch-depressiven Irresein,* dann bei verschiedenen *Vergiftungen* (pathologischer Rausch!), in Zuständen des gewöhnlichen *Schlafes* (Schlafwandeln usw.), nach *Hirnerschütterungen,* nach *Erhängen,* bei besonders schwerer *Migräne* und sogar als *Aufregungszustände* rein affektiver Genese bei Psychopathen (Zuchthausknall, Fugues usw.).

Katatoniforme Symptome. Symptome, die man ihrem äußeren Aussehen nach als katatone bezeichnen muß (S. 84ff.), kommen außer bei der *Schizophrenie* noch bei den *organischen Psychosen* vor; Katalepsie ist ferner bei *Epilepsie* nicht selten und soll gelegentlich auch in *hysterischen Dämmerzuständen,* bei der *Oligophrenie* und beim *manisch-depressiven Irresein* beobachtet worden sein. Etwas, das man Echolalie nennen muß trotz anscheinend recht verschiedener Genese, kommt außer bei der Schizophrenie und den *organischen Psychosen* (sehr selten) auch bei *Epilepsie, Hysterie, Oligophrenie* vor.

Epileptiforme Anfälle finden sich außer bei den Epilepsien bei der Schizophrenie, der Paralyse, Presbyophrenie, einzelnen arteriosklerotischen Formen, dem Alkoholismus einschl. Delirium tremens, als Affektepilepsie bei Psychopathen und außerhalb der Psychiatrie bei allen groben Hirnerkrankungen, bei Urämie und Eklampsie.

Den **„paralytischen“ gleiche Anfälle** kommen bei allen groben Hirnkrankheiten vor, namentlich wenn sie die Rinde betreffen.

Zwangsvorstellungen und eventuell -impulse sehen wir außer bei der als selbständig gedachten Zwangsneurose und Zwangspsychose bei Schizophrenie recht häufig, ziemlich selten bei den verschiedenen depressiven Zuständen.

Urämie kann, wie die meisten körperlichen Symptome einer organischen Hirnkrankheit und der Epilepsie, so auch die psychischen vortäuschen. Auch Eklampsie kann einmal für kurze Zeit einer Epilepsie zum Verwechseln ähnlich sehen.

K. Die Ursachen der Geisteskrankheiten.

Man wollte die Ursachen der Geisteskrankheiten in *endogene* und *exogene* einteilen; die Grenze schwankt aber je nach den maßgebenden Gesichtspunkten, und schließlich wirken im konkreten Fall regelmäßig verschiedene Ursachen zusammen. Die pathogenetische Ursache z. B. einer Schizophrenie ist die Anlage; nun trinkt der Patient, wodurch unter anderem seine Gehörshalluzinationen zusammenhängend werden (pathoplastische Wirkung); mit dem Alter kommt noch eine Hirnatrophie und damit eine Dementia senilis dazu, die als solche pathogenetisch bestimmt ist, aber z. B. pathoplastisch die vorher „eingeklemmte“ Affektivität wieder frei macht (Schichtdiagnose S. 121).

In bezug auf exogen und endogen mag es hier genügen zu wissen, daß unter den endogenen Psychosen namentlich die hereditären wie die Schizophrenie, das manisch-depressive Irresein, die genuine Epilepsie, Huntington u. ä. verstanden werden, unter den exogenen die hirntraumatischen, toxischen, infektiösen u. ä. Wenn man aber von einem „exogenen Typ“ nach Bonhoeffer spricht, so ist eine namentlich symptomatologisch abgegrenzte Teilgruppe von exogenen Krankheiten gemeint, die im Kapitel IV beschrieben sind. Eine psychisch-exogene Gruppe bilden die *Zweck-* und *Situationspsychosen* (S. 342ff.).

Als Ursache der endogenen Pyschosen nennt man von jeher gern eine „*Degeneration*“. Das Wort bezeichnet aber verschiedene Begriffe, lauter unklare:

1. Die Degeneration, wie sie von den Genealogen als „Altern der Familien“ und von MOREL sogar in Form einer gewissen Gesetzmäßigkeit angenommen wurde, existiert sicher nicht. Immerhin zeigt das Tierexperiment, daß toxische Keimstörungen sich in den folgenden Generationen in zunehmendem Maße auswirken können.

2. Man ist aber gewohnt, ohne Rücksicht auf Progressivität der Anlage Familien, in denen Geisteskranke häufig vorkommen, als degenerierte zu bezeichnen, besonders dann, wenn auch gesunde Mitglieder auffallende Eigentümlichkeiten aufweisen.

3. In Anlehnung an diesen Begriff werden beim Einzelnen konstitutionelle Eigentümlichkeiten als „degenerative“ bezeichnet, wobei man sich meist den Anschein gibt, wie wenn damit ein umschriebener Begriff gebraucht würde. Es werden aber die *verschiedensten* Abweichungen vom Normalen in allen Richtungen so genannt, soweit sie nicht in eines der bekannten Krankheitsbilder eingereiht werden. In diesem Sinne sind alle belasteten Familien und ihre einzelnen (abnormen) Glieder Degenerierte.

(Eine Verquickung von 2. und 3. ist der Degenerationsbegriff MAGNANS.)

4. Dann gibt es „*degenerative Psychosen*“, die auch wieder in ganz verschiedene Klassen zerfallen: a) solche, die aus einer der in 2. und 3. genannten Konstitutionen herauswuchsen (Paranoia, „periodische Formen“), oder wo schwere Charaktereigentümlichkeiten als Ursachen oder Begleiterscheinungen des „eigentlichen“ Krankheitsbildes sichtbar werden („degenerative Hysterien“). b) Solche Krankheiten, die die Neigung haben, zu „degenerieren“, d. h. dauernd schlimmer zu werden, in Blödsinn auszuarten (unsere Schizophrenien, soweit sie wirklich in Blödsinn übergehen). c) KLEIST und SCHRÖDER haben Krankheitsgruppen, die sie neben den weiten Krankheitsbegriffen KRAEPELINS herauszuarbeiten sich bemühten, als degenerativ bezeichnet.

Mit einem so vieldeutigen Begriffe der Degeneration und dessen Bezeichnung zu operieren, sollte man vermeiden. Familien mit vielen abnormen Gliedern nennen wir wie die abnormen Individuen (3.) *psychopathisch*; solche mit Neigung zu bestimmten Geisteskrankheiten (2.) oder mit weniger ausgesprochenen Eigentümlichkeiten in der Richtung einer Psychose nach dieser (manisch-depressive, schizoide, epileptoide Familien). Statt „*Degeneration*“ braucht man jetzt auch den Begriff „*Mutation*“, der aber in der Biologie noch nicht ausschließlich in schlimmem Sinne gebraucht wird.

Da und dort stellt man jetzt noch der Degeneration die Möglichkeit einer *Regeneration* gegenüber. Natürlich ist es keine Regeneration, wenn Träger einer recessiven Krankheit mit einem erbgesunden Partner phänotypisch gesunde Kinder zeugen. Aber in den Tierversuchen gibt es gelegentlich eine *Rückmutation*, die wirklich als eine Art Regeneration aufgefaßt werden könnte. Man kennt auch eine andere experimentelle Regeneration, indem toxische Schädigungen der Stammeltern oder ihrer Keime sich im Laufe folgender Generationen nicht nur verstärken, sondern auch — wenn auch seltener — verlieren können. (Von mnemistischen Gesichtspunkten aus wäre es gar nicht so undenkbar, daß auch beschädigte „Gene“ sich in einem gewissen Grade regenerieren.)

Einen pathoplastischen Einfluß auf die Krankheitsbilder hat auch die *Rasse*. Doch sind die dahin gehenden Studien noch sehr fragmentarisch.

Die meisten Geisteskrankheiten beruhen auf **ererbter Konstitution.** Diese ist von so großer Bedeutung, daß ihr ein besonderer Abschnitt gewidmet werden muß (s. S. 130 LUXENBURGER).

Fetale Erkrankungen. Andere Geisteskrankheiten sind zurückzuführen auf Schädigungen des Embryo durch Krankheiten der graviden Mutter: Mangel an Platz im Becken, durch Traumen, durch eigene intrauterine Krankheiten. Inwiefern psychische Einflüsse auf die Mutter dem Fetus schaden, ist nicht festgestellt. Jedenfalls können chronische Verstimmungen die Ernährung stören, und es kann ein psychischer Shock — wohl via Krampf der Uterusgefäße — dem Fetus so bemerkbar werden, daß er in wilden Bewegungen mit Lageveränderungen sich austobt, wobei Schädigungen verschiedener Art denkbar sind.

Die das Individuum im späteren Leben treffenden Ursachen schaffen teils eine Disposition, teils bringen sie die Krankheit zum Ausbruch, sei es als notwendige Folge (Kohlenoxyd) oder als Anlaß (psychische Ursachen) oder als eine von verschiedenen notwendigen Bedingungen der Krankheit (Syphilis bei Paralyse). Es ist ferner im Auge zu behalten, daß zwar oft einzelne Ursachen bestimmte Krankheitsbilder erzeugen (z. B. traumatische Neurosen; Alkoholismus, Paralyse), daß aber auch je nach Disposition und Konstellation anderer mitwirkender Bedingungen durch die nämlichen (Haupt-)Ursachen verschiedene Krankheitsbilder erzeugt und veranlaßt werden (verschiedene traumatische Neurosen; Hysterie und Neurasthenie bei gewissen Konflikten; verschiedene alkoholische Formen; die nämliche psychische Einwirkung kann beim einen eine schizophrene Reaktionspsychose, beim anderen eine Neurose, beim dritten einen manischen Auftritt auslösen). Es kann aber auch je nach der Disposition die Ursache gleichgültig sein (die cyclothym angelegte Frau kann durch einen psychischen Einfluß oder durch eine Geburt oder autochthon manisch werden; die epileptische Anlage kann sich endogen oder infolge einer Hirnverletzung oder von Alkoholvergiftung zu ausgesprochener Epilepsie entwickeln). Aus den Beispielen sieht man, daß zwischen verursachenden und bloß auslösenden Bedingungen kein scharfer Unterschied zu machen ist.

Dann kommen alle *Krankheiten* in Betracht, *die direkt das Gehirn angreifen* und organische Psychosen erzeugen: die häufigen Geburtstraumen, die Poliencephalitis und die Meningitis, die Oligophrenien, Psychopathien, Epilepsien und organische Krankheiten erzeugen. Sklerosen, Tumoren und andere Hirnkrankheiten verursachen verschiedene Bilder. *Infektionskrankheiten* können das Gehirn in seinem anatomischen Bestand verändern (Hirnlues, Paralyse, Encephalitiden, Lyssa) oder auf dessen Funktion wirken (Fieberpsychosen, die Formen des „Delirium acutum") oder indirekt seine Ernährung stören (luische Gefäßerkrankungen). Viel zu wenig ist bekannt, *daß eine unheimlich zunehmende Menge in der chemischen Industrie gebrauchter Produkte, namentlich Lösungsmittel, das Hirn angreifen und — oft nach längerer Latenzzeit — für unsere jetzigen Kenntnisse atypische, aber deutlich organische Krankheitsbilder mit Verblödung, epileptiformen und andersartigen Anfällen erzeugen.*

Andere Krankheiten des Körpers (die man in bezug auf das Gehirn exogen nennen mag) verursachen nicht selten Geisteskrankheiten; Carcinomdyskrasie und vielleicht auch Magendarmstörungen können Verwirrtheitszustände erzeugen; der Diabetes scheint Depressionen zu begünstigen und kann durch die neuritischen Prozesse im Gehirn Korsakow und auf dem Wege über Acetonvergiftung deliriöse Zustände hervorbringen (natürlich ist er außerdem häufig nur Parallelerscheinung der Geisteskrankheit, z. B. bei organischen Hirnkrankheiten). Hypofunktion der Schilddrüse macht Myxödem und Kretinismus, eine gewisse (komplizierte) Überfunktion Basedowpsychosen. Auch die übrigen *Blutdrüsen* haben Beziehungen zur Psyche, die aber noch lange nicht genügend bekannt sind.

Von äußeren *Vergiftungen* ist namentlich die mit Alkohol zu nennen, die allerdings an manchen Orten in den allerletzten Jahren deutlich abzunehmen scheint[1]. Daneben kompliziert und verschlimmert Alkohol manche andere Psychose, so namentlich die Epilepsie, die traumatischen Neurosen, die Paralyse. Eine ähnliche, wenn auch numerisch unendlich

[1] Schweizerische Statistik. Sanitarisch-demographisches Wochenbulletin 1903 und Internat. Mschr. zur Bekämpfung der Trinksitten 1904, S. 183.

geringere Rolle spielen Äther, Opium, Morphium, Cocain. Andere hier in Betracht kommende Gifte sind Blei, Kohlenoxyd, das Pellagragift, Ergotin. Einzelne wollen auch hier den Tabak anschuldigen, wahrscheinlich fälschlicherweise. Ähnlich wie Gifte wirkt der Mangel an *Vitaminen* (z. B. beim Beri-Beri).

Von anderen Krankheiten sind die der Sinnesorgane, namentlich die des Gehörs zu erwähnen, die mehr auf psychischem Wege Schaden stiften (paranoides Mißtrauen und Reizbarkeit infolge von Schwerhörigkeit), Herz- und Gefäßkrankheiten, die zu Angstzuständen und Hirnatrophien Anlaß geben, Nierenkrankheiten, auf denen oft die Amentia beruht.

Auch die *Erschöpfung*[1] sollte Geisteskrankheiten hervorbringen; jedenfalls macht Hunger im letzten Stadium Delirien. Daß die viel genannte *Überanstrengung* Geisteskrankheit verursache, ist ausgeschlossen; gewöhnlich deckt sie in höflicher Form unsere Unkenntnis der Ursachen zu (ein guter Arzt arbeitet ja viel mehr als die meisten der Kranken, die ihn wegen Überanstrengung aufsuchen). Eher drückt die angeborene „krankhafte Erschöpfbarkeit“ die Anlage zu Psychosen aus. Meist aber sind es affektive Schwierigkeiten, die die „Nervenkraft aufzehren“, oder die sich einschleichende Schizophrenie täuscht den Kranken ein Gefühl von Anstrengung und Überanstrengung vor. Unter zehntausend im Weltkrieg gefangenen Serben, die alle im elendesten Zustand maximaler Überanstrengung und starker Unterernährung sich befanden, wurden nur fünf geisteskrank. So darf wenigstens die *akute* körperliche Erschöpfung endlich aus der Ursachenliste der Psychosen gestrichen werden. Auch die Schwächung durch *akute Blutverluste* ist nach den Auskünften, die ich von Chirurgen erhalten habe, höchstens eine sehr seltene Ursache von Psychosen.

Von den *Lebensverhältnissen* wäre das *Klima* zu nennen; wir kennen aber seine Einflüsse noch nicht. Von dem sog. *Tropenkoller*, der natürlich ein Sammelname für verschiedene Dinge ist, steht nicht einmal fest, inwiefern er wirklich bloß durch die Hitze und inwiefern durch Alkoholgenuß und durch andere Krankheiten und durch das Gefühl, unter Wilden unumschränkter Herr über Leben und Tod zu sein (eine Art Cäsarenwahnsinn), ausgelöst wird.

Der *Beruf* gibt zu Vergiftungen Anlaß (Angehörige des Alkoholgewerbes werden leicht Alkoholiker, Heilpersonen Morphinisten). Der Militär- und Kriegsdienst als solcher ist keine Ursache dauernder Geisteskrankheiten; die psychischen Schwierigkeiten können bei Psychopathen und latent Geisteskranken vorübergehende psychotische Reaktionen erzeugen, und die ungewohnten Anforderungen können übersehene Geisteskrankheiten manifest machen. Manche Berufe sollen zu Geisteskrankheit disponieren (Schullehrer, Schauspieler). Es ist aber wohl meist so, daß gefährdete bzw. psychopathische Leute gewisse Berufe mit Vorliebe ergreifen, ebenso wie die „Beruflosigkeit“, die Landstreicherei, nur von krankhaften oder kranken Individuen gewählt wird.

Dem *Zivilstand* nach sind unter den Geisteskranken sehr viele Ledige, und es wäre denkbar, daß das geregeltere Leben der Ehe in sexueller und sonstiger Beziehung ein wenig vor Erkrankung schützt. Doch ist zu beachten, daß einmal die Hälfte aller Kranken, die Oligophrenen, ihrer Krankheit wegen nicht heiraten kann; ebenso die früh erkrankenden Schizophrenen. Andere Abnorme heiraten aus verschiedenen psychischen

[1] *Erschöpfung* ist nach KRAEPELIN ungenügender Ersatz der tätigen Substanzen, *Ermüdung:* Anhäufung von lähmend wirkenden Zerfallstoffen.

Gründen nicht, und von Geschiedenen ist wenigstens der eine Partner oft nicht normal. So bleiben nur noch die Verwitweten, die eine Gefahr des Ledigseins demonstrieren könnten, und diese sollen wirklich häufiger erkranken als Verheiratete.

Man nennt die sog. *Kultur* eine der wichtigsten Brutstätten der Geisteskrankheiten. Je „höher" sie steht, um so mehr Kranke konstatiert man. Zum Teil ist das natürlich Täuschung, weil die von der Kultur geforderte Sorge für die Hilfslosen diese eben nicht zugrunde gehen läßt, wie es unter natürlichen Umständen der Fall ist. Jedenfalls aber verbreitet unsere Kultur krankmachende Agenzien wie den Alkohol, und in Amerika machte man die Erfahrung, daß die Neger, die als Sklaven keinen nennenswerten Prozentsatz von Geisteskranken hatten, um so mehr erkranken, je mehr sie sich der Lebensweise der Weißen annähern, und in den Nordstaaten bei ganz angeglichenen Sitten auch gleiche Morbidität erreichen. Ferner ist es doch wohl nicht anders möglich, als daß die Unterdrückung der natürlichen Auslese die Abnormen vermehrt. Was die Neurosen und manifesten Psychopathien betrifft, so müssen sie unter komplizierten Lebensverhältnissen, da wo man ein Gewissen und ein Verantwortlichkeitsgefühl hat und beständig braucht, selbstverständlich mehr — sagen wir in die Erscheinung treten als bei sorglosen und unbekümmerten Leuten. Daß diejenigen, welche das Parvenüleben einer Großstadt führen, dabei einen Rassenselbstmord begehen, wußte man schon lange; der Weg aber vom Normalen bis zum Aussterben wird wohl zum Teil über geistige Degeneration führen. Ferner wird die künstliche Gestaltung der menschlichen Verhältnisse allerlei Abweichungen vom Normalen schaffen so gut wie die Domestikation der Haustiere. Wichtig, wenn auch schwer zu werten wird der Umstand sein, daß die Erziehung jetzt unendlich klippenreicher ist als in primitiven Zeiten, wo die Kleinen keine Vorhänge beschmutzen und keine Büsten herunterreißen konnten.

Von jeher hat man den *sexuellen* Verhältnissen große Bedeutung zugeschrieben, und es ist nicht zu leugnen, daß einmal eine Gonorrhöe bei einem Gymnasiasten, der noch ein Anstandsgefühl besitzt, eine Depression auslösen kann, die als krankhaft bezeichnet werden muß. Krankheiten der weiblichen Genitalien werden noch mehr angeschuldigt und dafür auch operiert — aber ohne gültigen Beweis. Am schwersten wird die *Onanie* angeklagt, die alle Neurosen und manche der schwereren Geisteskrankheiten verursachen soll, und die Kranken selbst unterstützen diese Ansicht. Wir sehen aber, daß sie von sorglosen Geisteskranken und moralisch defekten Leuten ohne sichtbaren Schaden in unglaublich hohem Maße getrieben wird. Ein direkter körperlicher Schaden ist also kaum nachzuweisen, wenn man nicht das mehr oder weniger schmerzhafte Schwächegefühl im Kreuz, das an ähnliche menstruale Beschwerden erinnert und nicht so selten Exzessen zu folgen scheint, hierher rechnen will. Die wirklichen Zusammenhänge werden etwa die folgenden sein: Die Onanie ist eine widernatürliche Befriedigung des für den Menschen wichtigsten instinktiven Triebes, die sehr leicht ausgeübt werden kann und deshalb nicht nur zu Übertreibungen verleitet, sondern den Bestand der Rasse gefährden würde, wenn nicht Hemmnisse dagegen bestünden. Es ist also begreiflich, wenn unsere Instinkte so eingerichtet sind, daß unser Fühlen sich dagegen sträubt (vgl. natürliche Verhinderung der Selbstbestäubung bei Pflanzen). Dieses Gefühl wird unterstützt durch sittliche und religiöse Gebote und vielleicht am meisten, wenn auch in nur schädlicher Weise, durch eine Literatur, die dem Heranwachsenden die Folgen des Lasters in den schrecklichsten Farben schildert, um mit „Heilmitteln" Geld aus ihm herauspressen zu können. So sehen wir, wo Angstzustände und Versündigungsideen auftreten, gewöhnlich auch die Selbstbeschuldigungen wegen Onanie im Vordergrund, wenigstens des Denkens, wenn auch nicht immer der Äußerungen; die Onanie wird zur Sünde katexochen[1], und wir sehen ferner, daß die Angst, sich geschadet zu haben, die Ursache von manchen neurotischen Zuständen wird, die sich bessern können, sobald man diese Angst wegnimmt. Natürlich ist auch der fruchtlose Kampf gegen die üble Gewohnheit und die dadurch erzeugte Herabsetzung des Selbstgefühls ein schwer schädigendes Moment. Die Onanie ist indessen oft ein *Zeichen* von Krankheit, so, wenn sie übertrieben ausgeübt wird; oder sie wird *infolge* schizophrener Schamlosigkeit auffällig, weil sie nicht nur häufiger, sondern ohne Scheu vor anderer Augen betrieben wird.

Mit einer gewissen Emphase wird heutzutage auch die *sexuelle Enthaltsamkeit* als Ursache von Neurosen und sogar Geisteskrankheiten genannt — aber auch wieder ohne jeden Beweis. Die Töchter mancher Kreise, katholische Geistliche[2] und auch andere keusche Leute leisten eigentlich schon genug Gegenbeweise; aber allerdings sind die allgemeinen Anschauungen so leichtfertig geworden, daß vielerorts wenigstens im männlichen Geschlecht fast nur Psychopathen keusch bleiben. Wenn dann von diesen manche erkranken, so ist es doch wohl unrichtig, die Enthaltsamkeit anzuschuldigen.

Anlaß zu Psychosen geben die *Generationsperioden* des Weibes. Selten einmal ist der Beginn der Reife durch vorübergehende dämmerige oder schizophrenieartige Zustände markiert, die sich wenige Male in der Periode entsprechenden Zeiträumen wiederholen, aber mit regelrechtem Einsetzen der Blutungen verschwinden, ohne irgendwelche psychopathische Spuren zu hinterlassen. Später soll sich die bei „Normalen" nicht seltene *menstruelle* Verstimmung zu einem Grade steigern, den man als melancholische Depression bezeichnen kann; jedenfalls fallen Suizide von Frauen auffallend häufig in diese Zeit. Auch Verwirrtheitszustände sollen vorkommen (mit oder ohne impulsive Handlungen). Außerdem kann die Periode ziemlich regelmäßige Anfälle des manisch-depressiven Irreseins auslösen, während bestehende Psychosen sehr häufig zu dieser Zeit vorübergehend exazerbieren. Aber es ist eine deutliche Verwechslung von Ursache und Wirkung, wenn man schon das im Beginn einer akuten Psychose so gewöhnliche Aussetzen der Blutungen als Ursache der Geisteskrankheit hinstellt. Ein „menstruelles Irresein" in irgendeinem bestimmten Sinne ist trotz verschiedener Bemühungen nicht festgestellt worden.

Mit der *Schwangerschaft* hängen nicht selten *melancholieartige Depressionen* zusammen, deren Wahnideen gewöhnlich an die Gravidität und die Zukunft des Kindes anknüpfen, und die nach der Geburt oder auch schon vorher wieder spurlos verschwinden. Viel seltener wird in der Schwangerschaft oder im Wochenbett eine Schizophrenie manifest oder verschlimmert sie sich. Die *Wochenbettpsychosen* sind zum großen Teil *amentielle* Folgen einer Infektion, auffallend oft mit katatonischer Beimischung. *Posteklamptische* Verwirrungen dauern meist nur Stunden bis wenige Tage. Die nicht häufigen und jedenfalls sehr verschiedenen *Laktationspsychosen* sollen besonders im zweiten oder dritten Monat nach der Geburt auftreten und Neigung zu längerer Dauer haben. Die *Prognose*

[1] Bleuler: Der Sexualwiderstand. Jb. psychoanalyt. Forsch. 5 (1913).

[2] Neuerdings habe ich aber von einem katholischen Geistlichen in Mexiko gehört, der auf sein Amt verzichtete, nachdem ihm etwa 30000 Geistliche ihre sexuellen Nöte gebeichtet hatten. Die „Nöte" können indes religiöser Natur gewesen sein (nicht gesundheitlich).

dieser Psychosen ist abhängig von ihrer Form und der Ursache (s. „symptomatische Psychosen“).

Im übrigen hat das Geschlechtsleben manches mit der Verursachung der Geisteskrankheiten (namentlich der Psychoneurosen) *auf psychischem Wege* zu tun; wir sind aber über den Grad und die Art dieser Wirkung noch lange nicht im klaren (über die FREUDschen Anschauungen vgl. einige Bemerkungen im Kapitel über die Neurosen).

Unter den sonstigen psychischen Ursachen ist gewiß auch eine unpassende *Erziehung* zu nennen (s. Behandlung S. 122).

Psychische Einflüsse überhaupt sind die wesentliche Ursache von Neurosen und von (psychogenen) psychotischen Reaktionen. Die äußeren Bilder der letzteren sind recht verschieden: Depressionen, übertriebene Aufregungen bei Schreck, Zorn, Verzweiflung, eventuell mit blindem Wüten und manchmal nachheriger Amnesie oder eigentlichen Verwirrtheiten oder Stuporzuständen *(Emotionspsychosen, Angstdelirien*; vgl. auch *Zweck-* und *Situationspsychosen)*.

In allen diesen Fällen handelt es sich um Zustände, die, nachdem die Ursache weggefallen ist, wieder abflauen. Eigentliche Prozeßpsychosen entstehen auf diesem Wege nicht; dagegen kann bei solchen Gelegenheiten z. B. eine latente Schizophrenie manifest werden, wobei die eigentlichen Ursachen immer Affekte sind. Unbefriedigtsein, Gefühl des verfehlten Lebenszieles, erotische Schwierigkeiten; einfacher Kummer und Sorge, wenn überhaupt, nur ungeheuer selten. Regelmäßig findet man irgendeine psychopathische Disposition oder gar eine mehr oder weniger latente Psychose als „disponierende Ursache“.

Die *modernen Unfallgesetze* erwecken Begehrungsvorstellungen und sind damit die wichtigsten Ursachen der „traumatischen“ Neurosen im weiteren Sinne geworden. Vorübergehende geistige und nervöse Störungen entstehen bei großen Katastrophen (Erdbeben, s. *Schreckneurosen*).

Das Publikum fürchtet häufig die *Ansteckung* durch Geisteskranke. Sie existiert in dieser Weise nicht. Dagegen können energische Kranke mit ihnen zusammenlebenden anscheinend Gesunden ihren Wahn mitteilen (*induziertes Irresein*). Gelegentlich werden weitere Kreise von geisteskranken Querulanten oder Weltverbesserern mitgerissen. So gibt es vom induzierten Irresein alle Übergänge zu den psychischen und nervösen *Epidemien* (Chorea major, Zitterepidemien in Schulen, religiöse Epidemien), die wohl auch ganz gut angelegte Naturen ergreifen können.

Die *Kindheit* disponiert zu Hirnkrankheiten, vor allem zur Poliencephalitis. „Kinderpsychosen“ sui generis kennt man nicht, wenn man nicht auf kindliche Krankheiten zurückzuführende Oligophrenien, die Paralyse infolge von Erbsyphilis und die in diesem Alter ausbrechenden Epilepsien so nennen will. Auch die Schizophrenie und seltener das manisch-depressive Irresein beginnen zuweilen in der frühen Jugend. Kinder delirieren bei Intoxikationen und Infektionen verhältnismäßig leicht; gelegentlich zeigen sie dann katatonische Symptome (z. B. Katalepsie), die unter diesen Umständen keine schlimme Bedeutung zu haben brauchen. Ihre Hysterien sind häufig monosymptomatisch und haben weniger den Charakter einer psychischen Allgemeinkrankheit als die der Erwachsenen.

Mit der *Pubertät* nimmt die Disposition zu Geisteskrankheiten explosionsartig zu, um da, wo nicht Alkoholismus und Paralyse einen wesentlichen Teil der Erkrankungen ausmachen, vom 25. Jahre an langsam und zwischen 35 und 40 rascher abzunehmen.

Eine der Entwicklungsperiode eigentümliche „Pubertätspsychose“ kennen wir bis jetzt nicht, wenn man nicht die oben genannten Zufälle vor dem Einsetzen der Menstruation so nennen will. Was man früher so bezeichnete, waren meistens Schizophrenien.

Im *Mannesalter* erkranken die Alkoholiker, Paralytiker und Paranoiker, dann aus begreiflichen äußeren Gründen die Traumatiker.

Im *Klimakterium* des Weibes zeigt sich eine kleine Häufung von Exacerbationen verschiedener Psychosen. Auch bringt es eine besondere Neigung zu lange dauernden Depressionen mit sich. Etwa ein Jahrzehnt später sehen wir auch beim Manne die gleichen Psychoseformen, die daselbst unpassenderweise „*Climacterium virile*" genannt werden. Ein Klimakterium, das in erster Linie eine Rückbildung der Geschlechtsfunktion ist, gibt es ja beim Manne nicht. Und doch beweist das beiden Geschlechtern gemeinsame Vorkommen dieser und noch einiger anderer (seltener) Psychosetypen die Existenz einer Phase, die man am besten *Involution* nennt, die allerdings beim Weibe allein ausgesprochen ist, weil sie durch die relativ akute Phase der Menopause eingeleitet wird. Diese Involution ist aber strenge zu scheiden von der senilen Degeneration, wenn schon die beiden Prozesse einander berühren. Sie ist wie die Pubertät eine Umbildung zu einer anderen Lebensstufe; die gesunde Matrone ist wohl zwei Jahrzehnte lang noch ein leistungsfähiger Mensch. Das Senium aber ist eine Rückbildung, ein Absterben. In der Zeit zwischen Involution und deutlichem Senium unterscheidet die Psychiatrie noch ein *Präsenium,* das zwar Grenzen weder nach unten noch nach oben erkennen läßt, aber deswegen herausgehoben wird, weil da nicht ganz selten depressive, paranoide oder katatonische Formen mit einem eigenartigen Gepräge auftreten *(„präsenile Psychosen")*.

Das männliche *Geschlecht* ist mehr als das weibliche disponiert für Idiotie und Epilepsie, weniger zu den Neurosen und zum manisch-depressiven Irresein. Wenn Alkoholismus und Paralyse in erster Linie die Männer betreffen, so liegt das in ihren Lebensverhältnissen. Im ganzen werden in den Irrenanstalten mehr Männer aufgenommen; der Bestand derselben ist aber meistens geringer als der der Frauen, weil die Alkoholiker rasch wieder entlassen zu werden pflegen und die Paralytiker sterben. Unter den älteren Geisteskranken befinden sich mehr Frauen wegen der größeren Langlebigkeit dieses Geschlechts.

Nicht nur von theoretischer Bedeutung ist es, in den einzelnen Fällen die Anteile der verschiedenen verursachenden Momente zu konstatieren, eine „*Schichtdiagnose*" (Kretschmer) zu stellen. Dabei kommt namentlich in Betracht die Unterscheidung von verursachend *(pathogenetisch)* und gestaltend *(pathoplastisch)* wirkenden Ursachen (Birnbaum). Unter *Konstitution* soll man in diesem Zusammenhange nicht nur ererbte Eigenschaften verstehen, da z. B. eine endokrine Schwäche ebensogut erworben wie angeboren sein kann. Die Konstitution wirkt pathogenetisch, indem z. B. eine amaurotische Idiotie, eine Schizophrenie, ein manisch-depressives Irresein direkt aus ihr herauswächst. Sie wirkt pathoplastisch, wenn sie als schizoide Anlage die Bildung und die Art von Wahnideen bei einer organischen Psychose bestimmt. Ein Ausdruck der Disposition ist oft der *Charakter*. Er wirkt pathoplastisch (indem z. B. gewisse Wahnideen nur bei einem bestimmten Charakter möglich sind) und insofern auch pathogenetisch, als eine Krankheit wie die Paranoia, die sozusagen bloß aus Wahnideen besteht, nur auf einem bestimmten Charakter ausbrechen kann; ebenso verlangen die Neurosen den Boden bestimmter Charakteranlagen. Der auffallende Charakter kann auch Teilerscheinung der krankhaften Anlage sein, die später zur Psychose führt (Einspännerei bei späterer Schizophrenie u. ä.), oder er ist geradezu Zeichen oder Symptom der sich latent entwickelnden Krankheit (Schizophrenie, Epilepsie), oder die Krankheit hebt erst bestimmte Charakterzüge heraus, übertreibt oder karikiert sie (der pünktlich Gewissenhafte wird im Senium nörgelig, der Großzügige leichtfertig; der moralisch etwas Unterwertige wird als Schizophrene ein gewissenloser Verbrecher).

Der *Alkoholgenuß* ist pathogenetischer Faktor bei den alkoholischen Psychosen, wirkt aber zugleich pathoplastisch, insofern er auch die Erscheinungsweisen in hohem Maße mitbestimmt. *Bloß* pathoplastisch wirkt er bisweilen bei einem schizophrenen Schub, wo er die abgerissenen Stimmen zu zusammenhängenden Kontroversen gestaltet. Hinter dem Faktor Alkohol steckt aber immer als zweites pathogenetisches und zugleich pathoplastisches Moment eine bestimmte Disposition, da sich nur bei einer Minorität von Trinkern ausgesprochene Alkoholpsychosen entwickeln.

Eine zu einer andern Psychose hinzukommende neue kann auch unter Umständen einzelne bestehende Symptome kompensieren; so hebt eine Dementia senilis oft die Affekteinklemmung und die Sperrungen einer alten Katatonie auf.

L. Die Behandlung der Geisteskrankheiten im allgemeinen.

Die Behandlung soll hier nur berücksichtigt werden, soweit das Bedürfnis des praktischen Arztes reicht — und soweit ihre Besprechung unabhängig von der Demonstration der Klinik etwas nützen kann.

Vorbeugung. Bis in die neueste Zeit ist auch beim Menschen die Entartung durch die natürliche Auslese unschädlich gemacht worden. Nun drohen aber die Fortschritte der Hygiene und noch mehr die überbarmherzige und in den Folgen oft so unbarmherzige Art der Fürsorge für die Schwachen mit unheimlich zunehmender Geschwindigkeit die Kulturmenschheit dem Untergang entgegenzuführen, vor dem uns nur die Ersetzung der natürlichen durch eine verstandesmäßig bewußte Auslese noch retten kann. Die Psychiater haben schon längst darauf aufmerksam gemacht, daß es in bezug auf die Erbkrankheiten keine andere Prophylaxe gibt als die *Sterilisation* der Träger abnormer Erbmasse. Teils aus doktrinären, teils aus gefühlsmäßigen Gründen wagte man, abgesehen von vorsichtigen Anfängen in der Schweiz und in den Vereinigten Staaten, nirgends, die Theorie in die Praxis umzusetzen, bis im Deutschen Reich ein „Gesetz zur Verhütung erbkranken Nachwuchses" in Kraft trat. Die Aufgaben, die dem Arzte daraus erwachsen, sind hier von Luxenburger im Abschnitt über Erbgesundheitspflege dargestellt (S. 130ff.).

Zur Beschränkung exogener Psychosen wäre der Kampf gegen die *Syphilis* und namentlich gegen den *Alkohol* nachdrücklicher zu führen. Von den Neurosen ließe sich wohl manche durch eine zielbewußte *Erziehung* verhüten. Wir sehen wenigstens Nervosität und krankhafte Charaktereigenschaften direkt aus der verfehlten Erziehung herauswachsen und durch gegenteilige Einflüsse heilen, müssen also annehmen, daß richtige Erziehung des Willens, des Charakters überhaupt, Gewöhnung an Ertragen von Unannehmlichkeiten inklusive Schmerz, Abhärtung (innert vernünftiger Grenzen!) manche nicht allzu schwer Belastete vor Neurosen bewahren könnten. Auch eine vorsichtige *Berufswahl* wird einen gewissen Schutz gewähren. Es ist auch denkbar, daß rechtzeitige Lösung innerer Konflikte bei leichterem Schizophrenieprozeß den Ausbruch sekundärer Symptome, d. h. der manifesten Geisteskrankheit, hintanhalten könnte.

Bei ausgesprochener Krankheit sind die chronischen Fälle von den akuten zu unterscheiden. Die chronischen sind zum großen Teil zu mehr weniger normalem Verhalten und zu Arbeit zu *erziehen.* Gerade in den Dingen, worauf es ankommt, haben aber Kranke häufig eine falsche Logik, und noch weniger verstehen sie die Entrüstung gegenüber ihren Handlungen, die sie für richtig ansehen; oder kann man Dankbarkeit von ihnen erwarten, wenn sie unsere Aufopferung gar nicht oder nur negativ, d. h. als Schikane für sie werten? Da heißt es vorsichtig die allgemeine Reaktionsweise des Patienten und die spezielle gegenüber bestimmten Personen ausfindig machen und dann so handeln, wie es für den Patienten am besten scheint, nicht wie „Gerechtigkeit" oder Ärger oder gefühlsduseliges Mitleid es eingeben möchten.

Ein unentbehrliches Mittel zur Erziehung ist die *Arbeit,* die außerdem gegen manche Symptome unschätzbare Dienste leistet. Auch im Beginn von Geisteskrankheiten, namentlich von Schizophrenien soll man ohne bestimmten Grund nicht gleich die Arbeit aussetzen lassen. Sie ist — *den Kräften des Patienten angepaßt* — meist viel günstiger als die sog.

Ruhe und Erholung, und dies sogar bei manchen leichten Melancholien, wie sie der Arzt draußen am ehesten zu behandeln hat. Auch *geistige* Arbeit ist nicht prinzipiell auszuschließen, wenn auch (mehr aus praktischen als aus medizinischen Gründen) nicht immer anwendbar. Das Schlimmste aber ist „das Gift der Faulheit" (RIEGER).

Auf Anregung von SIMON (Gütersloh) hin ist während der letzten 10 Jahre in den meisten Anstalten eine segensreiche Intensivierung der Arbeitstherapie nebst anderen geschickten Maßregeln zur Verhütung der Unruhe durchgeführt worden. Bei geeignetem Verhalten gelingt es, fast alle Anstaltspatienten irgendwie zu beschäftigen, wenn auch zum Teil mit sehr einfacher oder unproduktiver Arbeit.

Über die Behandlung der *Neurosen* siehe später.

Welche Kranke sind der *Irrenanstalt* zu übergeben? Natürlich zunächst alle, die man draußen nicht halten kann, weil sie für sich oder für andere zu gefährlich oder zu störend sind. Dann wird man manche nur in der Anstalt richtig behandeln können wegen ihres oder zum Teil auch ihrer Verwandten Widerstandes gegen eine ordentliche Erziehung. Da, wo die Hauptindikation die Gefahr für das Vermögen ist, kann unter Umständen eine *Entmündigung* den Anstaltsaufenthalt ersetzen oder abkürzen. Es kann vorkommen, daß man Kranke in eine Anstalt bringen muß, nicht weil ihr Zustand es direkt verlangt, sondern weil Angehörige sich bei ihrer Pflege aufreiben. Auch ist es nicht selten, daß die Familie einen direkt schädigenden Einfluß auf den Kranken ausübt, so daß die Indikation zur Anstaltsbehandlung in den Verhältnissen liegt.

Zur Internierung eines Geisteskranken ist die Erfüllung einer Anzahl Formalitäten nötig, die leider von Staat zu Staat, in der Schweiz von Kanton zu Kanton, noch wechseln[1]. *Jeder Arzt, der sich niederläßt, sollte sich nach diesen lokalen Formalitäten erkundigen*; will er es erst im Bedarfsfalle tun, so kommt er leicht zu spät. In jedem Falle wird das Zeugnis wenigstens *eines* Arztes verlangt[2]. Dieses ist ein legaler Akt, muß also Datum der Ausfertigung und Unterschrift des Arztes enthalten, ferner natürlich nach Möglichkeit die genauen Personalien des Patienten, Adresse seiner Angehörigen bzw. des Vormundes oder der Armenpflege, die für ihn zu sorgen hat, dann die *Diagnose* jedenfalls der Geisteskrankheit, wenn möglich der speziellen Form. Doch ist die Erkennung der letzteren manchmal bei einer kurzen Konsultation nicht möglich. Geisteskrankheit bedingt an sich noch nicht die Internierung; es ist die Notwendigkeit der Anstaltsbehandlung in jedem Falle ausdrücklich zu begründen (Gemeingefährlichkeit, Nahrungsverweigerung, Selbstmordneigung, Unmöglichkeit richtiger Pflege zu Hause, Erziehung). Selbstverständlich muß der Patient persönlich untersucht worden sein. Wenn nichts anderes gesagt ist, nimmt man an, daß das am nämlichen Tage geschehen sei wie die Ausstellung des Zeugnisses. Zwischen der Untersuchung und dem Eintritt in die Anstalt darf an vielen Orten kein zu langer Zeitraum liegen (bei uns nicht mehr als 14 Tage).

Im Kanton Zürich werden im Zeugnis verlangt: 1. Angaben, wann, wo und auf wessen Veranlassung der Kranke untersucht wurde; 2. Angaben von Dritten über Vorgeschichte und Krankheitssymptome und 3., *davon getrennt,* der persönliche Befund des Arztes und die Begründung der Internierung. Diese Form empfiehlt sich auch da, wo sie nicht ausdrücklich verlangt wird.

---

[1] Die österreichische „Entmündigungsordnung" gibt keine Vorschriften für die Aufnahmeformalitäten, verlangt aber ein nachträgliches kompliziertes Verfahren, das nur den Anstaltsarzt angeht.

[2] Manche Anstalten verlangen die Benützung eines bestimmten Formulars, das von ihnen bezogen werden kann.

Man schicke ohne ausdrückliche Erlaubnis, die nur wenige Anstalten geben dürfen, niemals den Patienten ohne Zeugnis; die Anstalt muß sonst die Aufnahme verweigern oder einen Arzt zur erneuten Untersuchung kommen lassen, was dem Hausarzt keine Lorbeeren einträgt. Auch vergesse man nicht, zuerst anzufragen, ob die Aufnahme möglich ist. Nicht alle Anstalten sind in der Lage, jederzeit aufzunehmen.

Außerdem sind dem Anstaltsarzte alle die Daten zu geben, die für die Behandlung des Patienten erwünscht sind: äußeres Benehmen, Anwesenheit oder Fehlen besonderer Neigungen oder Triebe, so daß ein harmloser Patient nicht zunächst im Wachsaal beobachtet werden muß, Anamnese, bisherige Behandlung und Erfolge derselben; ob Patient auf dem Transport Narkotica bekommt, welche? in welchen Dosen? (Hyoscin kann eine Pupillenstörung vortäuschen und zu falscher Diagnose führen. Man kann am ersten Tage nicht entsprechend dosierte Narkotica anwenden, wenn man nicht weiß, ob Patient schon solche bekommen hat.) Manchmal hat der Arzt nicht Zeit, all das aufzunehmen und zu schreiben. Dann schickt er mit dem Patienten ein vorläufiges Zeugnis, das die notwendigen Angaben enthält und sagt den ausführlichen Bericht für den folgenden Tag an.

Bei der Einbringung dürfen keine Lügen und keine falschen Vorspiegelungen angewandt werden; das würde eine ersprießliche Behandlung in der Anstalt oft unmöglich machen und gerade bei Patienten, die etwas auf sich halten, das ganze Verhältnis zu den Angehörigen trüben. Im Notfall ist lieber Gewalt bzw. ein Schlafmittel anzuwenden, was von den Kranken eher verziehen wird. Gewalt ist aber bei richtigem Vorgehen sehr selten nötig. Ein großer Teil der Kranken läßt sich überreden, wenn man ihnen, ohne selbst aus der Ruhe zu kommen, den Entschluß auf Grund der Notwendigkeit erklärt — aber so bestimmt, daß sie fühlen, es sei überhaupt jedes Diskutieren darüber unnütz, und wenn genug Leute da sind, die imstande wären, auch bei Widerstand den Willen durchzusetzen. Man vergesse nicht, daß es äußerst selten Logik an sich ist, die den Patienten zum Nachgeben bringt, sondern das *Auftreten* desjenigen, der die Logik anwendet.

Ist der Kranke in der Irrenanstalt, so hat der Arzt oft als Berater der Familie weiter zu fungieren. Denn nun kommen die Fragen der Verpflegungsklasse, der Besuche, der Herausnahme. Da ist es schwer, allgemeine Regeln zu geben. Zu hüten hat man sich vor Ratgeben ohne genaue Kenntnis des Falles in seinem aktuellen Stadium. Guter Kontakt mit dem Anstaltsarzt ist oft wichtig. Auch soll der Hausarzt wissen, daß Manisch-depressive häufig zu früh herausgenommen werden, Schizophrene sehr selten, wenn nicht andere Rücksichten als des Kranken Befinden in Betracht kommen. Heimweh ist nur ausnahmsweise eine Indikation zur Herausnahme; meistens ist das, was Patient und Angehörige dafür ansehen, gar nicht Heimweh, sondern es ist eben dem Kranken nirgends wohl, und dann wird die Ursache in der Entfernung von Hause gesucht. Patienten, die geheilt sind, drängen sozusagen nie nach Hause. Das gefürchtete „Zusammensein mit den anderen, schwereren Geisteskranken“ ist manchmal eine Unannehmlichkeit, aber nicht ein Hindernis der Heilung. Sehr schädlich ist es, wenn die Angehörigen bei Besuchen den Kranken Hoffnung auf Herausnahme oder irgend etwas anderes machen, was nachher nicht erreicht werden kann. *Besuche* schaden überhaupt nicht selten, häufig beunruhigen sie einen akuten Kranken, besonders im Anfang, da er sich an die Anstalt zu gewöhnen hat. Ich möchte da an die kleineren Kinder erinnern, die im Spital fast ausnahmslos das Heimweh nach wenigen Tagen überwinden, aber unter der Bedingung, daß sie nicht besucht werden. Sogar bei vielen chronisch Kranken erschweren die Besuche die definitive Anpassung an die neue Heimat und das auch dann, wenn der Besucher vorsichtig und taktvoll ist.

Nicht leicht ist oft die Wahl der Anstalt. Da, wo nicht die Überfüllung zu sehr überhand genommen hat, sind die Staatsanstalten gewöhnlich diejenigen, die für das geringste Geld das meiste leisten. Dafür ist natürlich oft weniger Komfort und weniger Rücksicht auf Wünsche und Launen des Einzelnen zu haben. *Letzteres kann zwar auch von gutem sein.* Für unruhige Patienten sind lange nicht alle Privatsanatorien gut eingerichtet. Manchmal wollen die Angehörigen wegen des „Odiums" oder aus falschem Stolz die Staatsanstalt meiden und opfern Geld für diese Idee, das besser in anderer Weise angewendet würde, z. B. während des Genesungsstadiums. Aber es ist selbstverständlich, daß gute Privatanstalten namentlich auch verwöhnten Kranken vieles bieten können, was sie in der Staatsanstalt entbehren. Eine stramme Erziehung daselbst durchzuführen ist aber schon schwieriger als unter dem unerbittlichen Gesetz der allgemeinen Anstalt (Vorsicht namentlich bei Entziehungskuren, s. Morphinismus).

Einzelne Kranke, z. B. Oligophrene und abgelaufene Fälle von Schizophrenie lassen sich oft mit Erfolg in einer Privatfamilie, bei einem Arzt, Lehrer, Pfarrer, erziehen oder auch auf die Dauer unterbringen. An einzelnen Orten ist die *Familienpflege* auch für die ärmeren Klassen staatlich organisiert und hat sehr gute Erfolge. Die Pfleger sind am besten Bauern oder ehemalige Wärter und Wärterinnen aus den Irrenanstalten. Kleinere, offene Privatanstalten sind oft geeignete *Zwischenstationen*, in denen sich die Kranken an das freiere Leben gewöhnen.

Gegen die Krankheit selbst kann direkt vorgegangen werden bei Hirnlues, Paralyse, Epilepsie und kretinösen Formen. Bei den großen Psychosen haben die unzähligen Versuche mit innersekretorischen Drüsen oder ihren Hormonen fast nur Enttäuschungen gebracht. Immerhin hat man in leichteren Fällen von Involutionsdepressionen manchmal den Eindruck, daß Keimdrüsengaben (von beiden Geschlechtern) Gutes leisten. Siehe ferner Insulin bei Schizophrenie und Del. trem.

Dagegen wird *Fiebertherapie* durch Injektion von Bakteriengiften häufiger benutzt. Genauere Indikationen in bezug auf Auswahl des Mittels oder der Krankheitsform sind noch nicht herausgearbeitet. In neuester Zeit hat man auch, ausgehend von Beobachtungen, die auf Zusammenhänge von Geisteskrankheiten mit der Körperchemie hinweisen, verschiedene Maßregeln versucht, die namentlich die *Leberfunktion* als Zielpunkt haben (Decholin). Die Vorschläge sind hoffnungsvoll, aber praktisch noch im Stadium des Versuches.

Bei unheilbaren Kranken werden oft noch in der Verlegenheit teure Kuren angeordnet, welche die Familie ökonomisch rückwärts bringen und dadurch unter anderem eine spätere richtige Verpflegung des Patienten unmöglich machen. Man vergesse auch nicht, daß heilbare Anfälle meistens in erster Linie durch die Zeit geheilt werden.

Gegen gemütliche Schwankungen hat nur in leichteren Fällen Ablenkung manchmal einige Wirkung. Eingehende Diskussion über Wahnideen ist fast immer unnütz oder schädlich. Man soll den Kranken gegenüber seinen Standpunkt nicht verhehlen, aber höchstens der Zukunft überlassen, zu zeigen, wer recht hat.

Seelische Behandlung, Psychotherapie ist gegen die physischen Prozesse einschließlich manisch-depressives Irresein natürlich ohnmächtig. Um so wichtiger ist sie bei den übrigen Krankheiten und als Palliativum bei allen; sie heilt bei den einen (Neurosen und übrige Psychoreaktionen) und bessert bei den anderen (z. B. Schizophrenie); bei den „Unheilbaren" kommt es für das Wohlbefinden der Kranken und ihrer Umgebung darauf an, wie sie behandelt werden, wobei nicht nur der Arzt, sondern die ganze Umgebung, ja der „Ton des Hauses" bis in die nicht in Worte zu fassenden Nüancen in Betracht kommen. Ein Epileptiker, ein Oligophrene kann in der einen Anstalt ein hilfsbereiter, klebrig anhänglicher Insasse mit einigen vorübergehenden Erregungen, in der anderen eine gewalttätige „Kanaille" sein, wie man sich vor 100 Jahren auszudrücken beliebte. Auf alles, was da in Betracht kommt, hinweisen kann nur eine Monographie[1]; gelehrt werden kann es nur in der Praxis, im lebendigen Kontakt mit den Kranken und dem Lehrer und auch nur bei angeborenen Anlagen. Gegenüber dem allgemeinen Verständnisse der Anpassung an den einzelnen Fall ist die Wahl bestimmter „Methoden" (Psychanalyse, Persuasion, Hypnose usw.) von geringerem Belang. *Suggestion* wird man natürlich, sei es direkt oder larviert, immer treiben, so gut wie sonst in der Medizin und im Leben. Hypnose kann in manchen Fällen vieles erleichtern, z. B. bei Residuen, wie Schlaflosigkeit nach Melancholie. Im übrigen ist ihre Bedeutung bei den eigentlichen Psychosen[2] nicht groß, da man, wie FOREL sich ausdrückte, in der Hypnose mit dem Gehirn des Patienten operiert, das hier ein krankhaftes Werkzeug ist. Eines der wichtigsten psychischen Behandlungsmittel aber ist Geduld, Ruhe und Wohlwollen für den Patienten, drei Dinge, die ganz unerschöpfbar sein müssen.

Von physikalischen „Prozeduren" ist bei den Psychosen im engeren Sinne direkt wenig zu erwarten, wenn auch leichtere Fälle einmal in einer Wasserheilanstalt, wo man vorsichtig ist, günstig beeinflußt werden. Mit unvorsichtiger Anwendung von kaltem Wasser kann man entschieden schaden. Dagegen sind Bäder von nahezu oder ganz Körperwärme bei Unruhigen und manchmal auch bei deprimierten Kranken ein wichtiges Hilfsmittel. Aufregungen werden oft im Bad geringer; ein Ermüdungsgefühl ohne wirkliche Herabsetzung der psychischen und körperlichen Leistungsfähigkeit läßt den Kranken zugänglicher werden. Aber auch in den Fällen, wo dieser Erfolg nicht sichtbar eintritt, ist das laue Bad (35 bis 36° C) ein ausgezeichneter Aufenthaltsort für die Kranken, die sich beständig mit dem Wasser in für sie und andere Menschen und Gegenstände unschädlicher Weise beschäftigen können.

Auch Deprimierte befinden sich oft am besten im Bade; namentlich kann ein warmes Bad, abends genommen, Schlaf befördern.

Kalte Wickel, die man warm werden läßt, werden von Aufgeregten nur dann lange genug geduldet, wenn man die Arme mit einwickelt, wodurch sie unter medizinischem Mäntelchen zum ärgsten Zwangsmittel werden.

Zur *Bettbehandlung* Geisteskranker muß eine bestimmte Indikation vorliegen. Sie ist auch jetzt weitgehend eingeschränkt durch die Arbeitstherapie.

Sind Kranke sehr aufgeregt oder belästigen oder vergewaltigen sie andere, so werden sie unter Umständen *isoliert.* Bei Manischen, die nicht gerade schmieren, ist das die Vorzugstherapie, und in der Nacht möchte wohl jeder Gesunde lieber in einem Zimmer allein sein, auch wenn es Zelle genannt wird, als zusammen mit vielen Geiesteskranken. Die große

---

[1] BUMKE: Lehrbuch der Geisteskrankheiten, S. 473. München: J. F. Bergmann 1924. — Für die psychogenen Reaktionen: MOHR in LEVANDOWSKY: Handbuch der Neurologie. Berlin: Julius Springer. — SCHULTZ: Seelische Krankenbehandlung. Jena: Gustav Fischer 1922.

[2] Im Gegensatz zu den Neurosen. Auch für die weniger Geübten sind z. B. monosymptomatische Hysterien oder Enuresis dieser Behandlung oft leicht zugänglich.

Gefahr der Zellenbehandlung besteht in ihrer Bequemlichkeit, die leicht dazu verführt, sie zu viel zu benutzen und auf psychische Beruhigung zu früh zu verzichten. Von erzieherischem Wert sind namentlich Isolierungen bei kurzdauernden Erregungen, die nach Beruhigung des Patienten sofort wieder aufgehoben werden. Bei Schizophrenen sind tage- oder gar wochenlang dauernde Isolierungen zu vermeiden.

Andere Zwangsmittel sind nur höchst selten anzuwenden; aber wenn eine besondere Indikation da ist, z. B. Behandlung eines Knochenbruches, halte ich es für unrichtig, wegen prinzipieller Bedenken den Kranken zum Krüppel werden zu lassen.

Bei *Nahrungsverweigerung* kann Sondenernährung manchmal umgangen werden, indem man wie zufällig im Bereich des Patienten Speisen liegen läßt oder indem man ihn durch wiederholte *Insulingaben* (z. B. 20—40 Einheiten) hungerig macht. Mit Nährklysmen und ähnlichen Notbehelfen halte man sich nicht auf. Ein gut genährter Mensch kann es übrigens bei Bettbehandlung schadlos eine Woche ohne Nahrung aushalten. Wenn *Sondenernährung* nötig wird, so geschieht sie am besten durch die Nase. Der Patient wird in liegender oder sitzender Stellung so weit festgehalten, daß während der Prozedur ein Kampf ausgeschlossen ist. Dann wird durch das weitere Nasenloch eine gut geölte weiche Sonde eingeführt, so dick, daß sie eben noch durchgeht. Die Umbiegung an der hinteren Rachenwand wird durch einen kleinen Ruck erzwungen. Von hier an soll die Einführung etwas schnell geschehen, damit der Patient nicht Zeit hat, die Sonde in den Mund zu leiten. Immerhin ist es oft gut, den Schluckreflex abzuwarten und im Moment desselben die Sonde in die Speiseröhre zu stoßen. Sie wird dann bis in den Magen eingeführt, und durch Auskultation von etwas (mit Ballon) eingeblasener Luft überzeugt man sich von der richtigen Lage der Sonde. *Reaktionslosigkeit des Patienten gibt namentlich bei Katatonikern keine Gewähr, daß die Sonde nicht in der Trachea stecke.* Beim Herausziehen ist die Sonde zuzuklemmen, damit nichts in den Kehlkopf fließt. Eingegossen wird am einfachsten Milch und halb so viel Eier als Deziliter Milch, nach längerem Fasten das erste Mal höchstens 5 Deziliter, später bis 1 Liter Milch und 5 Eier auf einmal. Meist genügen dann zwei tägliche Fütterungen. Ernährungszustand, Verdauung, Erbrechen sind natürlich immer sorgfältig zu überwachen. Man kann der Nahrung auch Medikamente beimischen, und bei längerer Dauer wird man vielleicht statt oder neben der Milch ein anderes Nahrungsmittel in flüssiger oder aufgeschwemmter Form geben.

Macht der Patient besondere Schwierigkeiten, so ist er der Anstalt zu übergeben. Einführung der Sonde durch den Mund kann auch draußen bei engen Nasenlöchern einmal nötig werden, um nach einer Vergiftung den Magen auszuspülen. Da muß man sich bei widerstrebenden Kranken durch Mundsperre und Fingerschutz gut sichern; dann greife man mit linkem Zeige- und Mittelfinger schonend, aber ohne Zimperlichkeit bis unter den Kehldeckel, den man etwas nach vorn drückt, und leite die Sonde zwischen beiden Fingern direkt an den Eingang zur Speiseröhre, die sich mit weicher Sonde nur so gegen den Willen des Patienten forcieren läßt.

Elektrizität, Massage, klimatische Einflüsse können bis jetzt nicht benutzt werden. Auch durch eine bestimmte *Ernährungsweise* wird kaum etwas erreicht; spezielle Nebenindikationen natürlich ausgenommen (vgl. auch die Therapie der Epilepsie). Dagegen sollen starke Nervina (Kaffee, Tee) zu vermeiden sein.

Auf *Schlafmittel* wird man nie ganz verzichten wollen; in Anstalten muß man sie sogar nicht selten der anderen Kranken wegen geben, die ein Aufgeregter nicht schlafen läßt. Gewiß ist es um so besser, je weniger man braucht; aber wenn man vorsichtig ist, d. h. nie längere Zeit davon täglich[1] gibt und mit dem Mittel abwechselt, wird man keine unangenehmen Erfahrungen machen.

Man gibt z. B. Chloralhydrat in Dosen von 2,0—3,0 g (Blutdruck!); Dial (Schweiz. Pharmakopoe = P.H. V: Allobarbitalum) 0,1—0,2; Didial 1—2 Tabletten (bei beiden letzteren Gefahr der Süchtigkeit); Veronal (Barbital der P.H. V; Acid. diaethylbarbituric.) 0,5 bis (Maximaldose überschreitend) 1,0 (cave Kumulation!); Veronal-

[1] Ja nicht vergessen, daß sehr oft, namentlich bei Schlaflosigkeit ohne Aufregung, Schlafmittel für mehr als eine Nacht wirken oder sogar in gewissen Fällen erst in der folgenden Nacht zur Wirkung kommen, ohne daß eine neue Dosis gegeben wird.

natrium (Medinal; P.H. V Barbitalum solubile) Dose wie Veronal. Eines der besten Schlafmittel wäre Paraldehyd 5,0 pro dosi (immer per os); es hat aber einen schlechten Geschmack und Geruch. Trional (P.H. V: Methylsulfonalum) bis 1,0; Sulfonal wirkt ähnlich, aber viel langsamer und dafür anhaltender; man kann deshalb bei Leuten, deren Reaktion man kennt, wenn nötig, 1,0 Trional mit 2,0 Sulfonal (über deutscher Maximaldose) zusammen geben, um eine rasche und zugleich nachhaltige Wirkung zu erzielen (oft Ruhe den ganzen nächsten Tag); bei beiden Mitteln besteht aber die Gefahr der Blutzersetzung, weswegen bei wiederholtem Gebrauch der Urin beständig auf Hämatoporphyrin zu kontrollieren ist. Bei Kumulation der Sulfonalwirkung treten auch koordinatorische Störungen auf. Für *Klysmen* eignen sich z. B. Medinal, dann Amylenhydrat 2,0 bis 4,0, das namentlich bei Status epilepticus manchmal Erfolg hat; es muß aber gut verdünnt und in Stärkekleister oder etwas Ähnlichem eingehüllt sein, sonst greift es die Darmschleimhaut an.

Die Maximaldosen seines Landes muß jeder Arzt kennen. Die hier angegebenen Dosen sind hoch; aber bei eigentlichen Aufregungen muß man entweder auf chemische Mittel verzichten oder dann energisch vorgehen; man muß froh sein, wenn überhaupt etwas wirkt. *Bei allen Schlafmitteln aber, handle es sich um schwache oder energische Gaben, muß man die wirksame und die verträgliche Dose jeweilen individuell ausprobieren* und daran denken, daß auch die Reaktion des Patienten keine feststehende ist.

Bei der Bekämpfung der Schlaflosigkeit *außerhalb psychotischer Aufregungen* (Neurosen, leichte Depressionen usw.) müssen entweder viel geringere Dosen der genannten Mittel (z. B. 0,2 Veronal) oder schwächere Präparate versucht werden, z. B. Urethan 0,5 bis 1,0 oder Bromural (P.H. V: Bromisoval) 0,3 bis 0,6. Hier kommen auch Brom und bromhaltige Präparate (so Sedobrol, Calcibronat) zur Anwendung, die z. B. bei nervöser Schlaflosigkeit zufolge anstrengender Arbeit ausgezeichnet wirken können (Bromkali 1—3 g abends auf einmal oder vielleicht besser in zwei Malen zu nehmen, aber *stark verdünnt*).

Manche empfehlen den *Alkohol* als Schlafmittel. Er ist das angenehmste, aber der leichten Angewöhnung wegen das gefährlichste und das unwirksamste derselben. Ich glaube nicht, daß es eines Arztes würdig sei, das Angenehmste, aber das Gefährlichste und Unwirksamste zu verschreiben[1].

Opium und *Opiate* sind keine Schlafmittel. Sie können aber indirekt durch Beseitigung von Angst oder psychischem und körperlichem Schmerz beruhigend oder sogar einschläfernd wirken, doch leisten sie bei Psychosen lange nicht das, was ihre Wirkungen bei Gesunden eigentlich erwarten ließen. Sie sind, abgesehen von wenigen Fällen, entbehrlich, und da gerade bei Psychopathen die Gefahr der Gewöhnung an Opiate sehr groß ist, hat man gute Gründe, sie möglichst zu vermeiden. Einem aufgeregten Patienten zur Erleichterung des Transportes in die Anstalt Opiate zu geben, nützt fast nie und geschieht doch immer wieder.

Für solche Fälle ist am besten Scopolamin (Hyoszin) subcutan in Dosen von 0,8—1 mg (über der Maximaldosis!); wenn man die Reaktion des Kranken kennt, kann man auch mehr, bis 1,5 mg, geben. Es wirkt entschieden besser in Kombination mit (der zehnfachen Dosis) Morphium, und bei häufigem Gebrauch kompensiert dieser Zusatz den schädlichen Einfluß des Scopolamins auf die Verdauung. Will man von Scopolamin, wie einzelne empfehlen, kleinere Dosen (etwa 0,3 mg) anwenden, so kann man auch mehr Morphium hinzugeben, z. B. 0,015 g pro dosi.

Von einzelnen Symptomen, die der Arzt draußen zu behandeln hat, sei noch zu erwähnen die *Unreinlichkeit.* Man hat namentlich für die unreinlichen Bettlägerigen viele technische Einrichtungen konstruiert und alle wieder verlassen. Das beste ist eben sofortige Reinigung Tag und Nacht nach jeder Entleerung; bei manchen Kranken, namentlich bei nicht gelähmten, kann man das Schmieren unterdrücken, wenn man ihnen

[1] Wenn man aus irgendeinem andern Grunde Alkohol als Medikament verschreiben zu müssen glaubt, dann verschreibe man ihn auch wie ein anderes differentes Mittel in bestimmter Dosis und — aus selbstverständlichen Gründen — ohne daß der Patient es weiß; etwa: Spir. vin. 30,0, Aq. 130,0, Sir. liquir. 40,0.

täglich abends, womöglich genau zu gleicher Zeit, ein Klysma gibt und auf Entleerung dringt.

Gegen die *Masturbation* (vgl. S. 118) hat man früher geglaubt, viel tun zu müssen. Ich habe den Kampf, der nicht nur unnütz ist, sondern auch die Aufmerksamkeit der Anstaltsinsassen auf das Übel gerichtet erhält, schon längst aufgegeben und bin zufrieden damit. Jedenfalls aber ist dafür zu sorgen, daß onanistische Handlungen nicht öffentlich getrieben werden und die anderen nicht ärgern. In Fällen, wo die Patienten selber gegen den Trieb ankämpfen, nützen manchmal mittlere Bromdosen (2,0—4,0 pro die); auch Epiglandol, das allerdings teuer ist, soll den Trieb herabsetzen.

Die Behandlung der *Suizidgefahr* siehe bei dem manisch-depressiven Irresein.

Sind *Operationen an Geisteskranken* vorzunehmen, so ist, wenn nicht Indicatio vitalis ein sofortiges Handeln nötig macht, die Einwilligung der Angehörigen oder des Vormundes, Pflegers, eventuell eines ad hoc ernannten Beistandes einzuholen. Die Praxis ist hier ziemlich selbstverständlich; die theoretischen Klippen sind aber mannigfaltig; es gibt sogar Käuze, die auch dem Handlungsunfähigen die „Verfügung über seinen Körper“ nicht rauben wollen und ihn lieber ums Leben oder ums ganze Bein bringen wollen, als ihm gegen seinen Willen ein paar gangränöse Zehen abschneiden. Die Einrenkung einer Luxation, die richtige Behandlung einer Fraktur gehört natürlich nicht zu den „Operationen“ im angeführten Sinne, wohl aber an vielen Orten eine Lumbalpunktion, die im Kanton Zürich nach Erkundigung an der kompetentesten Stelle zu den Manipulationen zählt, die dem Arzt überlassen sind, nachdem man ihm einmal die Behandlung des Patienten anvertraut hat.

Besondere Indikationen verlangt die *Unterbrechung der Schwangerschaft.* Bei den Schwangerschaftsdepressionen (vgl. S. 119) hat ein Eingriff oft nur die Folge, daß die Patientinnen sich schwere Vorwürfe machen und der Zustand sich verschlimmert, während bei einfachem Zuwarten mit genügender Überwachung die Psychose regelmäßig heilt. Anders sind theoretisch die psychogenen Depressionen (Situationsmelancholien) von Mädchen und Frauen, denen das Kind Schwierigkeiten bringt, zu beurteilen. Solche „Erkrankungen“ ließen sich natürlich durch Beseitigung der Ursache heilen; das kann aber bei unseren jetzigen Anschauungen und Gesetzen keine genügende Indikation zum Abort sein. Auch bei Schizophrenie und Oligophrenie wird man sich trotz aller guten Gründe, die dafür angeführt werden, nur ausnahmsweise zur Opferung des Kindes entschließen. Anders bei frühen und schweren eklamptischen oder choreatischen Psychosen.

Soziale Indikationen haben, so viel ich weiß, nirgends gesetzliche Gültigkeit. Im protestantischen Teil der Schweiz verlangt aber das Volksempfinden ein weitergehendes Entgegenkommen, und auch ich möchte *de lege ferenda* mit den medizinischen Erwägungen zusammen auch soziale gelten lassen, *solange nicht im speziellen Falle die prekäre Lage auf dem einzig richtigen Wege der sozialen Abhilfe zu korrigieren ist.* Kommt einmal ein Abort in Betracht, so hat der Arzt alle Umstände genau zu erwägen, und außerdem ist es ihm dringend zu empfehlen, auch da, wo es nicht gesetzlich vorgeschrieben ist, einen in der Sache erfahrenen Kollegen beizuziehen und die Begründung der Maßnahme in einem gemeinsamen Protokoll niederzulegen. Über *eugenische* Unterbrechung der Schwangerschaft nach Deutschem Recht siehe Abschnitt „Erbgesundheitspflege“ S. 176.

Psychiatrische Indikationen zur *Frühgeburt* sind seltener und einfacher.

Anhang.

Eugenische Prophylaxe.

(Kurzer Abriß der Psychiatrischen Erblehre und Erbgesundheitspflege.)

Von Hans Luxenburger, München.

I. Psychiatrische Erblehre.

a) Einige allgemeine Vorbemerkungen.

Die besonderen Verhältnisse auf dem Gebiete der Psychiatrie und der psychiatrischen Erbforschung machen eine ganz besondere Einstellung zu ihren Problemen und Fragestellungen notwendig. Manches, was sonst in der Erbbiologie und auch in der Erbpathologie vor allem wichtig ist, tritt zurück, andere, im allgemeinen weniger bedeutsame Punkte drängen sich in den Vordergrund. Man sagt keineswegs zu viel, wenn man die psychiatrische Erblehre als eine Wissenschaft für sich bezeichnet, die wohl mit der Genetik und der Erblehre des Menschen eng verzahnt ist, aber doch methodologisch und problematisch oft ihre eigenen Wege gehen muß. Und zwar gerade dort, wo sich die praktisch wichtigsten Fragen erheben.

Man wird Rechenschaft darüber verlangen, woran das liegt, und man wird versucht sein, zu antworten, daß die besonderen Verhältnisse der psychiatrischen Klinik, Nosologie und Systematik die Schuld tragen, Verhältnisse, die durch geringe Stabilität, durch Wandelbarkeit und Vieldeutigkeit gekennzeichnet sind. Mit einer solchen Erklärung bleibt man jedoch durchaus an der Oberfläche der Dinge. Der wahre Grund liegt tiefer. Vieldeutigkeit der Klinik, Wandelbarkeit der Nosologie und mangelnde Stabilität der Systematik sind für sich wieder zwangsläufige Folgen der Eigenart dessen, was wir Psychopathologie nennen. Diese aber ist so wenig eine *reine* Naturwissenschaft, wie die Erblehre unbedingt Naturwissenschaft *ist* und bleibt. Wenn wir über den primitiven und selbstgefälligen Monismus des 19. Jahrhunderts auch nur insoweit hinausschreiten, daß wir die Seele als ein bewußtes Erlebnis des Körpers betrachten, so stellen wir die Erbforschung vor ein Problem, das für sie neu, erstmalig und wohl auch einmalig ist. Aus dem sich daraus ergebenden grundsätzlichen Konflikt erwächst die grundsätzliche Schwierigkeit, ja Unmöglichkeit, die Denk-, Forschungs- und Schlußweise der Genetik so einfach auf unser Gebiet zu übertragen, wie dies in anderen Bezirken der Erblehre des Menschen wohl möglich ist. Diese Schwierigkeit *muß* überwunden werden. Sie *kann* überwunden werden, wenn man die Erbpathologie in ein *besonderes System* bringt, in ein System, das elastisch genug ist, um allen auftauchenden Schwierigkeiten ohne Zwang gerecht zu werden, das auf der anderen Seite aber auch den Anschluß an die Genetik und die somatopathologische Erblehre nicht nur äußerlich-formal, sondern auch innerlich-sachlich, also organisch wahrt. So zwar, daß die gesamte menschliche Erbpathologie in ihm untergebracht werden kann, ohne daß man mit den allgemein gültigen Ergebnissen der Genetik in Widerspruch gerät.

Will man sich von der Vererbung der geistigen Störungen (Geisteskrankheiten, Psychopathien, Anomalien des Intellekts, des Charakters und des Temperaments) ein richtiges Bild machen, so muß man sich vor allem darüber klar sein, *was ein Erbleiden, eine Erbkrankheit, eine erbliche Anomalie ist.*

Die Zeit liegt noch nicht sehr weit zurück, da man glaubte, in der Krankheitskunde zwischen Erbleiden und Nicht-Erbleiden alternativ trennen zu können. Die einzige Ursache für die Erbleiden sah man in der krankhaften Anlage, die einzige Ursache für die Nicht-Erbleiden in irgendwelchen Einflüssen der Umwelt (Infektion, Kälte, Hitze, Nährschäden, Gifte usw.). Schematisch dargestellt dachte man sich die Dinge folgendermaßen:

Benennung:	Erbleiden	Nicht-Erbleiden
Ursache:	kranke Anlage	Umwelt
Beispiel:	Hämophilie	Scharlach

Mit der Zeit erkannte man dann, daß es noch eine Zwischenstufe geben müsse, nämlich Krankheiten, bei denen wohl die Umwelt eine ausschlaggebende Rolle spielt, diese Umweltwirkungen aber nur dann die Krankheit hervorrufen können, wenn sie auf eine entsprechende Veranlagung treffen. Eine solche Veranlagung bezeichnete man, wenn man sie nicht kannte, als „Disposition", wenn man sie zu kennen glaubte, als „Konstitution".

Richtig an dieser Anschauung war, daß man die Bedeutung der Anlage auch für nicht-erbliche Krankheiten würdigte, *falsch,* daß man einen grundsätzlichen Unterschied zwischen Anlage und Disposition gelten ließ und auf diese Weise außerstande war, die gesamte Pathologie in ein einheitliches, auf Anlage und Umwelt ausgerichtetes System zu bringen. Man erkannte wohl, daß die Alternative Erbkrankheiten oder Nicht-Erbkrankheiten nicht aufrecht zu erhalten war, mußte sich jedoch mit der Konstruktion einer dritten Möglichkeit begnügen, die sich nicht organisch in das bisherige System einfügen ließ, obwohl sie mit beiden Alternativen Berührungspunkte besaß. Die Alternative war wohl innerlich hinfällig geworden, sie blieb jedoch äußerlich erhalten, und zwischen ihre beiden Bereiche klemmte sich lediglich ein Fremdkörper, der zudem nichts *wesentlich* anderes war, dessen Bastardcharakter vielmehr jedem, der den Tatbestand nachdenklich betrachtete, peinlich zum Bewußtsein kommen mußte.

Die Dinge sahen nunmehr folgendermaßen aus:

Benennung:	Erbleiden	Nicht-Erbleiden	
		Konstitutionelle Leiden	Nicht-konstitutionelle Leiden
Ursache:	Anlage	Disposition oder Konstitution und Umwelt	Umwelt
Beispiel:	Hämophilie	Arteriosklerose	Masern

Der Grundfehler dieses neuen Systems liegt darin, daß es wohl von den Nicht-Erbleiden Raum für die neue Gruppe in Anspruch nimmt, die Erbleiden dagegen unangetastet läßt. Das kommt daher, daß man die *wesentliche* Gleichheit von Anlage und Disposition nicht erkannte, daß man zwar die Bedeutung der Anlage für gewisse umweltbedingte Leiden zugab, das Umgekehrte jedoch übersah.

Die Erblehre bezog, geblendet von gewissen scheinbar einfachen Verhältnissen in der experimentellen Genetik — die sich inzwischen als keineswegs einfach herausgestellt haben — und gereizt durch die ablehnende oder zum mindesten skeptische Haltung der Klinik allen erbbiologischen Fragen gegenüber eine radikale Stellung, die wie alle derartigen extremen Positionen auf die Dauer nicht gehalten werden konnte. Denn nichts in der Welt ist im Entweder-Oder erstarrt, alles fließt vielmehr im Bette eines Sowohl-als-auch jenem großen Ausgeglichensein entgegen, das wir die Ordnung des Lebens nennen und als Wahrheit empfinden, wenn wir in ihm das Ziel unseres Strebens nach Ordnung abstecken.

So sind denn heute die Stellungen, die man einst keineswegs preiszugeben gedachte, als geräumt anzusehen. Wir wissen, daß grundsätzlich auch bei den erblichen Leiden neben der Anlage die Umwelt eine Rolle spielt, und zwar eine Rolle als echte Ursache. Damit war es möglich geworden, die gesamte Lehre vom Krankhaften in ein ebenso einfaches wie sinnvolles System zu bringen. *Jedes Leiden entsteht als Ergebnis des Zusammenspiels zweier Ursachengruppen: die eine Gruppe ist die* ***Anlage*** *oder besser die Gesamtheit dessen, was vererbt wird, der Genotypus also, die andere die* ***Umwelt.***

Spricht man vom *Genotypus,* so kann man zweierlei meinen: die gesamte Erbmasse oder den Anlagensatz zu einem bestimmten Merkmal. Entsprechend wird man als *Phänotypus* entweder das geschlossene Erscheinungsbild, die Summe aller körperlichen und seelischen Merkmale bezeichnen können oder aber die Art und Weise, in welcher eine Anlage oder ein Satz von Anlagen im Erscheinungsbild sich ausprägt. Wenn im folgenden von „Teilanlagen" die Rede ist, so meine ich bei Monomerie das eine *oder* das andere Allel, bei Polymerie eines der zahlreichen Gene, die den vollen Genotypus bilden, oder eine Gruppe dieser Einzelgene.

Nur Anlagen vererben sich, nicht Eigenschaften. Demgemäß gibt es eigentlich keine Erbleiden, sondern lediglich erbliche Ursachengruppen im Ursachengesamt der Leiden. Die Leiden selbst sind die Ergebnisse einer Reaktion von Anlage (Genotypus) auf Umwelt. Ein Leiden kann nur entstehen, wenn sich die Anlage unter dem Einfluß von Umweltreizen durchsetzt. Diese Umweltreize vermögen die Manifestation einer Anlage zu fördern oder zu hemmen. Hier sei noch einmal betont, daß *die Umwelt dabei als echte Ursache wirkt und nicht etwa nur die Rolle eines „auslösenden Momentes" spielt.* Die Erkenntnis dieser Tatsache bedeutet geradezu den Schlüssel für das richtige Verständnis der psychiatrischen Erbforschung und ihrer Resultate. *Es gibt keine „auslösenden Momente" für psychische Erbleiden, wohl aber äußere Ursachen, die an ihrem Zustandekommen beteiligt sind.* Zwischen „auslösendem Moment" und äußerer Ursache besteht ein grundsätzlicher Unterschied von weittragender Bedeutung: Eine Erbkrankheit kann sehr wohl ohne „auslösendes Moment" zustande kommen, die äußere *Ursache* muß *immer* wirksam sein, wenn solche Ursachen beim Zustandekommen der Krankheit beteiligt sind. Sie ist der Anlage, wenn auch nicht quantitativ so doch qualitativ, gleichwertig.

Besonders klar werden diese Verhältnisse am *Beispiel* der fortschreitenden *Lungentuberkulose.* Die Erbforschung faßt insbesondere auf Grund der Ergebnisse zwillingspathologischer Befunde diese Tuberkulose als ein Erbleiden auf, bei dem Anlage und Umwelt sich in ihrer Wirkung annähernd die Wage halten. Kein Mensch, auch wenn er den vollen, zum Auftreten der Krankheit notwendigen Anlagensatz mitbringt, wird tuberkulös, wenn die Infektion ausbleibt, und kein Infizierter erkrankt an fortschreitender Tuberkulose, wenn er nicht die Anlage besitzt. Beides, Anlage und Umwelt, sind echte Ursachen. Außerdem spielen hier noch „auslösende Momente" eine Rolle wie etwa Erkältung, Schwächung des Körpers durch andere Infektionen, Unterernährung usw. Diese Faktoren sind keine echten Ursachen. Denn die Erkrankung kann auch eintreten, wenn sie fehlen. Ähnlich haben wir uns die Dinge auch bei den psychischen Erbleiden zu denken. Über die Art der äußeren Ursachen wissen wir allerdings noch wenig Bescheid, doch ist die Tatsache ihrer Wirksamkeit aus den Zwillingsbefunden zwingend zu schließen. Die Annahme „auslösender Momente" im alten Sinne hingegen wird durch keine erbbiologischen Befunde gestützt.

Die *Umwelt* teile ich folgendermaßen ein:

Vom Erscheinungsbild (Phänotypus) aus gesehen:	Innere Umwelt		Äußere Umwelt
Substrat:	Gesamter Genotypus	Cytoplasma	Außenwelt
Vom Erbbild (Genotypus) aus gesehen:	Genotypische Umwelt	Paratypische Umwelt	

Aus diesem Schema wird klar, daß nicht nur die *äußere* Umwelt, also die Außenwelt, das, was den werdenden, sich entwickelnden und alternden Menschen umgibt, auf die Anlage einwirkt, sondern auch die *innere*, d. h. die Gesamtheit aller für die betreffende Erbkrankheit nicht spezifischen Erbanlagen und das Cytoplasma, in welches die Anlagen als Chromosomenteile eingebettet liegen. Weiterhin geht aus ihm die strenge grundsätzliche Trennung zwischen *genotypischer* und *paratypischer* Umwelt hervor, so zwar, daß Cytoplasma und Außenwelt als paratypische, d. h. nicht-genotypische Faktoren erbbiologisch gesehen zusammengehören. *Es ist ebenso falsch, Paratypus gleich äußere Umwelt zu setzen, wie es falsch ist, die Rolle zu übersehen, die das Cytoplasma bei der Manifestation von Erbanlagen spielt.* Letzteres ist kein Träger von Erbanlagen, wohl aber ein wichtiger Teil der Gesamtumwelt. Zwillingsforschung und Familienforschung ermöglichen es uns heute, die Wirkung der äußeren Umwelt von derjenigen der inneren zu trennen und in gleicher Weise die Rollen von genotypischer und paratypischer Umwelt beim Zustandekommen eines Leidens abzugrenzen. *So ist es möglich geworden, Gesamtgenotypus, Cytoplasma und Außenwelt als echte Ursachen zu erkennen, sie quantitativ und qualitativ voneinander zu trennen und dem spezifischen Genotypus gegenüberzustellen.*

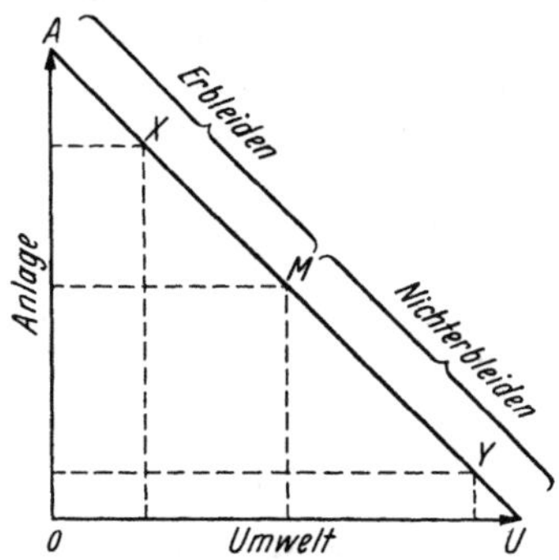

Abb. 8.

Wir kommen auf diese Weise zu einem *Schema der Lehre von den Krankheiten*, das, rein äußerlich gesehen, nicht von dem alten Schema abweicht, in welchem Erbleiden und Nicht-Erbleiden einander alternativ gegenübergestellt wurden. Auch die Betrachtungsweise, die ich vorschlage, trennt diese beiden Gruppen äußerlich scharf und ordnet sie auf einer Geraden. Diese Gerade ist jedoch unterbaut durch ein Koordinatensystem (ein System von Kräften), dessen Ordinate die Anlage und dessen Abszisse die Umwelt darstellt. Man vergleiche die Abb. 8.

Auf der Geraden AU ist Raum für sämtliche denkbaren Leiden. Bei A (dem Anlagepol) käme ein Leiden zu liegen, das rein anlagebedingt ist, dessen Umweltkoordinate also gleich 0 wäre, bei U (dem Umweltpol) ein entsprechendes, rein umweltbedingtes Leiden. Diese Punkte sind ideale Notwendigkeiten, sie werden realiter in der Pathologie nach unserem Wissen nicht in Anspruch genommen. Auf der Mitte der Geraden AU liegt ein Punkt M. Er wird durch eine Anlagen- und eine Umweltkoordinate von gleicher Größe bestimmt. In ihm wäre also der Ort für jene Leiden zu suchen, bei denen Anlage und Umwelt ursächlich von gleich großer Bedeutung sind. Zwischen A und M besitzt jeder denkbare Punkt, also z. B. Punkt X, eine größere Anlagen- und eine kleinere Umweltkoordinate, zwischen U und M, beispielsweise im Punkt Y, herrschen die entgegengesetzten Verhältnisse. Das will sagen: Auf die Strecke AM kommen die Erbleiden, auf die Strecke MU die Nicht-Erbleiden zu liegen.

Wir *sprechen* somit wieder wie ganz zu Anfang von Erbleiden und Nichterbleiden. Aber wir *meinen* etwas anderes: *Erbleiden sind diejenigen Leiden, bei deren Entstehung die Anlage, Nicht-Erbleiden die, bei deren Entstehung die Umwelt die Hauptrolle spielt.* Wir sind nicht zurückgeschritten, sondern vorwärts. Das Entweder-Oder hat einem Sowohl-als-auch Platz gemacht. Die alternative wurde durch die fluktuierende Variation ersetzt. Wir betrachten die Dinge nicht mehr statisch, sondern dynamisch. Wir wägen ab.

Dieses Abwägen ist nicht etwa eine spielerische Marotte. Es entspringt auch nicht allein dem Bedürfnis nach Sauberkeit der Betrachtungsweise und erschöpft sich nicht in der Befriedigung dieses Bedürfnisses. Es ist keine Angelegenheit wissenschaftlicher Ästhetik. Ich empfinde es vielmehr als eine dringende sachliche *Notwendigkeit,* die starre Alternative einer wenig fruchtbaren Epoche der Erbpathologie zu durchbrechen und den Weg freizumachen für eine Anschauung, die im vollen Bewußtsein einer ganz wesentlich neuen Einstellung auch die *Anwendung der Forschungsergebnisse auf die Notwendigkeiten des Lebens* bewußt umgestaltet. Erbforschung ist keine lebensferne Liebhaberei, sondern Hilfestellung für die Gesundheitspflege und die Erbgesundheitspflege. Auf die eine wie die andere mußte die frühere Anschauung, die heute durchaus noch nicht überall überwunden ist, verhängnisvoll einwirken. Letztere wurde im wesentlichen überhitzt, erstere unterkühlt. Darüber noch einige Worte.

Entsteht ein Erbleiden rein schicksalsmäßig, so wird es auch einen rein schicksalsmäßigen Verlauf nehmen. Rein schicksalsmäßig entsteht es dann, wenn unter den Ursachen Einflüsse der Umwelt fehlen, und zwar Einflüsse, die nicht unvermeidbar, sondern der bewußten Steuerung zugänglich sind. Erbleiden solcher Art können, falls der zu ihrer Entstehung notwendige Anlagensatz vorhanden ist, weder verhütet noch geheilt werden. Da man nun früher annahm, daß der Anlagensatz die einzige echte Ursache für die Entstehung eines Erbleidens darstellt und den Außeneinflüssen höchstens die Bedeutung fakultativer „auslösender" Momente zuerkannte, mußte man zur Ansicht kommen, daß es aussichtslos ist, an die Erbkrankheiten mit Maßnahmen der Prophylaxe und Therapie heranzutreten. Es entstand das Dogma von der Unheilbarkeit der Erbkrankheiten und spaltete die Irrenärzte in zwei Lager: Die einen resignierten und streckten den Erbkrankheiten gegenüber die Waffen, die anderen lehnten die Erblichkeit mehr oder weniger weitgehend ab, da sie Prophylaxe und Therapie nicht preisgeben wollten. Beide Standpunkte waren falsch. Der eine, weil er wohl konsequent war, aber sich auf eine falsche Voraussetzung gründete, der andere, weil aus einer an sich richtigen Voraussetzung (unbedingte Notwendigkeit ärztlicher Aktivität) unrichtig geschlossen wurde, so nämlich, als ob die Voraussetzung ein Axiom und nicht lediglich eine ideale Forderung bedeute.

Haben wir einmal den starren Entweder-Oder-Standpunkt aufgegeben, haben wir grundsätzlich anerkannt, daß Außeneinflüsse genau so wie die Anlage echte Ursachen für die Erbkrankheiten darstellen, so besteht *keine Veranlassung mehr, anzunehmen, daß die Erbkrankheiten nicht verhütbar und nicht heilbar sind.* Echte Ursachen sind Einflüsse, ohne deren Eintreten ein Tatbestand sich nicht entwickeln und ein Vorgang nicht ablaufen kann. Ins Pathologische übersetzt ist der Tatbestand die Erkrankung, der Vorgang die Krankheit. Kennen wir also die für die Entstehung einer

Erbkrankheit ursächlich bedeutsamen Außeneinflüsse, so sind wir in der Lage, durch Förderung der hemmenden und Hemmung der fördernden Einflüsse Entwicklung und Verlauf des Leidens so zu steuern, daß man berechtigt ist, von einer *kausalen Prophylaxe und Therapie der Erbkrankheiten* zu sprechen.

Vererbung ist nicht Schicksal, sondern drohendes Schicksal. Unabänderliches Schicksal kann sie nur dann genannt werden, wenn man lediglich das Erbgut im Auge hat. Betrachtet man jedoch das Erscheinungsbild, so wird dieses Schicksal nur als ein bedingtes, an die Eigenart der Umwelt gebundenes bezeichnet werden können. „Die Anlage", so schrieb ich früher einmal, „*muß* nach den für das Erbgeschehen geltenden Regeln weitergegeben werden, das Merkmal *kann* in die Erscheinung treten; die Anlage ist ein Teil des durchdauernden Lebens in seiner Erhaltungs- und Entwicklungseinheit, die man als Vitalrasse bezeichnet, das Merkmal gehört dem durch Zeugung und Tod begrenzten Individualleben an."

Ist also die moderne Betrachtungsweise in der menschlichen und besonders in der psychiatrischen Erbforschung geeignet, der ärztlichen Aktivität wieder zu ihrem guten Rechte zu verhelfen, so bleibt sie auch nicht ohne Einfluß auf die *Erbgesundheitspflege.* Wie mit dem Irrtum aufgeräumt wurde, daß den Erbleiden gegenüber grundsätzlich *nur* eine eugenische Prophylaxe möglich sei, die Überbewertung der Eugenik also einer gerechten Einschätzung Platz machte, so ist heute zugleich die falsche Meinung hinfällig geworden, die Erbgesundheitspflege müsse vor den nichterblichen Krankheiten unbedingt halt machen. Die Dinge liegen vielmehr so, daß *die Steuerung des Erbguts, gleichgültig bei welchen Krankheiten auch immer, der Erbgesundheitspflege unterliegt, die Steuerung der Umwelt dagegen der Gesundheitspflege.* Erbgesundheitspflege und Gesundheitspflege ergänzen sich zur Volksgesundheitspflege, und in dieser liegt das gesamte Aufgabengebiet des Arztes beschlossen.

Für ein klares, sich seiner Möglichkeiten und Grenzen bewußtes erbpflegerisches Denken ist Voraussetzung, daß man die *Entstehung krankhafter Anlagen* im richtigen Lichte sieht. Jenes Anlagengesamt, das den Menschen zum Menschen macht, ist seit dessen Auftreten in der Geschichte der belebten Welt vorhanden. Auslese, Ausmerze und Erbänderungen regelten die Gestaltung seines Bildes bis zur Jetztzeit und werden sie weiter regeln. Was wir krankhafte Anlagen nennen, bedeutet eine *Entartung.* Sie entstanden im Laufe der Zeit aus ursprünglich gesunden, d. h. artgerechten Genen. Daß bei diesen Erbänderungen (Mutationen) Gene zerstört werden, ist nicht wahrscheinlich. Dagegen kann sich das chemische und physikalische Verhalten ändern, es können molekulare Umlagerungen stattfinden. Diese Umlagerungen und damit die „neuen" Anlagen sind ihrerseits wieder veränderlich. Bei manchen Mutationen muß man sogar mit einer rückläufigen Abänderung rechnen, doch scheint dies für die entarteten Anlagen der Erbpathologie nicht zuzutreffen.

Über die *Einflüsse,* welche solche Abänderungen schaffen können, wissen wir noch wenig. *Möglich* ist eine Wirkung jener großen Kräftegruppen, die wir mit den Worten Klima, Boden, ja schließlich Kosmos zusammenfassen. *Wahrscheinlich* konnte für niedere Wirbeltiere und einige Säuger die Rolle mancher chemischer und physikalischer Gifte gemacht werden: Röntgenstrahlen, Radium, Alkohol, Nicotin, Blei usw. *Nachgewiesen* ist, was den Menschen anlangt, noch kein keimschädigendes Gift.

Von *Keimschädigung* spricht man dann, wenn die Keimzellen oder die Zygote so geschädigt werden, daß eine krankhafte Abänderung gesunder (eine Entartung artgerechter) Erbanlagen erfolgt (Mutation). Die geschädigten Anlagen vererben sich dann im abgeänderten Zustand. Eine Schädigung der Frucht vom Beginn der Befruchtung bis zur Geburt wird, wenn sie nicht zur Abänderung von Anlagen geführt hat, als *Fruchtschädigung* bezeichnet. Das Ergebnis dieser Schädigung vererbt sich nicht. Hat die Schädigung die Keimzellen betroffen, aber nicht zu einer Abänderung von Anlagen geführt, so spreche ich von *Keimzellenschädigung.* Das Ergebnis einer solchen Schädigung ist nicht erblich, ihr Träger darf nicht als belastet bezeichnet werden.

Belastet ist im erbbiologischen Sinne ein Mensch dann, wenn er entweder den gesamten Anlagensatz, der zu einem Erbleiden führen kann, oder Teilanlagen dieses Satzes in sich trägt. *Die Tatsache kranker Blutsverwandter bedeutet an sich noch keine Belastung.* Über die verschiedenen Möglichkeiten, eine Belastung aus dem Familienbild heraus zu erkennen, gibt *Tabelle 1* Auskunft:

Tabelle 1. Übersicht über die verschiedenen Möglichkeiten der Belastung.

	Sicher mit dem zur Krankheit notwendigen Genotypus belastet	Mindestens mit Teilanlagen, die nicht zur Erkrankung führen, belastet	Nur mit Teilanlagen belastet	Sicher unbelastet
Recessiver Erbgang	Kinder kranker Elternpaare	1. Kinder eines Kranken 2. Eltern eines Kranken		
Dominanter Erbgang	—	—	—	—
Geschlechtsgebunden-recessiver Erbgang	1. Kinder kranker Elternpaare 2. Söhne kranker Mütter	1. Kinder kranker Mütter 2. Töchter kranker Väter 3. Eltern kranker Töchter 4. Mütter kranker Söhne	Töchter kranker Mütter	—
Geschlechtsgebunden-dominanter Erbgang	1. Töchter kranker Väter 2. Töchter kranker Elternpaare 3. Mütter kranker Söhne	—	—	Söhne kranker Väter
Bei allen Erbgängen:	Der erbgleiche Zwillingspartner eines Kranken ist stets so zu beurteilen wie der Kranke selbst			

Außerdem läßt aber auch das Erscheinungsbild des Menschen sichere oder wahrscheinliche Schlüsse auf seine Belastung zu. Ein Manisch-Depressiver z. B. ist mit dem zum Manisch-depressiven Irresein führenden Anlagensatz belastet, ein schizoider Psychopath mit hoher Wahrscheinlichkeit Träger von Teilanlagen des schizophrenen Genotypus.

Nicht alles, was *angeboren* ist, muß *ererbt* sein, wie umgekehrt nicht alle Erbleiden angeboren sind.

Angeborene Leiden können entstanden sein:

1. Durch Vererbung (das Leiden ist erblich).

2. Durch Schädigung der Keimzellen oder des befruchteten Eies, wobei eine Mutation stattgefunden haben kann oder nicht (im ersteren Fall ist das Leiden erblich, im zweiten nicht).

3. Durch Erkrankung, Verletzung, Vergiftung der Frucht im Mutterleib (das Leiden ist nicht erblich).

4. Durch Geburtsschädigungen (das Leiden ist nicht erblich).

Ererbte Leiden können aus folgenden Gründen erst später, im Verlaufe des Lebens, auftreten:

1. Die Anlage besitzt eine Tendenz, sich langsam auszuwirken.

2. Die Umwelteinflüsse, welche die Anlage zur Manifestation bringen, treten erst spät auf (z. B. Einwirkungen der Pubertät, der Schwangerschaft, der Rückbildung).

3. Wir *erkennen* die Manifestation erst spät, während der Manifestationsprozeß sich schon längere Zeit hindurch in Organen des Körpers abgespielt hat, die unserer Beobachtung unzugänglich oder noch nicht zugänglich sind. Oder aber der Manifestationsprozeß an sich ist ein solcher, daß wir ihn auch in Organen, die wir gut beobachten können, nicht oder noch nicht zu erkennen vermögen. So ist z. B. denkbar — meines Erachtens sogar wahrscheinlich — daß die Schizophrenie sich erst so spät „manifestiert", weil wir gewohnt sind, sie lediglich als eine Geisteskrankheit anzusehen und von ihrer „Manifestation" oder ihrem „Ausbruch" erst sprechen, wenn wir sie als geistige Störung erkennen. Möglicherweise stellt jedoch die Geisteskrankheit „Schizophrenie" nur den Schlußabschnitt der Entwicklung einer Krankheit „Schizophrenie" dar, die wir in ihren früheren Entwicklungsstadien nicht oder noch nicht erkennen können. Es ist keineswegs ausgeschlossen, daß der Krankheitsprozeß bereits im embryonalen Leben, ja schon nach dem Zusammentreten der den Genotypus bildenden Anlagen in der Zygote beginnt, so daß Zustandekommen des Genotypus und Manifestation zeitlich zusammenfallen. Die ganze Lehre von den Manifestationsschwankungen (s. später) bekäme dann ein völlig anderes Gesicht. Wir bestimmen diese Schwankungen ja lediglich von Phänotypus her und haben schon bei der Betrachtung der Umwelt gesehen, daß alles oder jedenfalls vieles sich ganz anders ansieht, wenn man das Augenmerk auf den Genotypus richtet. — Die Zeitspanne, innerhalb deren sich eine Erbkrankheit manifestieren oder als manifest erstmalig zu unserer Beobachtung kommen kann, nennen wir die „Gefährdungsperiode" für diese Krankheit.

Die Wahrscheinlichkeit, mit der sich eine Anlage oder allgemein ein Genotypus im Erscheinungsbild durchsetzt, bezeichnen wir als die *Manifestationswahrscheinlichkeit* der durch diese Anlage oder diesen Genotypus verursachten Eigenschaft. Sie wird gemessen durch den Hundertsatz jener Genotypen unter allen gleicher Art, die sich bis zum Abschluß der Gefährdungsperiode manifestiert haben. Haben sich z. B. von 100 schizophrenen Genotypen 75 manifestiert, so sagen wir, die Schizophrenie habe eine Manifestationswahrscheinlichkeit von 75%. Dieser Manifestationswahrscheinlichkeit von 75% entspricht eine *Manifestationsschwankung* von 25%. Die Schwankung wird durch Umwelteinflüsse bedingt, und zwar kann sie durch Einwirkungen der inneren wie der äußeren Umwelt entstehen. Sie ist somit bis zu einem gewissen Grade ein Maß für die Wirksamkeit der die Manifestation hemmenden und zugleich für die Nichtwirksamkeit der sie fördernden Umweltfaktoren. Die Größe der Wirkung läßt sich auf komplizierte Weise mit Hilfe der Zwillingsforschung und des Studiums der Nachkommen kranker Elternpaare errechnen. Der Manifestationswahrscheinlichkeit einer Eigenschaft entspricht die *Penetranz* des ihr zugrunde liegenden Genotypus.

Erblich sind streng genommen nicht die erkennbaren seelischen Merkmale, sondern gewisse, diese Eigenschaften bedingende Grundeigenschaften oder Radikale. Sie kennen wir nur ganz unvollkommen. Aber auch die seelischen Merkmale bleiben dem Beobachter in der Regel verborgen. Er sieht meist nur Verhaltungsweisen. *Das seelische Erscheinungsbild ist die Summe aller Verhaltungsweisen in ihrer Einspielung aufeinander.* Das ist die Begriffsbestimmung der Person. Unter der *Persönlichkeit* verstehe ich dann *die Gesamtheit aller Verhaltungsweisen eines Menschen, durch die er einerseits sich von den Verhaltungsweisen seiner Artgenossen unterscheidet, andererseits mit ihren Verhaltungsweisen ganz oder teilweise übereinstimmt, und welche den wesentlichen, unabhängigen Mittelpunkt der Person ausmacht, sofern sie ein der moralischen Zuordnung fähiges Wesen ist. Vom Subjekt her gesehen ist die Persönlichkeit die Person als bewußtes Erlebnis.*

Diese Begriffsbestimmung erscheint mir vom Standpunkt der Erbforschung aus fruchtbar und daher notwendig. Andere Definitionen bestehen neben ihr auch weiterhin zu Recht.

Verhaltungsweisen, die immer wieder zusammen beobachtet werden und aufeinander abgestimmt sind, formen den psychischen *Typus*. Die typologische Betrachtungsweise bedeutet ein Zugeständnis an unser Unvermögen, das Individuelle befriedigend zu erfassen, und an die Notwendigkeit, das Kollektive aufzulösen. Sie ist ein Kompromiß, der nach der Lösung zum Individuellen hin strebt. Der Typus ist zwischen Masse und Individuum geschaltet. Er besitzt, richtig gesehen, einen hohen heuristischen Wert. Mehr aber nicht. Man kann den Einzelmenschen nicht in einem Typus aufgehen lassen. Jeder Mensch ist als Persönlichkeit einmalig und, erbbiologisch gesehen, eine in gleicher Form kaum jemals wiederkehrende Kombination der Anlagen seiner Vorfahren. Seine Persönlichkeit, die ihn typenmäßig mit seinen Artgenossen verbindet, trennt ihn individuell wieder von ihnen. Die Typologie befindet sich sozusagen ständig in einem labilen Gleichgewicht. Sie hat die Aufgabe, der Forschung eine Brücke vom Individuum zur Masse zu schlagen. Die ideale Erfüllung dieser Aufgabe würde für den Typus das Aufgehen im Individuum bedeuten.

An der Gestaltung des Typus haben außer den erblichen auch nichterbliche seelische Verhaltungsweisen und körperliche Merkmale Anteil. Kurz gesagt alle Verhaltungsweisen, welche das ausmachen, was wir *Konstitution* nennen. Auf diese Weise entstehen *Konstitutionstypen*, welche den *Rassetypen* an die Seite treten. Folgendes Schema zeigt die Zusammenhänge.

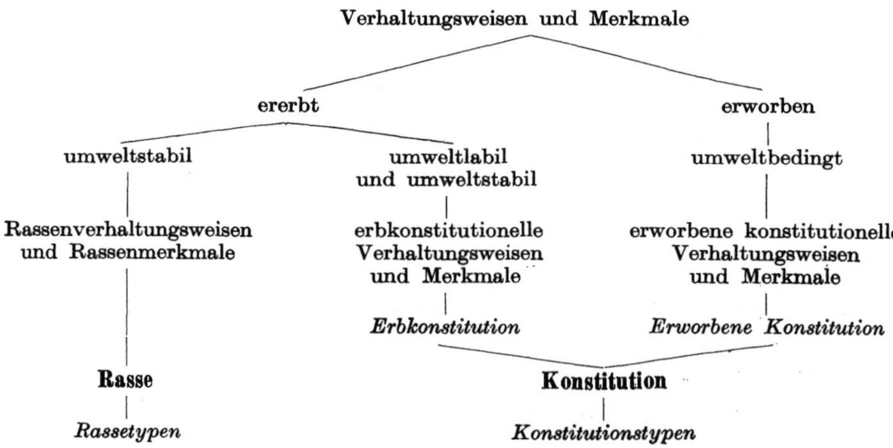

Eine ausführliche Erläuterung dieses Schemas ist wohl nicht notwendig. Es zeigt deutlich, daß Konstitution nicht gleich Erbkonstitution ist. Die Konstitution wird vielmehr durch erworbene Eigenschaften mitbestimmt. *Die Erbkonstitution ist nichts anderes als die Summe der auf dem Gesamtgenotypus beruhenden Verhaltungsweisen und Merkmale, betrachtet unter dem Gesichtspunkt der Beziehungen zwischen den einzelnen Verhaltungsweisen und Merkmalen und ihrer bestimmenden Einwirkung auf das Gesamterscheinungsbild. Konstitution ist Erbkonstitution, erweitert um die Zahl der in diesem Sinne bedeutsamen erworbenen Eigenschaften.*

Der *Unterschied zwischen Rasse und Erbkonstitution* liegt im wesentlichen darin, daß an der *Rasse* lediglich umweltstabile Merkmale Anteil haben, also solche, die in ihrer Ausprägung von der Umwelt praktisch unabhängig sind. Sie kämen in unserem System zunächst dem Anlagepol (A) zu liegen. *Rassetypen* sind somit Gruppen von Menschen, deren Eigenart durch eine Vielzahl von spezifischen, rein erblichen Merkmalen und Verhaltungsweisen bestimmt wird. *In der Tatsache, daß auch die Erbkonstitution durch solche umweltstabile Merkmale mitgebildet wird, liegt die enge genische Verwandtschaft zwischen Rasse und Konstitution und damit zwischen Rasse- und Konstitutionstypen begründet.*

Für die psychiatrische Erbforschung wurden besonders die bekannten Konstitutionstypen KRETSCHMERs bedeutsam. Wir wissen heute, daß die wichtigsten seelischen Erbleiden nicht isoliert in einem Familienverbande von indifferentem Durchschnittsgepräge liegen. Den Familien der Kranken ist vielmehr eine bestimmte seelische Tönung eigen, die an die Psychopathologie der betreffenden Krankheit erinnert. Jeder Krankheit entspricht ein bestimmtes Temperament, aus dem spezifische Charaktereigenschaften herauswachsen. Diese Charaktereigenschaften findet man in maßvoller Ausprägung und in mehr weniger harmonischem Zusammenklang bei jenen Personen, die als mittlere Varianten des Kreises anzusehen sind, also das darstellen, was wir die Norm nennen. Übersteigert sind sie gelegentlich bis ins Maßlose und aus dem harmonischen Gefüge gelöst bei den Psychopathen des betreffenden Kreises, verzerrt und pathologisch vergröbert bei den Geisteskranken. Dann und wann geben sie auch Psychosen, die dem Erbkreis nicht eigen sind, ein der Erbpsychose ähnliches Gepräge (Mischpsychosen, symptomatische Psychosen). Die psychischen Verhaltungsweisen, auf die im einzelnen an dieser Stelle nicht eingegangen werden kann, stehen in bezeichnenden Häufigkeitsbeziehungen zu gewissen Eigentümlichkeiten des Körperbaues.

Was die einzelnen psychischen Typen anlangt, so wurde von BLEULER im Abschnitt über die „Einteilung der Geisteskrankheiten“ bereits das Nötige gesagt. Ich kann mich seinen Ausführungen nur anschließen. Er wird KRETSCHMERs Konzeptionen völlig gerecht, ohne sie in irgendeinem Punkte zu überschätzen. Wenn er die Zwischenstufen zwischen schizophrener Psychose und normalem schizothymem Temperament als „Schizopathie“, die entsprechenden des cyclothymen Kreises als „Cyclopathie“ bezeichnet, so wird gerade der Erbbiologe diese Abstufung der kreiseigenen seelischen Grundhaltung für außerordentlich fruchtbar halten. Ich habe sie daher — unbeschadet gewisser abweichender Ansichten in nicht durchaus wesentlichen Einzelheiten — in meine Darlegungen übernommen und meine damit jene Zustände, die ich andernorts als „schizoide Psychopathie“ und „cyclothyme Psychopathie“ bezeichnet habe.

Ob KRETSCHMER in seinen Konstitutionstypen allgemein menschliche Verhaltungsweisen und Körperbauformen gesehen hat, bzw. wie weit man berechtigt ist, dies anzunehmen, ist eine Streitfrage. Ich persönlich bin der Meinung, daß sie wohl den verschiedenen Erbkreisen eigentümlich sind, daß aber bei der außerordentlich großen Häufigkeit der den Erbkreis bestimmenden Psychosen und damit der dem Kreise eigentümlichen Erbanlagen sehr wohl von einer allgemein menschlichen Typologie gesprochen werden kann. Da nämlich anzunehmen ist, daß z. B. jeder fünfte Mensch Teilanlagen zur Schizophrenie in sich trägt, kann so gut wie jede Familie, auch wenn in ihr keine Schizophrenien nachweisbar sind, als zum schizophrenen Kreis gehörig angesehen werden. Dazu kommen noch die anderen Erbkreise, die sich sehr häufig gegenseitig überschneiden. Mithin werden Konstitutionstypen, die durch ursprünglich kreiseigene Verhaltungsweisen und Merkmale geformt werden, zwangsläufig allgemein menschliche Gültigkeit erhalten. Die *Typen* KRETSCHMERs sind daher wohl nicht primär, aber doch sekundär als allgemein menschliche Verhaltungsweisen anzusehen.

Von *Rassetypen* besitzen für das deutsche Sprachgebiet volkbildende Bedeutung: die nordische, alpine, dinarische, fälische, ostbaltische und mediterrane Rasse. Als volksfremde Rassen leben eingesprengt hauptsächlich Vertreter der vorderasiatischen und orientalischen Rasse sowie Abkömmlinge der mongoliden Rassengruppe. Sichere und psychiatrisch wichtige Beziehungen zwischen Psychopathologie und Rasse kennen wir noch nicht. Zusammenhänge sind aber wohl da und scheinen sich auch in Einzelheiten bereits abzuzeichnen. Das Studium dieser Zusammenhänge ist ein sehr wichtiges und zukunftsreiches Gebiet der Gemeinschaftsarbeit von Anthropologie, Erbforschung und Psychiatrie. Es liegen bereits Ansätze zu Teilergebnissen vor, doch können sie noch keineswegs lehrbuchreif genannt werden.

Diese notgedrungen sehr kurzen und aphoristischen allgemeinen Bemerkungen mögen das Verständnis der nun folgenden Ausführungen erleichtern und dazu beitragen, die Ergebnisse der Forschung in ein richtiges Licht zu setzen.

b) Spezielle psychiatrische Erblehre.

(1.—4. Die erworbenen Psychosen mit groben Hirnstörungen.)

1. Seniles und präseniles Irresein (Alterspsychosen).

Das **präsenile Irresein** besitzt zwei Verlaufsformen, die den Erbbiologen interessieren: Einmal die **Melancholien** mit günstiger Prognose und dann gewisse **Psychosen mit schizophrenieähnlichen Zustandsbildern,** die so gut wie nie zur Heilung gelangen. In letztere sollte auch der **präsenile Beeinträchtigungswahn** KRAEPELINs einbezogen werden, der heute nur noch historische Bedeutung besitzt.

Die **Melancholien** des Präseniums sind mit ebensoviel Recht oder Unrecht dem Manisch-depressiven Irresein zuzurechnen wie die Involutionsmelancholie der Frau. Das oft gestellte, aber nie an einem genügend großen Material erbbiologisch angepackte Problem ist auch heute noch nicht gelöst, wenn auch nach den neuesten Forschungen gesagt werden kann, daß die Melancholien des Rückbildungsalters nicht die gleiche familiäre Belastung durch Manisch-depressives Irresein zu besitzen scheinen wie dieses. Daß jene Zustände in den cyclothymen Kreis gehören, ist wohl recht wahrscheinlich. Damit ist aber die Frage nach dem ihnen zugrunde liegenden Genotypus noch nicht beantwortet. Es kann sich um verspätete Manifestation des gesamten Anlagensatzes oder aber um die Auswirkung von Teilanlagen handeln. Letzteres ist wahrscheinlicher.

Bleuler sieht in einem Teil der **schizophrenieähnlichen Psychosen** dieser Gruppe, besonders in jenen mit paranoidem und katatonem Charakter und namentlich im präsenilen Beeinträchtigungswahn das, was er „Spätschizophrenien" nennt. Hier kann ich als Erbforscher nicht ohne weiteres mitgehen. Solange der schlüssige Beweis noch nicht geliefert ist, daß „Schizophrenien", die nach der Mitte des 5. Lebensjahrzehntes auftreten, die gleiche familiäre Belastung mit Schizophrenie zeigen wie die Schizophrenien früherer Altersperioden, möchte ich an der Erfahrung der Erbforschung festhalten, daß die erstmalige Manifestation dieser Krankheit als Psychose ihre Grenze zu Beginn des 5. Lebensjahrzehntes findet. Dieser Punkt besitzt für die Erbforschung grundsätzliche Bedeutung, da die Methodik aller Krankheitserwartungsberechnungen darauf abgestellt ist. Den genannten Standpunkt preisgeben, hieße die Notwendigkeit anerkennen, alle bisherigen Ergebnisse zu revidieren. Dies kann ohne zwingende erbbiologische Gründe nicht geschehen. Dagegen bin ich der Ansicht, daß jene Störungen höchstwahrscheinlich in den schizophrenen Kreis gehören, also durch Teilanlagen dieses Kreises mit bestimmt werden. Insbesondere halte ich den **präsenilen Beeinträchtigungswahn** für eine echte Schizopathie, die durch Mobilisierung einer bis dahin latenten schizophrenen Anlage durch Involutionsvorgänge entsteht. Findet man doch sehr häufig schon vor dem Ausbruch der eigentlichen Psychose schizoide Verhaltungsweisen.

Was das **arteriosklerotische Irresein** anlangt, so ist dieses eine Teilerscheinung der allgemeinen Arteriosklerose, aber nicht *nur* eine solche. Die Arteriosklerose im allgemeinen ist eine erbliche Diathese. Als solche ist sie nahe mit der einfachen Hypertension verwandt, wenn auch neben die Anlage zur Hypertension noch eine andere Anlage treten muß, welche die Verfettung und hyaline Entartung der Intima mit Ausgang in Verkalkung der Gefäßwände verursacht. Außenfaktoren wie Nikotin, Alkohol, starke Inanspruchnahme des Gefäßsystems allein können für die Erkrankung der Gefäße nicht verantwortlich gemacht werden. Die Arteriosklerose des Gehirns ist ein lokalisatorischer Sonderfall, wobei die Lokalisation ähnlich wie bei der senilen Demenz wohl durch eine erbliche Organschwäche bestimmt wird. Die arteriosklerotische Psychose ist nach den Ergebnissen der bisher vorliegenden Untersuchungen noch einem weiteren Erbfaktor zuzuschreiben; seinen Erbgang kennen wir noch nicht näher. Ganz zweifellos tritt aber in den Familien der Kranken mit arteriosklerotischem Irresein nicht nur die Arteriosklerose und nicht nur die nicht-psychotische Form der Hirnarteriosklerose gehäuft auf. Gerade auch arteriosklerotisches Irresein findet sich häufiger als in der Gesamtbevölkerung. Dominante Faktoren scheinen bei der Vererbung der Arteriosklerose die Hauptrolle zu spielen; inwieweit dies auch für den „Psychose-Faktor" zutrifft, ist noch nicht entschieden. Beziehungen zur Schizophrenie und zum Manisch-depressiven Irresein fehlen, obwohl gerade Beziehungen zum cyclothymen Kreis früher angenommen wurden.

Eine besondere Veranlagung zur **senilen Demenz** ist nicht nachgewiesen, wenn man eine solche nicht einerseits in der Anlage zur Langlebigkeit suchen will, andererseits in einer erblichen Schwäche des Zentralnervensystems, die zu jener diffusen Reduktion des Gehirns führt, welche die anatomische Grundlage des Altersblödsinns darstellt. Und zwar schon in einem Alter, das im allgemeinen noch ein gutes Arbeiten des Gehirns kennt. Zweifellos spielt hier die genotypische Umwelt eine gewisse Rolle. Sonst ließe sich die Häufigkeit der dann meist melancholisch und euphorisch gefärbten senilen Demenz bei Manisch-Depressiven nicht befriedigend erklären. Daß Schwachsinnige — auch solche, deren Schwachsinn nicht erblich ist — im Alter sehr leicht auch noch dement werden, liegt wohl an dem raschen Verbrauch der an und für sich nicht großen trophischen Energie ihres Zentralnervensystems. Auch ein lange dauerndes Herzleiden kann diese Energie frühzeitig zum Versagen bringen, ebenso der Mißbrauch von Rauschgiften. Mit Schizophrenie haben die *halluzinatorisch-katatonen* Formen der Dementia senilis unmittelbar nichts zu tun. Es ist jedoch möglich, daß auch hier schizophrene Teilanlagen die Eigenart der Bilder bestimmen können.

Die **paranoid gefärbten Alterspsychosen** zeigen, gleichgültig ob es sich um arteriosklerotische Psychosen oder um senile Demenz handelt, und ohne Rücksicht auf die Stärke der Wahnideen, insbesondere des senilen Verfolgungswahns, und ihre Stellung im gesamten klinischen Bilde, etwas mehr Schizophrenien in der Sippe, als es dem Durchschnitt entspricht. Auch bieten die Kranken in etwa der Hälfte der Fälle schon vor der Erkrankung jenes psychische Bild dar, das man in den Familien Schizophrener schizoide Psychopathie oder Schizopathie nennt. In ihren Familien werden schizoide Typen ganz beträchtlich häufiger angetroffen als in der Durchschnittsbevölkerung. Erbbiologisch gesehen nehmen also die paranoiden Formen unter den arteriosklerotischen und senilen Psychosen eine Sonderstellung ein.

Die erbbiologische Stellung der **Presbyophrenie (Alzheimersche Krankheit)** liegt auch heute noch völlig im Dunkeln. Bleuler faßt die **Presbyophrenie** O. Fischers zusammen mit der Alzheimerschen Krankheit als eine einheitliche Krankheit auf (vgl. S. 195). Ob diese Zusammenfassung berechtigt ist oder ob den klinischen Besonderheiten der Alzheimerschen Krankheit (früher Beginn, Logoklonie) auch eine biologische Sonderstellung entspricht, dazu kann die Erbforschung sich derzeit noch nicht äußern.

2. Syphilitische Psychosen.

Durch die Bezeichnung dieser Gruppe wird die überragende und ausschlaggebende Rolle der Umwelt, und zwar in allererster Linie der syphilitischen Infektion bereits gebührend gekennzeichnet. Im einzelnen wäre folgendes zu sagen:

Die bekannten **hypochondrisch-paranoiden Störungen** *im Sekundärstadium der Syphilis* sind — soweit man sie nicht als Zeichen der Infektion des Zentralnervensystems aufzufassen hat — psychogene Reaktionen. An ihnen hat also die Persönlichkeit und somit die psychische Erbkonstitution bestimmenden Anteil. Es muß sich dabei nicht immer um eigentlich psychopathische Erscheinungen handeln. Das Erlebnis der luischen Infektion mit all ihren Folgen und den sich aus ihr ergebenden Notwendigkeiten, die eine normale Verdrängung des Erlebnisses erschweren, bedeutet besonders für den richtig oder im Sinne einer übertriebenen Schwarzseherei falsch unterrichteten Gebildeten eine so schwere seelische Erschütterung, daß auch die „normale“ Persönlichkeit mit einer vorübergehenden Entgleisung antworten kann. Die **„Halluzinose der Syphilitiker“** nach Plaut halte ich nicht für eine organische Erkrankung, ebensowenig aber für eine Form der Schizophrenie bei luisch Infizierten, sondern für eine symptomatische Psychose der Träger von Teilanlagen des schizophrenen Genotypus. Die Grundstörung ist wie bei den einfachen psychogenen Seelenstörungen in einer Reaktion der Persönlichkeit auf das Erlebnis der Krankheit zu erblicken. Daß eine Invasion der Spirochäten ins Zentralnervensystem das Entstehen der Störung begünstigen und die Erscheinungen akzentuieren kann, möchte ich nicht von der Hand weisen.

Die **syphilitische Epilepsie** ist, wenn man die Epilepsien des Tertiärstadiums mit JACKSON-Charakter ausnimmt, nichts anderes als eine symptomatische Epilepsie. Für sie gilt also das dort Gesagte. **Tabespsychosen** mit ihren merkwürdigen, oft geradezu cyclothymieähnlichen Bildern entstehen möglicherweise unter der Einwirkung von Teilanlagen des cyclothymen Kreises. Es fehlt dafür jedoch jeder Nachweis.

Daß die Anlage bei der Entstehung der **progressiven Paralyse** eine Rolle spielt, halte ich für höchstwahrscheinlich. Die Häufung der Paralyse in den Familien von Paralytikern ist eine unbestreitbare Tatsache. Die Geschwister der Paralytiker erkranken doppelt bis fast zehnmal so häufig an Paralyse als Geschwister anderer Kranker und über doppelt so häufig als die Geschwister ihrer nichtparalytischen Ehegatten. Ob und wieweit hier der Körperbautypus (Bevorzugung des athletischen und des pyknischen Typus) ursächlich beteiligt oder mit der Ausdruck einer besonderen Veranlagung ist, bleibt heute noch ungeklärt. Die typologische Selektion weist aber sehr deutlich auf die Wirksamkeit einer Veranlagung hin. Es ist möglich, aber nicht erwiesen, daß die Anlage zur Arteriosklerose eine ursächliche Bedeutung besitzt. Unter Umständen spielt der ganze sog. arthritische Konstitutionskreis dabei eine Rolle. Auch darauf könnte der Körperbautypus hinweisen. Sehr wahrscheinlich ist die Bedeutung schizophrener, cyclothymer, epileptischer Anlagen für die Gestaltung des Erscheinungsbildes und des Verlaufs der Krankheit im Einzelfall. Es ist schlechterdings nicht zu verstehen, warum aus rein äußeren Gründen der eine Kranke eine depressive oder eine manische Paralyse, der andere eine solche mit generalisierten epileptiformen Anfällen, der dritte eine paranoide Form und eine große Zahl schließlich eine solche bekommen soll, bei der rein psychopathologisch die Differentialdiagnose zur Schizophrenie auf ganz erhebliche Schwierigkeiten stößt. Wenn auch nicht in Abrede gestellt werden kann, daß eine Reihe von „atypischen" Paralysen eine einfache Addition einer endogenen und der paralytischen Psychose darstellt — kann ja doch auch ein Schizophrener paralytisch werden (von Manisch-Depressiven ist mir nur ein Fall bekannt) — so ist bei der außerordentlich großen Häufigkeit der schizophrenen, cyclothymen und epileptischen Heterozygoten doch die Erklärung der Atypie auf dem Wege über die symptomatische Psychose ungezwungener und einleuchtender. Es ist unter diesem Gesichtswinkel gesehen nicht ausgeschlossen, daß die einfach demente Form der Paralyse in erster Linie bei erbgesunden Personen vorkommt. Ob bei Männern die Veranlagung zur Arteriosklerose disponierend wirkt, diese Anlage also beim männlichen Geschlecht in genischen Beziehungen zum „Genotypus" der Paralyse steht, ist nicht mit Sicherheit nachgewiesen. Die sehr überwiegende Mehrzahl männlicher Paralytiker würde dadurch mit erklärt werden können. Denn zweifellos ist die größere Exposition der luischen Infektion gegenüber nicht der einzige Grund. Erkranken doch Männer vergleichsweise auch häufiger als weibliche Prostituierte.

3. Irresein bei anderen Hirnerkrankungen.

Psychische Störungen bei **Meningitis** und **Hirntumoren** können von der Erbanlage ihre Färbung erhalten. Insbesondere dürften sich ausgesprochen katatone Zustände bei Hirngeschwülsten am zwanglosesten durch die Annahme der Wirksamkeit schizophrener Teilanlagen erklären lassen. Nachdem wir annehmen müssen, daß mindestens jeder 5. Mensch unseres Kulturkreises Träger schizophrener Teilanlagen ist (vgl. später unter

„Gruppe der Schizophrenien"), darf die Häufigkeit solcher „symptomatischer" Katatonien nicht verwundern. Es wäre im Gegenteil auffällig, wenn derartige Bilder ausblieben. Das gleiche gilt für die mit schizophrener Färbung verlaufenden **Encephalitiden.** Wenn jeder 5. Encephalitiker schizophrenieähnliche Bilder zeigte, so wäre das für den Erbbiologen sehr leicht verständlich. Man darf natürlich katatone Bilder nicht mit solchen verwechseln, die beim Übergreifen des encephalitischen Prozesses oder eines Tumors auf das Gebiet der Stammganglien entstehen. Parkinsonismus und Katatonie berühren sich ja bekanntlich mit breiten Rändern. Fest steht jedenfalls, daß eine Reihe anscheinend zweifelloser Schizophrenien sich katamnestisch oder auf dem Sektionstisch als Hirntumoren herausgestellt hat. Wohl ist hier eine einfache Addition möglich wie bei der sog. Pfropfschizophrenie, die sich ebenfalls als eine rein äußerliche Kombination von Schwachsinn und Schizophrenie erwiesen hat. Denn es ist ja nicht einzusehen, warum ein Schizophrener keinen Hirntumor bekommen oder sich bei einem Menschen, der an einer Hirngeschwulst leidet, keine Schizophrenie entwickeln soll. Bei der vergleichsweise viel größeren Häufigkeit der schizophrenen Heterozygoten gegenüber den Homozygoten (den schizophrenen Genotypen) scheint mir jedoch die Erklärung als symptomatische Psychose zwangloser zu sein. Ob mit einer besonderen Veranlagung zu Hirngeschwülsten als solchen zu rechnen ist, darüber können wir noch nichts aussagen. Eine allgemeine Geschwulstveranlagung halte ich für unwahrscheinlich, so sehr die Ergebnisse der neuesten Forschungen für eine erbliche Bedingtheit der *bösartigen* Geschwülste sprechen. Die Hirntumoren sind aber in der Regel nicht bösartig ihrer Natur nach, sondern in Hinblick auf den Ort ihres Auftretens. Ich halte es deshalb nicht für richtig, aus der nachgewiesenen erblichen Mitbedingtheit z. B. des Krebses Analogieschlüsse auf die Hirntumoren zu ziehen.

Die Erbforschung gebraucht den Ausdruck „*symptomatische Psychose*" nicht in dem ursprünglichen Sinne, den ihm Bonhöffer gegeben hat, also nicht im strengen Sinne der „exogenen psychischen Reaktionstypen" (vgl. darüber bei Bleuler im Abschnitt VI. „Delirienartige Psychosen" S. 258). Wenn ich von symptomatischen Psychosen spreche, so meine ich damit Psychosen, die bei irgendwelchen Grundstörungen auftreten und in ihrer Symptomatologie den Erbpsychosen ganz oder teilweise ähnlich sind, erbbiologisch aber nicht den gesamten Genotypus der Erbpsychosen voraussetzen. In der Regel wird es sich vielmehr um Teilanlagen handeln, die durch den starken Reiz, den die Grundkrankheit ausübt, zur Manifestation gelangt sind. Wenn also z. B. bei einem Encephalitiker ein schizophrenieähnliches Bild auftritt, so spreche ich von einer symptomatischen schizophrenen Psychose, zeigt ein Basedowkranker Halluzinationen des Gehörs und des Geruchs oder haptische Halluzinationen, Wahnideen oder Dissoziation der Gedanken, so wird, wenn eine eigentliche Schizophrenie auszuschließen ist, ebenfalls eine symptomatische schizophrene Psychose vorliegen. Wir haben alle Veranlassung, zu vermuten, daß, falls es sich nicht um eine rein äußerliche und anderweitig erklärbare Ähnlichkeit mit der Psychopathologie der Schizophrenie handelt, der Kranke Träger von Teilanlagen ist. Die Zahl der Träger von Teilanlagen (Heterozygoten, Mischerbigen) ist in der Bevölkerung als sehr hoch anzusehen. Berücksichtigen wir nur die Erbkreise der Schizophrenie, des Manisch-depressiven Irreseins, der Epilepsie, so haben wir nach den Regeln der Wahrscheinlichkeit (binomiale Verteilung) mit etwa 20% Trägern schizophrener, 11% Trägern epileptischer und 14% Trägern solcher Teilanlagen zu rechnen, die als recessive Faktoren zum Genotypus des Manisch-depressiven Irreseins gehören. Rund 2,3% aller Personen dürften schizophrene *und* epileptische, 3% schizophrene *und* recessive manisch-depressive, 1,5% epileptische *und* recessive manisch-depressive und schließlich — in diesen Ziffern enthalten — etwa 0,3% aller Personen Teilanlagen aller drei Erbkreise in sich tragen. Diese 6,8% mehrfach Belastete sind in den 45% Heterozygoten mit enthalten. Der großen Zahl der Träger verborgener Teilanlagen gegenüber fallen die auf 2,2% zu veranschlagenden manifestierten und nicht oder noch nicht manifestierten Träger des vollen Genotypus überhaupt nicht ins Gewicht. Es liegt also zweifellos näher, in den Kranken, die an symptomatischen Psychosen leiden, Träger von Teilanlagen zu sehen. Daß die symptomatischen Psychosen trotz der weiten Verbreitung der Heterozygoten und trotz der Häufigkeit der möglichen Grundstörungen nicht öfter zur Beobachtung gelangen, liegt, abgesehen von rein äußeren Gründen, daran, daß ein Träger von Teilanlagen wohl im Sinne der symptomatischen Psychose reagieren *kann*, nicht aber reagieren *muß*.

Es ist möglich, daß ein Schizophrener neben dem vollen schizophrenen Genotypus manisch-depressive oder epileptische Teilanlagen besitzt und umgekehrt. Man kann also, wenn das Krankheitsbild neben den beherrschenden Symptomen der Schizophrenie auch cyclothyme oder epileptische Züge zeigt, die Krankheit sowohl als Schizophrenie und daneben noch als manisch-depressive bzw. epileptische symptomatische Psychose auffassen. Ich bin sogar der Ansicht, daß ein und derselbe Mensch zuerst epileptisch, dann schizophren und schließlich noch manisch-depressiv werden kann. Es besteht nach dem heutigen Stande der Erbforschung keine Veranlassung, anzunehmen, daß die Erbpsychosen sich gegenseitig ausschließen, die in verschiedener Weise krankhaft abgeänderten Anlagen also aus den *gleichen* gesunden entstanden sind. Gegen eine solche Auffassung spricht ja neben der ungeheuer häufigen familiären Kombination von verschiedenen Erbpsychosen (auch bei Geschwistern) die große Zahl atypischer Schizophrenien, Cyclothymien und Epilepsien sowie jener schwer diagnostizierbaren Fälle, die man „Mischpsychosen" genannt hat. Unter Umständen lassen sich solche atypischen Erkrankungen auf genische Kombinationen zurückführen. Mag es sich dabei um Kombinationen des gesamten Genotypus oder um solche von Teilanlagen handeln. Die entsprechenden familiären Untersuchungen haben aber bis jetzt noch kein einheitliches Bild ergeben.

Eine besondere Stellung nehmen die multiplen Tumoren (Gliome) der Großhirnrinde, des Kleinhirns, der Ventrikelwände ein, die man mit Geschwülsten innerer Organe und der Haut unter dem Namen **Tuberöse Sklerose** zusammenfaßt und die klinisch in der Regel als Epilepsie, verbunden mit Schwachsinn, in die Erscheinung treten. Diese Krankheit ist erblich. Hat man nur die ausgebildeten Fälle von tuberöser Sklerose im Auge, so trägt das Familienbild recessiven Charakter. Anders, wenn man die in der Familie auftretenden Fälle von anscheinend „genuiner" Epilepsie, von Netzhautgeschwülsten und Tumoren innerer Organe (Nieren!) mit als Phänotypen des Leidens gelten läßt. In diesem Falle könnte man Dominanz der Anlage annehmen. Es scheint mir nicht ausgeschlossen, daß es sich tatsächlich um dominanten Erbgang mit Manifestationsschwankungen handelt. Verwandt mit der Tuberösen Sklerose sind die Neurofibromatose und die LINDAUsche Krankheit. Auch hier handelt es sich um erbliche Leiden.

Was wir über die Erbbiologie der Gliome im allgemeinen wissen, ist wenig. Vielleicht sind jene Gliome in erster Linie erblich, die wie die diffuse Glioblastomatose auf Störungen in der ontogenetischen Entwicklung zurückgeführt werden können.

Einige besondere Bemerkungen sind auch über die **Encephalitis lethargica (epidemica)** am Platze. Hier gehen die Meinungen über die erbbiologische Stellung des Leidens noch weit auseinander. Meines Erachtens kommt es sehr nahe dem Umweltpol zu liegen. Daß eine Veranlagung aber irgendwie mitspielt, steht außer allem Zweifel. Dabei ist es von nebensächlicher Bedeutung, ob diese Veranlagung in einer besonderen erblich bedingten Eigenart der Abwehrkräfte des Organismus — wie bei der Tuberkulose und den meisten anderen Infektionskrankheiten — zu suchen ist oder aber in einer bestimmten cerebralen „Konstitution", an der wiederum Erbanlagen Anteil nehmen. Auf die Rolle der Erbkonstitution deutet die Tatsache hin, daß das Verhältnis der Körperbautypen zueinander etwas nach der Seite der Pyknie hin verschoben ist; abgesehen davon entspricht die Verteilung der Typen mehr dem Durchschnitt als der bei Nervenkranken im allgemeinen gefundenen Verteilung. Jugendliche, die eine Encephalitis lethargica durchgemacht haben, zeigen *dann* eine höhere familiäre Belastung mit Psychopathie als erwachsene Postencephalitiker, wenn sie deutliche psychopathieähnliche Charakterveränderungen aufweisen. Die familiäre Anlage zur Psychopathie ist aber weder eine Ursache für die Erkrankung an Encephalitis lethargica, noch bedingt sie die Veränderung der Persönlichkeit. Sie wirkt nur verstärkend auf die psychopathischen Folgeerscheinungen, die ihrerseits ihre Ursache in der Unreife des jugendlichen Gehirns haben. Daß bei den durch Haltlosigkeit und Erregbarkeit gekennzeichneten Zuständen nach Encephalitis etwa Teilanlagen des cyclothymen Kreises ursächlich beteiligt sind, halte ich für höchst unwahrscheinlich. Die postencephalitische Störung des Bremsmechanismus und die manische Enthemmung sind völlig verschiedene Dinge, die weder klinisch noch genetisch etwas miteinander zu tun haben.

Die **multiple Sklerose** ist nach den neuesten Zwillingsforschungen, die mir in diesem Punkt beweiskräftiger erscheinen als die familiären Studien, keine Erbkrankheit. Die Anlage spielt, wenn überhaupt, nur eine ganz untergeordnete Rolle. So wird denn auch für die psychischen Störungen, die im Verlaufe dieser Erkrankungen auftreten, eine spezifische Anlage nicht verantwortlich gemacht werden können. Gegen das Mithineinspielen einer besonderen Anlage zur Psychopathie, die auch noch durch andere Reize, also nicht nur durch die Erkrankung an multipler Sklerose in ihrer Manifestation befördert werden kann, spricht der Umstand, daß man noch keine eineiigen Zwillinge mit psychischen Störungen im Verlaufe der Sklerose beobachtet hat, die psychopathische Partner hatten. Eine andere Frage ist, ob nicht die häufig beobachteten maniformen und melancholischen Bilder durch Anlagen des cyclothymen Kreises mit hervorgerufen oder besonders unterstrichen werden. Systematische Untersuchungen über diesen Punkt liegen noch nicht vor.

Die **Huntingtonsche Chorea** (Chorea maior, Erbveitstanz) ist eine Erbkrankheit mit sehr hoher Manifestationswahrscheinlichkeit. Umwelteinflüsse dürften bei ihrer Manifestierung eine äußerst geringe Rolle spielen. Wir müssen sie daher uns unmittelbar am Anlagepol liegend denken. Das Leiden folgt dem einfach dominanten Erbgang. Dabei kann das Erscheinungsbild sehr stark variieren. Die Erbforschung unterscheidet 5 Haupttypen: *1. Psychischer Typus.* Bei ihm treten die organisch-neurologischen Erscheinungen völlig in den Hintergrund. *2. Choreatischer Typus.* Hier beherrscht die Chorea so gut wie ausschließlich das Bild, bis dann mit der Zeit psychische Veränderungen erkennbar werden. Ein großer Teil der Kranken stirbt aber vor dem Eintritt dieser Veränderungen. Der choreatische Typus entspricht dem klassischen klinischen Bilde der Chorea Huntington. *3. Stationärer Typus.* Hier bleibt der Prozeß bald auf einer frühzeitigen Entwicklungsstufe stehen, so daß nur gewisse, häufig erkennbare Frühsymptome das Bild bestimmen. (Bewegungsunruhe, Hastigkeit und Ungeschicklichkeit, leichte Sprachstörung choreatischen Charakters, psychasthenisches Zustandsbild im Sinne reizbarer Schwäche oder reizbarer Apathie). *4. Frühtypus.* Dieser ist durch frühzeitigen Beginn und langsame Entwicklung ausgezeichnet. *5. Versteifungstypus.* Bei ihm treten extrapyramidale Versteifungen ohne Chorea auf. Diese verschiedenen Typen finden sich oft jeder für sich gehäuft in einer und derselben Familie, können sich aber auch gegenseitig vertreten. Zwischenformen sind sehr häufig. Eine besonders starke intrafamiliäre Bindung zeigt der rein choreatische und der rein psychische Typus. Die Erkennung des Erbganges wird oft erschwert durch die Neigung des Leidens zu rudimentären Bildern, deren Wesen sich nur der genauen Beobachtung erschließt. Daher ist auch der Erbveitstanz zweifellos erheblich häufiger als man früher annahm, wo man sich lediglich an die voll ausgebildeten Fälle vornehmlich des choreatischen Typus hielt. Eine Unterbrechung der direkten Erbfolge wird oft dadurch vorgetäuscht, daß ein Choreatiker vor Ausbruch der Krankheit stirbt, also nicht als solcher erkannt werden kann. Ob die in den Familien der Choreatiker sich findenden zahlreichen neurologischen Einzelsymptome und cerebralen Syndrome, weiterhin die Fälle von Schwachsinn und Krampfbereitschaft genetisch mit der Chorea so eng zusammengehören, daß sie etwa als besonders mangelhaft oder besonders abartig manifestierte Phänotypen des choreatischen Genotyps anzusehen sind, ist eine sehr umstrittene Frage. Die Chorea minor dagegen hat mit dem Leiden genetisch überhaupt nichts zu tun. Die Gefährdungsperiode für den Erbveitstanz, die man in früheren Zeiten als kurzdauernd und um das 40. Lebensjahr herum liegend annahm, umfaßt nach unserem Wissen (Frühtyp!) das 2., 3. und 4. Lebensjahrzehnt. Es kommen aber auch Späterkrankungen um das 50. Lebensjahr herum vor.

Bei der **amaurotischen Idiotie** muß man erbbiologisch zwischen einer *infantilen* und einer *juvenilen* Form unterscheiden. Erstere ist eine degenerative Erkrankung des Gehirns und des zentralen Sehapparats einschließlich des Sehnerven und der Retina. Sie beginnt in den beiden ersten Lebensjahren und führt zu Lähmungen, Erblindung und schließlich zum Tode. Das Leiden besitzt genetisch anscheinend enge Beziehungen zu den Rassen, aus denen sich das jüdische Volk zusammensetzt. Es vererbt sich recessiv. Die juvenile Form beginnt um das 6. und 7. Lebensjahr, ist ebenfalls ein zur Erblindung und Demenz führender degenerativer Prozeß, der aber langsamer verläuft. Hier ist der einfach recessive Erbgang mit Sicherheit nachgewiesen. Daß sie genetisch mit der infantilen Form direkt nichts zu tun hat, geht schon daraus hervor, daß sie bei Juden zu fehlen scheint. Ob Beziehungen zur nordischen Rasse bestehen, ist nicht nachgewiesen. Immerhin bleibt die vergleichsweise große Häufigkeit in Schweden auffallend. Es ist doch wohl kein Zufall, daß gerade hier sich die für den Erbgang beweisenden Untersuchungen durchführen ließen. Nicht unmöglich erscheint es, daß die beiden Formen rassisch bedingte Varianten einer einzigen Krankheit darstellen oder, anders ausgedrückt, daß die Rassengene und das entsprechende Zytoplasma als innere Umwelt auf die Art der Manifestation des Genotypus „amaurotische Idiotie“ gestaltend einwirken. Vorerst möchte ich aber daran festhalten, daß beide Formen genetisch selbständig sind.

4. Psychische Störungen bei Hirnschädigungen durch äußere Gewalt.

Bei diesen Erkrankungen werden wir nach unserer Anschauung, daß auch die Krankheiten, bei denen Einwirkungen von der Umwelt her die entscheidende Rolle spielen, nicht ohne Mitbeteiligung einer Anlage entstehen, erwarten dürfen, daß zum mindesten das *Bild* der Erkrankung durch die Anlage gefärbt wird. Die Erfahrung bestätigt die Erwartung. Ein hypomanisches Temperament reagiert auf **Erschütterungen** des Hirns, auf **diffuse Kontusionen,** auf **Hirnverletzungen in gröberen Herden** anders als ein sensitiv-autistisches. Die Persönlichkeit, deren Grundlage ja auf Erbanlagen ruht, bleibt auch in diesen Störungen als solche erkennbar und gibt dem psychischen Bilde das Gepräge. Dabei ist hervorzuheben, daß auf alle mit Bewußtlosigkeit einhergehenden Encephalosen, die ja häufig unter dem psychischen Bilde wechselnder maniformer und depressiver Verstimmungen verlaufen, cyclothyme Temperamente besonders stark zu reagieren scheinen. Ebenso ist anzunehmen, daß **traumatische Epilepsien** und **deliriöse Zustände** durch Anlagen des epileptischen Kreises mit bedingt sein können. Nicht jeder, der ein Hirntrauma erlitten hat, erkrankt und erkrankt in derselben Weise; vor allem wird nicht jeder epileptisch. Es muß hier ein anlagemäßig unterbauter Mechanismus vorgesehen sein, der auf den Reiz des Traumas so oder so einspielt. Die Ansprechbarkeit dieses Mechanismus dürfte verschieden groß sein, entsprechend der verschiedenen Penetranz der ihm zugrunde liegenden Erbanlagen. Wie die Epilepsie als solche im kleinen die Verhältnisse der gesamten Erbpathologie widerspiegelt, indem von den fast rein anlagebedingten Typen bis zu den praktisch rein umweltbedingten alle Varianten möglich sind, so haben wir Veranlassung, anzunehmen, daß auch innerhalb des noch engeren Kreises der traumatischen Fallsucht die gleiche Gesetzmäßigkeit herrscht. Die ersten großen systematischen Untersuchungen auf diesem Gebiet sind noch nicht abgeschlossen, doch ist zu erwarten, daß das Ergebnis in diese Richtung weisen wird. Auch die rein klinische Beobachtung, daß die Schwere der Erkrankung durchaus nicht parallel geht mit der Stärke des Reizes, der das Gehirn betroffen hat, spricht für eine Beteiligung der Anlage.

Daß bei den nach nichtcerebralen Traumen auftretenden **Psychogenien** das Bild durch Erbanlagen mit bestimmt werden kann, ist zum mindesten höchst wahrscheinlich. Ob nun die Wirkung über den neuroglandulären Shock geht oder unmittelbar durch den Affekt hervorgerufen wird, ob traumatische Neurosen sich aus Begehrungsvorstellungen oder aus hypochondrischen Situationen entwickeln — immer wird die Anlage ein Wort mitzusprechen haben, da sie ja die seelischen Voraussetzungen schafft, auf welche das traumatische Erlebnis trifft und welche das Bett bilden, in das der Strom des Erlebens gleitet und von dem er gelenkt wird. Darüber hinaus dürfte aber z. B. ein schizothymer Genotypus eher mit Stupor und halluzinatorischen Bildern reagieren als irgendein anderer, so daß bis in die Symptomatik hinein die Wirkung der Anlage denkbar ist.

5. Die Vergiftungen.

Ob **urämische Psychosen,** die meist delirante und epilepsieähnliche Zustandsbilder zeigen, durch epileptische Teilanlagen mitbedingt sind, wissen wir noch nicht. Es scheint aber, daß sie ebenso wie die **Eklampsie der Schwangeren,** die ähnliche Symptome macht, sowie die Dämmerzustände nach **CO-Vergiftungen** und Dämmerzustände überhaupt in den Familien von Epileptikern besonders häufig sind.

Zweifellos spielt aber wohl beim **pathologischen Rausch** die Anlage eine gewisse Rolle. Er ist sowohl bei Epileptikern selbst als auch bei Schizophrenen, Hysterikern und Psychopathen häufig beobachtet worden. Auch in den *Familien* von Epileptischen treten oft pathologische Räusche auf, besonders solche, an die sich Dämmerzustände von kürzerer oder längerer Dauer anschließen.

Es ist eine bekannte Tatsache, daß zwischen Alkoholmißbrauch und Epilepsie irgendwelche Beziehungen bestehen. Früher sah man ja die sog. „genuine“ Epilepsie in vielen Fällen als eine Folge des elterlichen, vor allem des väterlichen Alkoholmißbrauchs an. Im Rausch gezeugte Kinder von Trinkern sollten häufiger an Epilepsie erkranken als andere, und umgekehrt glaubte man, unter den Eltern der Epileptiker besonders häufig chronische Säufer festgestellt zu haben. Heute wissen wir, daß letzteres ein anamnestisches Kunstprodukt darstellt. Man forschte bei den Eltern von Epileptikern systematisch nach Trunksucht und erhielt daher bei der weiten Verbreitung der Trunksucht sehr oft positive Angaben, während man bei anderen Krankheiten gar nicht oder viel weniger häufig auf den Gedanken kam, nach Alkoholmißbrauch der Eltern zu fragen. Stellt man die Frage gleichmäßig bei den Eltern aller Kranken, so zeigen die Eltern der Epileptiker keineswegs eine höhere Trunksuchtziffer. Dagegen ist das überdurchschnittlich häufige Auftreten von Alkoholismus in der Gesamtfamilie der Epileptiker eine feststehende Tatsache. Daraus kann man wohl schließen, daß zwischen der Anlage zur Epilepsie und der Neigung zum Alkoholmißbrauch eine *Beziehung* besteht, nicht aber, daß dem Alkoholismus der Vorfahren und vor allem nicht dem des Vaters eine *ursächliche* Bedeutung für die Epilepsie der Kinder zukommt. Auch konnten systematische Untersuchungen an den Nachkommen von nichtpsychopathischen Trinkern, vor allem von „Berufstrinkern" keine Erhöhung der Häufigkeit erblicher Anomalien und insbesondere keine Erhöhung der Epilepsieziffer gegenüber dem Durchschnitt nachweisen. Dieses Ergebnis stimmt im großen ganzen gut mit den Resultaten der experimentellen Genetik zusammen. Scheinbar positive Befunde haben sich hier zum mindesten als sehr vieldeutig erwiesen. Damit ist natürlich nicht gesagt, daß nicht Kinder von Müttern, die während der Schwangerschaft erheblich getrunken haben, schwachsinnig werden oder epileptische Anfälle bekommen können. Es handelt sich dann aber nicht um eine Auswirkung von Erbanlagen, die unter dem Einfluß des Alkohols entstanden sind, sondern um eine Vergiftung des sich entwickelnden Gehirns, also schließlich um einen indirekt erworbenen chronischen Alkoholismus und seine Folgezustände, die besonders schwer sein können, da ein noch unfertiges, zartes Gehirn betroffen wurde. Der Schwachsinn der Kinder trinkender Mütter ist somit eigentlich eine alkoholische Demenz, auch wenn er angeboren wurde. Der alkoholische Verödungsprozeß ist dann eben schon in utero abgelaufen.

Daß der Alkohol beim Menschen als Keimgift wirkt, ist, wenn auch von vorneherein nicht gerade unwahrscheinlich, noch keineswegs erwiesen. Die Tatsache, daß z. B. die Neffen und Nichten chronischer Alkoholiker, die von nicht trinkenden Eltern abstammen, die gleiche Schwachsinnshäufigkeit zeigen wie die Nachkommen der Trinker selbst, spricht gegen eine keimschädigende Wirkung des Alkohols, ebenso der Mangel einer Verschiebung des Geschlechtsverhältnisses bei den Nachkommen zugunsten der Knaben, wie er nach den tierexperimentellen Ergebnissen zu erwarten wäre, wenn die Annahme der Keimschädigung zu Recht bestünde.

Die **einfache Trunksucht** muß nicht notwendig auf psychopathische Anlagen zurückgehen; vielleicht ist das sogar nur eine Annahme. Die Variabilität der menschlichen Normalpersönlichkeit ist groß genug, um die mannigfaltigsten seelischen Voraussetzungen zur Trunksucht zu schaffen.

Dagegen setzt der **chronische Alkoholismus** wohl in den meisten Fällen eine psychopathische Veranlagung voraus im Sinne einer ganz bestimmten Form der Süchtigkeit. Und zwar nicht nur bei Frauen, bei denen allerdings schwere Psychopathie die Regel sein dürfte. Es wäre falsch, in jedem männlichen chronischen Alkoholiker einen Psychopathen zu sehen. Bei einem großen Teil dieser Kranken kann der chronische Alkoholismus auf eine besondere Schwäche des Zentralnervensystems zurückgeführt werden, die das Gehirn schon vergleichsweise geringen Dosen des Giftes gegenüber versagen läßt. Daß in den Familien der Alkoholiker statistisch gesehen Psychopathien, Psychosen und vor allem wieder Trinker überdurchschnittlich häufig auftreten, ist nachgewiesen. Umgekehrt finden wir die chronischen Alkoholiker mit Vorliebe in den Sippen der erblich Geisteskranken. Das gilt, wie schon erwähnt, vor allem für den epileptischen Kreis. Über die erbpsychopathologische Grundlage der Alkoholsüchtigkeit wissen wir im einzelnen noch wenig. Charakterantinomien mit komplizierter erblicher Struktur spielen hier eine wichtige Rolle. Ob das zähflüssige, visköse Temperament des epileptischen Kreises als die Dominante dieses mißtönenden Akkords angesehen werden darf, scheint mir noch nicht mit Sicherheit erwiesen. Jedenfalls aber besteht zwischen dem einfachen chronischen Alkoholiker und dem periodischen Säufer temperamentsmäßig ein grundsätzlicher Unterschied.

In den Familien chronischer Alkoholiker findet man nicht *mehr* Personen, die an **Delirium tremens** leiden, als in der Durchschnittsbevölkerung.

Diesem kommt entgegen früheren Anschauungen zweifellos eine erbbiologische Sonderstellung zu. Dies zeigt sich schon in dem besonders tiefen sozialen Durchschnittsniveau der Alkoholdeliranten. Erbpsychosen sind in diesen Familien weit seltener als in denen der chronischen Alkoholiker und auch in der Gesamtbevölkerung. Dagegen finden sich Fälle von Delirium tremens so häufig, daß man unbedingt an eine spezifische Veranlagung zu denken hat. Dazu kommen noch andere Delirien und zahlreiche halluzinatorische Bilder bei verschiedenen Grundkrankheiten. Besonders auffallend ist die Häufigkeit der Fieberdelirien. Daß der Körperbau der Deliranten auffallend häufig pyknische Merkmale zeigt, liegt zum Teil sicherlich an der Eigenart der untersuchten Bevölkerung (alpine Rasse).

Die erbbiologischen Grundlagen des **Alkoholwahnsinns** sind noch nicht bekannt. Sehr wahrscheinlich ist eine nahe Verwandtschaft mit der Schizophrenie und anderen halluzinatorischen Psychosen. Den chronischen, nicht in Heilung übergehenden Alkoholwahnsinn rechne ich zu den Schizophrenien. Nur für die akuten Formen (WERNICKEs akute Halluzinose der Trinker) möchte ich vorerst noch eine besondere erbbiologische Stellung gelten lassen. Daß aber auch bei ihrem Zustandekommen schizophrene Anlagen eine Rolle spielen, erscheint mir sehr wahrscheinlich. Eine Identifizierung mit der Anlage zum Delirium tremens, wie sie behauptet wird, halte ich dagegen nicht für richtig.

Die **Alkoholpsychosen mit organischem Syndrom (Korsakow, Pseudoparalyse** und **Polioencephalitis superior)** dürften erbbiologisch eng mit dem Delirium tremens verwandt sein.

Der **Eifersuchtswahn der Trinker** besitzt lediglich in seiner chronischen Form erbbiologische Bedeutung. Diese ist von der sog. **Alkoholparanoia** nicht zu trennen, die ihrerseits wieder kaum eine biologisch selbständige Erkrankung sein dürfte. Systematische genealogische Untersuchungen liegen nicht vor. Vorerst möchte ich annehmen, daß es sich hier um leichte Ausprägungen einer Schizophrenie handelt, die lange nicht erkannt wird und erst, wenn der Alkoholismus die Manifestation befördert und die Erscheinungen akzentuiert, als Geisteskrankheit offenbar wird. Die Krankheit etwa wie den präsenilen Beeinträchtigungswahn lediglich als Schizopathie aufzufassen, also eine Manifestation von Teilanlagen anzunehmen, halte ich angesichts des weit massiveren psychotischen Bildes und vor allem angesichts der ausgeprägten und dauernden akustischen Halluzinationen nicht für angängig.

Was die **Dipsomanie** anlangt, so möchte ich nach den vorliegenden Untersuchungen meinen, daß sie zum größten Teil dem cyclothymen Kreis eigen ist. Schizothyme Grundhaltungen finden sich wohl, ebenso visköse Temperamente des epileptischen Kreises. Sie treten jedoch an Zahl und an Bedeutung weit hinter die Quartalsäufer des cyclothymen zurück. Man hat von seiten der Erbforschung eine Einteilung der Dipsomanen in trotzige, primitiv-explosive, sthenisch-haltlose, asthenisch-haltlose und sensitive Typen versucht. Diese in Norwegen getroffene Gruppierung ist aber keineswegs als endgültig und allgemein anzusehen, da sie an einer Bevölkerung von überwiegend nordischer Rasse, also doch wohl sehr weitgehend schizothymer Prägung vorgenommen wurde.

Die **Alkoholepilepsie** gehört, soweit es sich um ausgesprochene, in den mittleren Lebensjahren auftretende und zu epileptischen Dauerveränderungen führende Epilepsien handelt, in den epileptischen Kreis. Man kann sie mit guten Gründen als Epilepsie auffassen, zu der der Alkoholismus entweder rein additionell hinzutritt oder bei der er als Außenursache wirkt. Beides wird im Einzelfall möglich sein. Jene Fälle, bei denen dem

Alkoholismus die Bedeutung einer echten Ursache zukommt, liegen in der Variationsreihe der Epilepsie näher dem Umwelt- als dem Anlagepol. Sie sind also keine „Erbkrankheiten" im Sinne unserer Begriffsbestimmung. Epileptiforme Anfälle kommen bei allen Formen des Alkoholismus vor und sind dann erbbiologisch als symptomatische Psychosen aufzufassen, wenn man sich nicht in einzelnen Fällen zu der Annahme einer praktisch „rein exogenen" Entstehung durch das alkoholische Gift entschließen will. Man kann darüber noch nichts Sicheres aussagen.

Dagegen zweifle ich nicht daran, daß jene Störungen, die man **Alkoholmelancholie** nennt, dann wenn die Psychose über das Maß einer reaktiven Verstimmung hinausgeht und deutliche endogene Züge zeigt, zum Manisch-depressiven Irresein gehören. Die Alkoholmelancholie beruht wohl auf besonders schwach penetranten Genen des cyclothymen Kreises, die zu ihrer Aktivierung des starken Reizes der wiederholten alkoholischen Vergiftung und der daraus erfolgenden Umstellungen im gesamten Körperhaushalt bedürfen.

Wenn man will, kann man die *alkoholischen Geistesstörungen* vom erbbiologischen Standpunkt aus in folgendes vorläufige *Schema* bringen:

Cyclothymer Kreis	Schizophrener Kreis	Epileptischer Kreis	Eigener Konstitutionskreis
	Chronischer Alkoholismus		
	Pathologischer Rausch		
Dipsomanie	(Dipsomanie)	(Dipsomanie)	Delirium tremens
Alkohol-melancholie	Alkoholwahnsinn	Alkoholepilepsie	KORSAKOWsche Psychose
	Chronischer Eifersuchtswahn der Trinker	Epileptiforme Anfälle bei Trinkern	Alkoholische Pseudoparalyse
	Alkoholparanoia		Polioencephalitis superior

Mit der alkoholischen Süchtigkeit hat jene psychopathische Veranlagung, welche die erbliche Grundlage des **Morphinismus** darstellt, nichts zu tun. Es gibt keine allgemeine „Anlage zur Süchtigkeit". Alkoholismus und Morphinismus setzen einen völlig verschiedenen Genotypus voraus. Darauf weist, abgesehen von den klinischen und psychologischen Befunden, auf die ich hier nicht einzugehen habe, schon die Tatsache hin, daß sich in der Familie der Alkoholiker nur Gewohnheitstrinker aber keine Morphinisten, in der Familie der Morphinisten Morphiumsüchtige, aber keine Alkoholiker in überdurchschnittlicher Zahl finden. Wenn auch, was durchaus nicht bestritten werden soll, hier die Umwelt, vor allem die Verführung und Angewöhnung, die Gelegenheiten, eine gewisse gleichrichtende Rolle spielen, so reicht das zur Erklärung für dieses ganz scharfe und durch einwandfreie Untersuchungen bestätigte heteronome Verhalten nicht aus. Nachgewiesen ist auch die Tatsache, daß sich die Morphinisten hauptsächlich aus asthenischen und in ganz bestimmtem Sinne unharmonischen Psychopathen mit vegetativen und vasomotorischen Störungen zusammensetzen, deren Psychopathie sich jeweils in der gleichen Art familiär und vor allem bei den Kindern der Morphiumsüchtigen wiederfindet. Daß hier dominante Vererbung im Spiel ist, erscheint wahrscheinlich, aber noch nicht schlüssig erwiesen, da entsprechende Proportionsberechnungen bis jetzt noch fehlen. Daß das Morphium als Keimgift wirkt und krankhafte Mutationen erzeugt, ist nach den neueren Untersuchungen so gut wie auszuschließen.

Sog. „*heterotrope Süchtigkeit*“ (Alkohol und Alkaloide, vor allem solche der Morphingruppe) kommt vor, aber doch wohl nicht häufiger, als es der rein zufallsmäßigen Kombination der jeweiligen Anlagen entspricht. Möglicherweise spielt aber hier doch die Rasse eine gewisse Rolle, da heterotrope Süchtigkeit bei Juden vielleicht häufiger ist als bei Nichtjuden.

Von den übrigen Alkaloiden ist psychiatrisch das *Kokain* besonders wichtig. Nicht nur wegen der Häufigkeit des Mißbrauches, sondern auch wegen der ganz besonderen Art der psychischen Veränderungen, die es hervorruft. Durch diese unterscheidet es sich scharf vom Morphium. Ob und welche Erbanlagen für das Zustandekommen des **Kokainismus** und speziell des **Kokainwahnsinns** verantwortlich zu machen sind, ist nicht bekannt. Eine genotypische Grundlage ist aber nicht nur in Analogie mit dem Morphinismus, sondern auch angesichts des Symptomenbildes der Krankheit, das rein symptomatologisch zwischen dem Delirium tremens und der Alkoholhalluzinose steht, sehr wahrscheinlich. Wenn man viele Kokainisten gesehen hat, kommt man von dem Eindruck der Verwandtschaft der Mehrzahl dieser Menschen mit Typen des schizophrenen Kreises nicht los. Beziehungen der Alkaloidsüchtigkeit zum Manisch-depressiven Irresein, nach denen gefahndet wurde, fanden sich nicht. In der modernsten Giftpsychose, dem **Phanodormismus,** einer deliriös-halluzinatorischen Geistesstörung nach exzessivem Mißbrauch des an und für sich harmlosen Schlafmittels Phanodorm, kann sich die Erbforschung noch nicht äußern. Interessant ist aber die Tatsache, daß die Psychose nur bei ausgesprochen Süchtigen auftritt, und zwar nach plötzlichem Entzug des Phanodorms. Ähnliches gilt übrigens für eine Reihe von Barbitursäurederivaten.

6. Delirienartige Psychosen.

Symptomatische Psychosen (Begleitpsychosen). Infektiöses Irresein.

Daß bei dieser Art von „**symptomatischen Psychosen**“ eine erbliche Veranlagung ursächliche Bedeutung besitzt, ist sehr wahrscheinlich, aber noch nicht erwiesen. Immerhin sprechen bestimmte Beobachtungen, wenn man sie den Auszählungen in der Durchschnittsbevölkerung gegenüberstellt, dafür. Solange jedoch eine sichere klinische Abgrenzung gerade der wichtigsten hierher gehörigen Zustände (Amentia, Delirium acutum, epileptiforme Dämmerzustände) von den endogenen Psychosen noch nicht möglich ist, müssen die familiären Befunde uncharakteristisch und widerspruchsvoll bleiben. Was sich über die „symptomatischen Psychosen“ an erbbiologischen Feststellungen in der Literatur findet, ist vor allem wohl aus diesem Grunde noch ganz unzuverlässig. Im übrigen darf ich auf das früher, vor allem auf das S. 144 Gesagte verweisen.

7. Dysglanduläre Psychosen.

Von den **thyreogenen Psychosen** wurden die Psychosen bei **Basedowscher Krankheit** bereits kurz erwähnt. Wir fassen sie, solange erbbiologische Ergebnisse im einzelnen noch nicht vorliegen, als symptomatische Psychosen auf. Besonders gilt dies für die nicht allzu seltenen schizophrenieähnlichen Zustände, die oft von echten Schizophrenien kaum zu unterscheiden sind. Auch über die erbbiologische Stellung der Grundkrankheit wissen wir noch sehr wenig. Auffallend ist von vorneherein, daß *Basedow* häufiger bei Frauen als bei Männern beobachtet wird, besonders in seinen schweren Ausprägungen. Dies gilt im übrigen für alle

Thyreosen, und hängt wohl mit den engen funktionellen Beziehungen zwischen Thyreoidea und den weiblichen Keimdrüsen zusammen. Auch spricht das häufige Vorkommen bei Juden für die Mitbeteiligung des Genotypus. Aus den wenigen bisher vorliegenden familiären Befunden auf eine dominante Anlage mit geringer Penetranz zu schließen, wie das wohl, allerdings mit Vorsicht, geschehen ist, halte ich für verfrüht.

Das **Myxödem** erregt nur dann die Aufmerksamkeit des Erbforschers, wenn es auf einem angeborenen Fehlen der Schilddrüse beruht. Dieses wurde mehrmals gehäuft in der gleichen Familie getroffen, und zwar boten die familiären Befunde das Bild der Rezessivität. Auch scheint die Häufigkeit der Verwandtenehen unter den Eltern der Kranken erhöht zu sein, was bei seltenen Leiden immer auf Erblichkeit und insbesondere auf Rezessivität hinweist. Gesellt sich zu dem Myxödem *Schwachsinn,* so pflegt man oft von „sporadischem Kretinismus" zu sprechen. Der Schwachsinn beruht hier kaum auf einer eigenen Anlage, er ist lediglich als die Folge einer besonders schweren thyreopriven Störung anzusehen. Mit echtem Kretinismus hat das Myxödem nichts zu tun.

Auf dem Gebiete dieses Leidens, nämlich des echten endemischen **Kretinismus,** hat die neuere Zeit eine grundlegende Umwälzung unserer ätiologischen Anschauungen gebracht. Wir können heute sagen, daß er mit höchster Wahrscheinlichkeit *keine Erbkrankheit* darstellt. Das oft festgestellte familiäre Auftreten darf nicht mit Erblichkeit gleichgesetzt werden. Es ist, da die Kretinen hauptsächlich auf dem Lande und in dort seßhaften Familien sich finden, der Ausdruck einer örtlichen Häufung, die schon als solche auf eine ursächliche Beziehung zur Umgebung, zur Landschaft, zum Boden hinweist. Auch das Fehlen einer überdurchschnittlichen Häufigkeit von Verwandtenehen spricht für Nichterblichkeit. Kretinistischer Schwachsinn ist somit auch kein angeborener Schwachsinn im Sinne des deutschen Gesetzes zur Verhütung erbkranken Nachwuchses. Der Zusammenhang mit dem Kropf, der von manchen bestritten wird, steht außer allem Zweifel. Als gemeinsame Hauptursache sehen wir nach den neuesten Ergebnissen der Forschung die Radioaktivität des Bodens an. Diese ist in ihrer Stärke und Auswirkung abhängig von dem Grad der Aufgeschlossenheit des Gesteins, das den Boden bildet und bestimmt. Die gasförmige Emanation, welche beim Zerfall die schädigenden Strahlen aussendet, wirkt vor allem durch die Luft, aber wohl doch auch in etwas durch ihre Lösung im Trinkwasser. Daher kommt es wohl, daß man schon sehr frühzeitig das Wasser für die krankhaften Erscheinungen verantwortlich machte. Daß der Jodmangel eine ausschlaggebende Rolle spielt, halte ich für sehr unwahrscheinlich. Mit der Beobachtung, daß Kropf und Kretinismus um so seltener werden, je mehr die hygienischen Verhältnisse in den Endemiegebieten sich bessern, kann die Radioaktivitäts- und Bodenaufschlußlehre gut in Einklang gebracht werden. Denn mit der zunehmenden Zivilisation ändern sich einmal die Wohnungsverhältnisse in dem Sinne, daß die Unterkellerung der Häuser besser und allgemeiner, der Bodenbelag dichter, das Haus mit den meist im Obergeschoß liegenden Schlafräumen höher wird; zum anderen hat ein zivilisatorischer Fortschritt eine Verbesserung und Intensivierung der Behandlung des Bodens zur Folge, so zwar daß weniger Land brach liegt, mehr Nutzland geschaffen und damit der Boden besser gedüngt, d. h. reichlicher mit organischen, emanationsadsorbierenden Substanzen durchsetzt wird. Diese Veränderungen wirken aber alle im Sinne einer Abschirmung gegen die der Emanation entstammenden schädigenden Strahlen. Die Anlage besitzt, wenn überhaupt, beim Kretinismus nur eine ganz untergeordnete Bedeutung.

Ob die Häufigkeit des Schwachsinns und der Schwerhörigkeit ohne kretinistische Zeichen in den Endemiegebieten auf einen spezifischen Genotypus zurückzuführen ist, wage ich nicht zu entscheiden. Diese Erscheinungen können ebensogut ihrerseits wieder mit der Bodennoxe zusammenhängen.

Auch der **Mongolismus** oder, wie er auch heute noch mit Vorliebe genannt wird, die *mongoloide Idiotie* ist sehr wahrscheinlich *kein Erbleiden.* Die letztere Bezeichnung ist denkbar unglücklich, da es sich weder um Idiotie handelt (in der Regel wenigstens) noch um irgendeinen Zusammenhang mit den mongoliden Rassen. Es ist für diese Form des Schwachsinns geradezu charakteristisch, daß er in den meisten Fällen nur einen geringen oder mittleren Grad annimmt, während organische Schwachsinnsformen im allgemeinen als Idiotie in die Erscheinung treten. Die Ähnlichkeit mit den Mongolen ist nur eine ganz flüchtige und lediglich rein äußerlich durch eine Anomalie der Augenlidbildung bedingt, die anthropologisch mit der Mongolenfalte gar nichts zu tun hat und, wenn man sie näher betrachtet, auch ganz anders aussieht.

Nach den neuesten Forschungsergebnissen tritt der Mongolismus meist bei Kindern älterer Mütter und am Ende der Geburtenfolge auf, sehr häufig auch, wenn Anzeichen dafür vorliegen, daß die Uterusschleimhaut durch Eingriffe geschädigt, d. h. narbig verändert ist. Also nach Fehlgeburten, Auskratzungen usw. Die Anomalie gehört in die Reihe der medianen Kopfdefekte nicht erblicher Natur, deren stärkste Ausprägungen die Cebocephalen und Arhinencephalen darstellen. Die Ursache dieser Mißbildungen liegt sehr wahrscheinlich darin, daß das befruchtete Ei sich an einer geschädigten Stelle der Uterusschleimhaut einnistet. Auf diese Weise kommt ein zu enger, mit zahlreichen Strängen versehener Amnionsack zustande. Die Amnionstränge schnüren die Frucht in der Medianebene ein und verursachen die Mißbildungen, die einen schweren (Cebocephalie, Arhinencephalie), mittleren (Mongolismus) und leichten Grad (nichterbliche Gaumenspalten) annehmen können. Ich pflege daher statt von einem mongoloiden von einem „amniogenen" Schwachsinn zu sprechen. Mit dieser amniogenen Entstehung der Anomalie sind auch die Zwillingsbefunde gut vereinbar. Wäre das Leiden erblich, so müßte man es in einer entsprechenden Zahl von Fällen auch bei zweieiigen Zwillingen konkordant finden. Die ausschließliche Konkordanz bei Eineiigen spricht gegen Erblichkeit und für die intrauterine Entstehung, da die Teilung des befruchteten Eies in eineiige Zwillinge erst nach der Einnistung zu erfolgen pflegt, zu einem Zeitpunkt also, an dem die Zygote bereits geschädigt ist, so daß die Folgen der Schädigung sich bei beiden Zwillingen zeigen müssen. Der amniogene Schwachsinn fällt daher, obwohl er angeboren ist, nicht unter das Gesetz zur Verhütung erbkranken Nachwuchses.

8. Die Epilepsie.
(Der epileptische Erbkreis.)

Mit der Besprechung dieser „Krankheit" betreten wir jene Gebiete der Erbpathologie, in denen ein Festhalten an starrer nosologischer Systematik einem Fortschritt der Forschung den Weg verbauen würde. Wenn die Klinik von einer „genuinen Epilepsie" spricht und man dieser „genuinen Epilepsie" als einer Erbkrankheit die Gruppe der „symptomatischen Epilepsien" als eine Gruppe nichterblicher, ihr nur klinisch ähnlicher Krankheiten gegenüberstellen würde, so verfiele man in den gleichen Irrtum, in dem die alte, auf eine Alternative „erblich — nichterblich" eingestellte Betrachtungsweise ganz allgemein befangen war. Man würde den grundsätzlichen Fehler begehen, die Annahme der Erblichkeit davon abhängig zu machen, daß keine äußeren Ursachen für die Erkrankung bekannt sind. Da die Möglichkeit des Nachweises äußerer Ursachen ebenso wandelbar ist wie der „äußere" Charakter einer Ursache, würde man die Erbbedingtheit, die doch als etwas biologisch Feststehendes anzusehen ist, einer ständigen Wandlung nach Grad und Art aussetzen. Eine und dieselbe pathologische Erscheinung wäre also heute noch erblich, morgen aber schon nicht mehr erblich, weil eine neue Außenursache anerkannt wurde, und übermorgen wieder erblich, da die ursächliche Bedeutung der neuen Außenursache einer Nachprüfung nicht standgehalten hat. Da aber auch diese Nachprüfung den Charakter der Unfehlbarkeit für sich nicht in Anspruch nehmen kann, wäre, allgemein gesehen, das Erbleiden und im speziellen die genuine Epilepsie einer Amöbe vergleichbar, die einmal eine ausgedehnte Scheibe, ein andermal ein winziges Klümpchen sein kann, aber in der Lage ist, jederzeit wieder an Ausdehnung zuzunehmen und einzuschrumpfen.

Es ist somit *erbwissenschaftlich* nicht zweckmäßig, von einer „genuinen" Epilepsie auf der einen, einer „symptomatischen" auf der anderen Seite zu sprechen. Daß eine solche Trennung klinisch, ärztlich und auch erbpflegerisch (eugenisch) heute noch notwendig ist, wird durch diese grundsätzliche Erkenntnis nicht berührt. Nicht immer ist das unter bestimmten Gesichtspunkten Notwendige auch wesentlich notwendig und damit richtig. Man muß da Unterschiede gelten lassen. Jede unserer klinischen, besser nosologischen Systematiken ist aus irgendeiner Notwendigkeit heraus entstanden, und Systematik an sich ist der Ordnung und Sauberkeit wegen kaum entbehrlich. Zu einem Übel wird sie aber dann, wenn man sie aus praktischen Erwägungen heraus kanonisiert und diesem Kanon die Unangreifbarkeit eines Dogmas zuerkennt. Mag die Erwägung nun von der Gesundheitspflege oder der Erbpflege bestimmt sein. Für die Forschung und vor allem für die Erbforschung kann es keine starre Systematik und schon gar kein kanonisiertes System geben. Systeme sind wandelbar, nicht aber die biologischen Gesetze.

So darf auch im Bereiche der epileptischen Erscheinungen die Erbwissenschaft kein fremdes System anerkennen, sondern lediglich jenes natürliche Schema, das eine zwischen die Pole „Anlage" und „Umwelt" gespannte Reihe von Varianten darstellt. Wir sehen hier im kleinen und nach dem „Epileptischen" hin spezialisiert das, was uns die Erbpathologie als Ganzes lehrt, nämlich die *dynamische Wechselwirkung von Anlage und Umwelt.*

Was anzunehmen ist und empirisch auch feststeht, ist ein **epileptischer Genotypus.** Dieser Genotypus, der aus recessiven Anlagen besteht, manifestiert sich im homozygoten Zustand als das, was wir klinisch „Epilepsie" nennen. Es gibt nun Epilepsien, bei denen Außeneinflüsse so gut wie keine Rolle spielen, auf der anderen Seite solche, die nur dann als Epilepsien erkennbar werden, wenn starke und ganz bestimmte Reize den Genotypus treffen. Man hat also mit Anlagen von *abgestufter und im Einzelfall völlig verschieden großer Penetranz* zu rechnen. Dafür sprechen vor allem die Befunde an erbgleichen Zwillingen, die eine mit dem zunehmenden Fehlen nachweisbarer äußerer Faktoren wachsende Konkordanz zeigen. In dieser gleitend variierenden Reihe von Epilepsien gibt es solche, bei denen die Anlage, und solche, bei denen die Umwelt die überwiegende ursächliche Rolle spielt. In der Praxis, die ohne eine Alternative ja nicht auskommen kann, wird man die *vorwiegend anlagebedingten* Fälle als *„erbliche"*, die *vorwiegend umweltbedingten* als *„nichterbliche" Epilepsien* bezeichnen. Ziel der Forschung und Aufgabe der Praxis ist die zuverlässige Zuordnung des Einzelfalls.

Damit entfällt die Notwendigkeit einer Trennung zwischen „genuiner“ und „symptomatischer“ Epilepsie als Gruppendiagnose. Man wird nun vielleicht geltend machen, daß das ja nur auf eine Namensänderung hinausliefe, weil die erblichen die genuinen, die nichterblichen die symptomatischen Epilepsien seien. Das ist keineswegs richtig. *Genuine* Epilepsie ist eine Diagnose per exclusionem. *Erbliche* Epilepsie wird, wenn die Erbforschung einmal soweit sein wird, unmittelbar festgestellt werden können. Wir wissen nicht, ob die Zahl der erblichen Epilepsien größer oder kleiner sein wird als die der genuinen, man kann jedoch nicht annehmen, daß sich die beiden Begriffe decken, da ja das Wort „genuin“ eigentlich keinen Begriff bestimmt, sondern lediglich einen ätiologisch nicht näher zu kennzeichnenden Rest von Fällen umschreibt. Schon gar nicht decken sich — das dürfte heute schon mit viel Berechtigung zu behaupten sein — die Begriffe „nichterblich“ und „symptomatisch“. Haben wir doch alle Veranlassung, anzunehmen, daß symptomatische Epilepsien auch durch die Wirksamkeit von Teilanlagen des epileptischen Genotypus entstehen können, also durchaus nicht immer den gesamten, wenn auch nur schwach penetranten Genotypus voraussetzen müssen. Die „symptomatischen“ Epilepsien greifen somit über die „nichterblichen“ hinaus. Sie können *sowohl* einen schwach penetranten epileptischen Genotypus *als auch* Teilanlagen von großer Penetranz zur Grundlage haben. *Immer* aber wird die Anlage irgendeine Rolle spielen.

Teilanlagen des epileptischen Genotypus können sich wahrscheinlich auch in Form einer *Psychopathie* manifestieren, wie sie in den Familien der Epileptiker häufig gefunden wird. Die Verhältnisse liegen hier jedoch nicht so klar wie im schizophrenen Erbkreis. Das die Familien der Epileptiker kennzeichnende Temperament ist das *visköse,* das zähflüssige. Es besitzt engste Beziehungen zum athletischen Körperbau. Dieser Umstand erklärt, warum sich die viskösen Temperamente mit den schizothymen berühren; gehört ja doch der athletische neben dem leptosomen auch in den schizophrenen Kreis. Das visköse Temperament zeigt zwei Hauptverhaltungsweisen: die phlegmatische und die explosive. Es schwingt zwischen ruhiger Tenazität und Explosivität. Aus diesem Temperament wachsen die „epileptoiden“ Charaktere heraus, und diesen Varianten der Normalpersönlichkeit entsprechen die „epileptoiden Psychopathen“. Die klebrig-zudringlichen, umständlich-pedantischen, salbungsvoll-bigotten Psychopathen auf der einen, die gespannt-mißtrauischen, eifersüchtig-explosiven auf der anderen Seite sind zweifellos häufiger Träger epileptischer Teilanlagen als andere Psychopathen. Daher konnten auch unter ihren Nachkommen die Eigenheiten des epileptischen Kreises überdurchschnittlich zahlreich nachgewiesen werden. Die genischen Beziehungen dieser Psychopathen zur Epilepsie selbst sind jedoch nicht so eindeutig wie etwa die der schizoiden Psychopathie zur Schizophrenie.

Schließlich ist es nicht unwahrscheinlich, daß sich Teile des epileptischen Genotypus auch im rein Körperlichen manifestieren. Migräne, Neigung zu vasomotorischen und spasmophilen Reizerscheinungen (Ohnmachten mit urtikariellen und periodisch auftretenden Ödemen, Kinderkrämpfe) sind bei den nächsten Blutsverwandten der Epileptiker so häufig, daß man nicht umhin kann, an unmittelbare genische Beziehungen und nicht nur an Korrelationen zu denken.

Unter dem *Erbkreis* einer Krankheit versteht man familientopographisch die gesamte Blutsverwandtschaft solcher Kranker, familienpathologisch alle jene Phänotypen, in denen sich erfahrungsgemäß der betreffende Genotypus oder seine Teilanlagen manifestieren können und die ohne diese genotypischen Voraussetzungen wohl vorkommen können, in diesem Falle dann aber nicht in den Erbkreis gehören. Sagt man also, eine gewisse Erscheinung gehöre in einen bestimmten Erbkreis, so will man damit ausdrücken, daß sie aus dem gesamten Anlagensatz der Erbkrankheit oder aus Teilanlagen dieses Satzes herauswachsen und daß ihr Träger in irgendeinem blutsverwandtschaftlichen Verhältnis zu dem Träger der Erbkrankheit steht.

Außer den Anomalien, die wir mit mehr oder weniger Wahrscheinlichkeit als Manifestationen von Anlagen ansehen können, die zum Genotypus der Epilepsie gehören, sind die epileptischen Familien durch eine Reihe von krankhaften Erscheinungen und Zuständen gekennzeichnet, die wir hier mit auffallender Regelmäßigkeit immer wieder finden und die ihnen ein Gepräge verleihen, das weder vom sozialen Standpunkt noch von dem der Erbgesundheitspflege aus gesehen als erfreulich bezeichnet werden kann. Im Mittelpunkt steht eine Neigung zur Ruhelosigkeit, Unstätheit und zum triebhaften Streunen, die möglicherweise als Ausdruck einer unharmonischen Variante der kreiseigenen Persönlichkeit aufgefaßt werden kann und somit in den engeren Kreis der epileptischen Phänotypen gehören würde, sehr viel wahrscheinlicher aber nur in einer Korrelation zum epileptischen Genotypus steht, von deren Wesen wir uns noch keine rechte Vorstellung machen können. Diese Veranlagung hat häufig Landstreicherei, Bettel, Verwahrlosung, Prostitution, Kriminalität im Gefolge. Sie ist mit verantwortlich für das niedrige soziale Durchschnittsniveau der Epileptikerfamilien (vgl. S. 163). Weiterhin treffen wir in den Familien Pyknolepsie, Narkolepsie, unklare Dämmerzustände, Krämpfe bei den verschiedensten Grundstörungen (Nierenkrankheiten, Schwangerschaft) und schließlich auch überdurchschnittlich häufig hysterische Anfälle. Mehr können wir nicht aussagen. Inwieweit das alles mit dem Genotypus „Epilepsie" zusammenhängt, muß dahingestellt bleiben.

Der *Körperbautypus,* der die engsten Bildungen an den epileptischen Kreis besitzt, ist der athletisch-dysplastische Typus. Sichere Beziehungen zur Rasse sind nicht nachgewiesen. Eine besondere Form der Epilepsie, die **Myoklonusepilepsie,** wurde bisher nur in Schweden und in den Ostseerandstaaten gefunden. Es handelt sich wahrscheinlich um eine einzige Familie; hier wird man natürlich an einen Zusammenhang mit der nordischen Rasse denken können. Das Leiden folgt dem einfach recessiven Erbgang.

Die hier vertretene Anschauung über die erbbiologische Stellung der Epilepsie trägt noch weitgehend hypothetischen Charakter. Es handelt sich aber um eine notwendige Hypothese. Und zwar ist ihre Notwendigkeit negativ und positiv begründbar. Negativ, da alle Versuche, mit der bisherigen Betrachtungsweise in der Erkenntnis über einen bestimmten Punkt hinwegzukommen, versagen, positiv, weil die Ergebnisse der Zwillingsforschung unverkennbar in die neue Richtung weisen.

Die *Praxis* und vor allem die *Erbgesundheitspflege* kann aber nicht warten, bis die Zukunft — vielleicht — uns einmal klar sehen läßt. Sie muß handeln. Daher stellt sie uns die Frage, *ob und inwieweit wir heute die erblichen Fälle von denen trennen können, bei denen die Erblichkeit praktisch vernachlässigt werden darf.* Wird die Frage *so* formuliert, so können wir, unbeschadet unserer grundsätzlichen Einstellung, sagen, daß man alle Fälle klinisch klarer Epilepsie, vor allem dann, wenn sie auch die klassischen psychischen Veränderungen zeigen, als erblich ansehen muß, wenn eine sorgfältige, mit allen Hilfsmitteln vorgenommene klinische Untersuchung äußere Hauptursachen auszuschließen vermag.

Über die Wahrscheinlichkeit des Auftretens *solcher* Epilepsien in den verschiedenen *Verwandtschaftsgraden solcher* Epileptiker gibt nachstehende *Tabelle* Auskunft, die zugleich die Häufigkeit der Psychopathen des epileptischen Kreises mitberücksichtigt (Prozentziffern):

	Erkrankungswahrscheinlichkeit an Epilepsie	Häufigkeit der Psychopathen des epileptischen Kreises
Geschwister	4,1	16,5
Kinder	11,0	18,5
Neffen — Nichten	1,2	9,1
Gesamtbevölkerung	0,3	7,0

Die *Fruchtbarkeit* der Epileptiker wird im nächsten Abschnitt zusammen mit derjenigen der Schizophrenen behandelt werden.

9. Die Schizophrenien. (Der schizophrene Erbkreis.)

Bleuler spricht nicht von „der Schizophrenie", sondern von einer Gruppe der Schizophrenien. Wenn die Schule Kraepelins, der ich angehöre, heute noch das Wort in der Einzahl gebraucht und lediglich die wenig zutreffende Bezeichnung „Dementia praecox" preisgegeben hat, so bedeutet das, erbbiologisch gesehen, keinen grundsätzlichen Unterschied.

Erblich ist ein Genotypus „Schizophrenie", den wir heute klinisch noch nicht völlig befriedigend erfassen können und dessen pathogenetische Entwicklung zur finalen Geisteskrankheit „Schizophrenie" oder zu den Geisteskrankheiten „Schizophrenien" noch so gut wie völlig im Dunkel liegt. Es ist deshalb ganz unwesentlich, ob man die Phänotypen in eine *Gruppe* ordnet und sich bewußt bleibt, daß diese Gruppe in irgendwelchen Beziehungen zu jenem Genotypus steht, oder ob man dem Genotypus eine klinische Einheit entsprechen läßt, von der man aber keineswegs annimmt, daß sie sich mit ihm völlig deckt. Schließlich besteht ja auch noch die Möglichkeit, daß es sich um mehrere Genotypen handelt. Greifbare Anhaltspunkte für eine solche Annahme fehlen allerdings bis heute.

Wenn ich daher im folgenden von „der Schizophrenie" spreche, so könnte ich ebensogut „die Schizophrenien" sagen. Was ich meine, ist der Genotypus, das Erbliche, das wir unter dem klinischen Gewande ja nur ahnen können.

Zweifellos ist die Mehrzahl der Fälle von Schizophrenie erblich bedingt in dem Sinne, daß die Anlage die weitaus wichtigste, ja die allein *entscheidende* Ursache darstellt. Wenn es wirklich schizophrene Erkrankungen ohne der Schizophrenie nicht wesenseigene, erkennbare körperliche Grundstörungen gibt, die in unserem Sinne nicht erblich sind, so dürften sie nach dem augenblicklichen Stand der Forschung nicht mehr als höchstens 10% der Gesamtzahl ausmachen.

Der *Genotypus* der Schizophrenie vererbt sich höchstwahrscheinlich recessiv. Es kann sich also die „Schizophrenie" nur im homozygoten Zustand des Genotypus manifestieren. Monomerie ist wahrscheinlicher als Polymerie. Die Gene muß man sich in einem gewöhnlichen Chromosom (Autosom) und nicht in einem Geschlechtschromosom denken. Ihre Penetranz ist nicht absolut groß. Die Schizophrenie unterliegt also erheblichen Manifestationsschwankungen. Diese sind nach den Zwillingsforschungen auf 20% bis 30% zu veranschlagen. 20% bis 30% aller Menschen, die den vollen schizophrenen Genotypus besitzen, erkranken also nicht, auch wenn sie die Gefährdungsperiode, d. h. den Zeitraum, in welchem man erstmals an schizophrener Geistesstörung erkranken kann, überleben. Der Zeitpunkt der Manifestation wird möglicherweise durch die innere Umwelt reguliert und zwar so, daß diese hemmend auf das Bestreben der Anlage wirkt, sich im Erscheinungsbild durchzusetzen. Die innere Umwelt kann aber nur eine Verzögerung der Manifestation erreichen, an ihrem völligen Ausbleiben hat auch die äußere Umwelt Anteil. Anzunehmen ist eine Wirkung der Umwelt sowohl nach der Seite der Hemmung als auch der Förderung der Manifestation. Die Art der äußeren Umwelteinflüsse ist uns noch ganz ungenügend bekannt. Als so gut wie sicher darf angenommen werden, daß die verschiedenen klinischen Unterformen der Schizophrenie, die man versucht hat abzugrenzen, also in erster Linie Hebephrenie, Katatonie, paranoide Formen, aber wohl auch die sog. Randformen, ohne selbständige erbbiologische Bedeutung sind. Wir sehen in ihnen, wie auch in der Gruppe der Schizophrenien überhaupt, lediglich Erscheinungsformen eines Genotypus oder unter Umständen auch mehrerer Genotypen, deren Phänotypus eine sehr große Variationsbreite besitzt. Im Einzelfall wird die Art der Variante weitgehend durch das Erkrankungsalter und damit also vielleicht durch die innere Umwelt bestimmt.

Damit ist unser Wissen von der Vererbung des Genotypus „Schizophrenie“ kurz umschrieben. Der *schizophrene Kreis* erschöpft sich jedoch nicht mit den Schizophrenien. Wir finden in ihm vor allem eine Überzahl bestimmter Psychopathen, die man, wenn sie als Blutsverwandte Schizophrener auftreten, *schizoide Psychopathen* und deren Anomalie man *Schizopathie* nennt. Zu ihnen rechne ich bestimmte Typen der gefühlsarm-sensitiven, eigenbrötlerischen, bizarren, erregbaren, infantilistischen, paranoiden und anankastischen Psychopathen, in deren Persönlichkeit als Dominante die psychästhetische Proportion KRETSCHMERs deutlich erkennbar ist. In der Breite der Norm entspricht dieser schizoiden Psychopathie die *schizothyme Persönlichkeit*, d. h. das schizothyme Temperament im Verein mit den aus ihm herauswachsenden Charakterzügen. Das schizothyme Temperament liegt zwischen den Polen „reizbar“ und „stumpf“ und zeigt im Einzelfall ein ganz verschiedenes Mischungsverhältnis zwischen diesen an sich gegensätzlichen Verhaltungsweisen („psychästhetische Proportion“). Aus dieser Disharmonie des Temperaments entspringt oder besser entwickelt sich der schizothyme Charakter.

Die *schizoiden Psychopathen* dürfen wir heute als die *vornehmsten Manifestanten schizophrener Teilanlagen* ansehen. Die erbbiologische Stellung der schizothymen Normalpersönlichkeit ist dagegen noch unsicher. Es ist aber nicht so, daß sich schizophrene Teilanlagen *nur* in Form der schizoiden Psychopathie manifestieren können. Abgesehen von den symptomatischen Psychosen schizophrenen Gepräges, für die der Ausdruck „Schizopathie“ ebenfalls angebracht wäre, kommen noch andere Anomalien als Phänotypen dieser Teilanlagen in Frage, über die sich jedoch noch nichts Näheres aussagen läßt.

Der dem schizophrenen Kreis eigene *Körperbautypus* ist der asthenische (leptosome). Aber auch die athletischen (muskulären) Typen kommen überdurchschnittlich häufig vor. Dabei handelt es sich jedoch, wie in den anderen Erbkreisen auch, lediglich um statistische Häufigkeitsbeziehungen.

Ob das Vorherrschen des leptosomen Typus damit zusammenhängt, daß der schizophrene Erbkreis durch den Kreis der *erblichen Bindegewebsschwäche* geschnitten wird, ist nicht absolut sicher, aber doch sehr wahrscheinlich. An den engen Beziehungen beider Erbkreise kann meines Erachtens jedenfalls kein Zweifel bestehen. Dafür sprechen nachgewiesene Beziehungen zwischen der Anlage zur Tuberkulose, die sich ja vor allem in einem Unvermögen manifestiert, der gewebezerstörenden Tätigkeit der Erreger durch eine genügende Proliferation von Bindegewebe zu begegnen, dafür sprechen die zahlreichen Asthenien und Fehlbildungen bindegewebiger Organe und Organbestandteile in den Familien der Schizophrenen. Dafür sprechen auch die überdurchschnittliche Pigmentarmut und die Störungen der Pigmentbildung in diesem Kreis. Und schließlich berührt sich mit den gesamten Erscheinungen eben wieder der asthenische (leptosome) Körperbau, der wesentlich enger als der athletische zum schizophrenen Erbkreis gehört, sowie die Häufigkeit der Schizophrenie gerade bei den pigmentarmen und schlankwüchsigen Rassen.

Über die Erkrankungswahrscheinlichkeit an Schizophrenie und die Häufigkeit der Schizopathie (schizoiden Psychopathie) in den praktisch wichtigsten *Verwandtschaftsgraden* der Schizophrenen gibt folgende *Tabelle* Auskunft (Prozentziffern):

	Erkrankungswahrscheinlichkeit an Schizophrenie	Häufigkeit der Schizopathie (schizoiden Psychopathie)
Geschwister	10,8	(nicht genügend gesichert)
Kinder	16,4	32,6
Enkel	3,0	13,8
Urenkel	(kein Fall festgestellt)	3,9
Neffen — Nichten	1,8	5,1
Großneffen — Großnichten	1,6 (Höchstziffer!)	1,9
Vettern — Basen	1,8	10,2
Gesamtbevölkerung	0,85	2,9

Zu bemerken ist noch, daß nach den neuesten Untersuchungen die Schizophrenen ebenso wie die Epileptiker erheblich *weniger fruchtbar* sind als die Gesamtbevölkerung, in der sie leben. Für die Schizophrenen beträgt die Fruchtbarkeit $^1/_4$ bis $^2/_3$, für die Epileptiker etwa $^2/_5$ der Durchschnittsfruchtbarkeit. Die Fruchtbarkeit dieser Kranken ist aber heute verhältnismäßig größer als früher, eine Tendenz zur Annäherung an den Durchschnitt angesichts des starken Geburtenrückganges in den meisten Kulturländern erscheint also unverkennbar. Für die Erbgesundheitspflege ist dieser Umstand insofern von Bedeutung, als er darauf hinweist, daß die natürliche Ausmerze der kranken Genotypen durch Unfruchtbarkeit der Kranken selbst kein Mechanismus ist, auf den man sich verlassen kann. Die erbgesundheitspflegerische Aktivität erhält also durch diese Befunde einen Antrieb. Zuverlässige Untersuchungen über die Fruchtbarkeit der Blutsverwandten von Schizophrenen, die für die Weitergabe der recessiven Erbanlage ja sehr erheblich in Betracht kommen, liegen noch nicht vor. Immerhin wissen wir aber, daß die Heiratswahrscheinlichkeit der Geschwister von Schizophrenen nur $^2/_3$ der Heiratshäufigkeit der entsprechenden Gesamtbevölkerung ausmacht. Dieser Abmangel könnte wohl kaum durch eine Überfruchtbarkeit der verheirateten Geschwister ausgeglichen werden. Sie müßte denn ganz außerordentlich groß sein.

10. Manisch-depressives Irresein. (Der cyclothyme Erbkreis.)

In den cyclothymen Kreis gehören die ausgesprochenen *manisch-depressiven Psychosen*, die *Cyclopathien (cyclothymen Psychopathen)*, jene *symptomatischen Psychosen*, bei deren Zustandekommen man die Mitwirkung von cyclothymen Teilanlagen annehmen darf, sowie die der Normbreite zugehörigen *cyclothymen Temperamente (cyclothymen Persönlichkeiten)*. Das cyclothyme *Temperament* zeigt drei Hauptverhaltungsweisen: die hyperthyme, die syntone[1] und die hypothyme. Es schwingt zwischen den Polen „ernst“ und „heiter“, wobei die Mittellage entweder (bei den Hyperthymen) nach der heiteren oder (bei den Hypothymen) nach der ernsten Seite verschoben oder aber (bei den Syntonen) auf die wirkliche Mitte eingestellt sein kann. Im Bereiche des *Psychopathischen* entspricht der Hyperthymie die Hypomanie, der Hypothymie die konstitutionelle Verstimmtheit, im *Psychotischen* sind die beiden Gegensätze Manie und Melancholie.

Rein klinisch bestehen zwischen den drei Stufen keine scharfen Grenzen. Wir sind jedoch durch die Ergebnisse der Erbforschung gezwungen, solche theoretisch vorauszusetzen. Als Phänotypen des *vollen cyclothymen Genotypus*, den wir uns sehr kompliziert zu denken haben, sind nur die *manisch-depressiven Psychosen* anzusehen. In den *Cyclopathien* manifestieren sich wahrscheinlich sehr verschiedenartig kombinierte *Teilanlagen*, die in einfacher Form, möglicherweise als Einzelanlagen wohl auch die Grundlage der cyclothymen *Temperamente* darstellen. Der wahrscheinlich polymer gebaute Genotypus des Manisch-depressiven Irreseins bringt ja als notwendige Folge eine starke Abstufung der Heterozygoten mit sich. Dadurch lassen sich erbbiologisch auch die fließenden Übergänge erklären.

Die Schwierigkeit, Psychosen, Psychopathien und Normalpersönlichkeiten des cyclothymen Kreises im Einzelfall scharf voneinander zu trennen, hat zur Folge, daß von verschiedenen Untersuchern die manisch-depressiven Psychosen verschieden abgegrenzt werden. Daher auch die sich außerordentlich stark widersprechenden Ergebnisse in der Erbforschung. Wer den Begriff des Manisch-depressiven Irreseins weit faßt und (biologisch gesehen) auch einen Teil der Heterozygoten einbezieht, wird angesichts der sich häufenden und in direkter Generationenfolge sich ordnenden Psychosen eher dazu verführt werden, seine familiären Befunde im Sinne der Dominanz zu deuten, als der, dem eine Beschränkung auf die ganz klaren, ausgesprochenen Psychosen seine Studien ein stärker „gelichtetes“ Familienbild liefern, in welchem die direkte Erbfolge sehr häufig unterbrochen zu sein scheint. Und wer die klimakterischen Melancholien alle als manisch-depressive Psychosen auffaßt, was nach den neuesten Untersuchungen keineswegs angeht (vgl. S. 140) wird eine starke Verschiebung des Geschlechtsverhältnisses nach der weiblichen Seite hin finden und daher an dominant-geschlechtsgebundenen Erbgang denken. In dieser fast gesetzmäßigen Art und Weise variieren auch tatsächlich die Anschauungen der verschiedenen Untersucher. Faßt man den Biotypus „Manisch-depressives Irresein“ so, daß klinisch die in diesem Lehrbuch so genannte „Kerngruppe der ausgesprochenen Fälle“ sie abgrenzt, dann wird man zu dem Ergebnis kommen, daß dieser Genotypus als eine *Kombination von dominanten und recessiven Faktoren* zu denken ist, die wahrscheinlich in einem Autosom liegen, über deren Zahl wir jedoch noch nichts aussagen können. Mit Sicherheit können geschlechtsgebundene Faktoren noch nicht ausgeschlossen werden. Die frühere Annahme einer Trimerie mit einem dominanten Faktorenpaar und zwei recessiven Paaren läßt sich in dieser bestimmten Form nicht aufrecht erhalten. Die *Penetranz* dieser Gene ist nicht absolut groß, doch sind die Manifestationsschwankungen zahlenmäßig vorerst noch nicht festzulegen. Manie und Melancholie sowie die ihnen entsprechenden Cyclopathien und Temperamente können erbbiologisch nicht voneinander getrennt werden. Es gibt zweifellos Familien,

[1] Es wäre an und für sich wohl besser, statt „synton“ „synthym“ zu sagen. Dieses Wort wird jedoch seit längerem von H. W. MAIER als Gegensatz zu „katathym“ in Anspruch genommen.

welche den einen oder den anderen Typus gehäuft zeigen. Da jedoch bei erbgleichen Zwillingen eine Übereinstimmung in bezug auf die beiden Verhaltungsweisen nicht festzustellen ist, das Hyperthyme und das Hypothyme sich vielmehr gegenseitig vertritt, bleibt hier ein vorerst noch nicht zu lösender Widerspruch bestehen. Die Zusammengehörigkeit beider Formen halte ich jedoch für höchst wahrscheinlich. *Ganz allgemein gesprochen wird im cyclothymen Kreis das vererbt, was man die ausgesprochene Stimmungsveranlagung nennt und was als Exaltation und Depression der Lebensgefühle in die Erscheinung tritt.*

Der dem Kreis vor allem eigene Körperbautypus ist der *pyknische*. Auf dem Weg über diesen Habitus wird der cyclothyme Kreis sehr wahrscheinlich auch von körperlichen Erbkreisen geschnitten, über die wir allerdings im einzelnen noch recht wenig wissen. Man hat hier vor allem an den arthritischen Konstitutionskreis und an den Erbkreis der Arteriosklerose gedacht.

Nach einer neuen Veröffentlichung aus der Schule KRETSCHMERs verteilen sich die einzelnen *Körperbautypen* folgendermaßen auf die drei „großen" Erbpsychosen (Prozentziffern):

	Pykniker	Leptosome	Athletiker	Dysplastiker	Uncharakteristische
Epileptiker	5,5	25,1	**28,9**	**29,5**	11,0
Schizophrene	13,7	**50,3**	16,9	10,5	8,6
Manisch-Depressive	**64,6**	19,2	6,7	1,1	8,4

Ein Überblick über die Erkrankungswahrscheinlichkeit an Manisch-depressivem Irresein und über die Häufigkeit der Cyclopathie (cyclothymen Psychopathie) liefert für die praktisch wichtigsten *Verwandtschaftsgrade* der Manisch-Depressiven folgendes Bild (Prozentziffern):

	Erkrankungswahrscheinlichkeit an Manisch-depressivem Irresein	Häufigkeit der Cyclopathie (cyclothymen Psychopathen)
Geschwister	12,7	2,7
Kinder	24,4	13,4
Neffen — Nichten	2,4	2,0
Vettern — Basen	2,5	1,0
Gesamtbevölkerung	0,44	0,8

Die *Fruchtbarkeit* der Manisch-Depressiven entspricht im großen Ganzen derjenigen der mit ihnen gleichzeitig lebenden Gesamtbevölkerung.

Soziologisch nimmt der cyclothyme Kreis zweifellos eine Sonderstellung ein. Diese ist zum Teil wohl auf das einem sozialen Aufstieg besonders günstige Temperament zurückzuführen, darf daneben aber auch einer überdurchschnittlichen Begabung der Angehörigen dieser Familien zugeschrieben werden. Daß die Manisch-Depressiven selbst im Durchschnitt höher begabt sind als ihre nicht kranken Blutsverwandten, ist hingegen nicht erwiesen. Nachstehende *Tabelle* unterrichtet über Berufsgliederung und soziale Schichtung in den Familien verschiedener Geisteskranker und der ihnen entsprechenden Durchschnittsbevölkerung, die weitgehend als repräsentativer Ausdruck der Gesamtbevölkerung betrachtet werden kann. Man sieht, daß die Sippen der Schizophrenen ungefähr dem Durchschnitt entsprechen, während sich die der Manisch-Depressiven bedeutend über, die der Epileptiker und der Schwachsinnigen sehr deutlich unter dem Durchschnitt halten. Berücksichtigt wurden bei dieser Statistik lediglich die gesunden Familienmitglieder.

Berufsgliederung und soziale Schichtung (Prozentziffern).

In den Familien von	Berufsgliederung: Beamte: höhere	Beamte: mittlere	Beamte: untere	Beamte: Sa.	Kaufleute: selbständig	Kaufleute: nicht selbständig	Kaufleute: Sa.	Handwerker und Gewerbetreibende: selbständig	Handwerker und Gewerbetreibende: nicht selbständig	Handwerker und Gewerbetreibende: Sa.	Arbeiter und Dienstleute	Landwirte: selbständig	Landwirte: nicht selbständig	Landwirte: Sa.	Akademiker (höhere Beamte und freie Berufe)	Soziale Schichtung: Oberschicht I	Mittelschicht II	Mittelschicht III	Unterschicht IV	Gesamtzahl der berufstätigen Personen: 13 624
1. Schizophrenen	3,0	7,2	4,0	14,2	5,4	4,2	9,6	15,7	16,7	32,4	12,7	16,4	3,4	19,4	8,6	14,0	27,1	37,1	15,7	3088
2. Manisch-Depressiven	8,9	9,1	3,2	21,2	11,2	3,9	15,1	11,3	11,7	23,0	9,7	14,2	4,7	18,9	16,1	23,3	24,3	29,1	14,4	1502
3. Epileptikern	4,6	8,8	7,1	20,5	4,6	7,1	11,7	18,8	8,4	27,2	23,0	7,1	0,8	7,9	7,5	12,5	34,7	22,6	23,8	239
4. Endogen Schwachsinnigen	0,3	4,0	5,8	10,1	2,3	5,2	7,5	20,8	24,0	44,8	22,0	10,0	0,7	10,7	1,0	3,3	28,0	39,8	22,7	572
5. Psychopathen	1,8	5,5	6,4	13,7	6,1	7,5	13,6	14,3	23,5	37,8	16,7	5,7	2,0	7,7	8,1	14,2	27,3	35,6	18,7	4683
6. Hysterikern	0,4	2,4	8,2	11,0	7,0	6,3	13,3	15,2	24,8	44,0	23,0	6,3	1,7	8,0	1,2	8,2	23,9	39,3	24,7	573
7. Paralytikern	2,7	10,6	6,8	20,1	12,9	2,3	15,2	18,6	6,5	25,1	12,2	12,5	—	12,5	10,3	23,2	31,5	25,8	12,2	263
8. Hirnarteriosklerotikern	3,6	6,3	5,3	15,2	7,9	2,4	10,3	26,2	14,2	40,4	6,5	14,2	1,7	15,9	11,3	19,2	34,9	33,7	8,2	416
9. Allen Geisteskranken	3,2	6,7	5,9	15,8	7,2	4,9	12,1	17,6	16,2	33,8	15,7	10,8	1,9	12,7	8,0	14,7	29,0	32,9	17,6	11336
10. Allen Endogenen	3,2	6,2	5,8	15,2	6,1	5,7	11,8	16,0	18,2	34,2	17,9	10,0	2,2	12,2	7,1	12,6	27,6	33,9	20,0	10657
11. Allen Geisteskr. } außer Man.-Depr. und Schwachsinnigen	2,7	6,8	6,3	15,8	7,3	5,0	12,3	18,1	15,7	33,8	15,7	10,4	1,6	12,0	7,8	15,2	29,9	32,4	17,2	9262
12. Allen Endogenen } außer Man.-Depr. und Schwachsinnigen	2,5	6,0	6,4	14,9	5,5	6,3	11,8	16,0	18,4	34,4	18,9	8,9	2,0	10,9	6,4	12,2	28,3	33,7	20,7	8583
13. Durchschnittsbevölkerung	1,4	6,2	6,3	13,9	4,6	4,3	8,9	18,4	19,2	37,6	16,9	12,6	3,2	15,8	4,1	8,7	28,9	38,1	20,1	2288

Nach H. Luxenburger: Eugenik **3**, H. 2 (1933).

11. Krankhafte Reaktionen.

Aus der Fülle der in diesem Kapitel von BLEULER behandelten Erscheinungen kann ich hier nur diejenigen herausgreifen, über die erbbiologisch wirklich etwas zu sagen ist. Jedem reaktiven Vorgang liegen natürlich anlagemäßige Bedingtheiten zugrunde, und sei es nur der Gesamtgenotypus als solcher. Davon wird hier weniger zu sprechen sein als vielmehr von *spezifischen* Genotypen, die in Einspielung auf die Reize der Umwelt ein charakteristisches, und zwar für *sie* charakteristisches Reaktionsprodukt erzeugen. Bei den hier klinisch abgehandelten Anomalien handelt es sich aber in der Regel nicht um Reaktionen der *Anlage* auf die Umwelt, sondern um solche der *Persönlichkeit,* die ja ihrerseits wieder als das Produkt zahlloser reaktiver Vorgänge aufzufassen ist.

Solche krankhaften Reaktionen der Persönlichkeit auf die Umwelt kommen im übrigen auch bei erblichen Leiden vor; man bezeichnet sie dann häufig als den „*psychogenen Überbau*" der Psychose. Sie haben erbbiologisch nichts mit der Psychose zu tun, jedenfalls direkt nichts. Ebensowenig können wir gewisse Verhaltungsweisen reaktiver Natur bei Nichtgeisteskranken als Erbleiden auffassen, selbst wenn wir uns der Erbbedingtheit der Persönlichkeit stets bewußt bleiben. *Bei einem Erbleiden sind die beiden Reagentien Anlage und Umwelt, nicht aber Persönlichkeit und Umwelt.*

So sind z. B. viele Fälle des *sensitiven Beziehungswahns* (im Sinne von KRETSCHMER) keine erblichen Störungen, sondern lediglich krankhafte Reaktionen einer erblich allerdings deutlich spezialisierten Persönlichkeit. Gerade die für die Ausbildung dieser Störung so bedeutsame unbefriedigende geschlechtliche Situation hat wohl ihre Wurzeln im Gebiet des Erblichen; sie ist jedoch als Folge einer besonderen Persönlichkeitsstruktur nur mittelbar erbbedingt. Zum großen Teil gehört aber meiner Meinung nach der sensitive Beziehungswahn in die Gruppe der Schizophrenien oder in den cyclothymen Kreis. Gerade jene Fälle, deren Affektgrundlage zwischen beschämter Unsicherheit und verzweifelter Selbstbeschuldigung abgestuft ist, dürfen mindestens zum Teil als manisch-depressive Psychosen aufgefaßt werden. Dabei ist es wohl erbtheoretisch, nicht aber eugenisch von Belang, ob die Symptome des zentrierten Beziehungswahns als Äußerungen der Erbpsychose oder aber als psychogener Überbau zu beurteilen sind. Auch auf eine Schizophrenie kann sich ein sensitiver Beziehungswahn aufpfropfen. Und schließlich werden nicht allzu wenig Fälle reaktive Psychosen auf sensitiv-schizoider Grundlage darstellen („Schizoidpsychosen"). Der sensitive Beziehungswahn berührt sich, soweit es sich nicht um allgemein-psychopathische oder um hysterische Reaktionen handelt, auf jeden Fall sehr eng mit dem schizophrenen und dem cyclothymen Kreis.

Die **Paranoia** und zwar nicht nur die *Paraphrenie,* sondern auch die logische, systematisierende Paranoia KRAEPELINS rechnet die Erbforschung heute zu den Schizophrenien. Die familiären Befunde lassen keinen Zweifel daran zu, daß es sich bei diesen Fällen um einen besonderen Phänotypus des schizophrenen Genotypus handelt. Die klinische Forschung hat sich ja schon seit längerem für eine phänomenologische Identität der bei Paranoia und den Schizophrenien beobachteten Wahnformen ausgesprochen. Die erbbiologische Nachprüfung brachte lediglich von sich aus den wohl abschließenden Beweis für diese Wesensgleichheit. Die *abortive Paranoia* (GAUPP) halte ich für eine Paraphrenie und ordne sie daher den Schizophrenien zu. Dagegen gehört eine kleine Gruppe von in relativ jungen Jahren auftretenden *atypischen Paraphrenien* mit zirkulärem Verlauf und schlechter Prognose zu den manisch-depressiven Psychosen, genau so wie die *querulatorisch-räsonierenden Manien*, die oft ein paranoiaähnliches Bild bieten. Die *milde Paranoia* FRIEDMANNs endlich hat mit keiner der beiden Erbpsychosen und ihrem Kreis etwas zu tun. Sie ist eine unspezifisch-psychopathische Wahnbildung und erbbiologisch nicht näher bestimmbar.

Dem *Verfolgungswahn der Schwerhörigen* kommt nur dann erbbiologische Bedeutung zu, wenn als real empfundene Sinnestäuschungen, frei auftauchende Wahnideen oder unmotivierte Stimmungsschwankungen deutlich auf die Psychopathologie der großen Erbkreise hinweisen.

Was den **Querulantenwahn** anlangt, so ist für die Fälle, bei denen er als manisch-depressives oder schizophrenes Syndrom auftritt, die Erblage klar. Das gleiche gilt für die querulatorisch geinhaltete Paranoia. Auch als psychogener Überbau einer Erbpsychose kann sich ein Querulantenwahn ausbilden. Dies weist schon darauf hin, daß mit der Möglichkeit einer nichterblichen Entstehung immer zu rechnen ist. Weitaus die Mehrzahl der Fälle dürfte aber in den Schizophrenien (Paraphrenie, Paranoia) oder im Manisch-depressiven Irresein (räsonierende, querulatorische Manien) aufgehen.

Die *reaktiven Geistesstörungen der Gefangenen* sind ebensowenig erbbiologisch etwas Einheitliches wie klinisch. Als Erbkrankheiten können diese klassischen Reaktionen der Persönlichkeit auf die Umwelt in keinem Fall aufgefaßt werden, so daß die Anlage, wenn überhaupt in nennenswertem Maße, nur eine indirekte Rolle spielt. Die Ähnlichkeit der Reaktion ist hier wohl fast ausschließlich durch die bis zur Gleichheit gehende Ähnlichkeit der Umwelt bedingt. Die relativ größte Bedeutung dürfte der Anlage noch bei der Entstehung des sog. *Haftkomplexes* und vor allem bei seiner von RÜDIN *präseniler Begnadigungswahn* genannten Variante zukommen. Selbstverständlich können auch Schizophrenien und cyclothyme Störungen in der Haft unter dem Bilde von Haftreaktionen beginnen oder entsprechende Inhalte annehmen.

Das *induzierte Irresein* wird erbbiologisch dadurch gekennzeichnet, daß es in der Regel kein „induziertes" Irresein ist. Wenigstens soweit es sich um wirklich psychotische Bilder handelt. Eine starke, rein psychologisch erklärbare Beeindruckung Geistesgesunder durch Geisteskranke, infolge deren der Standpunkt der Gesunden der Umwelt und ihren Tatsachen gegenüber vorübergehend so verrückt werden kann, daß gelegentlich sogar so etwas wie eine Psychose vorgetäuscht wird, wird man kaum als induziertes *Irresein* bezeichnen. Schwere und länger dauernde, sich wiederholende Zustände sind wohl meist der Ausdruck einer hysterischen Reaktionsweise. *Ausgesprochene Psychosen bei Blutsverwandten von erblich Geisteskranken mit entsprechender Symptomatologie müssen nach den Erfahrungen der Erbforschung grundsätzlich als äußerst verdächtig auf das Vorliegen einer Erbpsychose angesehen werden, und zwar auch dann, wenn die Induktion scheinbar auf der Hand liegt.* Übereinstimmung in den Inhalten kann weitgehend familiär bedingt sein. Insbesondere kenne ich keinen einzigen Fall erbgleicher Zwillinge, in welchem ein Teil durch den anderen (den erbkranken) „induziert" worden wäre. Solche Fälle haben sich bei jahrelanger Beobachtung ausnahmslos als echte Psychosen herausgestellt.

Über das, was in diesem Lehrbuch als *affektive Primitivreaktionen, reaktive Depressionen und Exaltationen* und schließlich als die dem „impulsiven Irresein" KRAEPELINs entsprechenden *reaktiven Triebe* beschrieben wird, fehlen uns noch alle erbbiologischen Erfahrungen. Immer muß natürlich an die indirekte Wirkung des Genotypus auf dem Wege über die Persönlichkeit gedacht werden und an die Möglichkeit, daß einzelne Fälle in die großen Erbkreise gehören. Auch die hysterische Reaktionsweise wird nicht selten die erbliche Situation klären — soweit man bei unseren unbefriedigenden Kenntnissen auf diesem Gebiet von einer Klärung sprechen kann.

Was nämlich die **Hysterie** oder besser die *hysterische Reaktionsweise* anlangt, die neben der Zwangsneurose fast ausschließlich das Feld der *neurotischen Syndrome* beherrscht, so umgibt sie erbbiologisch trotz mancher in Einzelheiten erfolgreichen Studien noch ein fast undurchdringliches Dunkel. Was wir wissen, ist, daß es nicht nur eine körperliche, sondern auch eine seelische Reaktionsweise gibt, für die eine ganz bestimmte anlagenmäßige Bereitschaft vorausgesetzt werden muß, die sehr vielen Menschen, wenn nicht überhaupt dem genus homo als solchem und darüber hinaus auch manchen höheren Tieren eigen ist. Daß nur bei relativ wenigen Menschen diese Reaktionen sich abspielen, liegt einmal an der Verschiedenheit der Umwelt und vor allem an der Stärke der für den reaktiven Vorgang bedeutsamen und jeweils auftretenden Reize, zum anderen aber — und das scheint mir das Ausschlaggebende zu sein — an einer sehr stark abgestuften Penetranz des „hysterischen Genotypus", der in einem Extrem auf die minimalsten Reize schon einspielt, im anderen auch den stärksten gegenüber unansprechbar bleibt. Das wäre das Grundsätzliche. Darüber hinaus beschränkt sich unser einigermaßen gesichertes Wissen auf folgendes: Familiäre Häufung hysterischer Reaktionen wird immer wieder beobachtet. In den Familien von „Hysterikern" findet man sehr viel häufiger als in anderen der Umwelt gegenüber ganz ähnlich exponierten Sippen hysterische Verhaltungsweisen. Dabei macht sich ein deutlicher Unterschied in bezug auf die Schwere der Ausgangsfälle geltend, insofern, als sozial gescheiterte Personen mit schweren hysterischen Reaktionen unter ihren Geschwistern und Eltern bis 13% Personen mit klaren hysterischen Verhaltungsweisen zeigen, während „Gelegenheitshysteriker" nur eine ganz geringe familiäre Belastung aufweisen. Es scheint hier also erbbiologisch ein grundsätzlicher Unterschied zu bestehen, der sich vielleicht auch im Körperbau ausprägt, indem eine Affinität des dysplastischen (und auch des leptosomen) Habitus zur „schweren" Hysterie unverkennbar ist. Ich möchte diesen Unterschied — es dürfte sich dabei wahrscheinlich um fließend ineinander übergehende Grade und nicht um zwei alternative „Gruppen" handeln — mit der genannten Abstufung der Penetranz der Anlage in Verbindung bringen. Diese würde also familiären Charakter tragen. Geschlechtsgebundene Faktoren spielen kaum eine Rolle. Der Weltkrieg hat gelehrt, daß Männer genau so häufig hysterisch reagieren können wie Frauen, wenn die ihnen entsprechenden Reize in Erscheinung treten. Für die Frau besitzt eben der latente Kampf der Geschlechter bereits jene Dynamik, die dem Manne erst in den entfesselten Gewalten der Materialschlacht spürbar wird. Anzunehmen ist ein Zusammenhang mit der orientalischen und vorderasiatischen Rasse. Von der Häufigkeit des Auftretens hysterischer Krämpfe in den Familien Epileptischer wurde bereits gesprochen.

Über die *Pseudoneurasthenie* im Sinne BLEULERS kann die Erbbiologie nichts aussagen. Die *Erwartungsneurose* möchte ich als mit der hysterischen Reaktionsweise biologisch verwandt ansehen.

Dagegen ist die **Zwangsneurose** oder, wie ich sie lieber nenne, die *anankastische Reaktionsweise* etwas von ihr vollkommen Verschiedenes. Sie gehört grundsätzlich in den schizophrenen Kreis und ist, soweit es sich nicht um ein Syndrom innerhalb und meist zu Beginn schizophrener

Psychosen handelt, eine besondere Form der schizothymen Verhaltungsweise, eine Reaktion gewisser hyperästhetisch-autistischer Psychopathen und Persönlichkeiten auf ganz bestimmte Erlebnisse. In ihren schweren Ausprägungen also eine Schizopathie. Keineswegs darf sie aber als eigentliche Erbkrankheit angesehen werden, wenn auch die Reaktionsweise als solche deutlich familiär, und zwar durch mehrere Generationen auftritt. Insofern besteht eine Parallele zur hysterischen Reaktionsweise. Ein weiteres analoges Verhalten ist darin zu erblicken, daß die leichten Formen vorübergehender Zwangsneurose merklich geringer familiär belastet sind als die schweren, unkorrigierbaren anankastischen Psychopathen. Der *Inhalt* des Zwangs läßt keine familiären Besonderheiten erkennen. Er ist anscheinend rein erlebnismäßig bedingt und psychologisch erklärbar. Auffallend und sicherlich für die Pathogenese der Neurose bezeichnend ist das sexuelle Bild der Familie. Es ist gekennzeichnet durch eine Kombination von überdurchschnittlicher Triebstärke, perverser Triebeinstellung und Impotenz. Sadistische Züge treten sehr stark in den Vordergrund.

Daß auch im cyclothymen Kreis das Zwangssyndrom beobachtet wird, lehrt die klinische Erfahrung. In der Familienforschung fällt auf, daß cyclothyme Züge nicht selten in die vorwiegend schizothymen anankastischen Familien hineinspielen. Es ist sogar möglich, daß die dadurch entstehenden Charakterantinomien der Neurose den Boden vorbereiten. Dieser Umstand ändert jedoch nichts an der Tatsache, daß die anankastische Reaktionsweise als solche in den schizophrenen Kreis gehört.

Über die erbbiologische Stellung der übrigen Neurosen wissen wir noch nichts.

12. Die Psychopathien.

Warum die Psychopathien ein besonders undankbares Objekt für die Erbforschung darstellen, wird aus den grundsätzlichen Ausführungen im klinischen Teil dieses Lehrbuches ohne weiteres klar. Diese könnten vom erbbiologischen Standpunkt aus auch nicht anders formuliert werden. Ich darf daher auf sie verweisen. Hinzuzufügen wäre lediglich noch, daß alle Versuche, die Psychopathen klinisch-psychopathologisch einzuteilen, noch nicht die Gewähr dafür bieten konnten, daß mit diesen klinischen Typen auch nur im entferntesten zugleich biologische Typen, also Biotypen im Sinne der Erblehre getroffen wurden. Die Vererbungsforschung steht hier, wenn man die Dinge sieht, wie sie sind, noch vor den allerersten Vorarbeiten, nämlich vor der Schaffung zunächst einmal arbeitshypothetisch brauchbarer Umschreibungen des Phänotypus. Der heuristische Wert auch der klinisch-pathologisch saubersten Einteilungen ist für erbbiologische Studien außerordentlich bescheiden. So kamen denn auch bei den größeren, sich auf die klinische Systematik stützenden Untersuchungen völlig uncharakteristische Ergebnisse heraus, die eigentlich über die banale Erkenntnis, daß auch bei der Psychopathie die Anlage eine erhebliche Rolle spielt, nicht hinausgingen.

Dieses im allgemeinen trübe Bild wird allerdings durch einige *Einzelergebnisse* etwas aufgehellt. Wir haben bereits gesehen, daß manchen Erscheinungsformen der Psychopathie, *wenn sie in der Verwandtschaft der Erbpsychosen auftreten*, eine bestimmte erbbiologische, besser erbpathologische Stellung zuerkannt werden darf. Aber eben nur unter der Voraussetzung des Vorkommens innerhalb der Erbkreise. *Allgemeine Gültigkeit kommt diesen genotypischen Charakterisierungen nicht zu.* Wir können z. B.

nicht sagen, daß ein Psychopath, den wir als Blutsverwandten eines Schizophrenen „schizoid“ nennen, auch dann, wenn seine Verwandtschaft nicht das Bild des schizophrenen Kreises bietet, wahrscheinlich Träger von Teilanlagen des schizophrenen Genotypus ist. Für eine solche Weiterführung einer innerhalb des Kreises sicherlich richtigen Bestimmung über die Grenzen des Kreises hinaus fehlen uns noch alle erfahrungsgemäßen Grundlagen.

Was wir sonst noch wissen, beschränkt sich, wenn wir von den schon behandelten anankastischen Psychopathen absehen, auf eine Gruppe *asozialer* und *antisozialer Psychopathen*. Die **psychopathischen Schwindler und Lügner** charakterisieren sich besonders durch etwas, was in der Erbforschung der „ungebundene Charakter“ (v. Baeyer) genannt wird und sich in den Familien dieser Psychopathen immer wieder findet. Dieser ist die Dominante für willenlose, abnorm beeinflußbare, haltlos-süchtige, geltungsbedürftig-unechte, phantastische Persönlichkeiten. Die Anlage zum ungebundenen Wesen stellt, wenn man alle Manifestationsformen berücksichtigt, wohl einen Genotypus dar, der psychopathologisch in etwas bereits faßbar ist, aber doch noch schärfer herausgearbeitet werden muß. In den Familien dieser Schwindler und Lügner häufen sich außerdem Hyperthyme, Dysthyme und Cyclothyme. Man könnte also versucht sein, diese Art von Psychopathen dem cyclothymen Kreis zuzuordnen, wenn nicht das sehr häufige Auftreten von Kriminellen in ihrer Verwandtschaft in einem grundsätzlichen Widerspruch zu dem allgemeinen Bilde dieses Kreises stünde. Vielleicht entsteht die pseudologistische Psychopathie durch eine Kombination der für sie spezifischen Veranlagung mit cyclothymen Erbanlagen, eine Kombination, die auch sonst zur Kriminalität disponiert, aber verhältnismäßig zu selten ist, als daß sie öfters in cyclothymen Familien zu beobachten wäre.

Die schweren und unverbesserlichen Fälle von **„moralischem Schwachsinn“** besitzen zweifellos Beziehungen zum schizophrenen Kreis, was um so auffallender ist, als im allgemeinen die antisozialen Psychopathen keine überdurchschnittlich starke familiäre schizophrene Belastung oder überhaupt Belastung mit erblichen Geisteskrankheiten zeigen. Daß es eine „erbliche Veranlagung“ zum Verbrechen gibt, die sich als heute noch nicht genügend faßbare Psychopathie manifestiert, darf nach den zahlreichen Familienuntersuchungen und vor allem nach den neueren Ergebnissen der Zwillingsforschung als sicher nachgewiesen gelten. Solange wir aber über die erbliche Stellung der Psychopathie ganz allgemein noch so wenig wissen, müssen wir uns mit dieser genotypisch vieldeutigen Feststellung begnügen. Eine Ausnahme machen lediglich die psychopathischen Lügner und Schwindler.

Die **geschlechtlichen Perversionen** sind erbbiologisch ganz verschiedenartig zu beurteilen. Daß die Anlage irgendwie konstitutionsbildend hier mitbeteiligt ist, scheint klar. Das wird einmal mehr, einmal weniger der Fall sein. Einen spezifischen Genotypus für die einzelnen Arten der Abweichungen anzunehmen, wäre, ganz abgesehen von dem Fehlen tatsächlicher Anhaltspunkte, schon geradezu denkunmöglich. Am ehesten scheint die **Homosexualität** noch eine Art von Sonderstellung einzunehmen. Hier ließ sich eine gewisse Häufung der gleichartigen Perversion in den Familien nachweisen. Im übrigen dürfte aber lediglich eine ganz allgemeine Triebunsicherheit und Unausgeglichenheit der sexuellen Konstitution erblich sein, die dann im Einzelfall durch die Eigenart der Erlebnisse ihre spezielle Note erhält. Daß zum Zwangssyndrom familiäre Beziehungen bestehen, wurde schon erwähnt.

13. Die Oligophrenien.

Sonderformen des erblichen und nichterblichen **Schwachsinns** wurden bereits besprochen (Amaurotische Idiotie, Mongolismus, Kretinismus). Was das übrige große Gebiet des *erblichen* Schwachsinns anlangt, so ist vom erbbiologischen Standpunkt aus folgendes zu sagen: Der erbliche Schwachsinn darf nicht lediglich als eine intellektuelle Minusvariante aufgefaßt werden. *Man wird nur dann von erblichem Schwachsinn sprechen können, wenn sich auch noch Anomalien des Temperaments und des Charakters zeigen, die ganze Persönlichkeit also nach der Seite der Unterwertigkeit hin verändert ist.* Andernfalls käme man ins Uferlose. Die einfach Unterbegabten sind nicht „erblich schwachsinnig“, auch wenn ihre intellektuelle Insuffizienz auf Erbanlagen beruht wie ja der Intellekt ganz allgemein. Gnostische und praktische Intelligenz, also die Summe der Fähigkeiten, sich unter zweckgerichteter Heranziehung der Denkmittel auf neue Forderungen einzustellen und aus den Erfahrungen des Lebens zu abstrahieren, sind erblich, ebenso wie bestimmte Spezialbegabungen erblich sind. Der Erblichkeit des Positiven entspricht die Erblichkeit des Negativen. Beides bedingt sich gegenseitig. Erblicher Schwachsinn ist aber — das muß immer wieder betont werden — eine Anomalie der Gesamtpersönlichkeit bei Dominanz des intellektuellen Abmangels. Diesem Phänotypus entspricht nun kein einheitlicher Genotypus. Wir müssen vielmehr eine Reihe von Biotypen annehmen. Der weitaus häufigste ist ein *recessiver*, wahrscheinlich *polymer* gebauter, mit *einem Faktorenpaar im Geschlechtschromosom*. Daher auch die starke Verschiebung des Geschlechtsverhältnisses unter den schwachsinnigen Kindern aus ganz bestimmten Elternkreuzungen anch der Seite des männlichen Geschlechtes hin. Wenn beide Eltern schwachsinnsfrei sind oder wenn die Mutter schwachsinnig ist, der Vater aber nicht, überwiegen die männlichen Schwachsinnigen unter den schwachsinnigen Kindern in ganz erheblicher und für die Annahme eines autosomal-gonosomalen Genotypus charakteristischer Weise. Daneben gibt es jedoch sicherlich auch einfach recessive und dominante Formen. Ganz allgemein kann gesagt werden, daß der erbliche Schwachsinn in der Regel leichte oder mittlere Gradausprägung zeigt. Die schweren, häufig auch mit Anomalien der Körperform einhergehenden Idiotien sind nur in seltenen Fällen erblich bedingt. Die Manifestationswahrscheinlichkeit des erblichen Schwachsinns und damit die Penetranz des Genotypus dürfte bei allen Formen sehr hochgradig sein. Ob sie jedoch bei den verschiedenen Biotypen gleich groß ist, muß dahingestellt bleiben.

Schwachsinn bei *Mikrocephalie, Turmschädel* u. dgl. ist nur insofern erblich bedingt, als die den Schwachsinn hervorrufende Mißbildung erblich ist. Es handelt sich also hier um indirekte Erblichkeit, die mit einem Genotypus „Schwachsinn“ nichts zu tun hat. Neueste Untersuchungen haben auf die interessante Tatsache aufmerksam gemacht, daß sich unter den Trägern gewisser erblicher Mißbildungen anderer Körperteile (Klumpfuß) eine überdurchschnittlich große Zahl leicht Schwachsinniger befindet. Eine erbbiologisch befriedigende Deutung dieser Tatsache ist heute noch nicht möglich. Es muß sich hier ja auch nicht unbedingt um erblichen Schwachsinn handeln.

Daß erblich Schwachsinnige eine besondere Veranlagung zu Erbpsychosen zeigen, also eine genotypische Korrelation zwischen den Anlagen anzunehmen ist, steht nicht fest. Möglicherweise trifft dies für den epileptischen Genotypus zu. Die sog. „Pfropfschizophrenie“ ist sicher nichts anderes als eine rein zufallsmäßige Summation beider Anomalien (Schwachsinn + Schizophrenie).

Die wissenschaftlich einwandfreien Untersuchungen über die Fruchtbarkeit der Schwachsinnigen und ihrer Blutsverwandten sprechen klar gegen die Meinung, daß die Schwachsinnigen und ihre Sippen sich stärker fortpflanzen als die Vollsinnigen.

II. Psychiatrische Erbgesundheitspflege.

Die psychiatrische Erbgesundheitspflege ist ein Zweig, und zwar der wichtigste Zweig der *Erbgesundheitspflege*. Diese bildet mit der *Rassenpflege* zusammen die *Erbpflege*.

Begrifflich gleich mit der Erbpflege ist die Bezeichnung „Eugenik“, die fast in allen Ländern gebraucht wird. In Deutschland hat sich das Wort „Rassenhygiene“ eingebürgert, das nur dann unmißverständlich ist, wenn man Rasse nicht nur im Sinne der Anthropologie („Systemrasse“) sondern auch als „Vitalrasse“, d. h. gleichbedeutend mit der Gesamtheit der Erbanlagen, gebraucht. Rasse ist dann dasselbe wie Erbgut und Erbmasse. Ich persönlich ziehe die guten und eindeutigen deutschen Worte „Erbpflege“, „Rassenpflege“ und „Erbgesundheitspflege“ allen anderen Bezeichnungen vor.

Aufgabe der Erbgesundheitspflege ist: 1. Das gesunde Erbgut im Volke zu schützen und den kommenden Geschlechterfolgen zu erhalten. 2. Das kranke Erbgut von der Nachkommenschaft fernzuhalten.

Ihre *Mittel* sind planmäßige *Auslese* (Schutz der Erbgesunden und Förderung der Erbtüchtigen) auf der einen, *Ausmerze* (Ausschluß der Erbkranken und anderer Belasteter von der Fortpflanzung) auf der anderen Seite.

Wirkungsbereich und *Grenzen* der Erbgesundheitspflege werden durch den Grundsatz bestimmt, die *natürliche* Auslese und Ausmerze, deren selbsttätiges Arbeiten durch die Entwicklung der Menschheit in Frage gestellt ist, nach Möglichkeit und in Einklang mit den berechtigten Forderungen der menschlichen Gesittung wie der völkischen Notwendigkeiten bewußt und sinnvoll zu steuern. Der *Weg*, über den diese Steuerung geht, ist die auf die Ergebnisse der Erblehre aufbauende, erbgesundheitspflegerisch ausgerichtete Bevölkerungspolitik.

Grundlage einer derartigen *Bevölkerungspolitik* bleibt die entsprechende Aufklärung des Volkes. Erbgesundheitspflege darf nicht auf ein ihr fremdes Denken und Fühlen aufgepfropft werden; sie muß vielmehr aus der entsprechenden Überzeugung und Gesinnung des Volkes herauswachsen.

Unter dieser selbstverständlichen Voraussetzung sind folgende *Maßnahmen* erfolgversprechend:

1. Zur *Auslese*: Erleichterung der Eheschließung für Erbgesunde, Steuerpolitik nach Grundsätzen der Erbgesundheitspflege, Kinderbeihilfen für Erbgesunde, Prämien für kinderreiche erbgesunde Familien, Ehrenpatenschaften für Kinder aus solchen, Siedelungsmöglichkeiten, Ausgleich der Familienlasten unter Gesichtspunkten der Erbgesundheitspflege, Förderung der besonders Erbtüchtigen im Gemeinschaftsleben und in der beruflichen Laufbahn, Neugestaltung des bürgerlichen Erbrechts und anderer Teile des bürgerlichen Rechts nach auslesenden Gesichtspunkten.

2. Zur *Ausmerze:* Versorgung der Erbkranken in einer Form, die ihre Fortpflanzung unmöglich macht, Eheberatung nach den Grundsätzen der Erbgesundheitspflege, Eheverbote für solche Belastete, die in erster

Linie geeignet sind, Anlagen zu schweren erblichen Leiden weiterzugeben, Unfruchtbarmachung von Erbkranken, Abbruch der Schwangerschaft aus Gründen der Erbgesundheitspflege. Absonderung von Anlageverbrechern und anderen asozialen und antisozialen Abnormen.

In diesem Zusammenhang sollen in erster Linie die *ausmerzenden Maßnahmen* kurz besprochen werden, soweit sie die *psychiatrische* Erbgesundheitspflege in den Ländern deutscher Sprache betreffen.

Eine sich über den Zeitraum der Fortpflanzungsfähigkeit erstreckende dauernde *Versorgung* der erblich Geisteskranken, Schwachsinnigen und schweren Alkoholiker allein unter dem Gesichtspunkt der Erbgesundheitspflege ist derzeit nur im *Deutschen Reiche* möglich, und zwar auf Grund des Art. 1 der 3. Ausführungsverordnung (AV) zum Gesetze zur Verhütung erbkranken Nachwuchses (Ges.Verh.e.N.) und des Art. 6 der 1. AV. Dieser letztere Artikel ermöglicht es, im Zusammenhalt mit Art. 1 der 1. AV, Abs. 2, Satz 1 und 2, einen Erbkranken (im Sinne des Ges.Verh. e.N.), anstatt ihn unfruchtbar zu machen, in einer geschlossenen Anstalt zu verwahren, wenn er selbst die Kosten dafür trägt.

Dazu kommt noch das Gesetz gegen gefährliche Gewohnheitsverbrecher und über Maßregeln der Sicherung und Besserung vom 24. November 1933, bei dessen Durchführung erbpflegerische Gesichtspunkte zum mindesten im Hintergrund stehen.

In der *Schweiz* und in *Österreich* regelt sich die Aufnahme und Entlassung rein nach ärztlichen, forensischen und gelegentlich auch nach sozialen Notwendigkeiten. *Indirekt* sind für die Erbgesundheitspflege z. B. Maßnahmen von Bedeutung, wie sie kürzlich der Kanton Schaffhausen zur Bekämpfung der Trunksucht ergriffen hat.

Eine völlig pflichtgemäße erbgesundheitspflegerische *Eheberatung* durch amtsärztliche Stellen ist ebenfalls nur im Deutschen Reiche vorgesehen. Sie gründet sich auf den § 1 der 1. Durchführungsverordnung (DV) vom 29. 11. 1935 zum Gesetz zum Schutze der Erbgesundheit des Deutschen Volkes (Ehegesundheitsgesetz). Dieser lautet:

„Die Ausstellung des Ehetauglichkeitszeugnisses ist ein Teil der Eheberatung und erfolgt durch das zuständige Gesundheitsamt (Beratungsstelle für Erb- und Rassenpflege)."

Völlig falsch wäre es, zu meinen, daß auf Grund dieser Bestimmungen nun etwa allen Belasteten, soweit sie nicht schon durch das Gesetz zur Verhütung erbkranken Nachwuchses und das Ehegesundheitsgesetz erfaßt werden, von der Ehe abgeraten werden soll. Ein solches Vorgehen wäre völkischer Selbstmord. Alle Träger von Teilanlagen zu schweren Erbleiden und alle Menschen, die mit selteneren und erbpflegerisch weniger bedeutsamen Erbkrankheiten behaftet sind, von der Fortpflanzung auszuschließen, würde jeder gesunden Geburtenpolitik ins Gesicht schlagen. Wenn solche Behauptungen und Forderungen gelegentlich von unberufenen und nicht sachkundigen Wichtigtuern aufgestellt werden, so geben sie keineswegs die Anschauungen der Fachleute und des Gesetzgebers wieder. Diese sind niedergelegt in dem Kommentar zum Ehegesundheitsgesetz von GÜTT-LINDEN-MASSFELLER (München 1936). Auf ihn sei, was Einzelheiten anlangt, hier verwiesen. Wenn auch in manchen Einzelheiten die Ansichten der Sachverständigen auseinandergehen können, so ist die große Grundlinie, welche vorsichtige Ausmerze mit sorgfältiger Rücksichtnahme auf die Notwendigkeiten quantitativer Geburtenpolitik verbindet, Gemeingut aller. Da der Kommentar zum Ehegesundheitsgesetz wie der zum Gesetze zur Verhütung erbkranken Nachwuchses in Deutschland sich wohl in der Hand eines jeden Psychiaters und der Mehrzahl der deutschen Ärzteschaft überhaupt befindet, darf ich von einer Erörterung im einzelnen hier absehen. Sie würde, wenn sie unmißverständlich sein sollte, einen allzu breiten Raum einnehmen müssen.

Private Eheberatung durch sachverständige Ärzte oder durch staatliche und kommunale Organe ist wie in der *Schweiz* und in *Österreich* auch in *Deutschland* möglich. Der *Weckung* und *Erhaltung* erbpflegerischen *Verantwortungsgefühls* im Volke dient hier neben den Stellen des Rassenpolitischen Amtes der Nationalsozialistischen Deutschen Arbeiterpartei vor allem die Deutsche Gesellschaft für Rassenhygiene. Ihr entspricht, was das Grundsätzliche anlangt, in Österreich die Gesellschaft für Rassenpflege (Rassenhygiene). Auch die Schweizer psychohygienische Organisation hat schon sehr frühzeitig sich mit Fragen der Ehegesundheitspflege befaßt.

Eheverbote, die rechtlich bindend sind, werden in Deutschland durch das Gesetz zum Schutze der Erbgesundheit des Deutschen Volkes (Ehegesundheitsgesetz) vom 18. Oktober 1935 geregelt. Der § 1 dieses Gesetzes hat folgenden Wortlaut:

(1) Eine Ehe darf nicht geschlossen werden,

a) wenn einer der Verlobten an einer mit Ansteckungsgefahr verbundenen Krankheit leidet, die eine erhebliche Schädigung der Gesundheit des anderen Teiles oder der Nachkommen befürchten läßt,

b) wenn einer der Verlobten entmündigt ist oder unter vorläufiger Vormundschaft steht,

c) wenn einer der Verlobten, ohne entmündigt zu sein, an einer geistigen Störung leidet, die die Ehe für die Volksgemeinschaft unerwünscht erscheinen läßt,

d) wenn einer der Verlobten an einer Erbkrankheit im Sinne des Gesetzes zur Verhütung erbkranken Nachwuchses leidet.

(2) Die Bestimmung des Absatzes 1 Buchstabe d steht der Eheschließung nicht entgegen, wenn der andere Verlobte unfruchtbar ist.

Buchstabe a ist in diesem Zusammenhang nicht von Bedeutung; was Buchstabe b anlangt, so sei auf den forensischen Teil dieses Buches verwiesen.

Über die „geistigen Störungen" im Sinne des Buchstaben c gibt der schon genannte Kommentar nähere Auskunft. Wichtig ist hier der Umstand, ob es sich um eine voraussichtlich fruchtbare Ehe handelt. In diesem Falle muß ein strengerer Maßstab angelegt werden. Daneben spielt aber auch der Gesichtspunkt der auf sittlicher Grundlage ruhenden dauernden Lebensgemeinschaft eine Rolle. In jedem Falle ist eine wissenschaftlich anerkannte Diagnose zu stellen. Die allgemeine Bezeichnung „geistige Störung" genügt nicht. Das Ehetauglichkeitszeugnis ist von dem für die Braut zuständigen Gesundheitsamt zu erstellen. Geistige Störungen im Sinne des Buchstaben c sind nicht nur psychische Erbleiden, die nicht unter das Gesetz zur Verhütung erbkranken Nachwuchses fallen, sondern auch solche „nichterblichen" geistigen Störungen, die geeignet sind, die Ehe als eine auf sittlicher Grundlage ruhende dauernde Lebensgemeinschaft zu gefährden. Sehr häufig werden diese Störungen übrigens schon unter den Buchstaben b fallen. Im einzelnen läßt sich über die „geistigen Störungen" des § 1, Buchstabe c kein Kanon aufstellen. Jeder Fall ist individuell zu behandeln. Der Kommentar betont mit Recht, daß die „geistige Störung" als solche kein absolut festlegbarer Begriff ist und auch nicht unter dem Gesichtspunkt einer bestimmten Schwere der Erkrankung scharf abgegrenzt werden kann. Sie muß in Beziehung gebracht werden zur Familie beider Verlobter, zu den Aussichten für die Gesundheit der Kinder und für die Ehe als sittliche und soziale Lebensgemeinschaft.

Buchstabe d weist auf das deutsche *Gesetz zur Verhütung erbkranken Nachwuchses* vom 14. Juli 1933 hin, das die *Unfruchtbarmachung* (Sterilisierung) aus Gründen der Erbgesundheitspflege zum Gegenstand hat.

Sterilisierung darf nicht mit Kastration verwechselt werden, was sehr häufig geschieht. Kastration ist die völlige Entfernung der Keimdrüsen und damit die Aufhebung der äußeren *und* inneren Sekretion dieser Drüsen mit allen ihren Folgen für den Haushalt des Körpers. Bei der Sterilisierung bleiben die Keimdrüsen und damit die innersekretorischen Vorgänge erhalten. Es wird lediglich den Keimzellen der Weg zum Ort der Befruchtung verlegt (Durchtrennung und Resektion der Samen- und Eileiter).

Sterilisierungsgesetze bestehen in verschiedenen europäischen und außereuropäischen Ländern. Ein großer Teil von ihnen war schon vor der Schaffung des deutschen Gesetzes in Kraft. Dabei handelt es sich vor allem um Gesetze der Vereinigten Staaten von Amerika.

In Europa ging bahnbrechend der Schweizerkanton *Waadt* mit seinem Gesetz vom 3. September 1928 voran, das am 1. Januar 1929 in Kraft trat. Dieses Gesetz hat folgenden Wortlaut:

Ein Geisteskranker oder Geistesschwacher ist ärztlicher Behandlung zur Verhütung seiner Fortpflanzung zu unterwerfen, wenn er unheilbar ist und aller Wahrscheinlichkeit nach nur eine minderwertige Nachkommenschaft haben kann. Der ärztliche Eingriff kann nur auf Grund eines Beschlusses des Gesundheitsrates stattfinden.

Der Gesundheitsrat selbst gibt diese Ermächtigung nur nach Durchführung einer Nachforschung und nach Anhören des Gutachtens zweier von ihm bestellter Sachverständiger. Er entscheidet auch die Kostenfrage.

Der Staatsrat ist zur Veröffentlichung und Durchführung dieses Gesetzes ab 1. 1. 1929 verpflichtet.

Aus der Fassung des Abs. 1, Satz 1 kann man schließen, daß die Anwendung von Zwang wenigstens grundsätzlich zulässig ist.

Mit dem Gedanken, Geisteskranke aus eugenischen Gründen unfruchtbar zu machen, hatte man sich in der Schweiz schon seit langem beschäftigt. Im Jahre 1905 wurde auf der Tagung des Schweizer Vereins für Psychiatrie in Wyl beschlossen, daß die Unfruchtbarmachung der Geisteskranken wünschenswert sei und man an eine gesetzliche Regelung der Frage herangehen solle. Es wurden aber außer im Kanton Waadt bis heute keine Sterilisierungsgesetze im Gebiete der Eidgenossenschaft erlassen. Dies hängt wohl damit zusammen, daß 1925 der Schweizer Verein für Psychiatrie die Ansicht vertrat, es sei in der Schweiz nicht notwendig, besondere gesetzliche Bestimmungen zu schaffen. Tatsächlich werden auch seit langem in mehreren Schweizerkantonen freiwillige Sterilisierungen aus Gründen der Erbgesundheitspflege vorgenommen, da die entsprechenden kantonalen Strafgesetze und ihre praktische Handhabung eine großzügige und fortschrittliche Einstellung in der Frage der Körperverletzung nicht behindern. Von dieser Möglichkeit hatte man schon vor 1910 in Wyl und im Burghölzli Gebrauch gemacht. Die Frage der Unfruchtbarmachung aus eugenischer Indikation hat also in der Schweiz bereits eine Geschichte. Hingewiesen sei hier besonders auf ein Kreisschreiben der *Berner* Kantonsregierung an die Regierungsstatthalter, Bezirksarmeninspektoren und Armenbehörden, das die Unfruchtbarmachung der unter Armenfürsorge stehenden Personen nicht nur aus medizinischer und sozialer, sondern auch aus eugenischer Indikation zuläßt. Voraussetzung ist dabei das Einverständnis der Betroffenen.

Das *deutsche Gesetz* unterscheidet sich von der übergroßen Mehrzahl der anderen Sterilisierungsgesetze dadurch, daß es, obwohl auf dem Grundsatz der Freiwilligkeit aufgebaut, den unmittelbaren Zwang vorsieht (§ 12 des Gesetzes und Art. 6 der 1. AV, wo auch die Einschränkungen dieser Zulassung behandelt werden), genaue und eng begrenzte Indikationen paragraphiert und die Unfruchtbarmachung auf dem Wege über ein Gerichtsverfahren anordnet. Dieses Verfahren kennt 2 Instanzen, das Erbgesundheitsgericht und das Erbgesundheitsobergericht. In jeder

Instanz ist der Vorsitzende ein Richter und sind die beiden Beisitzer Ärzte. Alle 3 Mitglieder des Gerichtshofs stimmen gleichberechtigt ab; Stimmenmehrheit entscheidet. Den Antrag zur Unfruchtbarmachung stellt, wenn nicht der Erbkranke oder sein gesetzlicher Vertreter Antragsteller ist, der zuständige Amtsarzt, dem von allen Personen, die sich mit der Heilbehandlung, Untersuchung und Beratung von Kranken befassen (Art. 3 des 1. AV), die Erbkranken oder auf Erbkrankheit im Sinne des Gesetzes Verdächtigen gemeldet werden. Außer dem Amtsarzt ist auch der ärztliche Leiter einer geschlossenen Anstalt antragsberechtigt. Dieser ist aber nicht *verpflichtet*, den Antrag zu stellen. Stellt er ihn nicht, so muß er den Kranken dem Amtsarzt melden.

Welche Erbkrankheiten unter das Gesetz fallen, bestimmt sein § 1. Dieser lautet (unter Berücksichtigung der Änderung vom 4. 2. 1936):

(1) Wer erbkrank ist, kann unfruchtbar gemacht (sterilisiert) werden, wenn nach den Erfahrungen der ärztlichen Wissenschaft mit großer Wahrscheinlichkeit zu erwarten ist, daß seine Nachkommen an schweren körperlichen oder geistigen Erbschäden leiden werden.

(2) Erbkrank im Sinne dieses Gesetzes ist, wer an einer der folgenden Krankheiten leidet:

1. angeborenem Schwachsinn,
2. Schizophrenie,
3. zirkulärem (manisch-depressivem) Irresein,
4. erblicher Fallsucht,
5. erblichem Veitstanz (HUNTINGTONsche Chorea),
6. erblicher Blindheit,
7. erblicher Taubheit,
8. schwerer erblicher körperlicher Mißbildung.

(3) Ferner kann unfruchtbar gemacht werden, wer an schwerem Alkoholismus leidet.

Hierzu sind einige Erläuterungen notwendig. Über alle Einzelheiten gibt der Kommentar von GÜTT-RÜDIN-RUTTKE (München 1936) erschöpfende Auskunft. Ich hebe nur einige besonders wichtige Punkte hervor.

Beim *angeborenen Schwachsinn* ist zu beachten, daß das Gesetz nicht von erblichem Schwachsinn spricht. Das hat seinen Grund darin, daß es in der Regel unmöglich ist, die positive Diagnose „erblicher Schwachsinn" zu stellen. Im Sinne des Gesetzes ist jeder angeborene Schwachsinn als erblich zu betrachten, bei dem nicht Außeneinflüsse als Hauptursache angesehen werden müssen (luischer, posttraumatischer Schwachsinn, Schwachsinn als Folge einer intrauterinen Erkrankung u. dgl.). Generell nicht erbliche Schwachsinnsformen fallen natürlich von vorneherein nicht unter das Gesetz (auch wenn sie angeboren sind wie Kretinismus und nach dem heutigen Stande unseres Wissens auch Mongolismus), da die Voraussetzungen des Abs. 1 nicht erfüllt sind. Nach der neuen Auflage des Kommentars kann auch die „moral insanity" und darüber hinaus unter bestimmten Bedingungen jede Form der asozialen und antisozialen Psychopathie zum „angeborenen Schwachsinn" gerechnet werden. „Menschen", so heißt es auf S. 126, „bei denen sich die Hemmungs-, Beschränkungs- und Ausfallserscheinungen (vgl. S. 124) in der Wertung und Gestaltung des eigenen Lebenswandels zeigen, sind in genau demselben Maße für schwachsinnig im Sinne dieses Gesetzes zu erachten wie Menschen, deren Schwachsinn sich nur darin äußert, daß sie bestimmte intellektuelle Leistungen nicht bewältigen können."

Für *Schizophrenie* und *Manisch-depressives Irresein* muß im Einzelfall die erbliche Bedingtheit nicht nachgewiesen werden. Hier bedeutet Sicherheit der Diagnose Erblichkeit im Sinne des Gesetzes. Die Diagnose muß aber auch wirklich ganz sicher sein. Ob die Krankheit im Einzelfall als geheilt anzusehen ist oder nicht, spielt keine Rolle; sie muß nur einmal im Laufe des bisherigen Lebens manifest geworden sein

Der Grad der Ausprägung ist nur insofern von Bedeutung, als leichte Fälle wegen ihrer größeren Fortpflanzungsgefährlichkeit besonders zuverlässig erfaßt werden müssen. Für die Diagnose der beiden Psychosen sind — das geht aus den klinischen und nosologischen Ausführungen des Kommentars hervor — die von KRAEPELIN in der letzten Auflage seines Lehrbuches vertretenen Anschauungen als Grundlage anzunehmen. Diese weichen für die Praxis nur ganz unwesentlich von denjenigen des BLEULERschen Lehrbuches ab. Zu betonen ist, daß als Manisch-depressives Irresein im Sinne des Gesetzes nur die voll ausgeprägten Cyclothymien anzusehen sind. Die Cyclopathien fallen ebensowenig wie die Schizopathien des schizophrenen Kreises unter das Gesetz.

Eine besondere Stellung nehmen die *Wahnkrankheiten* ein. Hier ist ausschlaggebend, ob sie einer der beiden großen Erbpsychosen (Schizophrenie und Manisch-depressives Irresein) zuzuordnen sind oder nicht. Ich habe im „Erbarzt" (1934, Nr. 3) nachstehende Übersicht gegeben.

Bei der *Epilepsie* (im Gesetz „Erbliche Fallsucht" genannt) ist nach der offiziellen Auslegung des Gesetzes das Fehlen äußerer Ursachen

Diagnose	Nosologische Zuordnung	Meldepflichtig?	Antragpflichtig?	Bemerkungen
Paranoide Schizophrenie Paraphrenie (KRAEPELIN) Abortivparanoia, Paranoia Halluzinose der Trinker (?) Sensitiver Beziehungswahn (einzelne Fälle)	Schizophrenie	ja	ja	
Querulatorische Manie Paranoide cyclothyme Psychose Atypische Paraphrenie Sensitiver Beziehungswahn (einzelne Fälle)	Manisch-depr. Irresein	ja	ja	
Paranoide Zustände bei Schwachsinnigen	Schwachsinn	ja	ja	wenn Schwachsinn angeboren!
Eifersuchtswahn der Trinker Halluzinose der Trinker	Schwerer Alkoholismus	ja	ja	wenn fortpflanzungsfähig!
Paranoide Reaktionen bei Tauben (Schwerhörigen), Blinden (Schwachsichtigen) und Krüppelhaften	Taubheit, Blindheit, schwere körp. Mißbildung	ja	ja	wenn Grundkrankheit erblich bedingt!
Induzierte Wahnkrankheit	Hysterie, Psychopathie	ja	nein	Prüfung auf endogene Bedingtheit
Paranoide Haftpsychosen	Psychopathie	ja	nein	Prüfung auf endogene Bedingtheit
Paranoide Psychopathie, Hysterie, „milde Paranoia", sensitiver Beziehungswahn	Psychopathie, Hysterie	nein	nein	Prüfung auf Schwachsinn und endogene Bedingtheit!
Querulantenwahn	Psychopathie	nein	nein	Prüfung auf endogene Bedingtheit!
Involutionsparanoia	Rückbildungskrankheiten	ja	nein	
Präsen. Beeinträchtigungswahn	Rückbildungskrankheiten	nein	nein	
Paranoide Cocainpsychose	Intoxikat. Psychose	nein	nein	

gleichbedeutend mit dem Nachweis der Erblichkeit. „Der Zweck des Gesetzes schreibt hier folgende Stellungnahme vor: Alle ins Symptombild der Epilepsie fallenden Zustände, bei denen eine äußere Ursache nicht nachgewiesen werden kann, haben wir der erblichen Fallsucht zuzuzählen." Symptomatische Epilepsie, die nicht unter das Gesetz fällt, muß also eigens nachgewiesen werden. Als „Exogene Ursachen" sind nach dem Kommentar anzusehen:

„1. die durch Schädel- und Hirnverletzungen erworbenen JACKSONschen Epilepsien,

2. Hirnsyphilis,

3. akute und chronische Vergiftungen (z. B. Kohlenoxydgasvergiftungen), sofern sie nicht gleichzeitig mit schwerem Alkoholismus zusammen vorkommen und dadurch sterilisierungspflichtig werden,

4. Hirnabsceß, Gehirnparasiten, Gehirngeschwülste, Epithelkörpererkrankung, Encephalitis (Hirnentzündung), Meningitis (Hirnhautentzündung),

5. Infektionskrankheiten aller Art,

6. Urämie (Harnstoffvergiftung des Blutes) S. 141,142).

Zum *erblichen Veitstanz* (HUNTINGTONsche Chorea) ist hier nur noch zu bemerken, daß bei Personen aus solchen Familien genau auf Früh- und Rudimentärsymptome geachtet werden muß, damit die Kranken möglichst schon unfruchtbar gemacht werden können, bevor sie Kinder gezeugt haben.

Schwerer Alkoholismus im Sinne des Gesetzes ist einmal jede Form alkoholischer Geistesstörung vom pathologischen Rausch bis zum Alkoholwahnsinn und weiterhin Alkoholismus jeder Art bei Psychopathen. Antisoziale und asoziale Persönlichkeiten mit einfacher Trunksucht sind ebenfalls als „schwere Alkoholiker" im Sinne des Gesetzes aufzufassen. Bei allen diesen Zuständen ist die Grundvoraussetzung des § 1 erfüllt, da hier „nach den Erfahrungen der ärztlichen Wissenschaft mit großer Wahrscheinlichkeit zu erwarten ist, daß die Nachkommen an schweren geistigen oder körperlichen Erbschäden leiden werden." Dies gilt auch trotz negativer Befunde für die Nachkommen der Alkoholdeliranten. Denn es ist undenkbar, daß das Auftreten eines Delirium tremens vor der Sterilisierung schützen soll. Der chronische Alkoholiker könnte dann nichts Besseres tun, als weiter drauflos zu trinken, in der Hoffnung, ein Delir und damit den Freibrief zu bekommen. Für den Begriff „schwer" spielen Art und Menge des genossenen Alkohols keine Rolle, soziale Folgen (Entmündigung, Verelendung, Asylierung, Kriminalität) nur insofern, als sie einen Rückschluß auf die Art der psychotischen oder psychopathischen Abwegigkeit zulassen, die das Gesetz mit Hilfe des Indikators „schwerer Alkoholismus" zu erfassen wünscht. Die Frage der Keimschädigung ist heute noch von untergeordneter Bedeutung.

Die *Schwangerschaftsunterbrechung aus eugenischer Indikation* (besser: Abbruch der Schwangerschaft aus Gründen der Erbgesundheitspflege) ist in Deutschland durch den auf Grund des Gesetzes zur Änderung des Ges.Verh.e.N. vom 26. Juni 1935 eingefügten § 10a des Ges.Verh.e.N. geregelt sowie durch die Artikel 1, 3 und 4 der 4. AV.

Der § 10a lautet:

(1) Hat ein Erbgesundheitsgericht rechtskräftig auf Unfruchtbarmachung einer Frau erkannt, die zur Zeit der Durchführung der Unfruchtbarmachung schwanger ist, so kann die Schwangerschaft mit Einwilligung der Schwangeren unterbrochen werden, es sei denn, daß die Frucht schon lebensfähig ist oder die Unterbrechung der Schwangerschaft eine ernste Gefahr für das Leben oder die Gesundheit der Frau mit sich bringen würde.

(2) Als nicht lebensfähig ist die Frucht dann anzusehen, wenn die Unterbrechung vor Ablauf des 6. Schwangerschaftsmonats erfolgt.

Auf die Einwilligung der Schwangeren kann nach Art. 4 der 4. AV nur dann verzichtet werden, wenn der Eingriff wegen unmittelbarer Gefahr für Leben oder Gesundheit nicht aufgeschoben werden kann. Dabei muß der den Eingriff vornehmende Arzt die Schwangere bereits im Zustand der Lebensgefahr antreffen.

Österreich und die *Eidgenossenschaft* als solche kennen keinen Abbruch der Schwangerschaft aus Gründen der Erbgesundheitspflege. In Österreich jedenfalls läßt das geltende Recht und seine Auslegung eine solche keinesfalls zu. In der Schweiz fehlt es, wenn man von dem Waadtländischen Gesetz vom 17. 2. 1931 absieht, das den Abbruch der Schwangerschaft ermöglicht, an klaren gesetzlichen Bestimmungen. In dem genannten Gesetz wird bestimmt, daß der Abbruch von einen Arzt dann ausgeführt werden darf, wenn Gefahr vorliegt, daß eine Geisteskrankheit oder Schwachsinn auf die Nachkommenschaft übertragen wird. Sonst ist die Auslegung örtlich verschieden und zwar nicht nur aus konfessionellen Gründen. Wo in der Schweiz eine entgegenkommende Einstellung der Rechtspflege festzustellen ist, betrifft sie nicht ausdrücklich die eugenische Indikation. Faßt man diese jedoch mit unter den Begriff der „sozialen“, was in der Schweiz häufig geschieht, so hat auch die Erbgesundheitspflege von der Anerkennung einer sozialen Indikation ihren Vorteil. Es handelt sich dann praktisch um eine indirekte Anerkennung der eugenischen von Fall zu Fall. Einer nicht-eugenischen sozialen Indikation kann ich persönlich nicht das Wort reden. Soziale Mißstände sind abstellbar, und es besteht da meines Erachtens lediglich eine Indikation für den Staat und die Gesellschaft, die betreffenden Mißstände zu beseitigen.

Die *Auslese* nach Gesichtspunkten der Erbgesundheitspflege ist — das sei nur ganz kurz gestreift — in *Deutschland* durch eine Reihe von Gesetzen und Verordnungen geregelt. Gewiß handelt es sich hier erst um vorläufige Vorstöße in dieser Richtung, aber der Weg ist doch klar erkennbar. Ich nenne: das Gesetz über die Gewährung von Ehestandsdarlehen (Arbeitsbeschaffungsgesetz), das Erbhofgesetz, die Reform der Steuergesetzgebung, die Vorschriften über die Förderung kinderreicher Familien, die Einstellung in gewisse Berufe, Verbände und Organisationen, mehrere Siedlungserlasse usw. Schließlich muß ja auch das Ehegesundheitsgesetz vom Standpunkt der Auslese aus betrachtet werden. Auch in anderen Ländern deutscher Zunge sind Ansätze zu einer solchen Bevölkerungspolitik zu verzeichnen. Auf weite Sicht betrachtet sind die auslesenden Maßnahmen für das Schicksal eines Volkes noch bedeutungsvoller als die ausmerzenden, wie ja alles Positive letzten Endes wichtiger ist als das Negative. Sie sind aber auch schwieriger zu schaffen und schwieriger durchzuführen, weil bei ihnen die Gefahr einer Übersteuerung des natürlichen Geschehens besonders groß ist. Es sei mir hier erlaubt, einige Sätze zu zitieren, die ich vor kurzem in einer Abhandlung über „Persönlichkeit und rassenhygienische Auslese“ geschrieben habe:

„Das Schaffen der Natur geht in die Breite und in die Vielgestaltigkeit der Variation. Treiben wir ausmerzende Rassenhygiene, so räumen wir lediglich das Übermaß des Negativen weg, das eine naturferne Zivilisation sich über die natürliche Breite hinaus entwickeln ließ. Varianten auf dieser Seite werden immer da sein trotz schärfster Ausmerze. Dafür trägt die Natur selbst Sorge, indem sie von der Möglichkeit der Erbänderungen den Gebrauch macht, der ihr in Hinblick auf die Erhaltung des Variationenbestandes notwendig erscheint. Ebenso wird sie von sich aus die äußersten Vertreter der positiven Seite auch weiterhin schaffen, wie sie diese immer geschaffen hat. Unsere Aufgabe geht lediglich dahin, ihr in sinnvoller

Weise dabei zu helfen. Ein Gemeinwesen von genialen, schöpferischen Persönlichkeiten, von höchsten Intelligenzen, stärksten Temperamenten und untadeligsten Charakteren würde an seiner eigenen Vollkommenheit zugrunde gehen, weil niemald mehr da wäre, der die schöpferischen Ideen in mühevoller Kleinarbeit realisieren und die niedrigen Arbeiten des täglichen Lebens auf seine anspruchslosen Schultern nehmen würde. Es erginge dieser Gemeinschaft wie dem Könige in der Sage, der dem Hungertod geweiht war, weil alles, was seine Hände griffen, zu Gold wurde."

Gesundheitspflege und *Erbgesundheitspflege* sind keine Gegner, sondern Verbündete im Kampfe um die Gesundheit der Völker und damit der ganzen Menschheit. Es ist frevelhaft, die eine „Richtung" gegen die andere auszuspielen. Ein Vertreter der Erbgesundheitspflege, der seine Bestrebungen durch ärztliche Tatkraft auf dem Gebiete der Erbkrankheiten bedroht sieht, stellt nichts weiter unter Beweis als die Enge seines Gesichtskreises. Und ein Arzt, der meint, daß die Erbgesundheitspflege das ärztliche Handeln lähmt, zeigt nur, daß er nicht weiß, was Erbgesundheitspflege ist. *Dem Einzelmenschen helfen, ohne den kommenden Geschlechtern zu schaden, ist der Wahlspruch, unter dem sich alle finden können, in denen etwas vom Geiste einer umfassenden Volksgesundheitspflege lebendig ist.* Über die Wege, welche die Erbgesundheitspflege zu gehen hat, mag man verschiedener Ansicht sein, genau so wie über die Wege der Heilkunde. Man mag auch darum heftig streiten. Denn der sachliche Kampf der Meinungen ist der Vater allen Fortschrittes. Es ist nur notwendig, über all dem nicht aus dem Auge zu verlieren, daß der Arzt nicht nur dem Menschen, sondern der Menschheit zu helfen hat. Die Menschheit aber ist nichts, was lediglich der Gegenwart verhaftet ist. Sie hat auch eine Zukunft. Mögen das gerade die jungen Ärzte nicht vergessen.

Von einer Anführung des Schrifttums wurde aus Gründen der Raumersparnis hier abgesehen. Ein ausführliches Verzeichnis findet sich im Kommentar zum Gesetz zur Verhütung erbkranken Nachwuchses von GÜTT-RÜDIN-RUTTKE (2. Aufl. München 1936). Außerdem verweise ich auf den Beitrag von ENTRES im Handbuch der Geisteskrankheiten von BUMKE sowie auf meinen Übersichtsbericht im Zbl. Neur. **1936/37** über „Empirische Erbprognose".

M. Die einzelnen Geisteskrankheiten.

(I—IV. Die erworbenen Psychosen mit groben Hirnstörungen. Das organische Psychosyndrom.)

Einige Psychosen stehen in verhältnismäßig direkter Abhängigkeit von einer diffusen anatomischen oder funktionellen Schädigung des Gehirns. Ihnen sind gemeinsam charakteristische Störungen des *Gedächtnisses*, der *Assoziationen* und der *Affektivität*.

Die organische *Gedächtnisstörung* widerspricht der gewöhnlichen Auffassung des Gedächtnisses mit der durch die Zeit bedingten Abblassung der Erinnerungsbilder (Engramme s. S. 13). Je *jünger* diese sind, um so *weniger* widerstehen sie den krankhaften Schädigungen der Ekphorie. Das Symptom ist ein Zeichen einer *allgemeinen* diffusen Schwächung der Hirnrinde, sei es durch anatomischen Schwund, sei es durch Außerfunktionsetzung bei Hirnerschütterung oder bei toxischen Prozessen wie im Delirium tremens. Früh fällt auch meistens eine Schwierigkeit auf, im Gespräch seltenere oder fremd klingende Wörter, besonders auch Namen zu benutzen. Häufig füllen Verlegenheits- oder Spontan-*Konfabulationen* die Gedächtnislücken aus.

Die Gedächtnisstörung ist am meisten charakteristisch bei den einfachen Formen der Dementia senilis; es gibt da Fälle, bei denen man oft einigermaßen die zeitliche Grenze der Erinnerungslosigkeit bestimmen kann. Der Patient erinnert sich z. B. nicht mehr an das, was im letzten Jahrzehnt geschehen ist. Nach einiger Zeit reicht die Erinnerungsleere bis etwa ins erste Jahrzehnt dieses Jahrhunderts, dann bis in die Neunzigerjahre zurück usw. Sind nur noch die Jugenderinnerungen erhalten, so haben diese oft eine größere Frische als unter normalen Umständen; ja die Kranken können Szenen wieder erleben, die in Wirklichkeit vor 70 Jahren stattgefunden haben. Bei arteriosklerotischen Formen gibt es leicht unregelmäßige inhaltliche und zeitliche Schwankungen der Gedächtnisstörung. Bei der Paralyse ist der Unterschied in der Erinnerungsfähigkeit früherer und frischerer Ereignisse gewöhnlich nicht so auffallend wie bei den einfach senilen Formen; doch ist er regelmäßig nachzuweisen, wenn auch manchmal erst bei stärkerer Verblödung. Der alkoholische Korsakow hat, wenn er akut ist, in der Regel zunächst eine deutliche Grenze der Erinnerungsfähigkeit beim Krankheitsbeginn; die Patienten haben nichts zur Verfügung, was seitdem geschehen ist, das Frühere aber ungefähr normal. Ziemlich rasch allerdings verwischt sich diese Grenze, indem auch frühere Ereignisse nicht oder falsch erinnert werden. Die Konfabulation ist bei der manischen Paralyse und dem alkoholischen Korsakow oft eine ganz schrankenlose. Bei manchen torpiden Formen der senilen Psychosen fehlt sie nahezu. Ceteris paribus steigt und fällt sie mit der Erregung und der Affektlage.

Der Umfang gleichzeitig möglicher *Assoziationen* ist beschränkt (S. 42), und die Auswahl wird stärker als normal durch die Affekte bzw. die momentanen Strebungen bestimmt. Eine Folge davon ist Störung der Kritik und der *Urteilsfähigkeit*. Ein Paralytiker springt aus dem hochgelegenen Fenster, um einen Zigarrenstummel aufzuheben; ein anderer stiehlt vor aller Augen einen Gegenstand und verbirgt ihn sorgfältig; ein dritter findet einen alten Sack, zerschneidet mehrere neue, um ihn zu flicken, kommt dann auf die Idee, ihn so groß zu machen, daß er bis zur Decke reiche. Durch Erfahrung werden die Kranken auf dem Höhestadium nur ausnahmsweise klug. Fälle wie der eines Paralytikers, der mehrere Jahre lang den Arzt bei jeder Visite mit den Worten begrüßt: „Am Dienstag kommt meine Frau und holt mich ab", sind in jeder Anstalt bekannt.

Von der Störung der Ekphorie werden natürlich die an sich schwerer zugänglichen anschaulichen und bestimmten Einzelbegriffe am stärksten betroffen. Die Kranken bringen statt derselben leicht vage Allgemeinvorstellungen: „Gebäude" statt „Gartenhaus", „Mensch" statt „Schreiner". So antworten sie auch auf Fragen in gleich unbestimmter Weise: „Woher kommen Sie jetzt?" „Von da hinten bin ich vorgekommen." „Wo steht denn unsere Anstalt?" „Ja eben in dieser Stadt." Mit solchen Antworten sind die Organischen zufrieden und erwarten, auch der Fragende sollte es sein. Deutlich ist vielfach der Einfluß der Stimmung: „In was für einem Saal sind wir denn jetzt?" „In einem schönen." „Was für Leute sind denn das?" „Rechte Leute". In andern Fällen drückt sich eine mehr oder weniger bewußte Verlegenheit aus. Bei Fragen nach dem Datum haben die Kranken gerade heute die Zeitung oder den Kalender nicht gesehen, oder sie wenden sich in Verkennung der Bedeutung des Fragens an einen Begleiter und fordern ihn auf, die Anwort zu geben u. dgl. Dieses Symptom ist bei vielen Senilen besonders auffallend.

Die *Affekte* sind labil, erinnern an die der Kinder, schlagen stärker und rascher an als normal *(affektive Inkontinenz)* und verflackern wieder leicht. Oft läßt sich so auch eine lebhafte Stimmung durch eine andere ersetzen, manchmal in wenigen Sekunden. Der aktuelle Affekt beherrscht den Kranken vollständig. Kleinigkeiten machen ihn glücklich oder verzweifelt. Eine paralytische Frau machte einen ernsthaften Selbstmordversuch, weil der Mann zu spät zum Essen kam. Soweit die Übersicht über kompliziertere Verhältnisse fehlt, können diese selbstverständlich nicht mehr mit Gefühlen betont werden. Auch durch die Armut an Assoziationen wird das Interessengebiet eingeschränkt, und *die Kranken erscheinen gleichgültig, ohne daß der Defekt eigentlich auf der affektiven Seite läge*. Ein allgemeiner Hirntorpor muß sich natürlich auch in der Affektivität ausdrücken. Dem gegenüber haben andere Kranke eine übertriebene allgemeine, also auch affektive Regsamkeit.

Die verschiedenen *intellektuellen Fähigkeiten* verlieren sich nicht gleichmäßig, wofür man aber noch keine andere Regel angeben könnte, als daß besonders ausgebildete oder geübte Fertigkeiten dem allgemeinen Untergang am längsten entgehen. Ein seniler Buchhalter, ein paralytischer Schachspieler können unter Umständen in ihrem Fach manchen Gesunden übertreffen, wenn sie im übrigen schon ganz kindisch erscheinen.

Die Labilität der Affekte kann auch eine Folge von Herden im Hirnstamm sein, während allerdings im ganzen die umschriebenen Läsionen auffallend oft Neigung zu Ärger und Zornausbrüchen verursachen.

Die *Stimmung* der Kranken ist sehr verschieden; dauernde oder vorübergehende Extreme von himmlischem Wohlbefinden bis zu tiefer Depression oder auch Angst, eventuell ausgedrückt durch beständiges Schreien, sind sehr häufig.

Die beschriebene Trias von bestimmten Störungen des Gedächtnisses, der Assoziationen und der Affektivität nennt man oft unter einseitiger Hervorhebung des

Gedächtnisdefektes den „Korsakowschen“ oder „amnestischen“ Symptomenkomplex. Beide Namen sind zweideutig, der letztere, weil er von den drei Kardinaleigenschaften nur die Gedächtnisstörung herausgreift, der erstere, weil „Korsakowsche Krankheit“ eigentlich eine gut umschriebene toxämische Neuritis des peripheren und zentralen Nervensystems, außerdem aber noch ein Syndrom verschiedener Psychosen bezeichnet oder gar Dinge, wie z. B. Presbyophrenie und Alkoholkorsakow in eine Einheit zusammenfaßt. Dem Syndrom begegnet man am häufigsten bei denjenigen Psychosen, die man seit langem als „organische“ bezeichnet hat: den senilen Psychosen und der Paralyse. Es kommt aber auch rückbildungsfähigen Krankheiten zu wie dem Delirium tremens, Vergiftungen, Schädeltraumen. Wir werden hier als „organisches Syndrom“ *nur die oben erwähnte Trias auf der Grundlage diffuser Rindenstörung* verschiedenen Ursprungs bezeichnen. Andere Geistesstörungen mit rein körperlicher Ursache, wie etwa Fieberdelirien, Willenlosigkeit bei Parkinson usw., fallen keineswegs unter den Begriff.

Infolge dieser Elementarstörungen leiden natürlich besonders die *komplizierteren Funktionen*. Das Zusammenwirken der labilen Affektivität mit der eingeschränkten Überlegungsfähigkeit macht zielbewußtes Handeln oft unmöglich. Zartgefühl, Rücksicht, Takt, Pietät, ästhetisches Feingefühl, Pflichtgefühl, Rechtsgefühl, sexuelles Schamgefühl versagen sehr häufig, auch wenn sie vorhanden sind. Beliebige Antriebe von innen und außen werden hemmungslos in die Tat umgesetzt. Bei der lebhaften Affektivität und der gestörten Kritik ist natürlich die *Suggestibilität* erhöht, bei manchen Senildementen auch die negative.

So wird die *Persönlichkeit* vieler Organischer sehr stark umgewandelt, am meisten bei der Paralyse, am wenigsten bei der Arteriosklerose und den mehr ins Gebiet der Neurologie fallenden Krankheiten wie die multiple Sklerose. Ein von Natur geiziger Greis wird sich z. B. nicht so leicht zu einer Schenkung beschwatzen lassen u. dgl.

Zu den am schwersten unterdrückbaren Interessen gehören natürlich die egoistischen, und da diese Kranken gleichzeitig mit ihnen andere, korrigierende Ideen nicht leicht oder gar nicht assoziieren können, erscheinen sie im Denken, Fühlen und Handeln egoistisch. Das tritt namentlich bei den einfachen senilen Formen in den Vordergrund, während bei erethischen und manischen Zuständen, wie sie besonders bei der Paralyse vorkommen, die reichere Abwechslung im Denkinhalt diese Neigungen überkompensiert.

Es scheint mir überhaupt unrichtig, zu formulieren, daß die *ethischen Gefühle* der Organischen besonders früh und stark leiden (ausgenommen Krankheiten mit Lokalisation im vorderen Teil der Hirnbasis, namentlich die epidemische Encephalitis bei Jugendlichen). Manche dieser Kranken begehen allerdings Verbrechen oder Unschicklichkeiten, aber — soweit sie vorher anständig waren — nach meiner Erfahrung deshalb, weil sie die ganze Sachlage und ihre Konsequenzen nicht übersehen. Kann man ihnen begreiflich machen, was sie getan, so bereuen sie in normaler Weise.

Durch die Beschränkung der Assoziationen wird auch die *Auffassung* geschädigt. Komplizierte Bilder können manchmal nicht mehr im Zusammenhang erfaßt werden. Die Patienten zählen Einzelheiten auf und erinnern in dieser Richtung an Imbezille. Jedenfalls brauchen sie mehr Zeit zum Erkennen als Gesunde und täuschen sich dabei oft. Verkennungen sind manchmal durch *Perseveration* verursacht. Gelesenes wird leicht unvollständig und fehlerhaft aufgefaßt. Mündliche Fragen an die Patienten müssen oft wiederholt werden und werden manchmal im Sinne eines vorhergehenden Gedankenganges beantwortet.

Wenn *Halluzinationen* vorhanden sind, so betreffen sie meist Gesicht und Gehör. Entsprechend dem Hirnprozeß kommen auch andere Arten von Parästhesien vor, die unter Umständen durch deliriöse Umdeutung Ähnlichkeit mit eigentlichen (Körper-)Halluzinationen bekommen.

Die *Orientierung* in Ort und Zeit, bei Paralytikern und in dämmerigen Zuständen oft auch die autopsychische, wird leicht gestört (es fehlt dem Kranken die „innere Uhr", HOCHE).

Sind *Wahnideen* vorhanden, so bekommen sie in den schweren Fällen in der Regel den Charakter des Unsinnigen. Unter den Depressiven sind übertriebene Krankheitsideen etwas Gewöhnliches; das Délire d'énormité und der Nihilismus sind, wenn vorhanden, besonders charakteristisch.

Deliriöse und *dämmerige* Zustände verschiedensten Grades und verschiedener Dauer sind etwas Häufiges, besonders in der Nacht.

Gewöhnlich sind die psychischen Vorgänge mehr oder weniger *verlangsamt*, auch abgesehen von den offenbar direkt im Krankheitsprozeß begründeten torpiden Zuständen. Doch kann die Verlangsamung unter Umständen durch manische Verstimmungen mit ihrem raschen Ideenablauf überkompensiert werden. Manchmal haben die Kranken deutliche Schwierigkeiten, von einem Thema auf ein anderes überzugehen. In den späteren Stadien besteht namentlich bei Herderkrankungen Neigung zu *Perseveration*, in schweren Fällen so stark, daß ein Kranker z. B. die verschiedensten Fragen nach den Personalien mit „61" beantwortet, nachdem er sein Geburtsjahr mit dieser Zahl angegeben hat.

Meistens sind die organischen Psychosen mit *körperlichen* Symptomen vergesellschaftet, die teils Folge der Hirnaffektion (Lähmungen, trophische Störungen), teils begleitende Erscheinungen (Marasmus, Neuritis) sind. Am häufigsten sieht man Zittern, meist grobschlägiges, unregelmäßiges, besonders der Hände und der Sprachwerkzeuge. Kopfdruck, Kopfweh, Parästhesien, Flimmern, Ohrensausen und ähnliche „nervöse" Symptome können von Anfang an jede organische Geisteskrankheit begleiten, später werden sie zum Teil durch die schwereren psychotischen Symptome verdeckt oder in deliriösen Zuständen zu Körperhalluzinationen und den Körper betreffenden Wahnideen umgedeutet.

Der *Ausgang* der organischen Psychosen ist entsprechend der zugrunde liegenden Hirnkrankheit meistens ein letaler. Intoxikationspsychosen wie der Korsakow können sich mehr oder weniger zurückbilden oder nach einer kleinen Besserung im wesentlichen stationär bleiben. Trotz des im ganzen progressiven Verlaufs können Remissionen bei der Paralyse und den arteriosklerotischen Formen sehr weit gehen; bei den letzteren können die einzelnen Besserungen auch nur wenige Tage, ja Stunden, dauern; sie pflegen dann aber häufiger zu sein und einen wichtigen Bestandteil des ganzen Bildes auszumachen; es ist wohl die einzige Gelegenheit, wo man mit Recht von „*Lucida intervalla*" sprechen kann. Über die Prognose der einzelnen senilen Krankheiten siehe unten.

Eine *Differentialdiagnose* der organischen Psychosen ist im Anfang nicht leicht. Die Krankheit muß schon eine gewisse Höhe erreicht haben, bis ein großer Teil der genannten Störungen deutlich wird. Die Orientierung z. B. ist bei besonnenen Kranken erst bei stärkeren Graden von Verblödung gefälscht. Doch kann es auch vorkommen, daß gebildete Zeugen vor Gericht einen Mann für vollständig handlungsfähig erklären, der, buchstäblich genommen, Tag und Nacht verwechselt, nachts 11 Uhr in sein Bureau gehen und am Vormittag Feierabend machen will. Anderseits besteht bei der Dementia senilis eine Schwierigkeit darin, daß die normale Senilität ähnliche Symptome andeutet: Man weiß da nicht, bei welchem Grad von Gedächtnisstörung oder von Affektlabilität man die Krankheit beginnen lassen soll. Da müssen manchmal praktische Gründe ausschlaggebend sein.

Besteht ein ausgesprochener melancholischer Zustand, so deutet kleinliche Reaktion auf Nebensachen wie ein verspätetes Essen oder auffallende affektive Ablenkbarkeit etwa durch einen Witz auf organische Labilität.

Noch wichtiger ist der Unsinn der *Wahnideen* und hier namentlich die Form des Nihilismus und des Délire d'énormité. Die Orientierungsstörung darf natürlich nur da verwertet werden, wo sie bei besonnenem Zustande vorkommt. Die nächtlichen Aufregungen neben Schlafen am Tage muß man vorsichtig werten, weil sie auch anderswo, z. B. manchmal bei der Schizophrenie, vorkommen. Langsamer Ablauf der psychischen Vorgänge, wenn auch in etwas anderer Art, findet sich bei Epilepsie; ebenso unscharfe Wahrnehmung und Perseveration.

Zustände *organischer Unklarheit* geben sich am auffallendsten durch den guten affektiven Rapport bei fehlendem intellektuellem zu erkennen, wobei, zum Unterschied von der Epilepsie, Schwankungen der Gemütsreaktion leicht eintreten. Oft ist der Patient eifrig beschäftigt mir irgendeiner objektiv sinnlosen Handlung, die als imaginäre zu bezeichnen ist, da sie nicht auf Halluzinationen beruht. Er bestrebt sich z. B. die Bettdecke zusammenzufalten; gelingt es ihm aber oder legen wir sie für ihn zusammen, so fährt er dennoch weiter, in gleicher Weise daran herumzunesteln. (Vgl. das ALZHEIMERsche Delir S. 184 u. 195.)

Zur Entscheidung „organisch oder nicht?“ kann oft mit Nutzen die *Ermüdungskurve* beim fortlaufenden Rechnen benutzt werden. Man läßt den Patienten eine Stunde lang kontinuierlich so schnell, als er es vermag, einstellige Zahlen addieren, wobei immer nur die Einer der Summe notiert werden (KRAEPELINs Rechnungshefte bei der Druckerei Karl Gerber, München). Nach jeder Minute gibt man ein Zeichen, worauf der Explorand unter die letzte Summe einen Strich macht, aber gleich weiter fährt. Die Leistungen in einzelnen Minuten, 2 Minuten oder 5 Minuten werden in Kurvenform zusammengestellt. Die Normalkurve verläuft im Anfang wegen des Übungszuwachses aufwärts und beginnt erst gegen $^3/_4$ Stunden zu fallen, aber nicht unter die anfängliche Höhe. Die Kurve des Organischen zeigt einen geringen oder gar keinen Übungszuwachs und beginnt früher zu fallen, wobei sie oft unter den Anfang hinab geht (stärkere Ermüdung). Selbstverständlich wird man dabei auf die Fehler und die Gleichmäßigkeit der Leistung achten und ferner Sorge tragen, daß man nicht andere Faktoren wie Ablenkung der Aufmerksamkeit übersieht.

Oft ist die Diagnose der organischen Geisteskrankheit als solcher noch nicht zu machen, während spezifische Erscheinungen, namentlich körperliche (Neuritis, Pupillen- und Sprachstörung), die spezielle Psychose (Korsakow; Paralyse) mit Sicherheit zu erkennen gestatten. Häufiger kann man umgekehrt die „organische Psychose“ im allgemeinen erkennen, während spezifische Symptome einer bestimmten Form noch fehlen. Dies um so mehr, als es auch organische Psychosen infolge von Hirnkrankheiten, die wir noch nicht kennen, gibt.

Ein wichtiges Mittel zur Erkennung und Unterscheidung der organischen Störungen des Zentralnervensystems ist die *Untersuchung des Liquor cerebrospinalis*. Die Lumbalpunktion hat bei verschiedenen Krankheiten auch therapeutische Bedeutung. Cave: Hirntumoren, wegen der Gefahr, daß die Oblongata in das Foramen occipitale gedrückt werde, und traumatische Neurosen, bei denen neue Beschwerden an die Operation geknüpft werden können.

Die Technik der Punktion soll man durch praktische Demonstration und anfängliche Übung unter Aufsicht lernen. Zur Auffrischung des Gedächtnisses sei hier nur folgendes angeführt: Zieht man am Rücken des Patienten eine Verbindungslinie der beiden Darmbeinkämme, so liegt zunächst über und unter dieser Linie der Zwischenraum zwischen dem 3. und 4. bzw. dem 4. und 5. Lumbalwirbel, von denen man einen für den Einstich wählt; es ist dies die Gegend der Cauda equina, so daß eine Spinalverletzung unmöglich ist. Vorsichtigste Desinfektion! Die Punktionsnadel soll wenigstens 10 cm lang und möglichst dünn sein; am besten sind die elastischen Instrumente aus Platiniridium. Bei Geisteskranken ist es oft ein Vorteil, am Sitzenden zu punktieren, da hierbei die Festhaltung leichter ist und die Leute sich häufig weniger erregen, als wenn man sie legt; in beiden Fällen ist das Wichtigste die sehr starke Flexion der Wirbelsäule („Katzenbuckel"), da dann die Zwischenwirbelräume sich öffnen; dabei darf die Wirbelsäule nicht seitlich verdreht werden, da sonst das Auffinden des Spinalkanals viel unwahrscheinlicher wird. Den sitzenden Kranken fixiert man am besten so, daß er rittlings auf einem Stuhl sitzt und die Arme um die Stuhllehne schlingt; vor ihm kniet ein Pfleger, der ihm die Beine symmetrisch nach oben hält. — Der Einstich geschieht entweder in der Mittellinie direkt unter dem mit dem Finger der freien Hand abzutastenden Processus spinosus lumb. 3 oder 4, in der Richtung ein wenig schief nach oben abweichend; die seitliche Methode geht etwas tiefer 1 cm seitlich der Mittellinie ein; im ersteren Falle hat man den großen Vorteil, daß man direkt in der Mittellinie ohne Seitenabweichung einstechen muß, während bei dem seitlichen Eindringen die richtige Abschätzung des Winkels mehr Übung braucht; dafür muß man bei medianem Stich die härteste Stelle des die Dornfortsätze verbindenen Ligaments durchbohren, die gelegentlich eine Knochenresistenz vortäuschen kann. Fährt man beim Einstich zu tief, so genügt ein langsames Zurückziehen der Nadel, um den scheinbar nicht erreichten Liquor abfließen zu lassen.

Man entleert bei rein diagnostischer Punktion 6—10 ccm; bei Paralysen kann man meist ohne unangenehme Folgen auch etwas höher gehen. Rasches Absinken erhöhten Druckes schon nach geringer Entleerung deutet auf Gefahr infolge fehlender Kommunikation zwischen Liquor des Kopfes und des Rückenkanals.

Will man den *Druck des Liquors* messen, so muß man das natürlich zuerst und in Seitenlage des Kranken machen; man setzt an die Nadel ein ausgekochtes Schläuchchen dünnen Kalibers mit einem Glasansatz an, hebt es, solange die Flüssigkeit im Glasansatz steigt, mißt dann die Höhe von der Punktionsstelle aus mit einem nebengehaltenen Maßstab. Die Höhe beim Normalen schwankt zwischen 90—140 mm H_2O. Bei sehr hohem Druck ist die Entleerung zu verlangsamen und zu beendigen, bevor sie sich auf die normale Höhe eingestellt hat. Nach der Punktion soll der Patient 24 Stunden in ungefähr horizontaler Lage im Bett sein. Zeigen sich, was bisweilen vorkommt, leichte Temperaturerhöhungen oder Kopfweh oder eingenommener Kopf, so bleibt er zwei oder mehrere Tage liegen und nimmt eventuell etwas Pyramidon (0,2—0,3 pro dosi).

Neuerlich wird von manchen der *Nackenstich* vorgezogen. Er bedarf aber einer längeren Übung unter Aufsicht.

Der Liquor beim Gesunden ist klar und farblos; Blutbeimischungen infolge der Punktion setzen sich beim Stehenlassen rasch ab (zur Wassermannreaktion sind bluthaltige Sera natürlich unbrauchbar). Bei gelblichen Verfärbungen, die nicht von Punktionsblutungen stammen, ist namentlich an Hirnblutung zu denken, dann an Hirngeschwulst und Pachymeningitis. Die *Zählung* der zelligen Elemente des Liquors muß möglichst rasch erfolgen, da sie sonst sedimentieren. Es geschieht am besten in der Zählkammer von Fuchs-Rosenthal. Sie ist 0,2 mm tief und hat eine Fläche von insgesamt 16 qmm (die in 16 große Quadrate geteilt ist, von denen jedes aus 16 kleinen Quadraten besteht). Als Farbstoff dient z. B. Methylviolett 0,2, Acid. acet. glac. 1,0, Aq. dest. 50,0. Man saugt in einer Mischpipette für weiße Blutkörperchen bis zur Marke 1 Farbstoff und bis zur Marke 11 Liquor auf, mischt und beschickt die Zählkammer. Wenn die ganze Kammer ausgezählt wird, muß die gewonnene Zahl mit 3,2 dividiert werden (weil die Kammer einen Flächeninhalt von 3,2 cmm hat) und mit $^{11}/_{10}$ (der Verdünnung) vervielfacht werden, d. h. wir dividieren sie in der Praxis durch 3. Die normale Zahl ist 0—5 Zellen im cmm; 6—10 ist verdächtig; was darüber ist, kann zum Pathologischen gezählt werden. Eine Psychose mit Vermehrung der Zellen ist gewöhnlich Paralyse. — Will man die einzelnen Zellformen differenzieren, so färbt man am besten nach den bekannten Methoden ein Zentrifugat. Plasmazellen des Liquors deuten bei Psychosen meist auf Paralyse. — Noch wichtiger ist die Wassermannsche *Reaktion* des Liquors, wobei oft die Auswertung mit verschiedenen Liquordosen nötig ist. Bei Paralyse ist die Reaktion gewöhnlich stark, bei Lues des Zentralnervensystems häufig schwächer. — Eine wichtige kolloidchemische Methode ist die *Goldsolreaktion* nach C. Lange. Man fügt zu 1 ccm 10-, 20-, 40-, 80- usw. bis 320000mal verdünnten Liquor je 5 ccm nach besonderer Vorschrift hergestellte, rote kolloidale Goldsollösung und beobachtet die Farbänderung nach 24 Stunden. Sie kann erfolgen von rot über rotviolett, violett, rotblau, blau, hellblau zu weiß. Im normalen Liquor tritt keine Verfärbung auf oder höchstens eine ganz geringgradige der ersten Verdünnungen. Der Liquor von Schizophrenen und Manisch-depressiven verhält sich wie normaler Liquor. Bei Paralyse werden die ersten Verdünnungen stark, meist bis zu weiß entfärbt („Linksreaktion"), die letzten gar nicht, während z. B. bei infektiöser Meningitis die mittleren Verdünnungen den stärksten Ausschlag geben. Blutiger Liquor macht die Goldsolreaktion unbrauchbar. — Die *Mastixreaktion* bewertet in gleicher Weise Trübung und Ausflockung. Die Kolloidreaktionen können nur von Geübten durchgeführt werden. — Chemisch ist die Nonnesche „Phase I" von Bedeutung: Man mischt etwa 1—2 ccm des Liquors mit ebensoviel gesättigter wässeriger

Ammoniumsulfatlösung ohne Erwärmen: bei zentralen syphilogenen Erkrankungen tritt gewöhnlich eine Trübung oder wenigstens Opalescenz auf, die vermehrte Globulin- (und Nuclein-) Anwesenheit nachweist. Kocht man nun, so fallen auch die übrigen Eiweißstoffe aus (NONNE „Phase II"); letztere Untersuchung macht man aber besser mit den von NISSL angegebenen graduierten Gläschen, in denen man 2 ccm des frischen Liquors mit 1 ccm gewöhnlichem ESBACHschen Reagens versetzt und dann eine halbe bis $^3/_4$ Stunde zentrifugiert; am Boden des Gläschens sammelt sich der Niederschlag und kann abgelesen werden; der

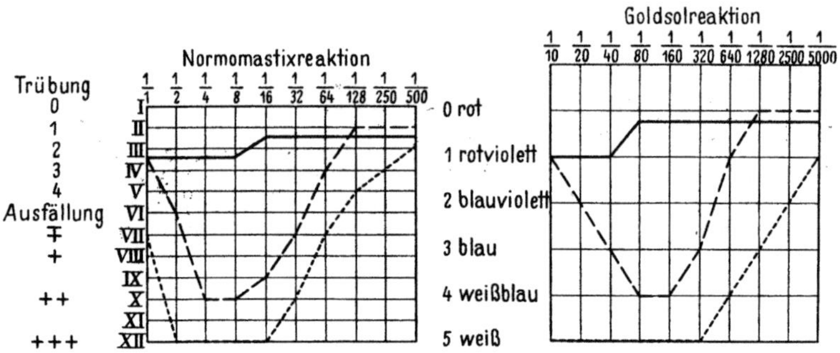

Abb. 9. Beispiel zweier Liquor-Reaktionen. ——— Gesund. – – – Hirnlues. ·········· Paralyse.

normale Liquor enthält kaum über 0,2—0,35$^0/_{00}$ Eiweiß; bei pathologischen Zuständen tritt oft Vermehrung auf das Zwei- oder Mehrfache auf.

Phase I ist regelmäßig positiv (Opaleszenz) bei Paralyse, angeborener Syphilis, bei extramedullärem Tumor, ein wenig seltener bei Tabes und anderen Luesformen des Zentralnervensystems, nur in einem Teil der Fälle bei Hirnabszeß und anderen Krankheiten im Gehirn, Rückenmark und seinen Häuten.

I. Seniles und präseniles Irresein (Alterspsychosen).

Die *senilen Psychosen* haben alle eine bestimmte Tendenz zum Fortschreiten bzw. zum allmählichen Abbau des Gehirns. Auszuschließen ist es natürlich nicht, daß es nicht auch heilbare Psychosen gibt, die dem Senium angehören. Dazu möchte ich aber „senile Melancholien", d. h. solche mit leichten organischen Zügen, oder organische Verwirrtheiten und Delirien nicht rechnen, denn wenn man genauer zusieht, so findet man immer, daß auch nach dem Verschwinden der auffallenden Symptome der Patient ein im Sinne der Dementia senilis geschwächter Mensch ist. Andere Psychosen, wie z. B. manisch-depressive Auftritte, sind natürlich auch bei alten Leuten nicht als senile zu bezeichnen, solange organische Zeichen fehlen.

Die Alterspsychosen zerfallen klinisch und anatomisch in drei Gruppen: Die Gehirnarteriosklerose *(arteriosklerotisches Irresein)*, die einfache (immerhin verschiedenartige) Atrophie des Gehirns *(einfache Dementia senilis)*, und eine in ihrer Eigenart noch ungenügend erfaßte Hirndegeneration mit einem viel schwereren, qualitativ veränderten Krankheitsbild *(ALZHEIMERsche Krankheit). Zu der ersten und der letzten Veränderung tritt natürlich früher oder später regelmäßig auch eine Ernährungsstörung des ganzen Gehirns, und außerdem können die drei Prozesse in beliebigen Kombinationen von Anfang an verbunden sein.* Wir haben in praxi selten reine Formen.

Schwierigkeiten machen der Begriff und der Name der Presbyophrenie. WERNICKE hat damit eine senile Psychose abgegrenzt, die sich auszeichnet durch submanische Verstimmung, große vitale Frische, sehr langsame Zunahme der Verblödung, gute Erhaltung der Persönlichkeit, große geistige Regsamkeit bei im Verhältnis zu den übrigen Funktionen besonders starker Merkschwäche mit Konfabulationen und Desorientierung. Später hat aber O. FISCHER eine ganz andere, und zwar eine besonders schwere Form „Presbyophrenie" genannt, worauf der Name verschiedentlich, so auch in früheren Auflagen dieses Buches, an diese Form geknüpft wurde. Diese Terminologie hat sich aber nicht durchgesetzt. Da scheint es mir zur endlichen Vermeidung der Konfusion am geeignetsten, *dem Namen „Presbyophrenie" seine alte* WERNICKE*sche Bedeutung zu belassen, wobei aber die damit bezeichnete Form inhaltlich als eine spezielle Ausprägung des einfachen senilen Irreseins zu betrachten ist, zu der es alle Übergänge gibt. Die Presbyophrenie im* FISCHER*schen Sinne muß dann in der „*ALZHEIMER*schen Krankheit" mit ihrem unbequemen Namen aufgehen, von der sie nach den bisherigen Kenntnissen doch nicht zu unterscheiden ist*[1].

Anatomisch ist das Wesentliche aller senilen Psychosen die diffuse Reduktion der Hirnsubstanz und *symptomatisch* der Komplex des organischen Psychosyndroms. Bei dem arteriosklerotischen Irresein kommen neurologisch-cerebrale Erscheinungen dazu, und die psychischen Defekte haben lange etwas Lakunäres. Bei den ALZHEIMERschen Formen wird das Bild durch die Erregung und einige andere Symptome kompliziert. Bei den einfachen senilen Bildern sind die körperlichen Symptome diffus (Schwäche, Zittern usw.) und bleiben oft lange im Hintergrund.

Die drei senilen Formen haben innerhalb der organischen Gruppe eine gemeinsame *Differentialdiagnose*, die gegenüber der Paralyse hauptsächlich durch die Abwesenheit der körperlichen paralytischen Zeichen bestimmt wird. Gegenüber dem alkoholischen Korsakow ist das Fehlen der alkoholischen Symptome und bis zu einem gewissen Grade der Neuritis ausschlaggebend. Die übrigen organischen Krankheiten (Hirntumor, multiple Sklerose usw.) tragen ihre besonderen neurologischen Charaktere.

Der Alkoholkorsakow ist in der Regel im Anfang euphorisch, aber nicht manisch wie die klassische Paralyse. Die schwereren Verstimmungen der Senilen sind ganz überwiegend depressive.

Organische Depressionen, namentlich senile, sehen oft äußerlich Spätkatatonien sehr ähnlich, indem sie abweisend (ähnlich Negativismus), mutistisch sind, Launen und Marotten haben (ähnlich Stereotypien). Die allgemeinen spezifischen Zeichen, namentlich Gedächtnisdefekte, können im Anfang noch fehlen. Zur Erkennung dienen namentlich die guten Affektreaktionen, die sich allerdings nur in wenig auffallenden Bewegungen der Mundwinkel äußern können, dann Anhäufung organischer Wahnideen: Millionen Jahre im Fegefeuer; der Bauch ist eine Kloake, ist wie ein Ballon gebläht (während er in Wirklichkeit leer und eingezogen ist). Solche Ideen sind bei Schizophrenien zwar nicht ausgeschlossen, aber sehr selten.

Auch eine Anzahl *therapeutischer* Gesichtspunkte sind der Gruppe gemeinsam. Wie die Paralyse gefährden sie z. B. das Vermögen und die zivilrechtlichen Verhältnisse überhaupt. Man muß sich deshalb in jedem einzelnen Fall fragen, ob Vormundschaft einzuleiten sei.

Man hüte sich vor dem Rate, daß der Patient die gewohnte Beschäftigung ohne Ersatz aufgeben solle, wenn es nicht absolut notwendig ist. *Oft wird die Senilität erst zur Krankheit infolge des plötzlichen Aufhörens der gewöhnlichen Lebensreize.*

Die Internierung in eine Anstalt wird man bei einem Senilen viel weniger anordnen und viel seltener zu einer dauernden werden lassen als beim Paralytiker. Wenn der Senile ein Heim hat, soll er unter gewöhnlichen Umständen da bleiben können. Erst wenn akzessorische Symptome (Unruhe, Verwirrtheit) oder Gefahr für sich und die Umgebung auftritt, wenn er melancholisch ist, wenn er mit Licht und Feuer unvorsichtig umgeht, den Gashahn offen läßt, zu sexuellen Attentaten geneigt ist,

---

[1] KIHN (in WEYGANDT: Lehrbuch der Nerven- und Geisteskrankheiten, S. 368. Halle a. S.: Marhold 1935) versteht unter *chronischer Presbyophrenie* ungefähr den WERNICKEschen Begriff, unter *akuter Presbyophrenie* etwas wie unseren Alzheimer.

Frau und Kinder bedroht, dann soll er in die Anstalt. Ist die Gefahr vorüber, so soll man sehen, ihn wieder unter normale Umstände zu bringen.

Die für alle Beteiligten sehr lästigen nächtlichen Delirien lassen sich manchmal durch Schlafmittel bekämpfen, aber lange nicht in allen Fällen. Neben den gewöhnlichen Mitteln ist hier die Bromidia zu empfehlen, die entschieden gerade für diese Fälle eine glückliche Verbindung von narkotischen Stoffen bildet. Die Herstellung ist Geheimnis, die Zusammensetzung wird angegeben. Man kann das Mittel aber in jeder Apotheke zusammenstellen lassen. Nur sieht dann das Präparat trübe aus und muß geschüttelt werden. RIS empfiehlt bei der „umgekehrten Tagesordnung" (Unruhe in der Nacht, Schlaf am Tage), abends etwa um 8 Uhr 0,03 Opium zu geben; nach 1—2 Wochen soll sich der Schlaf in der Nacht einstellen, worauf das Mittel bis auf weiteres ausgesetzt werden kann. In schweren Fällen sollen zwei Dosen (6 und 8 Uhr) gegeben werden; selten wäre eine dreimalige Gabe (4, 6 und 8 Uhr) täglich nötig.

a) Der Altersblödsinn (einfache Dementia senilis) und seine Komplikationen.

Der einfache Altersblödsinn ist vielleicht nur eine Übertreibung der allmählichen Rückbildung des Gehirns, die — zunächst symptomlos — in der Regel im Anfang der Fünfzigerjahre beginnt.

Oft fällt als krankhaft zuerst eine *Charakterveränderung* auf; manchmal im Sinne der Karikierung persönlicher Eigentümlichkeiten: Sinn für Ordnung kann zu kleinlicher Pedanterie werden, Festigkeit zu blödem Eigensinn, Vorsicht zu Mißtrauen, haushälterischer Sinn zu schmutzigem Geiz. Dann kommt wie bei der Paralyse die fälschlich sog. *ethische Abstumpfung*, die auch hier ein kombiniertes Produkt der unvollständigen Auffassung und Verarbeitung von Erlebnissen und Ideen und der Affektstörung ist, die oft schon gleichzeitig eintritt mit ihrer gesteigerten negativen und positiven Suggestibilität. Manchmal wird der Eintritt des Krankheitsstadiums durch eine sexuelle Erregung markiert. Männer, die längst impotent waren, „fühlen sich wieder jung" und begehen unter Umständen geradezu Exzesse. Andere bleiben mehr oder weniger impotent, es nimmt aber die Libido zu.

Später kommen *Gedächtnislücken*, zuerst vereinzelt, dann fließen sie zusammen, bis die letzten Jahre überhaupt nicht mehr erinnert werden können (s. S. 55f.). Langsam wird die Grenze immer weiter zurückgeschoben, bei dieser Krankheitsform oft so schematisch, daß z. B. eine Greisin, die in den 90 Jahren ihres Lebens an vier Orten gewohnt hatte, sich nach einiger Zeit in der letzten, seit Jahren verlassenen, dann in der vorletzten und schließlich in der Wohnung ihrer Kindheit glaubte. Frauen haben ihre Heirat vergessen und nennen sich mit ihrem Mädchennamen. Viele dieser Kranken leben zuletzt nur noch in ihrer Jugend, die manchmal mit halluzinatorischer Leibhaftigkeit vor ihnen steht. Die wichtigsten Ereignisse kann man den Kranken in diesem Stadium innert weniger Minuten mehrfach erzählen, und immer fassen sie die Nachricht wieder als eine neue auf mit der entsprechenden Gefühlsreaktion. Doch werden manchmal Erlebnisse, die tief an die persönlichen Komplexe rühren, wie etwa eine ungerechte Beschuldigung, inselartig behalten; auch eingeübte Gedankengänge bleiben manchmal dauernd gut reproduzierbar. Solche Vorstellungen werden dann gern immer und immer wieder als etwas Neues vorgebracht.

Lebhafte Naturen füllen die Gedächtnisleere mit spontanen *Konfabulationen* aus, erzählen phantastische Geschichten, was sie alles getan und erlebt haben; bei torpideren muß man das Symptom durch Fragen hervorlocken.

Der *Ideengang* wird stark eingeschränkt, wenn auch die Kritiklosigkeit seltener und später den hohen Grad erreicht wie bei der Paralyse.

Torpide und depressive Fälle geben die aktiven Relationen zur Umgebung früh auf. Bei allen wird das Handeln ungeschickt, unstät, schließlich ganz unsinnig. Sie lassen sich zu dummen Geldanlagen und unangebrachten Schenkungen und Vermächtnissen verführen. Senile sind nicht nur deswegen günstige Objekte für Erbschleicher, weil sie bald sterben, sondern namentlich deswegen, weil sie geschickten Beeinflussungen gegenüber widerstandslos sind. Nicht selten geht das Attentat auf das Vermögen via Heirat, wozu die erhöhte Sexualität bei manchen Kranken Anlaß bietet. In sehr vielen Fällen bleiben die äußeren Formen lange erhalten.

Eine mir ganz unbekannte Dame empfing mich bei der Konsultation als eine Freundin (obschon sie ganz gut sah), knüpfte mit mir in den gewöhnlichen Phrasen eines Besuches ein lebhaftes Gespräch an, ohne, abgesehen von der Grundfiktion, irgendwie zu entgleisen, fragte, was meine Kinder machen (die ich gar nicht hatte), es freue sie, daß ich endlich wieder einmal gekommen sei, es sei kaltes, aber schönes Wetter usw.

Manche fühlen sich nirgends mehr wohl, namentlich in der Nacht. Sie geistern planlos oder mit unklaren Vorstellungen oder, um nach ihren Sachen zu sehen, im Hause herum. Im letzten Stadium kommen meist eigentliche Delirien, namentlich nächtliche, hinzu; die Leute leben in Halluzinationen, oft in Reproduktionen von Erlebnissen aus der Jugend, aber auch in anderen abenteuerlichen und meist affektbetonten Trugvorstellungen.

Wahrnehmung und *Aufmerksamkeit* werden im Sinne des organischen Syndroms allmählich gestört.

Die *Orientierung* wird ziemlich spät gefälscht, oft zuerst vorübergehend in der Nacht, dann auch am Tag. Die Kranken wissen nicht mehr, welchen Jahrgang wir haben, oft nicht einmal das Jahrhundert, in schweren Fällen vergessen sie, wo sie sind. Der Störung sind sie sich gar nicht immer bewußt.

Im letzten Stadium betrifft die Desorientierung auch die einfachsten Situationen. So ist namentlich charakteristisch, wie sich ängstliche Senile, wenn man sie heben oder tragen muß, überall anklammern, an Menschen und Türen und jeden Gegenstand, dessen sie habhaft werden können, wodurch sie natürlich erst die Gefahr schaffen, zu fallen.

Die große Mehrzahl der Senilen hat nur diese Grundsymptome; es handelt sich um einen *einfachen Altersblödsinn*, analog der einfachen Paralyse, der einfach dementen Schizophrenie.

Nun können aber verschiedene *akzessorische Symptome* das Bild verändern und oft erst die Anstaltsversorgung nötig machen. Die Torpidität kann sich bis zum Stupor steigern, die Lebhaftigkeit bis zu einem Erethismus, der die Kranken in beständiger Tätigkeit mit Rededrang kaum mehr zur Ruhe kommen läßt. Die leichten Affektverschiebungen, die im Senium häufig sind, können sich steigern bis zu melancholischen und manischen Zuständen, wovon die ersteren ungemein häufig, die letzteren ziemlich selten sind (*senile Melancholie* und *Manie*). Die Depression ist oft mit Angst gepaart, wenn auch weniger als bei den arteriosklerotischen Formen.

In solchen Affektzuständen werden regelmäßige *Wahnideen* gebildet, je nach dem Gemütszustand Kleinheits- oder Größenwahn, in der Regel in recht unsinniger Form: „Ich muß so viel Wasser lösen, dann wird die Wärterin den Topf nicht mehr leeren; wie soll es kommen? Ich habe so

Brennen, und wenn mir dann die Wärterin kein Wasser gibt? Und wenn diese Jacke schmutzig ist, dann schickt man mir nur so dünne.“ Hinzu kommen oft die für organische Krankheiten spezifischen nihilistischen oder Enormitätsvorstellungen und gelegentlich auch mikromanische Ideen, indem die Kranken sich selbst oder irgendwelche ihrer Körperteile ganz klein glauben, was ihnen zu Angst Anlaß gibt.

Recht häufig mischen sich in diese affektiven Wahnideen solche des Mißtrauens, der falschen Eigenbeziehung und der Verfolgung, speziell *der Wahn, bestohlen zu werden.*

Schon bei sonst einfachen Formen kommen im letzten Stadium deliriöse Zustände mit *Halluzinationen* vor; einzelne Sinnestäuschungen können auch dann und wann früher auffallen; regelmäßig handelt es sich um Gehörs- und auch Gesichtstäuschungen. Halluzinationen des Geruchs und Geschmacks sind selten. Die Kranken sehen und hören traumhafte

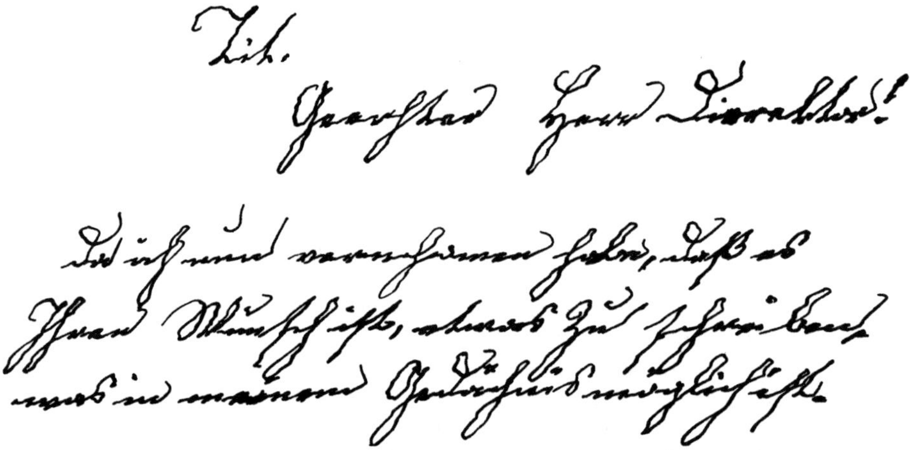

Abb. 10. Schrift eines einfach senil Dementen leichteren Grades mit regelmäßigem mittelschlägigem Zittern. Keine Koordinationsstörung. Der psychische Defekt ist angedeutet in einigen Korrekturen und in dem ‚*vernhomen*“, in dem das *o* an richtiger Stelle versagte und dann an falscher eingesetzt wurde.

Vorgänge. Sie leben z. B. in einer früheren Betätigung, oder sie beschäftigen sich wie Alzheimerkranke damit, alles durcheinander zu machen, die Betten und alle ihre Sachen zusammenzupacken, um „heim“ zu gehen u. dgl. („Beschäftigungsunruhe“). Oft werden die Kranken unrein, nicht bloß aus Sorglosigkeit und Lähmung, sondern sie fangen leicht an, mit den Exkrementen zu spielen. Solche Zustände, die in ihren stärkeren Graden als schwere Delirien bezeichnet werden müssen, sind zunächst am häufigsten in der Nacht, oder sie dauern als vorübergehende Erregungen tage- und wochenlang, oder sie bilden schließlich gegen das Ende hin einen chronischen Zustand, der Monate und Jahre anhalten kann.

Andere akzessorische Symptome kommen von lokalen Störungen im Gehirn her: Lähmungen, aphasische, apraktische Symptome. Meist wird auch das Rückenmark mehr oder weniger beteiligt, so daß die Sphinkteren, eventuell auch die (unteren) Extremitäten, nicht mehr richtig dirigiert werden.

Sonst sind die körperlichen Symptome hauptsächlich Grundsymptome: die marastischen Erscheinungen des Alters, dann die Folgen des Hirnschwundes wie Ungeschicklichkeit, starre, kraftlose Bewegungen, diffuse striäre Symptome, zitterige und auch sonst ungeschickte Schrift.

Je nach den akzessorischen Symptomen hat man verschiedene Formen herausgehoben.

Sind gar keine akzessorischen Symptome da, so haben wir den *Altersblödsinn im engeren Sinne* oder die *einfache Form der Dementia senilis* vor uns. Unter den Anstaltsfällen sind die Formen mit Affektverschiebungen, die *senilen Melancholien und Manien* wohl die häufigsten. Die besonnenen Formen mit Wahnbildung und eventuell Halluzinationen werden als *senile Paranoia* (oder paranoide Form der Dementia senilis) bezeichnet. Sie sind nicht häufig. Die Leute werden von Nachbarn ausspioniert, schikaniert, namentlich von den Hausgenossen bestohlen, finden an allen Orten Beziehungen zu sich, Bestätigung ihrer Ideen in Stimmen usw.

Nicht so selten färben *katatone Symptome* das Bild. Manche dieser Fälle erweisen sich aber als senil gewordene latente Schizophrenien; andererseits können Stereotypien durch alte Angewöhnungen (am Schnurrbart zupfen u. ä.) vorgetäuscht werden, Verbigeration durch beständigen Ausdruck des nämlichen Gefühls („Ach Gott, hilf mir!").

Der *Verlauf* der einfachen Dementia senilis ist meist ein sehr langsamer; er kann sich über mehr als ein Jahrzehnt erstrecken. Weitgehende Remissionen sind hier nicht zu erwarten.

Auch die paranoiden Formen mit voller Besonnenheit verlaufen meistens sehr chronisch, unterliegen aber in bezug auf die Wahnideen etwas stärkeren und häufigeren Schwankungen, so daß manchmal recht erträgliche Zustände mit fast deliriösen abwechseln können.

Viel seltener als beim arteriosklerotischen Irresein kommen interkurrente *akute Verwirrtheiten* vor, die zu beliebiger Zeit auftreten können, nach einigen Wochen oder Monaten vollständig abheilen und nahezu den Status quo ante hinterlassen (Handlungsfähigkeit!).

Die senilen Manien und Melancholien können heilen, die Manien recht oft, die Melancholien weniger häufig. Es bleibt dann die senile Verblödung, wenn auch oft auffallend gering an Stärke. Wie bei der Paralyse neigen aber die affektiven Formen zu einer dauernden Verschiebung des Affektes, indem nach Ablauf des Sturmes eine leichtere euphorische oder depressive Stimmung bleibt. Die senile Melancholie kann sich sogar jahrelang, bis zum Tode, auf der nämlichen Höhe der melancholischen Verstimmung halten.

Anatomisch erweist sich die Altersverblödung als eine *diffuse Reduktion* des ganzen Zentralnervensystems. Die Windungen sind wie bei der Paralyse verschmälert, an der Oberfläche uneben, die Ventrikel erweitert, das ganze Gehirn ist verkleinert.

Die *Pia* ist getrübt, aber kaum eigentlich verwachsen, ebensowenig infiltriert.

Die *Ganglienzellen* verschwinden auf verschiedene Arten. Sie lösen sich auf, degenerieren fettig oder pigmentig; es bilden sich Vakuolen in ihnen. Die Glia hypertrophiert, aber mehr an Zahl der Elemente als an Stärke derselben; die Zellen bleiben kleiner und zarter, die Fasern dünner als bei der Paralyse; Mitosen sieht man selten (außer in akuten Herden). Dabei finden sich natürlich Abbauzellen und Abbauprodukte, oft auch Plaques (Drusen) und Fibrillenveränderungen in ganz verschiedenen Verhältnissen.

Hier sei die **Picksche Krankheit** erwähnt, eine einfache Atrophie hauptsächlich in der Rinde, aber mehr oder weniger beschränkt auf bestimmte Hirnlappen, wodurch entsprechende Herdsymptome in den Vordergrund kommen. Sie kann schon vor dem eigentlichen Senium ausbrechen (Schneider: Mschr. Psychiatr. **65**, 230).

Die *Ursachen* des Altersblödsinns sind noch ganz dunkel, jedenfalls ist Erbanlage dabei beteiligt. Die Fälle häufen sich etwa vom 65. Jahr an.

Besonders frühes Versagen der trophischen Energie des Gehirns kommt namentlich vor bei *Oligophrenen* (gelegentlich schon in den vierziger Jahren), bei *Alkoholikern* („Dementia *alcoholico-senilis*"), bei *Manisch-depressiven* und bei *Herzkranken*.

Anlaß zum Ausbruch geben nicht selten akute schwächende Krankheiten, Pleuritis, Schenkelhalsbruch u. dgl.

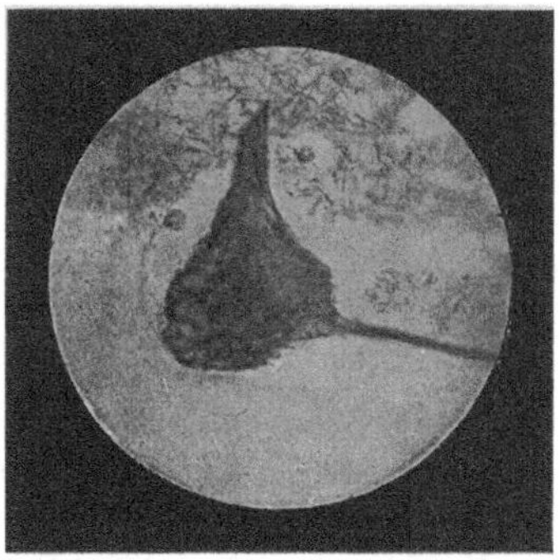

Abb. 11. Pyramidenzelle bei einfacher Dementia senilis. Die wohlerhaltenen (im Präparat klareren) Fibrillen bilden ein Netz um die Fetttröpfchen, die einen Teil der Zelle ausfüllen und hervorwölben.

Differentialdiagnose. Das Schwierigste bei der Diagnose ist die Abgrenzung gegenüber dem „normalen" Senium. Es ist willkürlich, wo man die Grenze ziehen will. Für forensische Zwecke wird man sich an die praktischen Momente halten; ein Großkaufmann ist ceteris paribus bei geringeren Störungen krankhaft und handlungsunfähig zu erklären als ein Tagelöhner. Ja, unter seltenen Umständen werden uns ein paar unschuldige Wahnideen noch nicht veranlassen, den Patienten praktisch als geisteskrank zu erklären, während natürlich im medizinischen Sinne alle solchen Fälle, gerade wie die mit erheblichen Affektverschiebungen, krankhaft sind.

Vom *arteriosklerotischen Irresein* unterscheidet die Krankheit der Mangel an arteriosklerotischen und lokalen Erscheinungen, das allgemeinere Ergriffensein aller Funktionen, die größere Stetigkeit des Verlaufs. Die Häufigkeit der Kombination beider Krankheiten kann aber Schwierigkeiten bereiten, glücklicherweise meist nur theoretische.

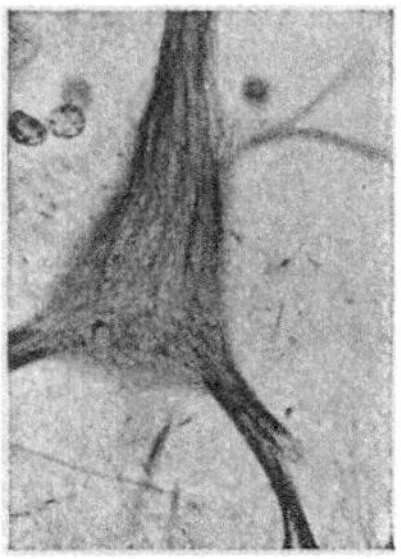

Abb. 12. Normale Rindenzelle. Fibrillenfärbung.

Die melancholischen und manischen Zustände erkennt man als senile an den organischen Zeichen der Krankheit, der Labilität der Affekte, dem Unsinn der Wahnideen usw. Manchmal wird die Schwäche des Gedächtnisses dadurch enthüllt, daß die Affekte abnormen Einfluß auf dasselbe ausüben. Ein Melancholiker im beginnenden Senium, dessen Gedächtnis sonst noch ganz intakt scheint und der auch noch ziemlich weitgehend arbeitsfähig ist, kann dadurch auffallen, daß er alle angenehmen Erlebnisse vergißt (nicht absperrt), während er die seiner Stimmung entsprechenden noch gut behält.

Behandlung. Für die *Prophylaxe* des Altersblödsinns wissen wir nichts zu tun, als die gewöhnlichen Nervenschädigungen, vor allem den Alkohol, zu meiden. Außerdem soll der Arzt sich hüten, Gelegenheitsursachen zu schaffen; alte Leute mit Schenkelhalsbruch soll man, wenn immer möglich, nicht lange im Bett halten.

Die ausgebrochene Krankheit läßt sich natürlich nicht heilen. Symptomatologisch ist auf die allgemeinen Grundsätze der Behandlung der senilen Psychosen (s. S. 185/186) zu verweisen.

b) Das arteriosklerotische Irresein.

Das *arteriosklerotische Irresein* hat sehr mannigfaltige Erscheinungsweisen. Meistens ist die Hirnarteriosklerose mit verschiedenen Symptomen da, bevor man von einer Psychose sprechen kann. Die wenigsten Fälle kommen überhaupt zum Irrenarzt. Die Arteriosklerose bedingt an sich noch keine Psychose; diese kommt erst dann hinzu, wenn eine diffuse

Reduktion der Hirnmasse eintritt (abgesehen von vorübergehenden deliriösen Zuständen und den Affektstörungen von großen Hirnherden aus).

Die neurologisch-cerebralen Symptome bestehen in Schlaflosigkeit, Kopfdruck, Kopfweh mit großen Schwankungen, allgemeinem Schwindel, Ohnmachten, Ohrensausen, Flimmern vor den Augen, eventuell Paresen und allen möglichen Herdsymptomen (Hemiplegie, Hemianopsie, aphasische, apraktische Störungen usw.). Auch die letzteren organischen Ausfallserscheinungen sind oft nur Folge gestörter Gefäßinnervation und deshalb im Anfang meistens vorübergehend.

In sehr vielen Fällen kommen Symptome von seiten anderer Organe dazu, die ebenfalls durch die Arteriosklerose geschädigt sind, namentlich der Nieren und des Herzens.

Die psychischen Symptome beginnen wie die körperlichen sehr schleichend und kommen und gehen im Anfang. Die Patienten fühlen oft wie eine Leere in ihrem Geist, ihre Initiative erlahmt, es wird ihnen mühsam, sich zu einer Handlung aufzuraffen. Die Ausdauer nimmt ab, die gewohnte Aufmerksamkeit wird ihnen beschwerlich, sie ermüden viel leichter als früher. *Diese Symptome werden regelmäßig schmerzlich empfunden,* wodurch wieder das Krankheitsbild schwerer gemacht wird. Es besteht aber unzweifelhaft auch eine primäre Neigung zu Depression und zu ängstlicher Auffassung der Erlebnisse, ja zu oft schweren Angstzuständen, die offenbar häufig direkte Folge der Zirkulationsstörungen im Gehirn sind.

Dieses Stadium kann jahrelang dauern ohne wesentliche Verschlimmerung. Immerhin wird die *Affektivität* gewöhnlich nach und nach labiler und ungehemmter. Das Interesse der Kranken wird zwar eingeschränkt und die Neigung zu Depression dämpft einigermaßen Gefühlsschwankungen, und dennoch sieht man, wie sie oft in allen Richtungen im Sinne von Reizbarkeit und psychischem Schmerz, aber in Momenten besseren Befindens auch im Sinne von Freude und Wehmut reagieren können, und zwar, was das Charakteristische ist, schon auf Kleinigkeiten.

Nach und nach kann das Bild unter vielen Schwankungen schwerer werden. *Angstzustände* von minuten- bis wochenlanger Dauer können deliriösen Charakter annehmen mit Verkennung der Umgebung, entsetzlichen Wahnideen, zerschnitten, verbrannt, lebendig begraben zu werden, meist als Strafe für Sünden. Die Patienten ringen nach Atem, schreien, klagen sich an, drängen wild fort, machen brutale Suizidversuche. In der Zwischenzeit besteht Neigung zu eigentlicher Melancholie. Die Kranken werden mutloser, ängstlich, empfinden alles schmerzlich, bilden depressive Wahnideen, namentlich auch hypochondrische.

Sonstige *deliriöse Zustände* sind bei den unkomplizierten Formen ziemlich selten, um so häufiger aber bei den apoplektischen.

Schubweise oder allmählich werden die organischen Psychosymptome schwerer und andauernder (Konfabulationen sind selten sehr zahlreich); die Körperkraft nimmt ab, die Leute bleiben ins Bett gebannt und sterben an Marasmus oder an apoplektischen Anfällen.

Apoplektische Formen. Sehr häufig geht die ganze Krankheit von den Anfällen aus, oder diese bedingen in erster Linie den Verlauf. Dabei handelt es sich sowohl um Blutungen wie um Erweichungen. Der erste Anfall tritt nach arteriosklerotischen Vorboten beliebiger Intensität und beliebiger Dauer oder auch bei bisher noch ganz gesunden Leuten auf mit den gewöhnlichen Symptomen von Kopfschmerz, Wallungen, Schwindel, Niederstürzen und nachfolgenden Allgemeinsymptomen und Herderscheinungen, welch letztere je nach dem Sitz und der Ausdehnung des Herdes bleiben oder sich zurückbilden. Abhängig von dem allgemeinen Ernährungszustand des Gehirns und wohl auch von der Lokalisation des Herdes können sich nun früher oder später die psychischen Zeichen der diffusen Hirnatrophie anschließen. In vielen Fällen bleibt indessen die Psyche jahrelang so wenig gestört, daß die Patienten noch handlungsfähig sind. Nur die Affektivität ist auch in diesen Fällen häufig deutlich verändert im Sinne der Labilität. Oft schon unmittelbar nach dem Schlaganfall sind die Patienten viel leichter zum Weinen und sogar zum Lachen zu bringen als früher. In manchen Fällen empfinden sie das direkt unangenehm; eigentliches Zwangslachen und Zwangsweinen, d. h. mimische Äußerungen, denen kein wirklich empfundener Affekt qualitativ und quantitativ entspräche, ist ein seltenes Lokalsymptom von der Thalamusgegend aus.

Sonst unterscheidet sich die *Dementia apoplectica* nicht wesentlich von der einfachen arteriosklerotischen Demenz ohne Schlaganfälle, mit der sie durch Übergangsformen mit kleinen Anfällen verbunden ist. Immerhin kann unter Umständen die „Verblödung" eine bloß affektive sein.

Regelmäßig bleibt die Persönlichkeit mit ihren Strebungen relativ lange erhalten; auch wenn die Kranken schon recht blöde erscheinen, sind sie in den Grundzielen ihres Wollens nicht viel verändert, nur verstehen sie nicht mehr alles und lassen sie sich von den Affekten mehr beherrschen. Auch die Ausfallsymptome sind *„lacunär"*, d. h. zeitlich und in bezug auf spezielle Funktionen ganz unregelmäßig teils vorhanden, teils fehlend; gute Gedächtnisleistungen überraschen neben totaler Hilflosigkeit des Erinnerungsvermögens, richtige Urteile neben ganz beschränkten. Während man bei Paralyse, Dementia senilis und Alzheimer von dem gewöhnlichen Zustand mit großer Wahrscheinlichkeit auf die Möglichkeit einzelner Leistungen schließen kann, wäre es hier sehr trügerisch.

Verlauf. Zuerst mag das Schwinden der Elastizität der Gehirngefäße rasche Ermüdung bewirken und die Anpassungsfähigkeit des Gehirns an die verschiedenen Bedürfnisse stören.

Schließlich kommt es zu falschen Reaktionen der Gefäße, manchmal geradezu zu lokalen Gefäßlähmungen und Gefäßkrämpfen, die die vorübergehenden lokalen Störungen und manche schwankenden Allgemeinsymptome verursachen. Später kommt die ungenügende Ernährung umschriebener, an Zahl immer zunehmender Hirngebiete und auch des ganzen Gehirns hinzu mit den verschiedenen Folgeerscheinungen, und in dritter Linie die Blutungen und Erweichungen infolge von Bruch der Arterienwand oder Verschluß der Lumina.

Der Ausgang ist der Tod in organischer Verblödung. Die Dauer der Krankheit kann von wenigen Wochen bis zu zwei Jahrzehnten schwanken.

Alter. Das arteriosklerotische Irresein beginnt am häufigsten zwischen 55 und 65 Jahren. Es kommen aber Fälle vor schon in der vierziger Jahren; sie sind meist durch familiäre Disposition bedingt.

Ein funktionell abgegrenztes Krankheitsbild ist die *arteriosklerotische Epilepsie*, die bei verschiedenen Lokalisationen der Arteriosklerose meist schon recht früh auftritt und über kurz oder lang zur Verblödung führt. Sie soll hauptsächlich bei Trinkern vorkommen.

Anatomisch findet man die verschiedensten arteriosklerotischen Verdickungen durch Proliferation der Gefäßzellen, hyaline Degeneration usw. in wechselnden Verteilungen und als Folge derselben lokales Zugrundegehen des Nervengewebes, das durch Glia ersetzt wird („perivasculäre Gliose"), durch capilläre und große Blutungen, durch Erweichungen und außerdem in den meisten Fällen eine diffuse Reduktion der Hirnsubstanz als Äußerung einer *allgemeinen* Ernährungsstörung. Wahrscheinlich kann auch die Summe von unzähligen kleinen Herdchen die nämliche Wirkung haben wie eine vollständige diffuse Störung. Die Pia ist oft bindegewebig verdickt, kaum aber infiltriert oder verwachsen.

Die *Ursachen* der Arteriosklerose sind uns zum großen Teil noch dunkel. Jedenfalls ist die Familienanlage von Wichtigkeit. In neuerer Zeit wird, gestützt auf experimentelle Tatsachen, der Tabak angeschuldigt, seit langem der Alkohol.

Als *auslösende Ursachen* sind schwächende Krankheiten zu nennen, wie bei der einfachen Dementia senilis; das Gehirn, dessen Blutversorgung unter gewöhnlichen Umständen gerade noch genügen möchte, vermag sich dann nicht mehr zu ernähren und atrophiert so stark, daß die psychischen Symptome ausbrechen. Wiederholte stärkere Affekte, namentlich depressive, sind manchmal von einer raschen Entwicklung des arteriosklerotischen Syndroms gefolgt.

Die *Diagnose* ist natürlich in ausgesprochenen Fällen relativ leicht. Im Anfang beruht sie auf den verschiedenen neurologischen Symptomen mit ihrem charakteristischen Wechsel (die aber auch durch funktionelle Hypertonie ohne Arteriosklerose bedingt sein können).

Die Hirngefäßverhärtung selbst ist nicht immer leicht zu diagnostizieren. Stärkere Sklerose der Körperarterien gibt eine gewisse Wahrscheinlichkeit für ähnliche Veränderungen im Gehirn, aber das letztere kann ebensowohl frei sein bei ausgesprochener Verkalkung in anderen Organen, wie auch das Umgekehrte vorkommt. Auch der Zustand der Hirnarterien selbst sowie der Blutdruck stehen nicht in regelmäßigem Verhältnis zu der Schwere der Symptome.

Manische Zustände wie bei der Paralyse kommen bei arteriosklerotischem Irresein kaum vor. Anatomisch braucht bei der Paralyse keine Verdickung der Gefäßwand zu bestehen, während die Infiltration der kleinen Hirngefäße mit Plasmazellen der Arteriosklerose fremd ist.

Gegenüber der *Dementia senilis* und der ALZHEIMER*schen Krankheit* sind namentlich die Schwankungen im Verlaufe maßgebend und dann die Zeichen der Arteriosklerose. Auch die Heredität gibt manchmal Anhaltspunkte. Wenn Umstände, die eine Hirnatrophie begünstigen, wie manisch-depressive Konstitution, angeborene Hirnschwäche, Alkoholismus, Herzstörungen fehlen, spricht ein Alter unter 65 Jahren gegen bloße Dementia senilis.

Der Altersblödsinn und in noch höherem Grade die Paralyse verändern die Persönlichkeit viel früher und stärker als die Arteriosklerose; die gesamten Funktionen des Gedächtnisses, der Kritik usw. sind dort geschädigt, während die Arteriosklerose sich wenigstens für lange Zeit mehr in einem „Mosaik von Einzelsymptomen“ ausdrückt.

Gegenüber der *Hirnsyphilis* ist das Fehlen der neurologischen (Augenstörung usw.) und der serologischen Zeichen der Lues ausschlaggebend.

Behandlung. Bei der Unkenntnis der Ursachen können wir nicht viel *Prophylaxe* gegen die Arteriosklerose treiben. Jedenfalls ist es gut, wenn man Tabak und Alkohol meidet. Dagegen ist auch auf psychischem Gebiet die ausgebrochene Krankheit ein dankbares Objekt der Behandlung, solange keine schweren, spezifisch organischen Symptome vorhanden sind.

Sehr oft ist es möglich, die Patienten von allen psychischen und körperlichen Anstrengungen, die sie nicht ertragen, d. h. die erfahrungsgemäß ihren Zustand verschlimmern, zu befreien. Wenn man nicht weiß, was die Kranken vertragen, so muß man vorsichtig probieren. Weder die

Psyche noch das Herz sollen überanstrengt werden. Letzteres soll aber innerhalb der leicht feststellbaren individuellen Grenzen nicht ohne Übung bleiben. Nach Möglichkeit sind die Kranken auch vor affektiven Stürmen zu schützen. Kommt das Herz nicht nach, so ist es vorsichtig zu behandeln; vernünftige Digitalisdosen vermehren kaum die Gefahr der Apoplexie. Gute Erfahrungen haben wir mit Diuretin (z. B. als Calciumdiuretin dreimal 0,5 pro die) gemacht. Angstzustände können auch von der psychischen Seite mit Opiaten bekämpft werden, eventuell in Kombination mit Herzmitteln. Sehr oft schafft auch Brom, namentlich Sedobrol Beruhigung. Immer mehr wird Luminal in kleinen Dosen gebraucht (z. B. Luminaletten Abends von 6—9 Uhr stündlich je ein Stück; es eignet sich auch in Kombination mit Adalin oder Bromural als Schlafmittel zu 0,05—0,1). Das früher übliche Jod wird immer mehr verlassen. Zahllose andere Medikamente sind gegen Arteriosklerose, speziell auch die des Gehirns empfohlen worden, die man versuchen kann, wenn auch die Meinungen über ihren Wert sehr verschieden sind. So kommen die Wirkstoffe von Knoblauch (z. B. Alysatin), Mistel, Ginster u. a. in Frage.

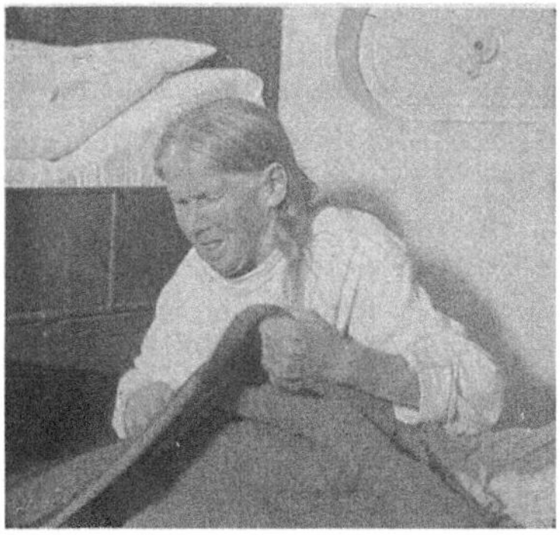

Abb. 13. „Waschende" Alzheimerkranke. Trotz des blöden Gesichtes sieht man den Eifer in der Tätigkeit. Leider ist auf der Abbildung die Folge der Beschäftigung, die Unordnung im Bette, nicht zu sehen.

Genügende Beweise, daß eine der gewöhnlich empfohlenen *Ernährungsweisen* nützlich sei, fehlen. Jedenfalls hat sich der Patient vor Überfüllung des Magens, sei es mit Speisen oder Flüssigkeiten zu hüten. Aufregende Substanzen sowie Alkohol[1] sind zu vermeiden.

Physikalische Prozeduren sind nur vorsichtig und schonend anzuwenden (z. B. obligatorische Ruhe nach dem Bade; keine heißen Bäder). Manchmal schafft ein Aderlaß Erleichterung, so bei ängstlicher Dyspnoe. Gegen Kopfweh sind oft heiße Kompressen angenehm.

Noch wichtiger als die medikamentöse Behandlung ist die psychische, die durch Trost und Ablenkung ängstlichen Kranken Ruhe schaffen soll. *Unter allen Umständen soll man, sobald der Zustand es erlaubt, den Patienten wieder zu beschäftigen suchen.* Im Anfang der Krankheit, bevor der Beruf aufgegeben ist, gelingt das meist nicht so schwer, indem der Kranke eine verkleinerte Dosis seiner gewöhnlichen Arbeit leistet. Geht das nicht, so muß man ihm eine andere Arbeit suchen, die sein Interesse wach hält. Der Herzkraft angemessene Bewegung im Freien ist natürlich anzuraten. Seelische und körperliche Ruhe wird oft befördert durch eine ein- bis mehrstündige tägliche Liegekur, namentlich am Abend. So bekommt man oft für manche Jahre noch ganz erträgliche Zustände. Letzteres ist natürlich auch der Fall, wenn die Arteriosklerose durch eine von ihr unabhängige Involutionsdepression kompliziert war, die mit der Zeit von selbst heilt, nachdem sie das Bild als zu schwer hatte erscheinen lassen.

Bei der arteriosklerotischen *Epilepsie* kann man neben Brom und Luminal auch Jod geben. Sie ist aber meist eine unheilbare Krankheit.

Bei Zufällen nach plötzlichen Herderkrankungen ist oft die wichtigste psychiatrische Aufgabe des Hausarztes, sich klare Begriffe von dem Geisteszustand des Patienten zu verschaffen; er hat manchmal über die Testierfähigkeit aktuell oder nachher in foro als Experte oder Zeuge

[1] „Völlige Alkoholabstinenz ist ein Conditio sine qua non von jeglicher Behandlung" (PILCZ: Wien. med. Wschr. **1910 I**, 626).

zu entscheiden. Man hüte sich, aphasische und paraphasische Symptome (inkl. Paragraphie) mit Verwirrtheit und Demenz zu verwechseln. Wenn der Zustand des Patienten es erlaubt, soll man in allen den Fällen, wo Handlungsfähigkeit in Betracht kommen könnte, sich durch die verschiedensten Verständigungsmittel mit dem Patienten in Beziehung zu setzen suchen. Da Testamente oft erst nach Jahren angegriffen werden, darf man sich die Mühe nicht verdrießen lassen, genaue Notizen zu machen.

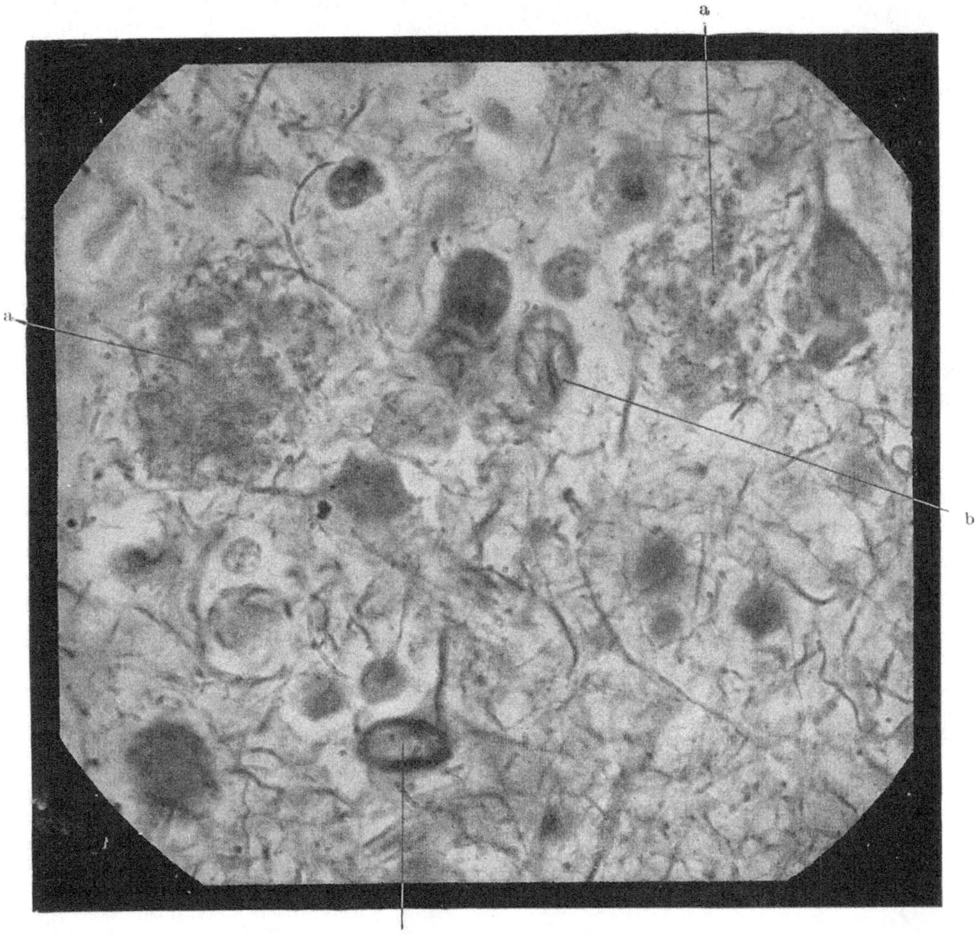

Abb. 14. Hirnrinde bei Alzheimer. a Durchschnitte von großen Drusen. b Degenerierte zusammengebackene Fibrillen. c Zu einem schlingenförmigen Seil zusammengeklebte Fibrillen als Rest einer Ganglienzelle.

c) Die ALZHEIMERsche Krankheit (und die Presbyophrenie O. FISCHERS[1]).

Bei der ALZHEIMERschen Krankheit besteht neben dem organischen Syndrom eine eigenartige Unruhe und eine Alteration des Denkens, die *qualitativ* über die gewöhnliche senile Störung hinausgeht. Die Kranken sind immer in einer Scheintätigkeit („iterative Beschäftigungsunruhe", KLEIST); solange sie gehen und sich wenigstens in der nächsten Umgebung orientieren können, wird beständig herumgekramt, Dinge werden an einen andern Ort hingetragen, überall wird etwas nachgesehen, alles ohne daß dabei in Wirklichkeit etwas geleistet würde. Sind die Kranken schwächer, so können sie nicht ordentlich im Bett liegen; sie sind auch da in Beschäftigung, sitzen schief und quer, strecken die Beine aus dem Bett; mit unsicheren,

[1] S. S. 184.

aber eifrigen Bewegungen werden die Bettstücke durcheinandergezogen, zusammen gedreht, in unordentliche Bündel verwickelt oder auch nur bewegt und aneinander gerieben (der Patient „wäscht"). Bei gutem affektivem Rapport mit der Umgebung werden die Personen und Örtlichkeiten und Situationen und Zeiten ebenso durcheinander gewurstelt wie die Bettstücke. So lange die Kranken reden können, besteht eine gewisse Schwatzhaftigkeit, hinter der aber keine Ideenflucht steckt, wenn nicht ausnahmsweise etwas Manisches hinzukommt; immerhin verlieren sie schon wegen der Geistesschwäche leicht den Faden. Schon früh zeigen sich unklare Lokalsymptome; namentlich wird regelmäßig die Verständigung mit den Kranken schwierig; ohne es zu merken, verstehen sie uns nicht mehr recht, und auch zentrifugal entwickelt sich allmählich eine eigenartige Paraphasie; sie finden erst zeitweise, dann dauernd die Worte nicht, versetzen, wiederholen, verstümmeln sie, bleiben an einzelnen dazugehörigen und nicht dazugehörigen Silben hängen, alliterieren, permutieren, logoklonieren namentlich.

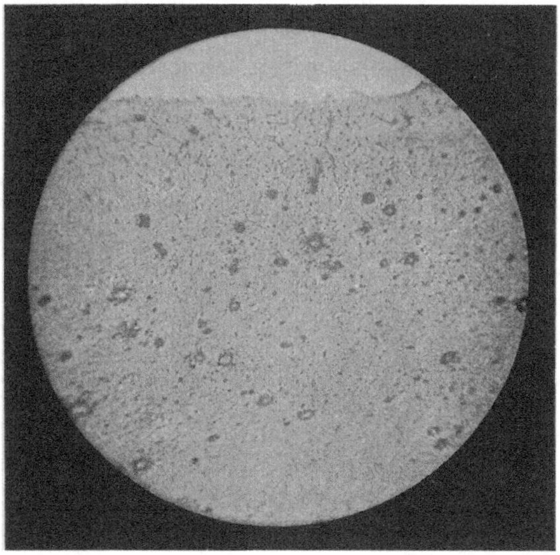

Abb. 15. Alzheimer. Drusen in der Hirnrinde.

Ein Beispiel aus FISCHER[1] veranschaulicht das am besten: „Mutter Gottes, Jungfrau Maria, unser Herr, unser derr, dunser derr, derr, derr, derr, de — de — de — de — Ach, jetzt höre zu, gesegnete Frucht deines Leibes, gib uns heute euer unser unserrer, heiligen Maria bitte für serunser, damit wir viel ... Unser Herr, unser derr, sachen-eschese posenesche damit wir viel machen. Komm *her du Lausbub* komeschesche jetbischesche heiligst unser *Herr, du Lausbub,* du bist unter den Frauen, die Frucht deines Leibes, Jesus no ja, das ist der große, du aber denkesest heiligster unser Herr, unser Herr, no und hier ist doch doch sich sich geheiligt aber für die Sündigen fällst du und heiligst du alle Sünden und Missetaten unser Herr unser Herr gemacht verheißen und Frucht deines Leibes, no er hat das gegegeben immer ..."

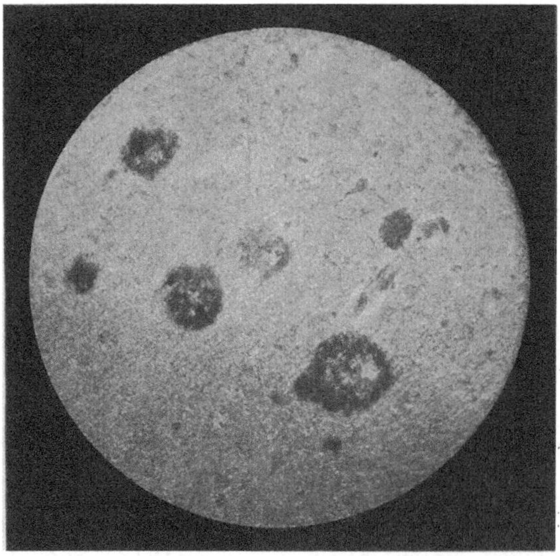

Abb. 16. Alzheimer. Drusen. Stärkere Vergrößerung.

Nicht selten sind bei der Krankheit typische epileptiforme Anfälle. Halluzinationen und Wahnideen, über die man allerdings nicht leicht genauere Auskunft erhält, bestehen häufig. Nach den bisherigen Beschreibungen unterscheiden sich die nach ALZHEIMER genannten etwa 40 Fälle von den von O. FISCHER als Presbyophrenien bezeichneten Formen zum Teil durch ein früheres Alter und dadurch, daß Logoklonie und Reizbarkeit mehr aufgefallen sind. Das ist kein genügender Grund, sie als selbständige Krankheit zu betrachten.

[1] Ein Beitrag zur Klinik und Pathologie der presbyophrenen Demenz. Z. Neur. 12, 125 (1912).

Verlauf. Die Alzheimerformen erschöpfen sich meist innerhalb ein bis zwei Jahren, oft schon nach wenigen Monaten, nachdem die Krankheit manifest geworden ist. Fälle früherer Erkrankung (in einem Falle in den vierziger Jahren) können sich 10 Jahre und mehr hinschleppen. Je akuter die Fälle, um so eher sind Schwankungen zu erwarten; manche der langsameren verlaufen vollständig geradlinig bis zum Tode.

Anatomie. Man hatte früher gemeint, anatomische Merkmale der Krankheit zu besitzen in den histologischen Klümpchen amyloid-ähnlicher Gebilde („Drusen") und in dem Aufquellen und Zusammensintern der Fibrillenbündel in den Ganglienzellen. Es stellte sich aber heraus, daß die beiden Anomalien auch bei der einfachen senilen Demenz und bei geistig gesunden Greisen vorkommen, wenn auch wohl selten so ausgesprochen wie beim Alzheimer. Im übrigen sehen wir die gleichen histologischen Bilder wie bei den andern senilen Atrophien.

Differentialdiagnose. Ausgesprochener Alzheimer läßt sich kaum verkennen. Gegenüber dem Beschäftigungsdelir des Alkoholikers fällt außer der paraphasischen Störung gleich die langsame Auffassung und überhaupt der schlechte intellektuelle Kontakt auf, während der affektive trotzdem vorhanden ist.

Die *Ursachen* des Alzheimer sind unbekannt.

Die *Behandlung* der unbeeinflußbaren Krankheit ist rein symptomatisch.

Anhang: Präsenile Psychosen[1].

Die nicht häufigen, sog. präsenilen Psychosen sind nur zu einem kleinen Teil dem Wesen nach organischen Charakters, werden aber natürlich leicht durch organische Prozesse kompliziert, die schließlich im Bilde überwiegen können. Dazu zählt man ganz verschiedene, ungenügend charakterisierte Formen, z. B.: 1. seltene subakute *Hirndegenerationen,* die mit unsinnigen Wahnideen und meist ängstlichen deliriösen Zuständen in einigen Monaten zum Tod oder zur Verblödung führen und zu den Hirnkrankheiten zu zählen sind; 2. häufigere melancholische Zustände verschiedenen Aussehens, meist heilend (s. manisch-depressives Irresein und Klimakterium virile); 3. ziemlich häufige *paranoide und katatonieartige* Formen, die ersteren mehr chronisch, die letzteren mehr schubweise verlaufend, aber im ganzen mit schlimmer Prognose. Ein Teil der dritten Kategorie sind Spätschizophrenien; namentlich gehört KRAEPELINs *präseniler Beeinträchtigungswahn* nach meinen Erfahrungen zur Schizophrenie.

II. Syphilitische Psychosen.

Unter den Infektionen des Schädelinhaltes ist die syphilitische die wichtigste. Schon im Beginn des Sekundärstadiums finden sich häufig als „neurasthenisch" bezeichnete Zustände von allgemeinem Unbehagen, Erschwerung des Denkens, Reizbarkeit, Schlafstörung, Kopfdruck, unbestimmte wechselnde Mißempfindungen und Schmerzen, in schweren Fällen Angstanfälle, ausgesprochene Verstimmungen, Schwindel, Benommenheit, Schwierigkeit der Wortfindung, flüchtige Lähmungen Brechreiz, Steigerung der Körperwärme. Die letztere Gruppe sowie einige weitere körperliche Symptome (ungenügende Lichtreaktion der Pupillen, positiver Wassermann und Pleocytose im Liquor) weisen auf eine Invasion des Zentralnervensystems, die aber noch nicht spätere Hirnsyphilis, Paralyse oder Tabes bedeutet und sogar ohne Behandlung zurückgehen kann. In andern Fällen muß an eine allgemeine Schädigung durch das Virus gedacht werden, und drittens kann die Syphilisfurcht auf psychischem Wege *hypochondrische Neurasthenie* erzeugen.

Eigentliche Psychosen können beruhen auf *meningitischen* Prozessen, die meist früh einsetzen, auf *Gummen* und auf *Gefäßlues.* Die Krankheitsbilder sind sehr vielgestaltig; je nach dem Vorwiegen eines der drei Prozesse lassen sie sich auch symptomatisch zu den anderen meningitischen Störungen oder den Hirngeschwülsten oder der Arteriosklerose einreihen. Wenn man sich das organische Psychosyndrom, die Folgen lokaler Störung im Schädel und die Zeichen der Lues vor Augen hält, sind *Symptomatologie* und *Differentialdiagnose* im wesentlichen selbstverständlich. Es handelt sich um organische Verblödungen in den verschiedensten Kombinationen mit neurologischen und hirnpathologischen Zeichen. Namentlich bei Meningitis gibt es gelegentlich Fälle, die von einer Paralyse zeitweise nicht zu unterscheiden sind *(syphilitische Pseudoparalyse).* Daß auch deliriöse Zustände auftreten können, ist nicht zu vergessen. Von den spezifischen Lueszeichen sind meist vorhanden: abgeschwächte (selten ganz fehlende) Lichtreaktion der Pupillen, Liquorwassermann zwar oft positiv, aber nicht immer und dann nur in höheren Auswertungen, Globulin

[1] Begriff des Präseniums s. S. 121.

und Gesamteiweiß vermehrt, die Kolloidreaktion typisch (Kurve S. 184), starke Pleocytose mit Vorwiegen der Lymphocyten. Ausschließen läßt sich Lues cerebri am ehesten bei negativem Wassermann im Liquor, dann bei Fehlen der Pleocytose und am wenigsten sicher bei Fehlen der Globulinreaktion.

Nicht ganz sichergestellt ist die Existenz der PLAUTschen **„Halluzinose der Syphilitiker“** mit Wahnideen, Stimmen und namentlich Körperhalluzinationen, ganz ähnlich wie bei vielen paranoiden Formen der Schizophrenie, von der sie trotz Mangels spezifisch schizophrener Zeichen nur schwer abzugrenzen ist, besonders da sie durch Behandlung der Syphilis bis jetzt nicht zu heilen war; es soll jedoch auch ähnliche, aber akute Formen geben, die in einigen Wochen oder Monaten mit oder ohne Defekt ausheilen.

Manchmal bildet sich eine **luische Epilepsie** aus, die in den Anfängen noch heilbar sein kann.

Recht verschieden sind die nicht seltenen die *Tabes* begleitenden Psychosen. Am häufigsten sehen wir Verfolgungswahn mit Reizhalluzinationen, etwas seltener affektive Formen mit andauernder Depression, Reizbarkeit oder auch Euphorie. Der Verlauf ist unter Schwankungen chronisch. Ob es einen Sinn hat, sie als **Tabespsychosen** besonders herauszuheben, oder ob sie einfach den syphilitischen Psychosen zuzuzählen sind (BOSTROEM), ist fraglich.

Auch die **Erbsyphilis** erzeugt eine Anzahl von Gehirnkrankheiten, die mit psychischen Symptomen einhergehen, von der einfachen Nervosität bis zur Idiotie, Epilepsie, der infantilen Paralyse und anderen progressiven Demenzformen, die noch nicht recht beschrieben sind. Sie können schon intrauterin entstanden sein und beruhen auf verschiedenen Störungen wie Meningitis, Arterienverschlüssen, Mißbildungen. Nach einigen sollen um 10% der *Idiotien* syphilitisch bedingt sein.

Infantile Paralyse s. S. 208.

Bei den erbsyphilitischen Formen ist, abgesehen von der Kinderparalyse, der Blutwassermann gar nicht immer positiv; sie werden als sicher syphilitisch erst durch den Erfolg der Therapie oder durch die anatomische Untersuchung nachgewiesen. Immerhin sprechen mit großer Wahrscheinlichkeit für spezifischen Ursprung der Geisteskrankheit der Nachweis der Syphilis (direkt luische Manifestationen, positiver Wassermann, HUTCHINSONsche Trias: halbmondförmiger unterer Rand der mittleren oberen Schneidezähne, Keratitis parenchymatosa, plötzliches Ertauben im Kindesalter), ferner die Augensymptome und der schwankende progressive Verlauf.

Die Dementia paralytica.

Die Dementia paralytica, vulgär fälschlicherweise Hirnerweichung und in der Wissenschaft kurz Paralyse genannt, ist eine eigenartige syphilitische Hirnkrankheit mit den allgemeinen Symptomen der organischen Psychosen und charakteristischen körperlichen Erscheinungen; ohne Behandlung endet sie meist in wenigen Jahren mit dem Tode.

Das organische Psychosyndrom siehe S. 178f. und die spezifische paralytische Färbung desselben S. 178/179.

Auf körperlichem Gebiet finden wir in gleicher Weise wie bei Tabes in wohl $^3/_4$ der Fälle reflektorische *Pupillenstarre* (Argyll-Robertson); d. h. die Pupillen reagieren langsam und unausgiebig oder gar nicht auf Licht, während die Reaktion bei der Akkomodation länger oder besser erhalten zu sein pflegt. Die Pupillen sind häufig ungleich, abnorm weit oder abnorm eng und nicht selten entrundet. Auch die psychische Pupillenreaktion (auf Schmerz, geistige Anstrengung) leidet, aber ohne daß diese Störungen in einem regelmäßigen Verhältnis zu der reflektorischen Starre oder zum Stadium der Krankheit stehen.

Die *übrigen Reflexe* haben nichts Charakteristisches; natürlich sind die Sehnenreflexe bei einfacher Paralyse, die die Kontrolle durch das Großhirn herabsetzt, erhöht, bei Komplikation mit Tabes, d. h. Schädigung des peripher-spinalen Reflexbogens, fehlen sie wenigstens an den unteren Extremitäten. Babinski tritt im Verlauf der Krankheit auf.

In auffallender Weise leidet die *Koordination des Muskelspiels*, was sich am ausgesprochensten in den feinen Abmessungen der *Sprachbewegungen* fühlbar macht. Die einzelnen Laute werden schlecht formiert, die aufeinanderfolgenden ineinander „verschmiert", der Kranke bleibt an den Semivokalen hängen, Laute und Silben werden ausgelassen, wiederholt oder versetzt („Silbenstolpern"), und gelegentlich wird das Wort in seinen Lautbestandteilen verändert. Natürlich addieren sich dazu psychische Störungen, indem Unaufmerksamkeit und Merkfähigkeitsschwäche oder amnestische Schwierigkeiten das Nachsprechen wie das spontane Sprechen erschweren. Leicht, namentlich in späteren Stadien, wird die Stimme zittrig, eintönig, zuletzt pflegt die Sprache langsam, lallend, kaum verständlich zu sein.

In vielen Fällen sinkt der Tonus der mimischen Muskulatur, die Nasolabialfalten erscheinen verstrichen (oft auf einer Seite stärker), die feineren mimischen Bewegungen verlieren sich. Dadurch bekommt das *Gesicht* einen schlappen und blöden Ausdruck, an dem man in den Anstalten oft gleich den Paralytiker erkennt. Schon früher sieht man manchmal Zuckungen einzelner Bündel der Gesichtsmuskeln.

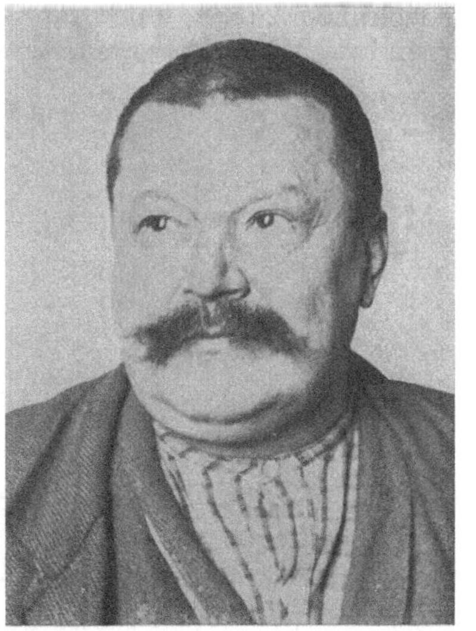

Abb. 17. Typisches schlaffes Paralytikergesicht. Es ist, wie wenn die mimische Modellierung durch zu starke Retusche ausgelöscht wäre, während die Augen affektives Leben verraten. Deckt man die Augen, so sieht das Gesicht aus wie das eines Schlafenden. Ungleiche Nasolabialfalten.

Oft wird die *Zunge* unsicher herausgestreckt und zeigt bündelweise Zuckungen.

Bei der *Schrift* kommen, abgesehen von dem häufig vorhandenen groben und unregelmäßigen Zittern der organischen Hirnaffektion, die Züge nicht dahin, wo sie sollten; die Buchstaben werden in Größe und Lage abnorm, ungleich; Bögen erhalten Ecken usw.; der Druck wird unregelmäßig; dazu kommen psychische Schwierigkeiten: Auslassungen, Wiederholungen, Versetzungen von Buchstaben, Silben und Wörtern, Verschmieren, falsche Korrekturen, unrichtige Syntax, das Ende paßt nicht zum Anfang des Satzes, und schließlich wird nur noch ein unleserliches Gekritzel produziert.

Die *Gehstörung* wird meist etwas später deutlich, wenn nicht Tabes mit ihren besonderen Zeichen der Psychose vorangeht. Der Fuß verfehlt das Ziel, bald ein wenig nach vorn, bald nach hinten oder nach den Seiten abweichend. So wird der Gang unregelmäßig, schwankend, breitbeinig, zugleich kraftlos und in gewisser Beziehung spastisch. Ungleichheit beider Seiten, „Hängen" des ganzen Körpers nach links oder rechts ist nicht selten. In den letzten Stadien ist Gehen überhaupt unmöglich.

Nach und nach kommt die ganze *Körpermuskulatur* in den Zustand hochgradiger spastischer Lähmung; der Kranke wird vollständig hilflos. Auch die glatte Muskulatur ist affiziert. Das Schlingen wird erschwert und unmöglich; der Darm bringt seinen Inhalt nicht mehr vorwärts; noch häufiger besteht Incontinentia alvi et urinae, letztere oft zugleich mit Blasenlähmung.

Das *Blut* zeigt meistens positiven Wassermann, der *Liquor cerebrospinalis* fast immer. Letzterer (vgl. S. 183f.) steht meist unter verstärktem Drucke, Nonne, Phase I ist positiv, ebenso die NISSLsche Reaktion; es besteht Pleozytose mit Plasmazellen.

Die genannten körperlichen Symptome müssen zu den Grundsymptomen der Paralyse gerechnet werden, wenn sie auch (in sehr seltenen Fällen) während des ganzen Verlaufes nur undeutlich ausgesprochen sein mögen. Sie können vor oder nach den psychischen Symptomen auftreten und sind auch in ihrer Intensität ohne Korrelation zu den letztern. Man findet die Koordinationstörung nicht selten nachträglich in früheren Schriftstücken des Patienten, und namentlich die Pupillenstörungen können Jahre vor dem Ausbruch manifest werden, aber auch bei flagranter Psychose fehlen.

Von den *akzessorischen körperlichen Symptomen* sind am häufigsten die *paralytischen Anfälle*. Sie sehen denen bei anderen groben Hirnkrankheiten ähnlich: meist treten sie plötzlich auf; das Bewußtsein schwindet gewöhnlich zuerst, und nun kommen Zuckungen, teils allgemeine, teils irgendwie lokalisierte, manchmal auch solche mit JACKSONschem Typus. (Kein „Umsichschlagen", wie so oft bei epileptiformen Anfällen.) Sie können Sekunden bis Tage dauern, wobei oft das Bewußtsein wieder eintritt, bevor die Zuckungen aufhören, und kommen bei allen Formen und in allen Stadien in ganz unregelmäßigen Intervallen vor. Etwas seltener beobachtet man bloße Ohnmachten, epileptiforme und apoplektiforme Anfälle. Nach den letzteren können halbseitige oder monoplegische Lähmungen zurückbleiben, die meist spastischen Charakter haben und nicht auf auffindbaren anatomischen Läsionen zu beruhen brauchen, auch wenn sie sich, was die Ausnahme ist, nicht mehr ausgleichen. Fieberanfälle von stunden- bis tagelanger Dauer mögen auf abnormen Zuständen der Wärmezentren oder auf plötzlicher Spirillenaussaat beruhen.

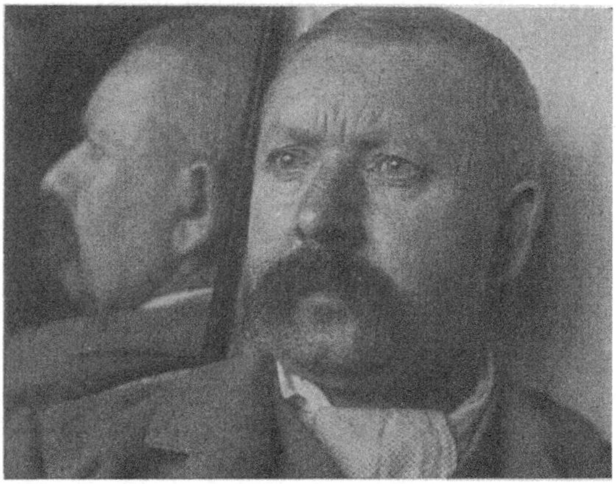

Abb. 18. Paralytiker. Trotz krampfhafter Pose, die sich in den Stirnfalten und den Augen ausdrückt, bleibt der untere Teil des Gesichtes von den Augen an schlaff.

Abgesehen von den *Knochenentkalkungen* kommen verschiedene Arten von *trophischen Störungen* vor. Der Decubitus läßt sich im letzten Stadium manchmal nicht vermeiden, nicht nur wegen der Lähmungen und der Unreinlichkeit, sondern wegen der veränderten Trophik. Auch Othämatom kann ohne gewaltsame Einwirkung entstehen.

Das *Körpergewicht* steht stark unter dem Einfluß der Krankheit; die euphorischen Formen sind meist sehr wohlgenährt, manchmal bis zum Tode; gewöhnlich aber tritt im letzten Stadium Marasmus ein. Andere Fälle sind von vornherein marastisch.

Der *Appetit* ist bald überstark, bald liegt er darnieder, in der Regel schwankend mit der Dauerstimmung; übertriebene Gefräßigkeit besteht oft, namentlich im Verblödungsstadium der manischen Form.

Der *Schlaf* ist sehr verschieden, in allen Aufregungszuständen natürlich spärlich, in den ruhigen Stadien vor der stärkeren Verblödung meist normal; im letzten Stadium sind die Nächte oft unruhig. Schlafsucht ist viel seltener.

Die *Sexualität* ist gewöhnlich alteriert; im Anfang der manischen Formen ist die Libido meist gesteigert, später schwindet zuerst die Potenz, dann auch der Trieb.

Wie die Tabes ist die Paralyse auch zuweilen von *Opticusatrophie* begleitet, die indes funktionell auffallend stark schwanken kann, d. h. das Gesicht wird im Verlaufe von Monaten schlechter und besser; volle Blindheit ist eine Ausnahme. Auch (meist vorübergehende) *Lähmungen einzelner Augenmuskeln* sind nicht so selten (namentlich im Vorstadium), definitive Degenerationen einzelner Körpernerven können vorkommen.

Sensorische Symptome in Form von Kopfweh und anderen Parästhesien sind nicht selten und stehen namentlich im Vorläuferstadium, wo

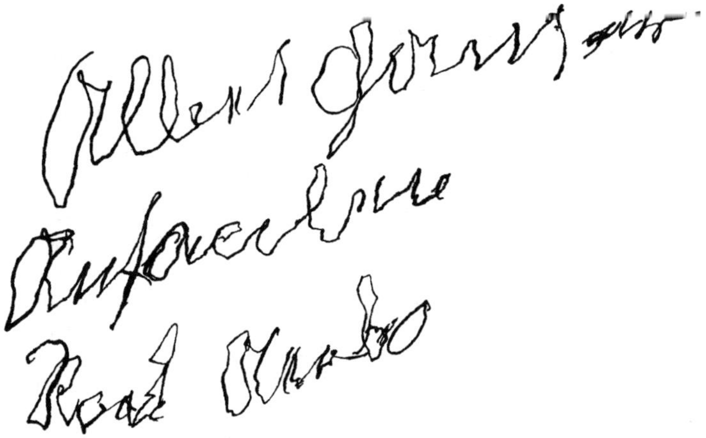

Abb. 19. Paralytische Schrift. Die Koordinationsstörung ist besonders deutlich im *A* und im *R*, von denen das eine unten eine Spitze, das zweite eine Gerade statt des Bogens bietet. Daneben Andeutungen von hier ziemlich feinem *Zittern*; „*er*" am Ende des zweiten Wortes ist zu klein, fällt aus der Richtung. Trotzdem es sich um Bleistiftzüge handelt, sieht man Unregelmäßigkeiten im Druck. *Psychisch:* in „*Albert*" fehlt das *r*, auf dem *u* der Bogen. Daß die letzten drei Worte nicht mehr lesbar sind, ist Defekt der Psyche und der Koordination zusammen. Daß die Schrift immer schlechter wird, bedeutet die rasche Ermüdung („der Aufmerksamkeit").

sie als Neuritiden und Rheumatismen aufgefaßt werden, manchmal im Vordergrund. Diagnostisch wichtig ist die sehr häufige *Hypalgesie* oder *Analgesie,* die meist nur die Haut betrifft.

Unter den *psychischen akzessorischen Symptomen* beherrschen endogene *Affektverschiebungen* von manischem und melancholischem Typus so häufig das äußere Bild, daß man sie zur Charakterisierung von Untergruppen benutzt hat.

Halluzinationen (fast nur des Gesichts und Gehörs) spielen keine große Rolle; die meisten Fälle verlaufen ohne solche. Nur selten stehen Sinnestäuschungen andauernd im Vordergrund.

Wahnideen dagegen sind häufig und stehen meist im Zusammenhang mit den Affektverschiebungen. Sie sind lange nicht so fixiert wie in paranoiden Zuständen und wechseln besonders in den manischen Formen an Ausdehnung und Intensität mit der Stärke der Affektschwankung und der Schwäche des Urteils, steigern sich auch durch Beschäftigung mit ihnen: Der Kranke will 20 Pferde besitzen; sobald er sich das vorgestellt hat, ist es ihm zu wenig, und er besitzt 100, dann 200 usw. Auch kann man Wahnideen durch Bemerkungen hervorrufen oder modifizieren: Man fragt den Kranken, ob er denn beim Militär keinen Rang bekleidet habe, da wird er leicht zum General. Die Ideen sind unsinnig, teils durch enorme Übertreibungen, teils qualitativ: Ein Paralytiker will eine Million verdienen mit einer Rutschbahn: „Eintritt nebst einer Flasche feinen Weines 2 Fr.“ Ein anderer kauft für eigenen Bedarf 100 Kisten Makkaroni, in analogen Mengen allerlei Dinge, die zugrunde gehen, bestellt „ein Schiff voll Champagner“.

In einzelnen Fällen beobachtet man grobe Herdsymptome, beliebig umschriebene Lähmungen mit cerebralem Typus (*Facialisungleichheit* besonders im untern Ast ist sehr häufig), aphasische und apraktische Störungen u. dgl. In späteren Stadien treten manchmal Reizerscheinungen wie Schmatzen, Zähneknirschen und andere krampfartige, mehr oder weniger koordinierte Bewegungen auf.

Verlauf. Der Beginn der Paralyse ist wohl immer ein schleichender, und zwar auch da, wo ein akuter Anfall erst die Krankheit manifest macht. Sowohl Pupillenstörungen als auch Charakterveränderungen lassen sich in manchen Fällen ein Jahrzehnt und länger vor dem eigentlichen Ausbruch nachweisen, und neurasthenieartige Symptome können einige Jahre lang ausschließlich die schwere Krankheit anzeigen.

Ist die Paralyse erkennbar, so können weitgehende Remissionen eine Heilung vortäuschen (fast nie bei der einfach dementen Form).

Die verschiedenen Erscheinungen können in ganz unregelmäßiger Reihenfolge auftreten. Im Prodromalstadium, d. h. bevor man die Krankheit erkennt, sind Pupillen- und Schreibstörungen und Charakterveränderungen am häufigsten. Ein neurasthenisches Symptom, ein paralytischer Anfall oder ein anderes körperliches Zeichen kann ebensogut die Szene eröffnen wie ein ausgesprochenes psychisches Syndrom, z. B. eine unsinnige oder verbrecherische Handlung. Auch für die späteren Stadien lassen sich keine Regeln aufstellen, außer etwa daß die Aufregungen bei starker Verblödung natürlich leicht den Charakter der Verwirrtheit bekommen.

Als häufigste *Frühsymptome* sind zu erwähnen die Pupillenstörungen und bei Komplikation mit Tabes das Fehlen der Patellarreflexe, dann die Reizbarkeit, Ängstlichkeit, übertriebene Unternehmungslust oder umgekehrt ungewohnte Willensschwäche, Minuten bis Stunden dauernde dämmerige Zustände, die epileptischen ganz ähnlich sehen, oft mit irgendwelchen verkehrten Handlungen, Schwindelanfälle, Ohnmachten, vorübergehendes Doppeltsehen, zeitweiliges Versagen der Sprache, Schlafstörungen und namentlich auch das neurasthenische Syndrom.

Das *letzte Stadium* ist in den verschiedenen Formen im wesentlichen gleich; unwesentliche Unterschiede schafft die Affektivität (euphorisch in den meisten Fällen, depressiv oder gleichgültig in anderen) und das Bestehen bzw. Fehlen von erethischen Zuständen (s. unten die einzelnen Krankheitsbilder).

Die unbehandelte Paralyse führt in der Regel innerhalb einiger Jahre (im Durchschnitt etwa 3 Jahre vom manifesten Ausbruch an) zum Tode. Seltene Fälle gehen über 10 Jahre; das bis jetzt beobachtete Maximum ist 32 Jahre. Die galoppierende Paralyse kann in achttägiger Aufregung schon zum Tode führen.

Der *Tod* erfolgt in den umkomplizierten Fällen an Marasmus mit und ohne Pneumonie. Blasenlähmung und Decubitus geben Anlaß zu Infektionen aller Art, die Lähmung der Schluck- und Respirationsmuskeln zu Pneumonie und Erstickung. Auch paralytische Anfälle können tödlich verlaufen. Manche Patienten verunglücken infolge ihrer motorischen oder psychischen Unbeholfenheit; in den depressiven Formen, seltener in einfachen, kommt Selbstmord vor.

Die *Fieberbehandlung* scheint in den günstigsten Fällen (ein Drittel bis die Hälfte) den Prozeß zum Stillstand, ja zu einer gewissen Rückbildung zu bringen, so daß man oft von eigentlicher Heilung sprechen kann. Doch bleibt von den körperlich gebesserten ein Teil geisteskrank, anscheinend weil das Gehirn schon zu sehr gelitten hat. Manche bekommen eine eigenartige, dem schizophrenen Paranoid ähnliche *Halluzinose,* die in einigen Wochen oder Monaten wieder verschwinden kann, meist aber dauernd bleibt. Im Vordergrund sind gewöhnlich akustische Halluzinationen von etwas eigentümlichem Charakter, dann szenenhafte Visionen; daneben beobachtet man exterozeptive Halluzinationen der Haut und nicht so selten auch Empfindungen von Elektrizität, wobei aber die Affektivität nicht schizophrenen Typus annimmt. Auch katatonieartige Bilder kommen vor. Andere Fälle rezidivieren oder bessern sich überhaupt nur wenig, worauf die Krankheit ihren gewöhnlichen Verlauf zum Tode nimmt. Gegen die Hälfte der Fälle sind überhaupt nicht beeinflußbar. Selten sind Todesfälle, die der Kur zuzuschreiben sind.

Gruppierung. Um die verschiedenen klinischen Bilder der Paralyse zu schildern, hat man zunächst einige Haupttypen herausgehoben, in die sich die meisten Fälle einreihen lassen. Doch gibt es Übergänge von einer Form zur andern. Der einzelne Fall bleibt indessen gewöhnlich innerhalb des einmal angenommenen Typus.

1. Der *einfach dementen* Form fehlen die akzessorischen Symptome mit Ausnahme der Anfälle, die hier vielleicht besonders häufig sind. Die Krankheit stellt ein kontinuierlich fortschreitendes Untergehen dar ohne erhebliche Remissionen.

Mit oder ohne nervöse Symptome versagt der Kranke bald langsam im Verlaufe von mehreren Jahren, bald schneller in wenigen Wochen in der Arbeit und in seinem sozialen Verhalten. Er wird flüchtig und nachlässig, vergißt im Wirtshaus zu bezahlen oder läßt sich bedienen, ohne Geld zu haben. Er wird egoistisch, unzufrieden mit den Kleidern, trotzdem er sich vernachlässigt, schimpft, wenn nicht alles gerade nach seinen Wünschen geht, kauft 4 Regenschirme auf einmal, ohne zu wissen warum, findet sich in der Stadt nicht mehr zurecht. Die Köchin versalzt die Speisen oder vergißt sie zu salzen, gießt Petroleum an den Salat und gibt Zucker in die Suppe; später wirft sie in *eine* Pfanne „untereinander, was in den Schubladen ist“, sie strickt Strümpfe in unsinniger Form und Größe, verwechselt Orte, nennt einen Seehund eine Schlittenpartie u. dgl.

2. Die *manische* oder expansive, auch klassisch genannte Form (weil man sie zuerst beschrieb) ist im Verlaufe der Jahrzehnte seltener geworden. Das Charakteristische ist ein akuter manischer Anfall mit höchstem Glücks- und Kraftgefühl, Ideenflucht, enormem Betätigungsdrang, in dem der unsinnigste Größenwahn die schwere Intelligenzstörung verrät.

Der Kranke ist nicht nur Gott, sondern womöglich Obergott, besitzt Trilliarden, führt mit Millionen Schiffen so groß wie der Genfersee beständig Diamanten von Indien in sein Haus, macht Jagden auf dem Mond, hat ein Fahrrad erfunden, mit dem man in 3 Minuten durch Länder und Meere um die Erde herumfahren kann usw. Er ist General, salutiert auf der Bahn alle Leute; wer den Gruß nicht erwidert, den will er erschießen lassen. Paralytische Frauen sind die schönsten, die je auf der Welt waren, alle Menschen sind ihre direkten Kinder, die der liebe Gott jede Sekunde aus ihrem Schoß herausholt. Nicht immer reicht die Phantasie so weit, und in späteren Stadien der Verblödung ersetzt manchmal die Schätzung des Besitzes ihre Größe: der Patient renommiert, daß er monatlich 5—6 Schweine schlachte; er vermag $^1/_2$ Zentner zu heben; er erzählt, daß er 1 Mark geerbt oder einen schönen Hut zu Hause habe, mit der nämlichen Genugtuung, wie wenn er Besitzer der Welt wäre.

Der Anfall überrascht meist die Angehörigen, denen nun erst retrospektiv auffällt, daß der robuste Mann seit einigen Jahren an Leistungsfähigkeit abgenommen hat, als früher besorgter Familienvater sich da und dort in einer einzelnen Handlung nachlässig oder egoistisch zeigte, einmal sich in ein ganz unvorsichtiges oder auch unfaires Geschäft einließ. Im Anfall ist der Kranke Tag und Nacht unruhig, poltert, zerreißt, schimpft, singt. Nach einigen Monaten klingt der Anfall allmählich ab und macht einer ruhigen Euphorie Platz. Die Intelligenz ist aber meist deutlich geschwächt. In den immerhin nicht seltenen Fällen, wo der Patient „geheilt“ erscheint und eventuell die Führung eines Geschäftes wieder übernimmt, besteht die Gefahr, daß er nun sein Vermögen schädigt, wenn er es nicht schon im Anfangsstadium verloren hat. *Der Arzt hat in diesen Fällen die Pflicht, die Familie auf diese Gefahr aufmerksam zu machen.* Die Remission dauert meist nur eine größere Anzahl von Monaten, in Ausnahmsfällen bis einige Jahre. Dann kommen neue manische Anfälle, kraftloser und mit zunehmender Intelligenzschwäche, bis der körperliche und geistige Marasmus den Patienten ins Bett fesselt, von dem er nicht mehr aufsteht. Doch ist

Vorsicht geboten: Unter Hunderten von Paralytikern kommt es einmal vor, daß ein Schwerkranker, der anscheinend nur noch vegetierte, sich auf einmal wieder erholt, so daß er unter Umständen sogar aus der Anstalt entlassen werden kann.

Ein tüchtiger Landarzt gibt seine Praxis auf, will Chirurg werden und geht als Assistenzarzt an eine Klinik, scheitert aber trotz sonstiger guter Eigenschaften daran, daß er die Asepsis nicht genügend beherrschen lernt. Nun kauft er sich ein zweites Haus und richtet es als Sanatorium ein, das einige Jahre gut geht, bis die Paralyse manifest wird. — Ein anderer Landarzt fängt feurig und mit großartigem Erfolg an, Abstinenzpropaganda zu treiben, baut sich ein Haus zur Aufnahme von Patienten, was ebenfalls prosperiert, verläßt aber dann alles, um Leiter einer genossenschaftlichen Privatanstalt mit zweifelhafter Zukunft zu werden. Während er die Anstalt wirklich gut führt, äußert er einmal, man werde nun seinen Patienten einen doppelt so langen Aufenthalt vorschreiben, dann habe man doppelt so viele Patienten. Einige Jahre nachher gab er die nicht dankbare Stellung auf, arbeitete sich in einer psychiatrischen Klinik in eine neue Disziplin ein, so daß er in kurzem eine blühende Stadtpraxis als Nervenarzt und Psychiater gründen konnte, der der erste Schub der Paralyse ein Ende bereitete.

3. Die *euphorische Paralyse* ist — wenigstens bei uns — jetzt die häufigste Form. Sie verläuft ohne eigentlich manische Zustände bei euphorischer Einsichtslosigkeit geradlinig zum Endstadium. Konfabulationen und blöde, mehr oder weniger wechselnde Größenideen sind gewöhnliche Begleiterscheinungen.

4. Die *melancholische* oder depressive Form hat selten ein akutes Stadium. Sie wird besonders häufig lange als Neurasthenie verkannt. Aus der Depression kommt der Patient meist nicht mehr heraus. Oft bringt ihn ein Suicidversuch in die Anstalt. Da ist er tief unglücklich, hat alle Sünden begangen, wird in entsetzlicher Weise bestraft im Diesseits und im Jenseits, entdeckt an sich immer neue Krankheiten, die ganze Welt ist untergegangen oder hat nie bestanden, seine Eingeweide sind zerfressen, seine Glieder von Holz; „ich habe große Beine, ich habe keine Beine mehr, ich bin ja nicht". Manche ertragen das Schicksal mit einer gewissen äußeren Ruhe und bleiben im Bett, andere laufen herum, klammern sich überall an, schreien unaufhörlich, bis der Tod sie erlöst.

5. Die ziemlich seltene *agitierte Form* wird verschieden begrenzt. Ich möchte nur diejenigen Fälle dazu zählen, bei denen eine heftige motorische Erregung mit Verwirrtheit und Verkennung der Umgebung *ohne manischen Zustand* besteht; dabei kommen regelmäßig Halluzinationen und Illusionen des Gehörs und Gesichts vor. Ferner treten oft hinzu gröbere cerebrale Reizerscheinungen, Zähneknirschen, krampfartige Bewegungen, später Flockenlesen. Die Krankheit verläuft also ungefähr nach dem Bilde des alten „Delirium acutum"; die Patienten erschöpfen sich nach einer bis mehreren Wochen und gehen deshalb meistens im ersten Anfall zugrunde. In leichteren Fällen schleppt sich die Krankheit monatelang hin, und in anderen mögen auch Remissionen vorkommen.

Andere nennen „agitiert" auch etwas rasch unter großer Erregung zum Erschöpfungstod führende manische Paralysen, die der Stärke des Krankheitsprozesses entsprechend mehr Verwirrung und Agitation als Manie und Beschäftigungsdrang zeigen. Aus beiden Formen werden diejenigen, die sehr rasch (in einer bis wenigen Wochen) zum Tode verlaufen, als *galoppierende Paralyse* herausgehoben.

Ein solider Bäcker ist seit 12 Jahren unsteter geworden, hat mit unglücklichen Erfindungen und Spekulationen sein hübsches Vermögen durchgebracht. Auf einmal wird er unruhiger, läuft viel vom Haus weg, aber allerdings unter bestimmten Ausreden, will seinen Ofen selber nicht mehr heizen u. dgl. Einige Monate später bricht ganz plötzlich ein halluzinatorisches Delirium aus, Stimmen befehlen ihm, sich nackt auszuziehen, nur drei Bissen Nahrung bei einer Mahlzeit zu genießen, sich drei Finger abzuschneiden. In die Anstalt gebracht, macht er durcheinander, was er in die Hände bekommt, gießt die Suppe in den Teller und wieder ins Becken und wieder in den Teller, bis alles auf dem Boden ist, poltert Tag und Nacht an den Türen, zerreißt, springt herum, greift in brutaler Weise die Wärter an, verkennt die Umgebung, läßt sich in keiner Weise fixieren. Die Reden erscheinen vollständig verwirrt. Daneben hat er die körperlichen Zeichen der Paralyse. Nach etwa 8 Tagen ist er ganz erschöpft, läßt sich nun (zuerst mit Hilfe von Schlafmitteln) im Bette halten, ist aber immer noch in ständiger Bewegung, die indessen rasch kraftloser und ungeordneter erscheint; und nach weiteren 8 Tagen stirbt er an Erschöpfung.

Von *Nebenformen* wären zu erwähnen die *cyclische,* bei der manische und melancholische Zustände mit oder ohne Zwischenzeiten indifferenter Stimmung eine Zeitlang miteinander abwechseln. Sie ist recht selten.

Viele Fälle, die später meist der depressiven, etwas seltener der einfachen Form zuzuzählen sind, fallen durch ein lange dauerndes Vorstadium auf, das der Neurasthenie ähnlich sieht und sehr häufig mit derselben verwechselt wird. Bleiben die nervösen Symptome dauernd im Vordergrund, so spricht man mitunter von *neurasthenischer Paralyse.*

Selten begegnet man einer *paranoiden Form,* die einige Jahre lang als Paranoia imponieren und dann erst den gewöhnlichen Verlauf nehmen kann. Das Bild kann auch durch depressive Stimmung und entsprechende Wahnideen kompliziert werden.

Tabesparalyse wird die ziemlich häufige Verbindung von Paralyse mit Tabes genannt; sie soll auch in der ganzen Kombination der paralytischen Symptome etwas Besonderes haben, namentlich oft langsam und mit wenig ausgesprochenen, eigentlich paralytischen Erscheinungen verlaufen.

Man hat auch eine *katatoniforme* Abart herausgehoben, mußte es aber bis jetzt offen lassen, worauf das Hinzukommen katatoner oder kataton erscheinender Symptome beruht (Auftreten der Paralyse auf einer Schizophrenie oder schizophrener Disposition?).

Manche Fälle, die sich im übrigen verschieden verhalten, neigen zu Wochen bis Jahre andauerndem *Stupor.* Hier läßt sich dann und wann, aber nicht immer, eine Komplikation mit vorher bestehender Schizophrenie nachweisen.

Anatomischer Befund. Bei der Paralyse gehen die *nervösen Elemente* des Gehirns, oft auch des Rückenmarks, allmählich zugrunde, und zwar in verschiedener Weise, ohne daß etwas Spezifisches an den Zerstörungsvorgängen bekannt wäre. Die Anordnung der Ganglienzellen in Reihen und Schichten erscheint gestört. Die Glia wuchert in Zellen und Fasern, und zwar so, daß diese Elemente vermehrt und vergrößert bzw. verdickt erscheinen. Durch den Grad der Vermehrung und namentlich durch die große Dickenzunahme der Elemente unterscheidet sich die Wucherung schon bei oberflächlicher Untersuchung von den Gliawucherungen bei senilen Formen („Zellen wie Kreuzspinnen"). *Stäbchenzellen* finden sich nirgends so häufig wie bei Paralyse. Mitosen der Gliazellen sind nicht selten. Die Scheiden kleinerer Gefäße von Hirn und Pia (und auch anderer Organe) sind mit Rundzellen infiltriert, die meistens den Charakter von *Plasmazellen* haben. Dieser letztere Befund ist nur noch bei der afrikanischen Schlafkrankheit anzutreffen und (nach v. Monakow) bei multipler Sklerose. Andere häufige Gefäßveränderungen atheromatösen und anderen degenerativen Charakters sind wohl Komplikationen. Capillarneubildungen sind oft deutlich. — Unregelmäßig zerstreut finden sich Spirochäten im Gehirn. Als wichtiges Zeichen der Paralyse gilt die positive Spatzsche Eisenreaktion, die bei der Sektion gemacht werden kann.

Makroskopisch ist das Gehirn verkleinert — in recht alten Fällen bis unter 1000 g, die Oberfläche hat häufig ihre ebene Beschaffenheit verloren als Zeichen eines Schrumpfungsprozesses; die Windungen sind verschmälert, die Furchen erweitert. Die weiße Substanz ist schmutzig verfärbt und zieht sich oft auf der Schnittfläche ein, wenn ihre stärkere Atrophie nicht durch Hirnödem verdeckt wird. Für die klinischen Herderscheinungen findet man auffallenderweise nicht immer ein anatomisches Substrat. Manchmal aber handelt es sich um die Lissauersche Paralyse, bei der ganz akute Schübe unter stürmischen Cerebralerscheinungen umschriebene Stellen, namentlich im Hinterhirn, befallen haben.

Der *Piabefund* steht nicht in einem bestimmten Verhältnis zu dem des Gehirns. Meistens ist die Pia verdickt und getrübt; oft zeigt sie

Verwachsungen teils mit dem Gehirn, so daß beim Schälen Teile der oberen Rindenschichten mitkommen (Dekortikation), teils mit sich berührenden

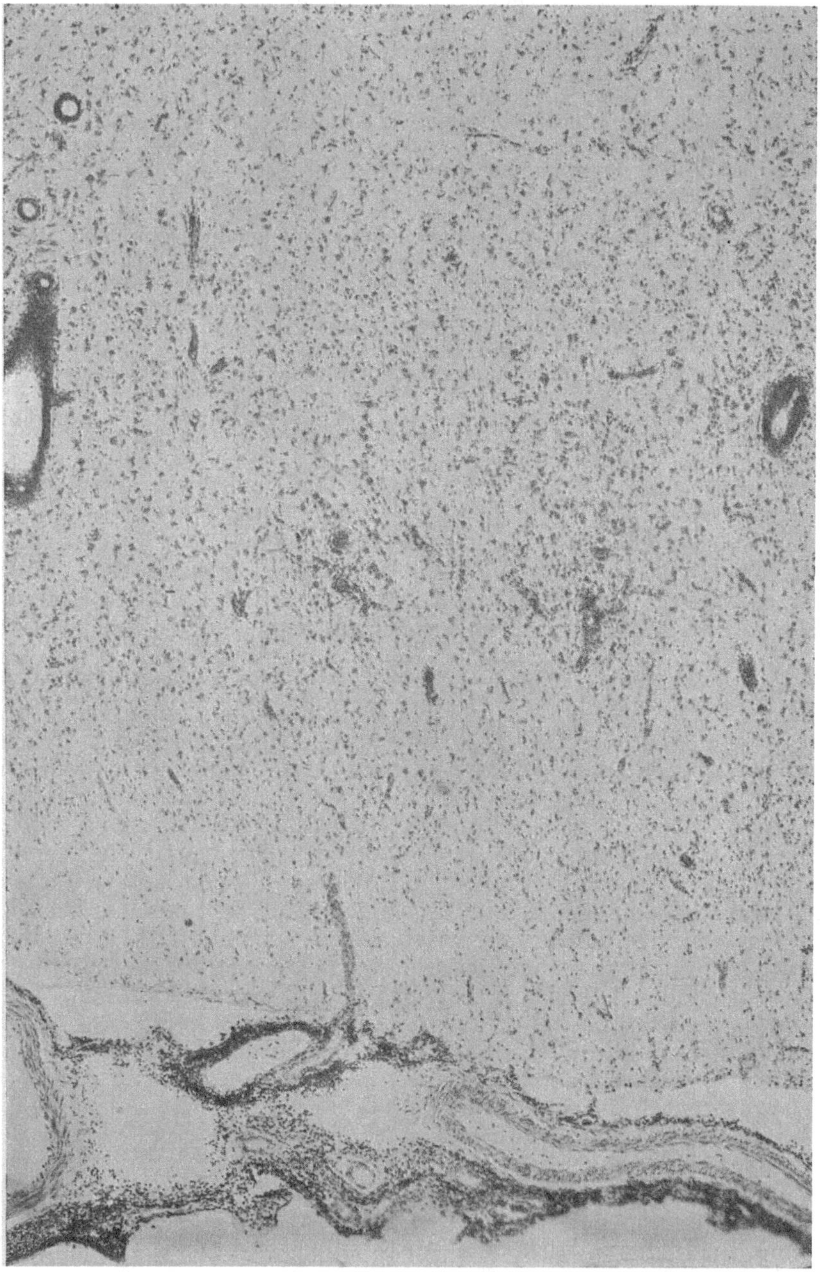

Abb. 20. Hirnrinde bei Paralyse. Zellfärbung. Störung der Schichtung. Verdickung der Pia. Vergrößerung vieler Gefäße. Kleinzellige Infiltration der Pia und der Gefäßwände.

Blättern, so daß man in die Medianspalte oder die Fossa Sylvii nur mit dem Messer eindringen kann. Mikroskopisch findet man Vermehrung des Piagewebes, Infiltration mit Rundzellen (besonders Plasmazellen) und die nämlichen Veränderungen der kleinen *Gefäße* wie im Gehirn.

Abb. 21. Normale Hirnrinde. Zellfärbung. (Zum Vergleich mit Abb. 20.)

Nirgends trifft man so häufig *Pachymeningitis haemorrhagica* wie bei der Paralyse, und oft ist die Dura mit dem Schädel verwachsen. Man hat auch ein gewisses Gewicht darauf gelegt, daß die Diploe häufig fehlt.

Das *Rückenmark* enthält natürlich infolge der Hirnalteration sekundäre Degenerationen, ist aber recht häufig auch primär in ähnlicher Weise wie das Gehirn verändert.

Das *periphere Nervensystem* zeigt manchmal chronische Degenerationen. Die Aorta ist meistens luisch verändert. Auch die übrigen Organe, vor allem die Leber, sind meist nicht normal; doch fehlen noch bestimmtere Feststellungen. Die gewöhnlichen Manifestationen der Lues und deren Überreste sind (außer an den großen Gefäßen) bei Paralytikern merkwürdig selten.

Ursachen. Warum in etwa 10 auf 100[1] Fällen die Syphilis das Gehirn in der Form der Paralyse befällt, wissen wir nicht. Daß eine besondere Rasse der Spirochäten im Spiele sei („Lues nervosa"), ist unwahrscheinlich. Die Berichte, daß bei bestimmten Völkern zwar die Lues häufig sei, die Paralyse aber fehle, sind widersprechend und schwer zu deuten. Dagegen muß als sicher angesehen werden, daß diese Luesform erst in der zweiten Hälfte des 18. Jahrhunderts in Europa aufgetreten ist. Von all den angeblichen Mitursachen ist nur diejenige des Alkoholgenusses nicht widerlegt. Der *Kriegsdienst* hat die Paralyse nicht vermehrt. *Vererbung* einer Disposition zur Paralyse ist nicht sicher nachgewiesen.

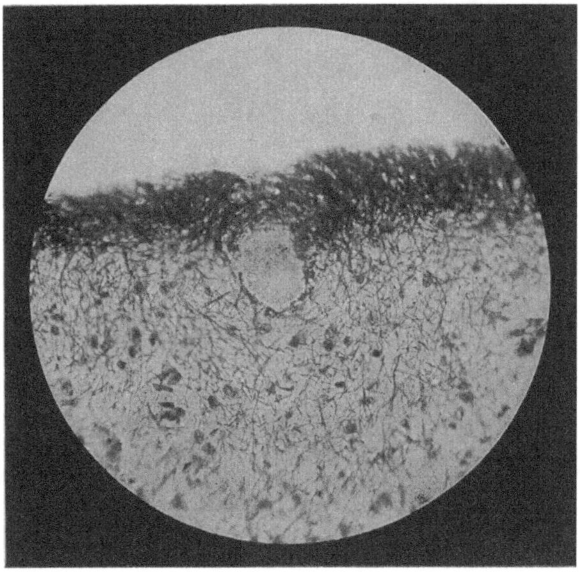

Abb. 22. Paralyse. Gliose am Rand der Rinde und um ein kleineres Gefäß.

Die Paralyse tritt am häufigsten etwa 12—16 Jahre nach der syphilitischen Infektion im Alter von 35—45 Jahren auf; doch gibt es auch verspätete Fälle und solche, die wenige (bis zwei) Jahre nachher manifest werden. Die Krankheit fällt also in die Zeit, da die Höchstleistung vom Manne verlangt wird, der vor kurzem eine Familie gegründet hat, und bekommt dadurch eine besonders große soziale Bedeutung. Es gibt allerdings auch *kindliche Paralysen,* die auf hereditärer Lues beruhen und meist nach dem Typus der einfach dementen Form verlaufen. Sie brechen im Gegensatz zu manchen anderen Erscheinungen angeborener Lues meist nach dem 6. Jahr aus, ja in einzelnen Fällen erst um die Zwanzig herum, sehr selten noch später.

Naturgemäß wird das männliche Geschlecht viel mehr betroffen als das weibliche, doch nimmt die Morbidität des letzteren zu, namentlich in den Großstädten (1:2, während das Durchschnittsverhältnis jetzt noch etwa 1:3 sein mag). Männer erkranken verhältnismäßig mehr in den oberen Ständen, Frauen in den unteren. Die infantilen Paralysen verteilen sich naturgemäß auf beide Geschlechter gleich.

Zur *Erkennung* im Prodromalstadium ist nach den S. 202 aufgezählten Frühsymptomen zu fahnden, denen noch Migräne mit oder ohne Flimmerskotom zugezählt werden mag, wenn sie im kritischen Alter ziemlich plötzlich aufgetreten und nicht ererbt ist, ferner alle tabischen

[1] Hauptmann: Bumkes Handbuch der Geisteskrankheiten, Bd. 8, S. 16. Berlin: Julius Springer 1930. Mir scheint die Zahl zu hoch.

Frühsymptome, die Krisen und vor allem fälschlich als rheumatisch gedeutete Schmerzen unklaren Ursprungs.

Die organische Krankheit wird durch den Zustand der Affektivität, der Assoziationen, der Blödsinn durch die Kritiklosigkeit und die Art der Wahnideen, die Paralyse im speziellen durch die neurologischen Symptome bewiesen.

Die *körperlichen Symptome* können für sich allein ohne sicheren Nachweis einer bestehenden Geisteskrankheit überhaupt ausschlaggebend sein. Der wichtigste Index ist der Zustand des Liquor cerebrospinalis (184). Die charakteristische, in etwa 75% der Fälle deutliche Pupillenstörung hat die Paralyse mit den anderen luischen Psychosen und der Tabes gemein, auch die Encephalitis lethargica hinterläßt zuweilen lichtstarre Pupillen. *Pupillendifferenz* kommt bei Normalen dauernd vor, dann bei Katatonie, aber meist rasch wechselnd, während sie bei der Paralyse höchstens im Laufe von Wochen und Monaten sich verändert. Schlecht reagierende oder *starre Pupillen* haben auch oft die alkoholischen Psychosen mit organischer Färbung, sehr selten Hysterische bei Sphinkterkontraktur, dann Epileptische im Anfall usw. Die paralytische *Sprachstörung* muß man gehört haben, dann aber wird man sie sehr selten verwechseln. Das Stammeln der Imbezillen ist etwas ganz anderes; dabei können die Laute ungenau sein, sie werden aber nicht verstellt und nicht ineinander verschmiert, im Gegenteil weniger miteinander verbunden als bei Sprachgewandtheit. Die dysarthrischen Störungen anderer organischer Hirnkrankheiten sind noch nicht genügend beschrieben, wenn sie sich auch meist leicht von den paralytischen unterscheiden lassen. An das Häsitierende und Singende der epileptischen Sprache braucht man nur zu denken, um diese zu erkennen, wenn sie ausgebildet ist. Doch können wenig entwickelte paralytische Sprachstörungen und wenig entwickelte epileptische eine gewisse Ähnlichkeit haben.

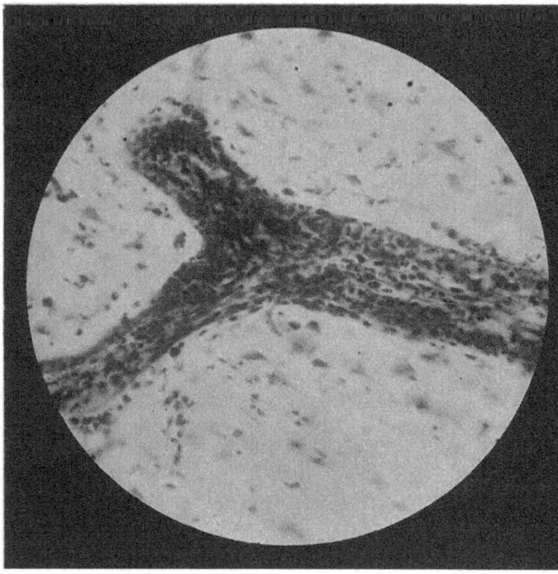

Abb. 23. Paralyse. Rundzelleninfiltration eines Rindengefäßes.

Zur Aufdeckung der Sprachstörung haben sich einige Testworte, die an die Koordination eine starke Anforderung stellen, als nützlich erwiesen: Vor allem „dritte reitende Artilleriebrigade“, „Elektrizität“, dann wegen des Hängenbleibens an dem „l“ „liebe Lilli Lehmann“ und „Flanellappen“. Die gewöhnlich zum Scherz gebrauchten langen Worte wie „konstantinopolitanischer Dudelsackpfeifer“ u. dgl. sind mehr ein Test für psychische Eigenschaften, die Aufmerksamkeit und die Reproduktionstreue als für die Koordination. Überhaupt muß man genau unterscheiden lernen zwischen psychischen und Sprachfehlern. Wer statt „dritte reitende

Artilleriebrigade“ ohne Koordinationsstörung sagt: „dritte Artilleriebatterie“, ist allerdings gewöhnlich ein Organischer, aber deswegen noch nicht ein Paralytischer. Ferner ist daran zu denken, daß manchem Kranken bei angespannter Aufmerksamkeit auch schwierige Worte gelingen, während einfachere im gewöhnlichen Gespräch verunglücken; oder der Paralytiker, der nacheinander von mehreren Ärzten untersucht worden ist, ist speziell auf die Testworte eingeübt und reproduziert sie deshalb besonders gut. Anderseits kann gerade die ängstliche Aufmerksamkeit auch bei Nichtparalytikern die Sprachkunststückchen der Tests verunglücken lassen. In vielen Fällen kann man diese Klippen umgehen, indem man den Patienten etwas vorlesen läßt, und zwar zweckmäßigerweise unter dem Anschein einer Gesichtsprüfung.

Die *Schrift* ist nicht immer zu verwerten, weil sie durch andere Krankheiten in ähnlicher Weise alteriert werden kann und die Wirkungen stärkeren Zitterns manchmal schwer von denen der koordinatorischen Störungen zu unterscheiden sind. Doch wird man nicht auf die Berücksichtigung der Schrift verzichten, und um bei feststehender Diagnose rückwärts den Zeitpunkt des Beginnes zu bestimmen, ist die Prüfung früherer Handschriften manchmal das sicherste Mittel. Auch kann sie bei bestehender Psychose wenigstens den Nachweis einer cerebralen Affektion bringen, womit ja in den meisten Fällen die Paralyse indirekt gesichert ist. Auch Neurastheniker und andere erregte Leute machen im Schreiben manchmal schwer verständliche Fehler in Qualität und Quantität. Sie können sie indes leicht korrigieren; der Paralytiker aber läßt die meisten Fehler unkorrigiert, kann sie auch nicht leicht finden, und wenn er korrigiert, so tut er es sehr oft falsch.

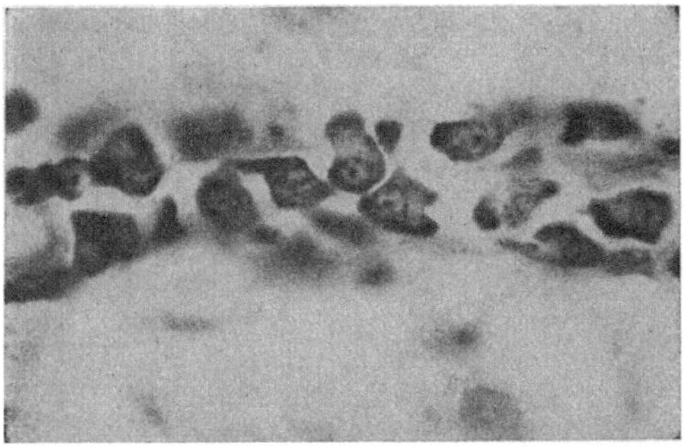

Abb. 24. Paralyse. Plasmazellen auf der Wand einer Capillare.

Von Bedeutung sind auch *Paresen,* wenn sie sicher erworbene sind, was aber z. B. bei Facialisungleichheiten nicht immer leicht festzustellen ist.

Die *paralytischen Anfälle* werden oft mit apoplektischen verwechselt; doch sind bei den letzteren die länger dauernden Zuckungen selten. Anscheinend schwere Anfälle mit nachfolgenden Lähmungen. aber sehr raschem vollständigem Ausgleich sprechen für paralytische Natur.

Am bequemsten ist allerdings nun die Diagnose durch die Untersuchung des *Liquor cerebrospinalis.* Finden sich da Pleocytose, Nonne und Wassermann, so ist *bei bestehender Psychose* die Diagnose so gut wie gesichert. Allerdings kann die Tabes die gleichen Erscheinungen machen; ihr Bestehen erhöht aber nur die Wahrscheinlichkeit der Paralyse, da bei der Seltenheit der „Tabespsychosen“ im engeren Sinne eine mit Tabes kombinierte Geisteskrankheit mit großer Wahrscheinlichkeit eine Paralyse ist. Auch bei sicherer Paralyse kann ausnahmsweise der Liquor-Wassermann einmal kürzere oder auch längere Zeit negativ sein; meist handelt es sich dann um schleichende oder stillstehende Stadien oder sehr langsam verlaufende Formen. — *Cave:* Im Sekundärstadium der Syphilis sind zuweilen ähnliche Liquorbefunde zu machen wie bei Paralyse ohne andere Bedeutung als die einer vorübergehenden leichten Mitbeteiligung des

Zentralnervensystems oder seiner Hüllen an der Infektion. Eine Paralyse ist aber zu dieser Zeit äußerst selten.

Die *Differentialdiagnose der manischen Paralyse* vom manischen Anfall des *manisch-depressiven* Irreseins beruht auf dem Nachweis der körperlichen Symptome, einer im Verhältnis zur Erregung übertriebenen Unüberlegtheit und Rücksichtslosigkeit in allen Beziehungen und vor allem auf dem Unsinn der Wahnideen. Personenverwechslung ist bei Manischen mehr ein Spiel; der Paralytiker aber glaubt seine Fiktionen. Man sei aber besonders vorsichtig bei Erstausbrüchen im Mannesalter; denn paralytische Symptome, die heute fehlen, können morgen auftreten. Immerhin sind bei ausgesprochenem manischen Zustand der Paralyse die Wahnideen fast immer vorhanden.

Auf gleichen Prinzipien beruht die Unterscheidung von *melancholischen Zuständen.*

Gegenüber der *Schizophrenie* ist oft die Diagnose nicht leicht, wenn wir bloße Erregungszustände mit unsinnigem, verwirrtheitsähnlichem Ideengang haben, die keine deutlich spezifische Form annehmen. Einzelne katatonische Zeichen, die man unter solchen Umständen gewöhnlich nicht analysieren kann, sind noch nicht beweisend für Katatonie, wohl aber Affektsteifigkeit und Mangel an intellektuellem und affektivem Rapport. Da manche Paralytiker von jeher ausgesprochene *Psychopathen* waren, kann die Anamnese oft noch verwirren, statt Klarheit zu schaffen. Hier wie gegenüber allen Psychopathen ist es oft von ausschlaggebender Bedeutung, wenn man von einem bestimmten Zeitpunkt an eine Änderung der psychischen Eigenschaften im Sinne der Paralyse konstatieren oder ausschließen kann.

Gegenüber der *Epilepsie* können nur die spezifischen Zeichen der beiden Psychosen maßgebend sein; beim Auftreten epileptischer Anfälle im mittleren Lebensalter sind dieselben aber meist zunächst nach keiner Seite ausgesprochen.

Bei der Neigung der Paralytiker zu Exzessen geben die *alkoholischen Formen* häufig zu Zweifeln Anlaß. Der Korsakow als organische Psychose hat die wichtigsten psychischen Symptome mit der Paralyse gemein, doch hilft die Neuritis und der Mangel der spezifisch paralytischen Zeichen (Pupillenstörungen kommen auch da vor!) meist über die Schwierigkeit hinweg. Die periphere Neuritis ist aber beim Korsakow nicht immer vorhanden. Die *alkoholische Pseudoparalyse* macht noch größere Schwierigkeiten. Ausgesprochenen Größenwahn habe ich dabei nie gesehen; doch soll er in seltenen Fällen auch vorkommen. Die Progression unter Abstinenz statt allmählicher, wenigstens teilweiser Rückbildung entscheidet mit der Zeit für die Paralyse. Rascher allerdings die Liquoruntersuchung.

Die *paranoischen Formen* der Dementia paralytica sind sehr selten, so daß ich hier nur daran erinnern möchte; sind die organischen Symptome noch wenig ausgesprochen, so kann eine Zeitlang die Unterscheidung von der Paranoia oder dem Paranoid nur mit der Lumbalpunktion gemacht werden.

Die Differentialdiagnose gegenüber *Hirntumoren* versteht sich von selbst, nur ist zu erwähnen, daß es eben langsam wachsende, infiltrierende Gliome gibt, die ganz unter dem Bilde einer einfachen Paralyse mit angedeuteten Lokalsymptomen verlaufen können. Bei Verdacht auf Tumor ist natürlich statt der lumbalen Punktion die occipitale zu wählen.

Von den übrigen *organischen Psychosen* ist die Paralyse nur durch die körperlichen Symptome (einschl. Liquor) sicher zu unterscheiden, wenn auch ausgesprochen paralytischer Größenwahn an sich die Diagnose ohne zu großes Risiko erlaubt.

Die Grenzlinie zwischen *Neurasthenie* und Paralyse zu ziehen ist eine der wichtigsten Aufgaben. Die Klagen sind häufig lange Zeit die nämlichen. Der Neurastheniker findet z. B. bei sich Gedächtnisschwäche; aber wenn man ihn darauf prüft, so bemerkt man gar nichts davon oder statt derselben affektive Erinnerungsschwierigkeiten; er fürchtet selber, an „Gehirnerweichung“ zu leiden und meint, eine Sprachstörung zu haben; diese erweist sich aber, wenn sie überhaupt vorhanden ist, nicht abgestuft nach den artikulatorischen Schwierigkeiten der Worte, sondern nach dem momentanen Grade der Ängstlichkeit. Besonders ist wichtig *das Verhalten* der Kranken diesen Symptomen gegenüber: Der Neurasthenische schildert alles schwerer, als es ist, hört es zwar gern, wenn man ihn tröstet, wird aber nicht eigentlich beruhigt. Der Paralytiker nimmt die Sachen gewöhnlich nicht so schwer; leicht hat er Ausreden zur Hand: Er ist jetzt gerade etwas ermüdet oder erschrocken durch die Untersuchung, oder er friert, oder irgend etwas Ähnliches. Und wenn er, in depressiven Fällen, wirklich ängstlich ist, so bleibt er inkonsequent, vernachlässigt leicht die ärztlichen Anordnungen, was der eigentliche Neurastheniker höchstens dann tut, wenn er zwischen mehreren „Heilsystemen“ schwankt. Überhaupt hat der Neurastheniker eine übertriebene Ich-Beobachtung und pflegt den Symptomen einen übertriebenen Wert beizulegen, während der Paralytiker diesen gegenüber meist gleichgültig erscheint und eine auffallende Unfähigkeit zur Selbstbeobachtung an den Tag legt. Dieser Unterschied zeigt sich auch gegenüber den depressiven Zuständen mit erhaltener Intelligenz (z. B. beim Manisch-Depressiven).

Behandlung. Die *Vorbeugung* besteht in Vermeidung bzw. Bekämpfung von Syphilis und Alkohol, des letzteren, weil er einesteils die Ansteckungsgelegenheiten vermehrt, andernteils vielleicht mithilft, um die Lues zur Paralyse werden zu lassen. Gründliche Behandlung der Frühlues ist ein nicht ganz sicheres Schutzmittel. — Ein nicht seltener Kunstfehler ist es, Kranken mit Pupillenstarre oder schwindenden Patellarreflexen die kommende Paralyse (oder Tabes) zu prophezeien. Will man späteren Schwierigkeiten vorbeugen, so ist allenfalls eine Vertrauensperson auf die *Möglichkeit* des späteren Ausbruches einer solchen Krankheit aufmerksam zu machen; den Patienten selbst, der im kritischen Moment doch versagt, soll man schonen (und wenn immer möglich, auch die Frau).

Ist die Paralyse ausgebrochen, so ist womöglich die *Fiebertherapie nach* Wagner v. Jauregg *mit nachfolgender Salvarsan-Bismutkur durchzuführen, aber nur in einer für solche Behandlungen eingerichteten Anstalt,* da z. B. Aufregungen oder Kollapse eine gute Überwachung und oft plötzliches Eingreifen verlangen.

Fiebermittel der Wahl ist Malaria tertiana. Die Impfung kann durch subcutane Injektion von 2—4 ccm Blut, das einem Impfmalaria-Kranken entnommen worden ist, am Rücken zwischen den Schulterblättern erfolgen. Die Inkubationszeit ist unregelmäßig, bei der angegebenen Impfart dauert sie durchschnittlich 8—10 Tage. Den charakteristischen Fieberanfällen gehen oft allgemeine Beschwerden und ein unregelmäßiges „Anfangsfieber“ voraus. Die Fieberanfälle folgen sich lange nicht immer im regelmäßigen Tertianarhythmus, sondern kommen oft früher oder später. Wenn es der Allgemeinzustand des Kranken erlaubt, läßt man gewöhnlich 8 bis 12 Fieberanfälle ablaufen. Erlöscht das Fieber vorher spontan, kann eine Provokation mit fiebererregenden Mitteln (Milch i. m., Typhusvaccine i. v. u. a.) versucht werden. Bei schwachen Patienten können die Fieberanfälle durch kleine Chiningaben zwischen den Anfällen gemildert werden. Während der Kur muß natürlich neben der allgemeinen Behandlung besonders auf Kreislaufstörungen geachtet werden. Das Fieber kann man abbrechen, indem man z. B. an 3 aufeinanderfolgenden Tagen 2mal 0,5 und an den nächsten 4 Tagen einmal 0,5 Chinin. sulfuric. verordnet. Bei der Impfmalaria kommen nach der Chinintherapie nur ausnahmsweise Rezidive vor. Kontraindiziert ist die Fiebertherapie bei schlechtem Allgemeinzustand und schwereren komplizierenden Krankheiten, so z. B. bei Herzkrankheiten mit Insuffizienzerscheinungen, starker Adipositát, hochgradigem Marasmus, chronischer Nephritis usw. Außer mit Tertiana hat man Fieber durch Überimpfen von Quartana, Recurrens und Sodoku (japanische Rattenbißinfektion) erzeugt. Auch die wiederholte Injektion von Typhusvaccine, Pyrifer, Sufrogel und vieler anderer Mittel kommt in Betracht. Doch ist die Tertianabehandlung die verbreitetste geblieben. Die anderen Fiebermethoden kommen besonders dann zur Anwendung, wenn der klinische und serologische Erfolg der Tertianakur ungenügend war und man deshalb eine 2. oder 3. Fieberkur einleiten will.

Erfolge und Mißerfolge s. S. 203.

Ist das Gehirn schon stark reduziert, so ist natürlich von psychischer Besserung nicht viel zu hoffen; *also frühe Diagnose!*

Möglichst frühe Erkennung ist auch nötig, um das vorhandene Vermögen zu sichern und die Patienten vor allerlei Dummheiten, wie einer Heirat, zu schützen. Gefährlich sind namentlich die expansiven Formen und die weitgehenden Remissionen, die auch ohne Behandlung vorkommen und in denen Richter und Angehörige gerne eine Heilung sehen wollen, während sowohl der bestehende Schwachsinn und die euphorische Stimmung als auch neue Schübe die Handlungsfähigkeit beeinträchtigen.

Für die Aufregungen sowie für das Stadium der Hilflosigkeit bestehen die selbstverständlichen allgemeinen Regeln der Behandlung. In Angstzuständen leisten Opiate oft gute Dienste. Genaue Überwachung der Blase ist Pflicht, da sonst paradoxe Inkontinenz verborgen bleiben und zu schwerer Blasenlähmung oder *Blasenruptur* führen kann. Manche Patienten kann man unter günstigen Umständen zu Hause verpflegen, sobald man sicher ist, daß sie sich führen lassen und weder ihr Vermögen noch durch sexuelle Exzesse und verbrecherische Handlungen ihre Ehre gefährden.

Bei paralytischen Anfällen verhält man sich am besten bloß konservativ; man schützt die Kranken vor Beschädigung durch Anstoßen und Reiben, vor allem aber gegen die Unreinlichkeit. Zu künstlicher Ernährung greift man nur in Notfällen; der Patient stirbt nicht gleich an Inanition, aber die Gefahr, daß beim Herausnehmen des Schlauches oder beim Würgen etwas von der Speiseflüssigkeit in die Lungen aspiriert werde, ist bei diesen hilflosen Kranken besonders groß. Nährklystiere werden oft nicht behalten. Wenn nötig, kann Infusion von physiologischer Kochsalzlösung unter die Haut wenigstens den Wasservorrat auf der Höhe halten. Verlangen die Angehörigen, „daß man etwas tue", so werden Eiseinpackungen des Kopfes angeraten, und Amylenhydrat, Paraldehyd, Chloralamid oder Somnifen können die Heftigkeit der Krämpfe mildern. Ich habe aber nicht den Eindruck, daß der Anfall wirklich schlechter ablaufe, wenn man den Patienten gar nicht plagt.

III. Irresein bei anderen Hirnerkrankungen.

Diese Psychosen haben wenig psychiatrische Bedeutung. Das praktisch Wesentliche ist meist die Grundkrankheit; die Psychose darf aber nicht übersehen werden wegen der Möglichkeit ihrer Verwechslung mit anderen Geisteskrankheiten und Neurosen.

Die Begleitpsychosen von **Meningitiden** sind meist deliriös. Bei **Hirngeschwülsten** sind die allerverschiedensten Störungen beschrieben worden, und die Zusammenhänge zwischen Geschwulst und Psychose sind oft sehr unklar. Große Geschwülste können psychisch fast symptomlos bleiben oder doch ohne schwere Erscheinungen verlaufen. Hirndruck verlangsamt alle Reaktionen, braucht sie aber sonst nicht zu stören. Da wo wir ausgesprochene psychische Krankheitsbilder finden, handelt es sich bei Hirntumoren meistens um den organischen Symptomenkomplex — aus begreiflichen Gründen, denn die Ernährung des Gehirns wird leicht in toto gestört. Unter noch unbekannten Umständen können auch *katatone Symptome* mit Hirnkrankheiten, namentlich Tumoren, zusammenhängen.

Die Störungen der Psyche bei der **multiplen Sklerose** sind in der Hauptsache diejenigen der organischen Psychosen. Auf dem Gebiete der Affekte ist manchmal die Reizbarkeit, in anderen Fällen die Euphorie oder die Depression im Vordergrund. *Oft ist die Krankheit belebt durch psychogene neurotische Symptome*; da diese einer richtigen Psychotherapie zugänglich sind, ist es sehr wichtig, meist aber auch leicht, sie zu erkennen. In späteren Stadien können Wahnbildungen und deliriöse Zustände hinzukommen. Die Diagnose beruht auf den neurologischen Zeichen der multiplen Sklerose.

Huntingtonsche Chorea (erblicher Veitstanz). Es handelt sich um ein hereditäres, einfach dominant vererbtes Leiden (s. den eugenischen Abschnitt). Meist im zweiten bis vierten Dezennium, gelegentlich auch noch später, selten früher, treten, in der Regel lange verkannt, die psychischen und motorischen Erscheinungen ganz schleichend auf. Die Leute werden oft als unaufmerksam und nachlässig betrachtet und getadelt für ihre Ungeschicklichkeiten, an deren Zustandekommen die motorisch-choreatischen Störungen ebenso wohl beteiligt sind wie die psychischen. Ein genaues *Studium* aller Kinder aus Choreasippen ist dringend notwendig, um Anhaltspunkte zu bekommen, die erkrankenden Personen zu sterilisieren, solange es noch etwas nützt[1]. Die Chorea an sich sieht, wenn sie einmal ausgesprochen ist, der SYDENHAM-schen Krankheit gleich, nur sind die Bewegungen meistens weniger brüsk. Auf psychischem Gebiet besteht die organische Verblödung. Doch fällt oft eine große Unbekümmertheit um die Krankheit und überhaupt um die eigenen Verhältnisse und eine Lähmung der Aufmerksamkeit auch bei lebhafter Affektivität auf. Wenn die Kranken nicht mehr fähig sind, zu sprechen und zu schreiben, geben sie sich meist gar keine Mühe, sich sonst zu verständigen. Stimmungsverschiebungen sind nicht so selten, doch erreichen sie wohl nie den Grad einer Melancholie oder Manie.

Die Krankheit führt im Verlaufe von einigen Jahrzehnten stetig oder mit geringen Schwankungen durch immer schwereres geistiges Siechtum zum Tode.

Im Gehirn findet man in allen Fällen Degenerationen in der Rinde und besonders der kleinen Zellen in Putamen und Caudatum, außerdem unregelmäßige und weniger bedeutende Veränderungen an anderen Orten.

Die **amaurotische Idiotie** von TAY und SACHS befällt meist jüdische Kinder im ersten Lebensjahr und ist keine Idiotie, sondern eine eigentümliche, in Monaten bis Jahren zum Tode führende Hirndegeneration mit Beteiligung des Sehapparates einschl. Retina. Es gibt auch abortive Formen, die mit Demenz heilen oder hauptsächlich im Rückenmark lokalisiert sind.

Encephalitis epidemica (lethargica) ist schon in früheren Jahrhunderten zeitweise in beschränkteren Epidemien aufgetreten („Schlafkrankheit", „Nona"). Die Bezeichnung als Lethargica ist deshalb nicht zutreffend, weil lange nicht alle Fälle mit Schlafsucht verlaufen, und die der Epidemica deshalb, weil es noch andere epidemische Encephalitiden gibt. Man hat die letzte Epidemie, wie auch früher schon einmal eine, mit der Grippe in Verbindung gebracht[2]; doch ist sie schon spätestens 1916 da gewesen, während die große Grippeepidemie 1918 ausbrach. Vom Erreger und der Art der Ansteckung weiß man nichts Sicheres. Erkrankungen Zusammenlebender sind so selten, daß man sie als zufällig betrachten muß.

Akutes Stadium. Die Krankheit kann plötzlich einsetzen, oder es können ihr wenig bestimmte Prodromalerscheinungen (wie Mattigkeit, Hyperalgesien und Schmerzen an den verschiedensten Orten, Augenflimmern, Meningismus) vorausgehen. Das Fieber ist unregelmäßig. Es kann von Beginn an Schlafsucht bestehen („lethargische Form"), oder es bleiben zunächst Neuralgien und eventuell Krämpfe („neuralgische Form") oder drittens hyperkinetisch-deliriöse Zustände (ungeschickterweise „choreatische Formen" genannt) im Vordergrund. Die lethargische Form kann sich auch erst der hyperkinetischen oder der choreatischen anschließen.

Die *deliriösen Zustände* sind äußerlich sehr verschieden. Da wo man Auskunft erhält, kann man oft Reizhalluzinationen feststellen wie Nebel, Lichterscheinungen, Trommeln, Sausen, Musik, Läuten, Schießen; die Kranken werden mit Nadeln gestochen, geschlagen, ziehen Fäden, sammeln Gegenstände vom Boden. Die Ähnlichkeit mit Delirium tremens wird manchmal noch durch lebhaftes Beschäftigungsdelir erhöht. Doch sind häufig Stimmen vorhanden, die komplexmäßige Bedeutung haben. (Zum Beispiel Beschimpfung durch einen früheren Liebhaber.) Andere Delirien enthalten abenteuerliche Erlebnisse in märchenhaften oder doch fremden Gegenden. Die *Orientierung in Zeit und Ort* ist gestört. Eigentlich *weckbar* zu klaren Auskünften sind die Encephalitiker in *schwereren* Delirien nicht. Wenn sie aber zwischendurch Bescheid geben, haben sie eine ziemlich gute Einsicht in das Krankhafte des Delirs. Die *Auffassung* ist schlecht, die Umgebung wird verkannt. Die Kranken fühlen sich verfolgt, vergiftet, körperlich mißhandelt (Parästhesien). So ist die Affektivität meist ängstlich gereizt.

Oft bekommt man auf der Höhe des Delirs keine Auskunft über die inneren Vorgänge. Die Kranken sind dann meist in ständiger Bewegung, deren Zweck nicht

[1] W. FRANK, Psychiatr.-neur. Wschr. **1937 I**, 79f.

[2] Daher der ungeschickte Name „Kopfgrippe", der zuerst für die wirkliche Grippeencephalitis und für die Fieberdelirien bei Grippe gebraucht wurde.

recht verständlich ist. Man vergleicht diese Hyperkinese manchmal mit Chorea, doch bleibt bei ersterer das Willensmoment deutlich. Eher erinnert der Zustand an die hyperkinetische Katatonie. Die Kranken machen Faxen, die Bewegungen des Kopfes passen nicht recht zu denen der Glieder, sie werfen sich herum, bäumen sich auf, klopfen auf Gegenstände, werfen die Bettstücke herum, wehren sich gegen die Umstehenden. Sehr bald erscheinen die Bewegungen unsicher, schlecht koordiniert. Es können Krämpfe namentlich in der Rücken- und Bauchmuskulatur auftreten, und bei aller Unruhe kann sich schon ein gewisser Rigor bemerkbar machen. Auch die Sprache kann in verschiedener Weise motorisch-koordinatorisch gestört sein.

An das Stadium der Aufregung knüpft sich in einer großen Zahl von Fällen die *Schlafsucht,* mit der die Krankheit aber auch schon beginnen kann: Die Kranken können sich nicht mehr verhindern, Tag und Nacht zu schlafen. Sie schlafen auch in den unbequemsten Stellungen ein und bleiben während des Schlafens meist unbeweglich, aber für Augenblicke weckbar, so daß Ernährung und Reinlichkeit nicht leiden. In diesem Stadium delirieren die Kranken nicht mehr. Soweit sie nicht schlafen, sind sie in der Regel klar. Die Schlafsucht kann Wochen und Monate dauern. Ihr folgt meist die *Schlaflosigkeit* oder „umgekehrte Tagesordnung" (Unruhe in der Nacht, Schläfrigkeit am Tage.)

Eines der häufigsten Symptome im akuten Stadium ist die *Lähmung der Augenmuskeln* (hauptsächlich des Abducens) mit Doppelsehen oder Ptosis. Die Pupillen reagieren oft schlecht, es kann Lichtstarre wie bei Paralyse auftreten. Auch der Facialis wird nicht selten betroffen. Nach Ablauf des akuten Stadiums bessern sich die Augen- und Facialisstörungen meist. Auffallend häufig ist *Singultus,* der zeitweise auch ohne andere Krankheitszeichen zu beobachten war und dann vielleicht eine abortive Encephalitis mit regelmäßig gutem Ausgang darstellte. Sensibilitätsstörungen aller Art sind etwas Gewöhnliches: Schmerzen an verschiedenen Stellen, Hyperästhesien, Kribbeln; auffallend häufig sind unbeschreibbare Mißempfindungen und Schmerzen, die in der Ruhe auftreten und bei Bewegung verschwinden.

Das *vegetative Nervensystem* ist selten frei; besonders häufig sind Schweiße, dann starke Sekretion der Talgdrüsen des Gesichtes („Salbengesicht"). Im Harn findet sich oft Urobilinogen, seltener Eiweiß oder Zucker. Im Liquor manchmal Lymphocytose, meist nicht sehr hohen Grades; Eiweiß und Globulin oft etwas erhöht, auch der Zucker kann vermehrt sein. Kolloidreaktionen unregelmäßig.

Voraussage. Im akuten Stadium sterben vielleicht etwa ein Drittel der Kranken namentlich an Erschöpfung, Lungenentzündung oder Infektionen, die sie sich in der Hyperkinese zuziehen. Höchstens etwa ein Drittel bessert sich weitgehend, unter Umständen bis zu einer vollständigen Heilung. Bei einem großen Teil der Überlebenden bildet sich im Verlaufe von Monaten und Jahren das chronische Bild aus.

Chronisches Stadium. Das Bild der chronischen Form, der *Parkinsonismus* kann auch schleichend beginnen, ohne daß ein akutes Stadium vorausgegangen wäre. Der ausgesprochene Parkinsonismus, der amyostatische Symptomenkomplex mit dem rigiden „Maskengesicht", der monotonen Sprache, der vornübergebeugten Haltung, der Rigidität und dem Zittern, oft auf der einen Körperseite stärker ausgeprägt als auf der anderen, der Adiadochokinese, dem Mangel an Mitbewegung der Arme beim Gehen und der Verlangsamung aller psychischen Vorgänge (Bradyphrenie) ist zu bekannt, als daß er hier eingehender beschrieben werden müßte.

Die psychischen Störungen gehen mit den neurologischen nicht immer parallel. Sie betreffen in der Hauptsache die Affektivität. Bei Erwachsenen steht eine eigenartige Willenlosigkeit und Gleichgültigkeit im Vordergrund, bei Kindern umgekehrt ein hemmungsloses Triebleben.

Ein großer Teil der *erwachsenen Kranken* sind gleichgültiger, als man vom Standpunkt des Gesunden aus erwarten sollte; sie erscheinen wunschlos, es fehlt ihnen auch das Anschlußbedürfnis an andere. *Viele können überhaupt keine Affekte und keine Willensanstrengungen mehr aufbringen,* entbehren vollständig aller Initiative, obschon sie ihre Lage und die ihrer Familien intellektuell so genau beurteilen wie ein Gesunder. Sie wissen aber, wie sie früher gefühlt haben und verwundern sich selbst über ihre Veränderung. Nur in einem Teil der Fälle ist die Willenlosigkeit Folge der Anstrengung, die die Bewegungen verlangen, in anderen ist sie primär. Die Affektivität kann allerdings auch zum Depressiven neigen. Selbstmord infolge von Kopfweh oder namentlich von Einsicht in die trostlose Lage ist nicht so selten. Weniger häufig sind die Kranken, die mit einer gewissen Euphorie sich in die Situation schicken und eigentlich ganz zufrieden sind. Gelegentlich sind die Affekte subjektiv noch sehr heftig, machen sich aber bei der steifen Mimik nicht leicht bemerkbar.

Deutliche Rindenstörungen (psychisch-organisches Syndrom) sind im chronischen Stadium selten. Bloße Andeutungen von Gedächtnisschwäche und Herabsetzung der intellektuellen Leistungen findet man allerdings bei genauerem Zusehen häufiger, als man früher erwartete. Es kann auch zu logischen Störungen, gelegentlich einmal zu andauernden Wahnideen kommen, indem z. B. Mißempfindungen als Kribbeln von Tieren ausgelegt werden. Die Orientierung und das ganze intellektuelle Verhältnis zur Außenwelt ist im übrigen normal. Doch gibt es z. B. während der häufigen „Schauanfälle“, d. h. krampfartiger Fixierungen des Blickes in einer bestimmten Richtung, auch dämmerungsähnliche Zustände. (Zum Beispiel Gefühl, mit den Engeln im Himmel in Kontakt zu sein und die Welt zu vergessen, bei krampfartigem Blick nach oben.)

Bei der unregelmäßigen Ausbreitung des encephalitischen Prozesses im Gehirn, kommen in den einzelnen Fällen noch recht häufig allerlei andere Störungen hinzu, Pyramidensymptome, beliebige Lähmungen, epileptiforme Anfälle, Katalepsie tickartige Impulse, Zwangsantriebe usw. Letztere haben aber periphereren Charakter als die Zwangshandlungen bei Zwangsneurose und sind nicht komplexbedingt.

Erethische Form. Bei Kindern und Jugendlichen bis gegen das 20. Jahr ist das psychische Bild statt eines mehr oder weniger apathischen meist ein *erethisches,* unabhängig vom neurologischen Parkinsonismus, der dabei verschieden stark ausgebildet sein oder sogar fehlen kann. Es besteht ein eigentlicher *psychischer Beschäftigungsdrang,* nicht bloß die anscheinend mehr subcorticale Hypermotilität des akuten Beginnes, und außerdem ist die *Qualität* der Antriebe eine recht einseitige; es besteht kein Bedürfnis, etwas zu leisten wie bei manischen Zuständen ähnlichen Grades, sondern im wesentlichen wird Anschluß an Menschen gesucht, die teils mit klettenhaften Anhänglichkeitsbezeugungen belästigt, teils in mutwilliger Weise geneckt, gereizt, mißhandelt werden; wenn Gegenstände zerstört werden, so ist es gewöhnlich, um jemanden zu ärgern. Die Patienten sind hemmungslos ihrem gesteigerten Triebleben preisgegeben. Es drängen sich namentlich die elementaren Bedürfnisse, Essen, Trinken, auch unter Umständen die Sexualität vor, dann das Streben nach allerlei anderen banalen Vergnügungen. Auf Zufügen irgendwelcher Unannehmlichkeiten hin, auf Abschlag einer Bitte, Verhinderung von Diebstahl oder Gewalttätigkeiten wird mit Dreinschlagen oder irgendeiner anderen Bosheit geantwortet. Dabei weiß und fühlt der Kranke, daß es nicht recht ist, was er tut; er bittet in klebriger Weise um Verzeihung, verspricht in den höchsten Tönen alles Gute, um unter Umständen schon einige Sekunden später wieder irgend etwas Böses anzustellen. Ebensogut sieht er die ganze Ungeschicklichkeit seines Benehmens für sich selber ein; aber er kann sich nicht daran hindern und hat oft eine große Freude, wenn ihm ein Streich gelungen. Viele dieser Kleinen werden von einer triebhaften Art Pseudologia phantastica erfaßt, lügen, nicht nur um Vorteile oder Mitleid zu erlangen, verleumden, die für sie sorgen, wissen ihre Krankheit zum Betteln oder Aufsehenerregen zu benutzen, simulieren auch direkt; wenn sie dann aber ihren anscheinenden Zweck erreicht haben, so kommt es oft vor, daß sie eine Gabe vor den Augen der Geber einfach fortwerfen. In manchen Fällen ist die Aggressivität und der Schädigungstrieb so groß, daß nichts mehr übrig bleibt, als die Kranken isoliert zu halten. Manche Patienten sind nur in der Nacht erregt. Der erethische Zustand kann viele Jahre anhalten; doch kann er sich nach der Reife bessern.

Die *Diagnose* der Encephalitis epidemica ist im akuten Stadium aus den psychischen Symptomen nicht mit Sicherheit zu machen; ausschlaggebend ist der neurologische Befund, wobei nur daran zu denken ist, daß es auch einen Parkinsonismus im früheren Sinne (Paralysis agitans) und Parkinsonsymptome bei allen möglichen Erkrankungen der Hirnbasis gibt. Anamnestisch ist namentlich das Doppelsehen wichtig. Der „Eindruck des Organischen“, der bei encephalitischen Delirien oft gleich an diese Krankheit erinnert, läßt sich, abgesehen von der Reiznatur der Halluzinationen und der Parästhesien und eventueller Unsicherheit der Bewegungen, nicht recht theoretisch beschreiben. Unmöglich ist oft die Unterscheidung von akuten *Katatonieanfällen,* wenn die Patienten nicht genauer untersucht werden können und uns im Unklaren lassen, was in ihrem Innern vorgeht, während sie in beständiger Bewegung sind, deren Zwecke wir nicht verstehen. Kann man sie messen, so gibt Fieber, das ja bei bloßer Katatonie selten ist, einen Fingerzeig, daß ein „körperlicher“ Prozeß mitspielt. Reizhalluzinationen haben auch Schizophrene. Katatone Bewegungsstörungen ändern sich in der Regel mit der psychischen, encephalitische mit der motorischen Einstellung. Nur bei oberflächlichem Zusehen werden encephalitische Delirien als *Delirium tremens* verkannt: der alkoholische Galgenhumor fehlt; die Alkoholdeliranten sind relativ leicht so weit zu wecken, daß sie Aufforderungen folgen, auch nach gewissen Richtungen gute Antworten geben; mit den schwereren Encephalitikern kann man sich fast gar nicht in Beziehung setzen; geben sie aber Auskunft, so spricht Einsicht in das Krankhafte der Delirien für Encephalitis. Diagnostische Schwierigkeiten gegenüber *paralytischen Delirien* sind gelegentlich für kurze Zeit schwer zu umgehen außer durch die Liquoruntersuchung. Von anderen *Fieberdelirien* ist das encephalitische Delir vorläufig nur durch die beiderseitigen Begleitbefunde zu unterscheiden.

Der *anatomische Befund* ist eine punktförmige hämorrhagische Encephalitis; daneben gibt es Stellen, wo die Ganglienzellen ohne stärkere Gefäßbeteiligung zugrunde gehen und durch Glia, namentlich syncytiale, ersetzt werden. Der Hauptsitz ist im Stamm, das Neuhirn ist meist ganz wenig betroffen.

Behandlung. Im akuten Stadium kommen Injektionen von Rekonvaleszentenserum in Betracht. Erfolge wurden auch berichtet von intravenöser Injektion von Preglscher Lösung, von Urotropin in hohen Dosen innerlich oder intravenös u. a. Im chronischen Stadium läßt sich oft medikamentös eine wesentliche Besserung der neurologischen Symptome erreichen. Im Vordergrund steht die *Atropinkur.* Es kommt darauf an, das Atropin dauernd und in *hohen,* individuell ausprobierten Dosen (die Maximaldose übersteigend) zu verabreichen. Man kann z. B. mit 3mal täglich 5 Tropfen einer $^1/_2$%igen Lösung von Atropin. sulfuric. beginnen und bei genügender Verträglichkeit langsam steigend bis auf 3mal 15 und mehr Tropfen gehen. Die optimale Dosis ist sorgfältig auszuprobieren. Bei einzelnen Patienten, die sonst arbeitsunfähig und pflegebedürftig sind, kann man auf Jahre hinaus mit Atropin gute Arbeitsfähigkeit herstellen. Zahlreiche andere allerdings wird man nicht dazu bringen, regelmäßig Atropin einzunehmen, sei es, daß die Wirkung nicht fühlbar genug ist, sei es, daß sich die Nebenwirkungen allzu unangenehm geltend machen. In letzterem Falle kann man versuchen, symptomatisch gegen die lästigsten derselben vorzugehen. (Lesebrillen bei Akkommodationslähmung, Schutzbrillen bei Blenden, Neu-Cesol bei Trockenheit im Rachen, geeignete Diät oder leichte Abführmittel bei Verstopfung usw.) Bei unbefriedigender Wirkung des Atropins kann man Pilocarpin in kleinsten Dosen gleichzeitig geben, oder man ersetzt Atropin durch andere Medikamente: z. B. durch Scopolam. hydrobromic. 0,0002 dreimal täglich steigend bis zur Maximaldose und etwas darüber (wenn es gut ertragen wird), per os oder subcutan. Ferner kann eine geduldige Übungstherapie noch erhebliche Besserung erreichen.

Qualitativ und quantitativ gut dosierte Aufmunterung von seiten des Arztes ist sehr wichtig. Die Unmöglichkeit, sich motorisch ruhig zu verhalten, der Zwang, sich nicht nur immer anders zu legen, sondern aufzustehen, einige Schritte herumzugehen, dann sich hinzusetzen oder abzuliegen, bringt die Patienten bei ihrer geringen Fähigkeit, ihren Zustand zu erklären und sich zu verteidigen, nicht selten in den Verdacht der Geisteskrankheit oder der Rücksichtslosigkeit. Die Beschaffung der Möglichkeit, ohne Störung anderer das Bedürfnis nach Wechsel zu befriedigen, bessert die Lage mit einem Schlag.

Bei der erethischen Form ist unsere Therapie soviel als machtlos, wenn auch in einzelnen Fällen ein ganz geduldiges Eingehen etwas nützen kann, solange es dauert. Es können aber im 3. Dezennium spontane Besserungen eintreten.

IV. Psychische Störungen bei Hirnschädigungen durch äußere Gewalt.

Akutes Stadium. Für die Unterscheidung von Commotio, Contusio und Compressio cerebri muß auf die chirurgischen Lehrbücher verwiesen werden[1].

[1] Ritter versuchte, die verschiedenen psychischen Syndrome der traumatischen Hirnstörungen mit den pathologischen Befunden in Beziehung zu bringen, und stellte das untenstehende Schema auf, das gestattet, die Formen einigermaßen zu ordnen. Es ist aber vom Anfänger auf den einzelnen Fall nicht so leicht anzuwenden, weil sowohl die Symptome wie die organischen Befunde sich in den verschiedensten Weisen überschneiden und komplizieren.

I. **Hirntraumen**: *Encephalosen.*

A. Bloße *Erschütterung* des Zentralorgans (funktionelle und trophische Störung).

a) Erschütterung der *Oblongata* mit Bewußtseinsverlust, retrograder Amnesie, Erbrechen, rascher Heilung.

b) Allgemeine *Erschütterung des Gehirns:* Bewußtseinsverlust nicht notwendig, Korsakow, flüchtige Lokalsymptome, weniger rasche Erholung.

B. *Diffuse Kontusion:* längere Dauer der Lokalsymptome, Fieber, meist Heilung, aber manchmal auch psychische Defekte bis zu mehr oder weniger starker Demenz (chronischer Korsakow, Empfindlichkeit, Herabsetzung der Leistungsfähigkeit aller Grade usw.).

C. *Hirnverletzungen* in größeren Herden: alle Grade des organischen Syndroms in den traumatischen Nüancen und meist Lokalsymptome.

D. Bei all diesen Formen können *Delirien* oder *Verwirrtheitszustände* vorkommen, sowohl als direkte Folge der Hirnalteration wie indirekt auf dem Boden der affektiven und vasomotorischen Labilität; nach Bewußtlosigkeit sind Verstimmungen erst depressiver, dann euphorischer Art besonders häufig.

Die allgemeinen psychischen Störungen nach dem Schwinden der Bewußtlosigkeit sind sich bei allen 3 Formen ähnlich. Ihre Schwere hängt nicht immer von der Schwere des Traumas ab, und wir wissen noch nicht, warum oft leichte Hirnerschütterungen von psychischen Störungen gefolgt sind oder schweren Schädeltraumen mit Frakturen nur unbedeutende psychische Störungen folgen.

Am regelmäßigsten wird nach der initialen Bewußtlosigkeit der amnestische Symptomenkomplex beobachtet. (Merkfähigkeitsstörung bis zur Desorientierung, retrograde Amnesie, Konfabulationen usw. s. S. 172ff.). Die Dauer schwankt von wenigen Minuten bis zu Lebenslänglichkeit. In ebenso weiten Grenzen schwankt die Intensität, indem in vielen Fällen die Störung nur darin besteht, daß der Kranke einigemale fragen muß, was mit ihm geschehen sei; in schweren Fällen aber kann er in seiner Desorientierung und in der Unfähigkeit, die einfachsten Fragen aufzufassen, das Bild einer ausgesprochenen Geisteskrankheit bieten. Am häufigsten sieht man, daß die Verletzten Mühe haben, zu erfassen, was geschehen ist, wohin sie gebracht wurden, daß sie überhaupt krank sind. Oft wollen sie der Beschäftigung vor dem Unfalle wieder nachgehen, unbekümmert um ihren Zustand. Wenn man sie aufklärt, verstehen sie nicht oder vergessen das, was man ihnen sagte, immer wieder. Sie wiederholen oft dieselben Fragen und Begehren unermüdlich. Sie können auch falsche Vorstellungen über die neue Situation entwickeln. (Sie wähnen sich wie vor der Verletzung bei der Arbeit, im Gefecht usw.) Die Stimmung kann gereizt sein. Oft stellen sie unsinnige Ansprüche an die Pflege, läuten beständig, schimpfen, wenn man nicht alle ihre Wünsche befriedigen kann. Andere sind weinerlich und wehleidig. Auch stumpfe Gleichgültigkeit ist häufig.

Nach Schwinden der Bewußtlosigkeit können sich Erregungszustände, Delirien oder dämmerige Zustände einschieben. Die Kranken können laut heulen, sich herumwerfen oder fortdrängen, toben und dreinschlagen, als ob sie ungerechtfertigt festgehalten würden. Andere sind in einem Delirium mit lebhaften, besonders optischen und haptischen Halluzinationen. Auch Dämmerzustände ähnlich wie das Nachtwandeln kommen vor, in denen die Kranken bei äußerlicher Besonnenheit traumhafte Erlebnisse haben. Die Dauer auch dieser Zustände ist sehr verschieden.

Bei der Contusio cerebri können außerdem psychische Herdsymptome hinzutreten (aphatische, agnostische und apraktische Störungen; optische Reizerscheinungen, Rindenblindheit bei Verletzungen des Hinterhauptlappens; Mangel an Antrieb, Apathie gelegentlich mit Muskelrigidität, Haltungsstereotypien und anderen an Katatonie erinnernden Symptomen, besonders bei Stirnhirnverletzungen u. a. m.).

Chronische Folgezustände. Nach Ritter nennen wir die Gesamtheit der Folgen einer traumatischen Hirnschädigung **Encephalosen**. In manchen Fällen bilden sich die Gedächtnisstörungen des akuten Stadiums nur sehr langsam oder gar nicht zurück: *Organisches Psychosyndrom auf traumatischer Grundlage oder kurzweg traumatischer Korsakow.*

Die *posttraumatische Epilepsie* tritt manchmal erst monate- oder jahrelang nach dem Unfall auf. Die Anfälle können Jacksonschen Typus haben, wie bei der genuinen Epilepsie verlaufen (auch in Äquivalenten) oder Übergängen zwischen beiden entsprechen. Die Anfälle können mit allen anderen posttraumatischen psychischen Störungen kombiniert sein. Oft treten Charakterveränderungen und Demenz dazu, die denjenigen bei genuiner Epilepsie gleich oder ähnlich sind.

Noch häufiger sind aber Encephalosen, bei denen grobe objektive Symptome im Vergleich zu den subjektiven Klagen in den Hintergrund treten oder ganz fehlen: Am regelmäßigsten sind Klagen über Kopfweh und Schwindel. Sie werden durch Anstrengung, Bücken und Wärmewirkung verschlimmert. Dazu kommt erhöhte körperliche und geistige Ermüdbarkeit (Prüfung mit dem Kraepelinschen Rechenversuch). Die Leistungen bei körperlicher und geistiger Beanspruchung sind stark vermindert,

---

E. *Infektionen* der Pia und des Gehirns: meist deliriöse Zustände.

F. Dauernde Folgen in der Richtung der *organischen Demenz.*

G. Entstehung gewöhnlicher *Formen der Geisteskrankheiten infolge von Hirntraumen* ist sehr unwahrscheinlich, mit Ausnahme der Epilepsie. Dagegen muß man in gewissen sehr seltenen Fällen eine (verfrühte) „Auslösung“ bei bestehender Anlage zur Krankheit annehmen, ohne daß der Beweis des kausalen Zusammenhanges zu leisten ist (Schizophrenie).

II. **Traumatische Psychogenien.**

Beliebige, meist nichtcerebrale Traumen können auf dem Wege des neuroglandulären Shocks und auf direktem psychischem Wege durch die Affektwirkung (Schreck, Angst, Wut) *vorübergehende Verwirrtheit und Stupor* erzeugen. Als spätere Entwicklungen treten die *traumatischen Neurosen* auf infolge von Angst vor den Folgen des Traumas oder — ungleich häufiger — von direkten Begehrungsvorstellungen. Diese können ähnliche Symptome wie die Hirntraumen machen oder die Hirntraumen komplizieren, so daß es oft schwer ist, die Symptome zu sichten.

oft ungleichmäßig auf verschiedenen Gebieten. Die Kranken klagen über Vergeßlichkeit, Gedankenlosigkeit, Aufmerksamkeitsstörungen. Auch Ohrensausen, Ohnmachten, Schläferigkeit und Schlaflosigkeit sind häufig. Recht charakteristisch ist die Überempfindlichkeit auf Alkohol. Leute, die vor dem Unfall auf Alkohol in gewöhnlicher Weise reagiert haben, bekommen nun auf kleinste Mengen schwere Ermüdungszustände, geraten in Jähzorn oder Weinerlichkeit und verlieren die Selbstbeherrschung.

In affektiver Hinsicht steht Reizbarkeit und Unbeherrschtheit im Vordergrund. Aber auch Stumpfheit, Gleichgültigkeit und Verlust der früheren persönlichkeitseigenen Ziele und Strebungen sind häufig. (Gleichgültigkeit gegen die Angehörigen, gegen das berufliche Fortkommen usw.) Depressive Zustände mit mannigfachen hypochondrischen Vorstellungen sind ebenfalls nicht selten. Oft beobachtet man Charakterveränderungen im Sinne von Übertreibung der früheren Besonderheiten. (Ein strenger Vater wird zum bösen Haustyrann, ein freundlich-jovialer Gesellschafter zum läppischen Schwätzer usw.) Häufig werden Schädeltraumatiker trunksüchtig.

Auf alle Formen von Encephalosen können sich neurotische und hysterische Symptome aufpfropfen. Es gibt alle Übergänge von grob organischen Bildern, leichteren organischen Störungen mit zahlreichen begleitenden psychogenen Symptomen, reinen Unfallneurosen, Begehrungsneurosen und grobem Versicherungsbetrug. Die Unterscheidung ist oft schwierig. Viele Klagen, die organisch bedingt sind, machen ja oft kaum objektive Erscheinungen. Daß aber namentlich posttraumatischer Kopfschmerz, Schwindel, Ermüdbarkeit u. a. trotzdem organisch verursacht sind, bewies besonders eindrücklich die Ventrikulographie, die in solchen Fällen Vergrößerungen der Ventrikel zeigen kann. Der Nachweis einzelner hysteriformer oder begehrungsneurotischer Züge ist kein Beweis gegen die organische Grundstörung. Immerhin können auch auf psychogenem Wege bloß aus Begehrungsvorstellungen heraus Bilder entstehen, die der Encephalose ähnlich sind (z. B. bei Simulanten, die gar kein Trauma erlebt hatten!).

Therapie. Prophylaktisch ist eine gründliche Wundversorgung bei komplizierten Schädelfrakturen, die Trepanation bei Hirnverletzungen durch einfache Frakturen und mehrwöchige Bettruhe nach allen Hirnerschütterungen wichtig.

Kausal muß oft der Hirndruck bekämpft werden. Vitale Indikation besteht besonders bei intrakranieller Blutung. Man vergesse auch nie die operative Indikation, die sich aus Spätblutungen und aus Hirnabsceßbildung ergibt. Auch ohne grobe Blutung kann Druckentlastung durch Entlastungstrepanation oder in leichten Fällen durch wiederholte Lumbalpunktionen oder intravenöse Injektion hypertonischer Kochsalzlösungen von Nutzen sein. Für die spezielle Diagnose der Hirndruckerscheinungen, bei der außer dem Druckpuls, dem Brechen und den Bewußtseinsstörungen vor allem die Stauungspapillen wichtig sind, muß auf die Lehrbücher der Unfallheilkunde verwiesen werden. Operativer Behandlung sind auch manche Fälle von traumatischer Epilepsie zugänglich, ganz besonders wenn nach Schädelfrakturen Knochensplitter Reizerscheinungen hervorrufen.

Der psychische Einfluß des Arztes ist bei der Vermeidung von neurotischen Komplikationen wesentlich. Wenn der Kranke davon überzeugt ist, daß seine Autorität alle berechtigten Ansprüche bei der Versicherung durchsetzen wird, daß er sich aber niemals zur Deckung ungerechtfertigter Forderungen hergeben wird, so liegt darin eine starke Schranke gegen die Begehrungsneurose.

In der Behandlung chronischer Formen ist eine geeignete Arbeits- und Übungstherapie, die sich den Fähigkeiten und Neigungen des Kranken anpaßt, wichtig. Rein symptomatische Maßnahmen können Erfolge zeitigen: Bekämpfung von Schlaflosigkeit und Erregungszuständen mit Sedativa (s. S. 127), leichte Schmerzmittel bei Kopfweh (keine Opiate); allgemein kräftigende Maßnahmen durch Klimawechsel, Badekuren, sportliche Betätigung usw. Dabei spielen auch psychische Einflüsse eine Rolle. Vermieden werden muß die Angewöhnung an Medikamente. Alkohol wirkt schädlich.

V. Die Vergiftungen.

A. Die akuten Vergiftungen.

Unter den akuten Vergiftungen führt Kraepelin die **Urämie** an, die insofern wichtig ist, als bei ihr typische epileptiforme Anfälle vorkommen und als sie beliebige cerebrale Lokalsymptome vortäuschen kann. Die urämische Psychose als solche verläuft meist unter dem Bilde verschiedenartiger Delirien, deren spezifische Eigentümlichkeiten, wenn sie überhaupt welche haben, noch nicht bekannt sind, und führt in der Mehrzahl der Fälle zu einem ziemlich plötzlichen Tod.

Die **Eklampsie** der Schwangeren und Gebärenden ist durch epileptiforme Anfälle gekennzeichnet, neben denen hier und da deliriöse Zustände verlaufen.

Die **Kohlenoxydvergiftungen** können nach dem Erwachen aus der Narkose unter dem Bilde Stunden bis Tage dauernder Dämmerzustände verlaufen. Zentrale oder mehr periphere Lähmungserscheinungen komplizieren oft die Krankheit. Erholen sich die Patienten nicht ganz, so bleibt als Ausdruck der diffusen Zerstörung des Hirngewebes der organische Symptomenkomplex meist mit stark im Vordergrund stehendem Gedächtnisausfall und Depression. Zwischen den ersten Vergiftungsschlaf und die spätere Entwicklung der Symptome können sich einige störungsfreie Tage oder sogar Wochen einschalten. *Leichte chronische Vergiftungen mit pseudoneurasthenischen Klagen werden oft lange verkannt.*

Von den übrigen Vergiftungen haben wir leider mehr toxikologische als psychiatrische Kenntnisse. Genauer bekannt ist nur noch der *Alkoholrausch*, wenn wir auch über denselben noch manches wissen sollten. Die alltäglichen Formen desselben werden von der Psychiatrie ignoriert; eine besondere Beachtung verlangen aber einige ungewöhnliche Erscheinungsweisen:

Der pathologische Rausch.

Die akute Alkoholwirkung ist individuell und nach zufälligen Verhältnissen recht verschieden. Manchmal führen solche Schwankungen zu ganz abnormen Reaktionen, die, soweit sie praktische Wichtigkeit haben, unter dem Namen des *pathologischen Rausches* zusammengefaßt werden. Schon das „trunkene Elend“ ist eine abnorme Reaktion, die man aber nicht hierher zählt. Die pathologischen Räusche sind plötzliche, durch Alkohol ausgelöste Aufregungen oder Dämmerzustände, meist mit Verkennung der Situation, häufig auch mit Illusionen und Halluzinationen und exzessiven Affekten, am meisten von Angst oder Wut. In einzelnen Fällen kann sich der ganze krankhafte Prozeß in kaum einer Minute abspielen, meist aber dauert er länger, bis mehrere Stunden.

Unter den *disponierenden Momenten*, die nie fehlen, gibt es dauernde und akzidentelle. Zu den ersten gehören alle Arten von neuropathischen Anlagen, vor allem epileptische und schizophrene, auch häufig Hysterie, dann Hirntraumen. Auch der chronische Alkoholismus kann die Grundlage schaffen. Selbstverständlich ist die Disposition nicht zu verwechseln mit der *Alkoholintoleranz*, bei der kleine Quantitäten unverhältnismäßig starke Wirkung haben, ohne daß aber der Rausch qualitativ abnorm zu sein brauchte.

Zu den vorübergehenden Dispositionen gehören alle Einflüsse, die den Körper schwächen, Überanstrengung, Nachtwachen, große Hitze oder Kälte, dann bekanntermaßen affektive Erregungen, sexuelle Aufregung, „in den Zorn hinein trinken“.

Unter solchen Umständen können oft schon ganz geringe Quantitäten Alkohol, z. B. zwei Glas Bier, einen Anfall heraufbeschwören. Man merkt dem Patienten zunächst nichts an, dann fängt er an, gereizt oder angstvoll zu werden, um rasch zu toben, gegen Personen und Dinge seiner Umgebung zu wüten. Manchmal löst ein Anlaß, ein Wortwechsel, eine Zurechtweisung, die Dazwischenkunft eines Schutzmannes den Paroxysmus aus, oder ohne erkennbaren Grund stürzt der Trinker sich auf einen eben Hereintretenden. Es kommt auch vor, daß die Leute zunächst einschlafen und dann in Wut erwachen, oder wenn sie geweckt werden, sich bedroht glauben und zum Messer greifen. Auch ein epileptiformer Anfall kann das Delir einleiten oder — seltener — im Verlauf desselben auftreten.

Bei diesen Erregungen fehlen alkoholische Koordinationsstörungen (Zungenschlag, Taumeln)[1]. Meist ist der Kopf stark kongestioniert, man sieht eventuell die Karotiden schlagen. Der Blick hat oft etwas Starres. Unter dem Einfluß von Illusionen und Halluzinationen des Gesichtes, seltener des Gehörs, werden die Verhältnisse der Umgebung verkannt. Die Kranken sind meist stark desorientiert; „ängstliche, phantastische Befürchtungen“, ängstliche Beziehungswahnideen beherrschen sie. Seltener handeln sie im Sinne irgendeiner isolierten, meist unklaren Vorstellung wie im Schlafwandeln, zünden in etwas sonderbarer Weise ein Haus an u. dgl. *(alkoholischer Dämmerzustand)*. Das Bild kann auch dem Delirium tremens oder einem akuten Alkoholwahnsinn ähneln.

Fast immer wird die Szene durch einen länger dauernden narkotischen Schlaf beendet, aus dem der Patient mit wüstem Kopf, aber in der Regel ohne jede Erinnerung an das Vorgefallene aufwacht. In selteneren Fällen ist die *Amnesie* nicht vollständig, oder sie stellt sich später, etwa im Laufe des folgenden Tages ein, unter Umständen erst, nachdem die Patienten schon ein allfällig begangenes Verbrechen gestanden haben.

---

[1] Gewiß nur zum Teil deshalb, weil man einen Rausch mit Koordinationsstörungen nicht zu den krankhaften zählen mag. Scharfe Grenzen gibt es jedoch auch hier nicht.

Es gibt Leute, die in ihrem Leben nur einmal einen solchen Rausch bekommen, andere, namentlich schwere Alkoholiker, können häufig davon befallen werden. Immer aber, soviel ich weiß, sind die geschilderten Alkoholwirkungen beim nämlichen Individuum die Ausnahme; dieses hat normale Räusche daneben. Allerdings gibt es auch Säufer, die schließlich fast in jedem Rausch *„trunkfällige Halluzinationen“*, bald im Sinne des Delirium tremens, bald mehr in dem des Alkoholwahnsinns oder der alkoholischen Eifersucht bekommen, aber die Reaktion ist da meistens eine viel mildere; auch wenn geprügelt und getobt und gestochen wird, geschieht es nicht so blind, sondern mit einer gewissen Zielbewußtheit und unter Mitberücksichtigung der wirklichen Situation.

Wiederholen sich beim nämlichen Individuum die pathologischen Räusche, so haben sie oft eine große Ähnlichkeit untereinander.

Die *Differentialdiagnose* beruht auf dem Nachweis zunächst der Disposition, dann der Orientierungsstörung (wobei natürlich die richtige Erkennung einzelner Personen, einer einzelnen Straße gar nicht ausgeschlossen ist), des äußerlich Unmotivierten, der Angst oder des Zornes (der letztere kann von einem vor dem Rausch entstandenen Streit herrühren, der in Wirklichkeit die disponierende Affektregung verursacht hatte), der Sinnestäuschungen, des Mangels an Koordinationsstörung und eventuell des Forttobens, wenn der Kranke zu Bett gebracht wird (gewöhnliche Berauschte schlafen dann meist rasch ein). Wenn der kritische Schlaf einmal nicht von Amnesie gefolgt ist, wird man sich ohne andere, ganz klare Krankheitssymptome (z. B. Halluzinationen, Desorientierung) schwer entschließen, einen pathologischen Rausch anzunehmen, während besonders zu betonen ist, daß umgekehrt gar nicht selten auch ein gewöhnlicher Rausch die Erinnerung vollständig auslöscht. Kann man nachweisen, daß die genossene Alkoholmenge eine so geringe war, daß sie normalerweise überhaupt keine Vergiftungserscheinungen macht, so läßt sich das Krankhafte nicht bestreiten, wenn auch damit noch nicht direkt die Überlegungsstörung nachgewiesen ist.

Behandlung. Falls der Kranke noch tobt, wenn er zum Arzt kommt, läßt sich ein Fesseln selten umgehen. Zureden hilft nichts. In einem Fall allerdings konnte ein Kollege einen Kranken, den wir früher hypnotisiert hatten, mitten in der Zerstörung seines Zimmers in hypnotischen Schlaf versetzen. Von Narkotizis ist höchstens Hyoscin (mit Morphium) anzuwenden; es wirkt aber auch in den größten erlaubten Dosen nicht sicher. Dagegen kann man, wenn nötig, unter vorsichtiger Beobachtung des Herzens zur eigentlichen Narkose mit Äther oder Chloroform greifen. Insulin in größerer Dosis soll den Anfall plötzlich kupieren.

B. Die chronischen Vergiftungen.

a) Die chronischen Alkoholvergiftungen.

1. Die einfache Trunksucht.

Theoretisch auseinanderzuhalten sind Alkoholismus und Trunksucht. Die beiden Krankheiten lassen sich aber schon deshalb nicht scharf trennen, weil die Trunksucht einerseits, wenn sie primär ist, meist mit der Zeit zum Alkoholismus führt und anderseits als Symptom des Alkoholismus sekundär auftritt, so daß die beiden Syndrome sehr oft verbunden anzutreffen sind.

Bei anderen Giftsuchten wie dem Morphinismus ist es nicht so notwendig, die Sucht und die Folgen auseinanderzuhalten, weil nur der Morphiumsüchtige chronisch zuviel Morphium nimmt und er auch regelmäßig bald die anderen Symptome des Morphinismus aufweist. Da aber der Alkohol als allgemeines Genuß- und Nahrungsmittel gilt, gibt es genug Leute, die Alkoholiker werden, ohne für gewöhnlich mehr zu trinken, als sie und die Umgebung für gut halten, also ohne trunksüchtig zu sein; am auffälligsten wird das, wenn solche Leute bei Anlaß einer Verletzung oder einer Pneumonie ein Delirium tremens bekommen, das allerdings dann gern „Fieberdelir“ genannt wird.

Als Trunksucht fassen wir also diejenigen Fälle zusammen, wo auf Grund der Angewöhnung oder irgendeiner Anlage trotz besserer Einsicht der Alkoholgenuß nicht aufgegeben oder nicht auf ein „unschädliches“ Maß reduziert werden kann, wobei es aber (noch) nicht zu den unter den Symptomen des chronischen Alkoholismus zu beschreibenden Erscheinungen chronischer Vergiftung gekommen ist. Wie jeder anderen Sucht erliegen der Trunksucht namentlich Psychopathen aller Art; es ist aber keine Frage, daß in sehr vielen Fällen die einfache Angewöhnung infolge der Trinksitte und der falschen Ansicht von der Unschädlichkeit oder gar Nützlichkeit regelmäßigen Genusses geistiger Getränke das wesentliche Moment ist. Man darf überhaupt mit der Zurückführung auf „Psychopathie“ nicht zu weit gehen; bei wem kann man nicht einige Abweichungen von der psychischen Norm finden oder konstruieren? und unter den geheilten Alkoholikern findet man viele tüchtige Leute, die in keiner Weise auffallen. Wir werden also von „*einfacher Trunksucht*“ reden, wo die Sucht noch nicht mit den sonstigen Zeichen der Vergiftung kompliziert ist, unbekümmert um einzelne nicht erhebliche psychopathische disponierende Momente.

Die *Behandlung* der Trunksucht ist die nämliche wie die des chronischen Alkoholismus.

2. Der Alcoholismus chronicus.

Wen der Trunk körperlich oder psychisch gezeichnet hat, ist ein Alkoholiker.

Die *körperlichen Symptome* des Alkoholismus sind für den Psychiater namentlich deswegen von Wichtigkeit, weil ihr Nachweis dem Laien am besten begreiflich machen kann, daß es sich um eine „Krankheit“ handelt.

Allgemein bekannt ist die *Erweiterung der Gefäße*, namentlich im Gesicht, die auch in leichteren Fällen die Haut röter erscheinen läßt als normal. In gewissen schweren Fällen kommt die Venenerweiterung an der Nase und den anliegenden Partien der Wange besonders stark zum Ausdruck; schließlich kann die Farbe mehr ins Blaue übergehen, und in einzelnen Fällen entwickelt sich Acne rosacea. Bei den meisten Trinkern kommt es indes nicht zu einer so starken Entstellung.

Die *Arteriosklerose* ist offenbar bei Trinkern häufiger als bei anderen.

Am *Herzen* gibt es eine alkoholische Verfettung, die bei Abstinenz heilen, bei erneutem Alkoholgenuß wieder erscheinen kann. Sie ist die wichtigste Ursache der gewöhnlichen Symptome ungenügender Zirkulation, des unregelmäßigen Pulses und der Herzvergrößerung („Bierherz“); auch die chronische Myokarditis findet sich bei Trinkern häufiger als bei andern Leuten.

Eine beim Alkoholismus gewöhnliche, sonst aber gar nicht häufige Krankheit ist der wirkliche[1] *chronische Magenkatarrh*; *die Lebercirrhose* ist praktisch in der Regel eine alkoholische, die *Leberverfettung* oft (Urin s. S. 230). Man nimmt auch an, daß es eine alkoholische *Schrumpfniere* gebe.

Die allgemeine *Ernährung* ist sehr verschieden. In den schweren Formen besteht meist entweder ein aufgeschwemmtes Aussehen oder mehr oder weniger ausgesprochener Marasmus, das erstere hauptsächlich im Anfang, das letztere in den späteren Jahren der Krankheit (Stoffwechsel s. S. 230).

Im vorgerückteren Stadien sind *funktionelle Störungen* fast immer vorhanden. Bekannt ist das *Zittern*, das unter gewöhnlichen Umständen gleichmäßig und fein ist und erst in schweren Fällen zu einer groben Bewegungsstörung auswächst, die nüchtern am heftigsten zu sein pflegt und den Trinker zwingen kann, sein erstes Glas am Morgen vom Tisch

[1] Was man sonst so nennt, ist meist eine „nervöse“ Störung.

weg auszutrinken, weil er es in der Hand verschütten würde. Die Kranken können oft das Zittern durch Willensanstrengung oder instinktiv unschädlich machen oder verbergen; streckt man die Hände mit gespreizten Fingern aus mit der Aufforderung, es nachzumachen, so werden regelmäßig zwar die Hände ausgestreckt, die Finger aber nicht gespreizt, weil sie sonst (stärker) zittern würden; man muß die Kranken dazu besonders auffordern.

Sonst sieht man noch ab und zu Zuckungen in verschiedenen Muskelgruppen, Neigung zu Wadenkrämpfen, und in den höheren Stadien werden

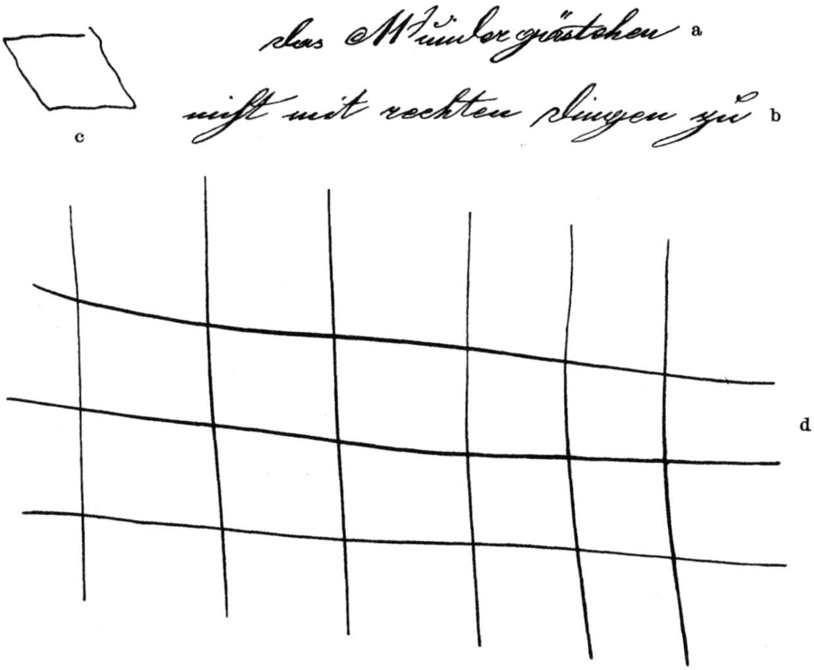

Abb. 25. Schrift und Zeichnung einer Alkoholikerin, deren Zittern für gewöhnlich recht stark war, die es aber für Augenblicke unterdrücken konnte. In a ist das Zittern bei *d, t, h* noch zu erkennen. In der Probe b, die aus späteren Zeiten stammt, gar nicht mehr. Beim Zeichnen zittert sie in c noch deutlich, in den großen Zügen von d gelang es ihr, das Zittern ganz zu unterdrücken.

die Trinker kraftlos, der Gang unsicher, das Gesicht wird schlaff, ähnlich wie bei einem Paralytiker.

Die *Pupillen* reagieren oft in den Stadien, da die Patienten in die Anstalt kommen, schlecht, können auch ungleich sein; nach einiger Abstinenz ist aber meist alles normal. Die alkoholische *Optikusatrophie* mit der Abblassung der temporalen Seite der Papille und dem Farbenskotom ist bekannt. Viel seltener sind chronische *Lähmungen von Augenmuskeln.*

Die *tiefen Reflexe* sind je nach dem Stande der anatomischen Degeneration öfters erhöht, seltener abgeschwächt oder fehlend.

Auf *sensorischem* Gebiete findet man bei genauerem Zusehen oft lokale Herabsetzung der Sensibilität in einzelnen Hautpartien, namentlich den Unterschenkeln, infolge von Degeneration einzelner Hautäste; in der Tiefe treten vage Schmerzen auf, die leicht als rheumatische behandelt werden. Periphere und spinale Degenerationen können sich zu einer *Pseudo-tabes alcoholica* steigern. Wüster Kopf, Schwindel, Mouches volantes, Sausen im Ohr u. dgl. Störungen sind meist Zeichen der fortdauernden akuten Vergiftung.

Die *Verdauung* wird oft unregelmäßig. *Vomitus matutinus,* der bloß alkalischen Speichel zutage fördert, ist ein gewöhnliches und ziemlich sicheres Zeichen der chronischen Alkoholvergiftung (bei Frauen ist Schwangerschaft auszuschließen).

Der *Schlaf* wird ungleich, bald schwer, bald zu spärlich oder unruhig. Daher das Bedürfnis, sich abends die nötige „Bettschwere" anzutrinken.

Die *Potenz* nimmt in den späteren Stadien ab und sinkt oft bis nahe auf Null; die Libido, die anfangs gewöhnlich stark aufgepeitscht ist, erhält sich meist länger. Die *Hoden* atrophieren in den schwereren Fällen diffus.

Einzelne *epileptiforme Anfälle* können die Schwere der Hirnvergiftung anzeigen; sie erfolgen namentlich nach besonders starken Trinkleistungen, doch sind sie beim bloßen Alkoholismus lange nicht so häufig wie beim Delirium tremens.

In den Beschreibungen der *psychischen Störungen* steht regelmäßig die „ethische Degeneration", „die Abstumpfung der feineren Gefühle", die „sittliche Verrohung" im Vordergrunde. Es ist wichtig, zu konstatieren, daß diese Charakteristik in der Art, wie sie meist ausgedrückt wird, unzutreffend ist. Der ursprünglich anständige Alkoholiker bleibt im Gesangverein und beim Früh- und anderen Schoppen der angenehme liebenswürdige Gesellschafter; er kann warme Tränen weinen beim Mißgeschick seines Nachbarn, für politische oder irgendwelche ethische Ziele sich in höchster Begeisterung entflammen, sehr fein nicht nur sagen, sondern auch fühlen, was gut und böse ist; er kann anderen wunderschöne Belehrungen geben; wenn er Künstler und Dichter ist, mag er Kunstwerke schaffen, die ein feines Empfinden auch auf dem Gebiete der Ethik und des Taktes bezeugen. Er kann bei Gelegenheiten, wo die Affektivität nicht mitspielt, bis in ziemlich hohe Stufen der Krankheit hinein ganz gut überlegen. Aber deswegen ist die Beschreibung von der entsetzlichen Rohheit und den unüberlegten Handlungen der Alkoholiker doch nicht aus der Luft gegriffen; *diese Leute handeln unüberlegt unter dem Einflusse von Affekten, und sie sind roh unter bestimmten Umständen,* z. B. zu Hause, wo sie die ausgesprochenen oder stummen Vorwürfe der Familie empfinden müssen, bei der Arbeit, bei der sie nicht bleiben können und die sie dem Trinkvergnügen hintansetzen, bei einem Streit in gewissen Stadien der Berauschtheit. Die ursprünglich besser angelegten und noch feinerer Gefühle fähigen Trinker bilden die große Mehrzahl. Dem üblichen Bilde entsprechen z. B. tief „Heruntergekommene", teils Schwächlinge, die sich immer wieder verführen lassen, die Sitten der Umgebung anzunehmen, und denen die Rohheit auf diesem Wege zur Gewohnheit wird, teils Kranke, die die alkoholische Hirnatrophie zu reizbaren und ungenügend überlegenden Kindern des Augenblicks gemacht hat. Am schlimmsten sind die von Natur ethisch defekten Trinker. Ihre Roheit kommt nicht vom Alkohol, wird nur durch diesen enthemmt und erhöht.

Daß den Alkoholikern bei passenden Gelegenheiten die schönsten Gefühle in voller Echtheit zu Gebote stehen, das gibt diesen Leuten das Gefährliche und Sirenenhafte; sie heucheln in dieser Beziehung nicht. Sie können noch wichtige, öffentliche Stellen, ohne aufzufallen, ausfüllen, auch wenn sie zu Hause die Frau prügeln, nackt vor den Kindern in die Küche gehen u. dgl. Sie glauben, in entsprechenden Situationen alles für ihre Familie tun zu wollen, können die schönste Reue zeigen und noch schönere Versprechen machen. Wer sie nicht genau kennt, muß ihnen glauben, denn sie glauben selber an ihre Aufrichtigkeit. Aber mit der ersten Änderung der äußeren Situation macht auch das schöne Gefühl einem beliebigen anderen Platz, das nun ebenso echt ist und ebenso den ganzen Menschen in Beschlag nimmt.

Eine Mutter von 13 Kindern erkrankt an Gebärmutterkrebs. Der alkoholische Mann besucht sie im Spital feierlich jeden Sonntag mit einem Blumenstrauß. Schließlich wird es ihm zu viel, die paar Pfennige auszugeben, und er verlangt die Frau zurück. Zu Hause mißhandelt er sie wie früher, und da das Carcinom einen starken Geruch verbreitet, erlaubt er sich beim Essen den gräßlichen Witz, sie hätten nun Kartoffeln und Krebs zu Mittag.

In einem gerichtlichen Fall wurde folgendes konstatiert: Ein Alkoholiker hatte nach Genuß von Obstwein und 4 Deziliter Schnaps eines seiner Kinder mißbraucht, das andere vor den Augen der Mutter zu mißbrauchen versucht. Der Frau gegenüber hatte er sich gerühmt, dem Kinde am Kommunionstage die Unschuld genommen zu haben. Ein anderes Kind schickte er zur Mutter mit dem Bericht, er reiße ihm jetzt alle Haare aus der Pubes aus (in den widerlichsten Ausdrücken). Die Frau hat er am ganzen Leibe blau geschlagen, ihr eine Wunde am Kopf beigebracht, sie mit heißem Wasser verbrüht, ihr darauf ins Gesicht gepißt (vielleicht, um die Wunde ohne Arzt zu behandeln). Zwei Tage dauerte die Prügelei, während der einmal die Kinder die Mutter halten mußten, damit er sie mit einem Seil schlagen könne. Die Frau konnte sich endlich im Hemd in ein Nachbarhaus flüchten; der Mann blieb zu Hause. Nach zwei Tagen brachte ihm ein Nachbar etwas Milch: Man könne ihn doch nicht verhungern lassen. Da war der Übeltäter so reuig und vergoß so heiße Tränen, daß der Nachbar (ein Bauer) ebenfalls zu heulen anfing, die Gattin holte und die Kinder; nun weinte alles zusammen in großer Rührung. Die Sache mit den Kindern kam vor Gericht, wobei der Mann seine Frau wieder aufs scheußlichste verleumdete. — Die erwähnte Prügelszene war gar nichts Ausnahmsweises, bloß der Mißbrauch der Kinder war ein Novum gewesen.

Weil die üblichen Beschreibungen nur die von Natur rohe Kategorie ganz und von der ungleich größeren ursprünglich anständig angelegten nur die Nachtseite berücksichtigen, wird die Diagnose so oft verfehlt; man *wagt* nicht, einen als Alkoholiker zu bezeichnen, den man eben noch so nett und gefühlvoll gesehen. Und umgekehrt werden viele Rohlinge, die u. a. auch trinken, als Alkoholiker aufgefaßt, die sie gar nicht sind oder bei denen wenigstens die unangenehmen psychischen Eigenschaften nicht vom Trunke abhängen.

Der alkoholische ethische Defekt besteht also nicht im Verlust der ethischen Gefühle, sondern in jähem Wechsel der Gefühle überhaupt und in der Beherrschung des ganzen Menschen, seines Gedankenganges und seines Willens durch den Affekt des Augenblicks, d. h. im *Mangel an Hemmungen.*

Die wichtigste Veränderung der Gefühle des Alkoholikers ist also deren *Labilität,* mit der immer verbunden ist eine verstärkte Gefühlsbetonung aller Erlebnisse, die den Affekt zum Herren über Willen und Überlegung macht. Der Kranke kann sich unendlich über die Lage seines Geschäftes betrüben, über das Unglück, das er der Familie gebracht; aber eine Viertelstunde nachher sitzt er beim Glase als sorgenloser und fröhlicher Gesellschafter; und wieder kurze Zeit später kann er in Wut geraten und seinen besten Freund mit Wort und Tat schwer verletzen. Praktisch ist der ethische Wert eines solchen Menschen allerdings der eines ausgesprochenen moralisch Defekten; denn was nützt es seiner Frau, wenn er einmal der Gatte comme il faut ist und gleich nachher sie wieder mißhandelt? Um Gutes zu wirken braucht es Zeit; eine Ungeschicklichkeit, eine Bosheit, ein Unglück kann in der Aufregung einer Sekunde geschehen.

Ein Alkoholiker Benoits macht auf einem Balle einem Mädchen eine Eifersuchtsszene, so daß ihn dieses verläßt. In der Verzweiflung hängt er sich, wird abgelöst und tanzt darauf weiter.

Natürlich macht diese Flüchtigkeit der Affekte auch *die Beständigkeit im Streben und Handeln* unmöglich. Die Trinker nehmen leicht neue Pläne auf, lassen die alten fallen und leisten schließlich nichts. Der Mangel an einheitlicher Stimmung beraubt sie der *Ausdauer* und der *Nachhaltigkeit* der Strebungen und verunmöglicht eine einheitliche *Zielrichtung* des

Denkens. Auch die *Übersicht* über kompliziertere Verhältnisse, bei denen die Affekte mitspielen, z. B. über den Stand der eigenen Geschäfte, wird beeinträchtigt.

Unter solchen Umständen leidet auch das *Streben nach Höherem.* Die Befriedigung der nächstliegenden Bedürfnisse genügt dem Kranken. Das drückt sich auch in den ethischen Urteilen aus; der Alkoholiker, der am Montag Blauen gemacht, schämt sich, am Dienstag zur Arbeit zu gehen — und lumpt die ganze Woche hindurch; er betrachtet es als eine Schande, in die Trinkerheilstätte zu gehen, und übersieht die größere Schande seines Alkoholismus.

Die *Willensschwäche* der Trinker läßt sie den ernstesten Versprechen nach wenigen Minuten untreu werden; nirgends haben sie Ausdauer, in den höheren Graden verlassen sie leicht ihre Arbeitsstelle, teils um eine andere zu nehmen, teils aber auch ins Blaue hinaus, nur weil es ihnen nicht mehr gefällt. Am frühesten und am ausgesprochensten tritt die Willensschwäche natürlich ihrer Sucht gegenüber zutage.

Die alkoholische Leichtfertigkeit hat aber noch eine andere Ursache: die *euphorische Dauereinstellung der Affektivität,* die den Kranken erlaubt, auch das Elend als gut oder doch weniger schlimm zu fühlen als der Normale. Ein so wichtiger Umstand wie die Internierung in die Irrenanstalt wird von den meisten Trinkern etwa eine Woche lang als ein schlechter Scherz behandelt. Der Kranke ist „in dem Hotel, wo man die großen Narren behandelt"; er hat „mit seinem Zimmermädchen (recte der Frau) etwas zu lebhaft geschimpft".

Diese euphorische Stimmung hängt auch untrennbar an den Vorstellungen der Trinkerei. Der ganze Sumpf von Schmutz und Unglück gilt ihnen affektiv auch bei klarer Einsicht noch nach vielen Monaten Abstinenz als etwas Schönes, auf das man „verzichten" muß. Die Verachtung der Mitbürger, das Ausgestoßensein unter die niedrigsten Kumpane, auf die er früher mit Ekel hinabgesehen hatte, das alles berührt den Kranken nicht mehr; das *Ehrgefühl* liegt darnieder. Allerdings besteht noch eine große *Eitelkeit,* nur nicht am rechten Ort. Die Leute prahlen mit dem Munde, nicht aber mit den Taten. Sie renommieren mit der Zahl der geleerten Gläser, mit ihrer Standfestigkeit gegenüber den Ermahnungen der Frau, aber auch mit Dingen, die nicht existieren, mit ihrer Ehrlichkeit, mit ihrem guten Herzen, ihrem Können und Wissen und Leisten. So lange ein Trinker diese alkoholische Euphorie noch im Leibe hat, ist es unmöglich, ihm einen tüchtigen Stolz auf wirkliche und gute Leistungen beizubringen. Sie verliert sich meist nur allmählich im Laufe von vielen Monaten totaler Abstinenz, wenn er auch nach einigen Wochen Anstaltsaufenthalt eine Periode der Gereiztheit durchmacht, infolge der ihm deutlicher werdenden Zwangssituation.

Auch direkt, ohne den Umweg über die Affektivität verursacht der Alkohol *Störungen der Intelligenz.* Die Assoziationen werden mit den Jahren flacher, äußerlicher; man geht auf die Nebensache, statt auf die Hauptsache ein; die typischen „Bierwitze" mit ihren Wortassoziationen illustrieren das ohne weiteres. In schwereren Fällen werden aber die Assoziationen zugleich eingeengt; es macht auch deshalb dem Kranken Mühe, kompliziertere Dinge zu überlegen, auch wenn keine Affekte widerstreben.

Mit der starken Affektivität und zugleich mit der Unschärfe des Denkens hängt die Neigung zu krankhaften *Eigenbeziehungen* zusammen. Manche noch sehr gut erhaltene Trinker beziehen bei der Untersuchung in der Fabel vom mit Salz beladenen Esel (S. 107) den Esel und das Wasser auf sich.

Die übertriebenen Eigenbeziehungen bilden eine der Wurzeln des *alkoholischen Mißtrauens,* das sich zunächst gegen die Angehörigen und dann gegen alle diejenigen wendet, die einen bessernden Einfluß auf die Patienten ausüben möchten oder die unter ihrem Treiben zu leiden haben, während im Gegensatz dazu im Verkehr auch mit den verkommensten Zechgenossen eine große Vertrauensseligkeit Platz greift, die unter anderem zu vielen geschäftlichen Dummheiten verführt. Diese Eigenschaft wird um so gefährlicher, als die Alkoholiker entsprechend ihrer Affektivität eine übertriebene positive, aber auch negative *Suggestibilität* haben. Wer es ihnen zu treffen weiß, kann sie ausnutzen, wie er will; in anderen Dingen, namentlich in bezug auf Ermahnungen, und was damit zusammenhängt, sind sie starrköpfig. Mit der Suggestibilität ist im Zusammenhange eine auffallende Art von „Überbereitwilligkeit", indem z. B. bei der Prüfung der Kniereflexe das Bein viel höher als richtig, oder bevor man klopfen will, entgegengestreckt wird u. ä.

Das *Gedächtnis* der Alkoholiker wird ungenau. Die Leute geben zwar bei Versuchen nicht weniger Antworten als Gesunde, oft sogar mehr, aber darunter mehr falsche. So ist es im Leben; sie sind oft nicht mehr fähig, die Dinge genau zu denken, wie sie sind, und es fällt dem Alkoholiker auch schwer, genau zu *reproduzieren.* Was er erzählt, wird auch gegen seinen Willen durch Veränderungen und Zutaten entstellt. Namentlich auffallend ist das *Bedürfnis nach kausaler Abrundung.* In der erwähnten Fabel setzen z. B. viele Alkoholiker einen Grund hinein, warum der Esel ins Wasser gegangen (es war heiß; er hatte Durst; die Last war ihm zu schwer u. dgl.).

Damit hängt das gesteigerte Bedürfnis und die gesteigerte Fähigkeit zu *Ausreden* zusammen. Es gibt bekanntlich nichts, das nicht eine Ausrede zum Trinken bilden würde: Hitze und Kälte, Bewegung und Stillsitzen, jeder Beruf ohne Ausnahme rechtfertigt den Alkoholgenuß — und das Merkwürdige ist, daß akademisch gebildete wie analphete Trinker diese Gründe mit den gleichen Worten ausdrücken und mit dem gleichen Glauben an ihnen festhalten. Aber auch in anderen Dingen zeichnet sich der Trinker durch ein großes Bedürfnis und ein großes Können in der Erfindung von Ausreden aus.

In späteren Stadien der schwereren Fälle kommt ganz allmählich als etwas prinzipiell Neues die hirnatrophische *Gedächtnisstörung der organischen Psychosen* hinzu mit ihrer Schwäche für frische Erlebnisse.

Nicht nur wegen ihres unzuverlässigen Gedächtnisses fälschen die Alkoholiker leicht ihre Vergangenheit; eine Menge affektiver Gründe veranlassen sie zu Entstellungen und direkten *Lügen.* Teils unwillkürlich, teils bewußt schieben sich ihnen Begründungen für ihr und anderer Leute Tun in ihr Denken, und die euphorische Lebhaftigkeit regt ihre Ideenassoziationen an, so daß ihnen die nötige Phantasie nie mangelt, während die moralische und intellektuelle Kritik durch alle diese Momente geschwächt ist. Wie viele von den Lügen bewußte sind und wie viele sie im Momente selbst glauben, läßt sich nicht auseinanderlesen.

Ein großer Teil der Alkoholikerpsychologie hängt mit der *schiefen Stellung der Kranken zu ihrer Umgebung* zusammen. Trotz all ihrem Bramarbasieren läßt sich sehr leicht nachweisen, daß die Alkoholiker sich immer in Verteidigungsstellung fühlen gegenüber jedem, der nicht mittrinkt — sogar viele Mäßige lassen dies jeden Abstinenten spüren; bei den Unmäßigen aber beherrscht diese Stellung geradezu mit der Zeit die ganze Psyche. Sie haben Grund, gerade den anständigen Leuten und denen, die es gut mit ihnen meinen, zu mißtrauen und sie zu hassen, zu quälen, und sind auch diesen gegenüber besonders empfindlich und reizbar, während sie sich bei Lumpen wohlfühlen, die ihnen nichts vorwerfen können. Dadurch werden sie nicht nur in schlechte Gesellschaft und in den Gegensatz zu den anständigen Leuten gebracht, sondern durch die Gewohnheit des Umgangs mit verkommenen Elementen immer mehr verdorben. Für das mehr intellektuelle Gebiet ist hinzuzufügen, daß die Kranken die Dinge gar nicht so sehen *dürfen,* wie sie sind; sie müßten sich sonst zu erbärmlich vorkommen.

Eine dauernde Anspannung der *Aufmerksamkeit* wird erschwert oder unmöglich, teils wegen der Labilität des Interesses, teils namentlich auch wegen einer *stärkeren Ermüdbarkeit* der Patienten. Letztere zeigt sich überall, namentlich auch bei der Arbeit.

Die *Orientierung* bleibt in den unkomplizierten Fällen normal.

In schweren Fällen ist auch die *Wahrnehmung* gestört im gleichen Sinne wie beim Delirium tremens, nur graduell geringer: Die Kranken verlesen sich leicht, verwechseln bei kurzer Exposition Bilder, verhören sich.

Viele Alkoholiker, die in irgendeinem sexuellen Verhältnis stehen, bekommen *Eifersuchtswahn,* und zwar in einer besonderen Form. Er schwankt auf und ab mit der Menge des genossenen Alkohols. Häufig kommen Illusionen und Gedächtnistäuschungen dem Wahn zu Hilfe, selten und fast nur im Rausch, Halluzinationen, namentlich des Gesichtes. Der Wahn führt oft zu Mordanschlägen gegen die Frau. Gegenüber wirklicher Untreue sind aber viele der nämlichen Patienten wenig sensibel.

Versuche, den Eifersuchtswahn aus der Situation psychologisch zu erklären, sind gescheitert. Ebenso bleibt uns vorläufig unverständlich, daß die Alkoholwirkung direkt den Wahn hervorzurufen und zu unterhalten scheint.

Einer anderen, allerdings viel selteneren Form alkoholischen Wahnes entspringen die *Selbstanzeigen* bei der Polizei, irgendein Verbrechen begangen zu haben, meistens eines, das gerade sensationell war, selten ein gar nicht existierendes. Die Kranken wollen gestehen und verlangen Bestrafung. In den Fällen, die ich genauer verfolgen konnte, handelte es sich mit Sicherheit oder Wahrscheinlichkeit um Alkoholismus auf leichter Schizophrenie (bzw. beginnenden Alkoholwahnsinn).

Krankheitsbild. Der Trinker ist ein Mensch, der sich beim Alkohol vergnügt oder dabei seine schweren Gedanken vergißt. Nach und nach entzieht er den anderen Zwecken, namentlich der Arbeit, immer mehr Zeit und der Familie und dem Geschäft die Mittel. Immer mehr vergißt er Sitte und Anstand. Die intimsten Familienangelegenheiten kramt er am Biertische aus. Der früher tadellos korrekte Vornehme wird schließlich äußerlich unordentlich und verliert auch das Gefühl für schlechtes Auftreten anderer.

Von seiner Sucht hat er ganz falsche Vorstellungen; er hat das Recht zu trinken, weil er verdient (auch wenn in Wirklichkeit die Frau die Familie erhält), weil er der Mann ist, weil man auch ein Vergnügen haben muß; Trinken ist ihm notwendig, weil man sonst nicht arbeiten kann. Soweit er selbst es übt, ist es harmlos; andere trinken noch mehr. Ist er einmal durch irgendein Mißgeschick oder vielleicht infolge besonderer Belehrung imstande, sich etwas besser zu beurteilen, so berührt ihn das nur in Momenten moralischen Katzenjammers, dessen Unannehmlichkeiten er baldmöglichst wieder durch Alkohol zu entgehen trachtet. Hunderte und Tausende von Malen verspricht er im Ernst oder in heuchlerischer Weise „ein anderer Mensch zu werden", um ebenso oft das Versprechen zu brechen.

Dabei vergiftet er sein *Familienleben.* Die Kinder, die er mißhandelt, fürchten ihn; „wir haben immer Angst haben müssen", ist ihre ewige Klage. In den unteren Ständen hat oft die Frau die Familie zu ernähren; der Mann vertrinkt, was er verdient, und erpreßt mit Drohungen und Mißhandlungen die erworbenen Pfennige der Frau, die sie dem Schlafe abgerungen. Kein Gesetz, noch weniger die Öffentlichkeit hindert ihn daran. Er ist nicht gemeingefährlich, er mißhandelt ja „nur" die Frau, liest man in den Polizeiberichten. Die Frau ist ihm in Europa meist vollständig ausgeliefert und hat ein Leben, das ärger ist als das der Durchschnittssklavin in verschiedensten Zeiten. Im Reich allerdings soll die Frau genügend geschützt werden können auf Grund der Paragraphen 1367 und 1365 BGB.

Die *Trinkerin* unterscheidet sich nicht wenig von ihrem männlichen Schicksalsgenossen. Sie ist auch viel schwerer zu zeichnen als dieser, namentlich weil sie in der Regel viel schwerer psychopathisch angelegt ist. Es wird dann schwierig, aus den in verschiedensten Richtungen abnormen Einzelfällen das für den Alkoholismus Charakteristische herauszuholen. Bei psychologischen Untersuchungen allerdings findet man die nämlichen Abnormitäten wie beim Manne. Das Verhalten aber ist anders. Die Patientinnen sind, wenigstens den Personen gegenüber, die mit ihrem Alkoholismus zu tun haben, im Gegensatz zu den Männern verschlossen; sie suchen ihr Inneres zu verbergen, geben den Trunk zum Teil gar nicht, zum Teil nur in sehr abgeschwächtem Maße zu und pflegen, wenn man ihnen nicht glaubt, die bestimmtesten und höchsten Beteuerungen anzuwenden, auch wenn sie noch so oft in flagranti ertappt worden sind.

Dieses Benehmen wie die schwerere Psychopathie erklärt sich leicht aus dem Mangel des Trinkzwanges für die Frau; ihr verkehrt nicht die Sitte das Laster zur Tugend; ihre Ideale haben keine Assoziationen zum Trunk. Sie muß viel stärker abnorm sein, bis sie überhaupt so viel trinkt, um Alkoholikerin zu werden; sie kann auch nicht mit ihren „Leistungen" renommieren wie der Mann; die ganze Konstellation zeigt ihr, daß sie etwas tut, das sie nicht sollte.

Seit dem Kriege wird in den deutschen Anstalten ein Überwiegen der Psychopathen auch bei den Männern beobachtet. Da ist es für Prognose und Behandlung natürlich wichtig, zu unterscheiden, *welches die Hauptkrankheit ist,* die Psychopathie oder die Trinkerei oder eine chronische Alkoholvergiftung. Die Fälle sind so mannigfaltig, daß sie nicht allgemein beschrieben werden können[1].

Bei ausgesprochen Schizoiden haben Trunksucht und Alkoholismus oft einen besonderen Charakter. Die Leute bleiben zurückgezogen, machen Radau nur in Form von Gereiztheitsausbrüchen, die Affektivität, der Kontakt mit der Umgebung bleibt auch bei stärkergradigem Alkoholismus ein ungenügender, eine eigentliche Diskussionsfähigkeit über die Sucht fehlt. Dennoch lassen sich diese Kranken bei langem Anstaltsaufenthalt (mindestens ein Jahr) und geeigneter Behandlung (Konsequenz ohne viel Worte, im übrigen gewähren lassen, nicht reizen) zum großen Teil wesentlich bessern[2].

Verlauf. Die Krankheit schleicht sich in der Regel ganz unmerklich ein. Die Leute trinken eben allmählich etwas mehr, oder sie werden langsam widerstandsunfähiger gegen die gleichen Quantitäten, und jedenfalls bildet sich der charakteristische Symptomenkomplex nur im Laufe der Jahre aus. Dabei erhalten sich viele als gute Philister, da sie nur im gewöhnlichen Trott weiter zu leben und nichts Neues zu lernen und sich nicht besonders anzustrengen haben, bis der mehr oder weniger verfrühte Tod ein Ende macht. Nur ein kleiner Teil kommt zur deutlichen alkoholischen Hirnatrophie.

Voraussage. Im Prinzip sind die meisten Alkoholiker noch heilbar zu einer Zeit, da ihre Krankheit schon längst auch dem Laien offenbar ist. Daß sie nicht alle auch in Wirklichkeit geheilt werden, hängt in erster Linie von der Einsichtslosigkeit und Feigheit der Umgebung ab, von der Frau bis zum Bürgermeister und zum Vormundschaftsgericht. Die Großzahl der Trinker gehen zugrunde, nachdem sie auch ihre Familien unglücklich

---

[1] Vgl. E. BRATZ: Neue Einrichtungen und neue Ziele der Trinkerbehandlung. Dtsch. Z. Wohlf.pfl. **4**, Nr 4.

[2] BINSWANGER, K.: Über schizoide Alkoholiker. Z. Neur. **60** (1920).

gemacht haben. Tod erfolgt an frühzeitigem Marasmus, alkoholischen Organkrankheiten, geschwächter Resistenz gegen Infektionen, Hirnatrophie *(„Dementia alcoholico-senilis")* und sehr oft durch Selbstmord.

Pathologie. Der chronischen Alkoholvergiftung liegt eine Stoffwechselstörung zugrunde, deren wichtigster Ausdruck nach POHLISCH wäre: Im Urin Urobilinogen; im Blutplasma positive Flockenreaktion, erhöhte Senkungsgeschwindigkeit der Erythrocyten, Verschiebung des Verhältnisses der Eiweißfunktionen zueinander, stark positiver Ausfall der Bilirubinreaktion (ohne Ikterus), Acetonkörpervermehrung, toxisches Blutbild. *Mit Näherrücken zum Delir nehmen diese pathologischen Befunde an Stärke zu und erreichen im Delir das Maximum.*

Anatomie. In vorgeschrittenen Fällen ist das Gehirn deutlich verkleinert, die nervösen Bestandteile sind in verschiedener Weise geschädigt. Das Ependym des 4. Ventrikels ist oft granuliert. Körperorgane sind in verschiedener Weise alkoholisch degeneriert (vgl. S. 222).

Häufigkeit. Vor dem Kriege waren unter den Aufnahmen der Männer in die Irrenanstalten Mitteleuropas etwa 10—35% Alkoholiker. In der Schweiz wurden von den zwischen 20 und 60 Jahren sterbenden Männern 16—19% (Minimalzahl!) ärztlich als Alkoholiker erklärt[1]. Während des Krieges sanken die Alkoholikeraufnahmen in Deutschland bis nahe auf Null, um dann zeitlich und örtlich ganz unregelmäßig zu steigen. Sehr stark abgenommen haben (auch in der Schweiz) die schweren Formen; ein Delirium tremens, ein Alkoholkorsakow ist jetzt im Burghölzli eine Rarität.

Ursachen. Es gibt zwei Klassen angeborener Disposition, auf deren Boden der Alkoholismus wächst; die eine ist die Anlage, die veranlaßt oder treibt, geistige Getränke in größerer Menge zu sich zu nehmen, die andere ist eine geringe Widerstandsfähigkeit gegen die genossene Menge, wobei für die Psychiatrie speziell die Widerstandskraft des Gehirns in Betracht kommt.

Der Trieb, geistige Getränke in schädlicher Menge zu sich zu nehmen, entstammt anscheinend sehr verschiedenen menschlichen Eigenschaften: Da sind die bloß Willensschwachen, die nicht fähig sind, für ein höheres Ziel — und wenn es die eigene Gesundheit ist — ein Vergnügen zu opfern. Dann die Kraftmenschen, die meinen, sie können sich alles erlauben, oder rohe Menschen, die keine Ziele als das momentane Vergnügen haben. Andere greifen zum Glase, weil sie sonst nicht fähig sind, aus sich herauszugehen. Wieder andere haben Schwierigkeiten in den äußeren Verhältnissen oder im Gemüte und wissen sich auf keine andere Weise Erleichterung zu verschaffen. Darunter sind gewiß manche latent Geisteskranke. Komplexkranke Alkoholiker im Sinne der Psychanalyse habe ich zu meiner Verwunderung in den Irrenanstalten nicht getroffen, vielleicht weil Alkoholiker wie Organische Schwierigkeiten haben, Komplexe abzuspalten. Selten in den Anstalten, aber um so häufiger im menschlichen Verkehr sind die fröhlichen Gesellschaftsmenschen, euphorische Syntone, die frei sind von inneren Widersprüchen und Hemmungen und uns zeigen, wie unzutreffend die Behauptung ist, bloß Leute, die wegen psychischer Schwierigkeiten trinken *müssen,* werden trunksüchtig oder alkoholisch. Wenn auch ihre Euphorie ihnen erlaubt, von den Situationen, die an sie herankommen, die angenehmen Seiten zu beachten, so sind diese Menschen doch bloße *Opfer der Trinksitten.*

Mit dem Begriff des „Bedürfnisses" wird in der Alkoholfrage ein kolossaler Unfug getrieben. Unter tausend Anstaltspatienten, *einschließlich der Alkoholiker,* ist kaum einer, der in der abstinenten Umgebung von einem Bedürfnis nach Alkohol spräche, ohne besonders darauf aufmerksam gemacht zu werden. Als Motiv des Rückfalles wird sozusagen nie Bedürfnis im obigen Sinne, sondern in der Regel

[1] Von der sozialen und nationalökonomischen Bedeutung des Alkohols kann sich nur der einen Begriff machen, der sich in die Sache hineingearbeitet hat. Die kleine Schweiz gibt täglich nahezu 2 Millionen Franken (vor der Abwertung) aus; Deutschland verwendete im Rechnungsjahr 1927/28 dafür 4700 Millionen Mark. Für diese Summen kauft man sich Krankheit, Elend, Verbrechen, verminderte Zeit zur Arbeit und geschwächte Arbeitskraft.

Gelegenheit und Verführung angegeben. Dann kommt akuter Ärger, in dem man *aus alter Gewohnheit* „zu Leid" das tut, was man nicht sollte. Daraus wird aber niemand ein zwingendes Bedürfnis ableiten wollen. Eine Art Bedürfnis nach Alkohol hat nur der Dipsomane in den Anfällen; aber erstens ist dasselbe nicht Ursache, sondern Folge seiner Trinkgewohnheit, zweitens hilft dem Patienten der Trunk gar nichts gegen seine Verstimmung, und drittens kann sich das Bedürfnis durch Nichttrinken verlieren und nicht durch Trinken. Und unter den Millionen freiwilliger Abstinenten wird es wohl auch genug Psychopathen mit inneren und äußeren Schwierigkeiten geben — aber kein Bedürfnis nach Alkohol. Ein „Bedürfnis" gibt es nach Morphium bei dem abstinierenden Morphinisten, aber nach Alkohol gibt es nur ein „*Gelüsten*", und das kommt nicht von innen heraus, sondern wird erweckt durch Gelegenheit oder Gewohnheit.

In ihren Eigentümlichkeiten nicht zu beschreiben sind die *Resistenzunfähigen.* Wir wissen nur, daß es besondere (gewiß nicht einheitliche) Dispositionen gibt, bei denen das Gehirn im Sinne des ausgesprochenen chronischen Alkoholismus auf die genossenen Getränkquantitäten reagiert. Wir können auch nicht bestimmen, warum der eine sich hauptsächlich die Leber, der andere das Herz, der Dritte die Regulation des Stoffwechsels, der Vierte das Gehirn, der Fünfte alles zusammen vertrinkt und warum viele andere die nämlichen Alkoholmengen leidlich vertragen, ohne zu Alkoholikern in unserem Sinne zu werden.

Die beiden unter den Ursachen genannten Dispositionen sind nur Übertreibungen von Eigenschaften, die die menschliche Natur überhaupt hat. Ein Begehren nach Reizmitteln existiert überall; nur haben sich diejenigen Völker, die während Jahrtausenden ihrer Entwicklung ein bestimmtes Quantum ihres Genußmittels zur Verfügung gehabt haben, an dasselbe angepaßt; sie sind mäßig. Aber Industrie und Verkehrsmittel unserer Zeit sind nun fast überall der Anpassung vorausgeeilt, daher das Elend. Italien war noch vor einer Generation ein mäßiges Land; jetzt nehmen manche seiner Irrenanstalten im Verhältnis zu den übrigen Kranken ebenso viele Alkoholiker auf wie die unserigen.

Auch die Möglichkeit, jedes Gehirn zum alkoholischen zu machen, besteht selbstverständlich, nicht nur weil wir jeden Menschen mit Alkohol narkotisieren können, sondern weil wir überall die nämlichen toxischen Alkoholwirkungen sehen.

Die verschiedenen Dispositionen manifestieren sich auch in der *Heredität.* Wir finden in den Familien unserer Trinker sehr verschiedene abnorme Anlagen, besonders auch Alkoholismus des Vaters. Im einzelnen sind die Angaben noch widersprechend.

Unter den veranlassenden Ursachen ist die wichtigste unsere *Trinksitte,* die den Alkoholgenuß als etwas Schönes, Nützliches, Notwendiges und Selbstverständliches hinstellt und in deren Gefolge die Milliarden des Alkoholkapitals die Anreizung zum Trinken in raffiniertester Weise organisiert haben. Während in anderen Beziehungen der junge Mann, der sich in schlechte Gesellschaft begibt und darin zugrunde geht, selbst schuld ist, kann einer zum Trinker werden auch in der anständigsten Gesellschaft, ohne die Gefahr bemerkt zu haben. Und wenn Kummer und Elend die Folgen des Trinkens sind, behauptet man, man müsse zum Alkohol greifen, um die Situation auszuhalten, und läßt sich von ihm ganz in die Tiefe reißen. Daß höhere Löhne den Alkoholgenuß herabgesetzt hätten, davon weiß ich kein Beispiel, während die Statistik das Gegenteil anzeigt.

Die *Quantität* Alkohol, die nötig ist, um die Krankheit hervorzubringen, schwankt je nach dem Individuum und vielleicht auch je nach der Ernährung um ein Mehrfaches. Die Größe der einzelnen Libation ist gleichgültig. Auch gelegentliche schwere Räusche machen einen für gewöhnlich mäßigen Menschen nicht zum Alkoholiker; *wer aber regelmäßig größere Quantitäten zu sich nimmt, riskiert eine chronische Vergiftung, auch wenn er niemals berauscht ist.*

Differentialdiagnose. Der Alkoholismus kann sich mit jeder anderen Krankheit verbinden, und da wird oft eine von beiden übersehen. Andere Symptomenkomplexe können „*alkoholische Färbung*" bekommen (Paralyse, Schizophrenie, Fieberdelirien usw.). Am häufigsten werden *Schizophrene,* die zugleich Trinker sind, als bloße Alkoholiker verkannt. Kommt dann der Patient in die Trinkerheilstätte oder in private Pflege, so weiß man nicht, was mit ihm anfangen. Zur rechtzeitigen Erkenntnis der Krankheit ist namentlich die autistische Absonderung zu beachten; ein Trinker, der nichts zu sagen weiß und sich von anderen zurückzieht, ist kein bloßer Alkoholiker (s. S. 229, schizoide Alkoholiker).

Viele Symptome des Alkoholismus sehen *organischen* gleich oder *sind* es (Korsakow, Neuritiden); bei älteren Leuten läßt sich oft nicht bestimmen, wie viel an der Krankheit alkoholisch ist. *Chronische Submanien* sind bei kurz dauernder Beobachtung leicht mit Alkoholismus zu verwechseln.

Am schwierigsten ist die Abgrenzung des Alkoholismus von der Gesundheit. Regelmäßige Quantitäten, die in Europa als mäßig gelten, verändern den alternden Menschen im Aussehen deutlich; wer etwas Übung hat, kann das nämliche in bezug auf die Psyche konstatieren. Ein bißchen Alkoholismus gehört also bei uns zur „Norm", und da ein Münchener Gericht[1] entschieden hat, daß 6—8 Liter Bier täglich zu trinken noch keine Unmäßigkeit sei, darf man sich das Bißchen nicht klein vorstellen. Ich würde also den Alkoholismus im Sinne der Praxis da beginnen lassen, wo praktische Gründe es verlangen: *Wer sich oder seine Familie durch den Alkoholgenuß deutlich schädigt, ohne daß man ihm das begreiflich machen kann oder ohne daß er mehr den Willen oder die Kraft hat, sich zu bessern, muß als Alkoholiker betrachtet werden.* Daß in dieser, für die Zwecke der Praxis passenden Definition die Trunksucht mit eingeschlossen ist, ist richtig, nicht nur weil Trunksucht und Alkoholismus einander bedingen, sondern auch weil sie praktisch und besonders vor dem Gesetze eine Einheit sind. Oft geben erst die Zeichen des chronischen Alkoholismus den forens gültigen Nachweis der im Gesetze genannten „Trunksucht".

Es gibt auch Leute, die ohne deutliche Zeichen von Alkoholismus aus anderen Gründen, z. B. angeborener Anlage, sich schlecht aufführen und ihre Angelegenheiten nicht richtig verwalten, und nur nebenbei ihren Zustand durch Alkohol noch verschlimmern. Solche darf man nicht mit Alkoholikern verwechseln; Prognose und Behandlung sind ganz anders.

Man sagte auch, an Alkoholismus leide derjenige, der regelmäßig Alkohol zu sich nehme, bevor die Wirkung der früheren Dosen verschwunden sei. Das dürfte aber gar nicht genau genommen werden, denn bei psychologischen Versuchen kann man solche Wirkungen 24 Stunden und oft noch viel länger nachweisen, und es wird niemand den als Alkoholiker bezeichnen wollen, der alle 24 Stunden ein paar Glas Bier trinkt. Alkoholiker soll dann wieder der sein, der ein Bedürfnis nach Alkohol hat und es nicht überwinden kann. Das kann aber deshalb kein Maßstab sein, weil in erster Linie die Einschätzung der Gründe maßgebend ist, die vom Genuß abhalten sollen. Der gewöhnliche Stammtischphilister trinkt zunächst nicht deshalb so viel, weil er nicht anders kann, sondern weil er keine Gründe kennt oder schätzen kann, die ihn davon abhalten sollen.

Daß man auch wissenschaftlich den Alkoholismus mit einem anderen Maßstab als andere Krankheiten messen soll, ist natürlich Nonsens. Im medizinischen Sinne ist jeder ein Alkoholiker, der Zeichen von Alkoholismus aufweist; wer leichte Zeichen bietet, ist ein leichter Alkoholiker, wer schwere zur Schau trägt, ein schwerer. Die daraus zu ziehenden Konsequenzen aber sind je nach dem Fall verschieden; die Praxis wird unendlich laxer sein als die Wissenschaft, die sich nicht durch affektive und opportunistische Gesichtspunkte fälschen lassen darf.

Ganz wesentlich wird die Diagnose gestützt durch die körperlichen Symptome und die Anamnese. Bei der Aufnahme der letzteren muß

[1] Internat. Mschr. z. Bekämpfg. d. Trinksitten **1897**, 239.

man aber sehr vorsichtig sein, nicht nur, weil man, außer in sexuellen Sachen, kaum je so falsche Berichte bekommt wie in bezug auf den Alkoholismus, sondern auch, weil die Alkoholiker, die den Irrenanstalten zugeführt werden, meist von jeher Psychopathen sind.

Erben gibt an, das alkoholische *Zittern* habe mit dem bei Diabetes, bei Vergiftungen durch Nicotin, Blei, Zink, Quecksilber, Schwefelkohlenstoff und bei Rekonvaleszenz nach schweren Krankheiten die Raschheit und Feinheit der Oszillationen gemeinsam. Diese sind stärker beim Spreizen, schwächer in mäßiger Beugung der Finger; zum Unterschiede von der Paralysis agitans bewegen sich die Finger unter sich nicht synchron. Beim Alkoholismus zittert leicht auch die Zunge, weniger aber oder gar nicht bei Metallvergiftungen.

Vorsicht ist auch nötig in der Beurteilung von Gefäßerweiterungen im Gesicht. Es gibt sehr mäßige und abstinente Leute, die eine rote Nase haben, und nur ein sehr kleiner Teil der Trinker wird damit gekennzeichnet.

Behandlung. Die tausendjährige Erfahrung beweist, daß Erziehung zur Mäßigkeit eine Utopie ist. Heilend ist einzig die Erziehung zur Totalabstinenz. Die Behandlung hat zunächst drei Aufgaben zu erfüllen: Vor allem die quasi physische Abgewöhnung des sogenannten Alkoholbedürfnisses. Diese ist leichter, als man sich denkt. Von Abstinenzerscheinungen kenne ich überhaupt nur das grobe Zittern. Man führt noch andere an, z. B. Schlaflosigkeit, und gewiß schläft unter einigen Dutzend Trinkern einmal einer in den ersten Nächten in der Irrenanstalt nicht so viel, wie er möchte. Aber einmal gibt es dazu noch andere Gründe, zweitens schlafen viele Trinker auch vorher unregelmäßig, und gewöhnlich schlafen sie unter Abstinenz nicht nur besser, sondern normal. Es ist also sehr bestimmt zu widerraten, bloß aus dieser Indikation heraus Schlafmittel zu geben: *Man muß es ja gerade diesen Leuten gründlich abgewöhnen, gegen kleine Wehwehs zu Drogen zu greifen.*

Man behauptet auch jetzt noch, der plötzliche Alkoholentzug bringe die Leute um. Das ist direkter Widerspruch mit den Tatsachen. Die Unterlassung des Alkoholtrinkens bringt niemanden um, nur die Ausübung desselben. Auch die dauernde Abstinenz ist kein Schaden; in den ersten 12 Jahren starben von 279 aus der Trinkerheilstätte Ellikon entlassenen Weitertrinkenden 62 (22%), von 295 geheilt und gebessert Entlassenen 5 (1,7%).

Also erste Aufgabe: *sofortige Entfernung der Schädlichkeit.*

Schwieriger ist die *assoziative Abgewöhnung,* d. h. die Auflösung der Ideenverbindungen, die beständig zum Trinken mahnen, bei besser Angelegten namentlich die assoziative Identifizierung des Alkoholgenusses mit allem Schönen und Idealen, das man erlebt hat (ehemalige Studenten!), und Bildung neuer, der Wirklichkeit entsprechender Assoziationen. Noch mehr Zeit braucht die *Erziehung des Charakters überhaupt,* die Gewöhnung an regelmäßige Arbeit, die Hebung der Widerstandsfähigkeit gegenüber den Versuchungen, die Entwicklung von Selbstbeherrschung, von Freude an wirklichen Leistungen, von Stolz am richtigen Orte.

Allen drei Indikationen genügt am besten die *Trinkerheilstätte*[1], deren Wesen indes nicht in einem Aufenthaltsort für Trinker besteht, sondern in dem pädagogisch-psychologischen Geschick und dem heiligen Eifer des Leiters zu seiner Sache. Der Kranke hat im Durchschnitt etwa ein Jahr auszuharren und soll nicht aufgenommen werden, wenn er sich nicht

[1] Schweizerische *Trinkerheilstätten:* Ellikon/Thur, Zürich; Nüchtern bei Kirchlindach, Bern; Pension Vonderflüh, Sarnen (kathol.); Effingerhort, Holderbank Aargau; Asile d'Etagnières, Echallens Waadt; Asile de Pontareuse Boudry, Neuenburg. — Für Frauen: Wysshölzli, Herzogenbuchsee; Asile de Béthesda, Bellevaux, Lausanne; Rosenheim, Altstätten, St. Gallen (kathol.).

vorher dazu verpflichtet. Bei uns kann er aber trotz Verpflichtung davonlaufen, wann er will; der Leiter muß also die persönliche Kraft haben, das Gros der Kranken lange genug zurückzuhalten. Brauer, Wirte und andere im Alkoholgewerbe beschäftigte Leute soll man erst dann aufnehmen, wenn einige Gewähr gegeben ist, daß das Geschäft in andere Hände übergeht, bevor der Kranke die Anstalt verläßt. Hoffnungslose oder in der Anlage moralisch defekte Leute sollen von den Trinkerheilstätten möglichst ferngehalten werden, weil sie die Heilung der anderen gefährden.

In leichteren Fällen mögen *Abstinenzvereine* mit guter Leitung genügen[1]. Doch bieten sie natürlich viel weniger Chancen *und dazu den nicht zu unterschätzenden Nachteil, viele an sich günstige Fälle zu verschleppen, bis sie unheilbar sind.* Auch wird an manchen Orten der Grundsatz der Enthaltsamkeit zu lax gehandhabt, indem man volle Enthaltung von Alkohol nur für Trinker verlangt und für diejenigen, die ihnen ein Beispiel geben sollen. Dadurch wird der Abstinent zu einem Menschen zweiten Ranges herabgedrückt, der, sobald er sich „geheilt" fühlt, das Bedürfnis hat, sich wieder auf den ersten Rang hinaufzutrinken. Wer sich nicht auf den einzig richtigen Standpunkt stellen kann: „Trinken bringt viel Elend, Nutzen so viel wie keinen, also ist es *für jeden* besser, es zu unterlassen, ja im Hinblick auf die Gefährdeten ist es sogar *Pflicht,* nicht durch Beispiel und *Unterstützung des Alkoholkapitals* für die Trinksitten einzutreten" — wer das nicht versteht, wird immer wieder in Versuchung fallen, sich der Gesellschaft der trinkenden „Normalmenschen" einzufügen.

Diejenigen Alkoholiker, denen die Einsicht fehlt, sich freiwillig kurieren zu lassen, müssen zunächst in geschlossenen Anstalten, also zur Zeit in *Irrenanstalten* behandelt werden, wenn sie nicht zugrunde gehen sollen. Die Gesetze und die Umstände sollten aber erlauben, den Patienten so lange zu behalten, bis er einsichtig genug ist, in die Trinkerheilstätte zu gehen, was, wenn die Frau und die Behörden allen Treibereien der guten Freunde standhalten, ohne sich aufs Markten einzulassen, in etwa 1 bis 3 Monaten möglich sein sollte. Fest zu bleiben ist aber nicht so leicht gerade in der Zeit, da man den Umschwung erwartet, in dem Stadium der Gereiztheit und der Drohungen mit gerichtlichen Schritten und mit Selbstmord[2], das auf die witzelnde Euphorie und die darauffolgenden heiligen Versprechungen zu folgen pflegt.

Natürlich muß die Irrenanstalt ihrer Aufgabe gewachsen sein. An manchen Orten bekommen solche Leute noch Alkohol, oder man macht ihnen begreiflich, bloß für sie sei das Beneficium alcoholicum eine Gefahr, oder stellt sie als Bierzapfer an usw. Mag sein, daß solche Anstalten im übrigen nicht schlecht sind, jedenfalls aber sind sie unfähig zur Trinkerbehandlung.

Ein palliatives Mittel, richtig gehandhabt, ist auch die *Vormundschaft.* Nach dem deutschen und noch viel mehr nach dem schweizerischen Recht sollte sie auch ein Heilfaktor sein. Solange die Mehrzahl der Vormünder und der Waisenbehörden sich aber dem Trinker näher verwandt

---

[1] Konsequente Abstinenzvereine sind die Guttempler, der Alkoholgegnerbund, der Schweiz. Bund abstinenter Frauen und an den meisten Orten die katholische Abstinentenliga.

[2] Auf Drohung mit Selbstmord gibt es überhaupt nur zwei vernünftige Antworten: entweder ignorieren bzw. das Gegenteil tun von dem, was damit bezweckt wird, oder dann Unterbringung im Wachsaal einer Irrenanstalt. Handelt man anders, so wird die Drohung zur ärgsten Sklavenkette, die anständige Leute zu willenlosen Werkzeugen brutaler Lumpen macht. *Es ist gut, auch bei der Behandlung moralisch Defekter daran zu denken.* Allerdings muß man es auf sich nehmen können, daß unter vielen Tausenden von Fällen ein unnützes und schädliches Leben einmal gerade bei einer solchen Gelegenheit ein Ende findet.

fühlt als dem Abstinenten, ist davon natürlich nicht viel zu erwarten; aber von einem gewissen Nutzen ist die Institution doch jetzt schon, wenn man den richtigen Vormund findet, und der Vorteil wird mit der Verbreitung besserer Ansichten nach und nach wachsen, hat doch die Vormundschaftsbehörde die gesetzlichen Mittel, eine Kur zu erzwingen. Natürlich ist es immer verfehlt, wenn die Frau Vormund des Trinkers wird.

Die Geldmittel zu einer gründlichen Kur sollten sich in den meisten Fällen auftreiben lassen. Nach Entscheidung des Reichsversicherungsamtes Berlin vom 6. Dezember 1915 stellt die Trunksucht „in vorgeschrittenem Grade" eine Krankheit im Sinne des § 182 Nr. 1 RVO. dar. Nach Kommentar SEELMANN sind alle diejenigen Fälle inbegriffen, die einen Heilstättenaufenthalt nötig haben. In der Schweiz verweigern die meisten Kassen solche Beiträge; das ist natürlich ein Unfug, solange sie daneben die Trinksitten gelten lassen.

Die noch dann und wann zur Unterstützung der Kur empfohlene *Hypnose* hat die Gefahr, Arzt und Patient von der eigentlichen Aufgabe abzulenken. Ich wende sie deshalb hier nicht an, obschon es einmal einen Fall geben mag, wo sie nützlich sein könnte.

Die empfohlenen *chemischen Heilmittel* sind Humbug.

Sei der Kranke zu Hause oder in irgendeiner Anstalt, so ist *die Behandlung seiner Umgebung* ebenso wichtig wie die des Kranken selbst. Daß so viele heilbare Trinker zugrunde gehen, daran ist die unglückselige Geduld der Frauen schuld, die sich nicht eher, als bis es zu spät ist, zu einer Maßregel entschließen können, die den Pelz naß macht. Der Arzt, der in die Familie kommt, soll versuchen, die Geduld, die hier ein schädliches Unkraut ist, an den richtigen Ort zu versetzen; ferner hat er dafür zu sorgen, daß nach der Heilung des Patienten die Frau mit diesem abstinent ist.

Die „*unheilbaren*" *Alkoholiker* sind ein schweres Kreuz für ihre Familien und die Allgemeinheit. KRAEPELIN empfiehlt die Irrenanstalten als Aufbewahrungsort. Sie erscheinen mir aber weder in ihren jetzigen Einrichtungen, noch in ihren gesetzlichen Voraussetzungen als geeignet dafür; sie können ja die wenigsten Kranken jahrelang behalten. Man sollte deshalb besondere Anstalten für sie einrichten, in denen sie verpflichtet sind, durch Arbeit wenigstens so viel zu verdienen, als sie brauchen. Das hätte den Vorteil, dem Trinker zu zeigen, daß man ihm gegenüber nicht machtlos sei. Es würden eine Menge von Verbrechen und anderen Gefahren und Übelständen beseitigt, und es bestünde die Möglichkeit von Spätheilungen durch lange zwangsmäßige Abstinenz und Erziehung, die noch manchen scheinbar verlorenen Menschen nach Jahr und Tag der Gesellschaft wieder zurückgeben könnte.

Auch in bezug auf die *Prophylaxe* stellt man sich gegenüber dem Alkoholismus — ohne guten Grund — meistens anders ein als bei anderen Krankheiten. Man kennt sehr genau das einzige, aber unfehlbare Mittel: Enthaltung von Alkohol, aber man scheut sich, es anzuwenden, obschon die Medizin kaum auf andere Weise so viel Elend verhüten könnte. Mäßigkeit zu empfehlen ist Unsinn. Es scheint mir *Pflicht* des Arztes, die Alkoholfrage mindestens so genau zu studieren[1] wie die Prophylaxe der Infektionskrankheiten; aber er darf sich auch nicht scheuen, die Konsequenzen aus seinen Erkenntnissen zu ziehen. Der Arzt, der persönlich die Abstinenz trotz der Einsicht von ihrem Nutzen meidet, weil sie ihm ein Opfer scheint, setzt seinen Stand herab, der ja sonst wie kein anderer gewohnt ist, Leben und eigenen Vorteil in die Schanze zu schlagen für andere.

[1] Das Studium der Trinksitten und alles dessen, was damit zusammenhängt, ist auch sonst sehr nützlich; es eröffnet eine wunderbare Aussicht in die menschliche Psychologie, namentlich in die Gewalt der Affektivität über die Gedanken.

Leider haben gerade die Ärzte in bezug auf den Alkoholismus manches gutzumachen, was frühere Generationen gesündigt haben. Die namentlich in der Mitte des letzten Jahrhunderts aufgekommenen Theorien von den kraft- und blutbildenden, infektionsverhütenden und fiebervertreibenden Eigenschaften des Alkohols sind zwar von der Wissenschaft aufgegeben, aber dafür um so mehr in Fleisch und Blut der Allgemeinheit übergegangen. Und da muß man den Ärzten den Vorwurf machen, daß sie zwar seinerzeit eifrig das Vorurteil verbreitet haben, aber jetzt viel zu wenig tun, es wieder zu beseitigen, und dafür recht viel, es noch zu unterhalten. Eine jede offensichtliche Alkoholverschreibung ist, auch wenn sie an sich indiziert wäre[1], ein Schaden teils für den Patienten, teils für die Allgemeinheit, indem sie unweigerlich so ausgelegt wird, daß Alkohol auch für die Gesunden gut oder notwendig sei. *Und leider sind die unentschuldbaren Kunstfehler, wo Ärzte die geheilten Trinker wieder zum Alkoholgenuß veranlassen und damit mit ihrer Familie ins Unglück bringen, noch nicht ausgestorben.*

* * *

Der chronische Alkoholismus ist der Mutterboden einer Anzahl alkohologener Syndrome, die man als besondere Krankheiten auffaßt. Sie seien im folgenden beschrieben.

3. Das Delirium tremens.

Auf dem Boden des chronischen Alkoholismus gibt es einige akute „metalkoholische“ Psychosen von deutlich spezifischem Charakter. Die wichtigste unter ihnen ist das *Delirium tremens.* Es entsteht fast nur nach langjährigem Alkoholmißbrauch; doch haben wir es dann und wann bei jungen Leuten im Anfang der zwanziger Jahre gesehen, die erst 2 bis 4 Jahre dem Trunke huldigten; sie waren bis jetzt alle latente Schizophrene. Auch bei Kindern und Jugendlichen, denen der Arzt zur Stärkung schwere Alkoholika verordnet hat, kann das Delir schon nach wenigen Jahren ausbrechen; solche Fälle sind aber glücklicherweise recht selten.

Meist lösen *Gelegenheitsursachen* den Anfall aus: irgendwelche schwächende Momente: beliebige akute Krankheiten, namentlich fieberhafte (Pneumonie[2], Exacerbation des alkoholischen Magenkatarrhs, Influenza usw.), exzessive und anhaltende Libationen, Traumen. Die letzteren können aber ebensowohl wie Ursache auch Folge der beginnenden Störung der Besonnenheit und der Vorsicht sein.

Auch die *Alkoholabstinenz* soll Delirium tremens hervorbringen. Dem widerspricht unter manchem andern sehr bestimmt die Erfahrung in den Trinkerheilstätten und den Irrenanstalten, in denen jeder Alkoholiker vom Eintritt an abstinent gehalten wird.

Manchmal gehen dem Delirium tremens wochen-, ja monatelang *Vorboten* voraus: Der Schlaf wird verkürzt oder auch durch Aufschrecken gestört, es tritt Verdrießlichkeit, Reizbarkeit, Beklommenheit ein; letztere kann sich zu eigentlicher Angst, die psychisch unmotiviert erscheint, steigern. Gelegentlich zeigt sich Schwindel. Das ganze Benehmen wird unruhig. Das feinschlägige Zittern wird rasch gröber; dann kommen einzelne Halluzinationen, namentlich des Gesichts, gewöhnlich in stabiler Form; überhaupt brauchen diese prodromalen Sinnestäuschungen die spezifischen Charaktere des ausgesprochenen Delirium tremens nicht zu

[1] Der Beweis, daß es indizierte, d. h. nicht ersetzbare, gibt, fehlt bis jetzt (vgl. S. 128, Anmerkung).

[2] In manchen Fällen ist die Pneumonie offenbar nicht (auslösende) Ursache, sondern Symptom des als Delirium tremens bezeichneten Vergiftungsprozesses.

haben: Ein schwarzer Hund folgt dem Patienten jedesmal vom Frühschoppen, zwei Schutzleute stehen hinter dem Schrank, so oft er nach Hause kommt u. dgl. Manchmal verraten die Halluzinationen deutlich den Ursprung aus Reizzuständen der Nerven: Schatten und Helligkeiten, Empfindungen von Kribbeln oder gestochen werden. Die Täuschungen erschrecken die Patienten, werden aber meist zunächst als solche erkannt, bis sie in die Halluzinationen des ausgesprochenen Delirs übergehen.

Das letztere bricht gewöhnlich ziemlich plötzlich in der Nacht aus, nach Aufschrecken aus dem Schlaf oder auch bei voller Schlaflosigkeit.

Im Vordergrund stehen *Halluzinationen ganz charakteristischer Art:* Sie betreffen in erster Linie Gesicht und Getast. Die Visionen sind multipel, beweglich, meist farblos[1] und haben Neigung zu Verkleinerungen. Getast- und Gesichtshalluzinationen haben ferner beide sehr oft den Charakter von Drähten, Fäden, Wasserstrahlen und anderen langgezogenen Dingen. Elementare Visionen, Funken und Schatten u. dgl. sind häufig. Sind Gehörshalluzinationen vorhanden, so wird am meisten Musik (besonders oft mit scharf markiertem Takt) gehört, was bei anderen Psychosen sehr selten ist. Dabei kommen elementare Halluzinationen in Form von Knallen und Schüssen, Sausen, Brausen, Zischen u. dgl. vor. Worte und Sätze werden selten gehört und treten niemals in den Vordergrund; während des ganzen Krankheitsverlaufes können Deliranten mit Hunderten von halluzinierten Personen, die alle stumm sind, optisch in Beziehung treten. Bildeten Gehörshalluzinationen einen wichtigen Bestandteil des Krankheitsbildes, so handelte es sich in unseren Fällen bis jetzt immer um Komplikationen mit Schizophrenie. Dann und wann beobachtet man Geruchs- und etwas häufiger Geschmackshalluzinationen. Gar nicht selten sind Halluzinationen der kinästhetischen Empfindungen und der Lageempfindung. Wenn die Patienten sitzen, so spüren sie auf einmal den Sessel nach einer Seite schwanken, der Boden bewegt sich unter ihnen; sie glauben in sitzender oder aufrechter Stellung an der Arbeit zu sein, während sie im Bett liegen. Hierher gehört wohl auch, daß manche wirkliche Gegenstände, die in der Ruhe sind, sich zu bewegen scheinen. Einzelne Körperhalluzinationen lassen sich meist auf illusionistisch gedeutete neuritische Parästhesien zurückführen.

Deutliche und undeutliche Visionen können plötzlich verschwinden, wenn der Patient die Erscheinung fassen will, weil das Getast nicht immer mithalluziniert. Das gibt dann Gelegenheit zu allerlei Erklärungswahnideen.

Kleine bewegliche und multiple Dinge sind in der Realität gewöhnlich durch kleine Tiere wie Mäuse und Insekten vertreten. Solche gehören denn auch zu den häufigsten Säuferhalluzinationen; aber auch sonst sind Tiervisionen verschiedenster Art hier nicht selten; Schweine, Pferde, Löwen, Kamele können verkleinert oder in Lebensgröße auftreten; manchmal auch Tiere, „die es gar nicht gibt“, in ganz phantastischen Kombinationen. Auffallend oft habe ich in ganz gleicher Weise auf einem halluzinierten Brett an der Wand vorüberziehende Menagerien von allen möglichen, für gewöhnlich großen, hier aber auf etwa Katzengröße verkleinerten Tieren schildern hören, die die Patienten sehr gut unterhalten. Auch Menschen sind häufig verkleinert („die Männeken sehen“ = delirieren).

Die Halluzinationen der verschiedenen Sinne kombinieren sich leicht: Die Mäuse und Insekten werden nicht nur gesehen, sondern auch getastet, wenn der Patient sie faßt oder wenn sie über seine Haut krabbeln. Geld wird zusammengelesen und sorgfältig in eine halluzinierte Tasche gesteckt.

[1] Reizung des Dämmerungsapparates.

Der Kranke sieht vorübergehende Soldaten und hört die Marschmusik; er sieht und hört auf sich schießen; er prügelt sich mit halluzinierten Angreifern herum, die er unter Umständen sprechen hört und tastet.

Die optischen Sinnestäuschungen des Delirium tremens sind lebhafter als bei anderen Delirien und werden auch auffallend drastisch geschildert. Die Wirklichkeit existiert in den Momenten des Halluzinierens nicht; die Kranken sehen das Fenster für die Türe, die Treppe für die Straße an, laufen deshalb Gefahr zu stürzen; sie sehen statt der Zimmerwand das offene Feld, rennen den Kopf an und bekommen eine tödliche Meningealblutung.

Neben den Halluzinationen bestehen massenhaft *Illusionen* des Gesichtes, weniger der anderen Sinne. Der Kranke verkennt Personen und Sachen. Er verliest sich, oft vollständigen Unsinn produzierend, häufig aber nur falsche Wörter einsetzend, die irgendeinen logischen Zusammenhang mit dem wirklichen Text haben, z. B. Schrank statt Kasten, Eier statt Butter und ähnliches (s. S. 32). Merkwürdig ist auch, daß bisweilen Deliranten, die unzusammenhängend oder vollkommen unsinnig vorgelesen haben, nachher doch den wirklichen Text richtig erzählen können. Halluzinationen und Illusionen kann man oft durch Suggestion hervorrufen und inhaltlich bestimmen, und zwar unter Umständen auch im Anfang und am Ende des Delirs, wo spontane Sinnestäuschungen nicht vorhanden sind.

Man drückt auf die geschlossenen Augen (nach Liepmann) und fragt den Patienten, was er sehe. Sieht er nichts oder bloß elementare Lichterscheinungen, so fragt man ihn z. B., ob er den Hund sehe, was oft den Erfolg hat, daß er ein solches Tier wahrzunehmen glaubt und genau beschreiben kann. Man gibt ihm ein leeres Papier, auf dem er meist unzusammenhängendes Zeug, gelegentlich aber auch ganze Geschichten oder Geschäftsbriefe abliest. Er führt auf Aufforderung hin am (ausgeschalteten) Telephon ein längeres Gespräch. Es kann auch vorkommen, daß drei Halluzinanten, die nebeneinander im Bade sind, den nämlichen Fisch halluzinieren, den sie fangen wollen und der von einer Badewanne in die andere springt. Bei kurzer Exposition verkennen die Kranken Bilder sehr leicht, und auch da manchmal wie beim Lesen in der sonst kaum vorkommenden Form, daß sie statt des richtigen Gegenstandes einen andern nennen, der zu ihm eine Beziehung (nicht aber die optischer Ähnlichkeit) hat. Sie glauben z. B. statt einer Brille ein Opernglas zu sehen, statt einer Katze eine Maus; ein Vogelei wird als Nest bezeichnet. Es läßt sich oft leicht feststellen, daß es sich nicht um paraphasische Störungen handelt. Häufig wird von der Farbe der Bilder abgesehen; der grüne Kohlkopf in Meggendorfers „Nimm mich mit" wird mehr als nicht für eine Rose angesehen (übrigens auch nicht selten von Nichtalkoholikern). Die Gurke im nämlichen Buch ist mehrfach mit einer Wurst verwechselt worden.

Gregor und Roemer fanden in einem Falle die Wahrnehmungen verlangsamt. Demgegenüber ist auffallend, daß kurze Exposition (durch Ab- und Zudecken des Bildes von Hand, ohne Apparat) das Resultat gegenüber längerer in den unkomplizierten Fällen nicht stark oder gar nicht zu verschlimmern pflegt.

Daß bei den beständigen Gesichtstäuschungen die *Orientierung* im Ort schwer gestört ist, ist selbstverständlich. Doch ist das nicht bloß Folge der Halluzinationen. In den letzten Tagen eines sich etwas verschleppenden Delirs sieht man dann und wann die Orientierung fehlen ohne Halluzinationen oder Gedächtnistäuschungen, die das erklärten. Auch die zeitliche Orientierung ist für die Dauer des Deliriums gestört, in schweren Fällen auch darüber hinaus, so daß die Patienten eine falsche Jahrzahl angeben u. dgl. Oft erscheint den Kranken die Zeit des Deliriums viel länger, als sie in Wirklichkeit war.

Autopsychisch sind alle bloßen Deliranten orientiert. Sie wissen, wer sie sind, was für eine Stellung ihnen im Leben zukommt, was sie für eine Familie haben, wo sie wohnen usw.

Die *Aufmerksamkeit* ist schwer geschädigt. Sich selbst überlassen, sind die Kranken mit ihren Halluzinationen beschäftigt und kümmern sich nicht viel darum, was um sie vorgeht. Wenn man sie aber energisch anredet, kann man sie ablenken; in einer klinischen Vorstellung benehmen sie sich meist so geordnet, daß man Mühe hat, die gröberen Eigentümlichkeiten des Verhaltens zu zeigen. Man kann, wenn man die Aufmerksamkeit, die beständig abzuschweifen strebt, immer wach hält, sogar psychologische Experimente mit den Alkoholdeliranten machen. Läßt man sie gehen, sind sie sofort wieder von ihren Halluzinationen erfaßt. Auch wenn sie sich zusammennehmen, ist der Umfang des Denkens sehr beschränkt. Es sind also die Konzentrationsfähigkeit der Aufmerksamkeit, die Tenacität, die Vigilität und der Umfang derselben sehr stark vermindert.

Der *Gedankengang* der Deliranten ist noch ungenügend erforscht. Jedenfalls sind viel zu wenig Ideen präsent. Die Kranken reden nach momentanen Bedürfnissen, ohne auch einfache Widersprüche zu fühlen. (Vgl. unten bei den Ausreden.) Kompliziertere Überlegungen können sie überhaupt nicht mehr machen; so steht eine große Kritiklosigkeit im Gegensatze zur Promptheit der Antworten. Sie fällt namentlich auch gegenüber den unsinnigen Halluzinationen auf. Ein Patient kann ernsthaft erzählen, wie er sah, daß jemand sich die Hände und dann den Kopf abhackte; ein anderer ist viermal geköpft worden u. dgl.

Bei der Unterhaltung[1] zeigen sie, vielleicht zum Unterschied von allen anderen deliriösen und dämmerigen Zuständen, eine ungemein rasche Reaktion; namentlich Ausreden stehen ihnen mit einer verblüffenden Geschwindigkeit zur Verfügung, und zwar nicht nur in bezug auf das Trinken, sondern nach allen Richtungen. Die Kranken wollen fort; man macht sie darauf aufmerksam, daß sie ohne Hosen seien, worauf man sofort die Antwort bekommt: „Ja, der verdammte Lehrbub, der stiehlt mir immer die Hosen, ich hab's ihm schon oft gesagt.“ Oder die Frau hat ihm die Stiefel weggenommen, damit er nicht ins Wirtshaus gehen könne usw. Einmal habe ich auf die Frage, wo Patient seine Hosen habe, die Antwort bekommen: „Zu Hause. Im Sommer trage ich nie Hosen.“

Ist das Delirium mit epileptiformen Anfällen oder irgendwelchen stärkeren organischen Störungen kompliziert, so kann diese Schlagfertigkeit fehlen und im Gegenteil eine Schwerfälligkeit der Auffassung und der Reaktionen auffallen.

Dauernde Wahnideen werden selten gebildet. Natürlich glauben die Leute an ihre Halluzinationen und suchen dieselben zu erklären; der Wahn verfliegt aber meistens wieder mit dem Wechsel der Sinnestäuschungen. Am häufigsten werden ängstliche Verfolgungsdelirien längere Zeit festgehalten. Die Kranken erzählen, wie verschiedene Leute Löcher in die Wand gemacht haben, dadurch Wasser oder Gift hineinspritzen u. dgl.

Das *Gedächtnis* ist stark gestört. Die Kranken erinnern sich schon während des Deliriums nur an einen geringen Teil dessen, was sie alles erlebt haben; vor allem geht regelmäßig die zeitliche Ordnung der Erlebnisse vollständig zugrunde (außer bei Fällen, die auf schizophrenem Boden entstanden sind. Hier werden oft die kompliziertesten Erlebnisse mehrerer Tage mit großer Klarheit reproduziert und die objektive Kontrolle, soweit sie möglich ist, kann eine gewisse Gewähr für die Richtigkeit der Erinnerung geben). Auch *nach* dem Delir ist die Erinnerung in der Regel eine sehr unvollständige; doch kann man durch Anführung von Erlebnissen manchmal die Patienten sich wieder auf einzelne Szenen besinnen lassen.

---

[1] Wie bei der Wahrnehmung ergibt für die Assoziation das Laboratoriumsexperiment eine Verlangsamung der Reaktion. Wahrscheinlich erklärt sich das durch die Schwierigkeit, die die experimentelle Situation mit sich bringt.

Auch dann fehlen aber größere oder kleinere Entstellungen selten. Im Gegensatz zu diesen Gedächtnisdefekten zeigt sich unter noch nicht bekannten Umständen eine abnorme Einübbarkeit von Assoziationen, so daß man sich z. B. bei psychologischen Versuchen hüten muß, die nämlichen Versuchseinzelheiten mehrfach in der gleichen Reihenfolge zu bringen, weil sonst die Kranken leicht im Sinne dieser Reihenfolge antworten.

Wohl immer sind auch positive Gedächtnisstörungen mit dem Delirium tremens verbunden, die den Charakter von *Spontan- und Verlegenheitskonfabulationen* haben. Die Kranken erzählen eine Menge von Dingen, die sie weder in Wirklichkeit noch halluzinatorisch erlebt haben, und bringen ihre wirklichen Erfahrungen in ganz neue Zusammenhänge.

Die Erinnerungen aus der Zeit vor dem Delir bleiben meistens gut.

Affektivität. In den meisten Fällen besteht *eine für das Delirium tremens charakteristische Mischung von Angst mit Euphorie* („Galgenhumor"); die Euphorie ist Symptom des Alkoholismus, die Angst Folge der akuten Vergiftung des Herzens.

Entsprechend den lebhaften Gefühlen und der Kritiklosigkeit besteht eine große *Suggestibilität.* Man kann den Kranken meist ohne Schwierigkeit einreden, daß sie gestern dies und das getan hätten, da und dort gewesen seien. Die leichte Induktion von Halluzinationen ist schon erwähnt worden. Aufforderungen kommen die Patienten oft in übertriebener Zuvorkommenheit nach.

Das *Verhalten* des Deliranten ist so charakteristisch, daß man ihn mit ziemlicher Sicherheit von weitem erkennt. Er ist in beständiger Unruhe; man bringt ihn hundertmal im Tag ins Bett, und immer wieder ist er draußen: der Patient „läuft". In unsicherer, zitteriger Weise wird immer etwas getan; an den wirklichen und halluzinierten Schlössern herumgedrückt, der Schrank gestützt, weil er umfallen wolle, Geld aufgelesen; es werden Mäuse und Spinnen gefangen, halluzinierte Schleimfäden oder Haare aus dem Munde gezogen und aufgewickelt, andere Fäden von den Gegenständen abgesponnen; der Patient schreitet mit komischer Umständlichkeit über gespannte Schnüre, vermeidet die Luft durchziehende Drähte, nestelt an den Kleidungsstücken, indem er die einzelnen Teile derselben verwechselt, den Ärmel für eine Tasche ansieht, das Hemd als Hose benutzen will u. dgl. Hinter der Türe vermutet er die Leute, die sie geschlossen halten, poltert dann, ruft „aufmachen" u. dgl. Er will fort, muß sofort in die Karlstraße, wo bestimmte Geschäfte auf ihn warten. Im ganzen wird aber sehr wenig gesprochen im Gegensatz zu der hochgradigen motorischen Unruhe. Häufig sind *Beschäftigungsdelirien,* die sich inhaltlich gleichmäßig teilen mögen zwischen der Beschäftigung im Wirtshaus und der bei der Arbeit. Der Kutscher fährt auf dem Wagen oder putzt die Pferde, der Bäcker knetet und zieht Brot aus, der Schreiner hobelt, hantiert mit Brettern usw. Dann wieder wird der Krankensaal für eine Wirtsstube gehalten, der Wärter für die Kellnerin. Es wird auch recht viel Ungeschicktes gemacht; z. B. das Hemd zerrissen. Ein Wirt hielt (zu Hause) seine große Zehe für einen Pfropfen, schraubte den Zapfenzieher hinein und fing an, daran zu zerren.

Schwerere Fälle bleiben mehr im Bett, haben aber die nämlichen Vorstellungen; das Bett mit seinen einzelnen Stücken repräsentiert dann den größten Teil der illusionistisch verkannten Umgebung; es ist ein Wagen mit Pferd, eine Hobelbank usw. Von der Decke liest der Patient ganze Geschichten ab.

Nimmt die Schwäche zu, so werden die Delirien mussitierend; die Kranken machen nur noch grob zitternde Bewegungen, die schwer zu deuten sind, zupfen an der Decke oder lesen Flocken. In tödlichen Fällen können auch krampfartige Bewegungen, Zähneknirschen u. dgl. hinzukommen.

Der Alkoholdelirant wird *nicht unrein,* außer sub finem.

Unter den *körperlichen Symptomen,* die nie ganz fehlen, aber an Schwere nicht immer im Verhältnis zur Stärke der psychischen Störungen stehen, ist das grobschlägige, unregelmäßige Zittern, das in allen Bewegungen, auch in der Sprache, deutlich wird, am auffallendsten.

Der *Puls* ist meist frequent, flatterig, unregelmäßig und, wenigstens in schweren Fällen, klein. Das Gesicht ist im Gegensatz zu der Trinkerröte meist fahl und zugleich mit Schweiß bedeckt, so daß die Patienten oft stark kollabiert erscheinen. Der Urin enthält meist etwas Eiweiß, in

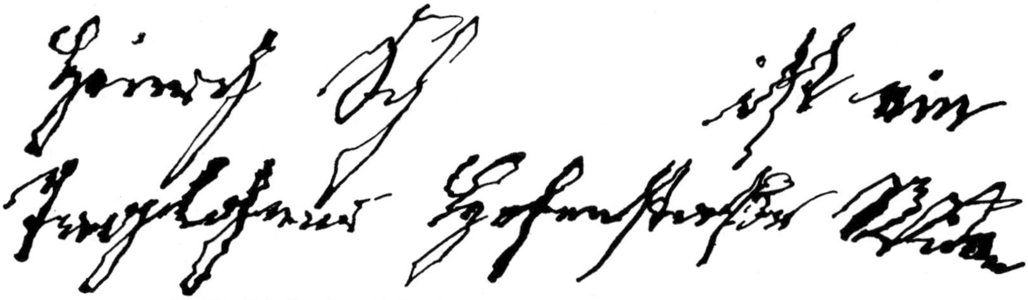

Abb. 26. Schrift eines Deliranten. Ziemlich grobes, unregelmäßiges Zittern und starke Ungleichheiten des Druckes.

einzelnen Fällen auch größere Mengen, ferner die S. 230 erwähnten pathologischen Bestandteile in vermehrtem Maße. Auch im Blut sind Bilirubin- und Acetonkörper vermehrt (Pohlisch).

Die *Pupillen* reagieren oft schlecht, können auch ungleich und sogar unregelmäßig sein. Die *tiefen Reflexe* sind meist erhöht, bei Neuritis natürlich abgeschwächt; oft sind sie bei der Aufnahme noch stark, am folgenden Tage schwach oder fehlend. Der Tramer*sche Fußballenreflex* (rasche Dorsalreflexion des Fußes bei Beklopfen des Fußballens) soll in der Regel vorhanden sein.

Die *Temperatur* ist, auch wenn keine Komplikationen vorhanden sind, meist leicht erhöht, in seltenen Fällen bis über 40°, so daß die Kranken an Hyperpyrexie zugrunde gehen (Delirium tremens febrile).

Typische *epileptiforme Anfälle* können das Delir einleiten oder auch begleiten; meist sind es nur einzelne.

Manchmal bestehen deutliche Zeichen von *Neuritis* oder doch neuritischer Reizung. Schmerzhaftigkeit bei Druck auf die Nervenstämme und die Muskeln, daneben Schwäche und sogar Paresen. Mehrfach habe ich den Opticus akut entzündet gesehen; auch zentrale organische Zeichen wie Koordinationsstörung oder Kleinhirnataxie können auftreten; doch sind sie neben dem starken Zittern oft schwer zu sehen. In vielen Fällen besteht vollständige *Analgesie,* was namentlich in chirurgischen Fällen oft recht unangenehm ist. Die Patienten wollen auf frisch amputierten Beinen oder mit gebrochenen Knochen herumgehen, reißen Verbände ab, wühlen in ihren Wunden.

Der *Schlaf* fehlt auf der Höhe ganz oder ist doch sehr mangelhaft. Überhaupt sind die Aufregungen regelmäßig in der Nacht stärker als am Tage.

Verlauf. Die Krankheit geht meist in 2—4 oder 5 Tagen vorbei, oft durch einen, gewöhnlich recht langen, kritischen Schlaf, in anderen Fällen allmählich. Länger als 14 Tage habe ich kein ausgesprochenes Delirium tremens dauern sehen. Je langsamer die Heilung verläuft, um so eher sind organische Störungen im Sinne des Korsakow damit verbunden; Delirien, die sich tiefer in die zweite Woche hinziehen, sind wohl immer kompliziert, ebenso diejenigen, wo nach einer Besserung eine Art Rezidiv auftritt.

Verläuft die Krankheit lytisch, so blassen die Halluzinationen allmählich ab und werden weniger. Oft verlieren sie aber zunächst nur den Realitätswert: die Vögel sind nicht mehr lebendig, sondern ausgestopft; die Szenen werden extra gespielt und schließlich nur noch optisch wie im Kino an die Wand geworfen.

In vielleicht zwischen 1—2% der unkomplizierten Fälle sterben die Kranken an *Herzschwäche.* Außerdem können natürlich die verursachenden Krankheiten (vereiternde Pneumonien usw.) tödlich sein. Die Mortalitätszahlen von verschiedenen Orten sind deshalb nicht vergleichbar, weil je nach den Aufnahmeverhältnissen in eine bestimmte Anstalt hauptsächlich komplizierte oder hauptsächlich unkomplizierte Fälle kommen. Eine Mortalität aber, die bis auf 26% kommt, kann ich mir nur durch Behandlungsfehler verursacht denken.

Nach dem Delir bleibt natürlich der chronische Alkoholismus. Der anatomische Befund läßt annehmen, daß bei jedem Alkoholdelir einzelne Gehirnbestandteile zugrunde gehen. In schwereren Fällen ist das Delir von alkoholischem Schwachsinn oder Korsakow gefolgt. Einzelne Wahnideen können auch längere Zeit bestehen bleiben, bis sie mehr vergessen als korrigiert werden. Nach Einigen können sich auch „alkoholische Verrücktheiten" und chronische Halluzinosen anschließen.

Die Anfälle von Delirium tremens können sich wiederholen; der nämliche Patient kann im Laufe einiger Jahre ein Dutzend und mehr Delirien durchmachen. Solchen mehrfachen Rezidiven folgt aber regelmäßig Verblödung.

Neben den typischen Fällen gibt es *abortive,* die nur einzelne Symptome, z. B. ganz leichte Benommenheit und starkes Zittern oder einige Halluzinationen, zeigen und in einem oder zwei Tagen vollständig vorübergehen. Dann sieht man Delirien, die zum voraus „chronischen" Charakter haben: Die Patienten bleiben meist orientiert, halluzinieren fast nur nachts und auch da nicht immer, schlafen dazwischen; am Tage können sie unter Umständen sogar einfachere Arbeiten verrichten. Solche Delirien können 4 Wochen anhalten und sind zu unterscheiden von den voll entwickelten Anfällen, bei denen Komplikationen mit Korsakow ein längeres Hinausziehen der Rekonvaleszenz bedingen.

Bei *Schizophrenen* wird das Delirium tremens modifiziert. Die Delirien verraten oft Komplexe. Die Gehörshalluzinationen treten hervor (Körperhalluzinationen sind, soweit meine Erfahrung reicht, nicht gerade häufig). Vor allem aber sind die Delirien zusammenhängender; die Kranken erleben tagelang komplizierte Szenen.

Ein solcher Patient beschreibt seine Erlebnisse im Gefängnis und in der Irrenanstalt auf 36 Seiten ganz dramatisch: „... Was ich da auf einmal anschauen mußte, machte meine Haare zu Berge stehen... Wälder, Flüsse, Meere mit allen schrecklichen Tier- und Menschengestalten, die noch kein Menschenauge je gesehen, schwirrten unaufhörlich vorüber, abwechselnd mit Werkstätten aller Professionen, darinnen arbeitende schreckliche Geistergestalten... Die Wände zu beiden Seiten waren alles nur ein Meer, mit Tausenden kleinen Schiffen darauf; die Insassen waren alles nackte Männer und Weiber, die ihrer Lust *nach dem Takte der Musik* fröhnten, wobei jedesmal nach deren Befriedigung eine

Gestalt hintennach das Paar mit einem langen Spieß erdolchte, daß das Meer sich blutrot färbte, aber es kamen immer neue Scharen... *Es herrschte auch eine Totenstille,* und Geistergestalten umgaben mich scharenweise... endlich kam einer der Geister und hielt mir in einer gewissen Entfernung seine Uhr vor die Augen, indem er mir bedeutete, daß es noch nicht drei Uhr wäre, *denn sprechen durfte keine der Gestalten..*" Nun gab es lange Unterhandlungen zwischen den Verwandten des Patienten, die ihn loskaufen wollten, zuerst mit kleineren Summen, dann mit höheren. Leute saßen an einem Tisch und aßen und tranken von Dingen mit dem köstlichsten Aroma; aber wenn man ihm ein Glas reichte, so war es in nichts verschwunden, und er litt großen Durst. Hierauf mußte er stundenlang laut zählen und rechnen (objektiv: *Verbigeration*). Man reichte ihm in einem Fläschchen Himmelstrank; wenn er es aber nehmen wollte, so zerbrach es, und der *Inhalt floß ihm zwischen den Fingern hindurch wie Leimfäden.* Später wurde zwischen seinen Peinigern und seinen Verwandten eine große Schlacht geschlagen, von der er nichts sah, aber Schlag und Stöhnen usw. hörte. Dann kamen *Skorpionen, an langen Fäden gezogen.* Auf dem ganzen Transport in die Anstalt, der vom Patienten auch verkannt wurde, saß seine Schwester auf dem Dache des Wagens und *rief ihm immer das gleiche.* In der Anstalt war ein Mann, der ihn immer *mit Urin bespritzte,* so daß Patient sehr frieren mußte.

Anatomisch findet man nichts Spezifisches. Die cerebralen Nervenfasern sollen namentlich in den motorischen Zentren und im Kleinhirn erkrankt sein.

Die Gelegenheitsursachen sind einleitend angeführt worden. Langdauernde Trunksucht muß den Boden vorbereitet haben, und zwar befällt die Krankheit hauptsächlich Trinker, die Schnaps — allein oder nebst anderen geistigen Getränken — genießen.

Das häufigste *Erkrankungsalter* ist 30—50 Jahre, wobei das Maximum näher der letzteren Zahl als der ersteren liegt und manche Fälle auch die 50 überschreiten.

Pathologie. Das Delirium tremens ist eine Vergiftung namentlich des Nervensystems durch die Stoffwechselprodukte des chronischen Alkoholismus (S. 230), die bei irgendwelchen schwächenden Einflüssen nicht in genügendem Maße unschädlich gemacht oder ausgeschieden werden können. Disponiert zu dieser Art Reaktion auf Alkohol sind namentlich Pykniker (Syntone). (POHLISCH.)

Damit, daß einerseits fast nur Reizhalluzinationen vorkommen und anderseits fast nur das exterozeptive System (nicht das propriozeptive) betroffen ist, hängt zusammen die geringe Beteiligung der Psyche und die Seltenheit von Komplexhalluzinationen. Stellt sich die Mehrzahl der Sinnestäuschungen in den Dienst der Komplexe, so darf man mit sehr großer Wahrscheinlichkeit auf Komplikation mit Schizophrenie schließen. Meistens sind die Patienten wenig oder gar nicht beteiligte Zuschauer ihrer Halluzinationen, oder sie fassen die Unannehmlichkeiten, die ihnen die Tiere verschaffen, als komisches Mißgeschick auf. — Drohende Färbung der Halluzinationen, die die Persönlichkeit stark erregen, sind durch die Angst bedingt und diese durch Herzschwäche.

Die *Diagnose* ist meistens sehr leicht. Es kommen in Betracht: Zunächst der ganze Aspekt, den man einmal gesehen haben muß; dann die Anamnese, in der übrigens der Trunk manchmal von allen Seiten zunächst geleugnet wird; die körperlichen Zeichen des Alkoholismus; das grobe Zittern; die Art der Halluzinationen: Kombination von Gesicht und Getast; auf beiden Gebieten häufig fadenförmige Gebilde, auf Seite des Gesichtes multiple, bewegliche, farblose Halluzinationen, namentlich Tiere mit Neigung zu Kleinheit; die Erhaltung der autopsychischen Orientierung; die Promptheit der psychischen Reaktionen; die (relative) Weckbarkeit aus dem Delirium; die Seltenheit von Komplexinhalten, die Mischung von Humor und Angst.

Soviel ich gesehen habe, sind die *Fieberdelirien,* die so oft mit Delirium tremens verwechselt werden, regelmäßig Komplexdelirien, und es fehlt ihnen die rasche Reaktion, der Galgenhumor und das Charakteristische der Halluzinationen. Doch gibt es vielerlei Fieberdelirien, und die Psychiatrie kennt noch nicht alle.

Wichtig ist, daß durch begleitenden Alkoholismus beliebige andere Zustände „alkoholische Färbung“ bekommen können. Die zusammenhängenden, auch optisch besonders plastischen Halluzinationen Schizophrener sind oben erwähnt. Lebendige Tiervisionen u. dgl. mischen sich auch in nichtalkoholische Krankheitsbilder, z. B. in epileptische Dämmerzustände.

Behandlung. Das Delirium tremens muß leider meistens zu Hause oder in dem gewöhnlichen Spital behandelt werden. Der Arzt soll aber nicht vergessen, daß eine Heilung vom Alkoholismus nur dann angeschlossen werden kann, wenn der Patient in eine passende Anstalt kommt.

Erste Bedingung für eine richtige Behandlung ist *Überwachung.* Die Kranken stellen sehr leicht Unglück an. Einmal, weil sie halluzinieren, wie sonst niemand (vgl. S. 238); oder sie fühlen sich angegriffen oder beleidigt, sind eifersüchtig auf die Frau, greifen zu den Waffen; oder sie hantieren mit den Waffen so, daß sie unwillkürlich sich oder andere verletzen. Einer unserer Patienten sprang, um sich vor den Tieren zu verstecken, in die Jauchegrube. In chirurgischen Fällen bilden die Analgesien die wichtigste Gefahr. Die Wärter sollen versuchen, die Kranken im Bett zu halten. Diese gehen zwar immer wieder heraus, aber beim vollen Gehenlassen in einem nicht besonders eingerichteten Zimmer wird leicht zu viel zerstört. Wird der Patient schwächer, so ist er leichter im Bett zu halten — glücklicherweise, denn gerade dann spart die Bettlage die Kräfte. Das immer wieder ausgesprochene Verlangen, daß sie im Bette bleiben und ins Bett gehen, ist eine ausgezeichnete Ablenkung, *die nicht stark reizt.* Statt des Bettes wird oft das laue Bad empfohlen. Es ist natürlich auch ein guter Aufenthaltsort für den Deliranten; ob es aber an sich beruhigend wirke, ist fraglich. Bei richtiger Behandlung ist ein Delirant nur ausnahmsweise gewalttätig; er kann allerdings sein Hemd zerreißen, eine Tür beschädigen u. dgl. Zu eigentlichen Kämpfen kommt es fast nur bei Ungeschicklichkeit oder Ungeduld der Wärter oder dann bei schweren Angsthalluzinationen; aber auch diese letzteren sind beruhigendem Einfluß zugänglich.

Der zweite wichtige Punkt ist die *Ernährung.* Die Kranken sind dem Kollapse nahe, das Herz ist vergiftet, der Urin ist spärlich, die Magenfunktion durch den Katarrh gestört, die Kranken nehmen sich nicht die Zeit, zu essen, oder verweigern die Nahrung, weil sie Vergiftung fürchten. Allen diesen Indikationen entspricht *Milchnahrung* (nicht ausschließliche Milchdiät, außer bei komplizierender Lebercirrhose und Nierenkrankheit). Man biete den Kranken neben den gewöhnlichen Speisen Milch an, ein bis mehrere Liter im Tage. Da sie Flüssigkeiten zu schlucken gewohnt sind, ist Getränk am ehesten beizubringen; zugleich ist die Milch nahrhaft und relativ leicht verdaulich. Sie befördert etwas die Diurese und wirkt so wahrscheinlich entgiftend auf den Organismus.

Wenn man einen Grund hat, gegen die kurzdauernde Krankheit selbst vorzugehen, so kommen *Insulin* (z. B. in 10—14 Stunden in zwei Dosen 20—40 Einheiten nebst reichlicher Kohlehydratzufuhr) und — im Hinblick auf die Leberbeteiligung — *Decholin* (intravenös 10 ccm einer 20%-Lösung einmalig an einem Tage) in Betracht; Liquorentlastung wird man kaum mehr benutzen. Insulin soll auch Pneumonie und Übergang in Korsakow verhüten.

Im Privathause wird man meist gezwungen werden, *Schlafmittel* zu geben. Sie nützen nicht viel, wahrscheinlich gar nichts, bis die Höhe überschritten ist, das heißt wohl, bis sie nicht mehr nötig sind; vielleicht kann man allerdings in diesem Moment den kritischen Schlaf ein paar Stunden früher herbeiführen. Angewendet werden Chloral, Sulfonal, Trional, Methylal, Amylenhydrat, Paraldehyd, wovon namentlich das letztere zu empfehlen wäre.

Gegen drohenden Kollaps gibt man *Herzmittel.*

Viel diskutiert ist die Frage, ob man *Alkohol* geben soll. Sicher ist, daß, seitdem man auf die großen Alkoholgaben verzichtet, die Mortalität stark gesunken ist; wenn man also mit Alkohol einzelnen Patienten auch helfen würde, so brächte man eine größere Anzahl damit um. In neuerer Zeit wird denn auch das Delirium tremens meistens alkoholfrei behandelt. Es ist aber nicht auszuschließen, daß einmal einer der ganz schweren Fälle durch Alkohol über den schwierigen Punkt hinweggebracht werden könnte; in einem einzigen Falle, den ich selbst beobachtete, kann ich das Resultat so deuten. In anderen Fällen, wo ich mich durch die Angehörigen oder andere Umstände hatte bewegen lassen, Alkohol zu geben, war kein Nutzen, aber wahrscheinlicher Schaden zu konstatieren. Doch nehme ich an, daß nur die großen Dosen, die heutzutage kaum mehr üblich sind, direkte Gefahr bringen. — *Fühlt man sich verpflichtet, Alkohol zu geben, so sei es in einer Verkleidung, da sonst der Patient die ärztliche Sanktion der Überzeugung in den chronischen Alkoholismus hinübernimmt, daß die alkoholische Anregung ihm notwendig sei* (Rezept S. 128).

4. Der Alkoholwahnsinn.

(KRAEPELINs halluzinatorischer Wahnsinn der Trinker.
WERNICKEs akute Halluzinose der Trinker).

Der Alkoholwahnsinn ist in vielen Dingen ein Gegenstück zum Delirium tremens. Er spielt sich hauptsächlich in eigenartigen Halluzinationen des Gehörs ab. Und diese haben einen eigentümlichen Charakter: Meist handelt es sich um Stimmen mehrerer oder vieler nicht anwesender Leute, die in zwei Parteien über den Patienten, also in der dritten Person, viel weniger zu ihm[1], in dramatisch ausgearbeitetem Dialog reden. Sie drohen ihm, halten ihm seine Sünden vor, beschimpfen ihn, machen Pläne, wie sie ihn nun fangen, ihn und eventuell auch seine Angehörigen quälen und martern wollen. Einzelne stacheln die anderen auf, andere nehmen Partei für den Kranken, suchen ihn zu verteidigen, zu retten. In ganz akuten Fällen wird der Zusammenhang meist weniger geordnet; an Stelle ruhigerer Szenen tritt ein Stimmengewirr. Oft sind die Stimmen rhythmisch (manchman synchron mit dem Puls, oder auch mit einem äußeren Geräusch, z. B. dem Uhrticken) „du bist ja dumm, du bist ja dumm“ (BONHOEFFER), oder sie haben die Gestalt von Knittelreimen und Spottversen auf den Patienten. Häufig hören die Kranken ihre eigenen Gedanken oder Antworten auf dieselben, oder man konstatiert, was sie tun, oder kritisiert ihr Handeln.

Daneben fehlen namentlich im Anfang selten Geräusche, Sausen, Knacken von Gewehrhähnen, Aufschlagen von Flintenkugeln, Krachen, Pferdegetrappen, was alles der Patient auf sich bezieht.

Von Halluzinationen anderer Sinne kommen am ehesten *Gesichtstäuschungen* vor, indem etwa eine der handelnden Personen hinter einer Tür oder irgendwo im Dunkeln gesehen wird. Dann können auch Visionen ähnlich wie beim Delirium tremens zwischendurch erscheinen. Auch Hautempfindungen, wie Angespritzt- oder Angeblasenwerden sollen vorkommen; Geruchs-, Geschmacks- und namentlich Körperhalluzinationen gehören wohl einer zugrunde liegenden Schizophrenie an.

Den Halluzinationen entsprechen, wie oben gezeigt, *Wahnideen der Verfolgung*. Man hält dem Patienten neben ungeheuerlichen und unrichtigen

[1] Es ist indes auch in den ausgesprochensten Fällen gewöhnlich, daß die Patienten sich nebenbei mit denjenigen halluzinierten Personen in Verbindung zu setzen suchen, die sich ihrer annehmen, und daß sie von ihnen Antworten erhalten.

Anklagen auch wirkliche Fehler, u. a. z. B. seine Trinkerei vor, übertreibt aber alles. Regelmäßig besteht *Beziehungswahn*, indem die eine oder andere wirkliche Person, namentlich aber das eine oder andere Ereignis mit den Machinationen gegen den Patienten in Verbindung gebracht wird. Sehr selten sind einzelne *Größenideen*. Der Wahn bildet kein festgefügtes, sorgfältig ausgedachtes Bild; die Unwahrscheinlichkeiten werden nicht beachtet, geschweige beseitigt. Gelegentlich immerhin gibt es einige Erklärungen. Die Feinde haben Maschinen, mit denen sie die Kranken aushorchen und durch die sie mit ihnen reden; sie wollen sie auf irgendeinem Wege vergiften. Übersinnliche Mittäter, Gott, Engel, Teufel, kommen kaum vor.

Dabei bleiben die Patienten *orientiert* und — trotz der Wahnvorstellungen — im allgemeinen *besonnen*. Die halluzinatorischen Erlebnisse werden in die wirkliche Umgebung hineingesetzt.

Die *Aufmerksamkeit* scheint eine fast normale; man kann mit den Kranken geordnete Gespräche führen; allerdings werden sie durch die Stimmen leicht wieder abgelenkt. Das formale Denken erscheint, soweit man es prüfen kann, außerhalb der Wahnideen nicht verändert.

Der *Hauptaffekt* ist die Angst, die in keinem Falle fehlt und meistens das ganze Benehmen beherrscht, das übrigens nur vorübergehend der oft subjektiv verzweifelten Situation ganz entsprechend ist. Die Kranken sind *relativ* gleichgültig, oft ergeben in ihr Schicksal; oder sie gehen, statt sich selbst zu wehren, zur Polizei und verlangen Bestrafung der Verfolger. Jedenfalls aber bleibt in einer großen Zahl der Fälle wie beim Delirium tremens der *Trinkerhumor* neben der Angst bestehen. Trotzdem ist Selbstmord nicht selten, namentlich im ersten Stadium. In chronisch verlaufenden Fällen tritt auch *Reizbarkeit* hervor; doch habe ich eigentliche Wutausbrüche nicht gesehen.

Die beim Delirium tremens so ausgesprochene *Suggestibilität* fehlt hier, wenigstens in bezug auf die Halluzinationen. Die Kranken lassen sich von nichts abbringen, haben im Gegenteil das Bedürfnis, anderen ihre Auffassung zu beweisen.

Das *Gedächtnis* ist in allen Fällen gut, ja besser, als man es bei der verwirrenden Mannigfaltigkeit der Erlebnisse erwarten könnte. Während und nach der Krankheit können die Patienten eine Menge von Einzelheiten in geordneter Weise erzählen. Konfabulation ist selten.

Das *Benehmen* der Kranken ist äußerlich geordnet; was sie Sonderbares machen, ist Abwehr der vermeintlichen Angriffe. Im übrigen bewahren sie die Haltung. Manche reisen herum, um ihren Feinden zu entgehen, können sich allerdings dann im Hotel ihr Zimmer verbarrikadieren. In der Anstalt fügen sie sich den Anordnungen, soweit sie nicht durch die Halluzinationen gehindert werden. Der Arzt wird ja als solcher erkannt und gehört nicht zu den Feinden, und die halluzinierten Szenen sind ganz im Gegensatz zum Delirium tremens außerhalb des Raumes, in dem sich der Patient befindet. BONHOEFFER spricht geradezu von einem „besonnenen Delir“.

Die *körperlichen Symptome* sind unbedeutend. Auffallenderweise sind Symptome des zugrunde liegenden chronischen Alkoholismus manchmal gar nicht zu sehen, jedenfalls sind sie im Durchschnitt viel weniger ausgesprochen als bei allen anderen alkoholischen Krankheiten. In ganz akuten Fällen, die auch sonst Neigung zu Mischung mit deliriösen Symptomen haben, können allerdings auch grobes Zittern und ähnliche Alkoholzeichen vorhanden sein. — Der *Schlaf* ist regelmäßig gestört, aber kaum je ganz fehlend wie beim Delirium tremens.

Verlauf. Der Alkoholwahnsinn bricht meist ganz akut aus; Vorboten brauchen nicht vorausgegangen zu sein, können aber in ähnlicher Gestalt wie beim Delirium tremens vorhanden sein, die Halluzinationen immerhin eher als Geräusche wie als Gesichtstäuschungen, daneben Ängstlichkeit, Gereiztheit. Schleichender Übergang der Prodrome in den Wahnsinn während einiger Tage oder sogar Wochen kommt nur selten vor. Der Ausgang ist wohl immer lytisch, sei es nach wenigen Tagen, sei es nach Monaten.

Wiederholte Anfälle beim nämlichen Patienten sind nicht selten.

In der Regel geht die Krankheit in Heilung über. Korsakow folgt dem typischen Alkoholwahnsinn nie. Fraglich ist, ob die Wahnideen und Halluzinationen in chronischer Form bestehen bleiben können. Jedenfalls kommt das sehr selten vor, außer wenn vorher schon ein Paranoid oder sonst eine (latente) Schizophrenie bestand.

Nach dem Verlauf kann man *eine akute und eine subakute Form* unterscheiden, wovon die erste einige Tage bis wenige Wochen, die letztere etwa 2—3 Monate dauert. Übergangsformen sind aber nicht selten. Die beiden Typen unterscheiden sich indessen auch symptomatologisch deutlich; in den subakuten fehlt gewöhnlich jede Andeutung von Verwirrtheit; die halluzinierten Szenen sind daselbst am meisten ausgearbeitet und können ganz konsequent und einheitlich monatelang durchgeführt werden. Hier fehlen auch gerne die übrigen alkoholischen Zeichen. Bei den akuten Fällen umgekehrt ist der Alkoholismus ausgesprochener, sogar grobes Zittern und auch gastrische Symptome sind nicht so selten; die Stimmen sind verwirrter, sonderbarer, abgerissener, reden den Patienten häufiger an, z. B. mit Beschimpfungen; hier kommen die rhythmischen Aussprüche und Wiederholungen vor, und schließlich sind bloß hier Mischungen mit Delirium tremens-Symptomen vorhanden, die so überhandnehmen können, daß man nicht mehr weiß, welcher Krankheit man den Fall zuteilen soll.

Die Krankheit ist *nicht häufig* und kommt, ganz abgesehen von der verschiedenen Systematik, an verschiedenen Orten, recht ungleich oft vor.

Das *Alter* der Patienten ist im Durchschnitt geringer als beim Delirium tremens, nach Schroeder zwischen 30 und 35 Jahren.

Pathologie. Das Krankheitsbild des Alkoholwahnsinnes scheint auf Verwandtschaft mit der Schizophrenie zu deuten. Pohlisch fand, daß bei seinem Material etwa $^2/_3$ später schizophren wurden. Die Familienforschung ergab bis jetzt widersprechende Resultate.

Die *Differentialdiagnose* des Alkoholwahnsinns als solchem ist meist recht leicht: Schon die Anamnese weist in der Regel auf die Krankheit hin, noch deutlicher aber die lebhaften und zusammenhängenden Gehörshalluzinationen, die ich außer auf alkoholischem Boden nie gesehen habe. Auch die besondere Lebhaftigkeit der Halluzinationen bei anhaltender Besonnenheit und Orientierung zeigt die alkoholische Färbung an. Ungeklärt ist nur die Frage, ob immer eine ausgesprochene Schizophrenie dahinter besteht. Wo man weder in der Anamnese noch im Bilde selbst unzweifelhafte schizophrene Zeichen (lebhafte Körperhalluzinationen, Affektstörungen) findet, darf man aber die Prognose nicht schlecht stellen.

Behandlung. Da die Kranken, wenigstens im Anfang, meist selbstmordgefährlich und während des ganzen Verlaufes recht lästig sind, ist Anstaltsbehandlung wohl immer angezeigt. Bei günstigen Umständen kann man dann auch den Alkoholismus in die Kur nehmen.

5. Alkoholpsychosen mit organischen Symptomen.

Die nachalkoholischen Vergiftungen schädigen das Nervensystem oft so weit, daß man von organischen Störungen sprechen muß. Schon beim Delirium tremens findet man histopathologische Veränderungen, die indes zum großen Teil rückbildungsfähig sind. Die periphere „Neuritis" ist nur zum Teil reversibel, die *Hirnalteration des alkoholischen Korsakow* und der Pseudoparalyse in noch geringerem Maße; fast immer tödlich ist die *Polioencephalitis superior*. Das Rückenmark ist resistenter gegenüber den Alkoholeinwirkungen als das übrige Nervensytsem. Die verschiedenen Lokalisationen können sich komplizieren, und alle können sowohl akut wie langsam steigend auftreten.

a) **Die alkoholische Korsakowpsychose.** (Chronisches Alkoholdelir nach Kiefer und Bonhoeffer.) Die akute Korsakowpsychose (s. S. 179/180). beginnt in der Mehrzahl der Fälle mit einem Delirium tremens, das etwas langsam abklingt und das organische Syndrom hinterläßt. Es entspricht nicht der Wirklichkeit, wenn man bloß den „amnestischen Symptomenkomplex" als das Charakteristische bezeichnet, sondern es gehören alle anderen organischen Symptome dazu.

Immerhin ist die *Gedächtnisstörung* im Vordergrund. Die Kranken vergessen in den ausgesprochenen Fällen von einem Augenblick zum anderen, was sie erlebt haben; sie berichten und verlangen bei jeder Visite das gleiche. Doch bleiben manchmal einzelne Fakta, namentlich konfabulierte, lange Zeit erhalten. Meist besteht anfänglich eine deutliche Grenze in der Zeit des Krankheitsbeginnes, indem das vorher Geschehene noch erinnert wird. Doch verwischt sich dieselbe gewöhnlich mit der Zeit; wie bei anderen organischen Krankheiten kann der Erinnerungsdefekt schließlich sehr weit zurückgehen. Manche leben z. B. wieder in der Militärzeit und haben das Spätere mit Ausnahme kleinerer Inseln wieder vergessen. — Erst wenn sich die Krankheit ein wenig gebessert hat, merken die Patienten zuweilen den Gedächtnisdefekt und suchen sich durch Notizen zu helfen. Vorher verdecken sie sich denselben durch die blühendsten Konfabulationen; sie scheinen nie verlegen, erzählen spontan und bei Anlaß alle möglichen fingierten Erlebnisse, zum Unterschied von den Paralytikern meist solche, die noch denkbar sind.

Nicht verloren gehen die allgemeinen Anschauungen, welche die Patienten im Laufe des Lebens gewonnen haben, ebenso die einfacheren Fertigkeiten u. dgl. Die Kranken haben auch in den gewöhnlichen Fällen keine Schwierigkeit, die Worte zu finden.

Die *Stimmung* ist meist im Anfang eine alkoholisch-euphorische; nach Monaten oder Jahren kann sie in verschiedene Richtungen umschlagen, moros oder gleichgültig werden. Im übrigen ist die Affektivität sehr labil und nach allen Seiten leicht anzuregen.

Die *Orientierung* ist hochgradig gestört. Die Patienten haben keinen Begriff mehr von den zeitlichen Verhältnissen; sie wissen auch oft nicht, in welchem Haus, in welcher Stadt sie sind, finden sich aber in der näheren Umgebung leidlich zurecht. Sie bewegen sich auch gewöhnlich ganz sorglos; sie merken ihren Defekt nicht und werden deshalb auch nicht ratlos.

Die *Auffassung* sinnlicher Eindrücke ist verlangsamt und wird leicht gefälscht.

Die aktive *Aufmerksamkeit* scheint im Gespräch ganz gut; die passive ist herabgesetzt.

Bei allen geistigen Anstrengungen *ermüden* die Kranken sehr rasch.

In den ersten Wochen oder Monaten sind die Patienten meist recht lebhaft; immer mehr aber ziehen sie sich zurück, und ihre Initiative sowie das Interesse an der Umgebung, manchmal auch an ihrem eigenen Wohlergehen, nimmt ab.

Es gibt auch somnolente, stuporöse Fälle, meist infolge schwerer organischer Affektion, namentlich in der Gegend der Vierhügel.

Im ganzen werden bloß die Ausfallssymptome chronisch (also die der organischen Demenz, nicht das Delirium, der Stupor usw.); doch gibt es ab und zu auch später noch Verwirrtheitszustände und namentlich einzelne flüchtige oder länger bleibende, aber nicht ausgearbeitete Wahnideen, mit Vorliebe des Bestohlen- oder Verfolgtwerdens, auch einmal eine Größenidee. Bei ganz Verblödeten können diese Wahnideen sowie die Konfabulationen unsinnig erscheinen; der Patient ist „Kaiser von Rothschild" (SCHROEDER). In einigen Fällen habe ich schizophrenieartige Bilder folgen gesehen, doch waren diese Kranken vorher schon abnorm, so daß es sich wahrscheinlich um eine Kombination von Alkoholkorsakow und Schizophrenie handelte.

Körperliche Symptome sind, abgesehen von den Zeichen des chronischen Alkoholismus, oft die einer allgemeinen Neuritis: Schmerzen, Lähmungen, Atrophien, Kontrakturen in den Körpermuskeln, in den Augen, im Vagusgebiet, den Schlucknerven, seltener in Blase und Mastdarm. Der *Schlaf* ist natürlich während des deliriösen Stadiums gestört, nachher meist normal.

Der *Ernährungszustand* liegt im Anfang meist darnieder. Im chronischen Stadium ist er normal, oder die Kranken haben geradezu ein größeres Körpergewicht als vorher.

Häufig finden sich, namentlich im Anfang des Verlaufes, *epileptiforme Anfälle.*

Verlauf und Prognose. Gewöhnlich gehen der Krankheit Vorboten voraus wie beim Delirium tremens. Dann bricht das Delir aus, meist mit ausgesprochenem Tremens-Charakter. Es klingt langsam schwankend ab, den einfachen Korsakow hinterlassend. Seltener ist eine chronische Entwicklung, die mehrere Monate oder sogar mehr als ein Jahr in Anspruch nimmt. Auch solche Fälle können sich weitgehend bessern oder sogar heilen.

Die stuporöse Form ist wohl immer akut.

Im Laufe von etwa einem Jahr, bald etwas mehr, bald weniger, bessert sich regelmäßig ein Teil der Erscheinungen — am wenigsten die Affektstörung — in einzelnen Fällen bis zu einer vollständigen Arbeitsfähigkeit und praktischen Wiederherstellung. Die meisten Kranken bleiben aber mehr oder weniger blödsinnige Organische, wenn sie auch innerhalb der Anstalt bei manchen Arbeiten noch zu verwenden sind.

Viel häufiger, manchmal merkwürdig rasch, heilen die neuritischen Erscheinungen aus. Doch bleiben zuweilen Atrophien von einzelnen Muskelgruppen bestehen.

Einzelne Kranke sterben im akuten Stadium, teils an Herzschwäche, teils an Vaguslähmung oder Verschlucken und dergleichen Zufällen.

Anatomie. Anatomisch findet man im Gehirn ein diffuses Zugrundegehen nervöser Elemente, in schwereren Fällen verbunden mit einer entzündlichen Reaktion kleinerer Gefäße, die Sprossen bilden und deren Zellen proliferieren. Auch andere Gefäßveränderungen, z. B. hyaline Entartungen kommen vor. Reichliche kleine Blutungen sind die Folge der Gefäßkrankheit. Daneben finden sich selbstverständlich die Organstörungen des chronischen Alkoholismus.

Pathologie. Ursache. Warum ein Alkoholiker gerade an Korsakow erkrankt, wissen wir nicht. Jedenfalls disponieren die gebrannten Getränke besonders dazu wie zum Delirium tremens. Wenn diese Form des Metalkoholismus bei Frauen verhältnismäßig viel häufiger ist als bei Männern, so mag es damit zusammenhängen, daß sie eine Vorliebe für Liköre haben, deren Essenzen bekanntlich Neuritis verursachen können.

Die *Differentialdiagnose* ist meist leicht. Schon während des initialen Delirium tremens bemerkt man meist eine geringere Weckbarkeit, das Fehlen der raschen Reaktion, eine Schwierigkeit, einfachere Fragen aufzufassen, die beim bloßen Delir nicht leicht vorkommt. Gegenüber den anderen organischen Krankheiten ist der Verlauf wichtig: Besserung unter Abstinenz beim Korsakow, fortschreitende Verblödung, wenn auch unter Schwankungen bei den anderen organischen Psychosen; dann das nur seltene Unsinnigwerden der Wahnideen und Konfabulationen. Gegenüber der Paralyse ist der Liquor-Wassermann maßgebend. Unmöglich wird es, den Anteil verschiedener Ursachen auseinander zu halten, wenn Arteriosklerose oder Alter an der Hirnveränderung mitbeteiligt sind. Gegenüber dem korsakowartigen Komplex bei Kopftraumen ist zu beachten, daß dieser sich gewöhnlich akut einstellt und rasch bessert oder heilt, daß er meist mit einer gewissen Schwerbesinnlichkeit verbunden ist, und *daß Traumen auch die Folge des beginnenden Korsakow sein können.* Eine genaue Anamnese ist also hier von besonderer Wichtigkeit.

Behandlung. Natürlich ist dauernder Entzug des verursachenden Giftes nötig, was fast nur in einer Irrenanstalt durchgeführt werden kann. Auch die anfängliche Erregung und dann namentlich die Orientierungs- und Gedächtnisstörung, die den Patienten unfähig macht, sich selber richtig zu besorgen, benötigt gewöhnlich die Behandlung in einer geschlossenen Anstalt. Manche bloß Gebesserte können in offenen Armenhäusern verpflegt werden, doch bleiben sie zum Alkoholgenuß geneigt, der leicht neue Schübe verursacht.

β) **Die alkoholische Pseudoparalyse** ist ein Korsakow, dessen Neuritis wegen des Mitergriffenseins der Hirnbasis paralyseartige Symptome verursacht. Der Begriff ist nicht mehr nötig, seit die modernen Untersuchungsmittel die luische Paralyse so bestimmt herausheben.

Kraepelin bezeichnete als „alkoholische Paralyse“ die einfache Kombination der Paralyse mit alkoholischen Symptomen, also namentlich den Halluzinationen des Delirium tremens. Andere brauchen den Ausdruck im Sinne der alkoholischen Pseudoparalyse.

γ) **Polioencephalitis superior.** Bei dieser Krankheit lokalisiert sich eine hämorrhagische Entzündung um den 3. Ventrikel, vom Corpus caudatum bis in die vorderen Teile der Rautengrube mit den Augenmuskelkernen. Das entsprechende Krankheitsbild gehört mehr in die Hirnpathologie als in die Psychiatrie. Doch kommen die Fälle nicht selten in die Irrenanstalten, weil sie im Anfang verwirrt und bald somnolent und komatös sind. Lähmung der äußeren und gelegentlich auch der inneren Augenmuskeln sind besonders auffällig, und am Ende der ersten Woche oder in der zweiten gehen die Patienten meistens an allgemeiner Lähmung zugrunde. Einzelne Fälle bleiben am Leben und können dann heilen oder in ein korsakowähnliches Symptomenbild übergehen. Von der *Encephalitis epidemica* ist die Krankheit im Beginn schwer zu unterscheiden.

6. Der chronische Eifersuchtswahn der Trinker und die Alkoholparanoia.

Der alkoholische Eifersuchtswahn pflegt mit der Quantität der genossenen Getränke zu schwanken und bei der erzwungenen Abstinenz in der Anstalt gewöhnlich rasch zu verschwinden. In sehr seltenen Fällen scheint er den Alkoholmißbrauch zu überdauern und sogar unheilbar zu werden.

Auch können sich daran weitere Wahnbildungen und Halluzinationen, namentlich des Gehörs, anschließen, so daß man eine vollständige „*Alkoholparanoia*“ vor sich hat. Nach meinen Erfahrungen handelt es sich dann um Paranoide, die zugleich Alkoholiker sind.

7. Die Dipsomanien.

Es gibt Psychopathen sehr verschiedener Richtungen, die von Zeit zu Zeit Verstimmungen bekommen. Suchen sie nun sich mit Alkohol darüber hinweg zu helfen, so werden die Symptome mit der Zeit intensiver und häufiger und zugleich mit der Alkoholidee so innig assoziiert, daß die Kranken in solchen Zeiten einem unwiderstehlichen Zwang zum Trunk unterliegen. Die Verstimmungen lassen sich schwer schildern, sind auch bei verschiedenen Kranken durchaus nicht identisch; ein gewisser Weltschmerz, eine Art Angst, Reizbarkeit gegenüber allem, was begegnet, fehlen selten, bilden aber nicht das Wesentliche; ein unbeschreibbares Gefühl entsetzlichen Unbehagens, ein Zustand, „den man eben nicht aushält“, bemächtigt sich des Patienten. Das Denken wird eingeengt, vielleicht auch etwas unklar, ob bloß durch den Affekt oder unabhängig davon als nebenhergehende Erscheinung, weiß ich nicht. Gegen diesen Zustand wird nun in großen Massen Alkohol in den verschiedensten Formen, am liebsten konzentrierter, getrunken, gelegentlich auch noch anderes, Äther und sogar Petroleum. In Wirklichkeit wird aber der Zustand durch den Alkoholgenuß wenig oder gar nicht besser. Einzelne lassen sich das Getränk zu Hause ins Zimmer bringen, die meisten gehen ins Wirtshaus, diejenigen, deren Schamgefühle noch erhalten sind, in irgendein entlegenes oder verborgenes, wo sie keine Bekannten treffen; andere ziehen auch von Kneipe zu Kneipe. Die meisten sind beim Trinken menschenscheu; wenige randalieren oder streiten. Ein eigentlicher Rausch tritt nicht ein. Nach etwa 2—8 Tagen ist der Anfall vorbei; die Kranken finden sich, meist nach einem Schlaf, irgendwo, sei es in einem Wirtshaus oder im Straßengraben oder bei der Polizei. Was sie bei sich trugen, ist meist in Alkohol umgesetzt; manchmal haben sie nur noch die nötigsten Kleider an. Die Erinnerung ist meistens eine unvollständige; der Kopf ist wüst wie nach einem gewöhnlichen schweren Rausch. Sie schämen sich nun des Vergangenen, fassen die besten Vorsätze, aber ohne Erfolg.

In den Zwischenzeiten, die mehrere Wochen, aber auch viele Monate dauern können, sind die meisten dieser Kranken mäßig, einzelne abstinent; doch gibt es auch chronische Alkoholiker, die zugleich Dipsomanen sind, oder die, wie es scheint, durch den Alkoholismus zu Dipsomanen geworden sind. Die besseren können ihre Stellen behalten oder sich, wenn nötig, neue erwerben.

Die *Disposition* zur Dipsomanie ist nicht einheitlich. Die Mehrzahl der Kranken sind Psychopathen, die man noch nicht labellieren kann. Andere sind Epileptiker oder wenigstens in ihrem ganzen psychischen Habitus epileptoid; auch Schizophrene sind darunter. Ferner können kurzdauernde Depressionen bei Fällen, die wir dem manisch-depressiven Irresein zuzählen müssen, ähnliche Symptome hervorbringen. Auch Gehirntraumen können den Verstimmungen zugrunde liegen; in einem dieser Fälle sahen wir die Symptome mit poriomanischen Tendenzen verbunden.

Als *auslösende Ursachen* des einzelnen Anfalls werden zuweilen Ärger und auch Überarbeitung genannt, ob mit Recht, kann ich nicht entscheiden. Jedenfalls kommt die Störung gewöhnlich ganz von innen heraus.

Alter. Die ersten Verstimmungen sind oft schon bald nach der Pubertät aufgefallen; zur Behandlung kommen die meisten Kranken im Mannesalter.

Differentialdiagnose. Die Patienten beschreiben den Zwang gewöhnlich recht klar, und die Differenz im Benehmen in den guten und schlimmen Perioden ist eine ungemein frappierende. Nichtsdestoweniger bekommen wir sehr viele Alkoholiker als Dipsomane zugeschickt, die keine sind, Leute, die nur bei bestimmten Gelegenheiten, etwa am Zahltag, ihre Exzesse begehen und sonst sich halten können, oder haltlose und schwankende Naturen, die eben bald über die Schnur hauen, bald sich zusammennehmen.

Ohne *Behandlung* verschlimmert sich das Übel häufig mit der Zeit. Aber auch unser Eingreifen hat nicht zu oft Erfolg. Auch in epileptisch aussehenden Fällen wirkt Brom nur ausnahmsweise, dafür vielleicht einmal bei einer andersartigen Verstimmung. Am ehesten kann man etwas ausrichten, wenn man die ganze Lebensweise möglichst reguliert und den Kranken eine größere Anzahl von Anfällen unter dem Schutze einer geschlossenen Anstalt alkoholfrei durchmachen läßt. Die Verstimmungen können dann allmählich schwächer und seltener werden. Da es aber dazu Jahre braucht, so verliert man gewöhnlich die Geduld, bevor die Heilung erreicht ist, und nach dem ersten neuen Exzeß muß man wieder von vorne beginnen. Man versucht deshalb oft, die Kranken in den Zwischenzeiten außerhalb der Anstalten zu halten in der Absicht, sie zu bewachen oder zu internieren, sobald der Anfall sich ankündigt. Aber auch damit kommt man nicht weit, denn im gegebenen Moment hat natürlich der Patient ungenügende Einsicht und erst recht keine Willenskraft. Und die Angehörigen bringen die Energie zum sofortigen Handeln gewöhnlich auch nicht mehr auf, wenn der letzte schlimme Exzeß ein wenig vergessen ist. In leichten Fällen kann es helfen, wenn die Frau bei den ersten Anzeichen des Anfalles den Patienten im Bett zu halten sucht und seine Kleider eingeschlossen hält.

8. Die Alkoholepilepsie.

Der akute Alkoholismus löst bei besonders disponierten Leuten epileptiforme Anfälle aus; bei chronischem sehen wir sehr häufig einige typische Anfälle, namentlich wenn noch irgendeine akzessorische Hirnstörung, Delirium tremens oder Korsakow dazukommt. Hier sind die Anfälle Symptome des Alkoholismus. Man findet aber dann und wann bei Trinkern eine im Mannesalter eintretende Epilepsie, die im übrigen ungefähr gleich verläuft wie die genuine Epilepsie und meist sehr langsam in Verblödung mit epileptischem Charakter übergeht[1].

Es ist wahrscheinlich, daß die gewöhnlichen Anfälle der Trinker, die namentlich das Delirium tremens mit sich bringt, keiner echten Epilepsie, sondern anderen Vergiftungen, z. B. der nämlichen wie das Delirium tremens, entspringen. Für die anderen Fälle muß man eine besondere Disposition zu Epilepsie annehmen, und oft mag das Zusammenvorkommen der beiden Krankheiten ein zufälliges sein, oder es kann der epileptische Charakter die Disposition zur Trunksucht gegeben haben. Unter den im späteren Alter, etwa nach 35 Jahren, an Epilepsie Erkrankten finden sich aber in der großen Mehrzahl Männer, und zwar in der Regel Alkoholiker; ferner scheinen sonst ganz ähnliche Fälle im Anfang durch Abstinenz noch geheilt zu werden. Man ist also doch wohl genötigt, im Alkoholismus das wesentliche kausale Moment solcher Erkrankungen zu sehen, d. h. eine Alkoholepilepsie im eigentlichen Sinne anzunehmen.

Die *Behandlung* ist die nämliche wie die der genuinen Epilepsie nebst Alkoholabstinenz.

9. Die Alkoholmelancholie.

Nicht ganz selten gibt es bei Trinkern depressive Zustände, die sich symptomatisch nicht von einer Melancholie bei manisch-depressivem Irresein unterscheiden lassen, wenn auch die Wahnideen meist nur rudimentär bleiben. Sie dauern aber

[1] Wenn andere behaupten, daß die „Alkoholepilepsie" nicht mit den psychischen Zeichen der genuinen Epilepsie verlaufe, so haben sie wohl einen weiteren Begriff von der Krankheit, als hier angedeutet.

nicht so lange, nur etwa zwei Wochen. Vielleicht sind noch kürzere Anfälle nicht so selten, aber sie kommen natürlich kaum zur Kenntnis des Arztes[1]. Ein Teil der häufigen Selbstmorde der Alkoholiker ist dieser Depression zuzuschreiben. Die Anfälle können sich beim nämlichen Kranken mehrfach wiederholen. Die alkoholische Natur wird dadurch dokumentiert, daß sie unter Abstinenz, ja unter Mäßigkeit nicht auftreten.

b) Der Morphinismus.

Der chronische Morphiumgebrauch führt gewöhnlich zu einer Menge unangenehmer Erscheinungen. Die Leistungsfähigkeit in allen Beziehungen nimmt ab, namentlich wird sie ungleich; bei zunehmender Ermüdbarkeit kann die Ausdauer nur durch beständige Gaben des Alkaloids künstlich erzwungen werden. Das Gedächtnis wird ungenau. Es tritt auch bei ursprünglich gut angelegten Charakteren eine fabelhafte Neigung zu Lügenhaftigkeit hervor, die sich gar nicht immer auf die Beschaffung des Morphiums und überhaupt das, was mit der Sucht zusammenhängt, beschränkt. Der Morphinist, der in die Anstalt kommt, schwört bei allem, was ihm teuer ist, daß er kein Morphium bei sich habe. Meist aber findet man in den Kleidern, in den Schuhsohlen, in beliebigen Körperhöhlen, in irgendwelchen Utensilien ganz beträchtliche Quantitäten desselben verteilt. Bei jedem Pülverchen oder Fläschchen, das man erwischt, wiederholen sich die Schwüre: das sei eben gerade das letzte. Und sich selber belügen sie ebensogut, denn sie begeben sich in die Behandlung, um geheilt zu werden, richten sich aber gleich zum voraus so ein, daß sie nur gegen ihre eigenen Anstrengungen geheilt werden können. Auch sonst verändert sich der Charakter oft zum Schlimmen. Das Pflichtgefühl nimmt ab oder wird wenigstens schon von kleinen Beschwerden übertönt; die Kranken werden nachlässig, willensschwach auch in anderen Beziehungen. Die *Affektivität* ist eine schwankende, aber mehr von innen heraus wie als Reaktion auf bestimmte Vorstellungen. Die Stimmung ist sehr verschieden — im ganzen entsprechend der zeitlichen Distanz von der letzten Injektion. Auch Angstgefühle können vorkommen. In schweren Fällen sollen deliriöse Zustände auftreten, manchmal ähnlich dem Delirium tremens. Wahrscheinlich handelt es sich dabei um Mischwirkung mit anderen Giften, namentlich Alkohol oder Cocain.

Die *körperlichen Symptome* bestehen in Zittern, in schweren Fällen auch in leichten Koordinationsstörungen, und zwar überall, auch in den Sprachorganen und sogar in den Augenmuskeln; Parästhesien aller Art treten auf, Schmerzen oder unbeschreibbare Empfindungen, Ohrensausen, Kälte- und Wärmeempfindung; der Puls wird unregelmäßig in den verschiedenen Beziehungen; Herzklopfen ist häufig; die Verdauung wird unregelmäßig; Diarrhöe kann mit Verstopfung abwechseln. In schweren Fällen entsteht mit den Jahren ein gewisser Marasmus; die Haut wird graulich, fahl. Der *Schlaf* wird schlecht trotz häufiger Müdigkeit am Tage. *Libido* und *Potenz* sinken, unter Umständen bis auf Null, die Menstruation hört auf.

Alle subjektiven Beschwerden werden außer in ganz hochgradigen Fällen durch eine neue Gabe Morphium sofort gebannt. Schnell oder langsam, je nach der Konstitution, findet aber der Körper Wege, das Gift unwirksam zu machen, weshalb fast immer wachsende Dosen nötig sind. Damit nehmen die Beschwerden zu, und die Möglichkeit, sich genügend Alkaloid zu verschaffen und dasselbe in genügenden Quantitäten einzuspritzen, wird geringer. Die Steigerung der Dosis hat also praktisch eine

[1] Verlängertes „*trunkenes Elend*“ und stärkerer „*moralischer Katzenjammer*“ lassen sich nicht scharf von der Alkoholmelancholie abtrennen.

Grenze, die sich vielleicht am häufigsten um ein Gramm pro die herum bewegt und nur selten über einige Gramm geht, wenn auch Tagesdosen bis 20 Gramm beobachtet worden sein sollen.

Bei den größeren Dosen sind aber die Patienten gesundheitlich und gesellschaftlich und namentlich in ihrer Leistungsfähigkeit schwer geschädigt. Sie machen Versuche herunterzugehen, wenige aber bringen es in erheblichem Maße fertig. Die *Abstinenzerscheinungen* sind zu unerträglich. Sie bestehen in Schmerzen an beliebigen Stellen, oft am ganzen Leibe, krampfartigen Erscheinungen, Zittern, Gähnen, Schwitzen, Übelsein bis zum Erbrechen, Durchfall, Herzklopfen und schlechtem Puls und dann einem Gefühl von Angst und Unruhe, das vielleicht das allerschlimmste ist. Auch Delirien sollen durch die Abstinenz ausgelöst werden. Erfolgt keine Morphiumzufuhr, so bleibt zunächst die Nahrungsaufnahme fast unmöglich, das Körpergewicht sinkt; erst nach einigen Tagen beginnt die Erholung.

Worauf die Abstinenzerscheinungen beruhen, wissen wir nicht sicher.

Ursachen. Die meisten Morphinisten sind ab ovo Psychopathen, und zwar von anderer Struktur als die Alkoholiker. Auch hochbegabte und berühmte Männer sind der Sucht erlegen. *Gelegenheitsursachen* sind gewöhnlich Schmerzen, die mit Morphium behandelt werden; zu dauerndem Gebrauch reizen aber viel mehr psychische Schwierigkeiten, sich mit der Welt abzufinden und dann eine bestimmte, gleich durch die erste Dosis bewirkte euphorische Reaktion. Natürlich sind die Mehrzahl der Kranken Medizinalpersonen; die unteren Stände sind wenig dabei beteiligt, weil das Morphium viel kostet. *Schuld* sind in einer großen Anzahl von Fällen Ärzte, die unnütze Morphiuminjektionen machen und gar den Patienten die Spritze in die Hand geben. Besonders gefährlich sind morphinistische Ärzte; denn in der Alkaloidsucht liegt wie im Alkoholismus das Bedürfnis nach Proselytenmacherei.

Da der Morphinist meist mit der Angabe der Krankheit oder dann gar nicht zum Arzt kommt, ist man selten in der Lage, die *Diagnose* aus den Symptomen zu machen. Man muß aber immer an Morphinismus denken, wenn man mit Leuten zusammenkommt, die sehr verschieden aufgelegt sind, bald ängstlich, zerfallen und schwächlich erscheinen, zittern, bald — besonders nachdem sie sich für einige Minuten wegbegeben haben — wieder aufgelegt sind. Die fahlgraue Haut deutet oft die Krankheit an. Stichnarben findet man um so leichter, als sich viele Patienten die Zeit zu aseptischen Maßregeln nicht nehmen, ja durch die Kleidung hindurch spritzen und so Abscesse in großer Zahl provozieren. Im Urin läßt sich das Morphium nicht immer nachweisen. Will man ehemalige Morphinisten auf Heilung oder Rezidiv untersuchen, so bleibt meist nichts übrig als genaue Überwachung.

Die *Prognose* galt bis vor kurzem als eine sehr trübe; man rechnete meist mit wenigen Prozent definitiven Heilungen. Eine Nachuntersuchung in der BONHOEFFERschen Klinik der dort 1917—1925 behandelten Fälle ergab aber, daß 42% frei geblieben waren, und auch an anderen Orten ist man optimistischer geworden. Die Ungeheilten sinken in der Regel körperlich und gesellschaftlich immer tiefer. Alle ihre Kraft wird von der Morphiumbeschaffung in Anspruch genommen, die, wenn Hindernisse bestehen, mit erstaunlichem Raffinement durchgeführt wird, und wobei Lügen und Diebstahl und Betrug auch von früher tüchtigen Leuten nicht gescheut werden. Viele enden durch Selbstmord.

Behandlung. Seit BONHOEFFER, E. MEYER und andere gezeigt haben, daß sich auch bei *plötzlicher Entziehung* unter genauer Überwachung

Todesfälle vermeiden lassen, ist dies das Verfahren der Wahl, trotzdem die Morphiumabstinenz zu den schwerst erträglichen Zuständen gehören muß. Abgesehen von der Abkürzung der Leiden liegt offenbar ein wichtiger Vorteil der sofortigen Totalentziehung in der Vermeidung der Suggestion, daß es doch Umstände gebe, in denen der Organismus Morphium nicht entbehren könne. Die Fälle mit so bedrohlicher Entkräftung, daß man die rasche Entziehung nicht wagen darf, sind offenbar selten, und man weiß ja, daß man im Notfall auch den schwersten Zustand augenblicklich wieder durch eine Morphiumdosis beseitigen könnte. Nur in solchen Ausnahmefällen wird man sich eine bis mehrere Wochen Zeit nehmen müssen. Man sucht dann gleich im Anfang der Kur, wenn immer möglich, die bisherige Morphiumdosis zu erfahren, um gleich auf etwa ein Drittel bis die Hälfte herunterzugehen. Der Kranke selbst pflegt viel zu viel anzugeben. Empfehlenswert ist es, dem Patienten von vornherein anzukündigen, man werde ihm die eingespritzte Dosis nie nennen. Man braucht ihn dann nicht anzulügen, schneidet alle Querulierereien ab, und vor allem vermeidet man die ängstlichen Aufregungen und Befürchtungen, ob er mit einem bestimmten Quantum auskommen werde — wenn er wenigstens sieht, daß man ihn nicht unnötig leiden läßt.

So lange die eigentlichen Abstinenzerscheinungen vorhanden sind, ist der Kranke natürlich Tag und Nacht zu überwachen; besonders sorgfältig ist auf die Herztätigkeit zu achten; meist wird man gleich von Beginn der Kur an ein Herzmittel geben. Die Unruhe wird oft durch warme Bäder, die man je nach dem Kräftezustand zeitlich dosiert, günstig beeinflußt. Lokale Kälte kann unter Umständen das Herzklopfen mindern; Erbrechen und Hyperacidität des Magensaftes werden mit Eispillen und alkalischen Wässern bekämpft; Milch mit Eis, eventuell mit konzentrierten Nahrungsmitteln wie Hygiama u. dgl., wird manchmal noch ordentlich vertragen; man behandelt auch die Diarrhöe, z. B. mit Tannalbinklystieren. Niemals aber soll man das Morphium durch Cocain und ähnliche Mittel ersetzen, wodurch man dem Teufel den Belzebub zugesellen würde. Auch Alkohol ist kontraindiziert. Viele chemische Mittel, die die Entziehung erleichtern sollen, sind direkt Schwindel. Erleichterung schaffen können Beruhigungsmittel wie die „Fieberanalgetica" und namentlich Barbitursäurepräparate. Beschwerdelose Entziehung erreicht KLAESI in mehrtägigem *Dauerschlaf*. Andere benutzen jetzt namentlich *Insulin* (10—20 Einheiten, 3—4mal täglich, mehrere Tage lang). Einzelne geben auch höhere Dosen, bis zur Somnolenz. In jedem Fall wird Zuckerwasser gegeben und der Patient unter dauernde Beobachtung gestellt, damit hypoglykämischen Erscheinungen sofort begegnet werden könnte. Über die Dauererfolge dieser Methoden kann noch nichts gesagt werden.

Zuverlässige *Bewachung* ist auch wegen der Selbstmordgefahr notwendig und vor allem deshalb, weil die Kranken versuchen, sich mit allen Mitteln, Bestechung des Personals oder der Besucher, die ungeschickterweise zugelassen werden, Morphium zu verschaffen. Außerhalb einer geschlossenen Anstalt ist deshalb die Entziehungskur nur ausnahmsweise durchzuführen. Es gibt zwar Sanatorien, die ein großes Wesen aus ihrer Methode machen, die Kranken bei voller Bewegungsfreiheit beschwerdelos zu heilen. Wenn ich aber bestimmtes darüber erfahren konnte, so entsprachen die Erfahrungen niemals der Reklame. Ich möchte aber nicht bestreiten, daß einmal ein geschickter Psychotherapeut mit besonderer Suggestionskraft und viel Geduld das Kunststück fertig brächte, einen größeren Teil seiner Kranken auf diese Weise zu heilen. Er müßte aber gute Hilfe haben und nur wenige Patienten auf einmal übernehmen. Dringend zu warnen ist vor Entziehungsanstalten, die man nicht genau kennt.

Besonderes Gewicht ist auf die *psychische Behandlung* zu legen. Der Patient muß wissen, daß der Arzt zwar unerbittlich sein wird in bezug auf sein durch Jammern und Drohungen und Brutalitäten unterstütztes Verlangen nach Morphium oder Austritt, dafür aber jederzeit bereit ist, zu erleichtern, wo immer es möglich ist. Behält man den Kontakt mit dem Kranken, so ist wenigstens in Durchschnittsfällen sogar eine wohltuende Ablenkung durch irgendeine Unterhaltung nicht ausgeschlossen. Es scheint mir aber unrichtig, die Übertreibungen dieser geängstigten und nicht ganz klaren Kranken, die in jedem Deliktsfall als unzurechnungsfähig erklärt werden müßten, einfach als bloße hysterische Mätzchen aufzufassen.

Nach der Abgewöhnung des Morphiums kommt die wichtigere und schwierigere Aufgabe, die der Erziehung des Charakters zur Überwindung von Unannehmlichkeiten ohne chemische Krücke. Allerdings ist es schwer, die feste Assoziation Unannehmlichkeit-Morphium ganz unwirksam zu machen. Die Anstaltsbehandlung sollte eigentlich nach Verschwinden *aller* Abstinenzsymptome noch mindestens ein halbes Jahr dauern, wird aber leider meist früher abgebrochen. Der Arzt muß ein Vertrauensverhältnis zu dem Patienten gewonnen haben, das weiter fortbesteht. Es ist gut, schon vor Beginn der Kur den Patienten sich verpflichten zu lassen, daß er sich zunächst einmal z. B. alle 2 Monate nach der Entlassung und dann nach längeren Fristen wieder für einige Tage zur Kontrolle (in Klausur) in der Anstalt stellt. Natürlich soll man auch, wenn es möglich ist, die äußeren Verhältnisse so zu regeln suchen, daß depressive Einwirkungen vermieden werden; bei auch nur leichten Körperkrankheiten oder bei Verstimmungen soll man den Patienten wenn möglich ins Bett legen, um die Versuchung, sich Morphium zu verschaffen, herabzusetzen. Daß alle anderen Gifte, namentlich der Alkohol, zu vermeiden sind, ist selbstverständlich.

Unter den Unheilbaren gibt es eine verschwindende Minorität, die imstande ist — zum Teil mit Hilfe einer Kontrolle — die Dosen auf einem gewissen Maß zu halten und dabei leistungsfähig zu bleiben; einige hervorragende Ärzte haben dazu gehört. Es gibt auch — ebenfalls ganz selten — äußere Umstände, die dazu zwingen können, vorläufig von einer Totalentwöhnung abzusehen. Man muß es sich aber tausendmal überlegen, bevor man den Pakt mit dem Teufel schließt, und jedenfalls einen zweiten erfahrenen, eventuell beamteten Kollegen zuziehen. Man ist dann sicherer, daß wirklich alles erwogen wird, und ist zugleich gegen Anschuldigungen gedeckt, und vor allem wird dem Patienten der Ernst der Situation deutlich vor Augen geführt. Der vorläufige Verzicht auf die Totalentwöhnung ist für den praktischen Arzt gar nicht so selten ein Problem, und er ist hier am meisten gefährdet. Er muß sich klar sein, daß er den Strafbestimmungen des Betäubungsmittelgesetzes untersteht, deren Vorschriften in bezug auf die Rezeptausstellung in den verschiedenen Staaten wechseln, *aber jedem Arzt unbedingt bekannt sein müssen.*

Man verweigere insbesondere die Behandlung von durchreisenden Kranken oder solchen, die man nicht genau kontrollieren kann: es besteht stets die Gefahr, daß der Patient gleichzeitig von mehreren Ärzten sich Rezepte verschafft oder daß er auch solche fälscht. Man hüte sich, der gewöhnlich sehr großen Suggestionskraft der Morphinisten zu unterliegen, und sei sich bewußt, daß auf deren Angaben, auch wenn sie mit noch so starken Beteuerungen der Wahrhaftigkeit vorgebracht werden, kein Verlaß ist. Ertappt man den Kranken auf Schwindeleien oder kann man die Steigerung der Dosen nicht verhüten, so versuche man nochmals die Internierung, und wenn diese nicht gelingt, lehne man die weitere Behandlung ab, wenn möglich unter gleichzeitiger Anzeige an die zuständige amtliche Stelle (Skylla: Ärztliches Geheimnis).

Die *prophylaktischen Maßregeln* sollten selbstverständlich sein: Man soll nie Morphium anwenden ohne sehr genaue Indikation und namentlich nie dauernd und unter keinen Umständen dem Patienten die Spritze überlassen. Es ist auch abzuraten, ohne Not zu sagen, daß man ihm Morphium gibt. Es sollte sich auch niemand selber Morphium verschreiben oder sich mit Morphium bedienen, auch wenn er es in Händen hat. Jedenfalls sollte jeder morphinistische Arzt, solange er nicht geheilt ist, von der Praxis ausgeschlossen sein.

Dem Morphinismus verwandt ist die **Opiophagie** und das **Opiumrauchen.** Beide spielen bei uns keine große Rolle. Die Erscheinungen und Behandlung der Opiophagie unterscheiden sich nicht wesentlich von denen des Morphinismus. Vom Opiumrauchen wissen wir wenig Sicheres.

c) Der Kokainismus[1].

Seit der Mitte des vorletzten Jahrzehnts, da die Sitte, das Cocain zu schnupfen, in Europa aufkam, ist der Kokainismus zu einer gefährlichen Seuche geworden. Wohl ist er durch energische gesetzliche Maßregeln bereits wieder stark eingedämmt, aber eine ernste Berücksichtigung verlangt er noch immer. — Die *akute Cocainvergiftung* äußert sich verschieden, je nach der Konstitution des Vergifteten und je nachdem, ob es sich um eine erstmalige Einnahme oder um einen Cocainrausch bei einem daran Gewöhnten handelt. Bei den meisten stärkeren Erstvergiftungen sind im Vordergrund Herzklopfen, Schwindel, motorische Unruhe mit Zuckungen bis zu epileptiformen Krämpfen, in schweren Fällen Lähmungen, eventuell mit Atmungstod (der Typus der früher nicht so seltenen Unglücksfälle bei chirurgischen Cocainanästhesien). Seltener führt schon die erste Cocaineinnahme zu Euphorie, die aber ohne Wiederholung der Dosis regelmäßig kaum eine Stunde anhält. Bei Gewöhnten wird nur die Euphorie erwartet, verbunden mit einer gewissen Steigerung der psychischen Leistungsfähigkeit, mit Wegfall der Hemmungen, leichter Ideenflucht, motorischer Erregbarkeit bei großer Sicherheit der Koordination und Steigerung der Muskelkraft; bei Frauen ist regelmäßig eine hochgradige Steigerung der sexuellen Libido und Reizbarkeit damit verbunden. Wird kein Cocain mehr genommen, so folgt ein Depressionsstadium. Bei den üblichen wiederholten Dosen kommt es leicht zu Halluzinationen und Illusionen, namentlich des Gesichts; bei stärkerer Wirkung können Verwirrtheit und Tobsuchtsausbrüche folgen. Schließlich treten Lähmungen auf, und der Tod erfolgt durch Atem- und Herzstillstand.

Unter den chronischen Zuständen gibt es eine *einfache Cocainsucht,* bei der auf äußere Anlässe oder infolge endogener Verstimmungen nur episodenweise Cocain genommen wird, wobei es nicht zur Ausbildung weiterer krankhafter Symptome kommt. Nach dauerndem Genuß entwickelt sich oft schon nach wenigen Wochen der *chronische Kokainismus:* Jedesmal wenn die Giftwirkung aufhört, treten Abstinenzerscheinungen auf, Depression, Beklemmung, anfallsweises Herzklopfen, unregelmäßiger Schlaf. Rasch kommt es zu dauernder Abnahme der Intelligenz, oberflächlichem Assoziationsablauf, Verschlechterung der Auffassung, hochgradiger Unbeständigkeit des Willens, der sich schließlich nur noch bei der Beschaffung des Giftes energisch betätigt, Unmöglichkeit anhaltender Beschäftigung, schwatzhafter Gedankenarmut, moralischer Depravation, Abnahme des Gedächtnisses, Beziehungsideen, Angstanfällen, Abnahme der Körperkraft, raschem Puls, stenokardischen Anfällen, Schwindel, Diarrhöe, später abwechselnd mit Verstopfung, bei Männern Impotenz, koordinatorische Störungen.

Auf dem Boden des chronischen Kokainismus entstehen verschiedene vorübergehende Störungen. Am häufigsten sind *deliriöse Zustände* von Stunden bis wenigen Wochen Dauer. Sie tragen bald mehr *euphorischen,* bald *ängstlichen* Charakter, im ersteren Falle verbunden mit Größenideen, im letzteren mit drohenden Gesichts- und Gehörshalluzinationen und zahlreichen taktilen Sinnestäuschungen, infolge deren die Patienten leicht gefährlich werden. Im *oneiroiden* Dämmerzustand sind „kinematographische" Halluzinationen im Vordergrund, denen die Patienten passiv zuschauen. Das Bewußtsein der Persönlichkeit bleibt erhalten. Im *Cocainwahnsinn,* der bei fortdauernder Anwendung des Alkaloids monatelang dauern kann, bleiben die Patienten mit den wirklichen Lebensverhältnissen im Zusammenhang, arbeiten unter Umständen noch bruchstückweise in ihrem Berufe, haben eine gesteigerte Betriebsamkeit und Unruhe, schlafen und essen ganz ungenügend; die taktilen Halluzinationen (kleinste Tiere, Elektrizität u. ä.) sind im Vordergrunde. Größen- oder Verfolgungsideen haben zusammenhängenden Charakter. Die Affektlage schwankt zwischen Euphorie und Gereiztheit und ängstlichem Mißtrauen mit Depressionen. Beim Schnupfkokainismus selten, beim Spritzkokainismus etwas häufiger

[1] Nach H. W. Maier: Der Kokainismus. Geschichte, Pathologie, medizinische und behördliche Bekämpfung. Leipzig: Georg Thieme 1926.

tritt das *organische Symptom* in Erscheinung, meist in Form eines einfachen Korsakow, gelegentlich auch verbunden mit unsinnigem Größenwahn („Cocainparalyse“).

Diagnose. Der chemische Nachweis des Giftes im Magen, Urin oder Blut ist nicht leicht; auch ist bei den Sektionen in der Regel kein Cocain mehr zu finden. Bei plötzlichen Todesfällen ist um so eher an Cocain zu denken, als die Umgebung meist geneigt ist, die Todesursache zu verschleiern und den Arzt irre zu führen. Am Lebenden und Toten ist auf Injektionsnarben, Rötung der Naseneingänge und Perforation des Nasenseptums zu fahnden; zerkratzte Haut als Folge der taktilen Halluzinationen ist häufig. Im Taschentuch, aber auch an anderen Orten findet man Cocainkrystalle oder ein „weißes Pulver“. Gegenüber der *alkoholischen* Euphorie sind in der Cocaineuphorie die Gefäße verengert; die deliriösen Zustände lassen sich vom *Delirium tremens* u. a. dadurch unterscheiden, daß das Zittern feinschlägig ist, die taktilen Halluzinationen *in* der Haut lokalisiert werden, von wo der Patient sie entfernen, herausschneiden möchte; die optischen Halluzinationen sind zum großen Teil farbig, die halluzinatorischen Erlebnisse drücken bewußte oder unbewußte Komplexe aus, was ja beim Delirium tremens eine Ausnahme ist; die Stimmen fehlen beim unkomplizierten Säuferdelir. Mit allerlei *schizophrenen* Zuständen haben die akuten Episoden des Kokainismus recht viel Ähnlichkeit: Körperhalluzinationen, Stimmen, Wahnideen, Spaltung des Bewußtseins mit Einsicht neben krankhaften Vorstellungen. Man kann aber mit den Cocaindeliranten leicht einen guten affektiven Kontakt bekommen; in der Bewußtseinsspaltung fällt unter anderem auf, daß in der Regel eine bestimmte Art Krankheitseinsicht vorhanden ist, die aber die Handlungen sehr wenig beeinflußt. Die Kranken können ganz genau wissen, daß ihre Stimmen nichts Objektives sind, ihnen aber dennoch folgen; Suggestionen aller Art sind die Wahnideen leicht zugänglich, Sperrungen fehlen dem Kokainisten. Bei *epileptiformen* Anfällen sichern u. a. die schnellen Reaktionen, leichte Ideenflucht, die Affektivität, die Art der Halluzinationen die Diagnose des Kokainismus.

Prognose und Behandlung. Die akute Cocainvergiftung führt nicht selten zum Tode an Atemstillstand. Neben der Beseitigung des Giftes aus Magen und Nase ist deshalb bei schwereren Zuständen sofort künstliche Atmung einzuleiten. Manchmal ist auch noch Herzmassage indiziert. In ein Glied injizierte größere Mengen von Cocain werden durch Abschnürung des Gliedes isoliert, bis sie vom Körper zersetzt sind. *Bei Erregungszuständen darf niemals Morphium* gegeben werden. Dagegen eignen sich die Narkotica der Veronalgruppe, namentlich das injizierbare Somnifen. Beim chronischen Kokainisten wird man die Gelegenheit benutzen, den Patienten in einer geschlossenen Anstalt heilen zu lassen.

Gut ausgewählte Ausnahmefälle frischeren Datums von bloßer Cocainsucht sind unter Umständen durch genügende Aufklärung und erziehende Psychotherapie zu heilen. Sicherer ist schon eine Kur in geschlossener Anstalt. Beim *chronischen Kokainismus* aber ist die Internierung nicht zu umgehen. Wird sie früh, etwa im Lauf des ersten Jahres durchgeführt, so sind die Aussichten nicht so schlecht; mit der längeren Dauer der Krankheit werden sie aber rasch äußerst trübe. Die Abstinenz ist plötzlich durchzuführen, da ernstere Symptome nicht zu fürchten sind. Die Kranken erholen sich je nach der Schwere des Zustandes im Laufe von Wochen oder Monaten. Der wichtigste Teil aber ist die nachfolgende erzieherische Psychotherapie. Die *deliriösen und halluzinotischen Zustände* verlangen ebenfalls Behandlung in geschlossener Anstalt, bessern sich aber unter Abstinenz auffallend rasch, um sich allerdings sehr leicht zu wiederholen, wenn das Gift wieder gebraucht wird. Auch hochgradiger Korsakow, wenn akut entstanden und nicht zu alt, heilt meist restlos.

VI. Delirienartige Psychosen.

Symptomatische Psychosen (Begleitpsychosen). Infektiöses Irresein.

Bei akuten Infektionen, Erkrankungen innerer Organe, Allgemeinerkrankungen und Kachexien, überhaupt allerlei körperlichen Krankheiten, die in bezug auf die Psyche „exogen“ genannt werden können, wird oft die Psyche mitaffiziert. Bonhoeffer hat nun gezeigt, daß die Mehrzahl dieser Psychosen etwas Gemeinsames besitzt und sich in wenige symptomatologisch und verlaufsmäßig einigermaßen abzugrenzende, wenn auch ineinander übergehende „Prädilektionstypen“ ordnen lassen. Welcher Typus im gegebenen Falle auftritt, wird im allgemeinen weder von der Ursache noch von dem Stadium der Krankheit, sondern in erster Linie von der Konstitution des Patienten bestimmt. Symptome, die in allen ausgesprochenen Formen vorkommen können, sind: Bewußtseinsstörung von leichter Benommenheit bis zu halluzinatorischer und wahnhafter Verkennung von Ort und Zeit und Situation, langsame Auffassung, unklares, inkohärentes (in seinen Eigentümlichkeiten noch nicht genauer beschriebenes) Denken und dementsprechendes Handeln,

Stuporzustände, Exacerbationen der Symptome in der Nacht, gestörter bis fehlender Schlaf, Unsicherheit und Zitterigkeit der Bewegungen, gestörte Merkfähigkeit, manchmal mit Konfabulation, Herabsetzung der habituellen Aufmerksamkeit und *in schweren Fällen:* Störung der motorischen Koordination, krampfartige Kontraktionen namentlich in den mimischen Muskeln, Öffnen und Zuklemmen des Mundes, Zeichen von Rindenreizungen wie Zähneknirschen, die verschiedenen Störungen der Sprache nebst anderen scheinbaren corticalen Lokalsymptomen. Schlimmen Omens sind elementare halbreflektorische Bewegungen wie Schmatzen, Lippenvorstülpen, eventuell andauernder oder vorübergehender Babinski und ähnliches, Lähmungen und eigentliche Krämpfe, Unbeherrschbarkeit von Darm und Blase.

Das *Fieberdelir* ist schon von LIEBERMEISTER in drei Graden beschrieben worden: 1. *Prodrome,* Unbehagen, Eingenommensein des Kopfes, Empfindlichkeit, ängstliche Träume usw. 2. Illusionen und Halluzinationen namentlich des Gesichts und auch des Gehörs, wobei die Patienten spontan oder durch Anrede vorübergehend fähig werden, sich einigermaßen zu orientieren und überhaupt relativ klar zu werden. Die Halluzinationen werden oft in die wirkliche Umgebung hinein versetzt: die Mutter sieht ihre kleinen Kinder am Bette. Die Kranken werden unruhig und meist heiter oder traurig verstimmt. 3. Im dritten Grade wird die ganze Umgebung verkannt. Es herrscht ein verworrenes Durcheinander mit lebhaften Gefühlsausbrüchen und starkem Bewegungsdrang. Mit zunehmender Schwäche treten Lähmungserscheinungen dazu; die Kraft der Bewegungen und der Gefühlsäußerungen nimmt ab; die Kranken bleiben auf dem Rücken liegen, murmeln für sich hin, zupfen an der Bettdecke, lesen Flocken *(blande oder moussitierende Delirien),* bis sie durch ein vollständiges Koma in den Tod übergehen. — Der Inhalt der Delirien ist in der Regel ein traumartiger, komplexhafter, der das Ich des Kranken stark berührt. Bei Pneumonie und wohl auch bei anderen Krankheiten zeigt das Auftreten ängstlicher Halluzinationen die beginnende Herzinsuffizienz an. Bei Alkoholikern ist das Delir alkoholisch gefärbt; die sonst bei Fieberpsychosen zurücktretenden Tiervisionen werden häufig.

Die speziell von BONHOEFFER herausgehobenen Typen sind folgende:

Als *epileptiforme Erregungszustände* werden beschrieben meist plötzlich auftretende, Stunden bis Tage dauernde, schwere Erregungen mit phantastischen Angstvorstellungen, Fortdrängen, örtlicher und zeitlicher Desorientierung, Perseveration, gefolgt von einem länger dauernden stuporösen und eventuell auch deliranten oder dämmerigen Bilde.

In den *Dämmerzuständen,* die auch ohne vorhergehenden Erregungszustand eintreten können, sind die Wahnvorstellungen mehr zusammenhängend, bald in angstvollem Angegriffenwerden und am andern Extrem in ekstatisch religiöser Situationsverkennung, beides bei relativ erhaltener Verständigungsmöglichkeit.

Bei der *Amentia* sind Benommenheit und Denkstörung viel weniger ausgesprochen, und der Verlauf ist weniger stürmisch, so daß man gewöhnlich mit den Patienten reden kann. Sie ist wohl im Wochenbett und in der Deferveszenz von Infektionskrankheiten die häufigste Form. Sie kann sich auch aus Fieberdelirien heraus oder direkt entwickeln. Die Benommenheit ist weniger ausgesprochen, man kann sich mit den Kranken in Beziehung setzen, bekommt direkte und indirekte Auskunft über das, was in ihnen vorgeht; die motorischen Äußerungen machen in der Hauptsache den Eindruck des Beabsichtigten (statt Beschäftigungswahn oder jaktationsartiger Bewegungsunruhe). Sie bestehen in eigentlichen, nur sehr wechselvollen Handlungen, wenn sie auch durch Halluzinationen und Wahnideen bedingt und objektiv der Wirklichkeit nicht angepaßt sind. Zum Unterschied von ausgesprochenen Delirien und Dämmerzuständen wird die Umgebung beachtet; nach einigen soll charakteristisch sein, daß die Dinge und einfachen Situationen als solche meist richtig wahrgenommen, aber in ihren Zusammenhängen nicht verstanden werden, was den Patienten zu bewußten Anstrengungen veranlaßt, sich zu orientieren *(Ratlosigkeit),* während bei den ersteren Formen die krankhafte Wahrnehmung und Orientierung diskussionslos als Realität hingenommen wird. Der Gedankengang ist unzusammenhängend („verworren", „inkohärent"). Die deutliche Affektivität hat meist einen ängstlichen Grundzug, wechselt aber leicht nach verschiedenen Richtungen.

Je nach Zumischen oder Vorwiegen einzelner Symptome unterscheidet BONHOEFFER eine *halluzinatorische,* eine *katatonische* und eine *ideenflüchtig-inkohärente* Form.

Noch leichter sind die „*hyperästhetisch-emotionellen Schwächezustände*", eine allgemeine oder schwankende Dysphorie mit beunruhigenden Träumen und Halbträumen.

Gelegentlich steigert sich die infektiöse Gedächtnisstörung zu einem ausgesprochenen *Korsakow*[1].

Die schwersten deliriösen Zustände werden als *Delirium acutum* bezeichnet, dieses ist meist die Folge verschiedener (oft nicht nachweisbarer) Infektionen. Es entsteht in der Regel plötzlich, verläuft mit lebhaften optischen und auch akustischen Halluzinationen, meist vollständiger Verwirrung, starker motorischer Erregung, die zuerst mehr psychisch-triebartig aussieht, Trommeln, Wälzen, Zappeln, Schreien, Wischen, Blasen, dann aber das Gepräge bloßer Rindenreizerscheinungen annehmen: sinnlose Zuckungen, Gesichter schneiden, Kaubewegungen, Schmatzen, Augenrollen. Unter hohem Fieber gehen die Patienten meist in ein bis zwei Wochen zugrunde.

Ganz aus dem Rahmen der bisher genannten Gruppen fällt die als Begleitkrankheit nicht häufige *Halluzinose,* eine hauptsächlich in akustischen Sinnestäuschungen mit entsprechenden Wahnideen bei voller Besonnenheit verlaufende Psychose, deren bekanntesten Typ der *Alkoholwahnsinn* (S. 245) darstellt.

Verlauf, Ausgang. Die Delirien und epileptiformen Aufregungen gehen meistens in Tagen oder wenigen Wochen in volle Heilung über. Die Amentiaformen und der Korsakow brauchen meist Monate zur Restitution. Letzterer kann aber auch einmal sich früher und plötzlich bessern; in anderen Fällen kann eine gewisse Gemüts- und Gedächtnisschwäche zurückbleiben. Wenn eine Amentia in einen schizophrenen Endzustand übergeht, so ist anzunehmen, daß es sich von Anfang an um eine Schizophrenie handelte. Der Hirnprozeß selbst führt beim Delirium acutum zum Tode; bei den anderen Psychosen ist die Körperkrankheit ausschlaggebend. Zu bemerken ist immerhin, daß die Geistesstörung die richtige Behandlung der Grundkrankheit erschwert und daß namentlich beim Typhus die früh und stark delirierenden Formen an sich schwere sind.

Erkennung. Die zugrunde liegende Körperkrankheit kann fast ausnahmslos nur durch die körperliche Untersuchung aufgeklärt werden. Am schwierigsten und oft eine Zeitlang unmöglich ist die Unterscheidung der Amentia, besonders der katatonen Form, von einem schizophrenen Schub, nicht nur deswegen weil der ganze katatonische Symptomenkomplex bei Amentia vorkommen kann, sondern auch deswegen, *weil die Katatonie in den schwereren Formen selbst eine Hirnkrankheit ist, die unter Umständen mehr oder weniger deutliche symptomatische, also auch amentielle Syndrome hervorbringt.* Oft aber, wenn man nur ein kleines Stückchen des Verlaufs mit deutlicher Mischung von Delir und richtiger Auffassung der Situation oder prompter und sicherer Reaktion konstatieren kann, erledigt sich die Sache im Sinne der Schizophrenie, ebenso wenn man die steiferen basalen katatonieartigen Reaktionen der Schizophrenie im Gegensatz zu den modulationsfähigeren corticalen konstatieren kann. Sehr oft gibt eine gute Anamnese definitive Auskunft.

Nicht zu vergessen ist, daß ein symptomatisches Syndrom auch einmal vorübergehend eine endogene Psychose komplizieren und daß eine Körperkrankheit mit oder ohne symptomatisches Delir eine endogene Krankheit auslösen kann.

Der *anatomische* Befund besteht in verschiedenen Arten der Auflösung der Ganglienzellen und namentlich beim Delirium acutum auch in Zuständen, die man für eigentlich entzündliche hält.

Die *Behandlung* ist die des Grundleidens. Bei Fieberdelirien scheint Eis auf den Kopf manchmal zu beruhigen, auch kleinere Gaben Opiate. Schlafmittel soll man der Grundkrankheit wegen vorsichtig geben. Wirksam sind in vielen Fällen kühle, selbstverständlich kurzdauernde Bäder, eventuell auch Infusionen von physiologischem Wasser. Natürlich ist Überwachung nötig; die Kranken können verunglücken oder etwas anstellen.

VII. Dysglanduläre Psychosen.

Versagen der verschiedenen endokrinen Drüsen während der Entwicklung führt zu bestimmten Formen körperlicher und geistiger Anomalien; auf psychischem Gebiet wird dabei besonders die Intelligenz betroffen, so daß diese Formen ins Gebiet der Oligophrenien gehören. Aus praktischen Gründen seien jedoch an dieser Stelle besonders erwähnt die *thyreogenen Psychosen,* unter denen Hypo- und Hyperfunktion der Drüse auch beim Erwachsenen zu psychischen Störungen führen kann, und der *Mongolismus*, obschon bei diesem eine endokrine Genese bis jetzt nur vermutet werden kann.

[1] Bei Verwirrten muß man mit der Diagnose eines Korsakow sehr vorsichtig sein; die Verwirrtheit an sich bedingt durch Störung der Auffassung und des Zusammenhangs der Erlebnisse ein nur äußerlich dem Korsakow ähnliches Bild.

a) Thyreogene Psychosen.

1. Psychosen bei Basedowscher Krankheit.

Die Basedowsche Krankheit sieht man nicht selten von Psychosen begleitet, die indessen keine einheitliche Facies haben. Hysterien begleiten oft das Grundleiden, und die häufig vorhandenen neurasthenieähnlichen Syndrome können so schwer werden, daß die Energielähmung den Charakter einer Psychose annimmt. Am häufigsten kommen Depressionen mit Angstzuständen und namentlich leichtere Manien vor, beides meist in nicht ganz „reiner" Form. Andere Zustände ähneln chronischen Katatonien mit starken Aufregungen, Dissoziation der Gedanken, konfusen, manchmal symbolisierten Wahnideen, Halluzinationen des Gehörs und Gesichts, eventuell auch des Geruchs und des Geschmacks, vielleicht sogar der Körperempfindungen. Ich kann sie weder in den Beschreibungen, noch in den wenigen Fällen, die ich selbst gesehen, sicher von katatonischen Zuständen unterscheiden, da die Differenz bloß in dem Fehlen ausgesprochen schizophrener Färbung besteht. Die Affektivität bleibt lebhafter, der Gedankengang ist nicht so zerrissen, katatonische Symptome sind selten oder dann nicht ausgesprochen usw. All das kann bei Kranken, die keinen Basedow haben und später in typisch schizophrener Weise verblöden, auch vorkommen.

Die hysterischen und neurasthenischen Syndrome bessern sich wieder, meist mit dem Basedow. Die depressiven und manischen Formen können auch sonst vorübergehen und begleiten selten die ganze Krankheit, obschon natürlich Verstimmungen irgendwelcher Art kaum je fehlen. Die katatonieartige Form scheint zwar besserungsfähig, braucht aber gar nicht zu schwanken und wird leicht unheilbar.

Die *Behandlung* ist kausal die des Basedow, symptomatisch die des speziellen psychischen Syndroms.

2. Das Myxödem.
(Cachexia strumipriva.)

Wenn die Thyreoidea total herausgeschnitten oder durch eine Krankheit anatomisch oder funktionell stark geschädigt wird, so entsteht ein ganz bestimmtes körperliches und psychisches Symptomenbild. Das Unterhautzellgewebe wuchert und degeneriert in spezifischer Form. So wird die Haut überall, namentlich aber im Gesicht, an den Hand- und Fußrücken dick, wulstig, sogar Nase und Zunge werden massiger. Das Gesicht wird dadurch plump. Fingerdruck hinterläßt keine Delle wie beim gewöhnlichen Ödem. Die Haut bekommt eine schmutzige Blässe; sie wird trocken, schuppt leicht; die Haare am Kopf, namentlich aber am Körper, fallen aus; auch die Zähne werden brüchig oder fallen aus; die Extremitäten werden kalt; die Körpertemperatur sinkt unter die Norm; der Puls wird langsam, schwach.

Alle Bewegungen werden langsam, auch die Mimik; dadurch wird der Ausdruck des Gesichtes noch stupider. Feinere Bewegungen werden unter Umständen auch koordinatorisch gestört, so das Schreiben. Die Stimme wird kratzend. Die Muskelkraft wird vermindert, die Sensibilität abgestumpft; manchmal entsteht direkte Gehörschwäche. Parästhesien kommen sehr leicht hinzu, namentlich Kopfweh, dann Empfindung von Eingeschlafensein der Glieder.

Das wesentliche psychische Symptom ist die Verlangsamung aller Prozesse, des Denkens, der Entschlüsse und dann besonders der Umsetzung der letzteren in Handlungen; auch ganz einfache Funktionen können ein Vielfaches der normalen Zeit verlangen, Hände auf den Nacken legen z. B. 45 Sekunden (Wagner von Jauregg). Das Gedächtnis für frische Ereignisse wird schlecht. Die Patienten bemerken ihre Insuffizienz und sind deshalb in der Stimmung gedrückt; gelegentlich kcmmen eigentliche Depressionen vor, doch bleiben die anderen Affekte deutlich erhalten Manchmal kommt Unzufriedenheit und Mißtrauen hinzu, das sich bis zu Wahnideen steigern kann. In schweren Fällen treten auch noch Illusionen und Halluzinationen des Gehörs, Gesichts, Geruchs und Geschmacks auf, unter Umständen sogar Zwangszustände. Die schwersten Fälle gehen schließlich in halluzinatorische Verwirrtheit über; zugleich nehmen die Körperkräfte ab, und die Kranken sterben, oft unter Konvulsionen.

Behandlung. Durch dauernde Gaben von Thyreoidea, am besten in den käuflichen Tabletten, können die Symptome vollständig zum Verschwinden gebracht werden. Man gibt zunächst 0,1—0,3 g Drüse pro die, achte aber sehr auf den Kräftezustand und auf das Herz. Wenn nötig, kann man die Dose steigern. Ist die Krankheit beseitigt, so versucht man das wirksame Minimum der Dosis herauszufinden.

3. Der endemische und der sporadische Kretinismus.

Die Thyreoidea kann aus unbekannten Ursachen von Geburt an fehlen; dann entsteht das sehr einheitliche Bild des *sporadischen Kretinismus:* Idiotie mit mangelnder Initiative und plumpen langsamen Bewegungen; doch lernen die meisten stehen und ein wenig gehen. Die Sprache ist ganz rudimentär. *Körperlich* ist am auffallendsten die geringe Größe, nicht so selten unter einem Meter. An der Anomalie nehmen Rumpf und Extremitäten in ungefähr gleicher Weise teil, wenn auch die Extremitäten manchmal besonders kurz erscheinen und namentlich die Finger in der Regel verkürzt sind. Die Anomalie ist im Zusammenhang mit stark, oft um Dezennien verspätetem Auftreten der Knochenkerne. Der Kopf ist verhältnismäßig groß. Die Schädelbasis bleibt kurz, die Nasenwurzel ist tief und breit, die Nase sehr kurz, manchmal ist die Länge geringer als die Breite. Das Siebbein ist auffallend breit, wodurch auch die Distanz zwischen beiden Augen groß wird. Der Oberkiefer bleibt oft relativ kurz. Die Haut trägt alle Anzeichen des Myxödems. Die Zunge ist verdickt, manchmal so, daß sie in gewöhnlicher Haltung aus dem Munde ragt. Die Genitalien bleiben auf kindlicher Stufe, die sekundären Geschlechtsmerkmale entwickeln sich spät oder gar nicht. Die Stimme ist rauh und kratzend. Die vegetativen Funktionen sind verlangsamt, der respiratorische Grundumsatz ist vermindert.

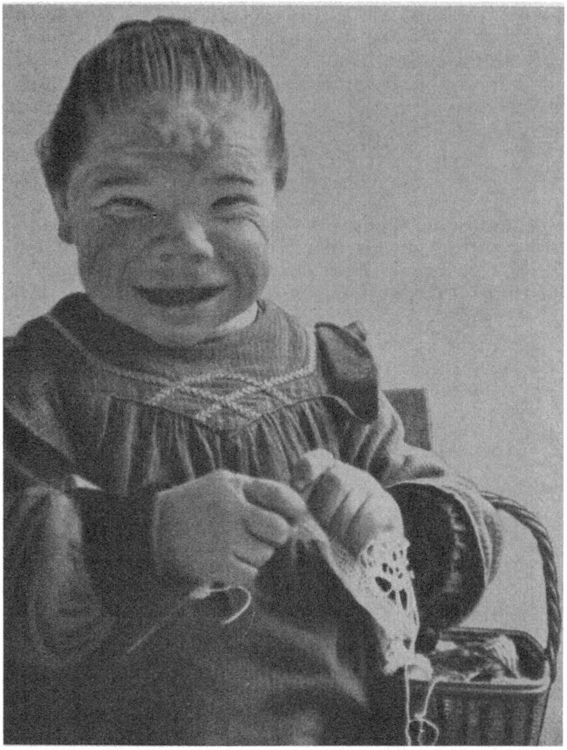

Abb. 27. Kretine. 30 Jahre alt. Größe 112 cm.

Quantitativ kann wohl auch der sporadische Kretinismus Abstufungen haben, offenbar im Zusammenhang mit rudimentären Thyreoideabildungen, die erst nach der Geburt resorbiert werden. Die geistige und körperliche Entwicklung nähert sich dann mehr der normalen.

Ähnliche Zwischenformen entstehen natürlich auch beim Versagen der Thyreoidea m Verlaufe der Entwicklung, wenn Skelet und Gehirn schon zu einem gewissen Teil ihre normale Ausbildung erreicht haben: beim *infantilen Myxödem.*

Beim *endemischen Kretinismus* ist die Thyreoidea irgendwie krank, vergrößert, verkleinert, in ihrer Funktion quantitativ reduziert und wohl auch qualitativ abnorm. Das klinische Bild ist hier vielgestaltig, doch lassen sich die Grundzüge der Krankheit, d. h. qualitativ athyreotische

Symptome, in irgendwelchen Abschwächungen immer nachweisen. In den Abb. 27—31 sind endemische Fälle dargestellt, die aber auch die Eigenart des sporadischen Kretinismus wiedergeben, nur diesem gegenüber leicht abgeschwächt. Abb. 31 zeigt leichtere Fälle mit geschwundenem Myxödem. Zu den bloß athyreotischen Symptomen kommt beim endemischen Kretinismus sehr oft *Taubheit* oder *Schwerhörigkeit*.

Der endemische Kretinismus bietet graduell alle Übergänge vom Gesunden bis zu den schwersten Formen, zeigt doch in Kretinengegenden

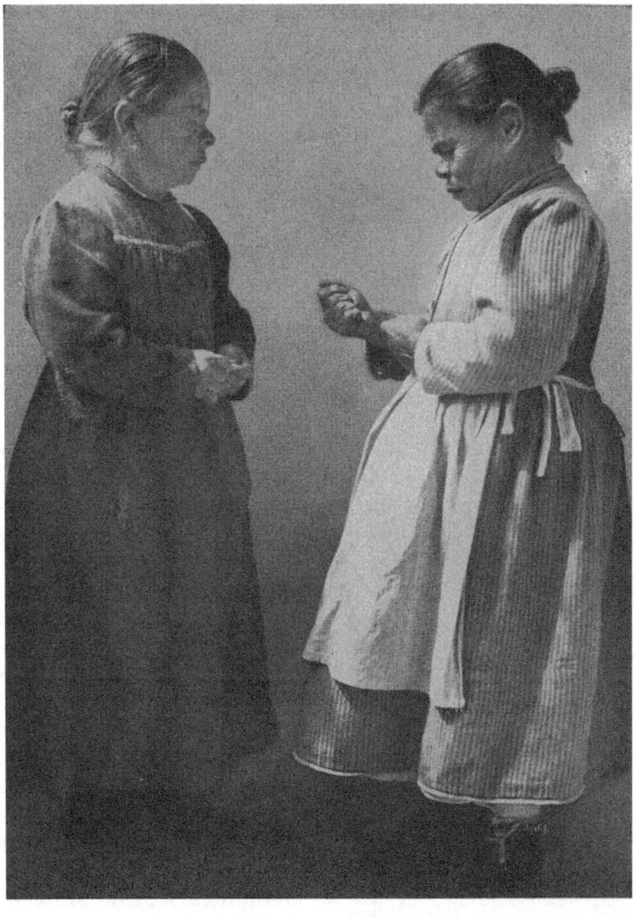

Abb. 28. Zwei Kretinen im Profil. Größe 118 cm (links) und 120 cm (rechts). 50 und 49 Jahre alt.

ein nicht kleiner Teil der gesunden Bevölkerung bei genauem Zusehen auf körperlichem und geistigem Gebiet kretinische Anklänge. Ferner ist die Symptomatologie der endemischen Form nicht eine geschlossene: die einzelnen athyreotischen Symptome können sehr verschieden ausgebildet sein, ja die einen oder anderen können in leichten Fällen ganz fehlen, so z. B. das Myxödem, das sich, auch wenn vorhanden, in den 30er und 40er Jahren oft zurückbildet. *Nicht selten ist es auch, daß ausgesprochene Störungen bloß die psychische oder bloß die körperliche Seite betreffen.*

In schwereren bis mittelschweren Formen ist das psychische Bild ungefähr folgendes: Das Denken und die Bewegungen sind langsam und ungeschickt. Die Initiative ist vermindert, mangelt in hochgradigen Fällen nahezu ganz. Eine gewisse Furchtsamkeit ist bei den meisten nachweisbar und mit ein Grund, warum die Kinder spät gehen lernen; aber auch das Sprechen bleibt schwerfällig. Der Intelligenzdefekt ist für unser jetziges Wissen nicht charakteristisch gegenüber anderen Formen von Oligophrenie, von der der Kretinismus eine kausale Unterabteilung bildet. Näheres ist also im Abschnitt XIV mit enthalten. Die Kranken haben zu wenig Assoziationen, keine genügende Übersicht; während des ganzen Lebens machen sie den Eindruck nicht-intelligenter Kinder. Wegen ihrer Ungeschicktheit und ihres Mangels an Initiative können sie nur leichtere Arbeiten verrichten. Das Gedächtnis bleibt gut, soweit die Patienten die Ereignisse um sich aufgefaßt haben. Sie lieben und fürchten und hassen, gestützt auf Erfahrung, interessieren sich lebhaft für ihre Umgebung und sind dankbar, wenn man sich mit ihnen beschäftigt. Eigentlich „torpid" wie vielleicht die hochgradigsten Sporadischen sind sie nicht. Man hat ein recht gutes und ziemlich lebhaftes affektives Verhältnis zu ihnen. Der Sexualtrieb ist in den höheren Graden schwach oder null. In einzelnen Fällen kommen Mißtrauen, Verfolgungswahn, Halluzinationen hinzu; doch sind solche akzessorische Psychosen, die meist chronischen Charakter tragen, nicht häufig.

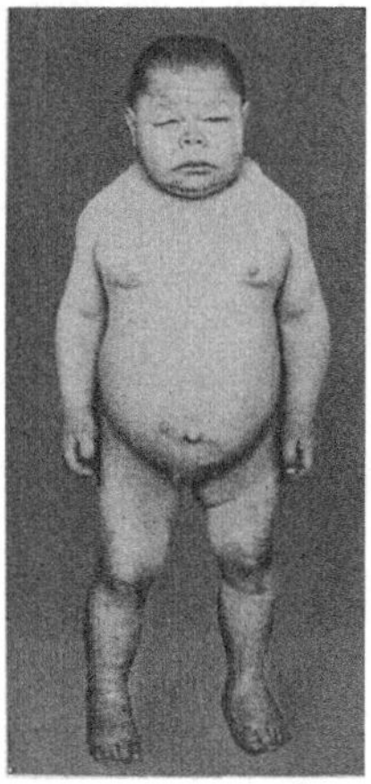

Abb. 29. Stark myxödematöse Kretine. 44 Jahre alt. Größe 99 cm.

Verlauf. Einzelne dieser Patienten werden als Kretinen geboren; meistens aber wird die Krankheit erst im Verlaufe des ersten oder zweiten Jahres erkennbar, um in wenigen Jahren die Höhe zu erreichen und dann still zu stehen. Die Kranken bleiben psychisch Kinder, und auch die körperlichen Anhaltspunkte, das Alter zu schätzen, verlieren sich in hohem Maße. Sie sind gegen andere Krankheiten ziemlich schlecht bewehrt und erreichen selten ein hohes Alter. Manchmal tritt die Hirnatrophie mit den Symptomen der Dementia senilis sehr frühe ein; ich konnte sie schon in den vierziger Jahren diagnostizieren.

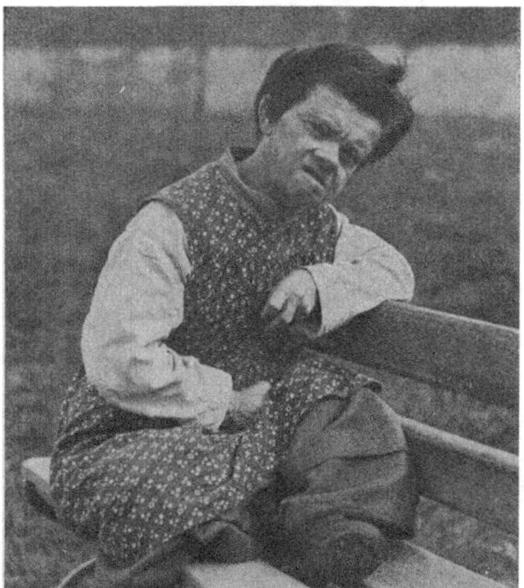

Abb. 30. Kretine mit Erregungszuständen, meist gereizt. Daher der (für eine Kretine seltene) schnöde, herausfordernde Gesichtsausdruck. Konnte nur grunzen, hat aber jahrzehntelang so ziemlich alle neuen Anstaltsärzte mit fingierten Krankheiten (Kratzwunden u. a.) zum besten gehalten. Bedürfnis nach Pflege und Heraushebung der eigenen Persönlichkeit.

Ursache. Nach Tierversuchen in der Deutschen Forschungsanstalt für Psychiatrie besteht ein Zusammenhang des endemischen Kropfes mit der sog. Erdstrahlung. Näheres weiß man noch nicht.

Pathologie. Der sporadische Kretinismus muß als direkte Folge der Agenesie der Thyreoidea betrachtet werden. Bloßer *Hypothyreoidismus*, die symptomatischen Zwischenformen, haben offenbar sehr verschiedene Genese und sind zum größten Teil etwas anderes als der eigentliche sporadische Kretinismus (die Aplasie der Thyreoidea). Auch im endemischen Kretinismus steht die schlechte Funktion der Thyreoidea mit ihren Folgen im Vordergrund, und bei kropflosen Kretinen pflegt der athyreoide Symptomenkomplex stärker ausgebildet zu sein als bei den Kropfigen, bei denen nicht nur Hypofunktion, sondern auch Dysfunktion der Thyreoidea (und wohl auch anderer Organe) angenommen werden muß. Unter anderem zeigt aber die Häufigkeit der Vergesellschaftung mit Taubheit, daß noch andere Momente in Betracht kommen, so anscheinend eine bei den einzelnen Individuen recht verschiedene Widerstandskraft der einzelnen Organe gegenüber der Noxe. Wahrscheinlich ist auch eine gewisse Schädigung schon der Eltern für die Entstehung und den Grad der Krankheit bei den Nachkommen mitbestimmend; die Noxe wird also sowohl das Keimplasma wie die Körperorgane angreifen.

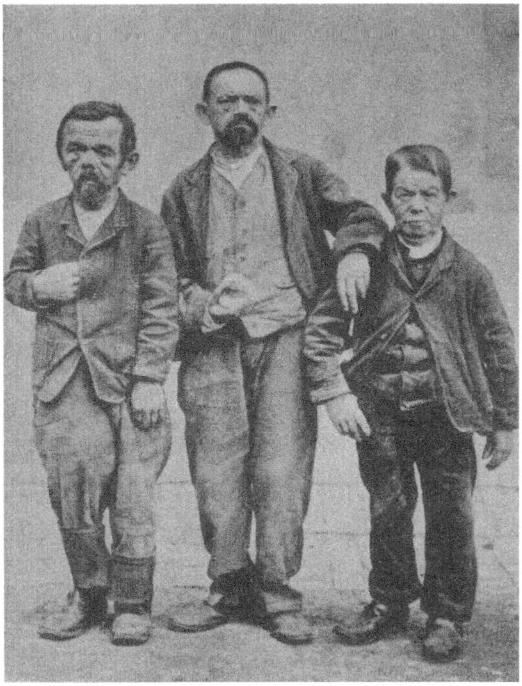

Abb. 31. Ältere Kretinen. (Aus KRAEPELIN: Psychiatrie, 5. Aufl. Leipzig: Joh. Ambrosius Barth.)

Die *Differentialdiagnose* ist in den ausgesprochenen Fällen sehr leicht; wer einmal einen Kretinen gesehen hat, kann den Typus immer wieder erkennen. Früher hat man den Begriff unklarer und weiter gefaßt und auch andere Formen von Idiotie mit körperlicher Mißgestaltung dazu gerechnet. Die *Mongoloiden,* die auch eine breite Nasenwurzel haben, können höchstens im frühesten Alter mit wenig ausgesprochenen Kretinen verwechselt werden, ihr Fettpolster hat z. B. einen anderen Charakter als bei den Myxödematösen; später werden sie zum Unterschied von den Kretinen sehr lebhaft. *Nannosomie, Nannismus* ist ein Kleinbleiben des ganzen Körpers ohne starke Veränderung der Proportionen und an sich ohne begleitende Idiotie; bei *Mikromelie* betrifft das Zurückbleiben im Wachstum fast nur die Extremitäten; *fetale Rachitis* macht ganz andere Deformationen und entbehrt wie alle die eben genannten Formen der myxödematösen Degeneration des Unterhautzellgewebes.

Bei kindlichen Kretinen kann die *Behandlung* manchmal noch viel erreichen. Man gibt Schilddrüse in Dosen von etwa 0,2—0,3 g täglich oder alle 2 Tage 0,4—0,5 g, bei größeren Kindern natürlich entsprechend mehr. Die Kranken können sich unter dieser Medikation körperlich vollständig normal entwickeln; das geistige Befinden bessert sich meist in geringem Maße; bei älteren Kretinen kann man eine Zunahme der Regsamkeit, aber nicht mehr der Intelligenz erreichen. Das Wachstum kann noch Ende der zwanziger Jahre einsetzen. Beim endemischen Kretinismus wirkt eine Thyreoidinkur manchmal dauernd, während beim sporadischen, wo die Drüse ganz fehlt, das Mittel immer gegeben werden muß.

b) Mongolismus.

Eine sehr einheitliche Gruppe von Oligophrenen zeigt im Gesicht eine (äußerliche) Ähnlichkeit mit mongolischem Rassentypus. In ausgesprochenen Formen sind die Lidspalten etwas schief nach außen oben gestellt, die Augen liegen sehr

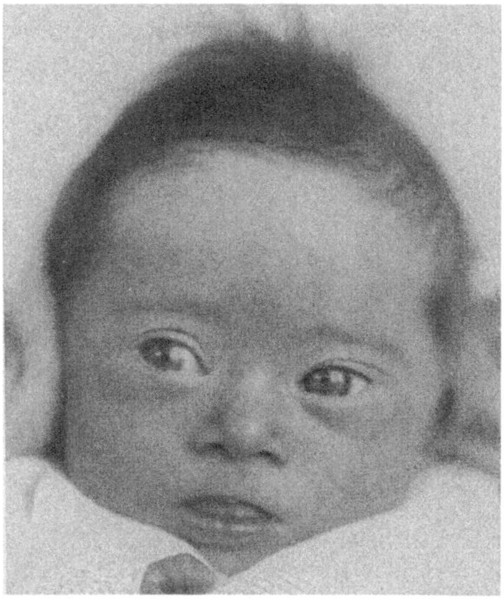

Abb. 32.

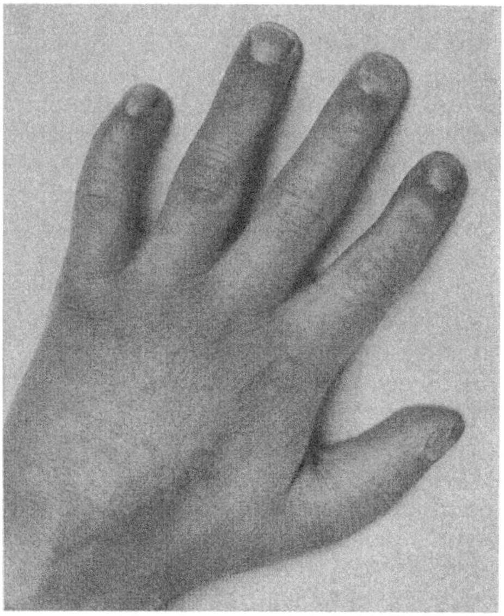

Abb. 33.

Abb. 32. Mongoloide Idiotie, $4^1/_2$ Monate alt. Typische Augen- und Liderstellung; flaches Gesicht; Epikanthus links deutlich. (Aus FEER: Diagnostik der Kinderkrankheiten, 3. Aufl. Berlin: Julius Springer 1924.)

Abb. 33. Mongoloide Hand. 6 Jahre alt, kurz, breit. Kleinfinger kurz, einwärts gekrümmt. (Aus der Kinderklinik Zürich, Professor FEER.)

wenig tief, die Haut des Oberlides bildet an der inneren Hälfte eine dem Lidbogen folgende Falte[1] (Mongolenfalte, Epikanthus), die Nasenwurzel ist breit und liegt tief, die Nase ist kurz, die Zunge oft verdickt, rissig. Der Kopf ist brachycephal, das Großhirn in Windungstypus und Größe nicht ganz ausgebildet. Muskeln und

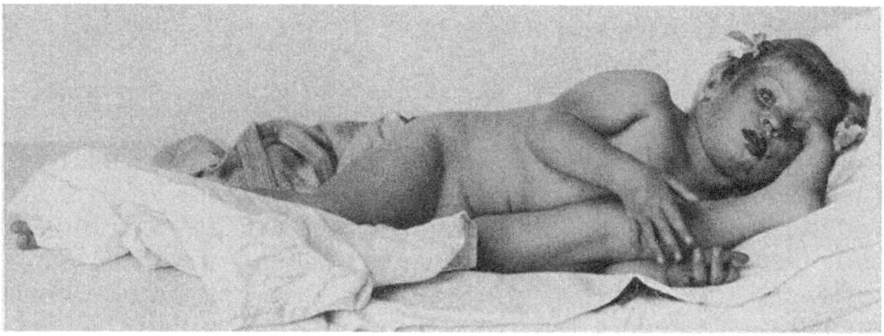

Abb. 34. Hypotonie. (Aus der Kinderklinik Zürich, Professor FEER.)

Gelenke sind schlaff, Hände und Füße plump. Die Hände gleichen in den ersten Jahren oft denen der Kretinen, doch sind sie fleischiger, die Haut ist mit der Unterlage straffer verwachsen. Psychisch sind die Mongoloiden debil bis imbezill, fast nie idiotisch, in der frühen Kindheit oft etwas torpid, später aber regelmäßig lebhaft, zu Spässen geneigt. Sie haben eine geringe Lebensenergie; schon vor dem Schulalter sterben mehr als die Hälfte; das erwachsene Alter erreichen nur wenige. Die Diagnose ist leicht, doch gibt es auch Mischformen mit Kretinismus. — Als Ursache wird von einzelnen Enge des Amnions angenommen. — Eine kausale Behandlung gibt es nicht.

[1] Kommt gelegentlich auch bei Gesunden vor.

VIII. Die Epilepsie.

Bei einer Anzahl von Krankheiten, die mit psychischen Symptomen verlaufen, ist der *epileptiforme Anfall* die auffallendste Erscheinung; wir nennen sie die Epilepsien. Unter ihnen nimmt eine ziemlich gut charakterisierte Gruppe etwa drei Viertel der Fälle ein; die anderen sind ungenügend bekannt und eigentlich erst durch eine anatomische Untersuchung von ALZHEIMER[1] deutlicher abgesondert worden. Die Hauptgruppe, die uns hier allein beschäftigen kann, nennt man die *genuine Epilepsie*. Gleichartige Anfälle können bei allen Hirnkrankheiten vorkommen (z. B. Hirnverletzungen, Tumoren, Sklerosen, Paralyse, arteriosklerotischem Irresein, Presbyophrenie, Schizophrenie), ebenso bei Vergiftungen, z. B. durch Alkohol, Blei, Ergotin, und bei Eklampsie und Urämie. Die genuine Epilepsie entwickelt auch eine ganze Anzahl psychischer, ihr eigentümlicher Symptome. Ferner gibt es bei ihr häufig „abortive“ oder sonst anders geartete Anfälle, die mit ebenso großer Deutlichkeit auf die Krankheit schließen lassen wie die als epileptiform bezeichneten. Diese letzteren, die als „typisch“ geltenden Anfälle, können ganz zurücktreten oder überhaupt fehlen, ohne daß deswegen die Diagnose unmöglich würde. Fast alle Fälle genuiner Epilepsie haben ferner einen gemeinsamen anatomischen Befund. Dennoch ist die Abgrenzung gegenüber anderen Epilepsieformen noch nicht scharf, und es ist gut möglich, daß auch die so umgrenzte Gruppe bei genauerem Zusehen noch in Unterabteilungen zerfallen wird.

In Fällen, bei denen sich klinisch Symptome von Epilepsie und Schizophrenie mischen, fand TRAMER auch anatomische Zeichen beider Krankheiten.

Das Typische an den als epileptiform bezeichneten Anfällen ist das *plötzliche, oft geradezu „blitzartige“* Einsetzen eines *Krampfes der gesamten Muskulatur, der erst tonischen, dann klonischen Charakter hat, nicht mehr als wenige Minuten dauert*[2] *und mit einer schweren Bewußtseinsstörung verbunden ist, die als vollständige Bewußtlosigkeit imponiert.*

Dem Anfall gehen oft Vorboten voraus, die ein paar Stunden, seltener Tage dauern; am häufigsten sind es „Verstimmungen“, aber auch beliebige Mißempfindungen, seltener Halluzinationen und Dämmerzustände. Meist werden diese Vorboten durch den Anfall mit einem Schlage beseitigt.

Der eigentliche Anfall wird oft durch eine *Aura* eingeleitet. Diese besteht am häufigsten in irgendwelchen Parästhesien, einem Schmerz, einem Gefühl von Kälte oder Angeblasenwerden (daher der Name), das übrigens nicht so häufig ist, „ein Rädchen schnurrt im Magen“; dann in eigentlichen Halluzinationen, namentlich des Gesichtes, auffallend häufig auch des Geschmackes. Die Visionen haben oft die Neigung, auf den Patienten zuzukommen und immer größer zu werden; im Moment, da sie seine Brust berühren, schwindet das Bewußtsein. Bei der seltenen „Reflexepilepsie“, deren Anfälle durch Reiz einer Narbe oder sonst einer krankhaften Stelle ausgelöst werden, kann die Aura als Sensation in dem betreffenden Körperteil beginnen. In einzelnen Fällen werden komplizierte Szenen halluziniert. Die psychische Aura kann auch in plötzlichen Verstimmungen oder subjektiv fühlbaren Denkstörungen bestehen. Daneben gibt es auch eine motorische Aura, bestehend in allerlei klonischen

---

[1] Die Gruppierung der Epilepsie. Bericht der Jahresversammlung des Deutschen Vereins für Psychiatrie 26./28. April 1907. Allg. Z. Psychiatr. **64**, 418.

[2] Die Angehörigen sprechen oft von Anfällen mit längerer Dauer. Das kommt zunächst davon her, daß die aufregende Szene den Eindruck einer längeren Dauer erweckt. Dann spielen Verquickungen der beiden Phasen mit dem stuporösen Nachstadium oder Verwechslungen mit dem Status epilepticus mit.

und tonischen, meist umschriebenen Krämpfen, blitzartigen Zuckungen oder komplizierten automatischen Bewegungen, wie namentlich zielloses Laufen (Aura cursoria); selten kommt es zu komplizierteren Handlungen, wie Sich-ausziehen u. dgl.

Da die Exspiratoren und die Schließer der Glottis stärker sind als ihre Antagonisten, wird bei Eintritt des allgemeinen Krampfes meist die Luft durch die geschlossene Stimmritze herausgepreßt, wodurch ein charakteristischer *Schrei* entsteht (seltener ist ein entsetzliches Angstgeschrei, der psychischen bzw. kursativen Aura angehörend). Mit dem Schrei stürzt der Patient meist hin wie ein Stück Holz ohne Rücksicht auf Gefahr. Eine ganz unbewegliche Steifigkeit tritt wohl nie ein; eine stärker kontrahierte Muskelgruppe überwindet ihre Antagonisten und bringt so eine langsame Bewegung hervor; oft überwiegt zuerst die eine Seite, dann die andere. Im Tonus tritt natürlich Livor ein, in schweren Anfällen bis zu einem erschreckenden Schwarzblau; nach etwa einer halben Minute sieht man Stöße in einzelnen Muskeln, die sich ausbreiten und in wilde klonische Krämpfe übergehen. Nach einiger Zeit schimmert gewöhnlich durch das Bewegungschaos eine gewisse zweckvolle Koordination hindurch, namentlich im Sinne einer Abwehr. Jedenfalls werden die Bewegungen schwächer, bis gänzliche Ruhe eintritt; meist folgen noch einige an Stärke abnehmende Stöße. Die Koordination und in gewissem Grade auch die Kraft der Bewegungen kehrt meist nur allmählich, im Verlaufe von Minuten oder auch nach viel längerer Zeit zurück. Das Bewußtsein erscheint nur ganz ausnahmsweise plötzlich wieder oder schon mit Aufhören des motorischen Anfalles; meist sammeln sich die Gedanken allmählich und unter mehrfachen Schwankungen des Klarheitsgrades; die erst gefälschte Orientierung wird zuerst in einzelnen Dingen, nachher bei Anrufen, dann auch sonst klar. Der Kranke erwacht nicht wie aus einem Nichts, sondern wie aus einem Traumzustande. Manchmal bleiben umschriebene Parästhesien, seltener Paresen einige Zeit bestehen.

In stärkeren Anfällen wird der Speichel durch die Bewegungen der Zunge und auch durch die nach dem Tonus eintretende starke Mundatmung zu *Schaum* geschlagen, der häufig blutig gefärbt ist, weil die Zunge zwischen die Zähne kam. Wenn man die *Pupillen* während des Anfalles untersuchen kann, findet man ganz im Anfang gewöhnlich Miosis, dann aber ausgesprochene Mydriasis und Starrheit, welche nach dem Anfall verschieden rasch der normalen Reaktion Platz macht. Einzelne Kranke lassen während des Anfalls unter sich, manchmal Urin, sehr selten Faeces. Während des Anfalles und meist noch zu Anfang des Stadiums, da Bewegungen und Mimik einen Traumzustand verraten, reagieren die Kranken auf äußere Reize nicht; auch die Reflexe sind längere Zeit erloschen; oft besteht Babinski. Wenn die postepileptische Unklarheit des Bewußtseins statt weniger Augenblicke oder weniger Minuten Stunden und Tage dauert oder wenn darin auffallende Handlungen begangen werden, so nennt man sie *postepileptischen Dämmerzustand*. Nach der Bewußtseinstrübung, aber auch oft unmittelbar nach dem Anfall tritt meistens ein Stupor oder geradezu ein Koma ein, manchmal auch Flexibilitas cerea. Nach dem Erwachen ist volles Wohlbefinden selten; meist fühlt sich der Patient einerseits nervös angegriffen, andererseits aber „zerschlagen", auch wenn er sich nicht eigentlich verletzt hat; der Puls bleibt oft stundenlang schwach und unregelmäßig. Babinski kann bis in den folgenden Tag hinein andauern.

Beim nämlichen Patienten gleichen sich oft die verschiedenen Anfälle wie zwei Photographien. Die Kranken schlagen beim Fallen mit der nämlichen Körperstelle auf; die Aura ist in der Regel gleichförmig; im postepileptischen Dämmerzustand werden genau die nämlichen Sinnestäuschungen wahrgenommen, die nämlichen Handlungen in gleicher Reihenfolge ausgeführt.

Die Anfälle können in verschiedenster Weise *abortiv* werden; namentlich mit der Verblödung wird in der Regel alles weniger kräftig. Ferner können Tonus oder Klonus bis zur bloßen Andeutung zurücktreten; die Bewegungen können von Anfang an den Charakter einer wenn auch ungeordneten Handlung haben. Auch bloße Ohnmachten können abortive epileptische Anfälle sein. Schwindet das Bewußtsein nur für wenige Sekunden, ohne daß man hinfällt (meist mit Erblassen, seltener mit Erröten, oft verbunden mit einem stieren Blick, manchmal auch mit einigen Lippen- oder Zungenbewegungen), so spricht man von *Absenzen* oder *petit mal* (im Gegensatz zum grand mal, dem ausgesprochenen Anfall). Manchmal äußert sich die Krankheit in rasch vorübergehenden *Schwindelanfällen*. Außer diesen häufigsten „Anfällen" gibt es noch viele andere kleine Symptome von gleicher Bedeutung, die man nicht alle aufzählen kann. Allen diesen kleinen Anfällen fehlt fast nie die ohne Vorläufer plötzlich einsetzende Bewußtseinsstörung, teils in Form (scheinbarer?) Aufhebung des Bewußtseins, teils in Form von dämmerigem Denken oder Sich-Aufdrängen eines bestimmten Gedankens u. dgl. Ein Patient steht beim Essen plötzlich auf und onaniert; ein anderer uriniert in den Billettschalter. Von bloß halluzinatorischen Zuständen bekommen wir nur dann Kunde, wenn die Amnesie fehlt: einem Kranken verschwindet plötzlich die ganze Umgebung; dafür sieht er einige sich rasch bewegende Katzen.

Die typischen Anfälle folgen sich unter Umständen so rasch, daß die Kranken sich in der Zwischenzeit nicht erholen: *Status epilepticus*. In schwereren solchen Anfällen steigt dann die Temperatur bis auf ungewohnte Höhe (43°), und die Kranken sterben im Koma oder an einer Aspirationspneumonie.

Die psychischen Störungen. Die Epileptiker sind in der Regel Psychopathen, schon bevor die Krankheit ihnen den eigenartigen Stempel aufgedrückt hat. Ein großer Teil derselben, namentlich von den früh erkrankenden Formen, sind direkt Hirnkranke und Imbezille. Es sind aber mit der Epilepsie auch spezifische psychische Eigentümlichkeiten verbunden, die in der Regel mit der Dauer der Krankheit zunehmen. Man spricht je nach dem Grade von epileptischem Charakter, epileptischer psychopathischer Konstitution[1] und in schweren Fällen von epileptischer Verblödung.

Die hervorstechendste Anomalie betrifft dabei die *Affektivität,* die krankhaft stark reagiert und zugleich die Eigentümlichkeit hat, daß ein bestehender Affekt lange dauert und durch neue Eindrücke schwer abzulenken ist; *es ist nicht bloß die Reizbarkeit, die sich auf diese Weise bemerkbar macht, sondern es verlaufen auch alle anderen Affekte wie Zuneigung oder Freude ganz gleich.* Die Kranken sind in der Regel in sehr ausgesprochener Stimmung (über anfallsweise Verstimmung s. später), und das Unwichtige wird leicht ebenso stark gefühlsbetont wie das Wichtige. Es ist nicht richtig, daß manche Gefühle, wie z. B. die moralischen, atrophieren. Dagegen findet sich oft eine ganz unverhältnismäßig starke Affektbetonung von Begriffen, die die „Gerechtigkeit" betreffen.

[1] Manche bloße Psychopathen haben den nämlichen Affekthabitus wie ausgesprochene Epileptiker, *epileptoider* oder, weniger gut: *epileptischer* Charakter genannt, besonders wenn die Patienten aus Familien mit deutlich epileptischen Gliedern stammen (s. Epileptoid S. 103).

Über die epileptischen Assoziationen s. S. 46.

Das epileptische Denken hat überhaupt etwas *Unklares, Unbestimmtes*; die Grenzen der Begriffe und Ideen verschwimmen; Allgemeinbegriffe ersetzen die speziellen. Zwei verschiedene Verhaftungen können nicht auseinandergehalten werden. Die bestimmte Tugend der Sparsamkeit wird mit der Phrase „wo man so recht tut“ bezeichnet. (Eichhorn:) „Das ist jetzt ein Hase oder eine Katze oder ein Fuchs.“ (Was für ein Wochentag?) „So eine Art Mittwoch.“ Sogar in der Mathematik ist 16 + 16 „so ungefähr 32 bis 34“.

Im *Reden* und *Schreiben* haben wir die nämlichen Eigentümlichkeiten. Die Kranken reden langsam, wiederholen sich vielfach mit gleichen oder synonymen Ausdrücken und kramen alle Nebensachen aus. Sie kreisen immer um die eigene Person, ihre Familie („Familiensimpelei“, „Familienlobrednerei“), ihre Kleider („Kleiderjammer“) und allerlei Kleinkram, den sie gern in vielen Papieren, jedes mit einem Schnürchen umwickelt, mit sich herumschleppen; sogar im epileptischen Delir bleibt oft das Taschentuch, das sie in der Hand halten, sorgfältig gefaltet. Ihr Minderwertigkeitsgefühl veranlaßt sie zur Anlehnung an andere, besonders auch an die Religion, die ihnen zugleich Gelegenheit bietet, in irgendwo aufgelesenen schwülstigen Phrasen unklar Gedachtes, aber desto intensiver Gefühltes überall an den Mann zu bringen („Gottnomenklatur“). Egozentrisch, wie sie sind, können sie die Interessen anderer nicht einschätzen. Oft nehmen sie den Arzt mit wichtiger Miene auf die Seite, um ihm geheimnisvoll eine Banalität oder etwas, das man überhaupt schon lange weiß, mitzuteilen.

Die Umständlichkeit und Neigung zu Tautologie ist in dem folgenden Briefe (dessen Dialektausdrücke und Orthographie weitgehend korrigiert wurden) ausgedrückt:

„Ihr lieben Herr Direktor ich lasse Euch von Herzen grüßen und wünsche Euch von Herzem eine gute Gesundheit und Gottes Segen und habe Respekt von Euch und ich danke Euch von Herzen und ich wünschte das alles dem Herrn Direktor und Herrn Pfarrer und ich wünschte das alles Euern Verwandten auch das alles und ich bitte Euch von Herzem, daß Ihr den Brief nach Rüti schicket, den ich die letzte Woche gegeben habe und die Eltern in Rüti lasse ich lasste ich auch von Herzen grüßen und habe auch Respekt von ihnen ....“

Für die klebrige Gefühlsduselei bringt Ulrich ein kurzes Beispiel:

„Ich bin die liebe Jumpfer Fräulein X. X. von X., Kirchgemeinde X., Kanton X., Schweiz“. Sie wünschte, daß die Ärzte ihr täglich erklärten, sie sei die liebste und beste Jungfrau X. X.; sie drückte den Leuten möglichst lange und intensiv die Hand, sowohl die linke als auch die rechte. Sie wünschte einem stets einen lieben, guten Sonntag, einen lieben, guten Montag usw., auch eine schöne, gute Schlafnacht; wenn man die Wünsche erwiderte, so antwortete sie befriedigt: „so isch recht“.

Die Egozentrizität drückt sich aus in folgender Antwort auf die Frage, was bedeutet Weihnachten? „Ich habe die letzten Weihnachten eine Schürze bekommen, von der Mutter wollt ich einen Rock; sie hat ihn mir nicht gegeben.“

So ist das *Verhalten* der Epileptiker zwar äußerlich ein geordnetes; es bekommt aber für die Umgebung leicht etwas Mühsames, sowohl durch ihre Umständlichkeit wie durch ihre Klebrigkeit und ihr Hangen an Kleinigkeiten. Man gewinnt indes sehr leicht einen guten und nicht unangenehmen Rapport mit ihnen. Wo man mit dem Durchschnitt der Epileptiker nicht auskommt, besteht ein Fehler in der Behandlung. Sie sind klebrig in Liebesbezeugungen wie nachhaltig im Affekt der Beleidigung; die dargereichte Hand lassen sie lange nicht los; übersieht man einmal, sie zu grüßen, so kann das die Stimmung auf Tage verdüstern. So lange sie irgendwie können, beschäftigen sie sich, wenn auch nicht allzuviel dabei herauskommt; auf den Abteilungen werden Blödere manchmal geradezu lästig durch ihre zutäppische Hilfsbereitschaft; im Kriege zeigte sich die nämliche Beflissenheit in ihrer „Kriegsfreudigkeit“, die sie die Rücksicht auf ihre Krankheit vergessen und immer wieder an die Front streben ließ. Groß ist ihre *Unbeständigkeit*, wenn sie sich selbst überlassen sind. Weil sie alles zu wichtig nehmen, und namentlich der Verstimmungen wegen, können sie schwer irgendwo auf die Dauer bleiben; manche geraten auf die Landstraße. — Die momentane Stimmung beherrscht auch in erster Linie ihr Verhältnis zur Krankheit, die bald als etwas ganz Schlimmes, bald als gebessert oder geheilt angesehen wird. Dauernd aber sind ihnen ihre Haupt- und verschiedenen Nebenübel etwas ungemein Wichtiges, über das sie beständig zu sprechen lieben, sei es, um Teilnahme oder Hilfe zu erlangen, sei es, um zu rühmen, wie gut es ihnen gehe. Im ganzen herrscht der „*epileptische Optimismus*“ (RIEGER) vor, d. h. auch Intelligentere nehmen trotz aller Unfälle und Warnungen keine dauernde Rücksicht auf die Krankheit, begeben sich in Situationen, die ihnen Gefahr bringen, oder übernehmen Geschäfte und Verantwortlichkeiten, denen sie unmöglich genügen können.

Die *Aufmerksamkeit* der Epileptiker hat, ihrer Affektivität entsprechend, eine verminderte Vigilität (Ablenkbarkeit), aber eine gute Tenacität; dabei ist sie zu verschiedenen Zeiten sehr ungleich.

Wenn auch manche Einzelheiten, namentlich affektive Erlebnisse, oft auffallend lange erinnert werden, so wird doch das *Gedächtnis* nach und nach schlecht, aber nicht in einer erkennbar systematischen Weise; Frisches und Altes wird gleicherweise vergessen. Außerdem wird es unscharf; die Erlebnisse werden in andere Verknüpfungen gebracht; es kommt häufig zu eigentlichen *Gedächtnisillusionen* (die Amnesien gehören den paroyxsmellen Zuständen an).

Die *Orientierung* ist gut außer in den Dämmerzuständen und bei höchster Verblödung, die nur wenige erreichen.

Die *Wahrnehmungen* sind leicht unscharf; die Kranken brauchen ähnlich wie die Organischen mehr Zeit als Normale und täuschen sich leicht. Auch kommen ihnen Nachwirkungen früherer Einflüsse in die Quere *(Perseveration)*. Sie verkennen z. B. ein Bild im Sinn eines früheren Gesichtseindruckes. Die Unschärfe der Wahrnehmung ist aber nicht eine Folge ungenügender peripherer sinnlicher Funktion; wenigstens vermögen solche Kranke bei ihrer Kleinigkeitskrämerei z. B. die Unterschiede zweier ähnlicher Linien oft geradezu besser aufzufassen als Gesunde. Komplizierteren Verhältnissen, raschen Wendungen der Ideen kann der Patient oft nicht folgen.

Die *Sprache* der Epileptiker ist oft so charakteristisch, daß man aus ihr die Diagnose machen kann: langsam, häsitierend, wobei oft Silben mehrfach wiederholt werden und die Kranken nicht weiter kommen[1]. Durch die Langsamkeit und dadurch, daß die einzelnen Vokale oft eine Hebung und Senkung aufweisen und daß (im Deutschen) die Nebensilben ähnliches Gewicht wie die Hauptsilben bekommen, erhält die Sprache etwas Singendes. Dabei sind die Modulationen des Tones schwerfällig und selten, wenig fein nuanciert, so daß die Sprache zugleich etwas eintönig erscheint. Diese Eigentümlichkeiten pflegen in der Nähe eines Anfalles oder in einem Dämmerzustand besonders stark hervorzutreten.

Chronisches Halluzinieren kommt bei Epileptikern fast nie vor. Dagegen bilden sich unter dem Affekteinfluß sehr häufig *Wahnideen,* namentlich des Ungerechtbehandeltwerdens. Diese werden in der Regel spätestens bei der nächsten gegenteiligen Verstimmung vergessen oder korrigiert, können aber wie die in Dämmerzuständen erwachsenen Wahnideen ausnahmsweise einmal längeren Bestand haben.

---

[1] Ohne Krampferscheinungen der Sprechmuskulatur, zum Unterschied von Stottern.

Neben Symptomen dauernder epileptischer Entartung finden wir regelmäßig auch auf psychischem Gebiet *vorübergehende Erscheinungen,* die, wenigstens zum Teil, sicher dem Anfall äquivalent sind.

Zunächst die *Dämmerzustände,* die am häufigsten postepileptisch, aber auch präepileptisch und *statt* des Anfalles („Äquivalente") vorkommen können. Sie beginnen meist rasch, oft ganz plötzlich und verschwinden wieder innerhalb Minuten oder Stunden, nachdem sie stunden- oder tagelang gedauert haben. Selten sind wochen- oder gar monatelange epileptische Delirien. Die häufigste Form ist die halluzinatorische. Die Kranken halluzinieren und illusionieren vornehmlich mit dem Gesicht, aber auch mit den anderen Sinnen, eine andere Umgebung oder doch andere Einwirkung von außen und reagieren darauf. Unter den Halluzinationen kommen auffallend oft rote (zum Teil als Feuer oder Blut) vor. Der Inhalt hat im übrigen große Ähnlichkeit mit unseren Träumen. Ein Teil der Delirien ist affektiv gleichgültig. Häufiger sind solche mit ängstlichem oder zornigem Affekt, die mitunter zu brutalen Gewalttaten gegen sich und andere führen; sexuelle Erregungen liegen Lustmorden oder der Exhibition zugrunde. Neben ängstlichen Hölle- und Teufelsvisionen kommen viel seltener Ekstasen mit vollkommener Entrücktheit und beseligend erotisch-religiösen Halluzinationen aller Sinne vor. Ausgesprochene Dämmerzustände lassen sich psychisch sehr wenig beeinflussen; man kann sich aber unter Umständen mit den Kranken in Beziehung setzen; doch bekommt man wenige und wenig sinngemäße Antworten. Das Denken ist meist schwer gestört[1]; ganz einfache Antworten sind leichter zu erhalten als kompliziertere; der Patient kann unter Umständen rechnen sieben plus achtzehn, aber nicht mehr sieben mal achtzehn, da er 56 und 70 nicht addieren kann. Die Assoziationen gehen auf Nebenbahnen, ähnlich wie im Traume, während sich im übrigen der schwerfällige, überall hängenbleibende epileptische Gedankengang trotz seiner Ungenauigkeit in Begriffs- und Wortverstellungen vom Traum- und schizophrenen Denken stark unterscheidet. Auch Klangassoziationen kommen bei manchen Patienten vor, nicht aber eigentliche Ideenflucht. Unterbrechbarkeit S. 47. Der Dämmerzustand hinterläßt meist teilweise oder vollständige Amnesie.

Zwischen den Anfällen sind am häufigsten *leichtere Trübungszustände,* in denen Sinnestäuschungen ganz zurücktreten, die Orientierung in Ort und Zeit wenig oder gar nicht gestört ist, dagegen meist das Verhältnis zu den Personen der Umgebung verfälscht wird. Etwas Gewöhnliches sind feindliche Einstellungen. Bei den häufigsten Typen besteht Rededrang bei stark verlangsamtem Denken und erschwerter Wortfindung, verschwommenen, unklaren, schlecht abgegrenzten Begriffen. Dabei können Klangassoziationen und Aufnahme zufällig von außen gebotenen Materials in den sonst nicht aus den nämlichen Kreisen herauskommenden Ideengang dem Anfänger Ideenflucht vortäuschen. Perseveration und der Mangel an wirklicher Ablenkbarkeit lassen aber den wahren Zustand leicht erkennen. Die Unschärfe der Auffassung läßt die Patienten Personen verkennen, so daß sie sogar sich selber mit anderen im Transitivismus identifizieren.

Äußerlich ganz anders präsentieren sich die *besonnenen Dämmerzustände,* in denen die Kranken dem Beobachter klar erscheinen, in Wirklichkeit aber assoziativ sehr eingeengt sind und irgendeine traumhafte Handlung durchführen (vgl. S. 62). Doch möchte ich die meisten dieser Zustände mit HEILBRONNER den hysterischen zurechnen, auch wenn sie, wie nicht so selten, bei Epileptikern vorkommen. Manchmal findet sich immerhin

[1] Vgl. auch S. 76/77.

ein Kranker auf einmal in einer Straße, wo er nicht hinwollte. Bloße Angstanfälle sind oft epileptische Äquivalente.

Bei wenig getrübtem Bewußtsein können auch *Pseudohalluzinationen* (namentlich des Gesichtes) anfallsweise auftreten; z. B. Gestalten, die mit langen Armen nach dem Patienten greifen, ein Tier, der Teufel oder bei angenehmer Stimmung Engel, schöne Weiber.

Ein Dämmerzustand kann auch die Form eines *Stupors* verschiedenen Grades annehmen, oder es können kontinuierliche identifizierende *Erinnerungstäuschungen* das Bild beherrschen.

Von besonderer Wichtigkeit sind die *Verstimmungen,* die wohl bei keinem Epileptiker fehlen (aber auch bei anderen Psychopathen und bei Oligophrenen und Schizophrenen vorkommen): *euphorische* von besonderem Wohlgefühl, sehr oft mit der Idee, nun definitiv von der Epilepsie geheilt zu sein, aber ohne Ideenflucht (meist als Vorläufer von Anfällen), *depressive* mit oder ohne Angst, die einer melancholischen Verstimmung ganz ähnlich sehen, relativ selten mit Selbstmordtrieb, aber recht oft mit Betonung der Unheilbarkeit, und dann die bekanntesten, die *gereizten,* in denen die Kranken einesteils durch alles, was geschieht, gereizt werden, andernteils sich recht anspruchsvoll und lümmelhaft benehmen, so daß Konflikte unvermeidlich sind. Die Verstimmungen können plötzlich eintreten und plötzlich (namentlich durch einen Anfall) abgeschlossen werden oder auch sich einschleichen und Stunden bis mehrere Tage und, selten, noch länger dauern.

Häufig sind auch bloße *Parästhesien,* namentlich Kopfweh, Schmerzen da und dort und beliebige nervöse Erscheinungen, ferner Magenverstimmungen, die plötzlich eintreten und verschwinden, Wollustanfälle mit oder ohne triebartiges Onanieren oder Attentate auf andere, dann Zuckungen und andere Krampferscheinungen. Bei graphischer Registrierung von Epileptikern im ruhigen Stadium findet man oft Stöße eines stärkeren Zitterns.

Von den *Körperfunktionen* ist der *Stoffwechsel* und damit die *Harnchemie* abnorm, aber noch nicht einheitlich zu beschreiben. Worauf die Empfindlichkeit gegen *Alkohol* in den verschiedensten Richtungen beruht, weiß man nicht; sie läßt sich aber in Verbindung bringen mit der Alkoholintoleranz nach Hirnverletzungen.

Die *Bewegungen* werden wie die anderen nervösen Vorgänge oft langsam, unbeholfen, vielleicht auch unsicher ausgeführt. Die Körperkraft bleibt aber auffallend lange eine gute oder eine sehr gute.

Der *Verlauf* der Krankheit ist im ganzen ein progressiver, wenigstens in bezug auf den psychischen Dauerzustand. Die Anfälle brauchen nicht zuzunehmen, werden sogar häufig mit der Zeit milder oder rudimentär. Ein direkter Zusammenhang zwischen Zahl und Stärke der Anfälle und Verblödung besteht nicht. Starke Verblödungen können auch bei bloßem petit mal eintreten. Einzelne Fälle bleiben stationär, andere heilen, namentlich bei geeigneter Behandlung. Nicht so selten sind Pausen von Jahren oder gar Jahrzehnten; namentlich bekannt sind die Kranken, die in der ersten Kindheit Anfälle haben, dann geheilt erscheinen, um während der Pubertät wieder zu erkranken. Von den leichteren Fällen heilen manche definitiv, andere nur von den Anfällen, indem der epileptische Charakter verbleibt, ja mitsamt der intellektuellen Verblödung unter Umständen sich noch stärker ausprägt. Es gibt auch Epileptiker, die trotz einer ziemlichen Anzahl von Anfällen — mit oder ohne Therapie — nicht verblöden und deren Charakter relativ normal bleibt[1].

---

[1] Die Diagnose der Epilepsie bei Mohammed, Sokrates oder gar Napoleon halte ich für unbegründet.

Die *Zahl der Anfälle* ist ganz verschieden. In leichteren Fällen können während des ganzen Lebens nur einzelne vorkommen (Krampfanfälle und Dämmerzustände); andere produzieren während eines Tages mehrere, ja während besonders schlimmer Zeiten viele, selten hundert und noch mehr. Manche Kranke werden besonders im Beginne des Leidens nur oder hauptsächlich im Schlaf befallen und wissen gar nicht, daß sie epileptisch sind. Bei den einen sind die Anfälle zerstreut, bei anderen treten sie mehr in Serien auf.

Die *Prognose* der ausgesprochenen interparoxystischen Verblödung ist natürlich schlecht, wenn auch hier einmal eine geregelte Behandlung insofern eine Besserung hervorbringt, als die Nebenerscheinungen zurücktreten. Unzweifelhaft kann auch *rechtzeitiges* Eingreifen manchen Fall weitgehend bessern oder sogar heilen und dem weiteren Verfall vorbeugen. *Dabei sind die Aussichten namentlich von dem psychischen Zustande abhängig.* Weitgehende Besserung oder Heilung kann man nur bei wenig affizierter Psyche erwarten.

Durch die Krankheit wird die *Lebensdauer* beträchtlich verkürzt. Manche verunglücken im Anfall, andere sterben in einem frühen Marasmus, der regelmäßig mit stärkerer Verblödung und Hirnatrophie verbunden ist. Epileptiker, die von Geburt an hirnkrank waren, haben natürlich eine geringe Lebenskraft.

Anatomischer Befund. Epileptiker sind verhältnismäßig reich an Dysplasien (Degenerationszeichen S. 91); im Gehirn sieht man u. a. auffallend häufig Ganglienzellen im weißen Mark, in der oberen Rindenschicht CAJALsche (Fetal-)Zellen und andere *Entwicklungsstörungen.* Als erworbene Grundlage der Verblödung findet man eine geringgradige Atrophie des Gehirns und — besonders um kleinere Gefäße und im äußeren Teil des Ammonshornes — fleckchenweise Verödungen der nervösen Elemente und Ersatz durch Glia. Charakteristisch ist eine durch das ganze Gehirn in verschiedener Stärke verbreitete Vermehrung der Gliafasern, die zum Unterschied von der Paralyse im ganzen fein bleiben, sich im Innern des Gehirns gern büschelförmig ordnen und namentlich die Oberfläche in einem dichten Filz aus hauptsächlich tangentialen Fasern überziehen, die mit den tieferen Schichten wenig Austausch haben. Die Gliazellen sind in verschiedener Weise verändert, leicht vermehrt und tragen viele Abbauprodukte.

Bei Tod an Status epilepticus findet man in der Regel einen höheren Druck in der Schädelhöhle, teils durch Ödem des Gehirns und namentlich der Meningen, teils wohl auch durch Gehirnschwellung.

Ursachen. Über den Stand der Erbforschung bei der Epilepsie s. den Abschnitt über Erblehre. Nach neueren Forschungen soll die Epilepsie auch einen Zusammenhang mit familiärer Linkshändigkeit haben, und zwar nicht bloß, weil linksseitige Hirnherde zugleich zu Linkshändigkeit und zu Epilepsie disponieren (KLEIST). Manche Fälle beruhen auf hereditärer Lues. Im Individualleben kann Epilepsie erworben werden durch alle möglichen Hirnkrankheiten, von der uterinen Porencephalie über die infektiösen Encephalitiden und die Traumen bis zur Arteriosklerose (letzteres ist allerdings verhältnismäßig selten), und durch allerlei Vergiftungen, namentlich mit Alkohol und Blei. Ob bei solchen Kranken eine epileptische „Disposition" bestanden haben muß, weiß man noch nicht. Ist einmal ein Hirnherd vorhanden, so kann *Cocain* einen epileptischen Anfall auslösen, der dann sich wiederholen kann (Cave! Nach ULRICH darf dagegen Novocain als Lokalanästhetikum angewendet werden).

Die *Ursachen des einzelnen Anfalles* sind in der Regel innere; immerhin können psychische Einflüsse Anfälle hintanhalten (ein Fest, suggestiv wirkende Mittel[1]) und auslösen. Gewöhnlich ist indes der Ärger, der den

---

[1] Nach HAUPTMANN sieht man im Kriege (also bei leichteren Formen) während Alarm oder Sturmangriffen keine Anfälle (Unterschied von hysterischen Anfällen).

Anfall ausgelöst haben soll, nicht die Ursache, sondern der Vorbote desselben gewesen. Der Patient hat in seiner Verstimmung durch unerfüllbare Ansprüche, anmaßendes Benehmen und Reizbarkeit den Ärger herbeigeführt. — Durch Exzesse aller Art und auch durch relativ geringen Alkoholgenuß werden oft einzelne Anfälle ausgelöst. — Die berühmten Mondphasen haben keinen Einfluß; dagegen scheinen Witterungsverhältnisse kleine Schwankungen in der Häufigkeit der Anfälle bewirken zu können.

Formen, Umfang s. Abschnitt „Erblehre“.

Die *traumatische Epilepsie* s. S. 218. Die *Reflexepilepsien,* deren Existenz übrigens bestritten ist, können wir noch nicht einreihen. Die *Jackson-sche Epilepsie* ist keine Epilepsie in unserem Sinne; sie verwandelt sich aber in chronischen Fällen oft in eine solche, indem die Anfälle den epileptischen Typus bekommen und die psychischen Erscheinungen sich in der Richtung der Epilepsie verändern. Bei *Arteriosklerose und Presbyophrenie* sind die epileptischen Anfälle wohl nur Teilerscheinungen der Hauptkrankheit, obschon ich in einem Falle von Arteriosklerose auch die epileptische Gliose fand. Ebenso gehören die epileptiformen Anfälle der *Schizophrenie* natürlich dieser Krankheit an. Es gibt aber auffallend viele Kranke, bei denen man den Eindruck bekommt, daß schizophrene und epileptische Psychosymptome sich mischen.

Die *Fraisen* (Eklampsie) der Kinder gleichen oft den epileptischen Anfällen; doch ist der Tonus oft stärker, der Klonus viel schwächer ausgesprochen. Da aber die meisten dieser Kinder nicht epileptisch werden, weiß man nicht, ob und eventuell wie die beiden Krankheiten miteinander zusammenhängen. Spasmophilie ist kein Vorstadium der Epilepsie.

Dipsomanie und Alkoholepilepsie siehe bei Alkoholismus, S. 251 und 252. Die meisten Dipsomanen scheinen nicht stark zu verblöden, auch wenn sie epileptischen Habitus haben.

Vorkommen. Die Epilepsie — allerdings in dem älteren weiteren Sinne des Wortes — ist eine häufige Krankheit in allen Zeitaltern und bei allen Rassen. Bei uns leiden jedenfalls mehrere Promill der Bevölkerung daran. Je nachdem man die Kinderkrämpfe dazuzählt oder nicht, beginnen die meisten Fälle im ersten oder im zweiten Dezennium. Das männliche Geschlecht überwiegt bedeutend, vor allem bei den Erkrankungen des Mannesalters, hier offenbar eine Folge der Alkoholwirkung.

Erkennung. In manchen Fällen berichten die Kranken nichts oder nichts Charakteristisches von Anfällen. Sie kommen wegen nervöser Symptome, Charakterveränderungen, Verstimmungen, verkannter oder abortiver Dämmerzustände zum Arzte; dann ist die Erkennung nicht leicht. Häufig aber bringen sie die fertige Diagnose oder eine klare Anamnese mit. Wenn auch der einzelne Anfall eine Erkennung nicht erlaubt, so ist doch eine Krankheit, bei der jahrelang in einigermaßen bestimmten Intervallen solche Anfälle vorgekommen sind, regelmäßig eine Epilepsie, und wenn nichts Besonderes daneben ist, so wird es eine genuine sein. Der positive Befund der psychischen Symptome wird in den meisten Fällen rasch die Diagnose sichern. Typische Absenzen kommen (außer mitunter bei Hirntumoren und Hirnverletzungen) fast nur bei Epilepsie vor und sind insofern charakteristischer als die großen Anfälle. Während epileptischer Aufregungen, aber auch in vorgerückteren chronischen Zuständen, ist gegenüber anderen Störungen (außer den organischen) meist die langsame, zögernde Reaktion besonders deutlich: „Ein Kranker, der rasch auf alle meine Einwände eingeht, ist kein Epileptiker“ (Vogt). Oft kann die Anamnese viel zur Klärung beitragen. Sie bringt den Nachweis, daß die Anfälle früher schon bestanden haben, oder erzählt darauf hindeutende Ereignisse, wie vereinzeltes Bettnässen in späteren Jahren, Aus-dem-Bett-Fallen im Schlafe (meist ohne zu erwachen), Sich-am-Morgen-zerschlagen-Fühlen, Zungenbisse unbekannten Ursprungs; man muß aber nicht erwarten, Zungennarben häufig zu finden; auch arge Zungenwunden heilen manchmal spurlos; häufiger sind Narben von Verletzungen am Körper infolge der Anfälle. Ferner mag die gleichartige Heredität beigezogen werden.

Eine Zeitlang kann unter Umständen die Differentialdiagnose gegenüber einer organischen Geistes- oder Gehirnkrankheit schwierig sein, weil, abgesehen von den Krampfanfällen und Absenzen, auch die psychischen Symptome (Assoziationen, Verwirrungsanfälle) der beiden Krankheitsgruppen Ähnlichkeit haben können. Hier muß bei genauer körperlicher und psychischer Untersuchung das Auffinden der spezifischen Zeichen der einen oder anderen Krankheit schließlich entscheiden.

Gegenüber der Schizophrenie ist, abgesehen von den erwähnten Misch- oder Übergangsformen, die Diagnose meist leicht, wenn man an die epileptischen Zeichen denkt. Auch kleinere Züge können an sich oft die Diagnose erleichtern oder sichern: eine anscheinend ganz verwirrte Person in Bewegung, die dabei mit jeder Hand dauernd ein sorgfältig zusammengefaltetes Taschentuch handhabt, ohne es aus den Falten zu bringen, wird wohl immer epileptisch sein.

Von den auffallenderen Symptomen sind beiden Krankheiten gemeinsam: Die Neigung zu Symbolik, zu unscharfen Ideen, zu Neologismen. Die Symbolik der Epilepsie führt nicht zu den fixen Wahnideen oder gar zu Halluzinationen wie bei der Schizophrenie. Sie bleibt mehr eine Eigentümlichkeit des Denkens. Die Unschärfe der Ideen und Begriffe ist bei der Schizophrenie eine ganz ungleiche. Neben den unsinnigsten Vorstellungen kommen viele ganz normal scharfe vor, während der verblödete Epileptiker überall Schwierigkeiten hat, sich klare Begrenzungen zu schaffen. Die epileptischen Neologismen bestehen mehr in schlechten Wortbildungen als in eigentlichen Neuschöpfungen: „Gefallende Liebe" ist mit Wahrscheinlichkeit eine epileptische Bildung: „Dossierweg" für die geheimnisvolle Art der Verfolgung und „Anona" für Morphium sind schizophren.

Vor der Verwechslung eines epileptischen dämmerigen Wutanfalles mit *manischem Zerstörungstrieb* schützt u. a. der Mangel an Ablenkbarkeit und Ideenflucht; aber man darf die Umständlichkeit, bei der der Patient nicht ablenkbar ist und sein Ziel nicht vergißt, und die Unterbrechbarkeit nicht mit der zielwechselnden Ideenflucht zusammenwerfen.

Die Anfälle unterscheiden sich gut von *hysterischen*; wichtig sind namentlich der tonisch-klonische Typus, die kurze Dauer dieser Phasen, der Zungenbiß und andere Verletzungen, die Pupillenstarre. Unwillkürlicher Abgang von Urin und Kot kommt beim hysterischen Anfall kaum vor. Fußklonus oder Babinski nach dem Anfall schließt die bloße Hysterie aus. Unter Umständen gibt der gut bleibende Puls trotz anscheinend schweren Zustandes den Hinweis auf Hysterie, dann die Beeinflußbarkeit, die Schonung für sich und andere beim Umsichschlagen und Hinfallen, die reagierenden Pupillen, Dinge, die dem epileptischen Anfall fremd sind. Die große Abhängigkeit des hysterischen Anfalles von äußeren Einwirkungen, die geringe der epileptischen Syndrome genügt bei vorsichtiger Bewertung der Zusammenhänge oft allein zur Unterscheidung. Im übrigen ist nicht zu vergessen, daß bei Epileptischen auch *alle* hysterischen Symptome vorkommen können.

Die nämlichen Zeichen helfen den Anfall von der *Simulation* unterscheiden. Schwindelanfälle können auch bei *Nervösen, Arteriosklerotikern* und überhaupt allen *Hirnkrankheiten* vorkommen, wenn auch selten in der nämlichen Ausprägung wie bei Epilepsie mit der kurzen Dauer und der scharfen plötzlichen Abgrenzung (Absenzen, vgl. oben S. 269).

Unmöglich ist unter Umständen für den Moment die Unterscheidung des epileptischen Dämmerzustandes von einem *pathologischen Rausch*, besonders da bei diesem auch epileptiforme Anfälle vorkommen und der Alkohol epileptische Syndrome auslösen kann.

Vom epileptischen Dämmerzustand zu den *Verstimmungen* und *Aufregungen der Oligophrenen* führen so viele Übergänge, daß man unter Umständen dauernd die Frage offen lassen muß, ob bloße Oligophrenie oder Kombination mit Epilepsie vorliege.

In gerichtlichen Fällen kann man zur Diagnose benutzen, daß beim Epileptiker schon 0,2—0,3 Cardiazol einen Anfall auslöst, beim Nichtepileptiker erst eine mindestens doppelt so hohe Dosis.

Die *Pathologie* der genuinen Epilepsie ist trotz aller darauf bezüglichen Arbeiten noch ganz unbekannt. Sie kann eine konstitutionelle Degeneration des Gehirns, etwas Teratologisches sein; dafür sprächen die häufigen körperlichen Degenerationszeichen. Der histologische Hirnbefund ist gewiß zum größten Teil sekundäre Folge der Gefäßkrämpfe, die immer den motorischen Anfall einleiten. Ziemlich konstante, aber in ihrem Zusammenhang noch unverstandene Befunde sind Schwankungen des Säure-Basengleichgewichts nach oben oder unten und Wasserretention. Den jetzigen humoralpathologischen Anschauungen gemäß wird die Krankheit — oder wenigstens der Krampfanfall mit seinen Äquivalenten — aufgefaßt als Folge einer Autintoxikation. Die chemischen Untersuchungen von Blut und Harn sprechen dafür trotz ihrer Uneinheitlichkeit, vor allem aber die Beobachtung, daß, wenn man die Anfälle bei den Patienten, die präparoxysmelle Verstimmungen haben, durch Brom unterdrückt, leicht diese Verstimmungen sich verlängern, bis man einen Anfall erlaubt. Der Krampfanfall scheint also in gewisser Beziehung die Bedeutung einer Krise zu haben, und da der Harn unmittelbar nach den Anfällen giftiger sein soll als sonst, könnte diese Krise eine chemische sein.

Man stellt sich auch vor, daß der Hirndruck, den man bei Status epilepticus konstatieren kann, etwas mit der Epilepsie zu tun habe; doch sind die bekannten klinischen Erscheinungen des Hirndruckes von der Epilepsie gut zu unterscheiden.

Physiologisch muß man sich wohl denken, daß Hirnrinde und tiefere Stellen zusammen den Anfall bedingen.

Behandlung. Für die *Vorbeugung* läßt sich nichts tun, als die Fortpflanzung der Epileptiker und Degenerierten überhaupt verhindern und den Alkoholgenuß bekämpfen.

In der Behandlung[1] spielen *Brom* und *Luminal* die Hauptrolle. Man gibt Brom als Bromkali (das billigste) oder als Bromnatrium, das die (übrigens nicht auffallende) Kaliwirkung vermeidet, oder in Form eines Gemisches von Bromammonium, -natrium und -kalium zu gleichen Teilen in Gaben von 3—5, *vorübergehend* bis zu 8 g im Tag (bei Kindern natürlich entsprechend weniger). Man probiert die Dosis aus, bei der die Anfälle fehlen oder auf ein Minimum beschränkt bleiben; sie läßt sich im Anfang, etwa im Laufe des ersten Jahres, manchmal noch etwas vermindern, dann aber hält man sich dauernd (jahrelang, am besten für immer) auf dieser Dosis. Aussetzen und Schwanken rächt sich in den beeinflußbaren Fällen leicht; *plötzlichem Aussetzen folgt oft ein tödlicher Status epilepticus.* Wichtig ist, das Salz in großer Verdünnung zu geben, etwa zwei Deziliter pro Gramm, weil sonst der Magen angegriffen und der Patient zu leicht des Mittels überdrüssig wird.

Die Wirkung kann verstärkt werden durch Verminderung des Kochsalzes (täglicher Verbrauch etwa doppelt bis dreimal so viel wie die tägliche Dosis Brom). Da eine große Quantität desselben in der Suppe aufgenommen wird, kann man diese mit Brom salzen oder am schmackhaftesten durch eine Bouillon aus *Sedobrol,* einer Kombination von Bromnatrium mit Suppenwürze, ersetzen. In dieser Form wird das Mittel gerne genommen, verleidet am wenigsten und scheint auch sonst am besten

---

[1] Siehe Sammelbericht von Wuth: Fortschr. Neur. **1930 II.**

zu wirken; es ist aber sehr teuer geworden. Bei schweren Fällen gibt ULRICH mit Erfolg Sedobrol, kombiniert mit Chloralhydrat, 0,5—1,5 täglich abends verabreicht, namentlich bei nächtlichen Anfällen.

Bromismus wird meistens besser durch Gaben von Kochsalz als durch stärkere Bromherabsetzung oder gar durch Entzug bekämpft (ferner Hautgeschwüre innerlich durch Arsen, äußerlich mit Quecksilbersalben).

Maßgebend für die Heilwirkung sowie für die Entstehung von Bromismus ist nicht die absolute Quantität des Broms, sondern sein Verhältnis zum Chlor. In dazu eingerichteten Anstalten kann man nach dem „*Bromspiegel*" im Urin regulieren: „Bromspiegel 10" heißt, von 100 Chlormolekülen sind 10 durch Brom ersetzt. Im Privathaus wird es genügen zu wissen, daß ein gefährlicher Bromismus sicher vermieden wird, wenn man dreimal so viel Kochsalz erlaubt als Bromsalz.

Luminal wird gegeben 2mal täglich 0,05, steigend im Laufe von etwa 14 Tagen bis etwa 3mal 0,1, in schweren Fällen auch noch etwas höher. Vorteilhaft ist, die Abenddose größer zu bemessen als die Tagesdosen.

Wenn Brom und Luminal ungenügend wirken oder unangenehme Nebenerscheinungen zeigen, empfiehlt sich ein Versuch mit *Borpräparaten* (z. B. Tartarus boraxatus 8—14 g pro die, vor dem Einnehmen frisch in Wasser zu lösen). Die Wirkung des Bors beruht auf Entquellung des Gehirns. Auch bei Bor gibt es Vergiftungserscheinungen, besonders juckende Ekzeme und Abmagerung.

Immer mehr gibt man verschiedene Mittel in *Kombination*. Von Brom und Luminal ist dann je die Hälfte der sonstigen Gabe nötig. Man kombiniert auch Brom oder Luminal mit kleinen Dosen von *Atropin*. (Zum Beispiel 3mal täglich $^1/_4$ mg Atropin. sulfuric.) Eine Kombination von Calcium mit Brom stellt das *Calcibronat* dar, das angenehmer schmeckt als Bromsalz und oft besser ertragen wird.

An Stelle von Medikamenten kann eine strenge „ketogene Diät" (Beschränkung der Kohlehydrate bis auf 1 : 5 im Verhältnis zu Fett) die Frequenz der Anfälle herabdrücken. Es handelt sich um ein auf die Dauer schwierig durchzuführendes Verfahren, das aber bis 38% „Heilungen" herbeiführen soll. Wirksam soll dabei die *Entwässerung* und die *Acidose* sein.

Wichtig ist neben dem Medikament die *Regulierung der ganzen Lebensweise*, indem man Exzesse in allen Richtungen, in Arbeit, Essen, Trinken, Vergnügungen, affektiven Reizungen vermeidet. Alkohol ist auch in kleinen Dosen zu verbieten. — Bei früh erkrankten Kindern soll man daran denken, maß man sie so schnell als möglich eine nützliche Beschäftigung lehrt, die sie später ausüben können. Wenn die Kranken verblödet sind, können sie nichts Neues mehr lernen, aber das Eingelernte benutzen.

Da in der Freiheit die Epileptiker mit ihren Verstimmungen und Launen und starken Reaktionen auf kleinliche Unbequemlichkeiten der strikten Durchführung der Kur gerne Schwierigkeiten machen, tut man oft gut, diese in einer Anstalt einleiten zu lassen, wo der Aufenthalt viele Monate, ein Jahr oder noch mehr zu dauern hätte. Sieht man, daß mit einem Medikament kein wesentlicher Vorteil mehr zu erreichen ist, was in den fortgeschrittenen Fällen, wie sie z. B. in den Irrenanstalten hängen bleiben, das Gewöhnliche ist, dann soll man darauf verzichten. Wo das Medizinieren nichts nützt, gibt es bei diesen launenhaften Kranken beständig Anlaß zu Reibereien, und wenn ein Status die Anwendung von Brom nötig macht, ist sie offenbar wirksamer bei nicht daran gewöhnten Kranken.

Von den vielen *operativen Eingriffen*, die man schon gegen die Epilepsie unternommen hat, sind nur geblieben die Operationen von reizenden peripheren Narben (eine ganz seltene Veranlassung der Epilepsie) und von Hirnnarben und Exostosen des Schädelinnern. Aber auch diese Fälle müssen vor und nach der Operation medikamentös behandelt werden. *In chirurgischer Hinsicht ist es aber wichtig, daß man keinen Hirntumor übersieht, der eine genuine Epilepsie vortäuscht.*

Bei Epilepsie nach Hirnverletzung begünstigt stärkere körperliche und geistige Anstrengung das Auftreten von Anfällen. Die Kranken sind deshalb, wenn möglich, stark unter dem Maximum ihrer Leistungskraft zu beschäftigen.

Der einzelne Anfall läßt sich ausnahmsweise einmal coupieren durch Abbinden des Gliedes, in dem die Aura auftritt, oder durch Strecken des Aurakrampfes. Gewöhnlich muß man den Anfall ablaufen lassen. Gegen den *Status epilepticus* wirkt oft Chloralhydrat (in Klysma mit Brom, eventuell verbunden mit Bädern von nahezu Körperwärme), Luminalnatrium subcutan oder Somnifen 2—4 ccm intravenös[1]. — Bei Verwirrtheitszuständen hat sich Lumbalpunktion zeitweise als nützlich erwiesen.

Gegen Verletzung im Anfall ist prophylaktisch nicht viel zu machen, als daß man die Kranken — allerdings meist vergeblich — warnt, sich in Situationen zu begeben, in denen ein Anfall gefährlich werden kann. Gute Beaufsichtigung kann natürlich manches Unglück verhüten, aber gar nicht jedes. Kranke, denen die Aura das Nahen des Anfalles ankündet, haben oft noch Zeit, sich in eine ungefährliche Stellung zu bringen oder den schützenden Wärter herbeizurufen. Dieser hat neben den selbstverständlichen Maßregeln namentlich auch dafür zu sorgen, daß der Patient nicht im Sopor dadurch erstickt, daß die Zunge nach hinten fällt.

Als der Epilepsie *affine Krankheiten, „Randpsychosen" der Epilepsie,* bezeichnet KLEIST die *Affektepilepsie,* die *Pyknolepsie,* die *Narkolepsie,* die *periodischen Schlafzustände,* die *Dipsomanie* und gewisse Formen von *Poriomanie,* die *Migräne,* die *epileptoide Psychopathie,* die *episodischen Dämmerzustände. Epileptoid* s. S. 103. Die „Affinität" besteht darin, daß in den Familien dieser Kranken von Psychosen am häufigsten Epilepsie vorkommt, während z. B. Schizophrenie und manisch-depressives Irresein selten sein sollen, und daß je ein Symptom bei ihnen im Vordergrund ist, das auch Teilerscheinung der vollentwickelten Epilepsie sein kann, so daß sich die Vorstellung aufdrängt, die ausgesprochene Epilepsie sei anlagegemäß eine Kombination aller der Einzelgene, die diesen affinen Krankheiten zugrunde liegen.

Als **Affektepilepsie** (BRATZ) oder **reaktive Epilepsie** (BONHOEFFER) werden Psychopathien bezeichnet mit Reizbarkeit, Haltlosigkeit, endogenen Verstimmungen, krankhafter Neigung zum Schwindeln, ein Boden, auf dem affektive Einflüsse häufigere oder seltenere epileptiforme Anfälle auslösen können, die medikamentöser Behandlung nicht zugänglich sind. Von einzelnen wird die Existenz der Krankheit bestritten.

Die **Friedmannsche Krankheit** (Pyknolepsie, ungeschickter Weise auch Narkolepsie genannt) besteht in sich sehr oft wiederholenden, nur etwa 10 Sekunden dauernden Anfällen von Unfähigkeit, zu denken und sich zu bewegen, ohne Verlust des Bewußtseins, mit Verdrehen der Augen nach oben. Sie kommt bei Kindern vor und heilt ohne Verblödung mit den Jahren. Die Krankheit darf nicht mit epileptischem petit mal verwechselt werden. — **Narkolepsie** äußert sich in Minuten bis Stunden dauernden Anfällen von Bewußtseinstrübungen bis zu Schlaf, Zufallen der Augen, Tonusverlusten in verschiedenen Muskelgruppen. Sie kann konstitutionell oder symptomatisch sein. — Die **Dipsomanie** siehe bei den alkoholischen Krankheiten. — Die **epileptoide Psychopathie** ist noch kein klarer Begriff; besonders werden hervorgehoben Reizbarkeit, kurz dauernde Verstimmungen, klebrige Affektivität, Umständlichkeit, die epileptische Art der Religiosität, auf körperlichem Gebiet Neigung zu Pigmentierung, häufige Linkshändigkeit. — KRAEPELIN möchte zur Epilepsie auch das *Amok* der Malaien zählen, wobei die Patienten plötzlich mit gezücktem Dolch durch die Straßen rennen, beliebige Leute niederstechend, bis die Kranken zusammenstürzen oder, was häufiger ist, erschossen oder sonst unschädlich gemacht werden. Die eintönige Wiederholung des nämlichen psychischen Syndroms bei den verschiedenen Patienten scheint mir aber doch auf wesentliche Mitwirkung eines psychischen Faktors hinzudeuten.

Am wichtigsten sind die **episodischen Dämmerzustände** (KLEIST): plötzlich autochthon entstehende und rasch nach Stunden, Tagen, seltener erst nach Wochen abfallende Zustände mehr oder weniger gestörten Bewußtseins mit Verkennung der Umgebung, Personenverwechslung, gelegentlich sogar autopsychischer Desorientierung. Optische, akustische, körperliche Halluzinationen sind häufig; auch Wahrnehmung agnostischen Charakters sind beobachtet. Die Affektivität ist verschieden; am häufigsten herrscht wohl Angst vor; daneben finden sich jähe Affektschwankungen von Angst zu Zorn oder Wohlbefinden bis zur Ekstase. Zentrifugal kommen Akinesen und Hyperkinesen, heftige Triebe und Impulse gegen andere und sich selbst,

[1] In der hiesigen Anstalt für Epil. hat man infolge der Brombehandlung bei salzarmer Kost seit Jahren keinen Status mehr auftreten sehen.

dann wieder Schlafzustände und Benommenheit vor. Kopfweh und andere Parästhesien sind als Prodrome, aber auch auf der Höhe der Krankheit häufig. Das Denken ist unvollständig, unklar; das Bild hat Ähnlichkeiten und Übergänge zu epileptischen Dämmer- und Aufregungszuständen, zu den episodischen Verstimmungen und Aufregungen Oligophrener und anderer Patienten mit gröberen Hirnstörungen, zu den Migränepsychosen, den poriomanischen und anderen impulsiven Zuständen usw. Die Anfälle können sich viele oder auch nur wenige Male während eines Lebens wiederholen, beim nämlichen Kranken meist in ähnlichen, gelegentlich auch in verschiedenen Formen. — Die einzelnen Symptome haben kaum spezifischen Charakter; die Diagnose muß aus dem Gesamtbild und namentlich durch Ausschluß anderer Krankheiten gemacht werden.

IX. Die Schizophrenien (Dementia praecox).

Nachdem aus den „funktionellen Psychosen" die Paralyse ausgeschieden worden war und ihr ganz von selbst die anderen organischen Formen folgten, blieb die theoretische Psychiatrie 70 Jahre lang dem Chaos der häufigsten Geisteskrankheiten gegenüber vollständig hilflos. Erst Kraepelin fand, Ideen Kahlbaums folgend, zwischen den akuten Formen, die in „sekundären Blödsinn" oder „sekundäre Paranoia" übergingen (Dementia praecox), und den gutartigen (manisch-depressives Irresein) symptomatologische Unterschiede, und zwar in dem Sinne, daß bei den schlimmen Formen Symptomengruppen häufig vorkamen, die bei den anderen nur selten zu sehen waren (nicht aber umgekehrt). Den schlecht ausgehenden akuten Psychosen erwiesen sich aber auch identisch eine Anzahl von Anfang an chronisch verlaufender Krankheiten, die man früher als etwas ganz anderes ansah, und außerdem ein großer Teil der nicht bis zur Verblödung verlaufenden akuten Syndrome, die im Anfang den bösartigen ganz gleich sind und in den Nachzuständen bei genauem Zusehen doch Anomalien zeigen, die sich nur quantitativ von den schweren sekundären Formen unterscheiden. Alle diese Bilder wiesen, jene Symtome mehr oder weniger zahlreich und in den einzelnen Fällen verschieden gruppiert auf. Während also ein manisch-depressiver Anfall sozusagen immer gut ausgeht, ist die Prognose eines Anfalles von Dementia praecox gar nicht immer eine schlechte, indem in sehr vielen Fällen nach Ablauf eines Schubes nur geringe Veränderungen der Psyche zurückbleiben. Diese Eigentümlichkeiten haben aber in schweren und leichten Fällen die nämliche Qualität. Da die Krankheit nicht zur Demenz fortzuschreiten braucht, und sie gar nicht immer präcociter, d. h. in der Pubertät oder bald nachher auftritt, paßt der Name Schizophrenie besser.

Diese Krankheit kann in jedem Stadium stillstehen, und manche ihrer Symptome können sich sehr weit oder ganz zurückbilden; aber wenn sie weiterschreitet, führt sie zu einer Verblödung bestimmten Charakters.

Die schizophrenen Krankheitsbilder sind unendlich mannigfaltig, weshalb es manche Jahre brauchte, bis der Begriff in seinem ganzen Umfang allgemeinere Anerkennung fand. Neuere Studien weisen nun aber darauf hin, daß nicht nur die von Anfang an bestimmt in den Schizophreniebegriff einbezogenen, sondern auch die nur vermutungsweise dabei genannten Typen, sogar mit Einschluß der Paranoia Kraepelins, eine Einheit bilden. Worin diese psychopathologische Einheit besteht, wissen wir aber nicht. Jedenfalls hat die große Mehrzahl — wenn nicht alle Formen — einen einheitlichen hereditären Faktor. Die Verschiedenheiten der Krankheitsbilder mögen von den übrigen konstitutionellen Eigenschaften bedingt sein; so scheint die relative Immunität der Persönlichkeit bei Paranoid und Paranoia mit der Beimischung pyknisch-syntoner Elemente zusammenzuhängen. Das katatone Syndrom muß wohl eine Störung sein, die von dem schizophrenen Prozeß besonders leicht ausgelöst werden kann, oder dann eine bald stärkere, bald schwächere Äußerung des Mosaiks der Einzeleigenschaften selbst, in die sich der ganze Schizokomplex aufteilt. Bei der Häufigkeit der katatonen Symptome und ihrer unmerklichen Abstufungen bis zu den ganz katatoniefreien Typen ist das erstere das Wahrscheinlichere.

Aufklärung wird wohl zu suchen sein teils in den Hereditätsstudien, teils in der Fortsetzung der KLEISTschen Untersuchungen über die extrapyramidalen Funktionen der Basisapparate.

BUMKE vermutet, daß als schizophren beschriebene Krankheitsbilder präformierte Reaktionsformen auf verschiedene Ursachen seien, und wirklich läßt sich z. B. das katatone Syndrom kaum anders auffassen, solange man nicht elementare Unterschiede in den bei den verschiedensten Krankheiten ähnlichen katatonen Zuständen nachgewiesen hat.

a) Die einfachen Funktionen[1].

Unter den **Grundsymptomen** sind die Störungen der **Assoziationen** (S. 43 ff.) besonders wichtig. Die normalen Ideenverbindungen büßen an Festigkeit ein; beliebige andere treten an ihre Stelle. So können aufeinanderfolgende Glieder der Beziehung zueinander ganz entbehren, so daß das Denken unzusammenhängend wird:

„Die Eicheln // und das heißt auf französisch: Au Maltraitage. — // TABAK. (Ich habe dir so schön gesehen.) // Wenn auf jede Linie etwas geschrieben ist, so ist es recht. „Jetzt ischt albi elfi grad. Der Andere. — // Hü, Hü, Hüst umme nö hä! — // Zuchthäuslerverein: Burghölzli. — // Ischt nanig à près le Manger! ? — ! ?! — Meine Frau war eine vermögliche gewesen.“

An den mit // bezeichneten Stellen dieses Beispiels ist der Gedankengang ganz unterbrochen, vielleicht auch noch an anderen Orten. Dadurch wird das Ganze unlogisch und unverständlich. Aber auch der formelle Zusammenhang ist zerrissen. Französisch, deutsch und Dialekt und italienisch-deutsch gehen durcheinander ohne ersichtlichen Grund. Der Patient kann zu gut französisch, als daß man annehmen dürfte, die Fehler in der französischen Orthographie seien bloße Versehen; sie entsprechen den Entgleisungen des ganzen Gedankenganges. Warum das Wort „Tabak“ auf einmal in großen römischen Lettern geschrieben ist, darauf kann das normale Denken ebensowenig Antwort geben, wie es die anderen Zusammenhangslosigkeiten nachdenken kann.

Ein anderes Beispiel: „Meerwasser, Tiefsee, Unterlage, Interlaken, Davos, Schweiz, ich komm auch hin, ich hab doch hoch Binnensee, bitte, bitte, sind wir Hochwasser, Binnenwasser ganz kalt und ruhig. Hochsee, Tiefsee, négligeant (PFERSDORFF).“

Die Beziehungslosigkeit drückt sich auch häufig in den Antworten auf Fragen aus: Warum arbeiten Sie nicht (sc. bei den Hausgeschäften)? „Ich kann ja nicht französisch.“ Hier ist nur die Form einer Antwort auf die Frage gewahrt; der Inhalt entbehrt jeder Beziehung zu der letzteren. Der Patient schlägt Scheiben ein, „weil gerade der Arzt kommt“; er lacht, „weil der Arzt gerade die Kommode ausräumt“, auf Vorhalt, daß er ja schon vorher gelacht habe, hat er es getan, weil die Sachen noch drin waren. Alle möglichen Unarten werden damit motiviert, daß man die Kranken in der Anstalt hält, und es nützt nie etwas, ihnen zu sagen, daß der kausale Zusammenhang, wenn überhaupt einer besteht, ein umgekehrter sei.

Manchmal fehlen nur einzelne der zahlreichen Fäden, die unsere Gedanken leiten. Das kann sich schon in einer Wandelbarkeit und Unklarheit von Begriffen, und zwar auch der gewöhnlichsten, äußern; der Vater kann von sich als Mutter seiner Kinder sprechen. Dieser Begriff drängt sich beispielsweise an die Stelle des richtigen Vaterbegriffes deshalb, weil er gerade von der liebenden Sorge für die Kinder redet, die ja häufiger mit der Mutter als mit dem Vater in Beziehung gebracht wird; zugleich existiert aber dann die Differenz zwischen ihm selbst und der Mutter (seiner Frau) nicht mehr.

Mit den Begriffen „Land“ und „Kugel“ — oder deren Bezeichnungen — wird sonderbar umgegangen im folgenden Beispiel: Ein Patient bekommt vier Kartenstückchen, die (sehr leicht) zur Figur einer Kirche zusammengelegt werden können. Er macht daraus eine sinnlose Figur und nennt das ein neues Land — eine neue „Kugel“ (K. SCHNEIDER).

In bezug auf den fortschreitenden Gedankengang vgl. das „Brutus war ein Italiener“ (S. 43), wo die Beziehungen auf die alte Zeit durch

[1] Diese Beschreibung kann nicht den ganzen Tatbestand erschöpfen. Sie hält sich hauptsächlich an die Formen, die noch einen Kontakt erlauben. Namentlich bei akuten Fällen kommen noch andere Elementarstörungen hinzu, die zu erforschen noch nicht gelungen ist.

die auf die neue ersetzt sind, oder: Haben Sie Kummer? „Nein.“ Ist es Ihnen schwer? „Ja, Eisen ist schwer.“ „Schwer“ wird hier auf einmal im physikalischen Sinne gebraucht unter Außerachtlassung des aktuellen Zusammenhanges. So bekommt der Gedankengang und die ganze Ausdrucksweise etwas *Bizarres*. Eine Loslösung von der Situation ist es auch, wenn eine Näherin jedesmal, da sie den Faden mit dem Munde benetzt, meint, sie werfe eine Kußhand.

Die Unvollständigkeit der Begriffe erleichtert das Zustandekommen von *Verdichtungen*, die denn auch bei der Schizophrenie ungemein häufig sind. Verschiedene Geliebte, verschiedene Aufenthaltsorte werden nicht mehr auseinandergehalten; das eine Mal ist der eine Geliebte, der eine Ort der Repräsentant des ganzen Sammelbegriffes, das andere Mal ein anderer. Hierbei ist aber der Ausdruck „Sammelbegriff“ in einem anderen als dem geläufigen Sinne gebraucht. Für den Patienten entstehen durch solche Verdichtungen keine Kollektivbegriffe; er meint, einen Individualbegriff zu haben, und nur dem Beobachter kommt es zum Bewußtsein, daß in dem Begriff verschiedene Einzeldinge stecken. Beispiele von Verdichtungen sind auch „Dampfsegel“, aus Dampfschiff und Segelschiff, und „trauram“ aus traurig und grausam, oder der Satz: „der Herrgott ist das Schiff der Wüste“, wobei Ideen aus der Bibel von Gott und Wüste und Kamel mit dem in anderem Zusammenhang erworbenen bildlichen Ausdruck für das nützliche Tier in einen unsinnigen Satz zusammengeschweißt werden.

Oft tritt ein Begriff für einen anderen ein: *Begriffsverschiebung* (vgl. S. 65, die hornförmigen Dinge).

Eine Patientin hatte ihre, ihr eklig gewordene Stelle als „Stütze“ der Hausfrau verlassen; nun bekommt sie eine unbezwingliche Abneigung gegen alles, was einer Stütze, einem Stock ähnlich sieht. In diesen Fällen geht die Verschiebung über den Affekt; sie kann aber auch auf beliebigem assoziativem Wege entstehen: zwei Männer werden miteinander verwechselt, weil sie irgendeine Ähnlichkeit haben: der Direktor der Irrenanstalt wird dem Hausvater der Erziehungsanstalt substituiert. Eine Paranoide „ist ein Bock“, d. h. sie ist mit ihrem geliebten Pfarrer vereinigt: Pfarrer = Christus = Lamm = Bock.

Ein Spezialfall der Verschiebung ist das *Symbol*, das in der Schizophrenie eine große Rolle spielt, aber nicht in seiner gewöhnlichen Verwendung, sondern in der Art, daß es an die Stelle des ursprünglichen Begriffes tritt, ohne daß der Patient es merkt: er sieht Feuer oder wird gebrannt, indem er diese Dinge, die dem Normalen Symbol für Liebesgefühle und Liebesgedanken sind, als Wirklichkeit halluziniert. Er hat „gehört“, wie der Direktor ihm „die Zunge herausstreckte“. Dies wird wörtlich genommen, obschon er nur halluzinierte, daß man ihn auslachte.

Eine Katatonika hört den Storch klappern in ihrem Leibe, d. h. sie ist schwanger. — Ein Patient *ist* der Mond, die Frau die Sonne. Die Frau und die Sonne repräsentieren die Thora und die Gerechtigkeit; der Mond das Schwert. Das Verhältnis der Frau zu Dr. B. *ist* Psyche und Amor. Die Frau *ist* die Liebesgöttin, sie kann Kranke heilen.

Ebensogut wie nebensächliche Fäden aus der Gedankenleitung können auch die *Zielvorstellungen* fehlen. In der „Blütezeit für Horticulteur“ (S. 44) ist kein Zweck des Schreibens zu sehen. So bekommt man auch häufig Briefe von Patienten in die Hände, die alles Mögliche beschreiben, was um sie ist und vorgeht, sogar was ihre Feder für eine Aufschrift trägt; aber weder der Leser noch der Kranke selbst wissen, warum solche Banalitäten geschrieben werden. Auch sonst werden verständliche und unverständliche Dinge mündlich und schriftlich ohne jeden Zweck geäußert und ebenso allerlei unmotivierte Handlungen begangen. Durch diese Ziellosigkeit bekommt der Gedankengang manchmal Ähnlichkeit mit der *Ideenflucht*; bei dieser wird aber ein affektbetontes Ziel gegen ein anderes getauscht; beim Schizophrenen fehlt überhaupt ein Ziel im Sinne des Gesunden.

Infolge des Mangels eines Zieles gerät der Gedankengang so leicht in *Nebenassoziationen,* daß unter Umständen bloße Alliterationen die leitenden Faktoren werden, wie in „Schuh — Schönheit". Hier hat natürlich neben der Alliteration noch irgendeine andere Idee den Gedankengang beeinflußt, aber da die nämliche Patientin (wie übrigens auch andere) noch viele gleichartige Assoziationen zu machen pflegte, kann die Alliteration kein Zufall sein.

Manchmal erklären sich anscheinend sinnlose Assoziationen durch Zwischenglieder, die zwar den Patienten nicht zum Bewußtsein kommen, aber doch vom Beobachter zu erraten sind. So wenn ein junges Mädchen auf „Stengel" sagt „Wädenswil". In Wädenswil im „Engel" hatte sie denjenigen kennengelernt, der in der Krankheit ihre Komplexe beherrschte. Solche *mittelbare Assoziationen* werden viel mehr im Assoziationsexperiment als im gewöhnlichen Denken deutlich.

Durch alle diese Störungen wird das Denken unlogisch, unklar und, wenn viele solcher Fehler sich aneinanderreihen, *zerfahren, inkohärent.* Die Zerfahrenheit wird noch vergrößert durch eine eigentümliche Art der *Ablenkbarkeit:* Im Gespräch scheinen die Kranken manchmal sehr schwer oder gar nicht ablenkbar, denn sie gehen wenig auf das ein, was man ihnen sagt, fahren allen Zwischenfragen zum Trotz in ihrem Gedankengang fort, dafür werden sie durch irgendwelche Zufälligkeiten, die gerade ihre Sinne treffen, das Tintenfaß, ein Geräusch, auf ein gar nicht zur Sache gehörendes Thema gebracht. Die normalen Direktiven durch Fragen von außen und Zielvorstellungen von innen vermögen beide nicht den Gedankengang in den richtigen Bahnen zu halten. Sind die Kranken in einem Affekt, fangen sie an zu schimpfen, so fehlt die Ablenkbarkeit oft vollständig.

Auffallend ist auch eine krankhafte Neigung zu *Verallgemeinerungen,* zum Übergreifen eines Gedankens, einer Funktion überhaupt auf andere Gebiete. Wahnideen, die nur gegenüber einer bestimmten Person entstehen konnten, werden auf andere übertragen, mit denen sie gar keinen inneren Zusammenhang mehr haben. Der Kranke ist gereizt worden und verabreicht zunächst dem Schuldigen eine Ohrfeige, dann aber auch noch den anderen, die gerade in der Nähe sind; eine Stereotypie wird zunächst nur durch bestimmte Umstände, unter denen sie eine verständliche Bedeutung hat, hervorgerufen, dann aber wird sie auch ohne erkennbaren Anlaß und schließlich kontinuierlich jahrelang ausgeführt. Eine Sperrung, die infolge Anschneidens eines bestimmten Komplexes entstanden ist, greift auch auf andere Themen, häufig auf die ganze Psyche über und überdauert auch zeitlich den Anlaß beliebig lange.

Ganz besonders wichtig ist, daß bei dieser Assoziationsschwäche wie bei jeder anderen die *Affekte* eine größere Herrschaft über den Gedankengang bekommen: Wünsche und Befürchtungen dirigieren an der Stelle von logischen Zusammenhängen die Richtung; so bilden sich die unsinnigsten *Wahnideen,* und für übertriebenes *dereistisches Denken* (S. 24) mit seiner Abwendung von der Wirklichkeit, seiner Neigung zur Symbolik, zu Verschiebungen und Verdichtungen wird die Bahn frei.

Sperrungen („Gedankenentzug"), *Gedankendrängen* s. S. 45.

In manchen Fällen besteht Neigung zu *Perseveration*; die Kranken kommen von einem Thema oder von einem oder mehreren Worten nicht los, und so können, abgesehen von sinnhaftem Klebenbleiben am nämlichen Gedanken, Reihen zustande kommen wie: „Liebe, Diebe, Gabe, Dame, haben, Liebe, Diebe, Gaben, Dame, haben, Liebe, Diebe, zurückgenommen, zurückgenommen, zurückgenommen, zurückgenommen, haben ..." Dabei ist das Denken meist vorübergehend oder dauernd sehr verarmt.

Natürlich finden sich bei Affektverschiebungen auch *Ideenflucht* oder *Hemmung*. Daneben ist aber bei akuten Fällen eine nicht depressive Hemmung nicht so selten, die offenbar von einer allgemeinen Erschwerung der zentralen Vorgänge durch irgendwelche chemische oder physikalische Anomalien (z. B. Hirndruck oder Hirnschwellung) herrührt.

Affektivität. In den schwereren Formen der Schizophrenie ist die „*affektive Verblödung*" das auffallendste Symptom. In den Pflegeanstalten sitzen Kranke herum, die jahrzehntelang keinen Affekt zeigen, begegne ihnen oder ihrer Umgebung, was da wolle. Sie sind indifferent gegen Mißhandlungen; sich selbst überlassen legen sie sich in durchnäßte und gefrorene Betten, kümmern sich nicht um Hunger und Durst. Sie müssen in allen Beziehungen besorgt werden. Auch den eigenen Wahnideen gegenüber sind sie oft auffallend gelassen.

In weniger schweren Fällen sehen wir noch Affektäußerungen, manchmal ziemlich viele; doch sind sie qualitativ beschränkt. Besonders oft finden wir nur noch die *Reizbarkeit,* aber dann pathologisch übertrieben. Die negativistischen Kranken sind deswegen außerhalb der Anstalten unmöglich, weil sie über alles, was ihnen nicht gefällt, gleich in Wut geraten und lärmen und dreinschlagen. Leichte und latente Schizophrene gelten draußen einfach als empfindliche und launische Leute, mit denen nicht gut Kirschen essen ist.

Manchmal ist bei sonst ganz gleichgültigen Frauen die *Mutterliebe* noch vollständig aktiv, und im engeren Verkehr mit den Durchschnittskranken sieht man noch viele Affekte, z. B. Vergnügen bei Anstaltsfesten und Spielen, Lachen über Witze, sogar Freude an künstlerischen Darbietungen. Doch liegen die feineren, auf komplizierten Vorgängen aufgebauten Empfindungen natürlich stärker darnieder als die elementaren. Die Ethik scheint nicht besonders angegriffen zu sein, obschon sie von der allgemeinen Gleichgültigkeit und Stumpfheit mitbetroffen wird.

Auch da, wo wir lebhaftere Affekte sehen, trägt im allgemeinen das ganze Benehmen doch den Charakter der *Gleichgültigkeit,* namentlich in wichtigen Dingen; ihre vitalsten Interessen, ihre eigene Zukunft wie das Geschick der Familie, lassen solche Kranke vollständig kalt, während oft ein vom Besuch gebrachter Kuchen mit Eifer verzehrt wird. Im Anfang der Krankheit, in ganz leichten Fällen und bei Spätformen ist die Abschwächung der Affekte nicht immer zu sehen; im Gegenteil kann man in einzelnen Fällen eine *Überempfindlichkeit* in den verschiedenen Richtungen beobachten. Dann gibt es aktive Schizophrene, die mit großem Eifer die Welt oder wenigstens die Gesundheit der Menschen verbessern u. dgl. Bei genauerem Zusehen aber findet man in allen diesen Fällen wenigstens partielle Defekte der Affektivität, Gleichgültigkeit gegen gewisse wichtige Dinge, temporäre Herabsetzung der Emotivität, oder Widersprüche in dem Zusammenspiel der feineren Gefühle.

Manchmal kann man deshalb nicht von einer einfachen Gleichgültigkeit reden, weil eine deutliche *Grundstimmung* von Euphorie oder Depression oder Angst besteht. Immerhin macht sich die schizophrene Versandung auch hier meist fühlbar, indem die Stimmung keine Modulationen zeigt; ganz unabhängig vom Gedankengang bleiben die Kranken in der von innen heraus bestimmten Stimmungslage; nichts ist ihnen wichtig, nichts heilig. Die allgemeine Signatur ist die „Wurstigkeit", bald mehr rein, bald in depressiver oder namentlich euphorischer Färbung.

Überhaupt ist eines der sichersten Zeichen der Krankheit der *Defekt der affektiven Modulationsfähigkeit, die affektive Steifigkeit.* Man spricht mit den Kranken über die verschiedensten Themen, ohne eine Änderung des Affektes zu bemerken, was bei manischen Verstimmungen, die ja sonst sehr starke Affektschwankungen zu zeigen pflegen, besonders in die Augen springt, während bei den weniger beweglichen depressiven Zuständen der schizophrene Charakter nicht so auffällt.

Weil keine Grundstimmung vorhanden ist, können in akuten Zuständen zufällige Ideenassoziationen qualitativ entsprechende, aber quantitativ demonstrativ übertriebene Affektäußerungen erzeugen mit plötzlichem Überspringen z. B. von jämmerlichem Weinen zu Frohlocken und dann zu Geschimpfe mit Aggression („*Register ziehen*"). Sind echte Affekte vorhanden, so haften sie oft nicht. Eigentliche Labilität in dem Sinne, daß der Affekt sich mit dem von innen oder außen dirigierten Gedankengang besonders rasch verändern würde, gehört nicht zum Bilde der Schizophrenie. Ein plötzliches Aufflammen, z. B. im Zorn, ist ja häufig zu beobachten, aber dann ist es nicht leicht möglich, den Affekt wieder abzulenken, auch wenn man das Gefühl hat, daß er „nicht in die Tiefe geht".

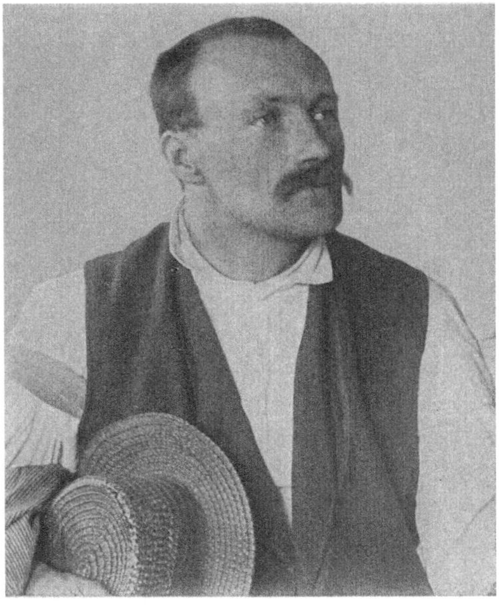

Abb. 35. Hebephrener, der den „Epaminondas" S. 44 diktierte. Die affektierte Einbildung auf dem steifen Gesicht, das sonst nichts zu sagen hat, ist bezeichnend.

Kommt ein Wechsel der Affekte vor, so geschieht er oft langsamer als bei Gesunden, die Affekte hinken den Ideen nach, oder sie erscheinen ganz launenhaft. Man weiß nicht recht, warum sie jetzt und in dieser Form auftreten.

Unter keinen Umständen ist die Affektivität ganz zugrunde gegangen. Durch Anschneiden der Komplexe kann man sehr häufig auch in scheinbar ganz gleichgültigen Fällen lebhafte und adäquate Regungen hervorrufen, und in den autistischen Ideen von scheinbar bloß vegetierenden Kranken findet man Erfüllungen von lebhaften Wünschen und Bestrebungen oder auch von Befürchtungen; ja die Analyse der schizophrenen Wahnideen und der logischen Fehler zeigt, daß das Denken stärker von den Affekten beherrscht ist als bei Gesunden. Die latente Affektivität kann auch wieder zum Vorschein kommen, wenn eine organische Hirnkrankheit (senile Atrophie, Apoplexie) die Schizophrenie kompliziert. Es ist deshalb anzunehmen, daß der Krankheitsprozeß als solcher die Affekte nicht angreift, sondern daß sie nur irgendwie funktionell an ihrem Auftreten gehindert werden, etwa in der Weise, wie ein Kind, das plötzlich in eine fremde Umgebung versetzt wird, einen Stupor ohne Affekt haben kann.

Die Affekte können auch qualitativ verändert erscheinen in der Weise, daß, was Freude erregen sollte, Trauer oder Zorn hervorruft und umgekehrt — *Parathymie.* Manchmal sind aber bloß die Äußerungen inadäquat; der Patient empfindet Freude an einem Geschenke, jammert aber dabei — *Paramimie.* (Über das schizophrene unmotivierte Lachen s. bei den Automatismen.)

Außerdem haben die Affektäußerungen gewöhnlich etwas Unnatürliches, Übertriebenes oder Schauspielerisches. Die Freude eines Schizophrenen reißt deshalb nicht mit, seine Schmerzäußerungen lassen uns kalt. Ebensowenig reagieren die Kranken manchmal auf unsere Affekte. So spricht man von einem *Defekt des gemütlichen Rapportes,* der ein wichtiges Zeichen der Schizophrenie ist. Mit einem Idioten, der kein Wort hervorbringt, fühlt man sich seelisch mehr verbunden als mit dem intellektuell vielleicht noch gut konversierenden, aber affektiv unzugänglichen Schizophrenen.

Die Affekte selbst wie ihre Äußerungen haben oft ihre *Einheit* verloren. Eine Kranke, die ihr Kind getötet, das sie als das eigene liebte, aber als das ihres ungeliebten Mannes haßte, befand sich nachher wochenlang in einem Zustand, in dem sie mit den Augen in Verzweiflung weinte und mit dem Munde lachte. Sogar halbseitig habe ich einmal eine solche Spaltung des Gefühlsausdruckes gesehen. Leichtere Störungen der Einheit der Gefühle sind häufiger.

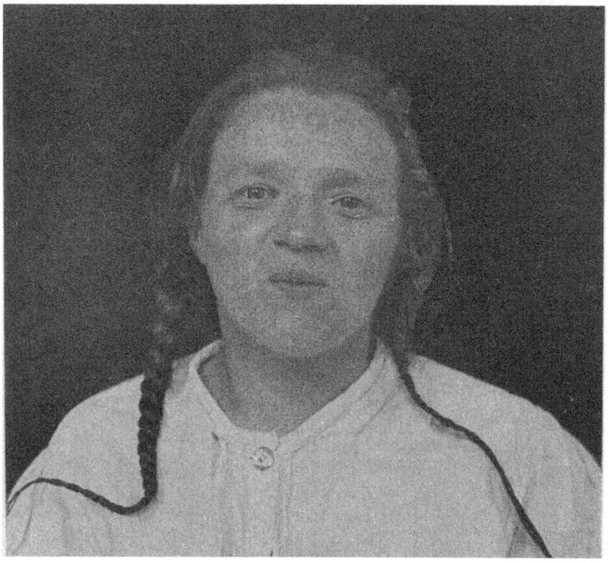

Abb. 36. Steife, süßliche Mimik bei erotischer Katatonie.

Affektstörungen in Form von akuten manischen, depressiven oder ängstlichen Verstimmungen sind bei der Schizophrenie nicht selten. Sie gehören aber zu den akzessorischen Symptomen.

Andere Parathymien erscheinen uns als Veränderung der *Triebe.* Koprophagie und die verschiedensten anderen Abweichungen vom normalen Nahrungstrieb, vorher nicht bemerkbare sexuelle Perversionen, Fehlen des Selbsterhaltungstriebes sind sehr häufige Erscheinungen.

Die Ambivalenz. Das gleichzeitige Lachen und Weinen ist eine Teilerscheinung der *schizophrenen Ambivalenz.* Die schizophrene Funktionsspaltung macht es möglich, daß Gegensätze, die sich sonst ausschließen, nebeneinander in der Psyche existieren. Liebe und Haß gegenüber der nämlichen Person können gleich feurig sein, ohne einander zu beeinflussen (affektive Ambivalenz; S. 69). Der Kranke will zugleich essen und nicht essen; er tut das, was er nicht will, ebensogut wie das, was er will (Ambivalenz des Willens; Ambitendenz); er denkt zu gleicher Zeit: „ich bin ein Mensch wie ihr", und „ich bin kein Mensch wie ihr". Gott und Teufel, Abschied und Willkommen sind ihm gleichwertig und zerfließen zu *einem* Begriffe (intellektuelle Ambivalenz). Auch in den Wahnideen mischen sich recht häufig expansive und depressive Ideen bunt durcheinander.

Die „intakten" Funktionen. Empfindung, Gedächtnis, Orientierung in Raum und Zeit und die Motilität sind für unsere jetzigen Untersuchungsmethoden nicht direkt gestört. Häufig allerdings bekommt man falsche Auskunft auch bei einfachen Fragen, z. B. nach der Orientierung, aber das hat jeweilen besondere Gründe: Die Kranken antworten aus Negativismus unrichtig, oder aus Denkfaulheit reden sie in den Tag hinein, oder Wahnideen oder Komplexbedürfnisse fälschen Orientierung und Erinnerung.

Die **Wahrnehmung** kann indirekt durch Halluzinationen und Illusionen gefälscht werden, ebenso die **Orientierung.** Merkwürdig ist aber, daß die Schizophrenen meist auch in stärkeren Delirien und Dämmerzuständen neben der krankhaften die richtige Orientierung besitzen. Obgleich sie sich in einem Gefängnis oder in der Hölle oder in einer Kirche wähnen, wissen sie in anderem Zusammenhange doch wieder, daß sie im Krankensaal der Irrenanstalt sind; obgleich sie die besuchenden Eltern als Teufel ansehen und behandeln, können sie nachher doch wieder erzählen, die Eltern seien dagewesen; der Patient weiß, daß die Frau und das Kind, die er totschlägt, seine Angehörigen sind; aber er weiß „auch", daß beide der Satan sind *(„doppelte Orientierung")*.

Während so die Orientierung in Zeit und Raum gar nicht oder nur indirekt und vorübergehend gestört wird, ist die *Orientierung in der eigenen Lage* sehr häufig, bei Anstaltskranken geradezu in der Regel eine mangelhafte und gefälschte. Die Kranken können nur ausnahmsweise verstehen, warum man sie interniert. Sie halten sich für unrichtig behandelt, sehen ihr Verhältnis zur Familie, oft auch ihre soziale Situation ganz unrichtig an. Daß Wahnideen, besonders solche der Verfolgung, die Auffassung der eigenen Lage trüben, ist selbstverständlich. Auch die autopsychische Orientierung leidet manchmal, wobei die Persönlichkeit (s. unten) alteriert ist.

Gedächtnis. Ihre Erlebnisse reproduzieren die Patienten meist so gut wie Gesunde, häufig sogar insofern viel besser, als sie sich wahllos auch alle Einzelheiten merken, während der Gesunde das Nebensächliche gar nicht ins Bewußtsein aufnimmt. Paranoide wissen oft die Daten aller möglichen kleinlichen Ereignisse zu nennen. Das Schulwissen bleibt so gut erhalten wie bei Gesunden, die es nicht mehr üben. Fertigkeiten, wie Klavierspielen u. dgl., können nach jahrzehntelanger Pause wieder ausgeübt werden, wie wenn nichts dazwischen läge.

Die Registrierung des Erfahrungsmaterials ist also eine sehr gute. Aber die Reproduktion kann gestört sein; vieles, was Beziehung zu den Komplexen hat, wird abgesperrt, oder der momentane Allgemeinzustand, (Benommenheit u. ä.) erlaubt überhaupt keine freie Verfügung über das Material. Außerdem erscheinen die Kranken sehr häufig „vergeßlich", indem sie sich nicht zur rechten Zeit an das erinnern, was sie tun sollten; die Hausfrau vergißt zu kochen, der Mann ins Geschäft zu gehen. Das sind aber keine Gedächtnisstörungen, sondern Folgen der schizophrenen „Zerstreutheit".

Auch die **Motilität** läßt weder in bezug auf Kraft noch in bezug auf Koordination Störungen erkennen. Wir beobachten auch bei den feinsten Bewegungen, z. B. Violinspielen, keine motorischen Störungen (es wird hier von dem häufigen Zittern und der Katalepsie abgesehen, welch letztere manche auch zu den Motilitätsstörungen zählen).

b) Die zusammengesetzten Funktionen.

α) **Der Autismus.** Die Schizophrenen verlieren den Kontakt mit der Wirklichkeit, die leichten Fälle ganz unauffällig da und dort, die schwereren vollständig. Eine Patientin glaubt, der Arzt wolle sie heiraten. Er sagt ihr täglich das Gegenteil; das ist aber ganz wirkungslos. Eine andere singt in einem Anstaltskonzert, aber viel zu lange. Das Publikum lärmt; das ficht sie nicht an, und da sie endlich fertig ist, geht sie stolz befriedigt an ihren Platz. Die Kranken stellen uns schriftlich und mündlich unzählige Begehren, auf die sie überhaupt keine Antwort erwarten, obgleich es sich oft um die nächstliegenden Bedürfnisse handelt, wie die Entlassung. Sie verlangen hinaus, drücken täglich Hunderte von Malen die Türklinke, und wenn man ihnen die Tür aufmacht, fällt es ihnen nicht ein, hinauszugehen. Sie verlangen dringend einen bestimmten Besuch; wenn er da ist, kümmern sie sich nicht um ihn.

Dafür leben sie in einer eingebildeten Welt von allerlei Wunscherfüllungen und Verfolgungsideen. Beide Welten aber sind ihnen Wirklichkeit; manchmal können sie die beiden Arten bewußt auseinander halten. In anderen Fällen ist die autistische Welt für sie die wirklichere, die andere ist eine Scheinwelt. Die wirklichen Menschen sind „Masken", „flüchtig hingemachte Männer" u. dgl. Je nach der Konstellation ist bei den mittelschweren Fällen bald die eine, bald die andere Welt im Vordergrund; ja es gibt, wenn auch selten, Patienten, die sich willkürlich von der einen in die andere versetzen können. Die leichteren Fälle bewegen sich mehr in der Realität, die schwersten lassen sich gar nicht mehr aus der Traumwelt herausreißen, wenn sie auch für die notwendigen Verrichtungen wie Essen und Trinken den Kontakt mit der Wirklichkeit noch aufrechterhalten.

β) **Die Aufmerksamkeit.** Die aktive Aufmerksamkeit ist natürlich infolge der Interesselosigkeit oft andauernd eine sehr schlaffe. Um so auffallender ist, daß die passive Aufmerksamkeit meist nicht nur ungestört ist, sondern tätiger scheint als normal. Die Kranken registrieren bei beliebiger innerer oder äußerer Beschäftigung meist ausgezeichnet, was um sie vorgeht, und können das Wahrgenommene wieder verwerten.

Manchmal, namentlich im Anfange der Krankheit, strengen die Patienten sich ernstlich an, die Gedanken zusammenzuhalten; es gelingt ihnen aber nicht. Zum Teil handelt es sich dabei wohl um funktionelle Störungen, etwa wie bei der Zerstreutheit, aber daneben gewiß auch um allgemeine Erschwerung des Denkens. Im letzteren Falle sind sowohl Intensität als Extensität der Aufmerksamkeit gestört, aber auch hier regelmäßig die passive weniger als die aktive. Auch die Neigung einzelner Fälle zu Ermüdung läßt die Funktion leicht erlahmen.

Im übrigen ist die Aufmerksamkeit entsprechend dem Charakter der Krankheit sehr launenhaft. Sowohl Tenazität wie Vigilität können für sich nach oben und unten schwanken. Leute, die lange Zeit in keiner Weise aufmerken können, sind auf einmal imstande, einen komplizierten Fluchtplan zu überlegen u. dgl.

γ) **Der Wille.** Ein großer Teil der Kranken leidet an Willensschwäche, sowohl im Sinne der Apathie wie dem der mangelnden Nachhaltigkeit des Willens. Dazu tritt häufig ein launischer Eigensinn. Unter Umständen können aber bestimmte Ziele mit großer Energie festgehalten werden, so daß man geradezu von Hyperbulie reden kann. Auch im Überwinden von Schmerzen, z. B. bei Selbstverstümmelungen, erscheint der Wille manchmal abnorm stark.

Die Sperrungen hemmen natürlich neben dem Denken auch das Wollen und Ausführen. Am bezeichnendsten aber sind die inneren Spaltungen des Willens. Die Kranken wollen etwas und zugleich das Gegenteil, oder wenn sie etwas ausführen wollen, kommt ein Gegenimpuls oder ein Querimpuls; subjektiv erscheint der Wille oft unfrei. Die Kranken glauben unter dem Einfluß fremder Menschen oder Mächte zu denken und zu handeln (Hypnotisiertwerden; Zwangshandlungen, automatische Handlungen, Befehlsautomatien u. dgl.).

δ) **Die Person.** Die Kranken wissen, abgesehen von ganz schlimmen halluzinatorischen Zuständen, wer sie sind. Manchmal allerdings steht der Glaube, eine andere Person zu sein, im Vordergrund und läßt die Erkenntnis der Realität nicht zum Vorschein kommen. (Die schwereren Störungen der Persönlichkeit siehe bei den akzessorischen Symptomen.)

ε) **Die schizophrene Demenz.** Der schizophrene Blödsinn bekommt seinen Stempel in erster Linie durch die Affektstörung: Gleichgültigkeit einerseits, unbeherrschte Affekte anderseits; dann durch die Assoziationsstörung, die in der Unklarheit und Ziellosigkeit, in dem Einschlagen von Nebenwegen zu ungenügenden, unrichtigen, widersinnigen, bizarren, lächerlichen Resultaten führt. Auch bei schweren Schizophrenien verlaufen aber noch viele Assoziationen richtig, und wenn auch natürlich ceteris paribus kompliziertere und feinere Funktionen leichter gestört werden als einfachere und gröbere, so ist doch das gewöhnliche Versagen der einzelnen Leistung unabhängig von ihrer Schwierigkeit. Ein Schizophrener kann die Addition einer zweistelligen Zahl verfehlen und gleich nachher eine dritte Wurzel ausziehen. Der schwerere schizophrene Blödsinn unterscheidet sich von dem leichteren Blödsinn weniger dadurch, daß er auch einfachere Funktionen trifft, als dadurch, daß numerisch viel mehr Leistungen, seien es schwere oder leichte, versagen. Die sog. Intelligenzprüfung kann ausgezeichnet ausfallen, der Patient aber deswegen doch absolut unfähig sein, sich auch nur in einfachen Verhältnissen richtig zu dirigieren. Er versteht unter Umständen eine philosophische Abhandlung, nicht aber, daß er sich anständig aufführen müsse, wenn er aus der Anstalt entlassen werden wolle. Wo seine Komplexe mitspielen, ist er diskussionsunfähig, unempfindlich gegen die gröbsten Widersprüche sowohl der Logik wie der Vorstellungen mit der alltäglichen Wirklichkeit. Der Schizophrene ist nicht blödsinnig schlechthin, sondern er ist blödsinnig in bezug auf gewisse Zeiten, gewisse Konstellationen, gewisse Komplexe.

Die Produkte ausgesprochener Schizophrenie in Literatur und Kunst tragen meist den Charakter des Blöden oder Bizarren, der nicht selten zugedeckt wird von einem hohlen Pathos. In einzelnen Fällen gibt ein geringer Grad von Abweichung vom Normalen dem Kunstwerk einen eigentümlichen Reiz, oder die Kranken können Wahrheiten sagen, die der Gesunde nicht so nackt herauszuschälen wagt. Gar nicht so selten bringen schizophrene Aufregungen im Anfang einen gewissen Trieb zu dichterischer Betätigung und sogar ein gewisses, sonst bei dem Patienten nicht vorhandenes Können.

ζ) **Das Handeln.** Aus der Störung der Affektivität und der Assoziationen läßt sich das schizophrene Handeln leicht ableiten. Wo die Affekte darniederliegen, wird wenig oder gar nichts getan; wo — in den ganz schweren Fällen — der Autismus den Kranken beherrscht, kümmert er sich nicht mehr um die Außenwelt. Mangel an Initiative, Fehlen eines bestimmten Zieles. Außerachtlassen vieler Faktoren der Wirklichkeit, Zerfahrenheit, plötzliche Einfälle und Sonderbarkeiten stempeln die mittelschweren Fälle. Die leichteren leben wie andere Leute, nur dann und wann fällt eine Abnormität auf. In allen Fällen finden wir von außen ungenügende Motivierung vieler einzelner Handlungen wie der ganzen Einstellung zum Leben. Die Kranken wechseln Stellung und Beruf oder kommen ohne Grund auf einmal nicht zur Arbeit, sind reizbar, launenhaft, zu Schmollen und Schimpfen geneigt. Im Organismus der Anstalten können manche sehr gute Arbeitsmaschinen sein, aber auch draußen gelten noch viele, denen die Krankheit den Blick verengt hat, in untergeordneten Stellungen als ideale Arbeiter, bis eine Dummheit ihren Zustand manifest macht. Da legt sich ein Lehrer auf einmal in einen Brunnen, ein junges Mädchen näht Strümpfe auf einen Teppich u. dgl.

Wo akzessorische Symptome, wie z. B. Halluzinationen, Wahnideen, manische oder katatonische Syndrome, vorhanden sind, bestimmen diese in erster Linie das Handeln und Benehmen.

Die aufgeregten Fälle der Anstalten sind recht unangenehm: Lärmen, Schimpfen, Dreinschlagen, Zerstören, alle Arten von Unreinlichkeiten sind bei vielen an der Tagesordnung; spezielle Eigentümlichkeiten, Koprophagie, Zerscheuern der Wände, der Betten, Nahrungsverweigerung, Selbstmordtrieb, Selbstbeschädigungen erschweren die Behandlung einzelner Fälle besonders; doch werden diese Dinge mit der Verbesserung der Behandlungstechnik und der Einfühlung in die Patienten immer seltener und kürzer dauernd.

c) Die akzessorischen Symptome.

Die akzessorischen Symptome komplizieren das Grundbild, bald dauernd, bald nur in vorübergehenden Auftritten.

α) **Die Sinnestäuschungen.** Bei keiner andern Krankheit ist das *propriozeptive System* so oft in einem Reizzustand; *Körperhalluzinationen* bei Besonnenheit sind für die Schizophrenie geradezu charakteristisch; daneben besteht ein ausgesprochenes Vorwiegen der *Gehörstäuschungen in Form von Worten* (Stimmen). *Gesichtshalluzinationen* sind in akuten Auftritten sehr häufig und lebhaft, sonst selten. *Tasthalluzinationen* kommen fast nur kombiniert mit Körperhalluzinationen und als Teilerscheinungen einer komplizierten Wahrnehmung (Schlange, Geschlagenwerden) vor. Täuschungen des *Geruchs und des Geschmacks* und der *kinästhetischen Sinne* drängen sich gelegentlich vor.

Die Patienten *hören* Wehen, Sausen, Summen, Rasseln, Schießen, Donnern, Musizieren, Weinen und Lachen, vor allem aber Flüstern, Sprechen, Rufen; sie *sehen* einzelne Dinge, Landschaften, Tiere, Menschen und allerlei unmögliche Gestalten; sie *riechen* und *schmecken* allerlei Angenehmes und Unangenehmes; sie *tasten* Dinge und Tiere und Menschen und werden von Regentropfen, Feuer, Kugeln getroffen; sie *spüren* alle Qualen und wohl auch alles Angenehme, was uns Körperempfindungen übermitteln können.

Die Elementarhalluzinationen des Gehörs sind verhältnismäßig selten und beeinflussen den Kranken wenig. Die Stimmen reden meist in kurzen Sätzen oder auch nur in abgerissenen Worten; lange zusammenhängende Szenen sind Zeichen eines begleitenden Alkoholismus oder in seltenen Fällen von Dämmerzuständen hysterieartige Zutaten. Sie beschimpfen, drohen, trösten, sie kritisieren als „Gewissensstimmen" oder sagen auch das Gegenteil von dem, was der Kranke eben will oder denkt. Im *Gedankenlautwerden* wird umgekehrt gerade das momentan Gedachte ausgesprochen. Die Stimmen kommen von irgendwo her, vom Himmel und der Hölle, von gewöhnlichen Orten, wo Menschen sind; aber sie sitzen auch in den Wänden, in der Luft, in den Kleidern und im Körper des Kranken selber. Sie benutzen vielleicht nur das eine Ohr, oder die guten Stimmen werden im rechten Ohr, die bösen im linken gehört.

Die *Halluzinationen der Körperempfindungen* bieten eine unendliche Mannigfaltigkeit. Die Patienten werden geprügelt, gebrannt, mit glühenden Nadeln gestochen, die Beine werden ihnen kleiner gemacht, die Augen herausgezogen, die Lunge angesaugt, die Leber herausgenommen, an einen andern Ort versetzt, der Körper wird auseinandergezogen und zusammengepreßt wie eine Ziehharmonika, eine Kugel läuft an der Schädeldecke von der Basis zum Scheitel, das Gehirn wird zersägt, der Herzschlag gehemmt oder beschleunigt, der Harn abgezogen oder zurückgehalten. Vor allem aber werden die Freuden normaler und abnormer Geschlechtsbefriedigung und noch häufiger alle sexuellen Scheußlichkeiten, die man sich ausdenken kann, gespürt: es wird der Same abgezogen, man brennt, schneidet, reißt die äußeren und inneren Genitalien aus, Frauen werden in der raffiniertesten Weise geschändet, zum Coitus mit Tieren gezwungen. Oft wird das Sexuelle an den Empfindungen verkleidet; eine Patientin spürt statt des Coitus ein Schaukelpferd im Bett. Sexuelle Empfindungen werden in das Herz, in den Mund, in die Nase verlegt u. dgl.

Gesichtshalluzinationen sind in chronischen Zuständen selten und, wenn vorhanden, meist abgerissen, unzusammenhängend: ein Kopf, Engel so groß wie Wespen, Hände tauchen vor den Kranken auf, auch gelegentlich ein sexualsymbolisches Tier, eine Schlange, ein Elefant, ein Pferd. Tiervisionen als Reizhalluzinationen sind hier verhältnismäßig selten. In akuten deliriösen Zuständen wird ein ganzes Milieu halluziniert; das Paradies, die Hölle, ein Schloß, ein Kerker, alles mit handelnden Insassen. Dabei kann die Wirklichkeit weghalluziniert oder im Sinne des halluzinierten Milieus umillusioniert sein; in besonnerenen Fällen werden die Bilder zum Teil in dieselbe hineinversetzt, bei ganz klarem Bewußtsein alle.

Neben Halluzinationen treten auch *Illusionen* auf; doch sind sie weniger wichtig als die Halluzinationen. Manchmal lassen sich beide Formen von Sinnestäuschungen nicht scharf auseinanderhalten.

Die Täuschungen der verschiedenen Sinne *kombinieren* sich namentlich in akuten Syndromen sehr leicht miteinander. Die Kranken erleben Szenen, sehen Personen handeln, hören sie reden, spüren ihre Beeinflussung, riechen oder schmecken ihre giftigen oder angenehmen Gaben. In besonnenen chronischen Stadien kombinieren sich meist nur Stimmen und Körperhalluzinationen. Die Sinnestäuschungen treten am häufigsten auf, wenn die Kranken sich selbst überlassen sind. Doch gibt es Ausnahmen; dann und wann machen sie sich gerade bei der Arbeit besonders bemerkbar. Oft werden sie hervorgerufen durch einen anderen Sinneseindruck; der Kranke sieht den Arzt auf die Abteilung kommen und hört ihn gleich einen Befehl, der ihn betrifft, aussprechen; der im Schloß gedrehte Schlüssel wird schmerzhaft in der Brust gespürt *(Reflexhalluzination)*. Nicht so selten sind die Halluzinationen in gewissem Grade vom Willen abhängig; die Kranken stellen laut oder in Gedanken Fragen, die ihnen beantwortet werden; sie begeben sich in gewisse Situationen, in denen die Sinnestäuschungen auftreten, oder in andere, in denen sie ihnen Ruhe lassen.

In bezug auf *Intensität, Deutlichkeit, Projektion* nach außen, *Realitäts*wert der Halluzinationen gilt das S. 33f. Gesagte. *Extrakampine* Halluzinationen kommen bei der Schizophrenie am häufigsten vor.

Die Schizophrenen können ihren Halluzinationen nicht leicht ausweichen, während man doch sonst im Leben einen großen Teil der normalen Sinneseindrücke ignorieren kann. Erst nach und nach lernen einzelne der Intelligenteren den Sinnestäuschungen keine Beachtung mehr schenken; die Kranken, die allmählich trotz aller halluzinatorischer Belästigungen ruhiger werden, finden sich mit der Zeit so mit ihnen ab, daß sie sie in eine andere Welt, in einen abgespaltenen Teil des Ich versetzen, der sich von der Wirklichkeit stark abschließt. So können sie ruhig arbeiten oder sonst sich in den Anstaltsmechanismus einfügen, obschon sie beständig Stimmen hören und körperlich gequält werden.

In einem gewissen Gegensatz zu der Aufdringlichkeit der schizophrenen Halluzinationen steht die Eigentümlichkeit, daß sie, sobald ein anderer Zusammenhang der Gedanken vorliegt, leicht ausgeschaltet, *abgespalten* werden. Auch Patienten, die fast beständig mit ihren Halluzinationen beschäftigt und von ihnen beeinflußt sind, können deshalb mit dem besten Willen gar nichts über sie aussagen, sobald sie darüber befragt werden.

Über die Art, wie die Halluzinationen entstehen, machen sich die Kranken die verschiedensten Vorstellungen. Oft sind es komplizierte Maschinen oder telepathische Einflüsse, mit denen sie gequält werden. Früher war es Verzauberung. Auch besondere Talente, „Hinterhörigkeit", befähigen die Kranken, Stimmen wahrzunehmen. Nicht selten fehlt jedes Erklärungsbedürfnis.

Das Verhalten der Schizophrenen gegenüber ihren Halluzinationen ist äußerst verschieden. Viele finden sich mit ihnen ab, andere vergnügen sich sogar ruhig damit; sehr viele aber reagieren mit Aufregungen und Drohungen und Gewalttätigkeiten dagegen. Im akuten Dämmerzustande betätigen sich die Schizophrenen manchmal entsprechend ihren Vorstellungen, oder sie ergeben sich passiv in alles, liegen katatonisch da, teils mit dem Bewußtsein der Reaktionslosigkeit, teils infolge kinästhetischer Halluzinationen selbst zu handeln glaubend wie der Normale im Traume.

β) Die Wahnideen. Die schizophrenen Wahnideen tragen zumeist den Stempel des Unlogischen. Auch in den Wahnideen selbst können widersprechende und gar nicht zusammengehörige Vorstellungen nebeneinander bestehen; der krasseste Widerspruch mit der Wirklichkeit wird nicht gefühlt. Der Arzt ist zugleich der Bekannte Müller; er kann aber daneben auch „als der Meier oder der Schulze kommen“. Der Patient selber ist schon längst tot, lebt aber in der Anstalt. Eine Katatonika verschlang mit jedem Schluck die ganze Welt; einem Kranken hat man viele Male den Kopf abgehauen. Oft sind die Ideen äußerst unbestimmt. Er besitzt hunderttausend Franken, die er gelegentlich, ohne den Widerspruch zu merken, auf zehn Franken taxiert. Viele Ideen sind rein symbolisch gemeint; die Patientin „ist“ die Kraniche des Ibykus, weil sie „frei von Schuld und Fehle“ sei und „frei“, d. h. nicht eingesperrt sein sollte.

Die Einzelwahnideen haben untereinander wenig oder gar keinen logischen Zusammenhang, sie bilden oft ein wahres „Wahnchaos“. Doch ordnet sich dasselbe meist sehr gut nach affektiven Bedürfnissen. Die Kranken wollen mehr sein, als sie sind; da haben wir Größenwahn. Das Gewünschte gelingt ihnen nicht, sie selber wollen aber nicht insuffizient sein; daraus entspringt Verfolgungswahn.

Inhaltlich spielen Nachstellungen die hervorragendste Rolle. Bestimmte Einzelpersonen, Verwandte, Vorgesetzte, die Ärzte der Anstalt, dann aber namentlich ganze Komplotte, die Freimaurer, die Jesuiten, die „schwarzen Juden“, Gedankenleser, „Spiritismusmacher“ verfolgen den Kranken mit Stimmen, verleumden und vernichten ihn, tun ihm alle die Qualen an, die wir objektiv den körperlichen Halluzinationen zuschreiben *(physikalischer Verfolgungswahn)*.

Der Größenwahn läßt den Patienten ein Talent oder sonst eine Größe sein (Erfinder, Graf, Kaiser, Papst, Christus, Prophet). Er ist selten ganz rein, sondern meist gemischt mit Verfolgungswahn. Erotische Aspirationen sind bei Frauen fast immer, bei Männern recht häufig vorhanden. Sind dieselben im Vordergrund, so handelt es sich, wenigstens bei Frauen, meist zugleich um Standeserhöhung; sie haben einen Geliebten, der sozial höher steht; daß er sie bis jetzt nicht geheiratet hat, daran sind Neider schuld. Auch Eifersuchtswahn kann schizophren sein. Verarmungs- und Versündigungswahn besteht gewöhnlich nur bei Depressionen. Selbstanklagen können aber auch Ausdruck unterdrückter Wünsche oder dann bloße Folge zufälliger Assoziationsverbindungen sein. So zeigte sich ein Patient fälschlicherweise an, er habe ein Mädchen vergewaltigt. In einem Dorfe, wo es mehrfach brannte, bekam ein Schizophrener die Idee, er habe angezündet.

Sehr häufig sind autopsychische Wahnideen (vgl. auch S. 294); der Patient ist gar nicht derjenige, für den man ihn angesehen hat, sondern ein ganz anderer; er heißt nicht so, wie die Papiere ausweisen, er ist in einer Badewanne eingefroren und doch hier; ein Fräulein „ist verstellbar, bald Jungfrau, bald Frau“. Andere Kranke sind in Tiere verwandelt, ein Wahn, der allerdings bei besonnenen Zuständen selten anzuhalten pflegt. Häufiger wird das Geschlecht, manchmal auch das Alter, gewechselt. Dann wieder sind es gar nicht die Patienten selbst, die denken und handeln, sondern fremde Gewalten in ihnen *(Dämonismus)*.

Alle schizophrenen Wahnformen, vor allem aber der Verfolgungswahn, ziehen ihre Nahrung zum großen Teil aus einem unbändigen *Beziehungswahn*. Alles was geschieht, kann Beziehung zu den Patienten haben, nicht nur, was die Menschen tun, sondern auch äußeres Geschehen: ein Gewitter, der Krieg usw.

Meist sind die Wahnideen den Kranken selbstverständliche Wahrheiten. Manche Patienten allerdings fühlen in gewissem Zusammenhang selbst das Ungereimte oder das Merkwürdige, ohne indessen dadurch zu einer Korrektur veranlaßt zu werden. Die Reaktion auf die Wahnideen ist manchmal eine adäquate in dem Sinne, daß die Verfolgten sich beklagen und wehren oder die Megalomanen ihre Ansprüche durchsetzen wollen; da trägt einer einen Zylinder, um seine Würde als „Inspektor der Anstalt“ zu demonstrieren; ein anderer haut einem beliebigen Menschen, den er für einen Verfolger hält, eine Ohrfeige; zur Abwehr der geheimnisvollen „Beeinflussungen“ werden zauberähnliche Gegenmaßregeln getroffen. Viel häufiger aber ist das Benehmen der Kranken ein inadäquates. Sie tun in Wirklichkeit nichts, um ihre Ziele zu erreichen; der Kaiser und Papst hilft die Äcker düngen; die Himmelskönigin plättet den Patienten die Hemden oder beschmiert sich und den Tisch mit Speichel.

Die in akuten Zuständen gebildeten Wahnideen können als „*Residualwahn*" in die ruhigen Stadien hinüber genommen werden. Meistens aber treten sie mit den anderen akuten Erscheinungen zurück, wenn auch kaum je ein Schizophrener eine völlige Objektivität gegenüber einer Wahnidee gewinnt. In chronischen Zuständen gebildeter Wahn wird meist lange Zeit, oft ein ganzes Leben festgehalten, wenn es auch selten ist, daß er nicht mit der Zeit Zutaten und Umbildungen erfährt, die ihn aber nur ausnahmsweise wesentlich verändern. *Transformation* des Verfolgungswahns in Größenwahn s. S. 53 Anmerkung. — Bei einem Wechsel der Umgebung werden Wahnideen, die sich an diese anknüpften, manchmal für kürzere Zeit in den Hintergrund gedrängt; bald aber erscheint das neue Milieu dem alten gleichwertig und zieht die früheren Wahnideen an sich.

Die Wahnideen tauchen zu einem großen Teil in Form von Halluzinationen auf, andere als Gesichtstäuschungen, viele entspringen plötzlich als primordiale Ideen direkt dem Unbewußten; manche entstehen im Traum, wobei es bezeichnend ist, daß die Patienten diese Genese oft kennen, ohne deswegen Zweifeln an der Richtigkeit Raum zu geben. Selbstverständlich bilden manische und melancholische Stimmungsverschiebungen die ihnen entsprechenden Ideen aus.

γ) **Die akzessorischen Gedächtnisstörungen.** Gelegentlich treten *Hypermnesien* auf, indem einzelne Erinnerungen mit besonderer Lebhaftigkeit emportauchen, manchmal mit dem Charakter des Zwanges. Häufiger sind *Erinnerungslücken* (Amnesien), z. B. nach Delirien, aber auch nach bloßen psychisch bedingten Aufregungen. Am gewöhnlichsten aber sind *Paramnesien,* sowohl in Form von Illusionen wie von Halluzinationen des Gedächtnisses. Eine Kranke, die innerlich mit ihrem Manne nicht ganz zufrieden ist, klagt sich an, ihn schrecklich verleumdet zu haben. Manche finden gedruckt, was sie vor Zeiten gedacht haben. Über alles, was andere veröffentlichen, haben sie schon längst geschrieben. Ganz gewöhnlich ist es, daß Kranke, die mit ihrer Umgebung nicht auskommen, nachträglich alles Böse von ihr erduldet zu haben glauben, während sie in Wirklichkeit die Angreifer waren oder auch gar nichts Besonderes geschehen ist. Erinnerungshalluzinationen sind häufig. Auf einmal, beim Kartenspiel, wird ein Kranker aufgeregt und schimpft darüber, daß man ihn gestern um die und die Zeit, die er in Wirklichkeit ganz ruhig verbrachte, nackt ausgezogen und geprügelt habe (vgl. ferner S. 58f.).

Viel seltener sind *identifizierende Erinnerungstäuschungen* (S. 60). Wenn sie aber einmal vorhanden sind, können sie konsequent jahrelang festgehalten werden, so daß z. B. ein Kranker bei allem, was geschieht, die Einbildung hat, das sei genau in der gleichen Weise am nämlichen Datum des Vorjahres geschehen.

(*Negative Erinnerungshalluzinationen* s. S. 56.)

δ) **Die Person.** Verlust des Aktivitätsgefühls und Unfähigkeit, die Gedanken zu dirigieren, berauben das schizophrene Ich oft wesentlicher Komponenten; nicht nur die Außenwelt, auch der Kranke selbst kommt sich fremd vor *(Depersonalisation).* Assoziationsstörungen und krankhafte Körperempfindungen lassen es ganz anders erscheinen als früher, so daß den Kranken ihr veränderter Zustand zum Bewußtsein kommt; sie sind eine andere Person geworden, oder sie müssen wenigstens „für kurze Momente ihr eigenes Ich finden". Die Begrenzung des Ich gegenüber anderen Personen, ja gegenüber Sachen und abstrakten Begriffen können sich verwischen; der Patient kann sich nicht nur mit einer beliebigen anderen Person, sondern auch mit einem Stuhl, mit einem Stab identifizieren. Seine Erinnerungen werden in zwei oder mehrere Teile gespalten; die einen seiner Erlebnisse schreibt er dem wirklichen J. Huber zu, die anderen seiner neuen Persönlichkeit, die in Charenton geboren ist und Midhat Pascha heißt. Andere sind von einem bestimmten Moment an eine neue Persönlichkeit. (Vgl. S. 292 die autopsychischen Wahnideen.)

Objektiv leidet die Persönlichkeit durch die große Selbständigkeit der einzelnen Komplexe. Bei gewöhnlichen Gelegenheiten kann ein Patient normal erscheinen. Bringt man ihn auf seine Wahnideen, so ist er ein ganz anderer, mit anderem Charakter, mit anderer Logik, mit anderem Blick; umgekehrt können manche schwer Katatonische durch ein Eingehen auf ihre Komplexe vollständig aufgeschlossen werden und ihr Benehmen so verändern, daß man die Krankheit momentan kaum mehr nachweisen kann. Gegenüber den einen Personen sind viele Schizophrene äußerlich normal, anderen gegenüber brutal oder verschlossen oder negativistisch. Dabei verhält es sich nicht so, daß die Änderung eine gewollte oder nur bewußte wäre. Es besteht einfach eine ganz andere Schaltung; Gefühle und Triebe und sogar Assoziationen, die im einen Bilde dominieren, sind im anderen abgesperrt, und dafür sind andere eingeschaltet. Beide Spaltprodukte der Person können nebeneinander existieren. Am ausgesprochensten habe ich das bei einer Patientin beobachtet, die in der Regel, während sie einer Vorlesung zuhörte und diese tadellos auffaßte, oder auch während des Gespräches mit uns leise flüsternd oder mit Gesten sich mit ihren pathologischen Gebilden unterhielt (vgl. auch die doppelte Orientierung).

Transitivistische Erscheinungen sind nirgends so häufig wie bei der Schizophrenie. Ganz gewöhnlich sind die Kranken davon überzeugt, daß auch die Umgebung ihre Stimmen höre, ja manchmal, daß sie ihre physikalischen Verfolgungen mit ihnen durchmache. Eine Kranke hat Löcher in den Händen und behauptet, die Wärterin habe Löcher in den Händen. Ein Patient schlägt sich 20 Male in der Meinung, seine Feinde zu schlagen. Ein Hebephrene meint, wenn er irgend etwas tut, z. B. sich im Gesicht kratzt, das mache gar nicht er, sondern eine andere Person, die er gerade vor sich sieht.

Seltener sind *Appersonierungen:* Eine Frau, deren Mutter an Caries der Halswirbelsäule gestorben war, glaubte jahrelang das gleiche Übel zu haben, empfand Schmerzen im Nacken und „konnte“ den Kopf nicht bewegen. Der Bettnachbar eines Patienten stirbt; dieser hält sich darauf selbst für gestorben.

Im Dämmerzustande, in Zornanfällen sind die Patienten oft von Charakter und Ideen ganz andere Leute als sonst. Personenveränderungen der verschiedensten Art werden oft nicht nur durch Haltung und Benehmen markiert, sondern gelegentlich auch durch eine andere Sprache.

ε) Sprache und Schrift. Die meisten Schizophrenen zeigen in der Sprache nichts Auffallendes, doch sind bei unseren Anstaltspatienten Störungen dieser Funktion nicht selten. Häufig ist der Sprachtrieb verändert: Die Kranken sprechen viel, oft ohne etwas zu sagen und ohne verständlichen Grund; andere sprechen gar nicht mehr *(Mutismus)*, und zwar aus verschiedenen Gründen: Sie geben zuweilen die Auskunft, daß Versündigungsideen ihnen das Sprechen verbieten. Daß aber die Wahnideen gerade diesen Inhalt haben, bedarf einer weiter zurückliegenden Ursache, z. B. negativistischer Strebungen. Vorübergehend hindern auch

Sperrungen das Sprechen. Der wichtigste Grund von anhaltendem Mutismus ist jedenfalls der, daß die Kranken den Kontakt mit der Außenwelt verloren und ihr nichts zu sagen haben.

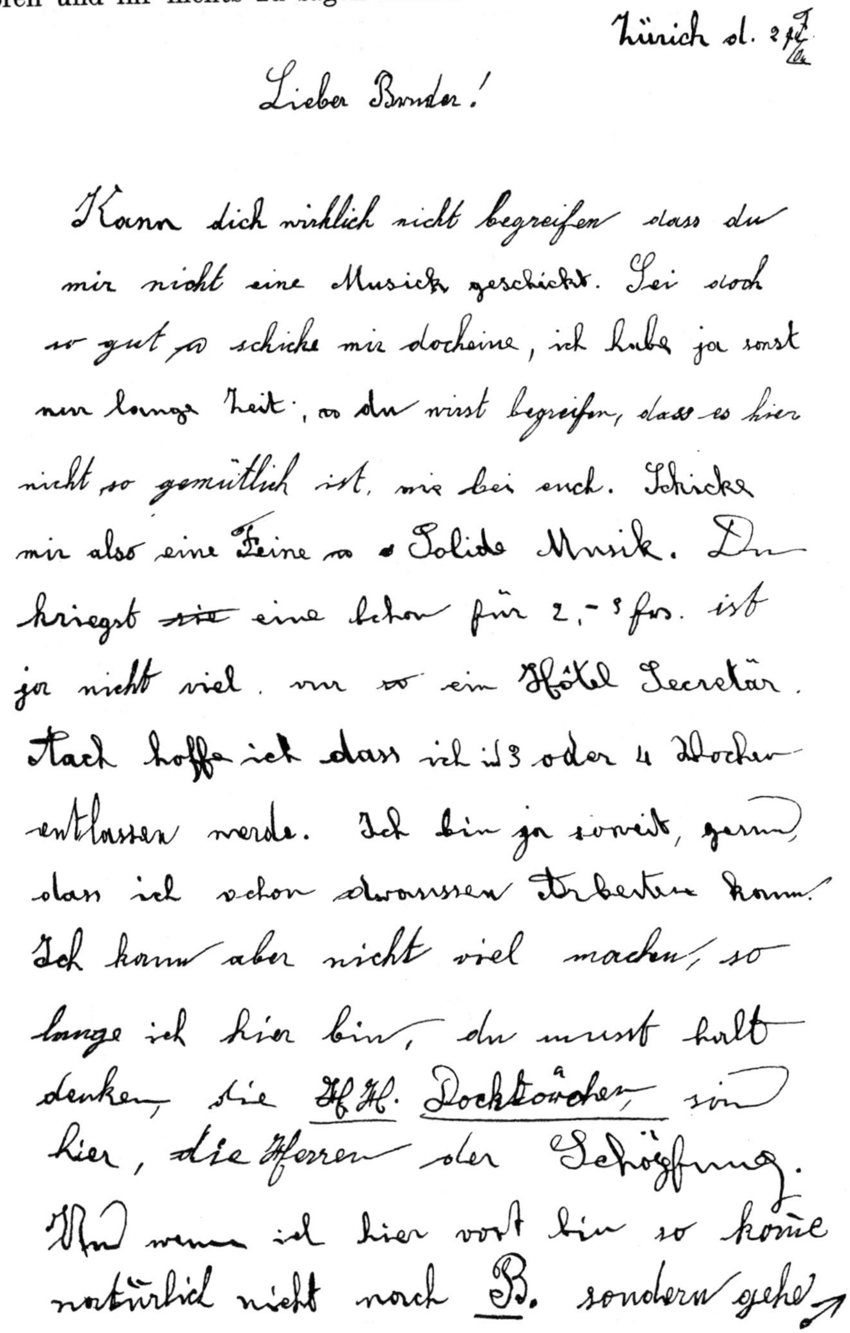
Zürich d. 2 ...

Lieber Bruder!

Kann dich wirklich nicht begreifen dass du mir nicht eine Musick geschickt. Sei doch so gut u. schicke mir doch eine, ich habe ja sonst nur lange Zeit, u. du wirst begreifen, dass es hier nicht so gemütlich ist, wie bei euch. Schicke mir also eine Feine u. Solide Musik. Du kriegst ~~sie~~ eine schon für 2.–3 frs. ist ja nicht viel. nur so ein Hôtel Secretär. Nach hoffe ich dass ich in 3 oder 4 Wochen entlassen werde. Ich bin ja soweit, gesund, dass ich schon draussen Arbeiten kann. Ich kann aber nicht viel machen, so lange ich hier bin, du must halt denken, die H.H. Docktörcher sind hier, die Herren der Schöpfung. Und wenn ich hier fort bin so komme natürlich nicht nach B. sondern gehe →

Abb. 37. Wechselnde Schrift eines Hebephrenen. Auf den folgenden — hier nicht reproduzierten — Seiten wechselt auch die Größe. Ins Schriftdeutsche werden unmotivierte Dialektworte eingefügt.

Sprechen die Kranken, so kann der Tonfall abnorm sein, zu laut, zu leise, zu schnell, zu langsam, durch die Fistel, brummend, grunzend, staccato, überstürzt usw. Es kommt auch vor, daß Kranke zum Sprechen den Mund gar nicht aufmachen, wodurch natürlich die Verständlichkeit

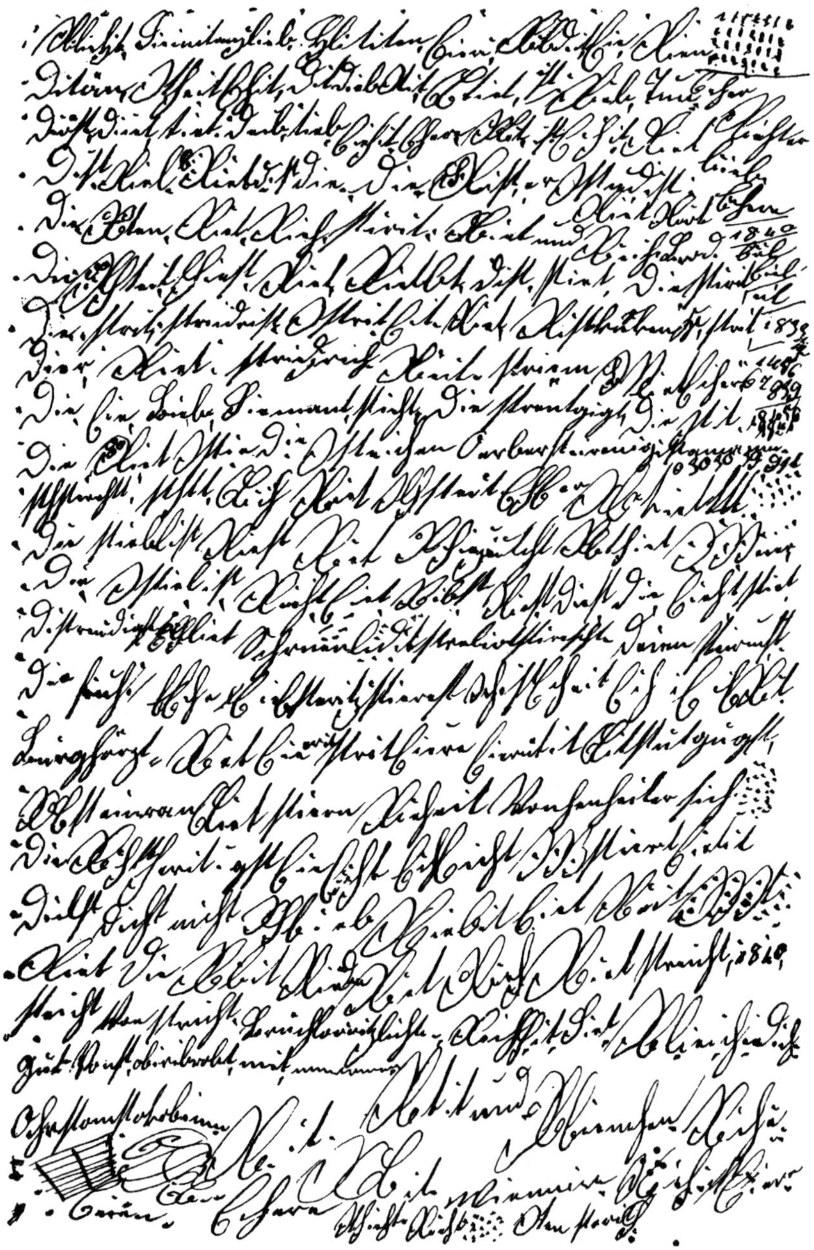

Abb. 38. Briefseite eines Schizophrenen. Unverständlich. Stereotypien in Worten und Zutaten. Abgesehen von diesen Stereotypien nichts Katatonisches. Patient kann seit einigen Jahren wieder draußen leben.

auf Null reduziert wird. Dann ist die Sprache wieder affektlos, eintönig oder in irgendeiner Weise manieriert (die Verbigeration s. unter Stereotypie). Die Sprechmanieren drücken oft einen bestimmten Komplex aus, Kinderkomplex in Diminutiven und hoher Stimme, soziale Aspirationen in Fremdworten und vornehm sein sollenden Betonungen. Eine Katatonika sprach auch in besonnenem Zustand für gewöhnlich in nicht auffallendem Zürichdeutsch, über ihre Krankheit immer im St. Galler Dialekt; wenn von ihrem Manne die Rede war, in schnodderigen Ausdrücken und Flüchen; bei dem Thema „Amerika", das mit ihren Aspirationen in Verbindung stand, gebildet, nett.

Häufig werden Begriffe durch andere Worte bezeichnet, „wacker" durch „räudig", eine Pendeluhr durch „Büffet", oder es werden *Neologismen* gebildet, teils für bestehende Begriffe, teils zur Bezeichnung von

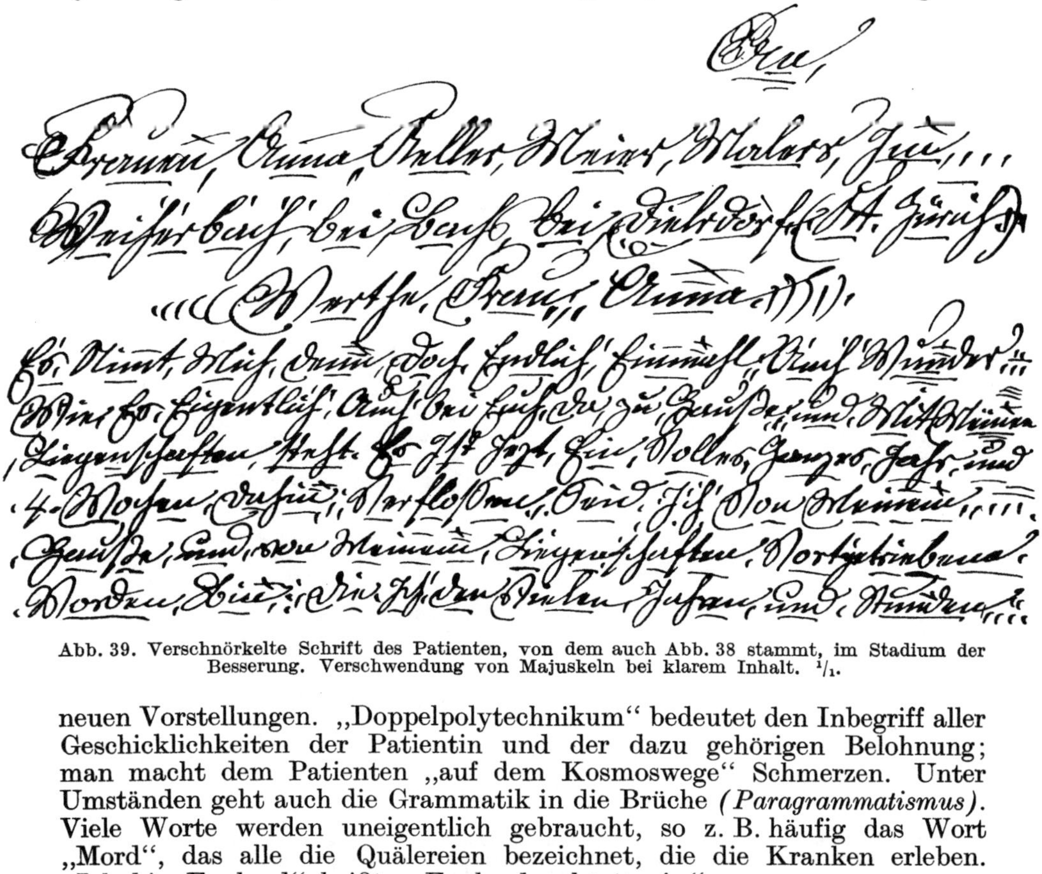

Abb. 39. Verschnörkelte Schrift des Patienten, von dem auch Abb. 38 stammt, im Stadium der Besserung. Verschwendung von Majuskeln bei klarem Inhalt. 1/1.

neuen Vorstellungen. „Doppelpolytechnikum" bedeutet den Inbegriff aller Geschicklichkeiten der Patientin und der dazu gehörigen Belohnung; man macht dem Patienten „auf dem Kosmoswege" Schmerzen. Unter Umständen geht auch die Grammatik in die Brüche *(Paragrammatismus)*. Viele Worte werden uneigentlich gebraucht, so z. B. häufig das Wort „Mord", das alle die Quälereien bezeichnet, die die Kranken erleben. „Ich bin England" heißt: „England gehört mir."

Ein Paranoider schrieb: „Zentraleuropa und Zentraleuropaaera Nr. 3258 Eernst Gisler Trauungg auch dder Schlüsel ddurch Herr Pfarrer Dr. Studer Kaiser DDes Titt. Standdenbank pprr 96 oder Postbrief 3 vvia Kaiserlichen undt Königlichen auch Kaiserlich Königlichen Gewerbes Titt, Rheinau. Mo work Badd ggut 3/8 Herr dr. hc. 30/7 Bern 27/7 DD 18/7 kurz 30/7 3/8 Aa 1906 Datum. Sssie Zahlen geegen Voorweisen eeines Billetes Frkn Achttausendt in Banknotenn auch Titt. Berner Kantonalbank in Bern oder B K B.

Unter Umständen werden nur Worte gesagt oder geschrieben, die für uns keine Bedeutung haben (Wortsalat), oder der Kranke spricht eine besondere „*Kunstsprache*", manchmal mit der Prätension, daß man sie verstehen solle:

„guwesim ellsi bäschi was wie emschi wüsel dümte rischi güwe schäme brisell engwit rühsel schäme bärsel güwe emschi rahsil bügin raschwi emso Gluwi rüllsill tügsee bühsee ralit. schügen wüte büser..... (Hebephrenie).

Die *schriftlichen* Äußerungen entsprechen den mündlichen. Stilabnormitäten aller Art sind häufig. Die Schrift wird manchmal verschnörkelt oder ganz manieriert, wechselt nicht selten plötzlich stark, wie wenn sie von verschiedenen Personen stammte, enthält Wiederholungen von Buchstaben, Worten, irgendwelchen Zeichen (schriftliche Verbigeration), Auslassungen oder übertriebene Anwendung von Satzzeichen, sonderbare Orthographie. Auch die Anordnung der Schrift, die Faltung des Papiers ist oft auffallend. Bei katatonischer „Benommenheit" kommen unwillkürliche Fehler vor, namentlich Auslassungen von Buchstaben, Zusammenziehungen von zwei Worten in eines („icht" statt „ich nicht"), Kontaminationen durch spätere Wörter, die der Schreiber schon im Sinn hat.

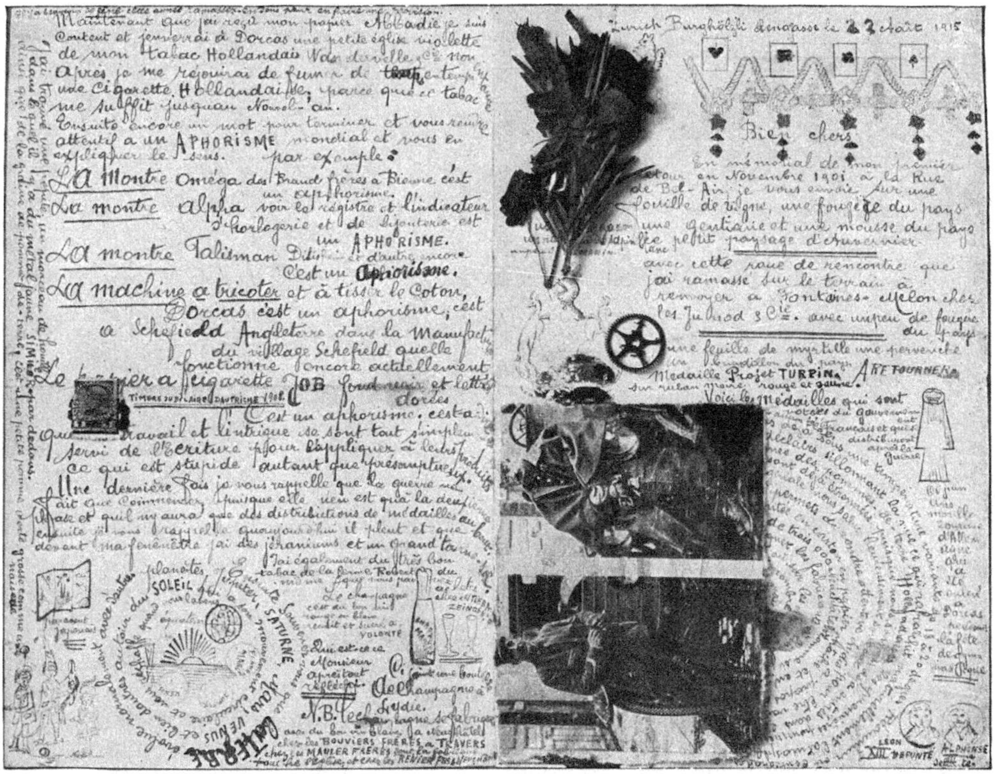

Abb. 40. Aus einem Briefe eines Paranoiden, der noch geordnet arbeitet. Die beiden Figuren sowie die Briefmarke sind aus Zeitschriften herausgeschnitten und aufgeklebt. Das Rädchen ist ein aufgeklebtes Uhrrädchen. $^1/_2$.

ζ) **Körperliche Symptome** sind meist nicht ausgesprochen; doch trifft man manchmal Zeichen von Hirndruck, der teils einem Ödem in der Schädelhöhle, teils einer besonderen „Hirnschwellung" zuzuschreiben ist.

Das *Körpergewicht* zeigt große und launenhafte Schwankungen; namentlich häufig ist ein starker Fettansatz während der Rekonvaleszenz von akuten Auftritten. Während akuter katatonischer Zustände haben wir häufig eine schwere Störung des Stoffwechsels; das Bild sieht aus wie eine Infektion: stark belegte Zunge, Zittern, rasche Abnahme des Körpergewichtes und der Kräfte, auch wenn genügend Nahrung eingegeben wird, manchmal auch etwas erhöhte Temperatur. Diese Stoffwechselstörungen können ebenso wie die Hirnschwellung tödlich sein.

Die Tätigkeit des Darmes und der verschiedenen Drüsen ist in den meisten chronischen Fällen, soweit wir wissen, normal, unter Umständen aber ganz launenhaft; Verstopfung kann mit häufigen Stuhlgängen abwechseln, Polyurie mit Penurie. Hochgradiger Ptyalismus und trockener Mund kommen gleicherweise vor.

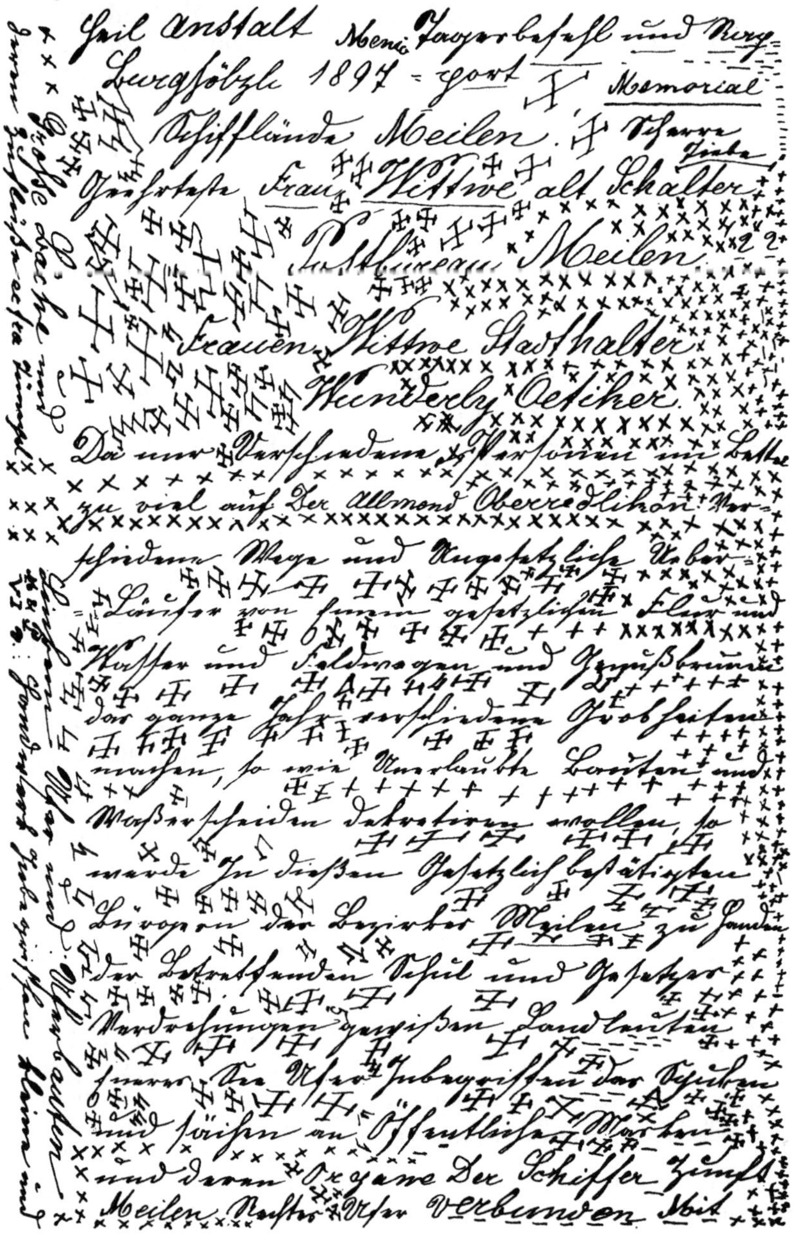

Abb. 41. Briefanfang eines leicht manischen Katatonikers mit stereotypen Raumausfüllungen. Patient war nach dem Anfall viele Jahre lang wieder fähig, sein Brot zu verdienen.

Die anderen *chemischen Vorgänge* sind häufig verändert, haben aber bis jetzt keine benutzbaren Regelmäßigkeiten erkennen lassen, auch unter Berücksichtigung der verschiedenen Zustände. Am häufigsten scheint Herabsetzung des Stoffwechsels auch bei sich bewegenden Kranken.

Vielleicht am auffallendsten sind die *Funktionen des vasomotorischen Apparates* alteriert. Der Puls kann ohne verständlichen Grund schwanken;

häufig besteht Livor und Cyanose, die in seltenen hochgradigen Fällen bis zu blauschwarzer Färbung der Hände und Füße gehen kann. Dann ist wieder der Kopf oder irgendein beliebig umschriebener Körperteil erhitzt, ein anderer Teil kalt. Ödeme von einer auffallenden Konsistenz treten an den Füßen, im Gesicht, an den Handgelenken, gelegentlich auch an ganz ungewohnten Stellen auf. Die *Menstruation* ist oft gestört, aber viel häufiger im Sinne der Verminderung als einer Hyperfunktion. Namentlich in akuten Stadien zessiert sie meistens eine Zeitlang. Die bei geistig gesunden Frauen so gewöhnlichen subjektiven Menstruationsbeschwerden kommen aber hier kaum je vor, ein wichtiger Hinweis darauf, daß sie psychisch bedingt sind. Männer sind manchmal *impotent*, oder wenigstens besteht verminderte Libido.

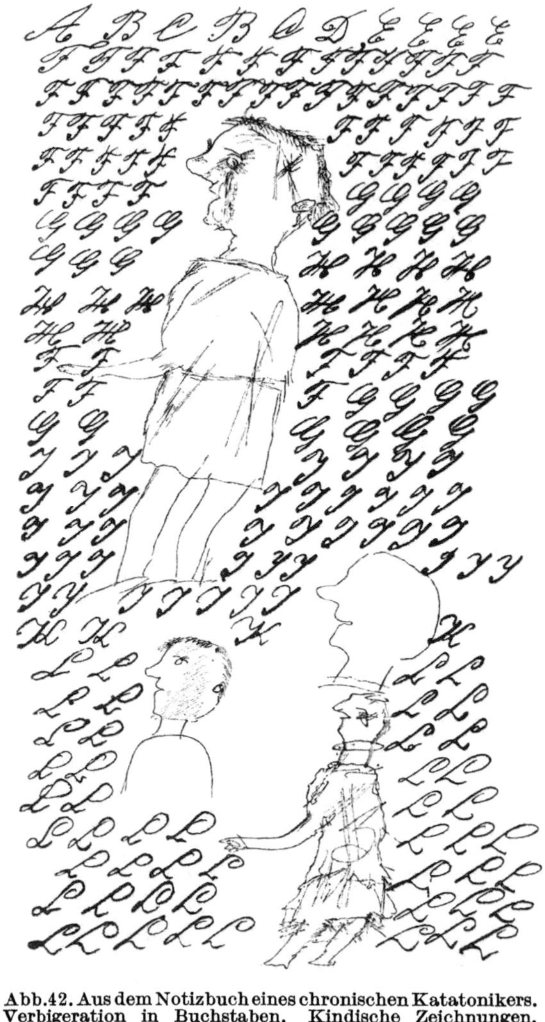

Abb. 42. Aus dem Notizbuch eines chronischen Katatonikers. Verbigeration in Buchstaben. Kindische Zeichnungen, während der Patient sonst nicht schlecht zeichnen kann. 1/1.

Der *Schlaf* ist während akuter Schübe natürlich meist gestört; demgegenüber sieht man zuweilen andauernde Schlafsucht. Chronische Patienten schlafen bald normal, bald werden sie durch Halluzinationen die Nacht durch in Aufregung erhalten.

Die *Ermüdungserscheinungen* sind sehr verschieden: namentlich im Anfang sind sie bisweilen ein hervorstechendes Symptom; die Kranken werden bei jeder Arbeit, namentlich beim Denken, sofort müde und ziehen sich deshalb auf ein möglichst vollständiges Nichtstun zurück, manchmal nach einem harten Kampf gegen das Übel. Andere wieder spüren kaum Müdigkeit, weder beim Arbeiten, noch bei den Anstrengungen, die ihnen die Aufregungen oder die Hyperkinesien verursachen.

Von *motorischen Symptomen* sind noch zu erwähnen die häufigen Verstärkungen der idiomuskulären Kontraktionen und fibrilläre oder auch muskuläre Zuckungen im Gesicht, dann feinschlägiges Zittern (grobschlägiges gehört nur akuten Störungen mit Schwächung an).

Der *Gang* ist in schweren Fällen oft auffallend, wie ziellos, unregelmäßig in bezug auf Schrittlänge und Richtung und Schrittdauer. Dauernde organische Lähmungen gehören nicht zum Bilde der Schizophrenie, wohl aber hysteriforme aller Art, wenn sie auch nicht gerade häufig sind.

Die *tiefen Reflexe* sind meist verstärkt. Die *Pupillen* sind in akuten Zuständen oft pathologisch weit, selten und wohl nur bei chronischen Patienten übertrieben eng, häufiger aber vorübergehend und wechselnd ungleich. Häufig fehlen die psychischen Pupillenreflexe. (Katalepsie siehe unten bei den katatonen Symptomen.)

Neben den Halluzinationen der Körperempfindungen sind *Parästhesien* aller Art sehr häufig und bilden oft lange Zeit die einzigen Symptome der Krankheit. Merkwürdig ist eine nicht zu selten vorkommende und manchmal ganz vollständige *Analgesie,* die es mit sich bringt, daß die Kranken sich leicht absichtlich und unabsichtlich verletzen.

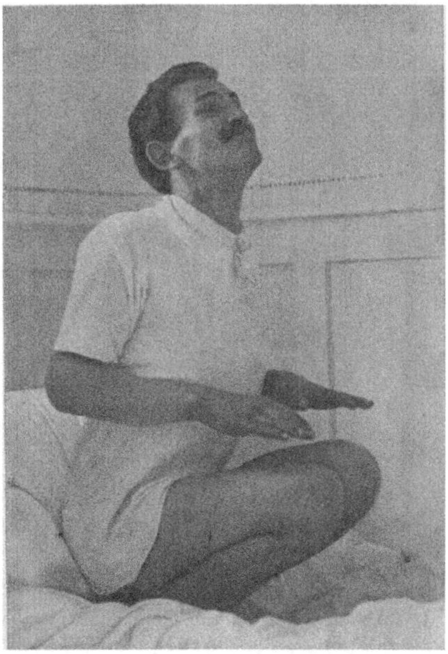

Abb. 43. Spontane Haltung eines Katatonikers, zuerst dauernd, dann nur eingenommen, wenn der Arzt erschien.

Manchmal kommen *katatone Anfälle* vor, einerseits rein psychische, hysteriform aussehende, anderseits organische mit Bewußtseinsstörungen, gehindertem Ablauf der Gedanken, unwillkürlichen Entleerungen und gelegentlichen flüchtigen Paresen der Sprache, eines Facialis, einer halben Körperseite. Häufiger sind beliebige Mischungen des psychischen und organischen Typus. Wenn die Kranken dabei nicht ganz bewußtlos sind, delirieren sie im Sinne eines mehr oder weniger durchsichtigen hysterischen Dämmerzustandes. Daneben gibt es *Ohnmachten* und namentlich auch typisch *epileptiforme Krämpfe.*

Körperliche Mißbildungen (Degenerationszeichen) sind offenbar häufiger als bei Gesunden, aber viel weniger häufig als bei Idioten, Epileptikern, Verbrechern.

η) Die katatonen Symptome. Mit diesem Namen bezeichnet man eine Anzahl von Symptomen, die seinerzeit den Katatoniebegriff festsetzen halfen. Sie können ganz wohl einzeln vorkommen, aber es ist nicht unwahrscheinlich, daß sie doch einen inneren Zusammenhang haben in dem Sinne, daß sie alle bei einem gewissen — anscheinend namentlich die Basis betreffenden — Hirnzustand am häufigsten vorkommen.

1. Die Katalepsie (wächserne Biegsamkeit, Pseudoflexibilitas und starre Katalepsie) siehe S. 86.

Die meisten stärker kataleptischen Schizophrenen nehmen monate- und jahrelang bestimmte Haltungen ein; einer steht am Fenster auf den Zehenspitzen eines Fußes, das andere Bein und beide Hände in die Höhe haltend. Andere haben im Bett eine besondere Stellung usw. Gewöhnlich sind diese Formen mit der starren Katalepsie verbunden.

2. Stupor. Stupor verschiedener Genese ist bei akuten Zuständen sehr häufig, kann aber auch ein chronisches Stadium jahrzehntelang zeichnen. Die Kranken bewegen sich wenig, sprechen wenig oder nicht, beschränken überhaupt den Verkehr mit der Außenwelt möglichst. Kataleptiker sind natürlich alle stupurös. Viele erscheinen deprimiert (*„Melancholia attonita“*). In den schweren Fällen bestehen meistens massenhafte

Halluzinationen aller Sinne mit Verkennung der Außenwelt und der Umstände; die Kranken sind in einem Traumland.

3. *Die Hyperkinese.* Manche Katatoniker sind in beständiger Bewegung, der man keinen Zweck ansieht (s. S. 82 und 307).

4. *Die Stereotypien.* Die Neigung zu Stereotypien betrifft alle Gebiete. Sie kann ebensowohl vorübergehend sein, als auch jahrzehntelang die nämlichen Bewegungen und die nämliche Haltung hervorrufen.

Bewegungsstereotypien: Jahrzehntelanges Reiben der rechten Hand über dem linken Daumen; ausgiebiges Reiben mit der rechten Hand über die Mitte der Brust; mit dem Finger allen Randleisten folgen; mit dem Fuße an bestimmten Stellen auftappen; an einer bestimmten Stelle des Bettes klopfen. Einzelne Stereotypien haben den Charakter von widersinnigen Handlungen: sich die Haare an bestimmten Stellen ausreißen, den Finger in den After stecken, in einer bestimmten Weise schmieren, die Kleider zusammendrehen, die Knöpfe abreißen.

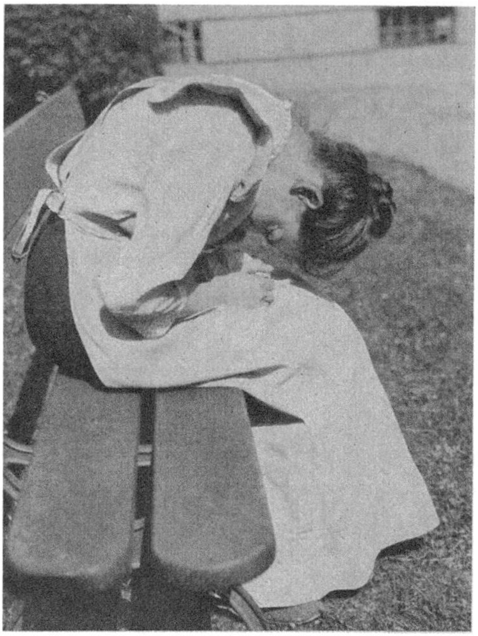

Abb. 44. Dauerhaltung einer Katatonika, die trotz aller Maßnahmen schließlich eine ziemlich starke Kyphose bekam.

Haltungsstereotypien: Viele im Bett liegende Katatoniker halten den Kopf vom Kissen abgehoben in einer Stellung, wie sie der Gesunde nicht lange aushalten würde, oder sie ziehen die Knie bis an das Kinn heran; außerhalb des Bettes stehen sie steif wie eine Statue da, eventuell mit stark gespreizten Beinen, blicken wochenlang auf den nämlichen Fleck, unter Umständen mit extremer Seitwärtsstellung der Augen.

Stereotypien des Ortes: Die Kranken wollen sich nur an einem ganz bestimmten Orte aufhalten, gehen im Garten immer genau die nämlichen Wege, so daß diese ausgetreten werden, oder sie berühren an bestimmten Stellen die Wand, die hier abgegriffen wird.

Eine besondere Stereotypie ist der „*Schnauzkrampf*", in dem die Lippen vorgestreckt gehalten werden.

Die sprachliche Stereotypie, die *Verbigeration*, wiederholt immer die nämlichen Worte oder Sätze, oft ganz sinnlose. [Nicht zu verwechseln mit beständig wiederholten Ausrufen (Ach Gott! tötet mich! usw.), die der Ausdruck eines andauernden depressiven Affektes sind]. Beim Musizieren findet man jahrelang andauernde Wiederholungen immer der gleichen Figur *(musikalische Verbigeration)*.

Auch Gedanken und Wünsche und Halluzinationen können sich stereotypieren.

Ein Teil der Stereotypien hat einen verständlichen Inhalt; die eine stellt die Schusterbewegung dar, weil der Geliebte ein Schuster war; eine andere das Balancieren bei der Quadrille, weil der Geliebte bei der Quadrille kennengelernt wurde. Schnauzkrampf war in zwei Fällen Ausdruck der Verachtung der Umgebung. Die Kranken selbst aber sind sich einer Bedeutung gewöhnlich nicht bewußt, und direkte Auskunft darüber habe ich wenigstens während der Phasen, wo Stereotypien vorhanden waren, nie erhalten. Nur das Assoziationsexperiment, nachträgliche oder indirekte Äußerungen des Patienten, eine genaue objektive Anamnese und ähnliches können uns aufklären.

5. *Die Manieren* („Abänderungs-Stereotypien"). Viele Kranke nehmen gewisse Posen an; einer sucht z. B. jahrelang Bismarck zu mimen; andere wollen sonst etwas Besonderes darstellen, fast immer in gespreizter, gemachter, karikierter Weise. Manchmal aber werden nur einzelne Handlungen irgendwie verändert oder verschnörkelt; vor dem Einnehmen

eines Bissens wird dreimal auf den Teller geschlagen, die Speisen werden siebenmal auf die Gabeln genommen und wieder heruntergeworfen, bevor sie in den Mund kommen; beim Ankleiden wird vor jeder einzelnen Teilbewegung das Tuch mehrfach gerieben; die Kranke geht dreimal um den Nachtstuhl herum, bevor sie sich setzt. In der Sprache werden Diminutive oder Fremdwörter mit affektierter Betonung gebraucht. An alle Wörter wird ein „io" oder ein „ismus" angehängt. Die Hand wird zum Gruße verkehrt gereicht, oder es wird nur der kleine Finger geboten.

6. Der *Negativismus* (S. 87) ist ein sehr häufiges und sehr unangenehmes Symptom der Schizophrenie. Die Kranken gehen spontan nicht auf den Abort; führt man sie hin, so halten sie die Exkremente zurück, um dann gleich nachher das Bett oder die Kleider zu beschmutzen. Sie essen die Suppe mit der Gabel oder dem Dessertlöffel, die Nachspeise mit dem Suppenlöffel. Viele wehren sich aus Leibeskräften gegen alle Einflüsse, oft mit aufgeregtem Schimpfen und Dreinschlagen; so wird der Negativismus zu einer Quelle der Wutanfälle. Er kann sich zur wahren Chikanose entwickeln, zu einem aktiven Triebe, die Umgebung beständig in raffinierter Weise zu ärgern[1], die Kranken verstecken ihre Sachen und behaupten, die Wärter haben sie ihnen gestohlen oder nicht gegeben u. dgl. In einzelnen Fällen kann man den Patienten mit Sicherheit zu der gewünschten Handlung bringen, wenn man sie ihm verbietet oder ihm das Gegenteil befiehlt (*Befehlsnegativismus*).

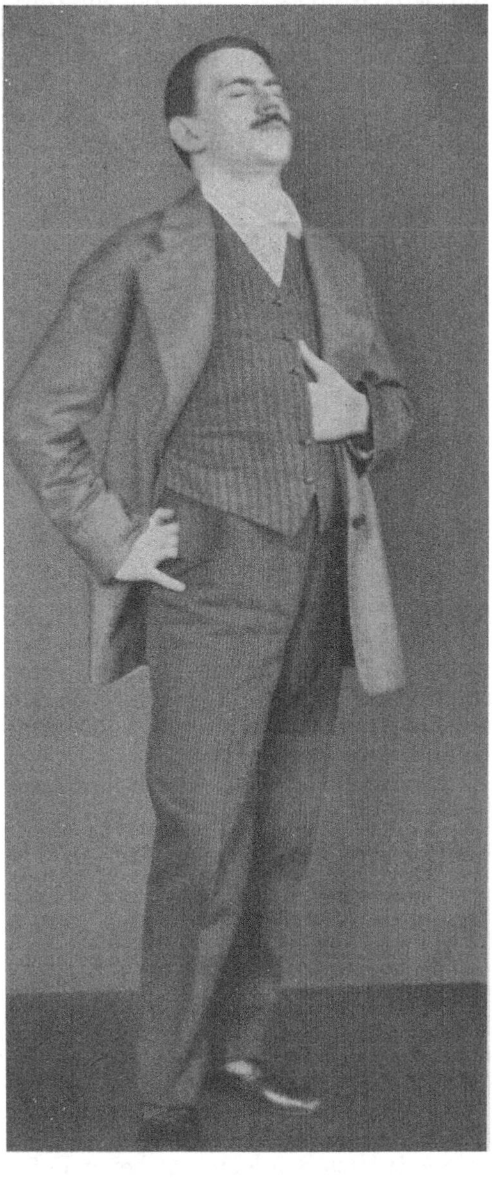

Abb. 45. Stereotype, katatonische Haltung mit geschlossenen Augen. Sie mimt irgendeinen Größenkomplex. Der Ausdruck des Gesichts ist nichtssagend.

Viele Kranke sind negativistisch gegen ihre eigenen Antriebe (*innerer Negativismus*); sobald sie eine Handlung ausführen wollen, kommt eine Sperrung oder ein Gegenantrieb oder ein „anderer", ein „Querantrieb", so daß sie oft gar nicht zu den einfachsten Handlungen

[1] Ohne den Anschein eines neckischen Spieles wie bei der erethischen Encephalitis.

wie zum Essen kommen. Der Löffel bleibt auf halbem Wege zum Munde stehen und muß schließlich wieder hingelegt werden.

Auch auf rein intellektuellem Gebiet sind negativistische Tendenzen oft recht störend, indem die Patienten zu jedem Gedanken auch das Gegenteil denken müssen: „Ich bin im Burghölzli, nein, ich bin nicht im Burghölzli“ *(intellektueller Negativismus)*. Sogar die Stimmen können anhaltend das Gegenteil von dem sagen, was die Kranken wollen oder denken, oder beide Gegensätze vorsagen (vgl. auch Ambivalenz S. 286).

Auch der ausgesprochenste Negativismus ist jedoch nichts Absolutes; gegen bestimmte Personen ist er meist größer als gegen andere. Oft kommt

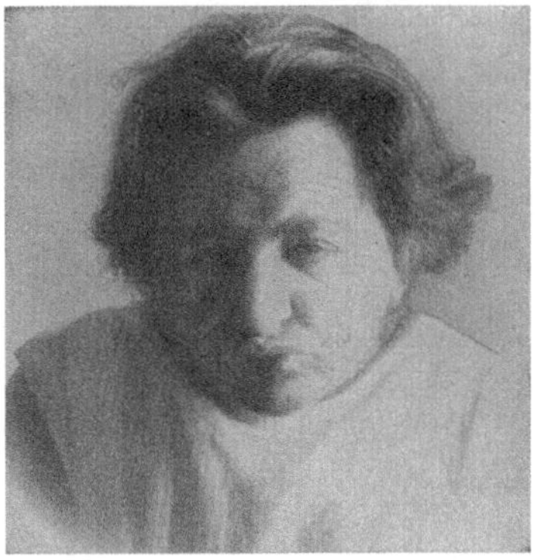

a

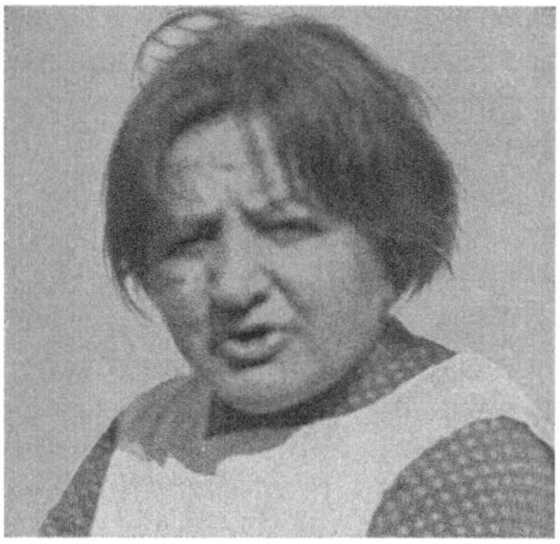

b

Abb. 46a und b. „Schnauzkrampf“ bei einer Katatonika mit abwechselnden manischen und melancholischen Tagen. Wechsel der Phasen sehr bestimmt, oft von einer Minute auf die andere. a am melancholischen Tag, b am manischen Tag.

er nur zum Vorschein im Verkehr mit dem Anstaltspersonal, nicht aber mit den anderen Kranken. Manchmal wird er durch Anschneiden der Komplexe hervorgerufen.

Der Negativismus ist ein kompliziertes Symptom. Bis zu einem gewissen Grade ist „die negative Suggestibilität“ etwas Normales (S. 24 und 76). Daß der Negativismus bei den Schizophrenen sich ganz besonders ausspricht, kann einen elementaren Grund haben, den wir nicht kennen (Thalamusstörung nach Kleist). Jedenfalls aber hängt er mit dem Autismus zusammen, der jede Störung von außen als unangenehm empfinden läßt. Aber auch das mangelnde Verständnis für die Umgebung, das Erleiden von Gegenmaßregeln (Einsperrung), bewirkt natürlich eine feindliche Einstellung. Manchmal, namentlich bei Frauen, spielt deutlich die Sexualität mit ihrer starken Ambivalenz mit und läßt die Kranken abweisen, was sie eigentlich wünschen.

Die Kranken selber können für ihr negativistisches Verhalten meist keine Begründung angeben. Die Erklärung durch Stimmen oder Wahnideen ist natürlich keine ausreichende, denn meistens wird es sich umgekehrt verhalten, daß eben diese Symptome inhaltlich durch den vorhandenen Negativismus bedingt werden.

7. *Die Befehlsautomatie und die Echopraxie.* Im äußerlichen Gegensatz zum Negativismus findet sich bisweilen bei unseren Patienten ein automatisches Befolgen gegebener Befehle, und zwar auch dann, wenn die Patienten eigentlich widerstreben (S. 86). Außerdem kommt in besonnenen wie in dämmerigen Zuständen zuweilen Echopraxie und Echolalie vor.

8. *Automatismen (einschließlich Zwangsphänomene)*. Nirgends so häufig wie bei der Schizophrenie finden wir automatisches Handeln, und zwar in den verschiedensten Stufen der Verbindung mit dem bewußten Ich (vgl. S. 85f.). Scheinbar bedeutungslose Bewegungen, Hochheben der Arme, Einnehmen der Stellung des Gekreuzigten, Schreien, dann eigentliche

„Handlungen“, wie Scheibeneinschlagen, Kleiderzerreißen, Schmieren geschehen häufig ohne den bewußten Willen des Kranken. Gelegentlich kommt es auch zu einer Brandstiftung, einem Mord oder einem Selbstmord; ein Teil dieser schweren antisozialen Handlungen wird aber so ungeschickt ausgeführt, daß man den Eindruck bekommt, ein inneres Widerstreben hindere die wirkliche Erreichung des Zieles (vgl. auch Ambivalenz).

Automatische Antriebe können auch eine normal gewollte Handlung verändern, indem z. B. eine komplizierte Strickarbeit gegen den Willen der Patientin, die das Muster kennt, falsch gemacht wird.

Automatismen der Sprache führen bei der Schizophrenie nur selten zu zusammengesetzten Reden, dafür manchmal zu unverständlichem Galimathias. Ihnen mag auch die Verbigeration zugezählt werden, *wie überhaupt der große Teil der Stereotypien automatisch abläuft.* Koprolalie hat oft den deutlichen Charakter des Zwanges.

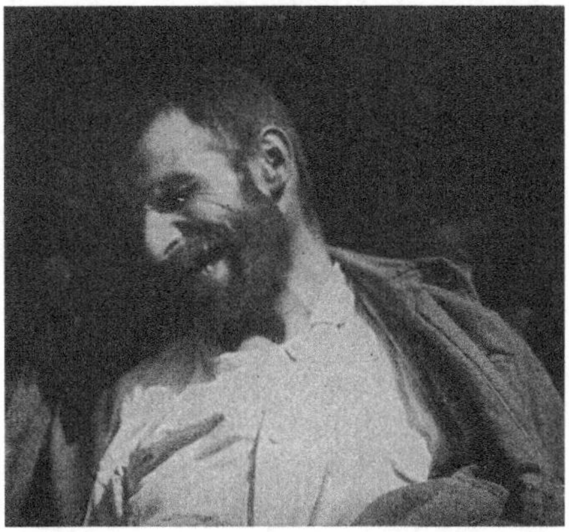

Abb. 47. Grimassierender Katatoniker

Es gibt auch ein schizophrenes Zwangsdenken, ein Zwangserinnern, ja ein zwangsmäßiges Aufhören des Denkens. Von affektiven Störungen ist namentlich zwangsmäßiges Lachen häufig; es hat selten den Charakter des hysterischen Lachkrampfes, sondern den einer seelenlosen mimischen Äußerung, hinter der man kein Gefühl bemerkt. Es läßt sich oft hervorrufen durch Anspielung an einen Komplex. Manchmal fühlen die Kranken dabei nur die Bewegungen der Gesichtsmuskeln.

Die Schizophrenen machen sich zum Unterschied von den Hysterischen und den Zwangskranken meist wenig Gedanken über ihre Automatismen. Es geschieht eben, sie können nicht anders, und damit sind sie zufrieden. Einzelne allerdings wehren sich dagegen und empfinden den Zwang, und noch mehr glauben sich besessen und von ihren Verfolgern beeinflußt. Im letzteren Falle treffen sie nicht selten Schutzmaßregeln, um sich an der Ausführung zu hindern (ein Holz in den Mund stecken gegen Aussprechen unziemlicher Worte).

9. Die Impulsivität. Die schizophrene Impulsivität ist kein einheitliches Symptom, sondern eine häufige Erscheinungsweise des krankhaften Handelns, die verschiedenen Wurzeln entspringt.

Ein Teil der impulsiven Handlungen sind automatische, andere sind Affekthandlungen, „Entladungen“ bei einer Affektspannung, in der sich die Patienten immer unbehaglicher fühlen. Dann muß etwas gehen; sie schimpfen los oder schlagen drein und zerreißen, um sich nach Minuten bis Tagen wieder zu beruhigen. Ebenso führt plötzliches Aufflackern des Zornaffektes, wie es bei der Schizophrenie häufig ist, zu impulsiven Handlungen. Viele plötzliche Handlungen scheinen als unmotivierte Einfälle, die widerstandslos ausgeführt werden, im Zusammenhang mit der Assoziationsstörung.

ϑ) Akute Syndrome. Der Gang der Schizophrenie wird häufig unterbrochen durch akute Auftritte ganz verschiedener Erscheinung und Genese. Dahin gehören: *Schübe des pathologischen Prozesses,* häufig mit katatonischhalluzinatorischer oder stuporöser Facies, *einfachere Exacerbationen des chronischen Zustandes,* meist mit paranoiden oder katatonischen Syndromen, *abnorme Reaktionen* auf gefühlsbetonte Erlebnisse, besonders in Form von hysteriformen Dämmerzuständen oder von Schimpfanfällen. Ein Teil der manischen und melancholischen *Stimmungsverschiebungen* sind wohl Nebenprodukte des Krankheitsprozesses. Dann gibt es natürlich auch Zustände, die gar nicht von der Krankheit direkt abhängen, sondern dieselbe komplizieren oder höchstens von derselben ausgelöst werden, wie etwa periodische Verstimmungen, die einer begleitenden Cyclothymie angehören mögen. Die akuten Auftritte können Stunden bis Jahre dauern. Auch schwere Formen, die als selbständige Psychosen imponieren, können plötzlich, sozusagen von einer Minute zur andern ausbrechen. Eine Exacerbation des schizophrenen Prozesses begünstigt das Auftreten psychogener Symptome; so mischen sich die Erscheinungen beliebig.

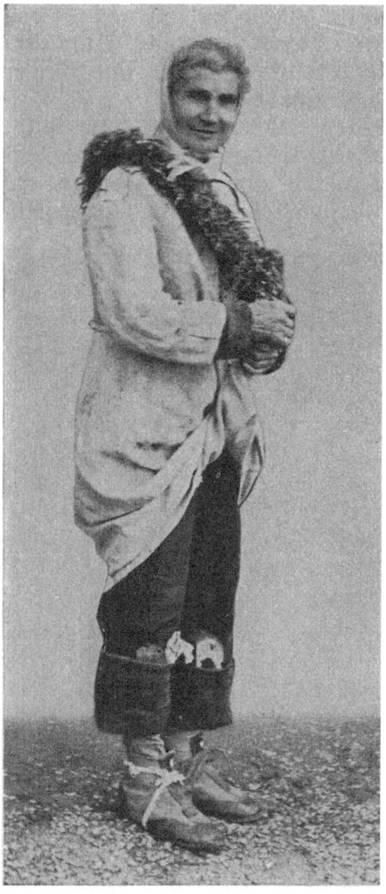

Abb. 48. Manische Schizophrene, die sich aus Gras und Zweigen einen Kranz gemacht, daneben in stereotyper Weise den in Form einer Wurst zusammengedrehten unteren Teil des Kleides mit beiden Händen umfaßt hält. Im Bett hält sie das in gleicher Weise zusammengedrehte Leintuch vor sich hin. Das Interesse an dem Vorgang des Photographierens verdeckt den sonst steifen Gesichtsausdruck.

Melancholische und manische Zustände bilden oft das erste manifeste Syndrom der Krankheit, können sich aber ebensowohl später noch einschieben. Sie dauern meist Monate bis Jahre und erscheinen als eine Mischung der melancholischen bzw. manischen Trias mit schizophrenen Symptomen.

Der *depressive* Affekt ist hier häufig mit Angst gemischt, erscheint aber steif, oberflächlich, die Äußerungen übertrieben, oft pathetisch; die Wahnideen fallen als unsinnig auf. Gelegentlich findet man Mischung von unsinnigen Größenideen mit dem depressiven Wahn. Die Denkstörung ist eine ganz extreme und kann zu einem absoluten Monideismus führen, der bei einfachen Melancholien wohl nicht vorkommt, oder zn Monate dauernden, fabelhaften Traumsituationen mit kosmischen Ideen des Weltuntergangs oder einem direkten Zusammenhängen des Patienten mit dem Geschehen im Weltall.

Die *manischen* Zustände sind ähnlich charakterisiert. Die frische Fröhlichkeit der Manischen fehlt; Wutausbrüche erscheinen oft ganz unmotiviert. Die Steifigkeit der Affekte fällt hier besonders stark auf. Mit der Ideenflucht mischen sich Zerfahrenheit und bizarre schizophrene Assoziationen. Der manische Beschäftigungsdrang wird leicht zu einem unverständlichen Bewegungsdrang; den sonderbaren Handlungen können sich Faxen anschließen. Halluzinationen und Wahnideen sind gewöhnlich vorhanden. Die Wahnideen pflegen aber flüchtiger zu sein als bei den depressiven Zuständen.

Von besonderer Wichtigkeit sind die akuten *katatonischen Bilder*, in denen katatone Symptome sich beliebig mischen. In der Attonität, dem Stupor, der Flexibilitas cerea, bewegen sich die Kranken wenig oder nicht; sie besorgen sich selbst nicht, lassen den Speichel ausfließen, schlucken überhaupt nicht spontan, lassen die Exkremente unter sich gehen usw. Sonderbare Stellungen werden manchmal dauernd festgehalten. Meist besteht voller Mutismus. Solche Zustände sind aber dann und wann einmal einer vorübergehenden psychischen Beeinflussung zugänglich, so daß eine Handlung ausgeführt, eine Antwort gegeben werden kann. Mutistische Kranke verständigen sich zuweilen schriftlich. Oft besteht dabei belegte Zunge, Fuligo. Vasomotorische Symptome komplizieren gerade dieses Bild am häufigsten und stärksten.

In den ausgesprochenen hyperkinetischen Formen sind die Kranken Tag und Nacht in Bewegung:

Sie klettern herum, schlagen Purzelbäume, hüpfen über die Betten, klopfen zwanzigmal auf den Tisch, dann an die Wand, wippen, machen Kniebeugen, werfen sich in die Luft, schlagen, zerstören, klemmen die Arme in möglichst verrenkter Stellung zwischen die Radiatoren der Heizung, unbekümmert um Brandwunden, schreien, singen, verbigerieren, schimpfen, lachen, weinen, spucken herum, machen Grimassen: traurige, schreckhafte, fröhliche; nehmen einen beliebigen Gegenstand in die Hände, bewegen ihn irgendwie, legen ihn in andere Lage nieder und machen tausend andere Bewegungen, von denen allerdings der einzelne Kranke sich meist auf eine gewisse Zahl beschränkt.

Der psychische Zustand ist in schweren Katatonien gewöhnlich ein ganz unklarer. Manche geben sich keine Rechenschaft oder leben gar in einer vollständigen Traumwelt. Die Affektivität ist meist schwer zu durchschauen. Oft sind Andeutungen verschiedener widersprechender Gefühle da; keines scheint durchzudringen. Auch subjektiv besteht keine beschreibbare Stimmung außer einer häufigen Indifferenz.

Nicht immer leicht von katatonischen Zuständen abzugrenzen ist das *Faxensyndrom*, in dem sich das ganze Bild in demonstrativ auffälligen Faxen und verkehrten Antworten erschöpft. Es kommt wohl wie der GANSERsche Dämmerzustand nur vor als Reaktion auf eine Situation, der man sich (unbewußt) durch Geisteskrankheit entziehen möchte.

Herrschen bei einem akuten Auftritt Halluzinationen und Wahnideen bis zur vollen Störung der Besonnenheit vor und fehlen die katatonen Symptome oder sind sie unbedeutend, so nennen wir den Zustand *schizophrenen Wahnsinn*. Dabei liegt die Affektivität gewöhnlich weniger darnieder als bei der vorhergehenden Gruppe. Die Stimmung hat häufig eine bestimmte Färbung und ist oft etwas modifizierbar.

Vor unerträglichen Situationen, am häufigsten getäuschter Liebe, flüchten sich Schizophrene in einen *Dämmerzustand*; die unangenehme Wirklichkeit wird abgespalten, existiert für sie nur nebensächlich; dafür wird eine andere Welt, häufig mit direkter Wunscherfüllung, herbeiphantasiert: die Kranke heiratet ihren Geliebten, er besucht sie jede Nacht, sie wird gravid und gebiert ein Kind. Doch sind lange nicht alle diese Kranken wirklich glücklich. Sie können sich nicht ganz aus der Wirklichkeit flüchten und kommen deshalb in Widerspruch mit derselben. Am intensivsten gelingt der Abschluß, und am ungetrübtesten ist deshalb das erträumte Glück bei den religiösen *Ekstasen* (S. 62).

Das Benehmen der Dämmerigen ist verschieden. Einzelne leben ihren Traum ruhig im Bett oder sogar unter der Decke aus. Andere geistern in unverständlicher Weise herum, da sie die Umgebung falsch auffassen, und kommen dann zu Konflikten. Regelmäßig besteht deutliche doppelte Orientierung. Bei Untersuchungsgefangenen, aber gelegentlich auch ohne erkennbaren Grund, trägt der Zustand manchmal eine GANSERsche Facies. Der Ausgang ist meist ein lytischer. Während die Dämmerzustände bei Hysterie oder Epilepsie gewöhnlich nur Stunden oder

Tage dauern, erstrecken sich schizophrene manchmal auf Monate, unter Umständen bis ins zweite Jahr hinein. Dämmerzustände heilen natürlich auf den status quo ante, wenn sie bloß psychogen sind; sind sie auf einem Schub entstanden, so machen sich nach ihrem Abklingen die Spuren dieses Schubes fühlbar.

Während die Dämmerzustände ihre Gestaltung auf psychischem Wege bekommen, gibt es eine Form von „*Benommenheit*", die einen organischen Charakter hat und ihrer besonders schlechten Prognose wegen beachtet werden muß: Die Kranken dämmern unklar herum, lassen sich durch psychische Einflüsse nicht wecken, trotzdem man mit ihnen intellektuellen Rapport hat und sie sich oft alle Mühe geben, unsere Fragen zu beantworten. Der Gedankengang ist langsam, unklar, kurz. Schon bei einfachen Rechnungen versagen die Leute; im Schreiben machen sie ungewollte orthographische und grammatische Fehler, Zusammenziehungen, Kontaminationen usw.; dabei können Halluzinationen und Orientierungsstörungen fehlen; auch die Affektivität kann relativ gut erhalten sein. Dennoch läßt sich der Zustand oft schwer von mehr psychogenen Formen von Benommenheit abgrenzen.

Zu erwähnen sind dann noch die „*Verworrenheiten*", in denen die Inkohärenz des Ideenganges das ganze Bild beherrscht, exogene und endogene *Zornanfälle, deliriöse Syndrome, Wanderzustände* (Fugues), bald als Folge einer besonderen Hirnstörung, bald mehr hysteriform oder als Reaktion auf unangenehme Erlebnisse oder gar nur als pathologischer Einfall. Ein beträchtlicher Teil der Fahnenflüchtigen sind schizophrene Wanderer. Auch die dipsomanische Verstimmung kann gelegentlich auf dem Boden der Schizophrenie auftreten.

d) Die Untergruppen.

Um sich in den äußeren Formen des unendlich wechselnden Krankheitsbildes der Schizophrenien zu orientieren, hat man vier Hauptgestaltungen auseinander gehalten je nach dem Vorwiegen oder Fehlen bestimmter Symptomengruppen. Sie sind keine nosologischen Einheiten und gehen von Patient zu Patient und auch beim nämlichen Kranken ineinander über, indem ein Schizophrene z. B. mit Hebephrenie in die Anstalt eintreten, mit Katatonie jahrelang dableiben und schließlich mit Paranoid entlassen werden kann. Doch bleiben die meisten Kranken dauernd innerhalb ihrer Gruppe.

1. Wo Wahnideen und Halluzinationen — die beiden Symptome gehen bei der Schizophrenie meistens zusammen — im Vordergrunde stehen, spricht man von *Paranoid* oder *Dementia paranoides*. Das Paranoid kann sich ausbilden nach irgendeinem melancholischen, manischen, wahnsinnartigen, katatonischen akuten Initalauftritt („sekundäre Verrücktheit" der älteren Autoren) oder gleich als solches einsetzen. Im letzteren Falle ist der ganze Verlauf in der Regel chronisch. Durch ein Stadium von Unbehagen und allmählich sicherer werdender Beziehungsideen bildet sich im Laufe von Jahren ein komplizierter Haufen von Wahnideen aus, die nur durch die allgemeine Richtung der Verfolgung oder (viel seltener) der Größe oder der Hypochondrie zusammenhängen. Der Anfang kann sich aber auch durch ganz plötzlich auftauchende, fertige primordiale Wahnideen kennzeichnen, die dann zunehmen und erst später von deutlichen Beziehungsideen und Halluzinationen gefolgt werden. Viele der Kranken halten sich verhältnismäßig lange außerhalb der Anstalten, andere wechseln zwischen Freiheit und Internierung, und wieder andere verlieren die äußere Haltung so früh und so stark, daß sie den größten Teil ihres Lebens in den Anstalten bleiben müssen. Namentlich bei den

letzteren komplizieren sehr leicht einzelne oder auch viele katatone Symptome das Bild.

Hierher gehört auch ein Teil der schizophrenen *Querulanten*, die den Schutz gegen eingebildete Beeinträchtigungen bei den Gerichten fordern und trotz aller Abweisungen mit Klagen nicht aufhören können. Andere kann man der einfachen Schizophrenie zuordnen, da ihr Gebaren mehr auf Rechthaberei als auf eigentlichem Wahn zu beruhen scheint.

Ein Teil der von KRAEPELIN unter dem *präsenilen Beeinträchtigungswahn* angeführten Fälle sind nach unserer Auffassung Spätformen des Paranoids.

Paranoid. Bahnangestellter. Immer eigen, verschlossen. Ende der Dreißigerjahre mißtrauisch gegen die Frau; zugleich wurden ihm Andeutungen gemacht, daß er eine bessere Stellung bekomme; man machte Bemerkungen über ihn, die er erst nachträglich verstand. Stimmen. Man weiß seine Gedanken. Die Frau wird von Freimaurern mißbraucht, will ihm aber das dabei verdiente Geld nicht abgeben, weshalb er sie mißhandelt, ihr den Bauch aufschneiden will. Man tut ihm Gifte, Menschenblut, Urin, „Pollen" usw. in die Speisen, in den Mund, spritzt sie ihm in den Körper, hypnotisiert ihn, zwickt ihn am ganzen Körper. Er verbessert das Flugzeug. Er ist für gewöhnlich ruhig, freundlich. Vorübergehende Aufregungen.

Paranoide Querulantin. Tüchtige Arbeiterin in einem Hutgeschäft, die von jeher höher hinaus wollte, als ihre Mittel erlaubten. Mit 32 Jahren Haushälterin bei einem Arzt, der ihr am ersten Tag versprochen haben soll, sie zu heiraten, sie aber nach $^3/_4$ Jahren entlassen mußte. Als sie 4 Jahre später die Anzeige der Trauung des Arztes las, verlangte sie „ihr Recht oder eine schöne Auszahlung", beschimpfte die Frau mündlich und schriftlich mit den argsten Ausdrücken. In der Untersuchung in bezug auf ihr Verhalten in dieser Sache absolut diskussionsunfähig. Sie verlange eigentlich nichts von dem Arzte, sie wolle nur „der Frau Dr. Gelegenheit geben, mit ihrem ehrlichen Namen davonzukommen". Solange der Arzt nicht entweder die Frau fortschicke oder ihren (der Patientin) Anspruch öffentlich bestreite, sei seine Ehe ungültig. Als unzurechnungsfähig erklärt und bevormundet wurde sie aus der Anstalt entlassen, machte aber der Polizei und den Gerichten noch lange Zeit Skandale; mußte ein zweites Mal interniert werden, wonach wir nichts mehr von ihr vernahmen als einen Abschiedsgruß: „P. P. Sauhunde, Huerrenhunde, Irrenärzte..... Eheanspruch gehört vor Gericht; werde der Armenpflege Vorwürfe machen, bis die Sache vor Gericht kommt." — Halluzinationen wurden nicht konstatiert, wohl aber viele Gedächtnistäuschungen.

2. Sind katatone Symptome dauernd im Vordergrund, so nennt man das Bild *Katatonie.* Ein großer Teil dieser Formen erkrankt akut; unter Umständen wird die Psychose von einem Augenblick zum andern offenbar — ein anderer Teil beginnt chronisch mit einigen katatonen Eigentümlichkeiten, z. B. Mutismus oder Manieren, und bleibt chronisch, während bei andern wieder chronische und akute Zustände abwechseln. Nach akuten katatonischen Auftritten kann wieder ein leidlicher Zustand eintreten.

Katatonie. 19jähriger Färber. Fing in einer Versammlung an, zu predigen, die Arche Noah komme; er sei gezwungen zu sprechen. Sei vorher der Sonne nachgelaufen. Ein andermal, bei einer Musikprobe, fing er an, laut einen Psalm zu lesen. Aufgefordert zu schweigen, stellte er sich vor die andern hin und sagte mit stierem Blick: „Glaubt ihr, daß der Teufel gebunden ist; gebunden ist er." Die letzteren Worte wiederholte er mehrfach, immer lauter werdend. Am folgenden Tage betete er mit brüllender Stimme, ging zu einem Bekannten, nahm sonderbare steife Haltungen ein. In dem Bekannten wollte er den Judas sehen, der gekommen sei, ihn, Christus, mit einem Kusse zu verraten, wollte ihn mit Gewalt küssen; er (Pat.) sei Christus; verlangte, daß alle Anwesenden von seinem Brote essen. In der Anstalt rasch ruhig, halbe Einsicht, wollte aber nicht hinaus. Versetzt.

Depressive Katatonie. Dauerndes Stimmenhören. Tüchtiger Lehrer. Mit 34 Jahren zuerst gereizt, schlaflos, schwindlig; dann deliriöses Stadium. Nach 28 Wochen wieder im Beruf. Aber nach $1^1/_2$ Jahren ähnlicher Anfall. Mit 40 Jahren fühlte er seine Ideen unklar werden, konnte nicht mehr sprechen. Dann stuporös, sonderbare Haltungen, sah an der Wand Kinder, die sich küssen, hörte Stimmen, spürte, daß man ihn am Leib operierte, daß er Fäden um die Hand hatte. Ist kein Mensch, wird geköpft. Springt plötzlich auf, um z. B. eine Scheibe einzuschlagen. Nach 8 Monaten klar, überglücklich, hat „in schwellender Jugendkraft" „frühlingsbeschwingte Pläne", bleibt aber im Sanatorium. Erst nach weiteren 3 Monaten wieder guter Lehrer. Nach einigen Jahren ein ähnlicher, aber nur $^1/_4$ Jahr dauernder Anfall. In der Schule warnen ihn die Stimmen, wenn er eine Dummheit sagen will; so geht es ganz gut.

Manische Katatonie. 29jährige Bettmacherin. Nach Liebesenttäuschung innert 8 Tagen steigende manische Erregung: Singen, wurde in der Nacht vom Geliebten gequält; glaubte von allen Männern, sie wollten sie vergewaltigen; sie müsse immer sterben und werde nicht begraben. Einmal eine Ekstase; dann Verbigeration, pathetische Ausrufe, Personenverkennung; andauerndes Im-Kreise-Herumlaufen, Klettern auf dem Bettrand herum. Werde elektrisiert. Nach einem halben Jahr anscheinend „geheilt". Kommt aber nach einem weiteren halben Jahre in ähnlichem Zustande zurück, zerschlägt Scheiben, prügelt, schlägt Purzelbäume, hat viele Stimmen, was sie als „Stirken" bezeichnet. Definitive Verblödung.

Katatonie mit zweitägigem Zyklus: Intelligente Frau. Von jeher zurückgezogen, mürrisch, reizbar. 38jähr. bei der dritten Geburt Depression mit Versündigungswahn, 47jähr. nach Tod des Mannes Stupor, gefolgt von Melancholie mit vielen Stimmen; steifer Ausdruck; zwischendurch kataleptisch. Angstanfälle mit Lärmen und Fortdrängen. Etwa 1 Jahr später Beginn regelmäßiger Abwechslung von einem negativistisch steifen Tag und einem andern, an dem sie relativ zugänglich und guter Laune am Tisch Seide zupft. Der Wechsel dauerte noch nach 12 Jahren. Eine Zeit lang war der Turnus dreitägig: depressivstuporös — gereizt — euphorisch.

Chronische Katatonie. Zurückgezogene tüchtige Hausfrau verstummt allmählich im Laufe von einigen Monaten ganz, besorgt aber noch 1 Jahr lang die Haushaltung tadellos. Dann wird sie gereizt, unordentlich; Negativismus läßt sie gerade das nicht besorgen, was sie sollte, oder sie besorgt es verkehrt. In der Anstalt arbeitet sie zunächst stumm ganz ordentlich, wird aber immer negativistischer, unreinlich, zerreißt, wird gewalttätig, bekommt halluzinatorische Aufregungen. Verblödet.

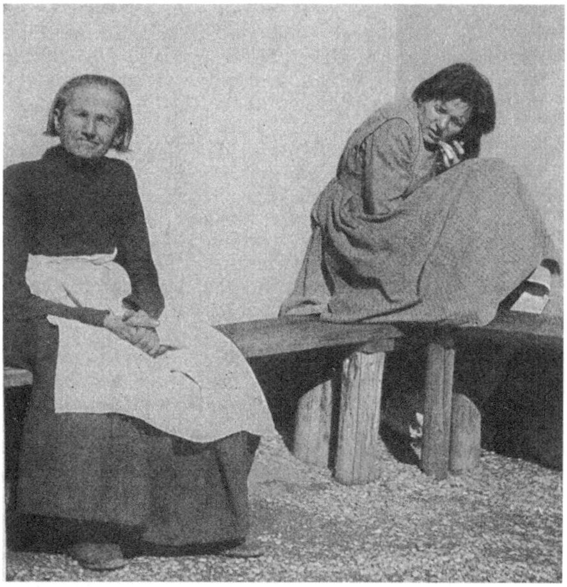

Abb. 49. Chronische Katatonikerinnen. Beide reagieren auf das Photographieren mit halbem Hinwenden des Blickes. Die Patientin links hat ausgesprochen zusammengekniffenen Mund. Die Kauernde rechts schließt halb die Augen. Die ganze Haltung ist (abgesehen von der Aufmerksamkeit auf das Photographieren) dauernde Ruhestellung.

3. Schizophrenien mit akzessorischen Symptomen verschiedener Art und wechselnder Stärke haben den Namen *Hebephrenie* behalten, obgleich er nicht mehr auf den jetzigen Begriff paßt.

Die Kahlbaum-Heckersche Hebephrenie war eine Verblödung, die in der Pubertätszeit verhältnismäßig rasch eintrat, meist mit verschiedenen affektiven Störungen verlief, z. B. mit einer Manie einsetzte, und außerdem, wie man meinte, noch charakterisiert war durch Symptome der Flegeljahre: Geziertheit, pathetische Ausdrücke und Mimik, Freude an Lümmeleien auf der einen Seite, Altklugheit Trieb zur Beschäftigung mit den höchsten Problemen anderseits. Wir finden diese Symptome aber auch bei andersartigen und spät ausbrechenden Schizophrenien, wenn ihre Komplexe eine Selbstüberhebung, ein Gerngroßsein bedeuten.

Im jetzigen Begriff der Hebephrenie spielt also das Alter des Beginnes keine Rolle, wenn auch die meisten Fälle in und bald nach der Pubertät erkranken. Sie bildet jetzt den großen Topf, in den die Formen geworfen werden, die nicht bei den andern drei unterzubringen sind.

Hebephrenie mit manischen und depressiven Anfällen. In einer Anstalt erzogen, wo sie als Angestellte blieb. Immer zurückgezogen, aber sehr nett im Benehmen. 36jähr., als der Vater versorgt werden mußte, Gewissensbisse, sie sorge nicht genug für ihn. Selbstmorddrohungen. In der Klinik dann mehr steif als gedrückt, klagte aber, sie sei von Gott und Menschen verlassen. Oberer Teil des Gesichtes deprimiert, unterer „eher lächelnd". Stimmen, Sperrungen. Identifiziert die verschiedenen Ärzte miteinander; ist bloß 3 Tage alt: Der erste Tag ist, „wo die erste Unsittlichkeit vorgekommen ist als kleines Kind“, „der zweite entspricht der zweiten, der dritte ist jetzt, wo es zum Sterben geht“.

Von nun an wechselten gute Zeiten mit schizophren gefärbten Manien und Depressionen mit Parästhesien der Eingeweide, bis sie nach Jahren in steifer Euphorie ruhig wurde.

Hypochondrische Hebephrenien. Intellektuell und körperlich über dem Durchschnitt stehendes Bauernmädchen. Fürchtete sich vor der Ehe; starke homosexuelle Komponente. Als sie 47 Jahre alt war, starb der Bruder, mit dem sie lebte. Von nun an „überarbeitet“, Magenbeschwerden, nachher auch Gefühl der schmerzhaften Vergrößerung des Uterus und eingebildete Verstopfung. Von einem Arzt zum andern, beladen mit einem Haufen von Diagnosen und behandelt mit einem schönen Teil des chemischen und physikalischen Heilmittelschatzes, bis ihr Vermögen aufgebraucht war. Mit 54 Jahren in die Klinik, wo man im Laufe von 6 Jahren eine kleine Besserung erreichte, so daß sie täglich arbeitete und auf ärztliche Behandlung verzichtete mit der Überzeugung, daß wir von ihrer Krankheit doch nichts verstünden. Korrektes Benehmen, redete man aber über die Krankheit, bekam sie paranoiden Blick und starken Veraguth, was beides bei Wechsel des Themas sofort verschwand. Einmal ließ ich mich bereden, ihr ein Abführmittel zu geben: obschon sie nun täglich mehrere Entleerungen hatte, blieb sie bei ihrer Behauptung, verstopft zu sein. — Unterschied von Hysterie: Absolute Gleichgültigkeit gegenüber allem, was nicht ihre „Krankheit“ betraf, *und auch gegen diese*, wenn man ihr nicht Gelegenheit gab, darüber zu reden. Rapport (negativer) nur in Beziehung auf die Krankheit und eine gewisse einfältig erotische Einstellung im Gegensatz zu ihrer Intelligenz und ihrem Anstand. Auf der Abteilung lebte sie autistisch unter den andern Schizophrenen; beklagte sich viel über die Wärterinnen, machte aber keine Szenen. Steife Affekte. Hypochondrische Ideen zu einfältig für Hysterie. Minime Beeinflußbarkeit derselben. — Sie ist am Bruder hängen geblieben, den sie gewöhnlich assoziiert, sobald man vom Heiraten redet. Es zeigte sich, daß die eingebildete Uterusvergrößerung dem Wunsch nach Kindern entsprang und die Untätigkeit des Darmes ein Duplikat des untätigen Uterus darstellte.

4. Wo nur die Grundsymptome zu sehen sind, sprechen wir von *Schizophrenia simplex (primäre Demenz früherer Autoren)*. Es handelt sich meist um ganz allmählich im Laufe von Jahrzehnten zunehmende Verblödung im Sinne der Schizophrenie. Die Anamnese ergibt regelmäßig, daß die Krankheit viele Jahre lang verkannt worden ist; sie war eine *latente Schizophrenie*. Da aber auch diese Form wie jede andere nicht bis zur erkennbaren Verblödung fortschreiten muß, gibt es unzweifelhaft auch latente Schizophrenien, die niemals manifest werden; man trifft sie denn auch nicht selten bei Angehörigen von manifest Kranken oder in der Sprechstunde bei Patienten, die wegen irgendwelcher „nervöser“ Beschwerden kommen. Die Krankheitsbilder können recht verschieden sein: einfaches Versagen im Beruf und allmähliches Herabsinken von Stufe zu Stufe, mehr oder weniger ausgesprochene Querulanz, Anspruch auf alle möglichen Rechte ohne Anerkennung von Pflichten, Alkoholismus usw.

Schizophrenia simplex. Lehrer. Intelligent, aber immer etwas sonderbar, zurückgezogen. In der Schule ging es mit den Jahren immer schlechter. Die Disziplin lockerte sich. Aber erst als er 50 Jahre alt war, bedeutete man ihm, so könne es nicht mehr gehen. Statt das einzusehen, verlangte er mehrfach Besoldungserhöhung bei den Behörden. Schließlich mußte er resignieren und querulierte nun beständig „um sein Recht“, die Oberbehörden müßten ihm eine gut bezahlte Stelle verschaffen. Er war ganz unbelehrbar über die materielle und formelle Unmöglichkeit der Erfüllung. Drohte schließlich den Beamten, sie durchzuprügeln, und kam als gefährlich in die Klinik. Hier ließ er sich äußerlich etwas beruhigen und konnte nach 8 Monaten entlassen werden. Draußen geht es, indem er sich mit untergeordneten landwirtschaftlichen Arbeiten beschäftigt, wenigstens 20 Jahre lang.

e) Der Verlauf.

Die Schizophrenie kann so ziemlich alle denkbaren Verlaufskombinationen annehmen außer dem Rückgängigwerden einer stärkeren Verblödung. Immerhin wiederholen sich zwei Typen besonders häufig: der von Anfang bis Ende chronische Verlauf, der viele Jahre braucht zur Entwicklung, und der Beginn der manifesten Psychose mit einem akuten

Auftritt, nach dem „sekundär“ demente oder paranoide Zustände zurückbleiben. Es braucht aber das akute Syndrom keine Zunahme der Verblödung zu hinterlassen, und anderseits kann die Verblödung wie die Ausbildung von Wahnideen auch nach und zwischen den akuten Anfällen Fortschritte machen. Ganz chronisch verlaufende Formen sind namentlich die einfache Schizophrenie und gewisse katatonische Erscheinungsweisen, dann die typischen Formen des Paranoids.

Der *Beginn* der Schizophrenie ist in Wirklichkeit meist ein schleichender. Wenn auch die Krankheit den Angehörigen oft erst durch einen akuten Ausbruch offenbar wird, so läßt eine gute Anamnese meistens vorher gewisse Charakteränderungen oder andere schizophrene Zeichen auffinden. Ob die oft schon im Kindesalter auffallende Neigung zu Zurückgezogenheit, verbunden mit einem gewissen Grade von Reizbarkeit, Ausdruck einer Disposition oder des Krankheitsbeginnes selbst ist, läßt sich nicht entscheiden. In manchen Fällen drückt sich die eigentliche Krankheit durch allmähliches Versagen der Fähigkeiten und der Arbeitskraft aus; *in anderen werden neurasthenische, hysterische oder zwangsneurotische Symptome jahrelang als die Krankheit angesehen und vergeblich behandelt.* Charakteranomalien und vereinzelte unvermittelte Handlungen fallen schon stärker auf.

Bei jedem Verlauf können zu jeder Zeit Exacerbationen auftreten, doch sind sie nach zwei bis drei Jahrzehnten Krankheitsdauer ziemlich selten. Vollständige Stillstände sind bei den Anstaltspatienten nicht häufig. Im Verlaufe der Dezennien läßt sich gewöhnlich eine Zunahme der Verblödung konstatieren. Unter den leichter Kranken, die sich draußen halten, scheinen manche eine gewisse Krankheitshöhe nicht mehr zu überschreiten, ja, sich unter Umständen besser ans Leben anzupassen.

Besserungen können in jedem Stadium eintreten; sie betreffen aber in erster Linie die akzessorischen Symptome. Der schizophrene Blödsinn an sich bildet sich nicht mehr eigentlich zurück. Selbstverständlich haben aber alle akuten Syndrome die Tendenz, zu verschwinden, und auch chronische Halluzinationen und Wahnideen können zurücktreten, wenn auch viel seltener. *Ganz hoffnungslos sind Psychosen, die von Anfang an unter dem Bild einer chronischen Katatonie verlaufen.* Aufgeregte Kranke werden in der Regel im Laufe der Jahre ruhiger, teils indem sie sich an die Halluzinationen und an den Zwiespalt innen und außen gewöhnen, oder auch, indem die Sinnestäuschungen an Häufigkeit und Intensität abnehmen.

Bemerkenswert sind ebenso plötzlich verschwindende wie auftretende Intermissionen in schweren akuten oder chronischen Zuständen. Ein hochgradig Aufgeregter, namentlich ein Verwirrter, kann mit oder ohne äußere Ursache von einer Minute auf die andere ganz normal erscheinen, um dann allerdings nach Stunden oder Tagen wieder in den vorhergehenden Zustand zurückzufallen.

Der *Ausgang* ist in einer kleinen Anzahl (unter 1%) der akuten Fälle der Tod an Hirnschwellung oder Darniederliegen des Stoffwechsels. Andere Kranke sterben an indirekten Folgen der Schizophrenie, an Verletzungen aus Absicht oder Unachtsamkeit, Selbstmord. Gewöhnlich wird auch Phthise angeführt, die aber bei guter Hygiene in den Anstalten nicht mehr zu fürchten ist als bei geistig Gesunden.

Ein kleiner Teil wird so „geheilt“, daß man nur bei ganz genauem Zusehen noch etwas von der Krankheit findet: eine gewisse Reizbarkeit, eine unvollständige Loslösung von den Wahnideen, einige Bizarrerien u. dgl. Immerhin gibt es recht viele „soziale Heilungen“. Bei den Verhältnissen unserer Anstalt kann man rechnen, daß nur etwa ein Drittel schwerer verblödet und mehr als die Hälfte der übrigen noch längere Zeit oder dauernd einigermaßen arbeitsfähig bleibt.

f) Kombination der Schizophrenie mit anderen Krankheiten.

Die Schizophrenie kann sich mit anderen Psychosen kombinieren; jedenfalls kann sie auf Oligophrenien entstehen („Pfropfschizophrenie"[1]) und von senilen Psychosen gefolgt werden. Gelegentlich kompliziert auch eine Paralyse, viel häufiger ein Alkoholismus, eventuell mit Delirium tremens oder Alkoholwahnsinn das Bild. Jedenfalls gibt es auch Mischung von manisch-depressivem Irresein und von Epilepsie mit Schizophrenie. Die Beziehungen dieser beiden Krankheiten zur Schizophrenie sind aber jedenfalls vielgestaltig und noch lange nicht klar, ebensowenig wie die Abgrenzung der kombinierten von den einfachen Formen mit nur scheinbaren Mischsymptomen (s. S. 103). Es gibt aber auch eine Psychose, die symptomatologisch und in bezug auf den Verlauf in Anfällen als eine Mischung von Schizophrenie und manisch-depressivem Irresein erscheint, aber als Einheit vererbt wird (MINKOWSKA).

g) Erkennung.

Die Erkennung der Schizophrenie ist in den gewöhnlichen Fällen sehr leicht. Das Sonderbare, Launische, Abrupte, der mangelnde affektive Rapport weisen oft auf den ersten Blick auf die Krankheit hin. Ferner die Diskussionsunfähigkeit innerhalb Ideenkreisen, die der Patient sonst beherrscht. Auch manche akzessorischen Symptome wie die beschriebenen Wahnideen, die in ihrer Art charakteristischen Halluzinationen, namentlich die der Körperempfindungen, ausgesprochene katatone Symptome erlauben eine rasche Erkennung. Ergibt die Untersuchung keine bestimmten Anhaltspunkte, so soll man vorsichtig fragen, ob es Leute gibt, die den Patienten schikanieren, ob jemand in der Umgebung es bös mit ihm meine. Oft kommt dann verheimlichter Verfolgungswahn zum Vorschein. Unter Umständen kann man auch unvermittelt Fragen stellen wie: „Wer wollte Sie denn vergiften?" (STECK). Gefühle des „Beeinflußtwerdens" deuten mit ziemlicher Sicherheit auf Schizophrenie. *Alle einzelnen Symptome sind aber nirgends so sehr wie bei der Schizophrenie von ihrer ganzen psychischen Umgebung aus zu beurteilen.* Bei Trübung des Bewußtseins sind die nämlichen Erscheinungen lange nicht so beweisend wie bei anscheinender Besonnenheit. Katalepsie kommt auch bei Epilepsie, bei Hysterie, dann bei Hirnkrankheiten und als Begleiterscheinung körperlicher Krankheiten, z. B. der Urämie bei Kindern, vor. Im Negativismus muß das Triebartige unterschieden werden von den Formen der Abweisung aus anderen Gründen. Bei einem schizoiden Charakter kann irgendeine andere Psychose leicht einige schizophren erscheinende Symptome erzeugen (vgl. S. 103); Anfänger sind dann leicht geneigt, nur das Schizophrene zu sehen. Von den körperlichen Symptomen hat nur das Fehlen psychischer Pupillenreaktion eine bestimmtere Bedeutung. *Ausschließen kann man eine Schizophrenie direkt niemals.*

Viele legen Gewicht auf die Unterscheidung von *verständlichen und nichtverständlichen Zusammenhängen* im Denken und Handeln, von denen die letzten Schizophrenie beweisen sollen. Das Kriterium hat aber gar nicht die Bedeutung, die ihm zugeschrieben wird (s. „Wahnpsychosen" S. 354ff.).

[1] Viele anscheinende Pfropfschizophrenien sind übrigens wahrscheinlich eine Krankheit für sich. Jedenfalls bleibt der Zugang zu den meisten dieser Kranken auf dem Wege über die Affektivität offen.

Vor Verwechslung mit dem *manisch-depressiven Irresein* schützt oft nur die längere Beobachtung. Alle manisch-depressiven Symptome können bei der Schizophrenie vorkommen, nicht aber die spezifisch schizophrenen bei der ersteren Krankheit. Gleichzeitiges Bestehen von Größenideen und depressivem Wahn spricht für Schizophrenie. Gegenüber der *Paralyse* und *Dementia senilis* ist das Fehlen der Zeichen der organischen Psychosen ausschlaggebend (eventuell die Untersuchung der Cerebrospinalflüssigkeit). Grobe *Hirnherde* können manchmal längere Zeit ein schizophrenes Bild vortäuschen. Besonders schwierig ist oft die Unterscheidung eines *encephalitischen* Initialdelirs von einer schweren akuten Katatonie; beide Formen sind eben „exogene" Typen bei organischer Hirnstörung, und beiderlei Patienten geben keine rechte Auskunft und lassen sich nicht genügend untersuchen. Dagegen unterscheidet man den katatonen chronischen Stupor meist leicht von ähnlichen Bildern der Encephalitis, indem der intellektuelle Rapport bei der Encephalitis erhalten ist. Ein Stupor kann bei einem *Imbezillen* infolge einer ungewohnten Situation entstehen, z. B. bei einer forensischen Untersuchung. Gegenüber der *Epilepsie* sind namentlich die schizophrenen Affektanomalien auffallend, dann anderseits das Fehlen des epileptischen zögernden Gedankenganges, der epileptischen Sprache, der Gefühlsklebrigkeit. In der Anamnese der Epilepsie wird das Bild gewöhnlich von den Anfällen beherrscht, bei der Schizophrenie, auch wenn Anfälle vorhanden sind, von den psychischen Störungen. Die epileptische Katalepsie dauert meist nur kurze Zeit, z. B. einen Bruchteil einer Stunde, niemals Monate wie die schizophrene. Ausgesprochener okulokardialer Reflex bei *Druck auf die Augen* (verminderte Frequenz und niedrigere Pulswelle, Schmerzreaktion), der bei Schizophrenie häufig ist, soll bei epileptischem Stupor nicht vorkommen. In epileptischen Bewußtseinstrübungen, namentlich wenn der Krankheit Hirnherde zugrunde liegen, kommen bisweilen Parästhesien vor, die traumhaft verarbeitet werden und schizophrene Organhalluzinationen vortäuschen können. Die verschiedenen *alkoholischen Psychosen* entstehen nicht so selten auf einer Schizophrenie, die sie dann komplizieren. Typische *Fieberdelirien* unterscheiden sich auf den ersten Blick von schizophrenen Störungen. Gegenüber *Begleitsymptomen* mit erhaltenem Bewußtsein oder gar einigen katatonieartigen Symptomen muß man manchmal die Diagnose einige Zeit offen lassen. Im Beginn der Krankheit ist die Unterscheidung von der *Hysterie* und *Neurasthenie* recht klippenreich. Da psychogene Symptome bei allen drei Krankheiten vorkommen, nehmen wir Schizophrenie dann an, wenn spezifische Symptome dieser Krankheit nachgewiesen sind, Hysterie und Neurasthenie dann, wenn genaue Untersuchung hysterische bzw. neurasthenische, aber keine schizophrenen Symptome zutage gefördert hat. Verblödung, Störung der Begriffe, Gehörshalluzinationen und andauernde Wahnideen bei klarem Bewußtsein schließen die bloße Neurose aus (vgl. dazu die Differentialdiagnose der Hysterie in Kap. XI).

Recht schwierig ist die Abgrenzung von reaktiven Syndromen oder logischen Sonderbarkeiten bei *Psychopathen.* Wir haben hier noch keinen Maßstab, der uns lehrte, wie ausgesprochen die Symptome sein müssen, um mit Sicherheit einen schizophrenen Prozeß annehmen oder ausschließen zu können. Man wird eben in diesen Fällen die Schizophrenie nur dann annehmen, wenn bestimmtere Zeichen derselben vorhanden sind, aber sich hüten, sie „ausschließen" zu wollen. Fast immer schizophren sind junge Leute, die gerade dann etwas Besonderes werden wollen, wenn sie in Wirklichkeit versagen, und dann durch besondere Tricks (etwas Bestimmtes zu Ende denken u. ä.) glauben, sich aus der Situation zu befreien, und über dem Mittel die Hauptsache vernachlässigen.

Oligophrenien, die katatonieähnliche oder paranoide Symptome bekommen, sind manchmal fast unmöglich abzugrenzen, da gerade hier der diagnostische Schwellenwert solcher Erscheinungen und sogar die prinzipielle Begrenzung der Oligophrenie (vgl. Paranoia, Umgrenzung) noch ungewiß sind.

h) Voraussage.

Der Verlauf der Krankheit geht in der Richtung der beschriebenen Verblödungen. Die spezielle *Richtungsprognose* wird mit einiger Wahrscheinlichkeit durch die Zuteilung eines Falles zu einer der Untergruppen bestimmt. Viel unsicherer ist die *Streckenprognose.* Manche auch organisch aussehende Fälle zeigen nach dem ersten Schub, ja unter Umständen noch später, einen so geringen Defekt, daß sie praktisch als geheilt angesehen werden können; andere verblöden rasch und hochgradig. Zu den letzteren gehören sicher alle chronisch beginnenden Katatonien, wahrscheinlich auch die selteneren Fälle von Benommenheit in dem früher geschilderten Sinne. Alle akuten Syndrome können sich zurückbilden. Sehr wenig aber bilden sich die Kardinalsymptome zurück und von diesen wieder am schwersten die Assoziationsstörung. In akuten Zuständen ist es also das Wichtigste, festzustellen, wie weit der eigentliche schizophrene Prozeß schon fortgeschritten sei; je mehr hinter den vorübergehenden akuten Symptomen, Verstimmungen, Stupor, Halluzinationen, das schizophrene Bild der Assoziations- und Affektstörung hervortritt, um so schlimmer die Prognose; je ähnlicher ein Bild der reinen Manie oder Melancholie, um so besser ist sie. Ganz gut ist sie natürlich deshalb nicht; denn die Beobachtung stellt nur fest, daß bis jetzt keine Verblödung eingetreten ist, nicht aber, daß sie nicht noch eintreten könne. Wichtige Anhaltspunkte gibt oft auch die Anamnese. Gute Remissionen nach früheren Schüben lassen mit ziemlicher Wahrscheinlichkeit auch wieder eine weitgehende Besserung erwarten. Umgekehrt schließt natürlich die Konstatierung einer schon vor dem aktuellen Schube bestehenden weitgehenden Verblödung eine erhebliche Besserung aus; denn Besserungen gegenüber dem früheren Zustande finden wir nach einem akuten Auftritt nur äußerst selten, Verschlimmerungen in verschiedenen Graden ganz gewöhnlich.

Ein günstiges Zeichen ist, namentlich deutlich beim weiblichen Geschlecht, das Erhaltenbleiben der Dezenz auch in akuten Zuständen, während ein bei Besonnenheit und sonst geordnetem Benehmen sichtbarer Verlust der Anstandsgefühle auf schlechte Aussichten hinweist. Gar nicht berechtigt wäre aber der umgekehrte Schluß von fehlendem Anstandsgefühl bei akuten Zuständen auf schlimmen, von vorhandener Dezenz bei Besonnenheit auf guten Ausgang.

Von *rein reaktiven Zuständen* darf man Rückbildung auf den früheren Status erwarten, wenn die Ursache beseitigt werden kann. Ist die Reaktion auf einem Prozeßschub entstanden, so entscheidet die Schwere dieses Prozesses. *Bei Pyknikern* verläuft die Schizophrenie meist milder; viele derselben bleiben relativ soziabel.

Eigentlich chronische Zustände sind wenig besserungsfähig; nur wissen wir nicht immer, was chronisch ist. Es gibt Kranke, die viele Jahre lang gleichmäßig aufgeregt sind, aber immer noch mehr oder weniger den Eindruck von Akuten machen und denn auch überraschend besserungsfähig sind; nach 10 und 20 Jahren können in selteneren Fällen anscheinend ganz unsoziale Patienten wieder arbeitsfähig entlassen werden. Außerdem ist die Zunahme der Verblödung oft praktisch als Besserung zu taxieren; die Kranken werden ihren Wahnideen und Stimmen gegenüber allmählich gleichgültiger und deshalb ruhiger, ja unter Umständen arbeitsfähiger. In vielen Fällen nehmen auch die Halluzinationen mit der Zeit bis zum Verschwinden ab.

Die Neigung zu Rezidiven ist kaum abzuschätzen. Je länger ein Intervall dauert, um so weniger ist ein neuer Schub zu fürchten. Nach etwa 5 schubfreien Jahren sind neue Exacerbationen schon recht unwahrscheinlich; und nach zwei Dezennien Stillstand gibt es wohl noch leise weiterschreitende Abnahme der Leistungsfähigkeit, aber nur selten neue Anfälle. Eine gewisse Gefahr bieten bei Frauen Klimakterium, Gravidität und Wochenbett.

i) Ursachen.

Die wesentliche und für die eigentlichen Schizophrenien wohl notwendige Ursache liegt *in ererbter Anlage.* In den Sippen der Patienten sind Schizophrenien und schizoide Typen verschiedener Art viel häufiger als im Durchschnitt der Bevölkerung. Besonders oft finden sich in Familien schizoide Charaktere, Verschrobene, Mißtrauische, Diskussionsunfähige, gemütlich stumpfe mit gleichzeitiger Empfindlichkeit, Leute, die in bornierter Weise unklare Ziele verfolgen, Weltverbesserer usw. Natürlich kommen auch Nervenkrankheiten in den Familien Schizophrener vor, *schon weil viele leichtere Schizophrenien so genannt werden.* Daneben gibt es seltene, von Schizophrenien nicht zu unterscheidende Krankheiten, wo eine hereditäre Anlage trotz genauer Kenntnis der Familie nicht zu finden ist.

Die *persönliche Disposition* drückt sich in wohl drei Viertel der Fälle von Jugend auf in einem zu Absonderung geneigten, autistischen Charakter aus, in Überempfindlichkeit neben anscheinender Gleichgültigkeit oder Stumpfheit oder in anderen Sonderbarkeiten und Abweichungen vom normalen Denken und Fühlen, die denen der Schizophrenie qualitativ ähnlich oder gleich sind. Wenige Prozent der ausgesprochenen Krankheiten selbst gehen ins kindliche Alter zurück. Die meisten werden von der Pubertät bis zum 25. Altersjahr manifest; vom 30. Jahre an sinkt die Morbidität rasch, um bei den Frauen zur Zeit des Klimakteriums zu einem kleinen zweiten Gipfel anzusteigen. Nur die chronisch paranoiden Formen brechen mit Vorliebe ziemlich spät, namentlich etwa im vierten Dezennium aus.

Die Neigung zu Schizophrenie ist meistens mit gewissen „schizaffinen“ *Körperformen* verbunden, vor allem mit einem in Rumpf und Gliedern mehr in die Länge gehenden „leptosomen“ Typus, einen „athletischen“ und dann mit allerlei dysplastischen Abweichungen (KRETSCHMER siehe Schizoidie S. 101f.). Die Geschwister Schizophrener sterben nach LUXENBURGER viermal so oft an Phthise als die Gesamtbevölkerung. Doch ist das Verhältnis der beiden Dispositionen (zu Tuberkulose und zu Schizophrenie) nicht klar. Geht man von hospitalisierten Tuberkulösen aus, so findet man in ihrer Verwandtschaft nicht mehr Schizophrene und Schizoide als in der Durchschnittsbevölkerung (M. BLEULER und RAPAPORT, 100 Fälle).

Von äußeren Umständen lösen zuweilen Gravidität und noch eher Wochenbett Anfälle der Schizophrenie aus, dann vielleicht irgendwelche psychischen Momente, namentlich verunglückte Liebe und vielleicht akute Infektionen. Wir müssen aber annehmen, daß durch solche Bedingungen die Krankheit nicht erzeugt, sondern nur manifest gemacht werde. Onanie und Überanstrengungen werden beide ganz ohne stichhaltigen Grund als Ursache angeschuldigt. *Weder die Grippe noch der Krieg haben den Bestand an Schizophrenien vermehrt.*

k) Häufigkeit und Verbreitung.

Die Schizophrenie ist, abgesehen von den Oligophrenien und dem Alkoholismus, die häufigste Geisteskrankheit. In unsere Heilanstalt führt sie 23% der Männer und 39% der Frauen, wobei der Unterschied in der relativen Zahl fast nur von dem Plus der Paralytiker und Alkoholiker bei den Männern herrührt. Da die Schizophrenen zugleich die unheilbaren und die langlebigen Kranken sind, können sie in einer Pflegeanstalt, die die Idioten nicht in großer Zahl aufnimmt, drei Viertel des Bestandes ausmachen.

Die Krankheit kommt bei allen Rassen und jeder Kultur vor. Es scheint aber, daß sie bei den Primitiven weniger häufig den Charakter der Katatonie annehme.

l) Anatomie und Pathologie.

Anatomisch findet man in akuten Stadien verschiedene Arten von Ganglienzellveränderungen. In alten Fällen ist die Hirnmasse ein wenig reduziert; viele Ganglienzellen, namentlich in der dritten Schicht, sind auf verschiedene Weise verändert oder untergegangen. Regelmäßig ist die Glia mitbeteiligt; verschiedene Veränderungen ihrer Zellarten, Vermehrung der kleinen Zellen, Einlagerung von Pigment und anderen Abbaustoffen, Zunahme feiner Gliafasern und anderes mehr. Das Gefäßsystem bleibt unverändert. Die anatomischen Befunde sind bis jetzt weder in ihren Ursachen noch in ihren Zusammenhängen mit den klinischen Erscheinungen zu deuten. Man denkt natürlich zunächst an toxische Störungen, besonders an Einflüsse der Geschlechtsorgane und auch der Thyreoidea. Mit der ABDERHALDENschen Reaktion hat man ziemlich regelmäßig die Zeichen des Abbaues dieser beiden Organe gefunden, natürlich neben Abbau anderer Organe, namentlich des Gehirns und dann der Nebennieren. v. MONAKOW bringt die Krankheit in Verbindung mit Störungen der Plexus chorioidei, HAUPTMANN mit verminderter Permeabilität der Meningen. Die körperlichen Symptome deuten auf primäre Mitbeteiligung der vegetativen Basalzentren, die katatonischen auf Prozesse in den Basalganglien. — Kürzlich hat LEHMANN-FACIUS eine *Liquorflockungsreaktion* ausgearbeitet, die bei Schizophrenie einen Abbau von Hirnsubstanz anzeige und auch diagnostisch wertvoll sei. Wenn die Entdeckung, die aus der KLEISTschen Klinik stammt, sich bewährte, wäre sie von kaum zu überschätzender Bedeutung[1].

Die Diskussion über die Natur der Schizophrenie kommt über eine Menge von Vermutungen nicht hinaus. Jedenfalls sind Heredität bzw. angeborene Anlage von ausschlaggebender Wichtigkeit; ich hätte die Krankheit am liebsten mit KLEIST als eine *Heredodegeneration* aufgefaßt; sie ist aber, wenigstens in ihrem jetzigen Umfang, sicher keine einfach mendelnde Eigenschaft. — BUMKE will die Krankheit auch als eine bloße *Reaktionsform* auffassen; daß aber gerade diese Reaktionsform ausgelöst wird, kann nur durch die Anlage und nicht durch die auslösende Situation bestimmt sein; auch treten doch exogene Momente als Ursachen der Krankheit (nicht des äußeren Bildes) um so mehr zurück, je genauer man zusieht. *Es wäre allerdings nicht unmöglich, daß eine einheitliche Ursache bzw. Anlage alle die verschiedenen Schizosymptome hervorbringen kann, aber — vielleicht nach Lokalisation und Intensität der Hirnstörung — bald da, bald dort hauptsächlich angreift. Dadurch würde es verständlich, daß die ganze Symptomatologie nicht nur von Fall zu Fall, sondern*

[1] LEHMANN-FACIUS: Allg. Z. Psychiatr. **105**, 170 (1937).

auch im Nacheinander des einzelnen Falles alle die nämlichen Möglichkeiten der Manifestation aufweist. Im Hinblick auf die Art der Vererbung, bald in bestimmter Symptomenkombination, bald in ganz verschiedenen Formen, und auf die Eigentümlichkeiten der einzelnen Gruppen — am auffälligsten bei der Paranoia mit ihrer syntonen Komponente und der mangelnden Nachweisbarkeit physischer Grundlagen (Katatones, Halluzinationen, Delirien, Verblödung usw.) — scheint es aber wahrscheinlicher, daß dem ganzen Formenkreis eine Mehrzahl von Anlagen angehört, die eine gewisse Affinität zueinander haben, aber von denen die einen fehlen oder weniger ausgesprochen sein könnten. Ferner ist die innige Verquickung psychischer und vegetativer Funktionen gewiß nicht ohne Bedeutung. Der physische Krankheitsprozeß scheint irgendeine Assoziationsschwäche[1] auszulösen, die aber in ihren Wirkungen von einem Augenblick zum andern von Null bis zum Maximum schwanken kann, also bereits unter dem Einfluß irgendeines psychischen Faktors steht; auch sind die schizophrenen Assoziationen bis jetzt nicht zu unterscheiden von den funktionellen Veränderungen des Gedankenganges im Traum und bei abgelenkter Aufmerksamkeit. Die übrigen Symptome der Schizophrenie sind *sekundäre* (S. 29). Der Inhalt der Halluzinationen[2] und Wahnideen wird katathym durch die Komplexe bedingt; unangenehme Komplexe werden wie bei Gesunden ins Unbewußte „verdrängt" und verursachen auch von da aus Wahnideen und Sinnestäuschungen; Affektsteifigkeit sehen wir unter solchen Umständen auch bei Gesunden, und alle andern bei Schizophrenen vorkommenden Affektstörungen werden namentlich auch im Traum Gesunder beobachtet.

m) Behandlung.

Die meisten Schizophrenen sind gar nicht oder doch außerhalb der Anstalten zu behandeln. In Anstalten gehören sie nur auf spezielle Indikationen hin, die allerdings häufig eintreten, z. B. in akuten Anfällen, wegen störenden Benehmens, Gewalttätigkeit, Selbstmordgefahr und dann namentlich zur vorübergehenden Erziehung. So bald als möglich sind sie wieder zu entlassen, da man sie später viel weniger leicht hinausbringt; denn nicht nur die Patienten, sondern vielleicht noch mehr die Verwandten gewöhnen sich zu rasch an die Anstaltspflege. Der Verlust des affektiven Rapportes macht sich eben auch in dieser Hinsicht geltend. Zu warnen ist vor allen teuren Kuren, die doch nichts nützen. Überhaupt soll man nicht die ökonomischen und moralischen Interessen der gesunden Familienglieder einer aussichtslosen Therapie opfern. Dagegen ist das souveräne Mittel, das in der Mehrzahl der Fälle noch recht viel, manchmal alles Wünschbare leistet, die Erziehung zur Arbeit unter möglichst normalen Verhältnissen. Bei schweren Kranken darf man auch vor Anordnung nicht lohnender Arbeit nicht zurückschrecken (Holzsägen, Wollezupfen, Schachtelnmachen, Abschreiben, irgendwelche Aushilfsarbeiten). Daß man psychische Hindernisse der Besserung, Reizung durch ungeduldige Behandlung, Wecken der Eifersucht durch Aufenthalt bei einem glücklich verheirateten Familienglied u. dgl. vermeiden soll, ist selbstverständlich. Soweit möglich sollen die Patienten nicht zu merken bekommen, daß man sie als krank behandelt; im ganzen soll man voraussetzen und zu erreichen suchen, daß sie sich wie Gesunde benehmen. Die Pfleger aber müssen sich der Krankheit des Schützlings immer bewußt sein, d. h. sie sollen diesen nicht reizen, aber auch nicht gereizt werden, immer nur das tun, was für den Patienten das Beste ist, nicht was Affekt und Instinkte, namentlich die gefährlichen Gerechtigkeitsgefühle mit Tendenz zu Sühne und Rache verlangen wollen (unsere Instinkte sind auf Gesunde zugeschnitten). Bei aller Güte ist es richtig, daß der Patient weiß, gewisse Handlungen werden einfach nicht geduldet, und daß man eine gewisse Distanz hält, deren Größe der Takt im einzelnen Fall zu bestimmen hat. Leicht werden die Patienten zu anspruchsvoll, und vor allem ist „Über-

[1] Bleuler: Störung der Assoziationsspannung. Z. Psychiatr. **74**, 1.

[2] So weit es nicht Reizhalluzinationen sind.

tragung", sei sie erotisch oder als Freundschaft empfunden, gefährlich. Die Kranken machen leicht unmögliche Ansprüche, und dann schlägt die Zuneigung in Haß und Verfolgungswahn um.

Im einzelnen ist noch etwa folgendes zu beachten: Für arbeitsfähige junge Schizophrene wähle man einfache Berufe, die ins Leben und zum praktischen Handeln und nicht in die Theorie und den Autismus führen. Schizophrene Schrullen für irgendein Fach oder eine Tätigkeit verwechsle man nicht mit spezifischer Begabung. Manchmal kann eine ruhige Diskussion der so häufigen Onaniekämpfe zur Beruhigung und wahrscheinlich auch in Zukunft zur Vermeidung von schweren pathogenen Komplexen beitragen.

Wenn man die empfindlichen Stellen der Kranken erforscht hat, kann nicht nur der Arzt eher beruhigend wirken, sondern auch die Umgebung manche aufregenden Einflüsse (Gespräche über die Heirat der Schwester, Besuch eines bestimmten Mannes, den die Patientin liebte, usw.) vermeiden. Die Pfleger sind zu orientieren, daß sie die Wahnideen und Sinnestäuschungen, soweit sie nicht zu unangenehmen Handlungen führen, ruhig und ohne Diskussion als krankhafte Erscheinung hinnehmen. Ein Teil der körperlichen Beschwerden des Patienten ist rein psychogener Natur und suggestiv zu behandeln, ein anderer, wie manches Kopfweh, Schlaflosigkeit, gehäufte Pollutionen, hängen wohl direkter mit dem Krankheitsprozeß zusammen und können medikamentös behandelt werden. Über Zustände allgemeiner nervöser Erregbarkeit (nicht eigentlicher Aufregungen) hilft oft Brom hinweg. Beruhigung und namentlich Abnahme der Halluzinationen soll zweimal tägliche intramuskuläre Injektion von 10 ccm einer 10%igen Natr. salicyl.-Lösung (etwa 5 Tage lang) manchmal herbeiführen.

Wenn ein Schub der Krankheit abgelaufen ist und der Patient trotzdem von Wahnvorstellungen und triebhaften Handlungen oder von der Furcht vor der Arbeit und dem Leben nicht loskommt oder wenn ein Schub sich nicht bessern will, wirkt manchmal ein 8—12tägiger *medikamentöser Dauerschlaf* nach KLAESI sehr gut. *Er ist allerdings nicht gefahrlos.* M. MUELLER hat aus der früheren Literatur für Somnifenkuren 5% Todesfälle herausgerechnet. Richtige Überwachung durch Arzt und Personal und die neuere Methodik kann aber die Gefahr nahezu auf null herabsetzen. Nach Aussetzen des Mittels soll eine taktvolle, nicht übertreibende *Psychotherapie* Platz greifen.

Zum Dauerschlaf sind die verschiedensten Mittel gebraucht worden, in letzter Zeit besonders Luminal-Natrium, Dial und die Narkosemischung nach CLOETTA (Paraldehyd, Amylenhydrat, Chloralhydrat, Isopropylallylbarbitursäure mit Digalen und Ephedrin). Bei der rectalen Dialkur, wie sie LUTZ[1] beschrieb, wird der Schlaf mit einer Morphium-Scopolamininjektion eingeleitet. Es folgt (bei vorher durch Klistier gereinigtem Darm) ein rectaler Tropfeinlauf von 300 ccm 5% Traubenzucker mit Zusatz von 0,2—0,3 Dial. Sobald die Patienten erwachen, wird erneut eine kleinere Dose Scopolamin-Morphium subcutan und Dial durch Tropfeinlauf gegeben. Die Dosierung der Mittel ist individuell sehr verschieden. Man kommt oft mit etwa 0,7 Dial am ersten, 0,3—0,5 Dial in den folgenden Tagen auf 2—3 Dosen verteilt aus. Am 2.—5. Tag brauchen die Patienten am wenigsten Mittel, die Gefahr der Überdosierung ist auch dann am größten. Die Ernährung erfolgt — zur Vermeidung von Schluckpneumonien — ausschließlich rectal durch 5% Traubenzucker- und physiologische Kochsalzlösung-Tropfeinläufe, wobei sehr auf genügende Flüssigkeitszufuhr von über 1,5 l zu achten ist. — Die Kur mit CLOETTAs Narkosemischung wird ohne Scopolamin begonnen, durch Verabreichung von 0,15 ccm seiner Lösung pro Kilo Körpergewicht, die mit dem zehnfachen Volumen einer Traubenzucker-Natriumbicarbonatlösung vorgeschriebener Konzentration verdünnt ist, mit der Klysmaspritze. Die Flüssigkeitszufuhr ist wieder eine rein rectale in Form von

[1] LUTZ: Dauernarkosebehandlung in der Psychiatrie. Zürcher Diss. 1929. Z. Neur. **123**.

Traubenzucker- und Kochsalzinfusionen. Das Klysma wird wiederholt, wenn der Patient aufzuwachen beginnt, in den ersten 3 Tagen gewöhnlich etwa 3—4mal täglich, später weniger. *Immer erfordern die Schlafkuren eine peinlich genaue fortlaufende Überwachung durch Arzt und Pflegepersonal, welch letzteres eine besondere Schulung für die Kuren nötig hat.* Die Details der Technik, so die Abschätzung der gebräuchlichen Schlaftiefe, muß man sich am Krankenbett aneignen. Die Dosierung der Schlafmittel darf nie schematisch sein, sondern muß sich dauernd nach dem Zustand des Patienten richten.

MEDUNA führte die *Cardiazol-Krampfbehandlung* der Schizophrenie ein. Er injiziert intravenös Cardiazol in einer Dosis, die einen epileptiformen Anfall bewirkt. (Beginn mit 0,3 bis 0,5 g So lange kein Anfall eintritt, wiederholen der Injektion am nächsten Tage mit einer je um 0,1 g höheren Dose. Evtl. sind Dosen von über 1 g Cardiazol nötig). In Abständen von einigen Tagen werden mehrere Anfälle hervorgerufen. Im Anschluß an dieselben wurden in manchen, besonders akuten Fällen ruckartige Besserungen Beobachtet. Voraussetzung ist gutes Allgemeinbefinden, insbesondere ein gutes Herz. Diese Therapie ist noch zu jung, um ihren Wert abzuschätzen.

SAKEL schlug vor, Schizophrene mit hohen *Insulindosen* zu behandeln. Nach seiner Methodik gibt man langsam steigend intramuskulär immer höhere Dosen von Insulin, bis ein deutlicher Shock eintritt. (Gewöhnlich Schweißausbruch, Blässe, Ptyalismus mit Somnolenz bis zum Koma oder feine Myoklonismen, die in allgemeine, schwere, tonische und klonische Krampfzustände übergehen können.) Die benötigten Dosen schwanken enorm. Der Shock wird dann durch Zuckerzufuhr mit der Magensonde, intravenöse Traubenzuckerinjektionen oder im Notfall subcutane Adrenalininjektion abgebrochen; es folgt Kohlehydratzufuhr per os, wenn der Patient wach ist. Die Behandlung wird wochenlang fortgesetzt, wobei einmal täglich ein Shock provoziert und ein Ruhetag in der Woche eingeschaltet wird. Die Methode, die auf großes Interesse gestoßen ist, befindet sich noch im Versuchsstadium. Es scheint jetzt schon, daß weitgehende Beruhigung und Sozialisierung vieler Kranker möglich ist. Oft aber hat sie versagt, und ob sie wirklich auf die Grundsymptome der Krankheit heilend einwirkt, ist noch fraglich. Die Technik ist eine schwierige und mühsame.

Viel seltener, aber doch zuweilen, hat eine *Fieberkur*, z. B. mit abgetöteten Typhusbacillen oder Pyrifer, den nämlichen umstimmenden Erfolg, natürlich ebenfalls nur bei gleichzeitiger psychischer Behandlung.

Häufiger wirkt in stabil gewordenen Fällen eine mit größerer Freiheit oder irgendwelchen andern Vorteilen verbundene *Ortsveränderung,* nur nicht an einen Kurort, wo man ans Faulenzen gewöhnt wird. Auch leichter Kranke soll man nicht ganz sich selbst überlassen. Sie müssen jemanden haben, der sich in taktvoller Weise, ohne sie zu reizen, mit ihnen beschäftigt, sie unauffällig überwacht, ihnen Halt gibt, sie so gut als nötig und möglich weiter erzieht. Bei schweren Kranken kann man oft die Neigung zur Automatisierung benutzen und die Patienten wenigstens äußerlich, wenn nicht bei einer nützlichen Arbeit, so doch bei einem geordneten Leben behalten. Bei zunehmender Verblödung muß man immer einfachere Arten von Arbeit finden.

X. Manisch-depressives Irresein. (Gruppe der Affektpsychosen[1]).

Bei einer nicht kleinen Anzahl von Psychosen stehen *Stimmungsverschiebungen* im Vordergrunde, und die übrigen Grundsymptome lassen sich oft so genau aus den Affektanomalien herleiten, daß man leichte Fälle symptomatisch nicht von normalen Affektschwankungen unterscheiden kann. Andere Fälle allerdings zeigen bei genauerem Zusehen, daß diese Erklärbarkeit doch keine genügende ist und daß die Affektstörung bloß das hervorstechendste Symptom einer allgemeinen, noch nicht faßbaren Veränderung der Psyche darstellt. Die Krankheiten sind nicht fortschreitend und führen niemals zu einer Verblödung, die sich mit denen der organischen, epileptischen und schizophrenen Formen vergleichen ließe. Soweit die Verstandestätigkeit angegriffen ist, handelt es

[1] Nicht zu verwechseln mit Reaktionspsychosen.

sich um ausgleichbare Störungen, die zum größten Teil den intellektuellen Begleiterscheinungen übertriebener Affektschwankungen gleich sehen.

Für unser jetziges Wissen sind die Grundsymptome:

1. *Heitere oder depressive Verstimmungen.*
2. *Ideenflucht oder Hemmung des Gedankenganges.*
3. *Abnorme Erleichterung oder Hemmung der zentrifugalen Funktionen des Entschließens, Handelns, inklusive den psychischen Teil der Motilität.*

Euphorie, Ideenflucht, Beschäftigungsdrang einerseits (Manie), Depression, assoziative und zentrifugale Hemmung anderseits (Melancholie) sind die häufigsten Kombinationen. In den zum Psychiater kommenden Fällen treten diese Syndrome fast immer anfallsweise auf, wobei die Zwischenzeiten ungefähr normal erscheinen; es kann sich aber auch um eine dauernde Eigentümlichkeit handeln, die dann regelmäßig weniger hochgradig ist. Als *akzessorische Symptome* kommen *Wahnideen* und *Halluzinationen* (fast nur des Gehörs und Gesichts) und „*nervöse*" *Erscheinungen* hinzu.

Der manische Anfall. Die *Verstimmung* des manischen Anfalls besteht in gehobenem Selbstgefühl, Euphorie, Heiterkeit; die Kranken fühlen sich glücklich, „überlustig"; die Erlebnisse werden mit angenehmen Gefühlen betont; gegenüber depressiven Erfahrungen sind die Kranken unempfindlich; schon eher werden kleinere „Unannehmlichkeiten" empfunden und ganz besonders alles das, was das gesteigerte Selbstgefühl des Patienten beleidigt; und da er bei seiner Selbstüberschätzung beständig Ansprüche stellt, die unerfüllbar sind, kommt er mit der Umgebung leicht in Zwiespalt und in *Zorn und Wut.* Überhaupt ist die Stimmung des Manischen eine *sehr schwankende*; sie folgt mit großen Ausschlägen allen Nuancen der Vorstellung, nur steigt sie bei ausgesprochener Manie als Reaktion nicht leicht ins Depressive oder Ängstliche hinab. Dagegen sind endogene Umschläge in Depression, die eine Viertelstunde, eine Stunde oder auch einmal einen oder zwei Tage dauern, gar nicht selten. — Die *Empfindlichkeit gegenüber körperlichem Schmerz* ist direkt nicht herabgesetzt. Allerdings beachten die Kranken Schmerzen häufig nicht; wenn man sie aber z. B. einer kleinen Operation unterziehen muß, wo die Aufmerksamkeit auf die Verletzung gewendet wird, so können sie sogar recht wehleidig sein.

Das *Denken* des Manischen ist ideenflüchtig (S. 40f.). Er springt auf Seitenwege, von einem Gegenstand auf den anderen, kann kein Thema festhalten. Dabei fließen die Vorstellungen sehr leicht und ungewollt, ja so reichlich zu, daß es vom Patienten unangenehm empfunden werden kann. In schwereren Fällen belästigt auch ein Bewußtsein der Unklarheit, des Nichtordnen- und Nichtausdenkenkönnens den Kranken. Abgesehen nur von den schwersten Formen, wo es den Anschein hat, die Sprache des Patienten und eventuell das Verständnis des Zuhörers könne der wilden Gedankenjagd nicht folgen („ideenflüchtige Verwirrtheit"), findet man in der Regel den Faden, der die einzelnen Ideen verbindet. Es handelt sich nicht um Inkohärenz, wenigstens nicht um eine prinzipielle. Das Denken ist unvollständig und flüchtig, aber nicht „unklar" im Sinne der Psychopathologie. Bis in hohe Stadien der Krankheit hinein kann man sich mit dem Manischen unterhalten; schnelles Erfassen und Verwerten der Schwächen des Partners, rasche witzige oder sarkastische Antworten oder rabulistische Logik steht ihm mehr zur Verfügung als zu gesunden Zeiten.

Vorübergehend im Laufe eines Anfalles für Stunden oder Tage, aber ausnahmsweise auch während der ganzen Phase kann eine *Denkstörung mit einer gewissen Traumähnlichkeit*[1], mit subjektiver und objektiver

[1] Zu unterscheiden von komplizierenden hysterischen Dämmerzuständen.

Unklarheit aller Ideen und logischen Verbindungen bestehen, deren Wesen noch nicht studiert ist.

Auffassungsfehler machen sich im gewöhnlichen Verkehr nicht bemerkbar. Die Reaktionen auf Anrede und überhaupt Situationsänderungen sind rasch und von des Patienten Standpunkt aus richtig. Bei experimenteller Prüfung allerdings machen die Kranken eine Menge Fehler, die indes wohl alle auf „Flüchtigkeit", nicht auf eine eigentliche Wahrnehmungsstörung zurückzuführen sind. So bleibt auch die *Orientierung* in Ort und Zeit außer in den schwersten Fällen von ideenflüchtiger Verwirrtheit ungestört, während die Lage allerdings regelmäßig insofern falsch aufgefaßt wird, als die Kranken sich meist für „besonders gesund" halten und jedenfalls die Beschränkung ihrer Handlungsfreiheit nicht verstehen können.

Die *Aufmerksamkeit* ist hochgradig ablenkbar von außen und innen.

Die *Ideen setzen sich leicht und mit Notwendigkeit (aber ohne das subjektive Gefühl des Zwanges) in Entschlüsse und Handlungen um.* Das Interesse für Wichtiges und Unwichtiges ist gleichermaßen erhöht. Der Kranke bemerkt, daß der Arzt ein Glasauge trägt und ruft gleich im ersten Moment des Zusammentreffens: „Sie haben ja nur ein Auge", was der einäugige Jolly sen. zur Diagnose benutzte; es taucht ihm die Idee auf, etwas wäre auszuführen, und ohne daß sich merkbar ein Überlegen und Entschließen zwischenschöbe, handelt er. Hindernisse werden nicht empfunden. Die Kranken können ohne Betätigung nicht sein; sie leiden an *Beschäftigungsdrang.*

Das *äußere Bild* wechselt nach der Stärke der Krankheit von leichter manischer Erregbarkeit bis zur „Tobsucht". In den *Submanien* ist der Patient aktiver als sonst; im kleinen und großen kommen ihm viele Pläne, die er gleich auszuführen sucht; er steht besonders früh auf, um große Spaziergänge oder irgendeinen Gesundheitssport auszuführen, macht Erfindungen, Gedichte, will irgend etwas an der Welt verbessern, mischt sich in alles Mögliche, was ihn nichts angeht, reist herum, vergrößert das Geschäft; das Begräbnis der Mutter wird eine großartige festliche Veranstaltung. Ein Bankangestellter machte, als einmal ein Krieg drohte, seiner Regierung Vorschläge zur Sicherung des Silbervorrates und brachte es dazu, daß er zu Rotschild nach London geschickt wurde. Durch Ungeniertheit und Ansprüche kommt der Manische in Händel. Er *queruliert* häufig während der ganzen Dauer des Anfalles. Aber auch die Gutmütigkeit tritt besonders lebhaft hervor: ein Schwabenkäfer, der einsam auf der Straße geht, erregt das Bedauern des Patienten, der ihn fürsorglich in einem Bäckerladen deponiert. Gegen Exzesse aller Art, namentlich sexuelle, alkoholische Verschwendung, fehlen die Hemmungen. Auf Vorhalten hat der Kranke nicht nur Entschuldigungen, sondern „gute Gründe" für sein Verhalten ins Feld zu führen („folie raisonnante"). Durch das leichtere Zuströmen der Ideen und namentlich durch Wegfall von Hemmungen werden künstlerische und erfinderische Betätigungen gefordert, wenn auch nur in ganz leichten Fällen und bei sonstigen Anlagen in dieser Richtung etwas Wertvolles herauskommt.

Wird bei etwas stärkerem Grade Anstaltsbehandlung nötig, so hält der Kranke die Abteilung, die Ärzte, die Wärter beständig in Atem. Er macht Witze, will helfen, findet eine Menge Einrichtungen sehr schön, will aber doch verbessern und protestiert namentlich gegen die „Vergewaltigung", letzteres bis zu schweren Zornausbrüchen mit Zerstörung alles Erreichbaren; aber auffallend selten sind Gewalttätigkeiten gegenüber Personen außer etwa beiläufigen Ohrfeigen u. dgl. In der Nacht wird gesungen, aus dem Bett eine Puppe in Lebensgröße gemacht usw. Weibliche Kranke fallen noch mehr und regelmäßiger als männliche durch starke Erotik bis zu den schamlosesten Handlungen auf. Trotz allem hat man einen guten Rapport mit den Patienten wie mit verzogenen Kindern, die man gerne hat (wie geht es Ihnen? „Ganz gut. Es freut mich alles und ich kann gut laufen.“ — „Laufen“ als ideenflüchtige Assoziation an das Verbum „gehen“ in der Frage).

Im höchsten Grade der Manie erscheint die *Tobsucht*[1] in Permanenz; die Kranken sind in „beständiger Tätigkeit“, zerreißen, zerschlagen, um mit den Trümmern wieder irgend etwas, ein Kostüm, eine Statue, ein Relief der Schweiz aufzubauen, schmieren, schimpfen, brüllen, singen, hüpfen; nichts wird fertig gemacht, ein „Bruchstück einer Handlung“ ersetzt das andere. Eigentlich sinnlos werden aber die Äußerungen nicht.

In allen Formen fehlt nur ausnahmsweise eine große *Redseligkeit* bis zur unaufhaltsamen *Logorrhöe* als Teilerscheinung des Betätigungsdranges. In schweren Fällen werden die Sätze nicht mehr fertig gemacht, weil vorher immer eine neue Idee auszudrücken ist. Zitate aus allen zugänglichen Sprachen werden beigemischt, gelegentlich auch eine neue Sprache selber erfunden. Die *Schrift* zeigt die nämlichen Störungen, dabei Flüchtigkeit, Ungleichheit, Mischung verschiedener Sprachen; es wird kreuz und quer geschrieben, allerlei hinzugezeichnet; trotz vieler Versuche ästhetischer Ausschmückung kommt schließlich etwas recht Unsauberes und Unordentliches heraus; vor allem aber zeigt sich in den Schreiben die *Anregbarkeit* der Kranken, eine für die Behandlung sehr wichtige Eigenschaft: ein großer Teil der Schriftstücke ist im Anfang ganz oder relativ geordnet und wird dann immer krankhafter (Abb. 324/325). — Die Anregbarkeit ist eine ganz allgemeine Eigenschaft bei der Manie. Die Kranken sind um so ruhiger, je weniger Reize auf sie einwirken, je weniger Gelegenheit sie haben, ihrem Betätigungsdrang Ausdruck zu geben. Die Schriftdruckkurve weist energische und rasche Bewegungen auf. Genauere Prüfung der *Motilität* zeigt, daß die Bewegungen leicht und rasch vor sich gehen; das Maximum der Kraft ist, wenigstens bei Ergographenversuchen, geringer als bei Gesunden. Es sind die Rücksichtslosigkeit und die psychische Energie der Bewegungen, welche die Kranken kräftiger erscheinen lassen, und dann namentlich die *Ausdauer* und der *Mangel an Ermüdungsgefühl*.

Als *akzessorische Symptome* kommen bei diesen gewöhnlichen Formen der Manie Illusionen und auch einmal Halluzinationen des Gesichtes und Gehörs hinzu, seltener des Geruchs und Geschmacks (Getast- oder Körperempfindungen machen kaum je mit); sie beeinflussen aber das Bild wenig. Dann fehlen *Überschätzungsideen* selten, und häufig kommt es zu eigentlichen *Größenwahnideen*, deren Inhalt nicht gerade unsinnig wird, sondern wenigstens noch denkbar bleibt. Ein einziges Mal sah ich eine Absurdität wie die, daß ein Schweizer erwartete, Kaiser zu werden. Man muß sich aber sehr hüten, einfache Spielereien mit Wahnideen zu verwechseln, wozu die Patienten sehr gern Anlaß geben, so namentlich bei ihren alltäglichen „*Personenverwechslungen*“, wobei sie die Personen ihrer Umgebung mit anderen Namen belegen, oft gestützt auf irgendeine kleine innere oder äußere Ähnlichkeit, und lange Zeit an der Fiktion festhalten; wenn man aber mißtrauisch bleibt, kann man wohl in allen Fällen den Nachweis leisten, daß es sich nur um eine Art Scherz handelt. Dagegen können die Gefühle von Beeinträchtigung und ungerechter Behandlung oft einem Verfolgungswahn ähnlich sehen, der aber meist auf den ersten Blick durch

[1] „Tobsucht“ bezeichnete lange Zeit den manischen Anfall als solchen.

Seite 1.

Burghölzli (Zürich V), Samstag, 2. XII. 99.
Riesbach-Zürich V (Burghölzli) den 2. Dez. 1899.
Vormittag 10 Uhr.

Liebe Bertha! (Herztrost!)
(zu Handen des Augentrost von Wyla und Liebestrostes Fr. Marie Feh!

Ich bitte Dich liebe Bertha, mir Morgen (Sonntag den 3. Dez. 1899, Vormittags 10–11 Uhr, Besuchzeit der Dritt-Klässler) zu bringen von Herrn Wienecke, Metzger: 1. Ein Pärlein „Wienerli", welche ich unserm „Küchen-Chef" Adolf Ru versprochen habe; denn er hat mir, gestern, Freitag, den 1. Dez. 1899, 3 Ormond (Vevey Courts) BC (starke), die mir am besten munden, gegeben, denn er hat gestern (Freitag den 1. Dez. 1899) Besuch gehabt von 10–11 Uhr, also eine ganze Stunde, nicht nur 20 Min.!

Wer gibt Dir, meine Liebe, denn eigentlich an, Du sollest erst um 11 Uhr kommen!? – Am Sonntag essen wir auf der grossen Abteilung um 11½ Uhr, die Wärter um 11 Uhr!

Seite 2.

Ferner 2 Orangen, 2 Mettwürstchen, 2 Gothaer Knackwürstchen von Herrn Eggerling! Schluss! gebietet Herrn Kleise und Herrn Ru
Ich schreibe aber was ich will: (Herrn Ru hat mir eins auf den Kopf geschlagen!) – !? Herrn Däppeler hat gesagt: Ich könne schreiben so lang ich wolle!

Wie lange muss ich mich noch von den Patienten schlagen lassen
Also ferner, weil Du mir meinen Wunsch vom letzten Samstag nicht erfüllt hast!!! ??? – – – So wünsche ich heute, 2. Dez. 1899, statt der „Virginie"-Cigarren, ein Bund „Portoriko-Cigarren" in Boxebeutel, welcher mir dann zugleich als Geldsäckel dient! Diese Cigarren kannst Du, meine liebe Bertha auf der Gemüsebrücke oder bei Herrn Wolfer zu Fr. 1.– kaufen.

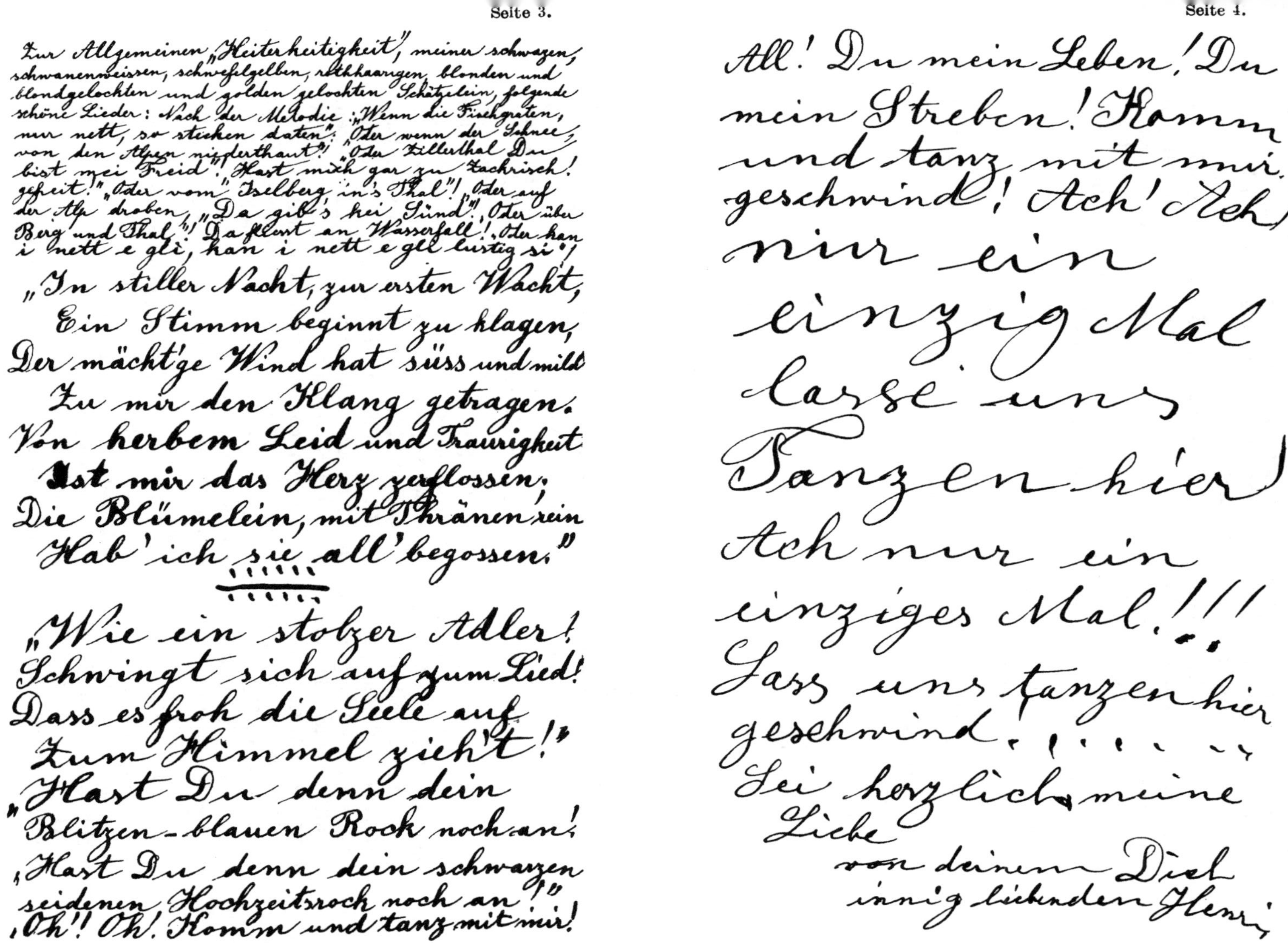

Abb. 50. Anregbarkeit im manischen Anfall. Die Schrift wird von Seite zu Seite bewegter und größer. $^2/_3$ der nat. Größe.

den Mangel an Fixiertheit und die ganze Art der Ausdrucksweise sich vom paranoischen und paranoiden Verfolgungswahn unterscheidet.

Nervöse Symptome fehlen bei den Manischen selten ganz, bekommen aber bei der Euphorie wenig Bedeutung.

Die Melancholie. Die *depressive Phase* betont alle Erlebnisse schmerzlich; häufig kommt *Angst* hinzu (manchmal in Form der *Präkordialangst*); die Kranken klagen zwar gerne darüber, daß sie keinen Affekt haben; alles erscheint ihnen farblos, fremdartig. „Farblos“ („grau“) bezieht sich oft auch auf die Wahrnehmung, doch bleibt das Farbenunterscheidungsvermögen normal. Der *mimische Ausdruck* ist ein schmerzlicher, verzweifelter, ängstlicher, meist mit sehr geringer Beweglichkeit; da aber der Vorstellungsinhalt ebensowenig wechselt, kann man nicht von „Steifigkeit“ der Affekte reden wie bei der Schizophrenie. In schwereren Fällen versagt regelmäßig die mimische Tränensekretion; die Patienten verziehen das Gesicht, schluchzen, alles genau wie beim Weinen, die Augen bleiben

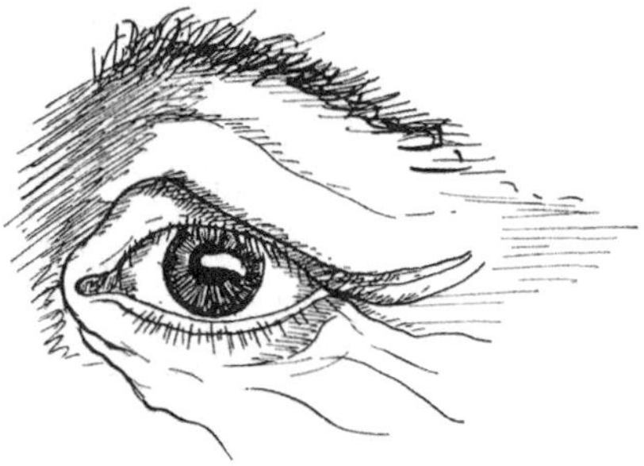

Abb. 51. VERAGUTHsche Falte des Oberlides bei Depression.

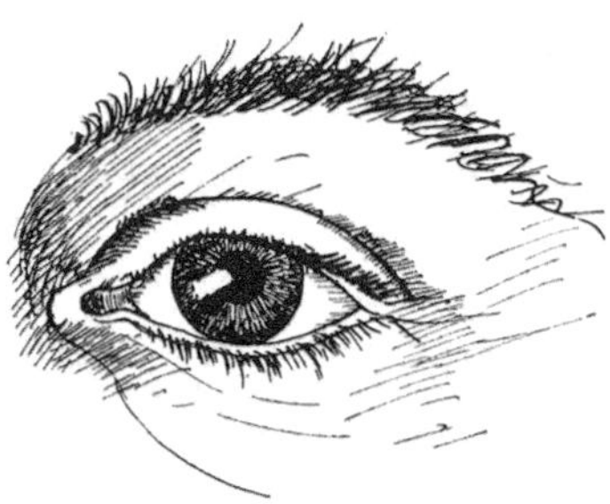

Abb. 52. Normale Oberlidfalte.

aber trocken. Ein besonders bemerkbares mimisches Zeichen der Depression überhaupt entsteht dadurch, daß die Hautfalte des Oberlids an der Grenze ihres inneren Drittels nach oben und ein wenig nach hinten verzogen wird, so daß der Bogen daselbst in einen Winkel verwandelt wird (VERAGUTH).

Die *Ideenassoziationen* sind gehemmt (S. 41). Das Denken der Kranken ist verlangsamt, mühsam; es dreht sich eintönig um ihr Unglück. „Ich denke, und ich komme nicht zum Ziel. Ich beschäftige mich immerfort mit einer Sache und quäle mich, daß ich nicht weiter kann.“ Soweit aber nicht der Affekt bestimmte Ideen absperrt, können die Melancholischen eher als Manische kompliziertere Verhältnisse richtig übersehen, wenn — in leichteren Fällen — ein gewisses objektives Interesse dazu veranlaßt. *Gehemmt* sind alle psychischen Tätigkeiten. In schwereren Fällen läßt sich sogar Verlangsamung der sinnlichen Wahrnehmung nachweisen. Inhaltlich sind alle Gedanken erschwert, die nicht mit dem psychischen Schmerze harmonieren, bis zu ziemlich vollständigem Monideismus.

Auch die *Auffassung* ist weniger fehlerhaft als beim Manischen. Lesefehler machen Melancholische nicht. Allerdings erscheinen die Schwellenwerte bei Auffassungsversuchen nach KRAEPELIN erhöht.

Die *Orientierung* ist eine gute außer in den traumhaften Fällen, in die die Melancholien häufiger überzugehen scheinen als die Manien.

Die *Aufmerksamkeit* bleibt auf das eingebildete Unglück konzentriert; Ablenkung ist erschwert oder unmöglich; auch innerhalb der melancholischen Ideen ist die Aufmerksamkeit schwer beweglich; sie geht nicht leicht von einem Thema auf ein anderes.

Die *zentrifugalen Funktionen* liegen sehr stark darnieder. Die Entschlußunfähigkeit kann ins Unglaubliche wachsen; eine Patientin kann ihren

Platz am Tisch ändern wollen, den Stuhl aufheben und dann eine halbe Stunde zu der Entscheidung brauchen, ob und wo sie ihn niederstellen soll.

Die *Bewegungen* werden mühsam, langsam, kraftlos. Die Glieder sind schwer „wie Blei". Bewegungen kosten ebensoviel Anstrengung wie das Denken.

Häufiger als bei der Manie kommen als *akzessorische Symptome* Wahnideen und *Halluzinationen* (des Gesichts und Gehörs) hinzu. Der Teufel erscheint am Fenster, macht den Kranken Faxen. Sie hören sich verurteilen, das Schafott zimmern, auf dem sie hingerichtet werden sollen, ihre Angehörigen schreien, die ihretwegen leiden müssen, verhungern oder sonst elend zugrunde gehen.

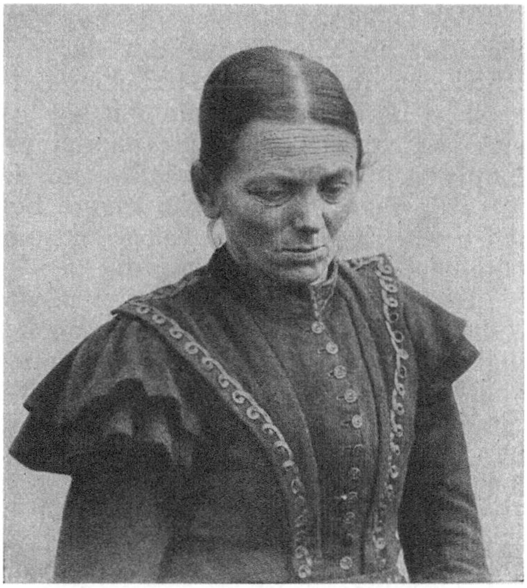

Abb. 53. Gesichtsausdruck einer Melancholischen. Kopfhaltung und Blick gesenkt. Die gefaltete Stirnhaut ist hier stärker als gewöhnlich nach oben gezogen.

Besonders aber die *Wahnideen* fehlen in keinem ausgesprochenen Falle, und zwar als Wahn des ökonomischen, körperlichen und seelischen Ruins. Die Kranken verarmen, wobei es gar nichts nützt, ihnen ihre Wertschriften oder ihre Bilanz zu zeigen; das hat für sie alles keine Bedeutung. Es sind doch Schulden da oder Ansprüche zu erwarten, die alles zunichte machen. Die Patienten haben eine schwere, unheilbare, durch Sünde erworbene Krankheit, natürlich nicht eine Melancholie. Dieser Wahn wird unterstützt durch Mißempfindungen von den Eingeweiden aus: Die mit der Depression verbundene krampfhafte Zusammenziehung des Schlundes und die Schluckerschwerung beweist ihnen einen Verschluß der Speiseröhre, die Untätigkeit des Darmes eine Menge anderer schwerer Störungen. Die Kranken haben sich auf schreckliche Weise vergangen; auch die Gnade Christi kann sie nicht mehr retten; sie haben namentlich die Sünde wider den heiligen Geist begangen, die niemals verziehen wird. „Wenn ich nur ein wenig kaltes Wasser trinke, so ist es schon gestohlen, und ich habe so viel gegessen und getrunken." Sie durchsuchen unwillkürlich ihr ganzes Leben nach solchen Verbrechen, verwandeln kleine Fehler oder auch ganz unschuldige Handlungen in die größten Sünden. Man warne die Angehörigen, ohne Beweis solche „Geständnisse" ernst zu nehmen. In Form von *Beziehungswahn* knüpfen sie manchmal neue Ideen an das an, was um sie vorgeht. Sie sind schuld, daß die anderen Patienten krank sind, daß einer gestorben ist; ihretwegen ist der Krieg ausgebrochen; ihrer Sünden wegen müssen die Menschen sie verachten; man redet überall über sie; sie müssen in dieser und jener Welt bestraft werden, meist auf die schrecklichste Art. Die Melancholiker haben ihre Qualen verdient zum Unterschied von den „Verfolgten". Nun kann ja dann und wann in einer leichteren Melancholie das Gefühl auftreten, so schlimm sei es denn doch nicht; eine erwartete Strafe mag als ungerecht erscheinen; auch sonst kann in dem unendlich komplizierten Getriebe der menschlichen Seele einmal eine eigentliche Verfolgungsidee auftauchen, z. B. auch bei Gesunden — *aber der Melancholie gehört nur der depressive Wahn an* (S. 52), *der in Genese, in diagnostischer und prognostischer Bedeutung etwas ganz anderes ist als der katathyme Verfolgungswahn.*

Gar nicht selten sind vorübergehende oder während der ganzen Phase ausdauernde *zwangsmäßige* Befürchtungen und Antriebe, z. B. den Liebsten etwas Leides anzutun, oder Zwangsgedanken, oft koprolalischer oder sakrilegischer Natur. Auch (unberechtigte) Selbstvorwürfe können Zwangsform annehmen, bevor der Glaube an ihre Richtigkeit eintritt und sie in Wahnideen verwandelt.

Von anderen *akzessorischen Symptomen* sind wieder nervöse zu erwähnen, die aber in Verbindung mit der Ängstlichkeit, der Neigung zu Krankheitsideen und der schmerzlichen Betonung aller Erlebnisse eine ungleich größere Bedeutung bekommen als bei der Manie; die Kranken beklagen sich oft vorwiegend über allerlei Schwächen, Flimmern, Ohrensausen, Kopfweh und andere Parästhesien. Der Anfang der Krankheit imponiert oft als „*Neurasthenie*" (wie leichte Formen während des ganzen Verlaufs). Auch flüchtige hysteriforme Syndrome kommen vor, z. B. Weinkrämpfe, Ohnmachten, Schwindelanfälle.

Dementsprechend ist das *Verhalten.* In gewissen, relativ leichteren Fällen suchen sich die Patienten noch durch eine maschinenmäßige beständige Arbeit den krankhaften Kummer vom Leibe zu halten und wohl zugleich ihre vermeintlichen Verschuldungen gutzumachen. Meist aber nimmt die Arbeitsfähigkeit rasch ab, was natürlich wiederum den Schmerz der Kranken vermehrt. Schon in mittelschweren Fällen wird fast nichts mehr gearbeitet. Es kann den Patienten zu kompliziert sein, aus ihrem Bett in ein anderes zu steigen; sie sitzen oder liegen herum, bewegen sich nur wenig, ja es kann zu stuporöser Unbeweglichkeit kommen. Manchmal sprechen sie noch auf Anfragen, kaum mehr aber spontan. Eine Abschrift können sie unter Umständen noch leisten, nicht mehr aber einen Brief abfassen. In schweren Fällen kommen auch orthographische und grammatische Fehler vor. Oft aber zeigt ein Brief durch die korrekte Schreibweise, die klare Erkundigung über alle Verhältnisse bei Kranken, mit denen durch die Hemmung ein intellektueller Rapport gehindert ist, das Erhaltensein der Intelligenz an.

Wenn ein Entschluß getroffen ist, sind die Kranken nicht damit zufrieden; immer ist das, was sie getan haben, gerade das Unrichtige gewesen.

Wo die Angst vorwiegt, drückt sie sich oft in rastlosen Bewegungen (Fortdrängen, Sichanklammern, seltener lautem Jammern usw.) aus *(Melancholia agitata, activa)*. In bezug auf andere Handlungen und das Denken sind diese Kranken aber doch gehemmt. Auch triebartiges Masturbieren oder Anfälle von Heißhunger, sind nicht seltene Begleiterscheinungen der Angst. Als *Raptus melancholicus* wird die Erscheinung beschrieben, daß sonst gehemmte Kranke plötzlich mit großer Kraft irgend etwas anstellen, um dann in ihre vorherige äußere Ruhe zurückzukehren; wo ich aber diese Erscheinung selbst beobachtete, handelte es sich um Katatoniker.

Die *Sprache* ist leise, langsam, so kurz als möglich, oft bis zum vollen Mutismus. Nur selten ist ein endloses eintöniges Jammern. Ebenso weist die Schrift in ihrer Druckkurve kraftlose und stark verlangsamte Bewegungen auf (KRAEPELIN).

Fast alle Melancholiker haben *Selbstmordtrieb* und würden ohne Bewachung zugrunde gehen.

Als *akzessorisches Symptom* fällt eine leichte Art *Depersonalisation* relativ häufig auf, in der den Kranken mit der Außenwelt auch ihre eigene

Person wie eine andere, eine fremde vorkommt. Sonderbare Illusionen der Wahrnehmung (es ist, wie wenn der Korridor schief, das Licht verdoppelt, das ganze Haus verkleinert wäre) plagen die Kranken. Sie können sich ihre Wohnung, ihre Angehörigen nicht mehr richtig vorstellen. Auch *Zwangsvorstellungen* begleiten namentlich leichtere Formen.

Wird die Hemmung hochgradig, so daß die Kranken wenig mehr sprechen, nichts mehr selbst besorgen, sich kaum mehr bewegen, so nennt man das Bild *depressiven Stupor*.

Wahnsinnsformen. Beherrschen Wahnideen das Bild, oder geht die Denkstörung bis zur Unklarheit und zur Bildung verworrener Wahnideen, so sprechen wir von *manischem oder melancholischem Wahnsinn*. In selteneren Fällen besteht nur eine Denkstörung ohne Halluzinationen. Hier namentlich liegt die Verwechslung mit Schizophrenie oder Paranoia sehr nahe.

Börsenagent, geb. 1847. Drei nähere Verwandte melancholisch. Still, tüchtig, solid. 1889 Schlaflosigkeit, Ängstlichkeit, zunehmende Unfähigkeit zur Buchführung. Nach und nach mißtrauisch; dann auch Ideen, man unterschlage ihm seine Briefe, gebe ihm Gift, daher sehe er nicht mehr gut. Die Leute wollen ihn betäuben, Wechsel unterschreiben lassen. Er sei syphilitisch; das wissen die Leute; es werde ihm alles weggenommen. Selbstmordversuch. Nun Irrenanstalt. Ein Druckfehler in der Zeitung und beliebige Äußerungen anderer wurden auf ihn bezogen. „Jedermann meint es schlecht mit mir." Es wurde speziell für ihn schlecht gekocht. Er klagte über alles und alle und wahr sehr aufdringlich. Der Arzt machte ihm rheumatische Schmerzen in der Schulter; er klagte, weinte und jammerte. Halluzinationen nicht nachzuweisen. Ziemlich rasche Heilung nach einem Jahre. — Dann volle Gesundheit. Er brachte sein Geschäft empor. 1898, nach Operation seines Sohnes, übermäßig bekümmert, ängstlich, schlaflos; melancholische Verarmungsideen, die aber bald vollständig verdrängt wurden durch „Verfolgungswahn". Die kleinsten und die größten Vorkommnisse deuten darauf, daß man ihn verfolge, ihm ans Leben wolle. Er mußte auch für alle Leute einstehen, die irgend etwas für ihn taten. Er fühlte sich im ganzen unschuldig, hatte nur selten eine melancholische Versündigungsidee. Diesmal sah er „etwas Gräßliches" am Boden, weswegen er ängstlich und gewalttätig wurde. Meinte, der Arzt spritze ihm mit dem Stethoskop Gift ein. Er erwartete an seinem Geburtstag den Tod; Furcht vor einem „namenlosen Unglück". Seine Umgebung verwandelte sich in Tiere, die ihn bedrohten (daneben bestand doch ein gewisses Verständnis dessen, was wirklich und möglich ist). Dann wieder bezieht er alles auf sich. Man martert, verspottet ihn, mischt ihm allerlei ins Essen. Die Bilder an den Wänden haben eine Beziehung auf ihn. Durch dieselben kann man ihm Ideen in den Kopf setzen. Auch dieser Anfall dauerte 1 Jahr. Nachher mehrere Jahre lang anschließend deutlich hypomanischer Zustand, aber bei voller Arbeitsfähigkeit und klarer Einsicht. 1915 wieder depressiver Anfall, in dem der Patient starb.

Mischzustände. A. Die drei Kardinalsymptome von Manie und Depression, gehobene und depressive Verstimmung, Ideenflucht und Denkhemmung, Betätigungsdrang und Willenshemmung, stellen drei Gegensatzpaare dar. Die ihnen entsprechenden Funktionen sind in der Krankheit — wie in ihrer geringeren Ausprägung beim Gesunden — in der Regel gleichsinnig verändert, so in den bisher beschriebenen Typen. Es können aber neben positiven Schwankungen auf dem einen Gebiete auch negative auf dem andern vorkommen, und zwar in allen sechs Möglichkeiten, welche die Mutation der drei Paare, abgesehen von den zwei Hauptgruppen, Melancholie und Manie, noch ergibt. Die wichtigsten dieser *Mischformen* sind: die depressive „*ängstliche Manie*" (Affekt negativ, Gedankengang und Zentrifugalität positiv), wobei die Kranken bei depressivem Affekt mit Versündigungsideen viel reden und schreiben und darüber klagen, daß die Gedanken ihnen von selber kommen. In die „*erregte Depression*" (Affekt und Gedankengang negativ, Zentrifugalität positiv) hat man auch das Zustandsbild der Melancholia agitata einbeziehen wollen. Das ist aber nicht ganz zutreffend; die Agitation ist ja nichts als der Ausdruck der Angst, und neben ihr sind die anderen zentrifugalen Funktionen deutlich gehemmt. Die „*gedankenarme Manie*" (Affekt und Zentrifugalität positiv, Assoziationen negativ) tritt häufig während des Abklingens eines schweren manischen Stadiums ein. Die Kranken scheinen äußerlich sehr beweglich, machen leicht Lärm, sind guter Dinge, fassen aber nicht auf, versuchen zu reden, können aber nicht viel sagen und wiederholen sich. Als Übergänge dazu treten oft nicht endenwollende Aufzählungen gleichartiger Dinge, Personennamen, Ortschaftsnamen in die Erscheinung. Aus Hemmung der Denk- und zentrifugalen Funktionen und positivem Affekt entsteht das Bild einer geronnenen Manie (des „*manischen Stupors*"), bei der die Patienten mit fröhlichem Ausdruck unbeweglich sind, wenn sie nicht bei irgendeiner Gelegenheit einmal unvermutet einen kleinen Schabernack spielen.

B. Eine andere Art Mischung von positiver und negativer Abweichung kann auch innerhalb der nämlichen, von uns künstlich abgegrenzten psychologischen Funktionen entstehen: Innerhalb des Denkens können Hemmung und Ideenflucht nebeneinander vorkommen, wodurch Schwerfälligkeit des Gedankenganges mit Abspringen

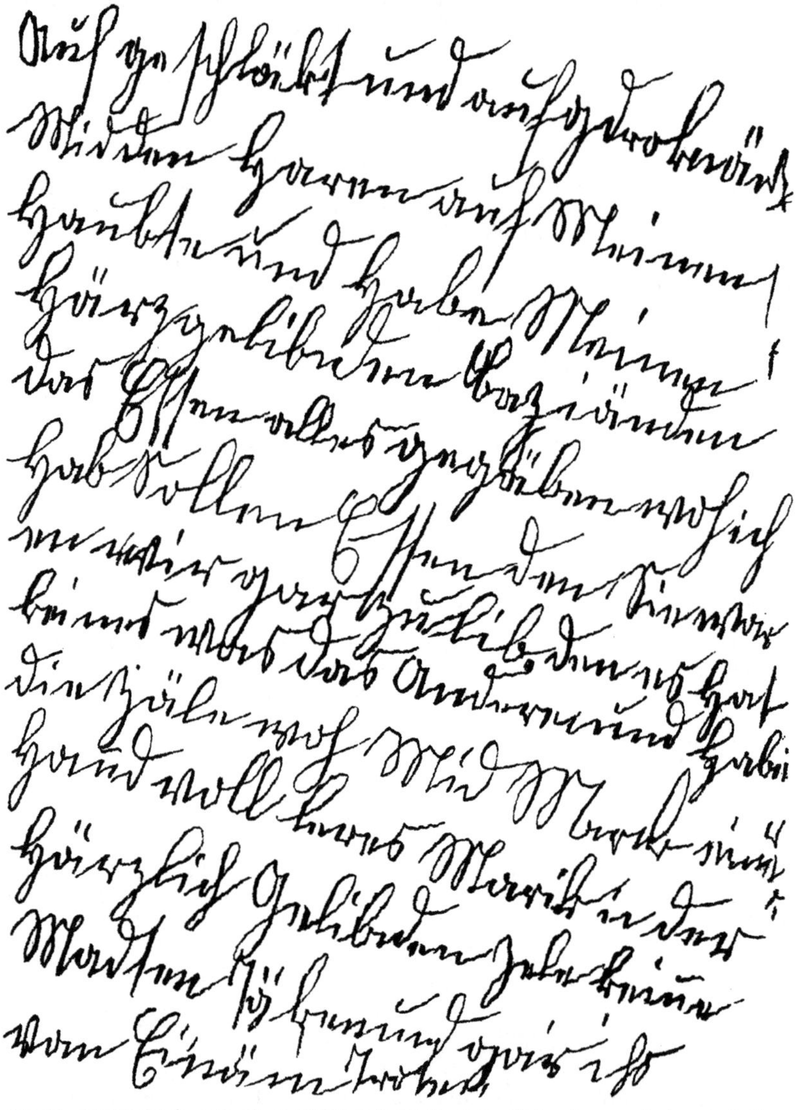

Abb. 54. Schrift der in Abb. 55 abgebildeten Patientin gegen Ende eines manischen Auftrittes. Gefühlvoller Inhalt. Im Gegensatz zur Schreibsucht Hemmung in den Bewegungen, ausgedrückt durch die abfallenden Zeilen. Das Zittern entspringt wie oft der Schwäche nach angreifendem, manischem Zustand. Form und Inhalt des Schriftstückes verrät die Debile.

und häufigen Klangassoziationen entsteht (ähnlich wie in gewissen Stadien der Alkoholwirkung); eine Mischung von Verzweiflung und belustigter Selbstverspottung wird von KRAEPELIN als „*Galgenhumor*“[1] bezeichnet; auch Mischung von Größen-

[1] Etwas ganz anderes als die ebenso benannte Mischung von Angst und Trinkereuphorie beim Delirium tremens.

ideen und Depression soll beim manisch-depressiven Irresein vorkommen (der Patient wird von Kaiser und König verfolgt; er wünscht einen romanhaften Tod und ähnliches). KRAEPELIN bringt eine Schreibdruckkurve, die abnorm kräftig, aber doch sehr verlängert ist; das bedeutet hohen Druck bei Verlangsamung der Bewegung. Eine meiner Patientinnen schrieb alle erreichbaren Papierfetzen voll, aber in depressiver Weise mit stark abfallenden Linien (Abb. 55 u. 54). Auch ihr Affekt war eine Mischung von Depression und Exaltation. Bei einer Patientin sah ich in zwei Anfällen andauernd Beschäftigungsdrang (weite Spaziergänge) mit fehlendem Ermüdungsgefühl bei negativem Zeichen aller anderen Funktionen.

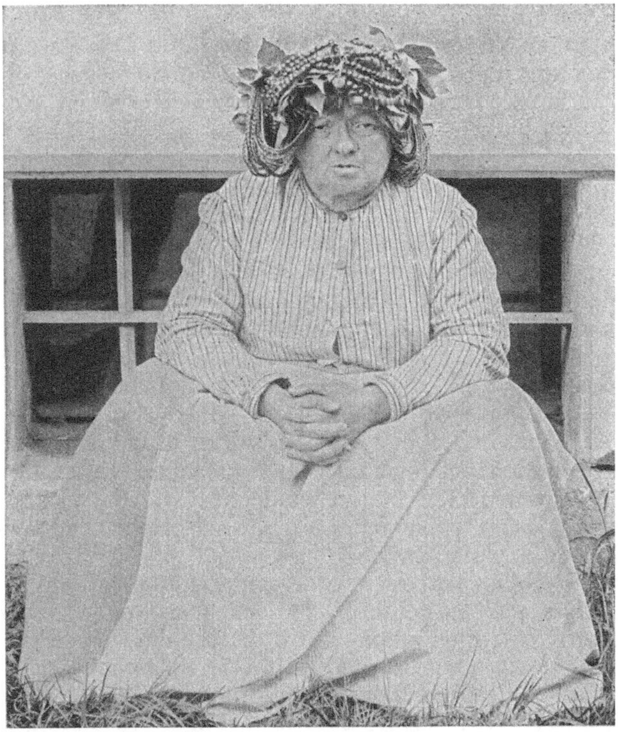

Abb. 55. Mischzustand (bei einer Debilen). Unbeständige Euphorie. Motorische Hemmung, die im Gesicht den euphorischen Ausdruck zurückdrängt, daneben aber gestattet, daß sich die Patientin mit Perlschnüren aus Vogelbeeren schmückt. Verfasserin des Briefes Abb. 54.

Die Mischzustände beider Formen sind nicht selten als Übergänge der einzelnen Phasen, können aber auch als selbständige ganze Phasen auftreten; sie bilden dann, auch wenn man von den Verwechslungen mit Schizophrenie absieht, eine ungünstigere Gestaltung des Krankheitsbildes, verlaufen langsam und wiederholen sich oft, nachdem sie kaum abgeklungen sind.

Ein Teil der Symptomatologie ist den beiden Phasen gemeinsam, wie uns schon der Mangel an gröberen Störungen der Auffassung, der Orientierung, die nervösen Symptome gezeigt haben.

Auf psychischem Gebiet ist noch zu erinnern an den Zustand des *Gedächtnisses,* das direkt wenig angegriffen erscheint. Die Kranken erinnern sich während der Anfälle und nachher an das Wesentliche, was während derselben geschehen ist, doch geht es selten ohne mehr oder weniger ausgedehnte Umbildung der Erinnerungen ab. Mancher gewesene Maniakus kann sich nicht mehr vorstellen, daß er so streitbar war, und stellt in guten Treuen die meisten seiner Konflikte als berechtigte Reaktionen gegenüber unberechtigten und ungeschickten Eingriffen dar, und zwar oft mit solcher Gewandtheit, daß er auch andere davon überzeugt. Je stärker die

Ideenflucht war, um so schwieriger ist allerdings die geordnete Ekphorie der Erlebnisse, und auch aus diesem Grunde treten Unklarheiten und Lücken auf. Bezeichnend ist, daß einzelne Manische nach der Heilung glauben, sie hätten eigentlich an Melancholie gelitten, weil ihnen die paar kurzen interkurrenten Depressionen und allfällige innere Schwierigkeiten viel besser in der Erinnerung bleiben und viel wichtiger erscheinen als der heiter manische Gesamtzustand mit seiner Flüchtigkeit der Auffassung. Allerdings mögen diese Erinnerungen auf manchen psychischen und körperlichen Schmerz hinweisen, von dem wir während der Aufregung nichts beobachteten.

Oft besteht in gesunden Zeiten ein mangelndes Interesse oder geradezu Abneigung, sich mit den Krankheitsvorgängen zu beschäftigen, wodurch Vergessen bewirkt oder doch vorgetäuscht wird. Melancholiker, die im ganzen eine etwas bessere Erinnerung haben als Manische, können recht vieles und oft gerade das Wichtigste sehr leicht verdrängen, und zwar auch dann, wenn sie sich in einem Anfall ganz bestimmt vorgenommen haben, diesmal in der freien Zeit an das und jenes zu denken, z. B. an ihr Verhältnis zu den Ärzten. Manchmal taucht beim Beginn eines späteren Anfalles die Erinnerung an die früheren wieder so lebhaft auf, daß die Patienten es als störenden Zwang sehr unangenehm empfinden. Die Erinnerung an die *Wahnsinnsformen* ist meist lückenhaft und stark gefälscht, unter Umständen ganz ausfallend.

Krankheitseinsicht fehlt meistens und ist niemals vollständig während der akuten Phase, obschon bei häufiger Wiederholung der Anfälle die Kranken unter Umständen die Anstalt selber aufsuchen, sobald es nötig wird. Seinen eigenen Wert beurteilt der Manische regelmäßig viel zu hoch, der Melancholiker unendlich viel zu schlecht. Häufig haben die Kranken eine relativ gute Einsicht in die früheren Anfälle, nicht aber in den aktuellen, der jedesmal „etwas ganz anderes“ ist.

Die *Halluzinationen* haben oft wenig Leibhaftigkeit. Die Kranken selbst beschreiben sie manchmal als „Erscheinungen“. Sie sind auch gewöhnlich nicht so aufdringlich wie z. B. bei der Dementia praecox.

Auf *körperlichem* Gebiet ist bei Euphorie natürlich der Turgor vitalis gehoben; ein in der Melancholie zusammengeknickter Zirkulärer kann morgens in manischer Stimmung 20 Jahre jünger erscheinen mit strammer Haltung und gutem Aussehen. Alle vegetativen Funktionen passen sich der Lage an. Der Gehobene hat gewöhnlich guten Appetit und guten Stoffwechsel; Submanische, die regelmäßig essen und sich nicht durch beständige Bewegungen erschöpfen, nehmen deshalb gewöhnlich zu; stärker Manische allerdings nehmen ab, zum Teil auch deswegen, weil sie sich nicht die Mühe nehmen, genügend zu essen, und dafür ihre Speisen als Material zur Befriedigung ihres Beschäftigungsdranges statt ihres Hungers verwenden. In der Melancholie liegt der Appetit darnieder, auch die Darmtätigkeit ist regelmäßig träge; das Gewicht nimmt meist ab, *eine Zunahme desselben zeigt mit ganz wenigen Ausnahmen die Besserung an.* Ausgesprochenes Stärkerwerden ohne begleitende Besserung deutet auf andere, namentlich schizophrene Grundlage.

Der *Schlaf* ist in beiden Phasen schlecht, oft so schlecht, daß ein Gesunder rasch dabei zugrunde ginge; die tägliche Erholungsfunktion muß in der Krankheit anders verlaufen als sonst.

Die Untersuchungen der *Körperwärme,* des *Blutes,* des *Urins,* des *Stoffwechsels* überhaupt haben bis jetzt keine regelmäßigen Befunde ergeben. Auffallend häufig findet man während der Anfälle Zucker im Harn.

Puls und *Atmung* entsprechen ungefähr dem, was man von den affektiven Erregungen und Depressionen der Gesunden erwartet.

Die *Menstruation* setzt oft aus, um gegen Ende des Anfalles wieder zu erscheinen.

Die *Sehnenreflexe* sind manchmal gesteigert; in der Manie sollen sie oft rasch, in der Melancholie langsamer verlaufen.

Die *Zwischenzeiten*. Die meisten Patienten lassen zwischen den Anfällen so wenig Pathologisches bemerken, daß man von den „normalen Zwischenzeiten" spricht. Immerhin zeigt sich bei vielen, namentlich bei längerem Bestehen der Krankheit, eine deutliche Labilität der Stimmungslage, teils als Reaktion auf äußere Umstände mit Reizbarkeit und übertriebenen Ausschlägen in der Richtung der Euphorie wie der Depression, teils aber als vorübergehende Schwankungen von innen heraus. Bei einzelnen — nur einem kleinen Prozentsatz aller Manisch-Depressiven — geht das so weit, daß die Kranken die soziale Leistungsfähigkeit verlieren; sie sind nicht mehr fähig, sich anderen genügend anzupassen, und jede Ausdauer für selbständige Arbeit fehlt ihnen. Im Gegensatz dazu ergeben die gewöhnlichen „Intelligenzprüfungen" keine deutliche Abschwächung. Bei den periodisch Manischen entwickelt sich häufig in den Zwischenzeiten ein dauernd leicht manisches Temperament, bei den Kranken mit hauptsächlich oder lauter melancholischen Phasen eine dauernde depressive Verstimmung geringeren Grades. Von diesen Typen gibt es alle Übergänge zu denjenigen, die von Jugend auf leicht manisch oder melancholisch verstimmt schienen und dann mit Vorliebe an Phasen mit gleichem Vorzeichen erkranken.

Verlauf. Die Krankheit wird in der Mehrzahl der Fälle zwischen 15 und 30 Jahren durch den ersten Anfall manifest, kann sich aber auch einmal erst in den 80er Jahren offenbaren. Einzelne Fälle gehen in die Kindheit zurück; doch wird lange nicht jedes Kind, das in der Jugend etwas cyclothym schien, später manisch-depressiv; die Anomalie kann sich verlieren.

Die Anfälle wiederholen sich im allgemeinen in ganz beliebigen Zwischenräumen; gleich nach Ablauf des einen kann ein anderer auftreten, oder es können Dezennien vom einen zum anderen verlaufen. Natürlich kann es unter diesen Umständen auch vorkommen, daß während eines Lebens nur ein einziger auftritt. Doch gibt es Patienten, bei denen man viele Jahre lang auf einen mehr oder weniger regelmäßigen Turnus rechnen kann. Sind die Zwischenzeiten ungefähr gleichmäßig und nicht zu lange und die Anfälle gleichartig, so spricht man von *periodischer Manie* und *periodischer Melancholie*; als *cyclisches* (oder zirkuläres) *Irresein* bezeichnet man die Typen, in denen sich Manie und Melancholie mit oder ohne freie Zwischenzeiten in regelmäßiger Abwechslung folgen.

Auch für die *Qualität der Anfälle* kennen wir keine Regel. Je länger man das Leben der Patienten übersehen kann, um so seltener findet man aus lauter gleichartigen Auftritten zusammengesetzte Serien. Im ganzen nehmen die Anfälle mit dem Alter häufiger melancholischen Charakter an, während die Manien seltener werden. Schwere manische Anfälle treffen sich beim nämlichen Patienten gern mit schweren melancholischen, während Submanien und Submelancholien wiederum einander entsprechen. Manche Kranke haben längere Zeit Anfälle, die sich sehr genau gleichen. Einer meiner „Manisch-Wahnsinnigen" nahm jeweilen die in einem früheren Anfalle gebildeten Wahnideen wieder auf, um sie weiter zu entwickeln (Erfinder, Reformator). — Der einzelne Anfall pflegt sich, abgesehen von den Mischzuständen des Übergangs, innerhalb der nämlichen Kategorie zu halten. — Nach KRAEPELIN gibt es am häufigsten Patienten mit bloßen Depressionen und solche mit bloßen Manien am seltensten.

Die *einzelnen Anfälle* dauern gewöhnlich viele Monate, ein halbes bis ein ganzes Jahr: Abweichungen nach oben bis zu einigen Jahren sind häufig, bis zu zehn und mehr Jahren sehr selten. Ganz ausnahmsweise machen einzelne Patienten ihre Anfälle in einer oder zwei Wochen ab. Prodrome sind häufig in Form von allgemeinem Unbehagen, das für neurasthenisch gehalten wird, und sonderbarerweise auch in Form von *Neuralgien,* die ganz den Typus einer bestimmten Nervenentzündung, z. B. Ischias, Interkostalneuralgie haben können. Der Manie geht manchmal ein eigentlich depressives Vorstadium voraus. Das Ansteigen geschieht allmählich, bei schweren Anfällen nicht selten in zwei Zeiten, indem etwa nach 2—3 Wochen Dauer eine Remission eintritt, der aber bald wieder eine starke Verschlimmerung folgt. Dann bleibt die Krankheit gewöhnlich lange Zeit auf der Höhe. Die Besserung tritt allmählich und unter Schwankungen ein, bei Melancholien oft so, daß bessere Tage auftreten, die sich nach und nach häufiger wiederholen und deutlichere Abnahme der Symptome manifestieren. Im Abklingen der Manie täuschen bisweilen die eintretenden Hemmungen dem Unkundigen eine „Verblödung" vor. Nicht so selten nimmt der Charakter etwas unangenehm Nörgelndes an. Nach dem manischen Anfall folgt oft ein mehr oder weniger schweres, depressives Nachstadium oder wenigstens ein Gefühl von Erschöpfung. — Nach melancholischen Phasen fühlen sich die Patienten oft „so gesund wie nie", sind aktiver und angenehmer als vorher, und zwar nicht nur monate-, sondern auch jahrelang. Die seltenen plötzlichen Schwankungen treten namentlich bei *cyclischen* Fällen auf, in denen der Patient von einem Tag auf den anderen die Phase wechseln kann. Aber auch Übergänge von und zu dem normalen Zustande können sich einmal plötzlich vollziehen.

Allgemeine Voraussage. Der einzelne Anfall heilt. Sehr selten bleibt ein Kranker in der Anstalt deshalb hängen, weil die Zwischenzeiten so kurz werden, daß eine Entlassung nicht in Betracht kommen kann. Dann und wann findet einer in der Anstalt seine Heimat und bleibt auch bei längeren Zwischenräumen auf eigenen Wunsch. Größere Serien von Anfällen scheinen mit dem Alter zu Verkürzung der Zwischenzeiten geneigt. Doch nehmen die Aufnahmen im allgemeinen von den 40er Jahren an trotz einer kleinen Erhöhung zwischen 45 und 50 Jahren rasch ab, und nach der Involution sehen wir nur noch wenige unserer Stammgäste aus dem früheren Alter. Viele bleiben also später wenigstens von schwereren Anfällen verschont.

Die Qualität der Auftritte erscheint manchmal im Alter etwas schwerer; die Affektivität ist kraftloser; verwirrte Zustände oder Wahnsinnsformen sind häufiger.

Während der akuten Phase kann der *Tod* eintreten, bei Melancholischen hauptsächlich infolge von Selbstmord, sonst an interkurrenten Krankheiten; einzelne Selbstmörder nehmen die Familie mit sich („Familienmord"), um auch sie dem Elend zu entziehen. Manische sterben bisweilen an Erschöpfung oder an Verletzungen, die sie nicht besorgen lassen.

Manisch-depressive haben Neigung, relativ früh an *Arteriosklerose* und sonstiger *Hirnatrophie* zu erkranken.

Andauernde Stimmungsverschiebungen. Zum manisch-depressiven Irresein gehören die Über- und Unterstimmungen, die einerseits andauern, anderseits nicht die Höhe einer krankhaften Verstimmung erreichen. Aus dem letzteren Grunde kommen sie trotz ihrer Häufigkeit nur selten in psychiatrische Beobachtung; doch beweist ab und zu eine ins Pathologische steigende Stimmungsschwankung den

Zusammenhang mit der ganzen Gruppe, der übrigens auch durch die Heredität erhärtet wird. Man kann folgende Formen unterscheiden:

1. Die *konstitutionelle Verstimmung* oder *depressive Veranlagung („melancholische Verstimmung")*, eine dauernd trübe Gefühlsbetonung aller Lebenserfahrungen; Schwierigkeit, Entschlüsse zu fassen; Mangel an Selbstvertrauen.

2. Die *konstitutionelle Erregung* oder *manische Veranlagung („manische Verstimmung")*. Das manische Temperament dieser Leute disponiert zu übereilten Handlungen und zu leichtsinniger Lebensweise überhaupt, wenn es nicht durch einen besonders kräftigen Verstand und eine besonders gute Moral gezügelt wird. Deshalb finden wir hier auf der einen Seite protzige, rücksichtslose, zu Zanken und Querulieren geneigte Tunichtgute, die keinen Nachhalt in ihren Unternehmungen haben, anderseits aber „sonnige Naturen" und große, ja genial angelegte, nicht selten künstlerisch begabte Leute von unermüdlicher Unternehmungslust. So einer war z. B. der Begründer der „Physiognomik", J. C. Lavater.

3. Die *reizbare Verstimmung*.

4. *Cyclothymie*, bei der Zeiten von unternehmungslustiger Euphorie abwechseln mit solchen trüberer und weniger leistungsfähiger Gemütslage; in der letzten Phase werden sie oft als Neurastheniker oder Magen- oder Zwangsneurotiker verkannt. Auch unter Cyclothymen finden sich Künstler und andere Leute, die Großes leisten. Moebius hat gute Gründe dafür angeführt, Goethe dazu zu zählen.

5. *Es kann auch das konstitutionelle Temperament wechseln*, namentlich um die Pubertät herum. Der ausgezeichnete Biograph David Hess war als Knabe depressiv, sagte dann selbst einmal: „Jetzt bin ich nicht mehr melancholisch", und blieb bis zum Tode in manischer Verstimmung; seine Schwester war von Jugend auf dauernd „wie Quecksilber". Auch Lavater zeigte sich in der Jugend empfindlich, „schüchtern", ebenso ein berühmter, kürzlich verstorbener Psychiater mit manischer Verstimmung. Eine Dame erschien bis gegen die zwanziger Jahre auffallend heiter, lebhaft im angenehmen Sinne, dann dauernd leicht depressiv. Die Zugehörigkeit zur manisch-depressiven Gruppe dokumentierte sie durch eine mehrjährige Melancholie, die im 41. Altersjahre begann, worauf sie 10 Jahre lang lebhaft und sehr energisch war, sich schweren Schicksalsschlägen gegenüber ausgezeichnet benahm, um mit 54 und 64 Jahren wieder melancholisch zu werden.

Auffassung. Das manisch-depressive Irresein ist eine dauernde Anomalie, die Schwankungen im Sinne von Manie und Melancholie produziert und sich auch sonst leicht als reaktive oder endogene Labilität der Stimmung äußert. Was alles dazu gehört, zeigt die Erforschung der Familienanlage, welche auf eine Gleichwertigkeit aller der gezeichneten Krankheitsbilder hinweist. Vgl. die Beziehung zur Syntonie des Gesunden (S. 102).

Bis dahin wäre alles gut verständlich; aber es gibt sicher Verstimmungen anderen Ursprungs, die wir nicht immer von den manisch-depressiven unterscheiden können. Einzelne solcher Verstimmungen sind unzweifelhaft rein psychogen („reaktiv"); andere haben eine physische Grundlage, so bei paralytischen oder senilen Prozessen, bei Schizophrenie, bei Störungen der inneren Sekretion (Basedowmanien und -melancholien); Körperkrankheiten, namentlich Herz- und Gefäßstörungen bewirken Depression; beginnendes Fieber, chemische Mittel wie Alkohol und Tuberkulin erzeugen Zustände, die mit der Manie wenigstens große Ähnlichkeit haben. Was für Anlagen dabei mitspielen, ob z. B. bei cyclischen Formen der Schizophrenie oft oder immer eine manisch-depressive Disposition mitspricht, ist noch nicht zu beantworten. — Über psychogene Auslösung echter manisch-depressiver Anfälle s. S. 73 und 337.

Wenn wir die Affektschwankungen in den Vordergrund gestellt haben, so sind wir uns doch klar, daß sie nur der auffallendste Ausdruck der allgemeineren psychischen Störung sind. Es ist ja richtig, die wichtigeren und gewöhnlich neben der eigentlichen Verstimmung allein erfaßbaren Symptome: Ideenflucht, Beschäftigungsdrang, assoziative und zentrifugale Hemmung kommen in Andeutungen bei jedem schweren Affekte vor und lassen sich deshalb als Übertreibungen der „Affektwirkung" auffassen. Dem steht aber entgegen, daß die drei Symptomengruppen einander auch in den gewöhnlichen Fällen quantitativ gar nicht zu entsprechen brauchen; die zentrifugale Hemmung z. B. kann auch bei gleichbleibender schmerzlicher Verstimmung nicht nur von Fall zu Fall, sondern auch beim nämlichen Patienten stark schwanken. Sie ist z. B. bei Jugendlichen meist relativ stärker als bei den Fällen des Involutionsalters; vor allem aber erweisen die Mischzustände, daß die Ableitung des gesamten Bildes aus einer Affektschwankung entweder gar nicht oder doch nur in geringem Maße zutrifft. Dann gehen doch namentlich in der Denkstörung viele Symptome über die Affektwirkung hinaus, die bei genauem Zusehen auch in den scheinbar einfachen Fällen häufiger sind, als aus den Schilderungen hervorgeht; man kann sie nur noch nicht recht erfassen und beschreiben. Klagen über aufdringliches Zuströmen einer Unmasse von Ideen, die Erschwerung der willkürlichen Direktion des Denkens, die Unklarheiten, die in einzelnen Fällen bei bloßer Andeutung von Ideenflucht oder Hemmung bis zu Verwirrungs- und traumhaften Zuständen gehen können, die halluzinatorischen und paranoiden Symptomenkomplexe, Parästhesien und „Neuralgien", all das beweist ein Plus von Störungen, das für die Erklärung von Wichtigkeit sein muß, aber bis jetzt dem Verständnis getrotzt hat. Hinter den üblichen Ausdrücken Anlage, Erschöpfbarkeit, Reizbarkeit, innere Sekretion versteckt sich beim manisch-depressiven Irresein noch wenig oder gar nichts Tatsächliches oder gar verständlich Zusammenhängendes.

Umfang. Die Kerngruppe der ausgesprochenen Fälle bedarf keiner besonderen Abgrenzung, und die Cyclothymien darf man als leichtere Ausprägungen der nämlichen Abnormität dazu nehmen. Wie viele aber von den konstitutionellen Verstimmungen auch zur gleichen Anlage gehören, ist noch fraglich. Analog wie bei der Schizophrenie ist sowohl die quantitative und die qualitative Nuance (Neigung speziell zu Manie, Melancholie, konstitutionellen manischen oder depressiven Verstimmungen) erblich wie auch das Manisch-Depressive im allgemeinen (innerhalb der nämlichen Familie kommen doch häufig verschiedene Unterformen zum Ausdruck).

Von speziellen Abgrenzungen anderer zählt zum manisch-depressiven Irresein wohl auch alles, was man als periodische Neurasthenie, sich wiederholende Dyspepsie u. dgl. bezeichnet hat; dann die anfallsweise Hypochondrie, FRIEDMANNS neurasthenische Melancholie. Die „akute" und die „periodische Paranoia" entspricht zum Teil unseren manischen und depressiven Wahnsinnsformen, zum größeren Teil allerdings schizophrenen Halluzinosen.

Die *Melancholien der Involutionszeit* wurden von KRAEPELIN eine Zeitlang als eine besondere Krankheit aufgefaßt, aber nach einer katamnestischen Nachprüfung wieder dem manisch-depressiven Irresein zugeteilt. Diese Formen haben indes zu einem großen Teil einen viel schleppenderen Verlauf. Sie steigen ganz langsam, oft 1—2 Jahre lang an, bleiben leicht mehrere Jahre auf der Höhe und brauchen wieder lange bis zum vollen Abfall. Die Hemmung wird vielfach durch eine große Unruhe überdeckt; eigentlich agitierte Formen sind häufig, wenn auch wohl seltener als bei den senilen Melancholien. Dann rezidivieren sie viel weniger als die anderen. Einmalige Erkrankungen sind gerade hier etwas recht Gewöhnliches. — Unter diesen Involutionsmelancholien gibt es auch mildere Formen, die leicht andere Krankheiten vorspiegeln und *namentlich oft als Arteriosklerosen verkannt werden.* Vgl. Klimakterium virile S. 121.

Zu den „Randpsychosen" des manisch-depressiven Irreseins rechnet KLEIST unter anderen die heilbaren *autonomen Motilitätspsychosen,* deren Vorkommen nicht bestritten sein soll, die ich aber nach den bis jetzt genannten Kriterien nicht genügend von leichteren schizophrenen Hyper- und Akinesen unterscheiden kann.

Als sichere *Ursachen* des manisch-depressiven Irreseins kennen wir nur die ererbte Anlage, wobei sich die verschiedenen Formen der Krankheit vertreten können. Das eine Familienglied ist cyclothym, das andere periodisch melancholisch, das dritte zirkulär usw. Doch herrscht in manchen Familien die eine oder andere der beiden Phasen vor. Ich kannte eine Familie, in der seit fünf Generationen eine ganze Anzahl von Gliedern in der Involution sich das Leben genommen hat (s. Abschnitt „Erbpathologie" S. 165ff.).

Die *Begabung* der Kranken ist auffallend oft gut, namentlich auch künstlerisch, was wohl mit der Empfindsamkeit zusammenhängt. Man findet auch mehr Manisch-Depressive in den höheren Ständen als in den unteren.

Dem *Geschlecht* nach sind etwa 70% der Kranken Frauen.

Nicht häufige, aber doch bezeichnende Erfahrungen weisen darauf hin, daß auch traumatische oder irgendwie anders entstandene Hirnherde Krankheiten, namentlich Wahnsinnsformen, erzeugen können, die wir zum manisch-depressiven Irresein rechnen müssen.

Die *einzelnen Anfälle* kommen zum großen Teil von innen heraus. Der Krieg hat sie nicht vermehrt. Doch kann man nicht zweifeln, daß sie dann und wann einmal (ich schätze etwa 10%) psychisch ausgelöst werden können; so bei einer Frau aus guter Familie, die wahrscheinlich in einer Verstimmung einen unbedeutenden Mann geheiratet hatte und während vieler Jahre immer wieder einen manischen Anfall bekam, sobald man den Versuch machen wollte, sie in die Familie zu entlassen — bis der Mann gestorben war.

Manien kommen auch zuweilen nach dem *Puerperium* vor bei Frauen, die sonst, soweit man ihr Leben übersehen kann, keine Anfälle haben, dann als *menstruelles Irresein,* wo sie nur 8—14 Tage dauern. Im einen Fall meiner Beobachtung trat nicht bei jeder Menstruation ein Anfall ein, aber der Anfall kam nie ohne Menstruation. — *Schwangerschaftsdepression* s. S. 119.

Die *Erkennung* des manisch-depressiven Irreseins wird oft schon durch einen guten Bericht über vorangegangene Anfälle und gesunde Zwischenzeiten in Verbindung mit einer symptomatischen Untersuchung ermöglicht. Fehlt aber die Anamnese oder handelt es sich um einen ersten Anfall, *so kann das manisch-depressive Irresein bloß durch Ausschluß anderer Krankheiten erkannt werden. Es gibt keine spezifischen Zeichen der Affektpsychosen; alles was bei dem manisch-depressiven Irresein vorkommt, kann auch bei anderen Krankheiten gesehen werden.* Wenn man aber bei einer solchen „Verstimmung“ *trotz genauer Beobachtung* keine spezifischen Symptome einer anderen Psychose findet, so darf man auf manisch-depressives Irresein schließen.

Die Mischung manisch-depressiver Symptome mit schizophren erscheinenden kann eine Zeitlang unüberwindliche Schwierigkeiten bieten. Es kann sich handeln: 1. um manisch-depressives Irresein, das schizoide Mechanismen mobilisiert und die Bedeutung eines manisch-depressiven Anfalles hat; 2. um Mischung beider Krankheiten, von denen jede ihre besondere Prognose hat; 3. um Schizophrenie, die manisch-depressive Anfälle mobilisiert, 4. um Schizophrenie, deren Prozeß sich u. a. in einem manischen oder melancholischen Anfall ausdrückt, oder 5. um eine genisch einheitliche Krankheit mit Symptomen der beiden Formen (s. S. 103). In diesen Fällen, wo die Entscheidung Schwierigkeiten macht, ist aber die genauere Diagnose praktisch meist nicht von schwerwiegender Bedeutung: die Prognose läßt sich nach einiger Beobachtung in vielen, namentlich den rezidivierenden Fällen, doch bestimmen aus dem Verhältnis der beiden Symptomreihen, und wenn auch eine wirkliche Schizophrenie neben manischen oder melancholischen Zuständen vorhanden ist, so kann man oft deutlich erkennen, ob die Verblödung ernstlich fortschreitet oder nicht. Wenn manischer Stupor in Betracht gezogen werden muß, ist daran zu denken, daß Stupor (und Zwischenformen überhaupt) bei dem manisch-depressiven Irresein ungleich seltener sind als bei der Schizophrenie.

Besondere Schwierigkeiten bieten die *paranoiden* und *Wahnsinnsformen*; da kann nur längere und gute Beobachtung erlauben, den Verdacht auf Schizophrenie, speziell Paranoia, fallen zu lassen. Die paranoiaähnlichen Formen können von schizophrener Paranoia nur unterschieden werden bei dem ausgesprochen manisch-depressiven Typus in Symptomen (Verstimmungen) und Verlauf.

Beginnende *Paralyse* läßt sich durch die körperlichen Zeichen und die Unsinnigkeit der Wahnideen unterscheiden. Gegenüber speziell hypochondrischen Ideen, die dem Arzt unsinnig vorkommen, muß er sehr vorsichtig sein, weil auch intelligente Gesunde auf diesem Gebiet oft recht abstruse Vorstellungen haben.

Manische Aufregungen unterscheiden sich von *epileptischen* auch bei kurzer Beobachtung durch die Ideenflucht, die bei der Epilepsie nicht vorkommt.

Ausnahmsweise können *hysterische* Symptome auch bei manisch-depressiven Anfällen vorkommen, besonders wenn sie auch in den Zwischenzeiten da sind. Ausgesprochene und hartnäckige, aber vereinzelte hysteriforme Symptome deuten mit Wahrscheinlichkeit auf eine Komplikation mit organischer oder schizophrener Krankheit. Manien, die der Hysterie angehören, gibt es wohl nicht, vielleicht aber Depressionen.

Eine *Differentialdiagnose gegenüber reaktiven Verstimmungen* ist symptomatologisch noch nicht möglich. Bei Erwägung aller Umstände, besonders auch der Familienanamnese wird man aber — namentlich nach der Heilung — die Diagnose meist doch mit einiger Sicherheit machen.

Behandlung. Prophylaxe siehe „Erbgesundheitspflege". Für die *Vorbeugung des einzelnen Anfalles* läßt sich nicht viel tun, da er meist ohne äußeren Anlaß entsteht. Doch ist die Vermeidung von Aufregungen und Exzessen aller Art auch sonst gut, wenn man sie durchführen kann.

Zur *Abkürzung des Anfalls* hat man vielerorts *Dauerschlaf* versucht; die Erfolge waren ganz ungenügend bis ausgezeichnet, ohne daß man sich bis jetzt die Verschiedenheiten erklären könnte. Neulich werden gute Resultate bei manisch-depressiven Melancholien (weniger oder gar nicht bei andern) mit *Hämatoporphyrin* (Photodyn) gemeldet, sowohl in bezug auf das subjektive und objektive Befinden als auch in bezug auf die Dauer der Anfälle. — *Wenn Versuche mit Medikamenten einige Zeit erfolglos waren, wird man sie aussetzen, sowohl um den Kranken nicht zu beunruhigen, als auch um ihn nicht finanziell unnötig zu belasten.*

Ausgesprochen *Manische* gehören in eine geschlossene Anstalt. Dort läuft der Anfall trotz aller Reizungen durch die Einsperrung am leichtesten ab. So viel als möglich wird man Anregungen fernhalten; Isolierung, die dem Patienten die Möglichkeit läßt, sich irgendwie mit Spielereien zu unterhalten, ist die Behandlung, die man, wenn immer es angeht, anwenden wird. *Zum Unterschied von der Schizophrenie ist hier ein „Verkommen" durch die Isolierung nicht zu befürchten.* Geht es nicht, so ist das (bewachte) Dauerbad der beste Aufenthaltsort für den Kranken. Gelegentlich kann künstliche Ernährung nötig werden.

Ein Kreuz sind *die leichteren Fälle,* die in die Anstalten zu schicken man sich nicht entschließen kann. Sie haben die Neigung, ihr Vermögen, ihre Ehre, ihre Gesundheit zu ruinieren — ein Mädchen aus guter Familie kam in sechs Anfällen jedesmal erst als gravid in die Anstalt — sie belästigen andere, querulieren, machen durch sexuelle Verhältnisse, Verlobungen u. dgl. auch andere unglücklich. Unter Umständen kann eine Bevormundung manches Unheil verhindern. Der Vormund hat aber eine schwere Stellung, und sein wirksamstes Eingreifen ist wohl, wenn er den Kranken in eine Anstalt bringen kann. Außerdem gibt es seltene Fälle, die gerade im submanischen Stadium trotz schwierigen Auskommens mit der Umgebung durch Unternehmungsgeist und Erfindungen ihr Vermögen gemacht haben. Im ganzen aber ist es sehr gewagt, Submanische gewähren zu lassen; sie suchen immer mehr Anregungen, und gerade solche sollte man vermeiden.

Auch für die *Melancholie* ist Bewachung in der geschlossenen Anstalt das Richtige. Draußen gehen viele der Kranken durch Selbstmord, ja durch Verhungern zugrunde. Aber gerade bei solchen Depressionen ohne andere Schwierigkeiten wird der Hausarzt es nicht immer abschlagen können, auf die Abneigung des Kranken und der Angehörigen gegen Anstaltsbehandlung Rücksicht zu nehmen. Er wird aber die Verantwortung nur auf sich nehmen, wenn auch die äußeren Bedingungen das rechtfertigen. Gegen die *Selbstmordgefahr* ist strenge Bewachung anzuordnen; aber es nützt nichts, dies nur allgemein zu sagen, und wenn es noch so eindringlich wäre. Man muß den Leuten vorstellen, daß mindestens zwei Wärter sich ablösen müssen, daß Wärter und Patient z. B. aufs Klosett gehen werden und daß man auch während solcher Momente die Bewachung durchzuführen hat; denn wenn der Patient sich das Leben nehmen will, so benutzt er gerade die Anlässe, von denen man sagt, „es war ja nur für einen Augenblick". Man muß meistens die Fenster versichern und wenn möglich ein Erdgeschoß beziehen. In leichteren Fällen kann ein Wärter, der einen ganz leichten Schlaf hat, neben dem Patienten schlafen, eventuell das Bett so stellen, daß der Kranke nur über ihn weg fortkommen könnte. Besonders gefährlich sind die Zeiten der Besserung, wo der Selbstmordtrieb wenigstens anfallsweise noch vorhanden, des Patienten Energie aber nicht mehr so stark gelähmt ist, dafür aber die Energie der Bewachung nachzulassen pflegt. Da wo man eine kontinuierliche Bewachung nicht nötig findet, muß der Arzt den Kranken je nach den Schwankungen mehr oder weniger oft, meist täglich, sehen und sich bei der Umgebung genau über seine Verhältnisse erkundigen, um rechtzeitig eingreifen zu können.

Die Überwachung wird sehr erleichtert durch dauernde *Bettbehandlung*, die auch sonst bei schwerer Erkrankung indiziert ist, aber zur Grausamkeit wird bei leichter Kranken, die die Möglichkeit und das Bedürfnis haben, sich im Freien zu bewegen oder gar sich zu beschäftigen.

Bei *Angstmelancholien* kann man einen Versuch machen, mit einer *Opium-* (oder *Kodein-*)*Kur* den Anfall zu coupieren: Opium oder Pantopon in steigenden Dosen innert 3 oder 4 Wochen bis auf 1,0 Opium (0,2 Pantopon)[1] oder noch etwas mehr; 8—14 Tage, nachdem diese Höhe der Dosis erreicht ist, geht man ebenso langsam wieder herunter, ob der Anfall besser geworden sei oder nicht. Denn wenn man dann noch nichts erreicht hat, nützt das Mittel nichts mehr, könnte aber den Patienten zum Opiophagen machen.

Bei *leichteren* Depressionen ist eine medikamentöse Behandlung von körperlichen Symptomen, die die Krankheit begleiten oder an ihrer Verursachung beteiligt sind, häufig eine dankbare hausärztliche Aufgabe. So wird man bei Depressionen im Klimakterium Ovarialpräparate versuchen, namentlich wenn sie durch deutliche klimakterische Beschwerden kompliziert sind. Bei Vagotonikern bewähren sich oft Atropin und andere vagushemmende Mittel, bei Sympathicotonikern Gynergen oder überhaupt bei vegetativ Stigmatisierten die Kombination von beiden (z. B. als Bellergal). Bei dem häufigen Zusammentreffen einer Depression mit körperlichen Erscheinungen der Hypertonie können die in der Behandlung der Hirnarteriosklerose angegebenen Mittel von Nutzen sein. Häufig ist auch die medikamentöse Behandlung der Schlaflosigkeit nötig (s. S. 128).

Nahrungsverweigerung aus Anorexie oder Lebensüberdruß kann die Anwendung der Sonde nötig machen. Gegen die *Verstopfung* sind gelinde Laxantien anzuwenden und — was noch wichtiger ist — tägliche, zeitlich genau regulierte Versuche auf dem Stuhle anzuordnen.

„Zerstreuungen" können nur in den mildesten Fällen einige Erleichterung schaffen; meist schaden sie; die schönste Musik kann keinen guten Einfluß haben, wenn der Patient mit Seelenschmerz darauf reagiert. Auch alle anderen Arten von komplizierteren Unterhaltungen sind meist schädlich, sogar wenn sie für den Augenblick ablenken können, da nachher ein Rückschlag zu folgen pflegt. Hier ist ein vorsichtiges Ausprobieren am Platze. Am ehesten noch ist die Wirkung durch eine *Arbeit* zu erreichen, die den Patienten weder geistig anstrengt, noch von ihm irgendwelche *Entschlüsse* verlangt. *Überhaupt ist es sehr wichtig, dem Depressiven bis zur weitgehenden Besserung alle Entschlüsse, auch die leichten und die, die Kleinigkeiten betreffen, abzunehmen.*

Bei *Graviditätsmelancholien* wird oft die Frage nach Abort gestellt. Es gibt einzelne Fälle, wo der Eingriff guten Erfolg hatte (vgl. jedoch S. 129).

Vor *frühen Entlassungen* aus den Anstalten ist im Gegensatz zu den Schizophrenien zu warnen. Viele der Patienten werden draußen wieder

[1] Maximaldosis: Opium pro die Deutschland und Österreich 0,5, Schweiz 0,6.

schlimmer; macht man doch schon in den Anstalten die Erfahrung, daß sie sich verschlechtern, wenn man sie zu früh nur auf eine bessere Abteilung versetzt.

XI. Krankhafte Reaktionen.

a) Allgemeines.

Bei irgendwelchen Störungen innerhalb der Psyche müssen auch die Affekte anders wirken als sonst und können dann krankhafte Symptome erzeugen (vgl. S. 70). Beliebige angeborene Anomalien (Psychopathien), latente Psychosen, aber auch Gehirnschädigungen, Gehirnprozesse aller Art, Ernährungsstörungen, Erschöpfungen, Vergiftungen, Infektionen und schließlich chronische Affektwirkungen selbst, vor allem abnorme „Einstellungen" und Sensibilisierungen (S. 72) bilden in buntem Vielerlei und in den verschiedensten Mischungen den Boden, auf dem sich die abnormen Reaktionen abspielen[1]. Wenn auch die dabei tätigen Mechanismen die nämlichen sind wie bei Gesunden und z. B. mit einem gewissen Recht gesagt werden konnte, „jedermann sei hysteriefähig", so kann doch ohne eine solche dauernde — oder seltener — vorübergehende *Disposition* eine krankhafte Reaktion nur ausnahmsweise entstehen, etwa dann, wenn der Anstoß ein unverhältnismäßig starker ist oder mehrere Ursachen zusammenwirken. Die Disposition hat also zunächst pathogene Bedeutung, zugleich aber bestimmt sie meist pathoplastisch die Form des Bildes. Regelmäßig finden wir eine starke Affektivität und absolute oder relative Schwäche der Hemmungen.

Natürlich gibt es auch psychogene Reaktionen auf allen anderen Psychosen, auf Schizophrenie, Epilepsie, Paralyse usw. Solche tragen selbstverständlich die Färbung der Grundkrankheiten und gehören zur Symptomatologie derselben. Die hier angeführten Mechanismen und Krankheitszwecke bestimmen auch diese Reaktionen.

Im übrigen sind die Dispositionen sehr verschieden. Ein großer Teil der in Betracht kommenden Menschen sind natürlich „Minderwertige", die mit sich selber und der Welt nicht auskommen oder sich sonst auf normale Weise nicht an die Verhältnisse anpassen können. Daß die Neurotiker sich gerade in die Krankheit flüchten, während es manchmal noch andere Mittel gäbe, den Schwierigkeiten auszuweichen, liegt sehr nahe in unserem überchristlichen Zeitalter mit seiner Hätschelei der Schwachen. Auch ist dieser Ausweg fast immer gangbar, erspart Energie nach außen und innen, und schützt vor Beschuldigungen und Selbstvorwürfen. KOHNSTAMM spricht in diesem Sinne vom *geschwächten Gesundheitsgewissen*, ein Name, der allein so vieles sagt wie eine lange Auseinandersetzung, und den ich deshalb nicht missen möchte, obschon sich manche dagegen wehren, daß man „den Hysterischen nun wieder diesen Makel anhänge". Der Einwand beruht auf einer ganz falschen Auffassung, gegen die man sich nicht genug verwahren kann. Es handelt sich nicht um einen Defekt im Sinne der „Moral" und nicht um einen Mangel der bewußten Psyche, die man verantwortlich machen und tadeln kann, und es ist ein schwerer theoretischer und noch schwererer praktischer Fehler, bloß auf Grund neurotischer Symptome einem Kranken „vorzuwerfen", er wolle nicht gesund werden. Vgl. unten: Begriff der neurotischen „Krankheit".

Die Großzahl dieser Reaktionen werden zu den Neurosen gerechnet, die Paranoia zu den Psychosen, ein hysterischer Dämmerzustand gehört

[1] Man redet heutzutage auch viel von allgemeinen Stoffwechselstörungen, von Anomalien der Endokrinie und des vegatativen Nervensystems, von Störungen des Blut-Hirnfilters („ekto-mesodermale Schranke"), alles Dinge, die gewiß einmal in Betracht kommen werden, deren Zusammenhänge mit den Neurosen aber bis jetzt sehr dunkel geblieben sind.

zu beidem. Wir kümmern uns hier im allgemeinen Teil um die Unterscheidung um so weniger, als es sich ja überhaupt *nur* um psychische Abweichungen handelt, und der ganz unrichtige Name der Neurosen nur deshalb beibehalten werden muß, weil die „Geisteskrankheit" oft zu ganz anderen Konsequenzen führt als die „Neurose".

Auch in bezug auf die ihnen zugrunde liegenden Mechanismen bilden diese Reaktionen keine Einheit. Ein Teil derselben sind *übertriebene Affektwirkungen.* Von diesen entstehen manche rein *reflektorisch* bzw. auf dem Wege über das vegetative Nervensystem und die Endokrinie, so Ohnmacht (anscheinend oft Ausdruck eines Gefäßkrampfes im Gehirn), Versagen der Kräfte ohne Bewußtseinsverlust, Zittern bei Schreck. Erstarren oder umgekehrt wilder Bewegungssturm sind diesen Symptomen gleichwertig, wenn sie auch nicht als Reflexe bezeichnet werden. Auf einem Wege, der ebenfalls noch dem (bewußten oder unbewußten) „Willen" verschlossen ist, entstehen gewisse deliriöse Zustände, von den leichtesten Denkstörungen bis zu furibunden Delirien, die sogar einmal in Tod ausgehen können.

Mehr intrapsychisch verlaufen die „*Primitivreaktionen*" (KRETSCHMER): davon vorwiegend auf affektivem Gebiete die Wutausbrüche (z. B. der Zuchthausknall), Schreianfälle, Stupor, gewisse momentane Verwirrungen und dämmerige Zustände, übertriebenes Heimweh, die reaktiven Depressionen nach einem schmerzlichen Erlebnis überhaupt (vgl. den Hund, der auf dem Grabe seines Herrn verhungert, den Säugling, der in ihm unsympathischer Umgebung nicht gedeiht), mehr auf intellektuellem Gebiet die „*Kurzschlußhandlungen*", in denen der affektive Antrieb zu bewußten, scheinbar überlegten Handlungen führt, die aber in Wirklichkeit unter Abschluß aller entgegenstehenden Vorstellungen zustande gekommen sind und deshalb zwar dem Affekt nächstliegende, der Gesamtpersönlichkeit aber ganz sinnlose Lösung eines Konfliktes sind (z. B. Kindsmord, Heimwehreaktionen junger Dienstmädchen mit Brandstiftung oder Davonlaufen, Selbstmord).

Solche in gewisser Beziehung automatisch ausgelöste Mechanismen werden in der Regel rasch ebenso automatisch wieder ausgeschaltet; es handelt sich um *vorübergehende* Erscheinungen, die nur selten vor den Psychiater kommen. Sie können aber in etwas anderer Nuance auch einmal andauern, wenn die Ursache eine dauernde ist, und vor allem, wenn irgendeine hinzukommende Strebung das verlangt. (Erst die *Angst* vor dem Frontdienst bzw. der *Wunsch*, vom Kriegsdienst befreit zu werden, gibt dem an sich nicht krankhaften Schreckzittern Dauer und macht es zur Neurose).

Eine andere Gruppe sind die falschen Verknüpfungen, „*athyme* Syndrome" (HANS W. MAIER) „*Gewohnheitsneurosen*" (ZAPPERT). Zum Teil entstehen sie einfach nach dem Schema der *Assoziationsreflexe* ohne besondere Bindung durch Affekte: viele Folgezustände körperlicher Krankheiten; Fieber auf Injektion von Wasser, das der Patient für das gewohnte Tuberkulin hält; die Patientin hatte Ohrenweh, als sie eine bestimmte Jacke trug, und bekommt es nun, ohne den Zusammenhang zu kennen, jedesmal, wenn sie die Jacke angezogen hat. Namentlich bei Kindern können solche Mechanismen zu Abnormitäten führen; doch sind diese begreiflicherweise selten erheblich.

Wichtiger sind die *gefühlsbetonten Bindungen:* Der Anblick einer Kappe von bestimmter Form löst Herzklopfen oder einen Angstanfall aus, weil der Treulose eine solche Kappe trug. Dahin gehören auch manche *Idiosynkrasien:* Einer Speise, die man einmal während einer Verdauungsstörung mit Abneigung aß, bleibt nachher „der unangenehme Geschmack", und zwar auch dann, wenn man sich des Zusammenhanges bewußt ist. Recht störend sind oft die *Relikte von Krankheiten:* Nach überstandener Keratitis leidet der Säugling an Blepharospasmus; das Keuchhustenkind bekommt die gefürchteten Anfälle noch lange nach Ablauf des Prozesses. Oft kann man einfach von *Gewöhnung* reden: das Kind kann nicht schlafen, wenn es hell oder nicht ganz still ist oder wenn ihm nicht die Mutter die Hand hält. Auch manche *Ticks* haben diese Genese.

Wie ein affektives Ereignis sich zwangsmäßig an eine bestimmte Stunde anknüpfen kann, zeigt ein Fall L. Franks: Ein elfjähriger Junge leidet seit dem 5. Jahr an Incontinentia alvi, besonders vormittags halb elf. Die Analyse brachte heraus, daß er vor 6 Jahren um diese Tageszeit wegen Stuhldrang zur Mutter in die Küche ging, wo ihm heißes Fett auf die Brust spritzte. Im Schrecken kam es zur Defäkation in die Kleider. Ein Teil der *sexuellen Abnormitäten,* namentlich der *Fetischismus,* entstehen durch solche Parassoziationen. Ein Schüler wird in der Klasse von einem andern auf die Onanie aufmerksam gemacht und macht gleich eine Probe. Der Lehrer schleicht herzu und zieht ihn am Ohr empor. In diesem Momente kommt es zum Orgasmus, und die Folge ist, daß der Patient nie mehr zu einer sexuellen Befriedigung kommen kann, wenn er nicht selbst oder seine Partnerin sein Ohr anfaßt (Aschaffenburg).

Oft, namentlich bei monosymptomatischen Störungen, ist die assoziative Verknüpfung einer Vorstellung oder eines Erlebnisses mit einem andern Erlebnis nicht falsch, *aber die Wirkung geht in falscher Richtung.* Die eine Frau kann nicht gut schlafen, wenn ihr das gewohnte Schnarchen des Mannes fehlt, die andere, wenn es sich hören läßt. Hier auf psychischem Gebiet kann man die Ursache der Deviation allerdings finden, der Schnarcher, der den Schlaf stört, der ist gewöhnlich ein Gatte, an dem man etwas auszusetzen hat und den man (unbewußt) fühlen lassen will, was man alles von ihm ertragen muß. Diese letztere Motivierung, daß mit dem Nichtschlafen der Mann bestraft wird, braucht nun nicht im Vordergrund zu sein, ja sie kann in solchen Fällen ganz fehlen; das jedesmal Wichtige ist die affektive Stellung gegenüber dem Manne. Bei Sport und Lustbarkeiten kann das vegetative Nervensystem sich an Kälte gewöhnen, während es unter unangenehmen Umständen umgekehrt gegen Erkältung sensibilisiert werden mag.

Ähnliche Mechanismen lassen aus *Angst vor Krankheit* krank werden, den Stotterer gerade da stottern, wo es ihm darauf ankäme, nicht zu stottern, den ungeübten Radfahrer auf den Stein zufahren, den er vermeiden möchte, lassen uns alle die Versehen und Vergessen bewerkstelligen, die uns in der „Psychopathologie des Alltags" ärgern. Die Angst vor dem Husten mag auch beim Keuchhustenkind mitwirken. Syphilidophoben tragen ihre durch Einbildung wirklich gewordenen neurotischen Symptome von Arzt zu Arzt.

Leider nicht unerheblich ist die *iatrogene* Entstehung neurotischer Erscheinungen. Der Arzt diagnostiziert mit wichtiger Miene eine „Herzerweiterung", worauf der Kranke erschrickt und zusammenbricht, bis ihn das durch einen anderen Arzt aufgenommene Röntgenbild von dem Alp befreit. Nicht selten ist der Magenneurotiker, dem einmal gegen eine Verdauungsstörung „wegen schwachem Magen" eine bestimmte Speise verboten wurde und der nun in Angst eine Reihe von Ärzten konsultiert und sich von jedem wieder ein Gericht verbieten läßt, bis er am Verhungern ist und mit oder ohne ärztliche Nachhilfe auf die Idee kommt, er wolle essen, was ihn gelüste.

Wie bei allen physiologischen oder psychischen Reaktionen ist natürlich die häufigste und wirksamste Triebkraft auch bei den krankhaften Reaktionen irgendein *Zweck,* der mit der Reaktion verfolgt werden kann.

Durch den Wutanfall erreicht man ein Nachgeben, durch eine Ohnmacht einen Hut, durch Kranksein eine Badekur; durch die Psychose erzwingt der Verhaftete Versetzung in die angenehmere Krankenanstalt oder Freisprechung wegen Unzurechnungsfähigkeit, der „Unfallneurotiker" bekommt seine Rente, andere Neurotiker erwerben sich eine Machtstellung in der Familie oder setzen ihren Geltungstrieb durch; wieder andere erlangen Mitleid, liebevolle Fürsorge, entziehen sich den Pflichten gegenüber sich selbst und andern von den einfachen Hausgeschäften bis zu den Schrecken des Schützengrabens. *Im* hysterischen Delir und in den Wahnsystemen erfüllt sich der Kranke seine Wünsche. Sehr viele

Neurotiker leben in der Krankheit in irgendeiner Weise, die ihr Gewissen nicht belastet, mehr oder weniger symbolisch ihre Sexualität aus.

Natürlich können sich diese mannigfaltigen „Motive" zum Kranksein in beliebiger Weise mischen und einander in der Wirkung unterstützen. *Komplizierte Reaktionen wie die Neurosen entstehen selten ohne Zusammenwirken mehrerer Triebfedern.* Wenn Primitivreaktionen wie Wutanfälle oder Ohnmachten und sogar reflektorische Symptome häufig auftreten, lange dauern oder besonders stark und wichtig werden, ist immer ein Zweck zu suchen, der den Mechanismus auslöst oder verstärkt oder am Abklingen verhindert. Manchmal sind Wunsch, krank zu sein, und Angst vor der Krankheit dasselbe. So beim Verunfallten, der aus Angst, nun außerstande zu bleiben, seine Familie zu ernähren, durch schwere Symptome beweisen muß, daß ihm eine Rente gehört. — *Kurz, wenn auch nervöse Störungen mannigfaltiger Art als reine Aberrationen ohne Zweck sicher vorkommen, so ist der finale Ursprung der reaktiven Neurosen und Psychosen doch das Gewöhnliche, für die länger dauernden das einzig in Betracht kommende.*

Die Wunsch- oder Zweckreaktionen trennen sich in zwei prinzipiell sehr verschiedene Typen, *die der Neurosen und die der Wahnreaktionen*; bei den ersteren besteht ein direkter Krankheitswille, den Wahnformen liegt der Zweck zugrunde, sich eine unangenehme Realität in der Vorstellung durch eine Fiktion zu ersetzen, was dann von außen *gegen den Wunsch des Patienten* als krankhaft aufgefaßt wird.

Im hysterischen oder schizophrenen Dämmerzustand heiratet die Patientin halluzinatorisch den verlorenen Geliebten; im *Größenwahn* erfüllt man sich unerfüllbare Wünsche. Im *paranoischen* und *paranoiden Verfolgungswahn* verlegt man die Ursache des eigenen Versagens in die Umgebung, nimmt den Makel vom Ich und setzt dieses außerdem dadurch relativ hinauf, daß man den anderen Menschen Bosheiten zuschreibt. In der *Querulanz* sucht man sich einesteils in der Wirklichkeit schwer oder gar nicht erfüllbare Wünsche zu erfüllen, andernteils verhüllt man sich die entsprechenden Rechte anderer und die Schwierigkeiten, die eigenen Ansprüche durchzusetzen; man überwertet auch die eigenen Rechte und damit die Bedeutung seiner Person und rechtfertigt so seine Überempfindlichkeit und die Lust an der Unterdrückung anderer. Im Querulanten*wahn* der Paranoia, des Paranoids, des submanischen Anfalles geht diese Affektwirkung bis zur vollständigen Verfälschung des Denkens. Die Art der Reaktion, die „Wahl der Krankheitsform", ist hier von der psychischen Konstitution des Patienten und wenig oder gar nicht von dem Anlaß abhängig.

Umgekehrt liegt die Sache bei dem *Verfolgungswahn der Schwerhörigen* (S. 364) und dem *induzierten Irresein* (S. 365); sie werden erst im folgenden Abschnitt berücksichtigt, *während hier nur von dem ersten Typ die Rede sein soll.*

Wenn man von „Wunsch" oder „Bedürfnis", krank zu sein, von „Interesse an der Krankheit", von „Zweck der Krankheit", von „Krankheitsgewinn", von „Flucht in die Krankheit", von „Absicht" und „Veranstaltung" spricht, so muß man sich der praktischen Konsequenzen wegen klar sein, *daß diese Ausdrücke und Begriffe den Vorstellungen des Laien von der Normalpsyche entnommen sind und auf die krankhaften Zustände eigentlich gar nicht anzuwenden wären.* Wir müssen sie aber benutzen, weil es keine geeigneteren gibt. Sie alle gehen von der nicht richtigen Vorstellung aus, daß die Persönlichkeit unter allen Umständen eine Einheit sei, die nur nach *bewußten* Überlegungen entscheide und mit *bewußtem* Willen ihre Handlungen durchführe. Das trifft nur für den Gesunden in gewisser Beziehung und innert enger Grenzen zu.

Ohne die S. 27f. angedeutete Vorstellung (relativ) unabhängiger Teilbestrebungen in unserer Psyche einerseits und einer Integration anderseits, wobei bald das integrierte Ganze, bald die Einzelstrebungen die Führung übernehmen können, ist ein Verständnis der komplizierteren Vorgänge in unserer Psyche und vor allem der neurotischen nicht möglich. Dabei ist wichtig, daß das Verhältnis von mehr oder weniger selbständigen Teilreaktionen zur Ganzheitsreaktion innert maximaler Grenzen schwanken kann *und in der Neurose (und manchen Psychosen) in der Richtung gestört ist, daß die Teilstrebungen größere Selbständigkeit besitzen, sich weniger in die Gesamtpersönlichkeit einfügen, von ihr weniger beeinflußt werden und vor allem nicht nur direkt auf den Willen wirken, sondern auch die Überlegungen in einseitige*

Bahnen zwingen. Irgendeine Strebung, eine affektbesetzte Vorstellung fälscht z. B. das Spiel der Motive, gewöhnlich in der Weise, daß ein relativ starker Affekt sich gegenüber den andern Strebungen einschließlich der logischen Funktionen zu sehr durchsetzt und die entgegenstehenden intellektuellen und triebhaften Mechanismen ausschaltet, schwächt, hemmt (vgl. Affekt S. 16f.). Oder ein Affekt von gewöhnlicher Stärke kann die gleichen Folgen haben, *wenn die Gegentriebe oder die Logik, die zeigen sollte, daß jene affektive Strebung schädlich oder böse ist, geschwächt sind.* Dann kommen eben die Gründe der Klugheit oder die Hemmungen durch bessere Strebungen, die das Individuum doch besitzt, nicht zum Kräftespiel, und es ist wirklich nicht der ganze als Person zu bezeichnende Komplex von Strebungen und Überlegungen, der „entscheidet", sondern ein einzelner „Trieb", d. h. eine „überwertig gewordene Vorstellung" setzt sich durch, zugleich das richtige Abwägen des Für und Wider verhindernd.

In engem Zusammenhang mit dieser Aktivität der einzelnen Strebungen innerhalb der Psyche stehen die für die Pathologie der krankhaften Reaktionen wichtigen Funktionen der *Ambivalenz*, der *Verdrängung* und des *Unbewußten* (s. S. 5 und 27).

Die meisten pathogenen Konflikte gehen von *ambivalenten* (S. 69) Strebungen aus. Seit Freud denkt man hier in erster Linie an sexuelle Schwierigkeiten, doch gibt es natürlich auch andere. Die Strebungen werden von der Assoziation abgeschaltet *(verdrängt)*, nicht aber annulliert und machen sich wieder bemerkbar, sehr oft in Krankheitssymptomen. Die Verdrängung ist ein allgemeines Konfliktssymptom und nicht mit Freud bloß aus der Sexualität abzuleiten.

Sicher ist, daß überhaupt einer großen Anzahl von Nerven- und Geisteskranken die wichtigsten Gründe ihres krankhaften Verhaltens nicht nur unklar, sondern nicht *bewußt* sind. Auch die Theoretiker, die aus verschiedenen Gründen die Existenz unbewußter psychischer Funktionen für unmöglich halten, müssen das Vorkommen von Psychismen zugeben, die vom Patienten in den bewußten Überlegungen nicht verwendet werden können. Wir begnügen uns hier mit der Konstatierung solcher Funktionen, *betonen aber, daß wir in diesem Zusammenhange die Frage nach der Existenz absolut unbewußter psychischer Vorgänge ruhig offen lassen können*; es ist für das Folgende gleichgültig, ob in jedem Falle der Patient „in irgendeinem dunkeln Winkel seiner Seele" noch etwas von den Motiven wisse oder nicht. Bei den fließenden Übergängen von „klar bewußt" bis zu „ganz unbewußt", von raffinierter Simulation bis zu reiner „Zweckkrankheit" kommt der Streit, so weit er hier Bedeutung hat, doch nur auf ein Mehr oder Weniger heraus. Wichtig für uns ist, daß dem bewußten Willen die meisten Zugänge zu den psychischen und vegetativen Mechanismen, die die Symptome erzeugen, verschlossen sind (S. 2f.), während sie für die unbewußten Funktionen direkt gangbar sind. Deshalb liegt der wesentliche Teil der Mechanismen, die Neurosen erzeugen, fast ausnahmslos im Unbewußten.

Man streitet sich, ob Symptome, die man auf diese Weise „selber" hervorgebracht, die Bedeutung einer Krankheit oder die einer strafbaren Simulation hätten. Nun gibt es keinen klar abgrenzbaren *Krankheitsbegriff* im allgemeinen[1], und von den kleinen Fehlern, die jedem Gesunden begegnen, bis zu einem hysterischen Dämmerzustand oder einer Paranoia oder von dem „Sichgehenlassen" bis zu einer Zweckneurose sehen wir nur gleitende Übergänge; vor allem entscheidet eigentlich auch bei keinem Gesunden das Ich so souverän, wie es sich die Alltagspsychologie vorstellt (s. Wille S. 27f.). Den *Grad* der Abweichung, bei dem die Krankheit anfängt, kann man nur im einzelnen Fall mit seinen individuellen Konsequenzen bestimmen.

[1] Bleuler: Das autistische Denken in der Medizin und seine Überwindung. 4. Aufl., S. 57f. Berlin: Julius Springer 1927.

Immerhin haben wir gesehen, daß die neurotische Reaktion für den speziellen Fall das Fehlen einer richtigen Überlegung, eines bewußten Willens und der Entscheidung einer einigermaßen selbständigen Persönlichkeit voraussetzt und daß auch die Zweckvorstellung dabei nicht als normales Motiv fungiert.

Der Arzt hätte guten Grund, sich nicht auf solche Kontroversen einzulassen, wenn ihn nur nicht die Begutachtung von Unfällen und fraglicher Zurechnungsfähigkeit dazu zwänge. Man soll sich dabei aber klar sein, daß man eigentlich rückwärts schließt: Weil das Gesetz den vorliegenden Fall als entschädigungspflichtig oder unzurechnungsfähig erachtet, handelt es sich um „Krankheit". *Aber eine „Krankheit" im Sinne der Unfall- oder Pensionsgesetze ist gar nicht immer eine „Krankheit im Sinne des Strafgesetzes".*

Wenn auch ein großer Teil der Neurotiker durch die Krankheit einen Gewinn haben, ist diese doch im großen und ganzen ein jämmerliches Geschäft. Der Neurotiker verbirgt schon deshalb gewöhnlich nicht nur vor andern, sondern auch vor sich selbst den Zweck seines Arrangements und schafft sich dazu eine raffinierte Verkleidung und Symbolik.

Ein Wutanfall scheint eine sinnvolle Reaktion, schießt aber, wenn ein Wunsch (Rache u. dgl.) dazukommt, leicht so stark über das Ziel hinaus, daß die Folgen dem Patienten selbst höchst unangenehm werden; um von der Arbeit dispensiert zu werden, muß man oft Schmerzen und viele andere Unbequemlichkeiten auf sich nehmen; mancher Rentenneurotiker erwirbt sich eine Hungerrente und verzichtet dafür auf allen Lebensgenuß; wer aus Rache gegen den Vater zum Dieb, aus unhaltbarer Situation zum Brandstifter wird, wandert ins Zuchthaus; wer sich die Nähe der Geliebten symbolisch verschafft, wird dadurch so wenig befriedigt wie der hungrige Träumer von seiner Mahlzeit, und die Jungfrau, die ambivalente Gefühle durch die Vorstellung eines sexuellen Attentats befriedigt, die zwar die Sexualität anregt, aber zugleich auch Ekel verursacht, hat davon nur das hysterische Erbrechen.

So ist es ganz begreiflich, wenn viele Neurotiker unverhohlene Freude über ihre Heilung zeigen, ohne daß deswegen der Schluß erlaubt wäre, es habe kein Wunsch hinter der Krankheit gesteckt. Der Wunsch, sei er bewußt oder unbewußt gewesen, hatte sich eben „gegen den Willen des Patienten" durchgesetzt.

Wie oft verschleppt man bewußt mit einfältiger Motivierung oder unbewußt durch „Vergessen" die unbequeme Steuerzahlung, obschon man weiß, daß das nichts als Bußen einträgt.

Auch der klügste und charaktervollste Erwachsene kann solche Fehler nicht ganz vermeiden; *um sich in den subjektiven Seelenzustand des Neurotikers einzufühlen, braucht man sich nur in seine eigenen derartigen Situationen hineinzudenken.* Man kann dann auch u. a. finden, daß sich die „vergessene" Steuer das eine Mal doch bemerkbar macht als ein unangenehmes Gefühl, man sollte „etwas" tun, ohne daß man die Energie und die Vorstellungsklarheit aufbrächte, wirklich darüber nachzudenken, *was* man zu tun hätte. Das andere Mal ist die Verdrängung (das Vergessen) vollständig, und man hatte während der kritischen Zeit das beste Gewissen. Zu einem eigentlichen Konflikt, zur Krankheit führen derartige Verdrängungen nicht, nicht bloß weil es sich nicht um einen Krankheitswunsch handelt, sondern auch, weil diesmal die verdrängte Strebung diejenige ist, die von dem Ich gebilligt wird.

In der Neurose sind diese Schwächen unserer Psyche ins Krankhafte übertrieben. Der Patient vermag Gewinn und Verlust überhaupt nicht voneinander abzuschätzen. Bei Trotzeinstellungen ist die der Krankheit zugrunde liegende Logik sehr oft die abstruse: „es geschieht dir schon recht, wenn ich krank werde, wenn ich ins Zuchthaus komme, wenn ich sterbe" (von trotzigen Kindern oft direkt gesagt).

Nicht weniger krankhaft als die Motive des Krankheitswillens ist dabei dieser selbst, wenn auch hier die Verhältnisse komplizierter sind. Natürlich wissen Kriegs- und Rentenneurotiker, was sie wünschen, und die Zwangsneurotiker, die wohl am wenigsten von allen diesen Kranken verdrängen, wissen sogar meist noch, daß sie die Krankheit der Gesundheit vorziehen. Die große Menge aber der Neurotiker bemitleidet sich als arme Opfer des Schicksals und ist sich über den eigenen Krankheitswillen nicht klar.

Der bewußte Wille kann denn auch, wie gesagt, für gewöhnlich neurotische Symptome weder hervorbringen noch heilen[1]. Das zeigt sich schon daraus, daß eine besondere Disposition zur Entstehung der Neurose nötig ist. Wäre der Wille zur Krankheit als Ursache genügend, so wären gewiß im großen Kriege noch Hunderttausende, deren patriotisches Pflichtgefühl geringer war als die Abneigung, ihr Leben einzusetzen, krank geworden. Und die Disposition muß gar nicht eine Charakterschwäche sein. *Es finden sich unter den Neurotikern Leute, die vor und nach der Krankheit sich als geradezu hervorragend leistungs- und auch opferfähig erwiesen haben,* ja manche Neurosen beruhen auf ethischen Konflikten, die nur bei moralisch besonders feinfühligen Leuten möglich sind. Auch kann die Disposition erworben werden durch krankmachende Einflüsse oder durch Aufspeicherung oder Summation von Affekten (S. 72) oder durch Sensibilisierung (Hysterisierung) gegenüber bestimmten Erlebnissen (S. 72), durch ungeeignete Erziehung, durch Körperkrankheiten oder anhaltende Erschöpfung. Gerade im Kriege trat nicht selten eine Neurose erst auf, wenn noch eine Körperkrankheit oder anhaltender Schlafentzug zur psychischen Ursache hinzukam, und sie konnte wieder verschwinden mit der Kräftigung, ohne daß der Patient vom Frontdienst befreit wurde.

Ein sehr lehrreicher Fall ist die Selbstbeobachtung eines Offiziers, der nach einem Granatshock gegen seinen Willen eine Zeitlang zitterte, dann während der Besserung das Zittern willkürlich ein- und ausschalten konnte und mit der vollen Erholung diese Fähigkeit verlor, um sie während eines Fieberzustandes vorübergehend wieder zu gewinnen.

Man darf auch im allgemeinen sagen, daß das Verlangen nach Eintreten eines Symptoms sich um so schwieriger erfüllt, je bewußter es ist (wie eine Erektion oder eine Miktion).

Grenzfälle beleuchten diese Verhältnisse am besten: Ein etwas debiler Untersuchungsgefangener simuliert bewußt sehr ungeschickt körperliche Schwäche; bei einer Untersuchung wird ihm das gesagt und er etwas brüsk aufgefordert, nun richtig dazustehen. Auf diesen affektiven Reiz entglitt ihm, wie Jung sich ausdrückte, die Simulation ins Unbewußte, und dieses veranstaltete eine plötzliche Ohnmacht mit Erblassen und schlechtem Puls, in der er hinfiel wie ein Sack mit der Gefahr, sich zu verletzen.

Infolge ihres gelockerten Zusammenhanges mit dem gestörten Ich haben die krankhaften Mechanismen eine große *Selbständigkeit* auch da, wo sie mehr oder weniger willkürlich eingeleitet werden; ist einmal die Einstellung zu einem hysterischen Anfall oder einem Ganser gewonnen, so läuft der Mechanismus meist automatisch ab, eventuell gegen den Willen des Kranken.

Deshalb können die Neurotiker ihre Symptome nicht nach Belieben abstellen; es bedarf dazu für gewöhnlich eines affektiven Erlebnisses, das tiefer und weiter wirkt als der bewußte Wille. Der Bettnässer aus Trotz würde seinen Trotz gern gegen die Gesundheit austauschen, wenn er könnte; aber er kann es schon deshalb nicht, weil er den Trotz gar nicht als Ursache kennt.

Daß auch die Zweckneurosen und -psychosen als Krankheiten aufzufassen sind, zeigt sich ex juvantibus. Jedem erfahrenen Arzt ist es selbstverständlich, daß man die Neurotiker als Kranke behandelt, wenn es auch ausnahmsweise einmal gut sein mag, einen derselben wie einen geistig gesunden und bewußten Sünder zu tadeln und eventuell zu strafen. Schroffheit ist vor allem schädlich, wenn gerade Trotzeinstellung des Patienten oder verständnislose Behandlung durch die Umgebung oder mangelnde Befriedigung eines speziellen Triebes (Kunst oder auch ein

[1] Deshalb ist Babinskis Beschränkung der Hysterie auf seinen Pithiatismus, d. h. auf Reaktionen, die den bewußten Vorstellungen und dem bewußten Willen zugänglich sind, unannehmbar.

Handwerk) die Ursache des abnormen Zustandes ist. Am besten ist es, wenn man den Krankheitsgewinn unmöglich macht, also für Rentenneurosen keine Renten gibt — nicht zur Strafe, sondern zur Behandlung, wobei es allerdings ins Gebiet der juristischen Begriffsbestimmungen gehört, daß man zu diesem Zwecke den Kausalzusammenhang von Unfall und Neurose leugnet und die Rentenbegehrung als etwas Normales erklärt. Im übrigen wird man dem Neurotiker goldene Brücken zur Gesundheit bauen (BUMKE), und es ist eine kausale Therapie, ihn sich mit Affektbetonung vorstellen zu machen, in welche Nesseln er sich gesetzt hat.

Wie unpassend die Frage nach dem Krankheitswillen im Sinne einer „Schuld" der Persönlichkeit ist, zeigt sich vielleicht am besten, wenn wir sie ins Biologische übersetzen, *was wegen der Gleichheit des Mechanismus ohne weiteres erlaubt ist:* Man ist fälschlich gewohnt, die Psyche als eine (sogar „punktförmige") Einheit zu betrachten, obgleich sie in eine Menge von Trieben gegliedert ist; die einzelnen (Reflex-) Apparate des Rückenmarks pflegt man umgekehrt eben so unrichtigerweise als ganz selbständige Maschinen anzusehen, während sie im Prinzip ebensogut und ebensowenig als eine Ganzheit funktionieren wie unsere psychischen Teilapparate in ihrer Gesamtheit als „die" Psyche oder „die" Person; die Reflexe hemmen und fördern einander, und jeder einzelne Reflex läuft anders ab, je nach dem Funktionszustand aller anderen Apparate. *Wenn nun irgendeine schmerzhafte Reizung einen Kratzreflex hemmt, „will" dann das Rückenmark (d. h. der Gesamtfunktionskomplex dieser „unteren Zentren") kratzen oder will es nicht?*

Von all den Strebungen, Wunsch- und Befürchtungsrichtungen sind *die sexuellen und diejenigen, die das Selbstgefühl, den Geltungstrieb betreffen,* weitaus am meisten pathogen. In den Rentenneurosen drückt sich ferner das *Streben nach Geld und bequemem Leben und Gerechtigkeit* aus.

FREUD hat bekanntlich die Wurzel aller Neurosen in der *Sexualität* gesucht. Das ist zweifellos übertrieben; aber es ist doch nicht ohne Grund, daß ein Zusammenhang der Neurosen, namentlich der hysteriformen, mit der Sexualität seit Jahrtausenden angenommen worden ist, wie schon der Name der Hysterie sagt. Sicher ist folgendes: Der Sexualtrieb ist, da beim Kulturmenschen der Nahrungstrieb indirekt befriedigt zu werden pflegt, weitaus der wichtigste Trieb. Es hat seine guten Gründe, wenn die Dichter und die allgemeine Wertung die Liebesziele in den Vordergrund stellen. Unsere kulturellen Verhältnisse verlangen aber ganz unnatürliche Einschränkungen des Triebes, und — was noch viel wichtiger — er ist *an sich* ambivalent, mit starken Hemmungen und sogar mit Angstaffekten verbunden[1]. So führt er zu einer Menge äußerer und innerer Konflikte, von denen die letzteren die Neigung haben, sich teilweise oder ganz im Unbewußten abzuspielen, der Region, von der aus die Neurosen erzeugt werden. Sexuelles Unbefriedigtsein, aber nicht bloß in dem früheren physischen Sinne (man kann unter Umständen von einem Liebesverhältnis, von einer Ehe befriedigt sein ohne Coitus), ist ein wichtiger Faktor in der Erzeugung der Neurosen. Die ärgste Schreckwirkung geht ohne besondere Disposition selten über den akuten vasomotorisch-neurotischen Komplex hinaus, und bei genauerer Untersuchung Neurotischer findet man in der Regel (Traumatiker und Kriegsfälle ausgenommen) sexuelle Konflikte, und oft läßt die Krankheit sich von diesen aus verstehen. Auch in der Psychoplastik der Schizophrenie spielen sexuelle Komplexe eine große Rolle, bei Frauen meist die wesentliche. Andererseits scheint uns eine traumatische Neurose so durchsichtig aus dem Rentenkampfe ableitbar, daß zur Zeit kein Grund vorliegt, bei diesen Erkrankungen noch eine sexuelle Disposition hinzuzuziehen. Sicher ist auch, daß man Neurosen heilen kann, ohne auf die Sexualität direkt Rücksicht zu nehmen. Schafft man eine befriedigende Lebensaufgabe, so ist natürlich auch ein Gegengewicht gegen Schädigungen von der Sexualität aus gegeben.

Die Theorien FREUDs sind mit großem Affektaufwand bekämpft worden, und ich selber kann manche seiner Auffassungen, namentlich aus der letzten Zeit, nicht für richtig halten, meine aber, daß wir FREUD einen mächtigen Schritt in der psychologischen und pathologischen Erkenntnis verdanken, und sehe, daß auch seine Gegner sich seit langem seinem Einflusse nicht mehr entziehen können.

Der *Geltungstrieb* kann in einer länger dauernden „interessanten" Krankheit Orgien feiern, und der verwandte *Wille zur Macht* zwingt auf analogem Wege die Umgebung, sich nach dem Kranken zu richten und ihm zu dienen; er ist etwas so

[1] BLEULER: Der Sexualwiderstand. Jb. psychanalyt. u. psychopath. Forsch. **1913**, 442.

Elementares, daß er sich beim Neugeborenen sehr früh bemerkbar macht, wenn die Wartepersonen auf jeden Quieks des Säuglings herbeieilen.

Wollen andere sich den Ansprüchen des Psychopathen nicht fügen, seine hohe Selbsteinschätzung nicht anerkennen, so entstehen daraus die vielen *Trotzeinstellungen,* die zu Charakterveränderungen (S. 71) oder zu Krankheit führen.

Die S. 71 erwähnte junge Frau wurde von ihrem Manne schlecht behandelt; nach einer Szene erklärte sie, man solle ihm sagen, er habe sie krank gemacht, bekam kurz dauerndes, offenbar nervöses hohes Fieber und dann eine schwere Erwartungsneurose, an der sie selbst unsäglich litt und die erst nach 44 Jahren sich zu lösen begann. Das war die Strafe für den Mann.

Trotzeinstellungen sind namentlich häufig bei Kindern und Jugendlichen, die es schwerer als die Erwachsenen haben, sich gegen wirkliche oder vermeintliche Ungerechtigkeiten zu verteidigen, manchmal aber geradezu bewußt sich brüsten, daß man sie nicht unterkriege. — Diese Reaktionsweise wird aber nicht nur gegenüber Menschen, sondern auch gegenüber dem Herrgott oder dem Schicksal angewandt; der „Zweck" ist dann eben das Trotzen.

Mit dem Trotz ist oft eng verbunden ein *verletztes Gerechtigkeitsgefühl,* wobei gewöhnlich auch unumgängliche Maßregeln, die sich gegen den Patienten richten, als ungerecht empfunden werden; wenn aber Rechte anderer oder auch die Gesetze zugunsten des Patienten verletzt werden, dann ist das immer „gerecht". Durch diese Einstellung entsteht akut der Zuchthausknall und chronisch z. B. aus der Rentenbegehrung die Rentenquerulanz, bei der es sich in der Hauptsache um Rechtbekommen und nur noch nebensächlich um die Rente handelt.

Manche Neurosen sind die *Überkompensation eines Minderwertigkeitsgefühles* in bezug auf irgendeine Funktion, das man vor sich und andern zu verdecken strebt (vgl. die Arbeiten von ALFRED ADLER).

Umgekehrt führt manchmal die *Unterdrückung von künstlerischen Trieben oder Talenten überhaupt oder falsche Berufswahl* zu Neurosen und krankhaften Charaktereinstellungen. Außerdem können alle möglichen Komplexe, die zufällig durch die Situation geschaffen werden (z. B. schlechte Behandlung in abhängiger Stellung) neurotische Mechanismen auslösen.

Bei *„Massenhysterien"* oder „Nachahmungshysterien" liegt der Krankheitsgewinn unter anderem in der Befriedigung des Triebes, einerseits mitzumachen und anderseits vor dem gewöhnlichen Haufen etwas voraus zu haben; bei psychischen Schulepidemien wird die Befreiung von der Schule besonders in Betracht kommen, daneben aber auch das Sich-wichtig-Machen und die Nachahmung des Auffallenden.

Der Neurotiker kann nicht beliebige Krankheitssymptome hervorbringen, auch das Unbewußte und die Suggestion müssen die Wege zur Beeinflussung der in der Krankheit funktionierenden Mechanismen irgendwie kennen gelernt haben. Man kann sich oder andern nicht leicht direkt Erbrechen, Diarrhöe, Schwitzen usw. suggerieren, wohl aber, wenn man entsprechende Situationen, etwas Ekelhaftes gegessen zu haben, entsprechende Darmempfindungen, ängstliche Vorstellungen, ausmalt. Durch Erschrecken bei einer Granatexplosion wurde manchem der Weg zum Zittermechanismus gezeigt; von nun an konnte die unbewußte Erinnerung daran den Zitterreflex wieder auslösen, so oft und solange es zweckmäßig war. Auch konnten alle die chronischen Einwirkungen des Krieges schließlich — wenn auch nicht häufig — einen Nervengesunden hysterisieren, d. h. ihm die Möglichkeit geben, hysterische Symptome zu produzieren, *vielleicht* auf dem Wege der bloßen körperlichen nervösen Schwächung, jedenfalls aber dadurch, daß die werdenden Patienten die Empfindung einer Menge krankhafter oder „nervöser" Symptome an sich erlebten, zu deren Auslösung sie nun die Assoziationswege gefunden haben. Im Begriff der Hysterisierung liegt also ein dispositionelles Moment, irgendeine Schwächung der Widerstandsfähigkeit und zweitens eine Bahnung von der Vorstellung zum Symptom.

Das einfachste ist wohl die Benutzung bestehender Krankheitssymptome, die überwertet oder übertrieben werden: *„Körperliches Entgegenkommen“* FREUDs. Wer einen schwachen Magen hat, macht sich, wenn ein Krankheitsbedürfnis eintritt, leicht Magensymptome. Oft besteht das Entgegenkommen nicht in einer eigentlichen Krankheit, sondern in bloßer *„Minderwertigkeit“ eines einzelnen Organs.* Diese kann auch eine *neurotische* sein; es gibt ja unzweifelhaft umschriebene Störungen des vegetativen Nervensystems. Man kann dann unter Umständen zweifeln, ob die Krankheit in einer *„Organneurose“* oder einer allgemeinen Psychoreaktion mit vorwiegenden Beziehungen zu einem bestimmten Organ bestehe. *In diesem Sinne lokaler Anknüpfungen eines allgemeinen Krankheitsbedürfnisses an nervöse Organschwächen könnte man jetzt wieder von Organneurasthenien sprechen* (was noch andere Auffassungen eines solchen Begriffes nicht ausschließt). In der Großzahl der Fälle allerdings verhält sich die Sache so, daß auch bei solchen Lokalisationen das Krankheitsbedürfnis das Wesentliche ist, und deshalb ist die Behandlung in der Regel nur dann erfolgreich, wenn dieses auf psychischem Wege ausgeschaltet wird (s. „Organneurosen“ S. 380).

Ein anderer, von einfacheren Naturen oft begangener Weg ist die *Benutzung von früheren Krankheitserfahrungen.* Man erinnert sich an einen vor Jahren durchgemachten Hexenschuß und reproduziert ihn mit Hilfe der Vorstellung der damaligen Schmerzen, durch die dann auf dem Wege der alten Assoziation der Krampf oder, was es ist, die „Lumbago“ ausgelöst wird[1].

Eine andere Gruppe benutzt die gewöhnlichen Mechanismen von Affektreaktionen, indem sie dieselben im Moment des Bedürfnisses jeweilen verstärkt (KRETSCHMERs *Reflexverstärkung*) oder ihnen krankhafte Dauer gibt. Dahin gehören die Herzsymptome, Ohnmachten, Lähmungen der Beine, der Stimmbänder, Krämpfe der Körpermuskulatur oder des Schlundes (Globus), Schweiße, Diarrhöen, Erbrechen (bei Ekel, namentlich sexuellem); der *hysterische Kreisbogen* hatte in den Fällen, die ich genauer beobachten konnte (meist Schizophrene) immer sexuelle Bedeutung; ich glaube aber, daß die Auffassung, darin könne sich Ablehnung ausdrücken (man denke an Kleinkinder), daneben auch zurecht besteht. LEWANDOWSKY hebt unter dem Namen der *„hysterophilen Erkrankungen“* die Migräne, epileptiforme Anfälle, Asthma, Colitis membranacea, Beschäftigungskrämpfe und ähnliche Syndrome hervor, die als selbständige Krankheiten physischen Ursprungs vorkommen, aber auch psychogen sein können. Gewisse Einzelsymptome entstehen unter dem Einfluß von Vorstellungen besonders leicht und bilden deshalb das bei Rentenneurosen so häufige Syndrom: Depression, Schlaflosigkeit, Appetitlosigkeit, Denkschwierigkeit, Herzklopfen bei jeder geistigen oder körperlichen „Arbeit“ (ich sage absichtlich nicht „Anstrengung“). Gelegentlich gibt ein zufälliger Anblick den Stoff zu einem neurotischen Symptom, aber natürlich nur, wenn derselbe sich mit einem Komplex verbinden kann: Der Anblick eines Hautausschlages wird die Hysterische trotz allen ihren Ekels nur dann veranlassen, selber den Ausschlag zu bekommen, wenn er sie (im Unbewußten) etwa an die väterliche Syphilis erinnert (S. 76). Nicht von einem solchen Fall prinzipiell zu unterscheiden

[1] Ein großer Teil der neurotischen Schmerzen sind nämlich nicht einfache Vorstellungshalluzinationen (S. 37/38), sondern Krämpfe der Gefäß- oder sonstigen glatten Muskulatur (so jedenfalls ein Teil der Ovarialschmerzen, manches Kopfweh), aber auch im Herzen und in der Körpermuskulatur gibt es offenbar eine Art Tonus, die Schmerzen macht und von besonderen (vegetativen?) Nerven abhängt.

sind die durch *Identifikation* mit einer andern Person bedingten Symptome, wie sie bei der Schizophrenie noch häufiger sind als bei den Neurosen:

Eine sonst latent Schizophrene identifiziert sich von einem gewissen Alter an mit ihrer Mutter, die an einer Caries der Halswirbelsäule gestorben ist, und kann von nun bis zu ihrem Tode den Kopf nur noch unter den größten Schmerzen bewegen.

Eine Menge Symptome bilden sich direkt aus den Komplexen heraus, wie FREUD zuerst in verständlicher Weise nachgewiesen hat. Die Patientin wünscht sich sehnsüchtig ein Kind und mimt nun alle Schwangerschaftszeichen. Ein großer Teil dieser „FREUDschen" Symptome wird aber verkleidet oder entsteht auf dem Wege eines *Symbols* (Schlucklähmung, weil man Zumutungen des Vaters nicht „schlucken" kann). Andere Umgestaltungen sind *„Sublimierungen"* unterdrückter Strebungen.

Ein Patient PEISTERS war eifriger Naturheiler nur in den Zeiten, wo er Coitus interruptus übte. Auch bei intakter Intelligenz spielen bei Neurosen *Verschiebungen* eine große Rolle: Der Knabe, der vor Jahren Äpfel gestohlen hat, ohne sich je Gewissensbisse zu machen, quält sich in krankhafter Weise darüber, nachdem er angefangen hat, zu onanieren. Der Gedanke an Äpfeldiebstahl ist erträglicher als der an Onanie; der letztere wird deshalb verdrängt, aber der Affekt bleibt wirksam, indem er sich an die Vorstellung des Diebstahls heftet und dieser ein krankhaftes Gewicht gibt. Auf solche und ähnliche Weise entstehen *Zwangsideen.* Das unerfüllbare Bedürfnis nach sexueller Reinheit wird zum Bedürfnis nach äußerer Reinheit und damit zum Waschzwang oder zur Bacillenfurcht.

Ein allein oder noch häufiger in Verbindung mit anderen Mechanismen wirkender Vorgang ist der S. 72 erwähnte der *scheinbaren Aufspeicherung von Affekten.*

Die *Unterformen* der psychopathischen Reaktionen beschreiben wir nach der üblichen Einteilung, einesteils deshalb, weil sie als eingebürgert eine verhältnismäßig leichte Verständigung erlaubt, andernteils, weil neue Untergruppen bei den fließenden Übergängen nicht besser gelingen könnten als die bestehenden.

Die *Wahl* des Syndroms, das wir „die Krankheit" nennen, ist abhängig in erster Linie von der Disposition, dann aber auch vom Anlaß; diese beiden zusammen mit früheren Erlebnissen bestimmen auch die individuelle Gestaltung innerhalb eines Krankheitsbildes. Und die verschiedensten Momente verquicken sich im einzelnen Falle. So ist es unmöglich, die herausgehobenen Krankheitsbilder unter irgendwelchen Gesichtspunkten in eine systematische Ordnung zu bringen. Eine „Haftpsychose" ist eine ätiologische Umschreibung; es gibt aber dabei reine Wunschformen, diejenigen, die Unzurechnungsfähigkeit oder Strafunfähigkeit darzustellen suchen (GANSERscher Dämmerzustand usw.) oder die den Wahn der Begnadigung bilden, dann Primitivreaktionen, die aber manchmal auch mit einem Krankheitsgewinn verbunden sind, z. B. dem Triumph, durch einen Wutanfall den Leuten „gezeigt zu haben", wohin ihre Behandlung führt. Andere Haftpsychosen entstehen nach dem Schema des Verfolgungswahns aus unerfüllbaren Wünschen.

Man kann sich oft fragen, ob die Disposition oder das sog. auslösende Moment in den Vordergrund zu stellen sei. Bei der Hysterie legen die einen die Betonung auf die krankhafte Konstitution, die andern auf die Symptome. Die spezielle Disposition, z. B. zu Zwangsideen, ist ohne Zweifel ererbt, man kann also die Krankheit mit KRAEPELIN zu den originären Krankheitszuständen rechnen; aber bei dem durchsichtigen Mechanismus vieler dieser Fälle, dem offenbaren Krankheitsgewinn und der nicht so seltenen Beeinflußbarkeit fällt es doch schwer, das Reaktive in den Hintergrund zu stellen. Jedenfalls ist hier wie überall, wo Gelegenheitsursachen und Dispositionen zusammen in Betracht kommen, das Verhältnis so, daß bei starker Disposition schon die gewöhnlichen Lebensreize die Krankheit auslösen können und sie deshalb gar nicht vermeidbar ist, bei geringer Disposition aber außergewöhnliche Situationen den Ausbruch bedingen müssen.

Über *Diagnose, Voraussage* und Behandlung können hier nur in bezug auf die Neurosen einige allgemeine Bemerkungen gemacht werden. Die anderen Reaktionsformen sind zu verschieden (s. die einzelnen Titel).

Die *Aussichten* sind bei den Zwangsformen nicht sehr gute (siehe die spezielle Besprechung). Im folgenden reden wir nur von Hysterie und Neurasthenie: Ihre Heilbarkeit richtet sich einmal nach der Schwere und Ausdehnung der psychopathischen Veranlagung. Ist die Krankheit nur ein Teilsymptom eines verschrobenen Charakters, der sich überhaupt weder mit den Menschen noch mit dem Schicksal abfinden kann, so ist natürlich wenig zu erwarten; auch Heilung der nervösen Symptome würde ja noch einen schwerkranken Menschen hinterlassen. Stärkere moralische Defekte erschweren ebenfalls allein schon die Besserung. Besonders bei Kindern ist möglichst zu unterscheiden zwischen den überhaupt Abnormen mit hysterischen Syndromen und den gut Gearteten, die nur unter dem Drucke der Umstände einmal an nervösen Symptomen leiden. Die ersteren sind nahezu unheilbar, die letzteren werden bei richtiger Behandlung meist rasch gesund und erkranken im späteren Leben auffallend selten mehr.

Über die Heilbarkeit der beiden Neurosen an sich oder, konkret gesprochen, der nicht mit schweren anderen Abnormitäten vergesellschafteten Fälle ist man verschiedener Meinung, je nachdem man die nervöse Disposition in den Begriff einschließt oder nicht. Jedenfalls sind die Symptome alle heilbar, wenn auch nicht alle wirklich geheilt werden. Die Neurose führt nicht zur Verblödung. Das schlimmste Hindernis der Heilung besteht dann, wenn der Patient bewußt oder unbewußt nicht geheilt werden will. Die meisten Kranken werden immerhin durch die Behandlung gebessert oder von ihren Symptomen befreit. Nicht geheilt wird natürlich die Disposition, wenn sie wie gewöhnlich angeboren ist. Rezidive sind schon deswegen etwas sehr Häufiges, wobei noch andere Gründe mitwirken (das Leben läßt sich eben nicht immer nach Wunsch gestalten, besonders wenn der Wunsch darin besteht, zu brillieren ohne anhaltende Leistung). Nicht zu vergessen ist, daß, wenn die für die Krankheit falsch angewandte Energie in richtige und den Strebungen des Patienten angemessene Bahnen geleitet wird, solche Leute mit ihrer einheitlichen Ausnutzung der Kraft mehr leisten können als Gesunde; was sie an der Tätigkeit hindert, wird einfach abgespalten, und die weitgehende Beherrschung der vegetativen Funktionen durch die Psyche wird dann, statt zur Produktion von körperlichen Krankheitssymptomen verwendet zu werden, in den Dienst der neuen Aufgabe gestellt (während sie vorher nicht schlafen *konnten, brauchen* sie jetzt wenig zu schlafen; die Stoffwechselökonomie, die dem Hysterischen erlaubte, mit ganz geringer Nahrungsaufnahme sein Körpergewicht zu erhalten, kann in wenig anderer Anwendung zu einer sehr nützlichen Unerschöpfbarkeit der Kräfte werden).

Die *allgemeine Diagnose* der psychogenen Reaktion beruht zunächst auf der Erkennung des psychogenen Mechanismus, die meist nicht schwer ist. *Der wichtigste und auch schwierigste Teil der Diagnose besteht aber darin, durch genaue Untersuchung eine somatische oder psychotische Grundlage auszuschließen.* (In schweren Fällen an endokrine Störungen und Organschwächen denken.) *Die nämlichen Mechanismen beherrschen die Schizophrenie, sind in der Epilepsie und allen organischen Hirnkrankheiten häufig und können durch beliebige Körperkrankheiten ausgelöst werden.* Neuere Erfahrungen haben gezeigt, daß manches auch organisch sein kann, was bis jetzt sicher als psychogen galt, so gewisse *Ticks* (Encephalitis lethargica), gewisse elementare *Zwangssymptome* und sogar *Astasie-Abasie* (O. VOGT): *Man muß also so genau als möglich wissen, was reaktiv sein kann und was nicht.* Die Einzelheiten aufzuzählen, ist hier unmöglich; wer aber neben einiger Erfahrung in dem Aussehen der Krankheitsbilder die allgemeinen Begriffe über das Wesen der Reaktivsymptome hat, wird sich durchhelfen. Aber auch der Erfahrenste wird gelegentlich einmal eine Diagnose längere Zeit offenlassen müssen. Findet man schizophrene oder paralytische Zeichen, so ist allerdings die Sache erledigt, besteht aber noch eine Körperkrankheit, so kann es schwierig sein, die Art und die Bedeutung des Psychogenen zu erkennen. Man möge im Auge behalten, daß die Neurosen die Begriffe intakt lassen und Sperrungen ohne verständliche Affektunterlage nicht hervorbringen. Die hysterische Gleichgültigkeit ist sehr selten, und aus ihrer durchsichtigen Genese und ihrer Beeinflußbarkeit gewöhnlich zu unterscheiden von der schizophrenen. Steifigkeit eines ausgesprochenen Affektes wird wohl kaum je hysterisch sein. Mit dem Neurotiker und namentlich dem Hysterischen hat man regelmäßig einen ausgesprochenen Gefühlsrapport, sei er positiv oder negativ. Wer in einer längeren Untersuchung dem Arzte keine tieferen Gefühle zeigt, ist kein bloß Nervöser.

Die *allgemeine Behandlung*[1] soll hier nur so weit angeführt werden, als sie die Neurosen betrifft. Die *Disposition* ist in den wenigsten Fällen beeinflußbar. Wo Schwächezustände irgendwelcher Art vorhanden sind, wird man sie natürlich bekämpfen. Schon eher ist denkbar die Beseitigung der Umstände, aus denen heraus die Syndrome wuchsen oder ernährt werden. Dazu ist die Kenntnis der krankhaften Mechanismen des einzelnen Falles kaum zu entbehren. Vor allem ist, wenn immer möglich, den Kranken eine Lebensaufgabe zu schaffen, wobei nicht nur die äußeren Verhältnisse zu berücksichtigen sind, sondern auch die innern, welche den Patienten veranlaßt haben, eine Lebensaufgabe abzulehnen. Der Wille oder der Wunsch, krank zu sein, soll womöglich überkompensiert werden durch positive Strebungen, welche die Gesundheit voraussetzen.

Im übrigen kann man den *Symptomen* durch direkte *Suggestion* mit oder ohne Hypnose zu Leibe gehen; oder man kann die Suggestion verstecken in irgendwelche andere Mittel oder Prozeduren, womöglich in solche, die unter den gegebenen Umständen auch wirklich eine Heilwirkung in irgendeiner Nebensache haben (Klima, Höhenluft, Wasser usw.)[2]. Fühlt der Kranke sich äußerlich besser, so kann er die Idee bekommen, es gehe wieder. Er macht spontan oder unter geschickter Anregung Pläne für seine Zukunft, kurz er ändert die Einstellung, so daß eine spätere Wiederherabsetzung der körperlichen Energie nicht mehr so viel schaden kann. Gegen (scheinbar) lokalisierte körperliche Symptome wird man womöglich keine Lokalbehandlung einleiten, weil man damit häufig den Patienten in der Idee, daß daselbst die Krankheit sitze, bestärkt; ebensowenig wird man sich zu Scheinoperationen herabwürdigen; Wundermittel von irgendwelchen Geheimpillen bis zu einer Wallfahrt können natürlich auch helfen. Man kann in der Form von DUBOIS „Persuasion"

[1] Literatur siehe Anmerkung S. 126.

[2] Drogen sind als direkte Antineurotika nach Möglichkeit zu vermeiden. Sie lenken Arzt und Patient von der wahren Auffassung der Krankheit ab. Wirken sie nicht, so haben sie schon deshalb geschadet. Wirken sie zufällig, so wird die Besserung daran assoziiert, und sie müssen leicht weiter genommen werden, bis eine Änderung der Vorstellung sie unwirksam macht. Daß Morphium nicht gegeben werden soll, ist selbstverständlich. Zu Nebenzwecken wird man natürlich chemische Mittel nicht ganz entbehren wollen: Brom gegen eine Schlaflosigkeit, Eisen gegen zugleich bestehende Anämie usw.

die (dem Arzt und Patienten unbewußte) Suggestion mit einer Art Erziehung und Aufklärung verbinden. Das hängt vom Geschmack des Patienten und noch mehr von dem des Arztes ab. Psychanalyse, die die krankhaften Mechanismen dem Bewußtsein zugänglich macht oder „abreagiert", heilt viele Fälle. Wo es angeht, wird man die pathogenen Triebe „sublimieren", in ähnliche, aber nützliche Bahnen lenken, krankhaft wirkende Assoziationen durch günstigere ersetzen. Wichtig ist oft die *Isolierung* oder wenigstens die Herausnahme aus der Umgebung, welche sich von den Leiden der Kranken imponieren läßt oder Mitleid mit ihnen äußert; namentlich bei schweren Hysterien der Kinder ist diese Maßregel gewöhnlich eine notwendige Bedingung der Heilung. Demgegenüber ist die zielbewußte Ignorierung, das Sich-nicht-imponieren-Lassen durch die anscheinend schwersten Symptome, ein ausgezeichnetes Mittel. Sorgt man bei einer Schaustellung wie einem hysterischen Anfall dafür, daß die Zuschauer sofort verschwinden, wenn die Vorstellung losgeht (am besten durch Isolierung des Patienten), so ist der ganzen Veranstaltung gewöhnlich die Lebensberechtigung abgeschnitten, und sie wird aufgegeben. Kann man überhaupt durch Änderung der inneren oder äußeren Umstände die Neurose zwecklos machen, vermeidet man eine Belohnung des Krankseins, so ist natürlich viel gewonnen.

Geht es besser, so hat eine gründliche *Erziehung* zu folgen, bei der eine vernünftige Lebensweise nicht vergessen werden darf, und darauf die richtige Einführung ins Leben. *Was* man bei der Neurose tut, ist Nebensache; *maßgebend ist nur, wie man es tut und wie man zum Patienten steht.* Der eine meint, er müsse sich deshalb mit dem Patienten anfreunden, der andere findet das gefährlich; wenn nur ein persönliches Verhältnis zum Arzte besteht: man kann den Patienten überrumpeln oder ihm imponieren oder ihn persuadieren oder ihn suggerieren; auch hier ist das Mittel Nebensache. Selbstverständlich gehört zur Psychotherapie überhaupt und zur Anwendung jedes einzelnen Mittels speziell angeborenes Talent, worin leider mancher Quacksalber dem geschulten Arzte überlegen ist; dazu muß dann die ärztliche Erfahrung kommen, die genaue Beobachtung des einzelnen Patienten und seiner Reaktionsweise und Erwägung der vielen in Betracht kommenden begleitenden Umstände.

Vorbeugung. Die *angeborene neurotische Disposition* läßt sich außer durch Vermeidung der Kinderzeugung „neuropathischer" Leute nicht bekämpfen; durch Krankheit oder widrige Lebenserfahrung erworbene Disposition geht meist ohne unser Zutun vorüber. Über Erziehung s. S. 122. Den inneren und äußeren *Konflikten* kann man nicht nach Belieben ausweichen; dagegen können dieselben übertönt werden dadurch, daß man ein Lebensziel schafft; der Normale allerdings braucht das nicht bewußt zu tun, und anderseits wird mancher schwere und charakterlose Psychopath keines erfassen oder keines festhalten können. Bei den Zwischenfällen aber kommt es auf die Einstellung und die Umstände an, Dinge, die man einigermaßen in der Gewalt hat. Man kann sich ein Lebensziel schaffen oder von anderen eines anweisen lassen. Jede Aufgabe ist ja interessant, sobald man nur genügend Assoziationen daran gewonnen hat. Dabei vergesse man nicht, daß die meisten Hysterischen, auch die Männer, leichter für ganz direkt affektbesetzte Dinge, namentlich für Persönliches zu interessieren sind. Auf der andern Seite kann eine stramme Schulung des Denkens durch Beschäftigung mit erfaßbaren Wirklichkeiten der Gefühlständelei entgegenwirken. Am meisten aber ist einem erzieherischen Einfluß zugänglich das „Gesundheitsgewissen". Wer von Jugend auf gewöhnt ist, seine Krankheitsregungen als eine Minderwertigkeit und eine Unannehmlichkeit zu behandeln, wer in der Kindheit durch Krankheit keine Vorteile, sondern immer bloß Hemmungen erfährt, wird nicht so leicht eine Neurose produzieren. Man muß einen *Gesundheitstrotz* schaffen schon während der Kindererziehung, und wo dieses versäumt wurde, soll der Arzt es soweit möglich nachholen; jener Trotz darf freilich nicht verwechselt werden mit der Gesundheitsfexerei der Psychopathen, die durch irgendein System sich gesund erhalten wollen und dabei beständig auf Symptome von Gesundheit und Krankheit lauern.

b) Die Wahnbildungen auf mehr oder weniger deutlich schizophrener Grundlage.

Es gibt Psychosen, bei denen der Wahn das allein faßbare Symptom ist. Sie haben sehr viel Ähnlichkeit mit dem Paranoid, sind manchmal Jahre dauernde Prodrome oder auch Residuen einer ausgesprochenen Schizophrenie, und da unerkennbar latente Schizophrenie häufig vorkommt, ist die symptomatologische Abgrenzung dieser Wahnpsychosen von der Schizophrenie ein schwieriges Problem. Nun hat Kolle speziell für die Kraepelinsche Paranoia zum Teil an Fällen, die Kraepelin mit zur Aufstellung des Paranoiabegriffes gedient hatten, die schizophrene Natur damit nachgewiesen, daß er in den Sippen dieser Kranken nahezu so viele Schizophrene konstatierte wie in der Verwandtschaft der ausgesprochen Schizophrenen. Die häufigen Remissionen und Verschlimmerungen ohne erkennbare Ursache deuten auch bestimmt auf einen körperlichen Prozeß, und dieser kann bei der vielfachen Verwandtschaft der paranoischen Symptomatologie mit der schizophrenen nur ein schizophrener sein.

Kolle führt als Beweis noch an, daß seine Paranoiker alle *primordiale Wahnideen* gebildet haben, die für Schizophrenie pathognomonisch sein sollen (s. S. 51). Zu ihrer Charakteristik gehöre, daß sie „motivlos", als „Letztheiten" entstehen und inhaltlich nicht verständlich, nicht nachfühlbar und „psychologisch nicht zurückzuführen" seien. Motivlos und letztes sind sie aber nur im Erleben des Patienten selbst; der Beobachter findet den Grund ihres Inhaltes in den Komplexen des Patienten, und der Mechanismus der Wahnbildung wird auch bei scheinbar ganz unsinnigen Verbindungen aus Analogie verständlich, wenn man sich vergegenwärtigt, wie lebhaft sich die *Assoziationsbereitschaft* affektbetonter Komplexe sogar beim Gesunden fühlbar machen kann. Da gerät eine nicht einmal schwere Übertreibung solcher Vorkommnisse bald ins Krankhafte, und beim Schizophrenen, wo die Assoziationsverbindungen gelockert sind und die Wirksamkeit affektiver Mechanismen erhöht ist, müßte man die *krankhaften Eigenbeziehungen* theoretisch postulieren, wenn sie nicht tatsächlich zu beobachten wären. Und wenn einem Schizophrenen in gewissen Stadien viele Dinge oder die ganze Umwelt „verändert" vorkommen (bei Erhaltung aller Empfindungsqualitäten), so wissen wir doch, daß die schizophrene Assoziationsstörung ganz selbstverständlich oft die Empfindungskomplexe, die wir „Dinge" und „Umwelt" nennen, verändern *muß*. Es kommt dazu, daß die „Verstehbarkeit" oder „Einfühlbarkeit" mehr vom Beobachter wie vom Patienten abhängig ist. Auch die *Plötzlichkeit des Auftretens* primordialer Wahnideen ist kein brauchbares Indizium für Schizophrenie; ist doch dieser Mechanismus schon bei Gesunden etwas sehr Häufiges, z. B. als „erlösender Einfall" oder als „geniale Schöpfung". An ein wirklich ursachenloses Auftreten irgendeines Psychismus wird wohl niemand glauben. Der *plötzlich bewußt werdende* Wahn kann also beliebig lange im Unbewußten ausgebrütet worden sein, und wenn er erst bei einem bestimmten Anlaß an das bewußte Ich angeschaltet wird, so ist damit nicht gesagt, daß der eigentlich gleichgültige Anlaß ein unverständliches oder letztes Motiv der Idee sei. Wir sehen denn auch bei den schizophrenen Wahnideen den nämlichen Mechanismus wie bei vielen falschen Vorstellungen der Gesunden und den Wahnideen bei Organischen oder Melancholikern. Anders ist nur die Assoziationsstörung, die ihnen zugrunde liegt[1]. Damit fällt die Eigenart der schizophrenen einschließlich der paranoischen Wahnideen dahin, und es hat auch keinen Sinn, diese allein als „echte" zu bezeichnen. — Zu all dem kommt noch, daß in bezug auf Zustände gestörten Bewußtseins von Verstehbarkeit im Sinne dieser Auffassung überhaupt keine Rede sein kann.

Familienforschung und Klinik beweisen also den Zusammenhang der Paranoien mit der Schizophrenie. In der Anlage zur Schizophrenie liegen aber offenbar mehrere

[1] In dem von Kolle angeführten Fall *Zing* war den Gerichtsherren der Wahn des Patienten so „verstehbar", daß sie ihm seinen Unsinn glaubten und den Patienten für gesund erklärten.

Komponenten, von denen die Anlage der Paranoia eine oder mehrere nicht enthält, oder zu denen bei der Paranoia noch irgendeine gegenwirkende hinzukommt (Syntonie!). Wir dürfen auch nicht außer acht lassen, daß bei dem jetzigen Stand unseres Wissens möglicherweise ganz wohl von den schizophrenen Paranoiaformen nicht unterscheidbare Krankheiten existieren können, die ohne nähere Verwandtschaft mit der Schizophrenie aus andern als aus schizophrenen Anlagen als „paranoische Entwicklungen" oder „paranoische Psychopathien" entstehen. Bei den Querulanten sollen nach KOLLE die nicht schizophrenen Formen geradezu die große Mehrheit bilden[1]. Ich glaube, die Eigenartigkeit der schizogenen Paranoia und die derzeitige Unmöglichkeit, aus dem Krankheitsbild derselben wahrscheinlich existierende nicht schizogene Formen auszuschließen, zwingt uns, die Paranoia trotz KOLLEs Entdeckung noch außerhalb der Schizophrenie im engeren Sinne zu beschreiben.

KOLLE möchte nun die der KRAEPELINschen Definition entsprechende, aber als schizogen gedachte Paranoia in „*Paraphrenie*" umtaufen. Ich meine aber, die endliche Konstatierung der schizogenen Natur der Paranoia sollte kein Grund sein, ihren Namen, den sie Jahrzehntelang ohne Schwierigkeit geführt hat, zu ändern, was doch für eine längere Übergangszeit zu Konfusionen führen müßte.

Der (paranoische) *Querulanten*wahn wurde von KRAEPELIN deswegen aus der Paranoia herausgehoben, weil er *regelmäßig* auf einen äußeren Anlaß hin entsteht. In seiner ganzen Struktur gleicht er aber der Paranoia so sehr, und der Anlaß ist oft so unbedeutend, daß man doch annehmen möchte, ein erheblicher Teil der Querulanten gehöre zu den Schizoparanoikern. Die Grenze ist aber höchstens im konkreten Fall zu bestimmen. Man findet denn auch einen sehr hohen Prozentsatz von schizophrenen Störungen in den Familien dieser Querulanten (in 80% der Sippen, LUXENBURGER).

Wenn wir auch den *sensitiven Beziehungswahn* KRETSCHMERs nicht unter den Gruppen der Schizophrenien, sondern unter den Wahnformen aufführen, so ist es in erster Linie, *weil er bisher im Schrifttum unter den Wahnformen figuriert* und eine Versetzung im jetzigen Zeitpunkt verwirrend wirken könnte. Nachdem ferner die am wenigsten auf Schizophrenie verdächtige Wahnform, die Paranoia, sich als schizophren erwiesen hat, kann man ja den viel mehr schizophren aussehenden sensitiven Beziehungswahn unmöglich noch als selbständige Form ansehen. Bilder, die dem sensitiven Beziehungswahn entsprechen, findet man häufig als Anfangssyndrome später typischer Schizophrenien. Und mit BUMKE ist hervorzuheben, daß die von KRETSCHMER bei dieser Krankheit beschriebenen unsinnigen Wahnideen bei Besonnenheit, der physikalische Verfolgungswahn, Gedankenübertragung und die Willensstörung, bisher bei bloßen Psychogenien nicht beobachtet wurden. Es gibt ferner viele Leute mit sensitivem Charakter, die nicht erkranken, obgleich doch die Anlässe dazu bei jedem solchen Menschen vorkommen müssen, und unter Millionen Leuten mit einem Onaniekomplex sind gewiß viele sensitive, aber nur wenige mit dem sensitiven Beziehungswahn. Es muß also noch etwas zu diesen Anlagen und Anlässen hinzukommen, und das kann wohl nur der schizophrene funktionelle oder anatomische Hirnprozeß sein, der ja seine Krankheitsbilder in weitgehendem Maße nach den Charakteranlagen formt.

1. Der sensitive Beziehungswahn (KRETSCHMER)[2].

Die Grundlage des sensitiven Beziehungswahns ist der „sensitive" Charakter: Starke Empfindsamkeit und Verwundbarkeit, Neigung zu depressiver Lebensauffassung, mangelnde Entladungsfähigkeit und schwache Tendenz, nach außen zu reagieren (Gegensatz: Kampfnaturen), skrupulöse Ethik und, scheinbar im Gegensatz zur bescheidenen Schüchternheit, innerlich hohe Ziele, Bedürfnis nach Fleckenlosigkeit vor sich selber und vor der Welt. Eigene Fehler werden überwertet, so daß auch Kleinigkeiten, wie sie jedermann begegnen können, zu einer schwer erträglichen Spannung zwischen dem, was man sein möchte und dem, was man in den eigenen Augen ist, führen müssen. Bei dem Mangel an Entladungsmöglichkeit „staut" sich der Affekt nach irgendeinem gemachten Fehler immer mehr an (S. 72), bis ein äußeres Erlebnis den Fehler und seine Folgen, die gleich als eingetreten betrachtet werden, in erschreckender Vergrößerung und Lebhaftigkeit zeigt. In diesem Moment bricht die eigentliche Krankheit aus, indem sich massenhafte Beziehungsideen aufdrängen („Inversion" nach KRETSCHMER, ein Ausdruck, der auch noch andere Bedeutungen hat). Der Fehler hängt fast immer mit der Sexualität zusammen, und die Krankheit trifft fast ausschließlich Leute, die — wohl infolge

[1] LOTTE SACHS (Diss. Basel 1936) tritt namentlich für die Existenz solcher Formen ein. Aber auch ihr sehr eingehend beschriebener Musterfall gibt noch Anlaß zu Zweifeln über das Fehlen der Schizokomponente.

[2] Siehe oben.

ihrer Anlage — in unbefriedigender sexueller Situation sind. Die Persönlichkeit bleibt erhalten, ebenso die Orientierung, außer in selteneren Ausnahmezuständen und bis zu einem gewissen Grad die Arbeitsfähigkeit; doch können nach KRETSCHMER auch kurzdauernde Exacerbationen vorkommen, die zum Teil einem akuten schizophrenen Prozeß zum Verwechseln ähnlich sehen (unsinnige Wahnideen, physikalischer Verfolgungswahn, Gedankenübertragung usw.). Die „Krankheit" kann „heilen", nach Monaten oder auch nach vielen Jahren, besonders häufig, indem die Gegensätze von Schuldgefühl und Reinheitsstreben in religiöser Sublimierung zu einer glücklichen Einheit zusammenfließen. In anderen Fällen wird der Beziehungswahn nicht eigentlich korrigiert, sondern mehr ad acta gelegt, und es gibt wohl auch Fälle, wo er den Kranken nicht mehr verläßt. Der Verlauf im einzelnen sowie auch die Besserung oder Heilung und eventuelles Unheilbarwerden sind im weiten Maße abhängig von den psychischen Einflüssen der Umgebung. Je nach den Umständen schwankt namentlich der Realitätscharakter des Wahnes, der bald festgehalten, bald als falsch erkannt wird. Abgesehen von psychischen Einflüssen scheinen Erschöpfungszustände jeweilen Verschlimmerungen herbeizuführen.

2. Die Paranoien (Verrücktheit), (KOLLEs Paraphrenien), schizogene und allfällige nicht-schizogene.

Da die Klinik nur selten Paranoiker vorstellen kann, mag es hier angezeigt sein, etwas eingehendere Beispiele zur Orientierung vorauszuschicken.

Verfolgungswahn. Ingenieur, geb. 1855. Vater hatte unbestimmte Verfolgungsideen, erhängte sich im Säuferwahnsinn. Übrige Familienglieder meist unstet. Pat. fröhlicher Knabe. Besuchte Technikum. Hochfahrende Pläne als Erfinder. Beim Diplom Enttäuschung, als eine von ihm ausgestellte Zeichnung nicht das Aufsehen erregte, das er erwartet hatte. Auch seine Kränze als Schütze verschafften ihm zu wenig Ruhm. Wollte sich am Kap eine Stellung suchen; als er aber in Marseille nicht gleich ein Schiff fand, kam er heim, nahm eine Stelle bei der englischen Filiale einer schweizerischen Firma. Eine Offerte einer Konkurrenzfirma schlug er aus und kam dann auf den Gedanken, diese Firma würde ihm den Abschlag übel nehmen, und als seine Vorgesetzten ihm vorschlugen, sich auf 3 Jahre zu binden, vermutete er, man wolle ihn übervorteilen. Nun begann ein 20jähriges Wanderleben: Wenn er eine gute Stellung inne hatte, deutete er beliebige Bemerkungen auf sich, er sei undankbar, ein Techniker ohne Algebra u. dgl. Auch zahlreiche Gedächtnistäuschungen machten ihm solche Beleidigungen vor. Er konstruierte nun ein Komplott der beiden Firmen, die einem „Büro" übergeben hatten, ihn überall zu verfolgen. Die Post öffnete seine Briefe usw. Wenn er einmal nach Hause geschrieben hatte, so ging an einem neuen Orte die Hetze los. Er dachte daran, ein eigenes Geschäft zu gründen, kam aber nie über die Absicht hinaus. In der Verzweiflung fing er an zu trinken, bekam ein leichtes Alkoholdelirium. Dabei glaubte er sich besonders von seinem unmittelbaren Vorgesetzten schikaniert. „Da wäre er ein Hundsfott, wenn er sich das hätte gefallen lassen." So erschoß er den Vorgesetzten aus dem Hinterhalt (1897). In der Anstalt war Pat. zunächst über den Erfolg seines Schusses erschrocken; dann bildete er sich auf dem Wege über Gedächtnistäuschungen Rechtfertigungen. Die Wahnideen spann er in verschiedenen Richtungen weiter. Ein Homosexueller auf der Abteilung gab Anlaß zu der Idee, daß man auch ihn in gleicher Weise beschuldige; einige Furunkel im Nacken hätten ihm die Wärter eingeimpft. Er setzte Erfindungen von früher fort, wollte seinen Vorschlag für eine Zukunftsrepublik zur Geltung bringen. Daneben beschäftigte er sich in der Druckerei. Auffallend früh zeigte er psychische Zeichen von Senilität, wahrscheinlich infolge einer Hirnkrankheit (Gumma? der Basis), an der er in den 90er Jahren gelitten hatte. Mit der leichten Abnahme der Kritikfähigkeit mischten sich Größenideen zu denen der Verfolgung: Ein bestimmter Regierungsrat habe ihm versprochen, seine Sache in die Hand zu nehmen; sein Onkel habe ihm sein Haus, später: ein riesiges Vermögen vermacht; er sei nicht der Sohn seines Vaters. Auch diese Ideen traten fast alle als Gedächtnishalluzinationen auf. Einmal brannte Patient durch, kam aber spontan wieder, da er draußen nichts anzufangen wußte. — In Amerika hatte er geheiratet, sich aber dann bald nicht mehr um die Frau gekümmert.

Erotischer Größenwahn mit Verfolgungswahn. Tochter aus vornehmer, aber nicht begüterter Familie. Klassische Bildung spielend erworben. Neigung zu historischen Arbeiten, ohne etwas größeres fertig zu machen. Mit 36 Jahren führte sie eine Zeitlang ihrem Bruder die Haushaltung und „fühlte dabei, daß sie im Grunde häuslich angelegt sei". In einem Institut zur Ausbildung von Krankenpflegerinnen kam sie mit einem Vorgesetzten nicht aus. Da sie „nichts mit sich anzufangen wußte", ließ sie sich in die Ehe mit einem weniger vornehmen, aber offenbar sehr feinen Manne „hineintreiben", wurde aber bald wieder geschieden. Auf die Bemerkung, daß ihr Gatte sich bei der Scheidung sehr nobel benommen habe, sagte sie: „Nach dem was ich gesehen habe, ja. Nach dem, was ich später gehört und nicht beweisen kann, nein.“ Nun strebte sie nach einer neuen Heirat und bildete sich ein, eine ganze Anzahl Herren höheren Standes werben um sie, werden aber durch Intrigen verhindert, sich mit ihr direkt in Verbindung zu setzen. Da sie Katholikin war, mußte auch für diese Heiratsabsichten der Erzbischof ihre Ehe als nichtig erklärt haben. Als sie — wohl im Scheidungsprozeß — ein Psychiater als geisteskrank erklärte, schrieb sie ihm, er sei ein Lump, und war nun überzeugt, daß er in aller Form sein Gutachten zurückgenommen habe. Den vielen „Intrigen“ gegenüber wehrte sie sich lebhaft in der Presse und in einer ganzen Anzahl von Prozessen vor Gericht. Lange Jahre fürchtete sie Internierung in einer Irrenanstalt, reiste deswegen in mehreren Weltteilen herum. Dazwischen brachte sie es zuwege, den Dr. phil. magna cum laude zu machen. Mit dem Alter wurde sie ruhiger, wenn auch nicht einsichtiger. Sie schriftstellerte, und zwar am liebsten über Geheimgesellschaften. *Die Bildung ihrer Wahnideen aus Eigenbeziehungen beschreibt sie in klassischer Weise: „Ich bekam die ganze Geschichte tropfenweise zu hören; bald hat der mir ein Wort gesagt, bald jener, und ich habe diese Geschichte so zusammengesetzt wie ein Mosaikbild.*“

Verfolgungswahn mit Querulanz. Schriftsteller, geb. 1857; Gymnasialbildung; seit dem 25. Jahre Schwerhörigkeit, dann nahezu Taubheit. Hatte an einer Zeitung ein gutes Auskommen. Seiner Studienkosten wegen hatte er wie auch sein zweiter Bruder schriftlich auf sein väterliches Erbteil verzichtet. Ende der 90er Jahre wurde er empfindlicher, kam mit der Schwester, bei der er wohnte, und den Kollegen von der Zeitung nicht mehr aus. Er versuchte, sich anderswo Stellung zu verschaffen, kam mit einem eigenen Geschäft rasch in Not. Von nun an beherrschte ihn die Idee, er sollte vom Familienvermögen so viel bekommen, daß er davon leben könne, und nachdem einige zum Teil brutale Versuche, z. B. ein Testament vom Vater zu erpressen, gescheitert waren, entwendete er dem Vater Papiere. Ein Schwager zahlte ihm eine große Summe aus unter der Bedingung, daß er die Papiere herausgebe. Er gab sie aber nicht, sondern beschuldigte Schwester und Schwager gerichtlich des Betruges, der Erpressung, der Vermögensverheimlichung, des falschen Zeugnisses und anderer Verbrechen. Da die Gerichte ihm nicht recht geben konnten, wandte er sich an die Öffentlichkeit, wobei er einige einflußreiche Persönlichkeiten auf seine Seite ziehen konnte. Da und dort log er, aber im ganzen glaubte er an die Gerechtigkeit seiner Sache. Leicht bewegte er sich im Kreise: der Schwager hat seinen Anteil vom Vermögen bekommen; Beweis: sonst hätte er nicht Skandal gemacht; der Schwager hat Skandal gemacht; Beweis: sonst hätte er nichts bekommen (natürlich wird der Unsinn solcher Schlüsse in einem großen Wortreichtum versteckt). Die nötigen Tatsachen stehen dem Patienten in der Form von Gedächtnisillusionen zur Verfügung; von Briefen, die gegen ihn sprechen, weiß er sofort, wer sie gefälscht hat. Seine Behauptungen sind ihm alle „logisch beweisbar, bewiesen, selbstevident, bedürfen keines Beweises; er hat es an seinem eigenen Körper erfahren“. Obschon sein Denken außerhalb des Wahnsystems normal erscheint, geht die logische Insuffizienz bis in die Mathematik hinein, wenn sie gegen ihn sprechen würde. Er ist nicht fähig, die für ihn wichtige Aufgabe zu lösen: Wenn 6 Geschwister ein Erbe von 50000 Fr. so zu teilen haben, daß drei nur den Pflichtteil bekommen, die andern den Rest zu gleichen Teilen, wieviel erhält jedes? Er macht alles durcheinander mit Pflichtteil und Ganzem, so daß immer für ihn eine unsinnig große Summe herauskommt. Eine mehrtägige Diskussion kann ihn nicht belehren. — Nach der Bevormundung und Niederschlagung seiner Querelen ließ er die Gerichte unbehelligt, schrieb aber gern Exkurse über „Machtmenschen“ aus der Geschichte.

Fall Wagner. Größen- und Verfolgungswahn; vielfacher Mord und Brandstiftung[1]. Hauptlehrer, 39 Jahre alt, ermordete seine vier Kinder, seine Frau, zündete in einer andern Gemeinde mehrere Häuser an, erschoß 9 der männlichen Einwohner und verwundete 11 schwer. Schon als Knabe war er rasch beleidigt, ehrgeizig, eingebildet. Später dichterische und weltverbessernde Pläne. Seine Sexualität war in bezug auf den animalischen Trieb eine starke, doch hatte er eine „Unlust“ zur Ehe und offenbar keinen Vaterinstinkt, wenn er auch seine Kinder allgemein menschlich liebte.

Sein hohes Selbstgefühl war schwer niedergedrückt worden durch jahrelangen nutzlosen Kampf gegen die Onanie. Später (1901) hatte er sich einmal unter Alkoholwirkung zu Sodomie hinreißen lassen und bekam nun ein entsetzliches Schuldgefühl mit beständiger Angst vor Verspottung und Verhaftung, was bald Beziehungswahn und die Überzeugung zeitigte, daß die Einwohner des Dorfes von seinem Verbrechen wüßten und darüber sprächen.

Seine Anklagen gegen sich übertrug er auf die Familie; alle „Wagner“ sollten ausgemerzt werden; dann dehnte sich sein Haß auf die ganze Menschheit aus, vor allem aber auf die Einwohner seiner Gemeinde, die ihn schlecht behandelt hätten. Sich selbst beurteilt er doppelt, teils eben als diesen des Lebens unwürdigen Menschen, teils aber als ein Genie, das er mindestens den größten Dichtern gleich achtete, aber auch neben und über Nero stellte und anderseits mit Christus verglich. 1902 an einen andern Ort versetzt, genoß er 6 oder 7 Jahre lang relative Ruhe, ohne daß er allerdings jemals aufgehört hätte, sein

[1] Gaupp: Zur Psychologie des Massenmords, Bd. 1, Heft 3 der Verbrechertypen, herausgegeben von W. Gruhle und A. Wetzel. Berlin: Julius Springer 1914.

Wahnsystem weiter auszubauen. Dann aber gingen nach seiner Meinung auch dort die Bemerkungen und Verspottungen an. Die Konsequenz war der damals schon bis in die Einzelheiten ausgebildete Plan, seine Familie umzubringen, ebensowohl aus rassenhygienischen Gründen wie aus Mitleid, und dann das Dorf, wo er zuerst geamtet hatte, anzuzünden und samt seiner heuchlerischen Einwohnerschaft zu vernichten. Die erste Notwendigkeit war ihm die Ausmerzung, die „Erlösung" seiner Kinder; aber die Rache und Verachtung gegenüber den Dorfbewohnern beschäftigte ihn nicht weniger. Die Frau mußte er aus Mitleid aus der Welt schaffen. Für einen Menschen, wie er ist, gab es besondere Gesetze. Er hatte nicht nur das Recht, sondern die Pflicht, das zu tun. Sein Plan war „Sache der Menschheit". 4 Jahre lang verzögerte er die Ausführung der sauren Arbeit. Als er aber dann an einen dritten Ort versetzt worden war und er sich dort gleich als Zentrum der Wirtshausgespräche fühlte, führte er sie planmäßig durch. In seinem Empfinden war er wie in seiner Selbsteinschätzung vollständig ambivalent: Er konnte dem Schlachten des Geflügels nie zusehen, mochte überhaupt kein Blut sehen. Auch in der Irrenanstalt war er bei Besuchen von Verwandten so weich, daß er sich dieselben verbat, und dabei hatte er die blutrünstigsten Pläne gemacht und auch ausgeführt.

Die Paranoia wird nach KRAEPELIN charakterisiert durch „die *aus inneren Ursachen erfolgende, schleichende Entwicklung eines dauernden, unerschütterlichen Wahnsystems*, das mit *vollkommener Erhaltung der Klarheit und Ordnung im Denken, Wollen* und *Handeln* einhergeht".

Die Wahnideen haben einen gewissen logischen Zusammenhang und enthalten sozusagen keine inneren Widersprüche, wenn auch die Logik gar nicht überall zwingend ist. Daß der Wahn dem Gesunden dennoch meist nicht nur ungenügend fundiert, sondern auch unsinnig erscheint, kommt hauptsächlich von den falschen Prämissen und der Absperrung der Kritik. Die Kranken werden jahraus und -ein, in welcher Ecke der Welt sie sich befinden, von einem Komplott von Leuten verfolgt, oder sie haben große Erfindungen gemacht, deren praktische Ausarbeitung und Verwertung man ihnen hintertreibt, oder sie sind Thronanwärter, Propheten usw., die ihre Ansprüche durchsetzen wollen.

Genauer bekannt sind bis jetzt nur die Verfolgten; unsere Beschreibung ist deshalb nur mit Vorsicht auf die anderen Formen zu übertragen.

Als falsche Prämissen finden sich krankhafte *Eigenbeziehungen* und *Erinnerungstäuschungen*. In irgendeiner Richtung haben die Kranken eine übertriebene Assoziationsbereitschaft; sie bringen eine Menge ganz gleichgültiger oder unverfänglicher Vorkommnisse mit sich selbst in Beziehung. Kinder laufen dem Wagen nach, in dem der Paranoiker fährt: Sie verspotten ihn oder drücken seine zukünftige hohe Stellung aus. Es hustet jemand: Das ist ein Zeichen, daß er aufpassen soll, oder daß er nicht hierher gehört, oder daß ein anderer auf ihn aufpassen soll. In der Zeitung steht ein Ausdruck, den er in der letzten Zeit gebraucht hat: Der ganze Artikel ist also auf ihn gemünzt. Meist schiebt sich zwischen das Ereignis und die Deutung im Sinne des Beziehungswahns eine Latenzzeit von Stunden bis Jahren, am häufigsten von etwa einem Tag ein. Während der Gesunde seine Erlebnisse nachträglich (bewußt oder gewöhnlicher unbewußt) meist im Sinne allseitiger Anknüpfung an die Wirklichkeit und einer Richtigstellung allfälliger falscher Auffassungen verarbeitet, verknüpft der Paranoiker in der Latenzzeit seine Wahrnehmungen mit dem Wahn und fälscht sie in der gleichen Richtung.

Manchmal erscheint die Behauptung des Patienten so unsinnig, daß man sich fragen muß, inwiefern es sich um Illusionen der Sinne handelt. Die Kranken pflegen neben den banalsten Vorgängen auch ganz unmögliche zu erzählen: Trotzdem sie ganz geräuschlos ins Theater kamen, schaute sich das ganze Publikum nach ihnen um; der Pfarrer sprach von Dingen, die er auf richtigem Wege gar nicht wissen konnte. Gewiß mögen da und dort eigentliche Illusionen mitlaufen, wie bei jedem Gesunden im

Affekt. Aber noch jedesmal, wenn ich genau untersuchen konnte, waren Empfindungen und Wahrnehmungen ganz richtig; der Patient hat sie jedoch umgebildet, freilich oft unmittelbar nach der Wahrnehmung, und er operiert nachher in seinem Denken nur mit diesen Erinnerungstäuschungen (s. S. 58f.).

Der Arzt soll bei der und der Unterredung, die wirklich stattfand, gesagt haben, der Patient sei gesund, die erwartete Standeserhöhung werde in einem Jahre vor sich gehen. Des Patienten Frau ist auf der Treppe einem bestimmten Herrn begegnet; nachher glaubt er, sie habe jenem im Vorübergehen Zeichen gemacht, die verständnisvoll erwidert wurden. Gestützt auf immer wiederholte „Erlebnisse“ dieser Art muß Patient auch auf ganz logischem Wege zu der Vorstellung kommen, daß die Menschen etwas besonderes mit ihm vorhaben. Er geht aber weiter und weiß auch *was* sie vorhaben. Sie wollen ihn verfolgen oder seine zukünftige Erhöhung vorbereiten, und er weiß, *warum* sie auf diese Weise vorgehen. Das letztere hat er natürlich niemals zwingend erschließen können, aber da die Hauptsache für ihn feststeht, hält er Wahrscheinlichkeitsschlüsse in Nebensachen für sicher. Eine eigentliche Kritik ist unmöglich. Er kann allerdings bei Gelegenheit zugeben, daß die eine oder andere seiner Teilideen nicht genügend begründet, ja, daß sie falsch sei. Deswegen steht aber alles andere doch unerschütterlich fest für ihn.

Außerhalb des Wahnsystems und allem, was sich darauf bezieht, ist seine Logik und sein Ideenablauf für unsere Untersuchungsmittel intakt. Wenn er sonst intelligent ist, kann er Pfarrer, Architekt, Hochschulprofessor sein und, abgesehen von indirekten Schwierigkeiten infolge der Wahnideen, seinem Berufe sehr gut gerecht werden. Bei allem, was mit den Wahnideen zusammenhängt, sind die Paranoiker sehr *leichtgläubig* für bestätigende Aussagen und anderseits ablehnend gegenüber allem, was ihnen nicht paßt.

Auch in den anderen Funktionen kann man keine primären Störungen erkennen.

Die Sinnesempfindungen und die Wahrnehmungen sind intakt. *Halluzinationen* fehlen fast immer; man darf aber nicht sagen, daß sie ganz ausgeschlossen seien, denn das sind sie nicht einmal bei den Gesunden; bei Paranoikern aber gibt es gelegentlich starke Aufregungen oder auch Verzückungen, die mit Halluzinationen verlaufen können. Dabei sind wohl Gehör und Gesicht am meisten betroffen, vielleicht in schweren akuten Zuständen auch Geruch und Geschmack.

Das *Gedächtnis* ist, abgesehen von den Illusionen, ein gutes. Gedächtnishalluzinationen werden wohl nicht vorkommen.

Die *Orientierung* in Ort und Zeit bleibt immer normal, außer etwa in den — höchst seltenen — psychogenen Dämmerzuständen.

Die *Aufmerksamkeit* an sich ist normal, wird aber einseitig im Sinne der Wahnideen gelenkt.

Die *Affektivität* erscheint für die direkte Beobachtung primär normal. Wirkliche und wahnhafte Erlebnisse sind adäquat *gefühlsbetont.* Die Dauerstimmung ist verschieden, wie bei Normalen. Natürlich werden die beständigen „Verfolgungen“ oft mit Gereiztheit beantwortet.

Die *moralischen Gefühle* als solche werden nicht angegriffen. Aber die ganze krankhafte Logik wird so einseitig durch den Wahn belegt, daß die Patienten oft die berechtigten Ansprüche anderer weder erkennen, noch empfinden können. Ferner ist ihnen ihre Sache das einzig Wichtige, ich möchte sagen einzig Heilige in der Welt, so daß ein paar Lügen und auch Gewalttaten demgegenüber verschwinden und durch den großen Zweck geheiligt und gefordert werden.

Eine *innere Einteilung* der Paranoiaformen kann man bis jetzt nur nach dem Wahninhalte machen, der natürlich wieder durch Charakteranlage und andere innere und äußere Voraussetzungen bedingt wird.

Den *Verfolgten* lassen mißgünstige Leute im Leben nicht vorwärts kommen aus Eifersucht oder irgendwelchen anderen eigennützigen Gründen. Zugleich schikanieren sie ihn, verleumden ihn, bringen ihn um seine Stellungen, suchen ihn zu vergiften (kein physikalischer Verfolgungswahn). Wo der Patient hingeht, begegnen ihm, verkleidet oder nicht, wieder Verfolger oder doch Wirkungen derselben, Briefe, Aufhetzung der Umgebung, Verachtungsäußerungen.

Paranoische Querulanz s. S. 364.

Die *Eifersüchtigen* sind wohl zum großen Teil Frauen (der alkoholische Eifersuchtswahn gehört nicht hierher). Sie finden überall Beweise, daß der Mann sie betrügt mit manchen anderen Frauen mit der alten Wäscherin wie mit der schönen Tochter des Nachbars Verhältnisse anknüpft, ihnen Geld zuträgt usw.

Es soll bei der Paranoia auch *hypochondrischer Wahn* vorkommen; ich habe das noch nie gesehen.

Die Formen des Beeinträchtigungswahnes sind regelmäßig verbunden mit einem gehobenen Selbstgefühl; alle diese Leute halten sich in irgendeiner Richtung für etwas besonderes. Zum Teil knüpft der Verfolgungswahn daran, indem sie eben den Neid anderer erregen, denen sie im Wege stehen u. dgl. Umgekehrt fehlt da, wo der Größenwahn dominiert, nur selten das Gefühl der Verfolgung.

Von den Megalomanen haben wir zunächst die *Erfinder* zu nennen, welche auf allen Gebieten der Technik hervortreten. Vor Zeppelin und Wright waren lenkbare Luftschiffe sehr beliebte Erfindungsobjekte, ein halbes Jahrhundert früher das Perpetuum mobile.

Den technischen Erfindern schließen sich die *Entdecker* auf allen wissenschaftlichen Gebieten an. Hier sieht man nun schon viel häufiger konfuse Sachen. Ganz frei in ihren Kombinationen bewegen sich die *Propheten* auf religiösem und politischem Gebiet, die oft viele Anhänger sammeln und eine gewisse Bedeutung bekommen.

Die *Genealogen* oder interprétateurs filiaux der Franzosen, die *Paranoiker mit dem Wahn hoher Abstammung* verwirklichen den alltäglichen Traum so vieler Kinder, der auch im Märchen seinen Ausdruck gefunden hat: sie sind ihren armen Eltern nur untergeschoben oder in Pflege gegeben, in Wirklichkeit Fürstenkinder und aus irgendeinem phantastischen Grunde, der mehr oder weniger plausibel gemacht wird, nicht in den angestammten Umständen erzogen worden. Man wartet aber nur eine bestimmte Zeit oder ein bestimmtes Ereignis ab, um sie in ihre richtige soziale Stellung aufzunehmen.

Die *Erotiker* glauben sich von irgendeinem Höherstehenden, oft einem Höchststehenden, des anderen Geschlechts geliebt, verfolgen ihn mit allen möglichen Arten von Kundgebungen, daß sie zu der Ehe bereit seien, oder sie begeben sich mit List oder Gewalt in seine Wohnung, wo sie verlangen, als Gemahl oder Gemahlin behandelt zu werden. Daran, daß ihnen das nicht gelingt, sind natürlich Intrigen anderer schuld, Bosheiten, die gewöhnlich in paranoischer Weise in Einzelheiten mehr oder weniger bestimmt ausgedacht werden und an Bedeutung oft dem Hauptwahn nahe kommen.

Alle diese Formen sind stark egozentrisch; das ganze Wahnsystem dreht sich um den Patienten, seine Wünsche und seine Befürchtungen. Es sind aber auch andere Formen denkbar. So kenne ich aus Akten einen Pfarrer, der seit vielen Jahren die Wahnidee hat, die Kinder seiner Nachbarschaft werden von den Eltern mißhandelt. Der Fall läßt sich nach dem, was ich weiß, nur in dem Rahmen der Paranoia unterbringen. Die Wahnidee würde verständlich, wenn man annimmt, daß der Patient an verdrängtem Sadismus oder Masochismus leidet.

Verlauf und Verhalten. Der Verlauf der Paranoia ist immer ein höchst chronischer. Ein Teil der Kranken ist schon früher bei genauerem Zusehen aufgefallen durch Verschlossenheit, Eigensinn, Mißdeutungen, Empfindlichkeit; manche Expansive mit Größenwahn bilden eine Ausnahme. Die Kranken selbst mischen in ihre Anamnesen häufig Gedächtnisillusionen. Zunächst sind die Verfolgten meist nur mißtrauisch und vermögen eine gewisse Unsicherheit ihrer Schlüsse noch zu erkennen; nach und nach aber kommt ihnen eine dauernde Gewißheit. Auch manche Expansiven brüten ihre hochmütigen Selbstüberschätzungen, ihre geheimen Hoffnungen nur langsam zum Größenwahn aus. Bei beiden Arten kann aber auch eine „Erleuchtung" die Krankheit plötzlich in Erscheinung treten lassen.

Deutlich wird die Paranoia meist erst um die 40er Jahre, früher selten.

Bei allen Formen wechseln (meist längere Monate und Jahre dauernde) Zeiten von stärkerer Wahnbildung und entsprechender Reaktion mit ruhigeren Phasen ab. Die meisten dieser Erregungen und Milderungen scheinen von innen heraus zu kommen; andere schließen sich besonders häufig an einen Ortswechsel an, wonach die Kranken sich zunächst sicher fühlen. Nach und nach knüpfen sie an die neue Umgebung die alten Wahnideen; oft kommt der Umschwung nach Versenden eines Briefes, der ihren Aufenthalt „verriet". Viele reisen wie gehetzt ihr Leben lang von Ort zu Ort, immer möglichst weit vom eben bewohnten.

Auf der Höhe der Krankheit haben wir auseinanderzuhalten, einerseits wie sich die Kranken im gewöhnlichen Berufs- und Gesellschaftsleben benehmen, und wie sie andererseits auf ihren Wahn reagieren.

Innerhalb der nicht-paranoischen Tätigkeit verhalten sich die Patienten meist normal, verlieren ihre Haltung nicht. Aber auch bei Verfolgung ihrer krankhaften Ziele benehmen sie sich im ganzen wie andere Leute, die eine ähnliche Sache zu verfechten hätten. Namentlich Propheten aber markieren ihre Sendung oft durch entsprechende Kleidung, Haar- und Barttracht. Eigentliche Aufregungen sind selten und vorübergehend. Daß manche der Verfolgten sich gewöhnlich mürrisch, gereizt, aufbrausend zeigen, und gelegentlich aufgeregt werden, ist von ihrem Standpunkt aus begreiflich. Mit Ausweichen, Drohen, Schimpfen, beleidigenden Briefen, Eingaben an Behörden reagieren manche Verfolgte, benutzen ausgiebig die Presse, werden oft geradezu Graphomanen. Aktive Verfolgte werden leicht zu Verfolgern (persécutés persécuteurs).

Weiß sich der Kranke durch legale Mittel nicht mehr zu helfen, so greift er zur Notwehr, indem er seinen Gegner erschießt, oder auf eine hohe Persönlichkeit ein nicht ernst gemeintes Attentat macht, um eine unparteiische Untersuchung zu erzwingen. In selteneren Fällen, bei Weltverbesserern und Propheten, gehören Gewalttaten zum Wahnsystem (Fall Wagner).

Bei den einen Patienten nimmt der Wahn den größten Teil von Zeit und Interesse in Anspruch. Anderseits gibt es ruhige, in ihrem Berufe fortarbeitende Paranoiker, die unter Umständen nicht einmal der näheren Umgebung auffallen.

Eine *Heilung* ist ex definitione ausgeschlossen (s. S. 358). Die in der Literatur beschriebenen wenigen Fälle lassen sich ungezwungen in den bisherigen Rahmen der Schizophrenien einordnen. Dagegen treten mit dem Alter *Besserungen* auf, indem entweder die Kranken sich von der Nutzlosigkeit des Kampfes überzeugen, oder die Involution ihre Energie herabsetzt.

Häufigkeit. Nicht 1% der Anstaltsaufnahmen können der Paranoia zugezählt werden, so daß einzelne Psychiater ihre Existenz geradezu bezweifeln. Draußen aber ist sie keine so große Rarität. Es sind eben immer besondere Vorkommnisse (ein Attentat, ein Prozeß), die die Kranken zum Irrenarzt bringen.

Die Paranoia befällt nach KRAEPELIN hauptsächlich *Männer* (70%), womit auch meine Erfahrungen übereinstimmen.

Anatomische Befunde, die der Paranoia angehören würden, sind nicht gemacht worden.

Wenn man sich nicht genau an die KRAEPELINsche Definition hält, so verschwimmen die *Grenzen der Krankheit* so, daß man mit dem Begriff der Paranoia nicht mehr viel anfangen könnte. Es ist ja bei der Allgemeinheit der wahnbildenden Mechanismen selbstverständlich, daß Übergänge nach allen Seiten zu andern Wahnformen existieren müssen je nach den wechselnden Schattierungen der zugrundeliegenden Konstitution der Patienten, da und dort wohl auch je nach den äußeren Umständen, den Einflüssen, die auf den Paranoiakandidaten einwirken[1]. So haftet der Umschreibung immer etwas willkürliches an, und sie hat auch nur provisorischen Charakter; sie hat aber das große Verdienst, daß sie zum erstenmal eine Diskussion mit klaren Begriffen über die Wahnkrankheiten ermöglichte. Nach Analogie des manisch-depressiven oder des epileptischen Formkreises kann man sie als einen Grenzfall von verschiedenen Reihen sich nach mehreren Richtungen abstufender Wahnbildungen ähnlicher Art betrachten oder als die am besten charakterisierte „Kernform", um die andere, weniger klar sich abgrenzende paranoische „Randpsychosen" sich gruppieren. Wenn z. B. die Affektivität labiler ist als bei dieser Form, wenn eine Triebrichtung nicht beständig festgehalten wird, so können sich zwar gleiche Wahnideen ausbilden, sie verlieren sich aber wieder und haben nicht Zeit, um sich zu greifen („abortive Paranoia" GAUPPs). Solche vorübergehende Wahnbildungen können als einmalige Episoden vorkommen aber auch als sich phasisch wiederholende Auftritte, bald mehr von innen heraus, bald mehr auf äußere Anlässe. Die mehr autochtenen Formen hängen oft, aber durchaus nicht immer, mit cyclothymen Schwankungen zusammen; einzelne der *„milderen" Paranoien* (FRIEDMANN) mögen vielleicht geradezu verkannte cyclothyme Wahnsinnsformen sein. Andere Formen wieder wechseln die Wahnrichtung, oder bilden Wahnsysteme um verschiedene Kerne, die nicht direkt voneinander abhängen. Grenzfälle dieser Art sind die *konstitutionellen Querulanten,* die ihre Wahnideen nicht von einem einzelnen Prozeß aus entwickeln, sondern oft bei beliebigen Gelegenheiten sich benachteiligt fühlen, aber dann den einzelnen Fall wieder aufgeben können. KEHRER spricht in diesem Zusammenhang auch von *paranoischen Psychopathen,* die eifersüchtig, querulatorisch sind, sich immer schlecht behandelt fühlen, sich stark überschätzen, aber nicht bis zur Entwicklung eines eigentlichen Wahnsystems fortschreiten. Zu diesen paranoischen Randpsychosen kann man auch die *Wahnbildungen der Schwerhörigen* (S. 364), die paranoiaähnlichen Formen der *Haftpsychosen* (S. 366) und BIRNBAUMs *„Wahnbildungen der Degenerativen"* (S. 365) zählen. Bei geeigneter Konstitution erzeugen auch schleichende *Hirnkrankheiten,* namentlich Paralyse oder senile Formen paranoiaähnliche Bilder.

Außerdem gibt es *paranoiaähnliche Krankheiten,* die noch wenig beachtet sind, vielleicht Involutionskrankheiten, dann die Wahnbildungen der *Oligophrenen (Pfropfparanoia):* Manche Geistesschwache kommen erst in die Anstalt durch die Entwicklung von Verfolgungsideen, die nicht recht systematisiert werden, aber auch nicht zu dem vollen Unsinn und dem symbolischen Gefasel der Schizophrenie ausarten. Gewöhnlich, aber nicht immer, treten Halluzinationen des Gehörs, in der Nacht zuweilen auch des Gesichts, selten anderer Sinne hinzu. Es kommt nicht zu katatonen Symptomenkomplexen und ebensowenig zu einer starken fortschreitenden Verblödung; namentlich bleibt der affektive Rapport erhalten; die Kranken bewahren auch die äußere Haltung, soweit sie nicht die direkte Reaktion auf die Verfolgungen in Gestalt von Wut- und Schimpfanfällen ungesellig macht. Gelegentlich können auch unzusammenhängende Größenideen neben oder statt des Verfolgungswahns auftreten. Es ist nicht unwahrscheinlich, daß es sich hier um eine Paranoia handelt, der die Oligophrenie ihren besonderen Stempel aufdrückt, indem sie eine kompliziertere Entwicklung des Wahnsystems verhindert. Aber auch bei dieser Auffassung bleibt die Schwierigkeit der Abgrenzung vom Pfropfparanoid.

Die sog. *alkoholischen Paranoien* sind Vergiftungspsychosen sui generis, wenn sie überhaupt existieren und nicht im Paranoid aufzugehen haben, wie ich annehme.

Auffassung der Paranoia (im obigen engen Sinne). Das Wahnsystem der Paranoiker ist ein psychisches Gebilde, das, wenn es auch gewöhnlich auf dem Grund

[1] Siehe namentlich KEHRER: Paranoische Zustände im Handbuch der Geisteskrankheiten, herausgeg. von O. BUMKE VI. Berlin: Julius Springer 1928, und LANGE: Paranoiafrage. ASCHAFFENBURGs Handbuch der Psychiatrie. Leipzig-Wien: Franz Deuticke 1927.

einer latenten Schizophrenie entsteht, als einfache Übertreibung normaler Vorgänge erscheint[1]. Erst die Unkorrigierbarkeit und die Tendenz des Wahnkomplexes, um sich zu greifen, macht den Vorgang zur Krankheit. An der Wurzel sind zwei Dispositionen, die wir fassen können: Einerseits eine Schwäche der logischen Kraft im Verhältnis zum Triebleben, anderseits innere Konflikte, verbunden mit einer äußeren Situation, der die Patienten nicht mehr gewachsen sind. Sind die Dispositionen stark entwickelt, so können alltägliche Schwierigkeiten die Paranoia auslösen; strammere Konstitutionen erkranken nur bei schwereren Konflikten. In der Regel findet man neben Schizoidie verschiedenen Grades eine deutliche syntone oder gar cyclothyme Komponente. Die mehr depressive oder mehr gehobene Dauerstimmung bedingt. Hauptsächlich die Wahnrichtung, mag aber auch damit zusammenhängen, daß eine Schizophrenie durch begleitende Syntonie gemildert wird. Der junge Mann fühlt in sich den Trieb, etwas Besonderes zu leisten, bringt es aber infolge einer intellektuellen oder — häufiger — charakterlichen Schwäche nicht vorwärts. Er ist nicht gleichgültig genug, den Fehler einfach dem Schicksal zuzuschreiben, noch weniger kann er ihn sich selbst eingestehen, und so projiziert er ihn nach alltäglichem Muster in die Umgebung, die sein Fortkommen hindere. Das Mädchen, dessen natürlicher Liebesinstinkt verkümmert ist, wähnt sich schließlich ohne sein Zutun geliebt, und zwar regelmäßig von einem Manne höheren Standes wie in den Märchen, die den Bedürfnissen unreifer Kinder angepaßt sind. Da es nie zur Realisierung eines Verhältnisses kommt, sind auch da Leute am Werk, die die Liebenden nie zusammenkommen lassen. — Der submanische oder depressive Einschlag bestimmt die Wahnrichtung und das reaktive Benehmen. Ferner findet man regelmäßig eine schwache Sexualität, über deren Zusammenhang mit der Krankheit man nur Vermutungen haben kann.

Die Paranoia ist also eine verständliche Reaktionsform auf innere und äußere Konflikte bei einer bestimmten, in der Regel schizophrenen Disposition. Wir begreifen auch, daß z. B. das Mißverhältnis zwischen Logik und Trieb ebensowohl durch einen leichten und stillstehenden schizophrenen Prozeß erzeugt wie angeboren sein kann.

Die *Erkennung* der Paranoia ist in praxi gar nicht immer leicht. Die Kranken wissen, welche ihrer Ideen bei anderen als krankhaft gelten, und können sie verbergen oder so abschwächen, daß sie sich verteidigen lassen. So können sie sich oft von unvorsichtigen Ärzten ein Büschel Gesundheitszeugnisse verschaffen. Prinzipiell unmöglich ist oft die Abgrenzung von bloßer Psychopathie da, wo der Wahn sich auf unbeweisbare Ideenkreise geworfen hat, bei Religionsstiftern, Politikern, Philosophen; ja auch über die Krankhaftigkeit wissenschaftlicher Entdeckungen und technischer Erfindungen, die ganz neu sind, kann man sich streiten, wenn auch nicht gar so viele wirkliche Erfinder als „verrückt“ angesehen werden, soweit sie nicht irgendwie wirklich krank sind. Denn auch ein Verrückter kann einmal etwas Richtiges erfinden. Außerdem kann eine Idee zufällig der Wirklichkeit entsprechen und doch eine Wahnidee sein. Für die Diagnose sind da zwei Dinge zu berücksichtigen:

1. Die Begründung der Idee durch den Patienten, die in den krankhaften Fällen unkorrigierbare Fehler aufweist in Prämissen und eventuell insofern auch in der Logik, als gewisse Stellen einer Diskussion unzugänglich sind und wichtige und selbstverständliche Gegenargumente einfach nicht gewürdigt werden können. Im Affekt darf man aber auch dem Normalen einzelne logische Fehler nachsehen, und eine schwächliche Intelligenz wird auch ohne Paranoia kompliziertere Verhältnisse nicht übersehen können.

2. Das krebsartige Übergreifen des Wahnes auf immer weitere Kreise und die weitgehende Beherrschung der ganzen Persönlichkeit in ihrem Verhalten und ihren Strebungen durch den Wahn.

Die Differentialdiagnose ist auch bei der Paranoia eine negative: Chronische Wahnsysteme, neben denen sich keine Zeichen einer anderen Krankheit auffinden lassen, sind als paranoisch zu betrachten.

[1] Das ist der Grund, warum nicht nur praktisch, sondern auch prinzipiell eine scharfe Grenze zwischen Paranoia und Norm bzw. bloßer Psychopathie nicht zu ziehen ist.

Behandlung. Ist man sicher, eine Paranoia im KRAEPELINschen Sinne vor sich zu haben, so weiß man auch, daß gegen die Krankheit *als solche* nichts zu machen ist. Natürlich kann man aber in manchen Fällen, solange man das Vertrauen des Patienten besitzt, die Zustände erträglicher machen, namentlich indem man bei genauer Kenntnis der individuellen Reaktionsart des Patienten die schädlichen Umweltreize zu vermeiden, ihn durch eine Arbeit, die ihn interessiert, abzulenken sucht u. ä. Diskussion über die Wahnideen ist natürlich fast immer schädlich. Oft ist es überhaupt am besten, den Patienten so lange als möglich sich selbst zu überlassen, wenn er nicht gefährlich für andere, für sich oder für sein Vermögen wird. Eine Internierung soll nie länger dauern als absolut nötig. Bevormundung im richtigen Moment kann einmal nützen, häufig aber ist sie ein Übel, das nur bei dringender Indikation angewandt werden soll. Hat man eine Randparanoia vor sich, so wird man natürlich mit mehr Hoffnung und mehr Erfolg an den Fall herantreten. Aber auch von diesen Fällen wird nicht jeder Kranke lange unter Behandlung bleiben wollen.

3. Der paranoische Querulantenwahn, schizogener und (seltener) nicht-schizogener Art (s. S. 343 und 355).

Der Querulantenwahn ist zunächst ein Syndrom, das bei verschiedenen Krankheiten vorkommt, bei Schizophrenie, manisch-depressivem Irresein, gewissen abnormen Charakteranlagen und dann bei Paranoia. Spricht man von Querulantenwahn schlechthin, so ist der paranoische gemeint.

Der Patient hat einmal einen Prozeß verloren oder doch dabei nicht *so* recht bekommen, wie er es erwartete. Nun rekurriert er, bekommt aber wieder unrecht, geht durch alle Instanzen, befriedigt sich aber auch bei der letzten nicht, sondern findet wieder Gründe, einen neuen Prozeßweg einzuschlagen. Zunächst sind es gewöhnliche Rechtsgründe, dann aber kommen neue materielle Motive hinzu: Einerseits lassen die Richter sich nicht alles gefallen, reagieren mit Bußen gegen den „Tröler", lassen ungerechtfertigte Eingaben von ihm liegen oder prüfen sie nicht so, wie der Patient erwartet. Anderseits wird dieser gereizt, wirft den Richtern und schließlich allen Beamten, die mit ihm zu tun haben, Parteilichkeit, Gesetzesübertretung, Komplottierung vor; seine eigenen wie die Advokaten der Gegenpartei beschimpft er, worauf Klage von der anderen Seite eingeleitet wird. So geht der Stoff nie aus, bis eine Internierung oder Bevormundung für einige Zeit wenigstens den Richtern Ruhe bringt. Was den Patienten Unangenehmes geschieht, wird als großes Unrecht empfunden, das gutzumachen oder zu rächen die ganze Welt ein Interesse hat. Die ärgsten Beschimpfungen und Verleumdungen von der eigenen Seite können sie nicht werten und sind ganz erstaunt und entrüstet, wenn die Gegner sich dagegen wehren. Für ihre Logik existiert in den Gesetzen fast nur, was sich zu ihren Gunsten drehen läßt. Dabei pflegen die paranoischen Querulanten nicht nur gewandte Rabulisten zu sein, sie verschaffen sich auch eine eingehende Kenntnis der Gesetze, die sie allerdings einseitig auslegen. — Der Querulant kann nach Jahr und Tag halbwegs einsehen, daß er nichts erreicht, oder sonst erlahmen, so daß er schließlich den Kampf aufgibt.

Gegenüber anderen Querulanten ist der paranoische ausgezeichnet durch seine unerschütterliche Konsequenz und den Umstand, daß regelmäßig alle seine Querelen auf den ersten unglücklichen Prozeß zurückzuführen sind. Gegenüber anderen Formen fehlen die Zeichen des Paranoids, des Manisch-Depressiven, des Organischen. Doch muß man daran denken, daß eine senile Demenz *oder namentlich eine Paralyse* mit einem gelegentlich Jahre dauernden, querulanten Vorstadium beginnt, in dem die organischen Zeichen nicht gleich zu finden sind.

c) Die übrigen Wahnpsychosen.

1. Der Verfolgungswahn der Schwerhörigen.

Schwerhörige und Taubstumme verstehen die Umgebung häufig nicht genügend, werden deshalb reizbar und mißtrauisch und kommen mit oder ohne Aufregungen zu falscher Beurteilung der Umgebung. In einzelnen Fällen, namentlich bei älteren Frauen, entwickelt sich daraus ein zusammenhängenderes paranoiaartiges Krankheitsbild, gewöhnlich mit Verfolgungsideen, die aber selten volle Sicherheit erlangen und meistens mehr den Charakter ängstlicher Befürchtungen tragen. Erinnerungstäuschungen, Illusionen, gelegentlich wohl auch Halluzinationen bestätigen den Wahn und vergrößern die Schwierigkeiten.

Die Krankheit verläuft unter Schwankungen chronisch und ist unheilbar, wenn auch oft durch geschicktes Benehmen der Umgebung noch deutlich zu mildern.

Allers hat ähnliche Fälle bei Kriegsgefangenen beobachtet, die die Sprache der Umgebung nicht verstanden. Bezeichnend ist, daß hier Heilung eintrat, sobald die Patienten verstehen und verstanden werden konnten.

2. Die Wahnbildungen der Degenerativen.

Unter diesem Namen ist von Birnbaum eine Gruppe von Wahnpsychosen herausgehoben worden, die theoretische und praktische Bedeutung haben, obschon sie wohl außerhalb der Verbrecherwelt der Großstädte nicht häufig sind und vielleicht überall durch etwas weniger rücksichtsvolle Behandlung vermindert werden könnten. Es handelt sich um meistens akut oder subakut infolge von unangenehmen Situationen, namentlich Haft, ausbrechenden Wahnideen, wobei häufig das Bewußtsein mehr oder weniger, aber nicht auf die Dauer getrübt ist. Vom Beobachter aus gesehen haben sie das Ziel, die unangenehme Situation in eine angenehme zu verwandeln, teils durch Größenvorstellungen, teils durch Versetzung der Hindernisse von Wunscherfüllungen in bestimmte Personen, gegen die man glaubt sich wehren zu können. Trotz des häufigen Unsinns der Idee und der zeitweiligen Unklarheit des Denkens in der Richtung des Wahns können die Patienten nebenbei ihre wirklichen Interessen, meist, soweit ihr angeborener Verstand reicht, von ihrem Standpunkt aus recht gut verteidigen. Erinnerungsfälschungen und Halluzinationen des Gehörs und Gesichts, nicht so selten auch des Geruchs und sogar der Körperempfindungen (Elektrizität) unterstützen den Wahn. Dieser ist unsystematisch, logisch gar nicht immer zusammenhängend, macht manchmal einen direkt spielerischen Eindruck, ist an Intensität und Inhalt labil, sich mit den Umständen modifizierend, und kann mit Änderung der Verhältnisse rasch, oft von einem Tag auf den andern, vollständig zurücktreten („heilen“ wäre nicht ganz zutreffender Ausdruck). Von der Paranoia unterscheiden sich diese Bilder durch den labilen unsystematischen und oft unsinnigen Inhalt und vor allem durch ihre Abhängigkeit von äußeren Umständen. Fließende Übergänge gibt es nach verschiedenen Seiten, zunächst natürlich zu allen anderen reaktiven Wahnformen, dann zu Pseudologie, Hysterie, Simulation, zum Epileptoid; auch Verstimmungen, die der Cyclothymie ähnlich sind, können mitspielen.

3. Das induzierte Irresein *(folie à deux)*.

Es kommt vor, daß Paranoide oder Paranoiker (selten Hypomanische) Personen, mit denen sie enge zusammenleben, nicht nur ihre Wahnideen glauben machen, sondern sie so infizieren, daß diese unter Umständen selber weiter an dem Wahne bauen, jedenfalls den Widersprüchen der Wirklichkeit gegenüber blind bleiben, ähnliche Erinnerungstäuschungen und eventuell sogar Illusionen und Halluzinationen wie der zuerst Erkrankte haben und auch paranoide oder hysteriforme Aufregungen durchmachen. Man spricht dann von *induziertem Irresein.*

Man wird aber die einzelnen Gemeindeglieder, die ein Prophet einer unbeweisbaren Ansicht gesammelt hat, nur in den schwersten Fällen als geisteskrank im gewöhnlichen Sinne erklären, obgleich meist keines derselben in der durch die Induktion bezeichneten Richtung als zurechnungs- oder handlungsfähig betrachtet werden dürfte.

Der primär erkrankte Induzierende ist in solchen Fällen ein energischer Charakter. Die Induzierten müssen natürlich eine konstitutionelle oder durch die Umstände erworbene Disposition zum Denken in dieser Richtung besitzen; sie sind meistens Blutsverwandte des Induzierenden, seltener Ehegatten. Sie nehmen oft tätigen Anteil an der Ausbildung des Wahnsystems, steigern einander auch unter sich in der Entwicklung von Symptomen (gleicher psychologischer Vorgang wie bei einem Kumulativverbrechen); vor allem aber machen sie bei den krankhaften Reaktionen nach außen, dem Querulieren, Schimpfen, den Gewalttätigkeiten usw. mit, oder sie ziehen sich gemeinsam zurück, den Kontakt mit der Welt auf das notwendigste Minimum beschränkend.

Bei rechtzeitigem Eingreifen, d. h. Trennung von dem Krankheitsherd, sind die Induzierten meist rasch zu heilen; doch gibt es Ausnahmen, die dann den Verdacht erregen, daß auch bei ihnen eine selbständige Krankheit vorliege, von der nur gewisse Äußerungen wie der Inhalt der Wahnideen durch Induktion bestimmt würden.

Neben den paranoiaähnlichen Epidemien gibt es solche mit *hysteriformen* Symptomen: Verzückungen, Krämpfen, großen hysterischen Anfällen, Chorea magna, Visionen und anderen Halluzinationen hysterischen Charakters; automatischem Predigen. Nicht selten sind beide Reihen von Symptomen gemischt.

4. Die reaktiven Geistesstörungen der Gefangenen.

In der Haft werden natürlich manche Geisteskrankheiten manifest, vor allem die Schizophrenie. Einzelne werden direkt ausgelöst durch die Einsperrung, wie vielleicht das Delirium tremens bei bestehendem Alkoholismus; andere werden erst in der Haft erkannt oder brechen dort aus, wie z. B. eine Paralyse, wobei ein Zusammenhang zwischen Haft und Psychose höchstens darin liegen kann, daß die latent bestehende Psychose zu den Verbrechen oder zum Sich-erwischen-Lassen führte und dann in der Haft manifest wurde.

Daneben gibt es bestimmte Syndrome, die durch die Haft auf psychischem Wege ausgelöst werden und den Stempel dieses Ursprungs in Verlauf und Einzelsymptomen tragen. Natürlich entstehen sie auf gewissen Dispositionen, die aber recht verschieden sein können: Bei manchen Arten von Psychopathien und ausgesprochen chronischen Geisteskrankheiten (vor allem Schizophrenie, dann Epilepsie, aber auch andere) können die verschiedenen Bilder auftreten, je nach der psychischen Konstellation. Diese ist unter anderem stark von der Haftsituation abhängig. Diejenigen Syndrome, die akut eine Geisteskrankheit mimen, wie der Ganserсche Komplex, sind natürlich in erster Linie Krankheiten der Untersuchungshaft; die chronischen Bilder gehören mehr der Strafhaft an.

Man kann noch nicht alle diese Formen beschreiben. Zu erwähnen sind folgende:

a), b) und c) **Übertriebene Affektreaktionen auf die Haft.** Sie entstehen meistens bald nach der Verhaftung, oft schon in den ersten Stunden, können aber auch nach längerer Einsperrung teils als Explosion des allmählich angesammelten Ärgers, teils bei Anlaß irgendeiner Reizung entstehen. Sie äußern sich besonders häufig in einem Wut- und Schimpfanfall mit blindem Zerstören **(Zuchthausknall)** oder einer ängstlichen **Depression** mit unklaren Versündigungs- und Verfolgungsideen. Diese Zustände gehen meist rasch vorüber, der Zuchthausknall gewöhnlich in wenigen Stunden. — Eine längerdauernde und gelegentlich auch nach längerer Haft auftretende Affektstörung ist der **Stupor,** der einen hysteriformen Charakter hat.

d) Ausfluß einer vom Unbewußten durchgeführten Simulation von Geisteskrankheit, wie sie sich der Laie vorstellt, sind der **Gansersche Dämmerzustand** (S. 372 u. 375) und das **Faxensyndrom**[1]; einen kindischen Blödsinn sucht der **Puerilismus** darzustellen (S. 373).

e) Bei länger dauernder Einsperrung haben wir zunächst **psychogene Verstimmungen und Aufregungszustände** als Reaktion auf die unangenehme Situation, wozu die Vischersche **Stacheldrahtkrankheit**[2] der Kriegsgefangenen gehört, dann

f) eine **Querulanz** mit mehr oder weniger ausgesprochenen Wahnideen, bei der die Kranken sich ungerecht behandelt glauben und deshalb mit allen möglichen und unmöglichen Eingaben und Protesten, unter Umständen auch mit Gewalttätigkeiten reagieren.

g) Eines der häufigsten Syndrome bei längerer Einsperrung ist der **Haftkomplex,** der in ganz gleicher Weise auf verschiedenen Dispositionen entsteht: Die Kranken glauben sich nach und nach oder in einer plötzlichen Erleuchtung mit oder ohne Halluzinationen unschuldig[3], freigesprochen oder begnadigt. Da sie in Wirklichkeit nicht frei werden, entwickeln sie Verfolgungsideen auf die Umgebung, den Staatsanwalt, die Gerichte. Halluzinationen verschiedener Sinne, namentlich des Gehörs, auffallend häufig auch solche des Geruchs (giftige Gase werden in die Zelle geblasen) und des Geschmackes geben dem Wahn sinnliche Sicherheit; Erinnerungstäuschungen, Träume von schwerer Mißhandlung, die für wirklich gehalten werden, unterstützen sie. Der Anteil der beiden Komponenten von Befreiung und Verfolgung kann ein sehr verschiedener sein. Im einen Fall herrscht der eine Wahn vor, im anderen der andere. Das Syndrom sieht einem Paranoid sehr ähnlich und ist oft erst durch den Ausgang von einem solchen mit Sicherheit zu unterscheiden. Es heilt in der Regel nach der Entlassung des Kranken aus der Strafanstalt oder nach Versetzung in die Irrenanstalt.

Kraepelin nennt neben der Haftquerulanz als Zuchthauspsychose den **„Verfolgungswahn mit lokaler Färbung“** (regelmäßig mit Halluzinationen) und den von Rüdin sog. **„präsenilen Begnadigungswahn“**, der bis jetzt nur bei lebenslänglich

[1] Bleuler: Das Faxensyndrom. Psychiatr.-neur. Wschr. **12**, 375 (1910/11).

[2] Vischer: Die Stacheldrahtkrankheit. Zürich: Rascher 1918.

[3] Auch sonst wird das Verbrechen oder die Verurteilung häufig nachträglich vollständig von der Erinnerung abgesperrt.

Verurteilten nach langer Haft beobachtet worden ist. Da sich zum ersten meist Befreiungs- und zum zweiten Verfolgungsideen gesellen, lassen sich die beiden Zustände als durch verschiedene Umstände (und vielleicht auch Anlagen) bedingte Varianten des Haftkomplexes auffassen. Der präsenile Begnadigungswahn ist unheilbar.

Kraepelins **Gefangenenwahnsinn** tritt bald nach der Verhaftung auf, zeigt ein Gemisch von depressiven und Größenideen, die aber nicht fixiert werden, und leichte Bewußtseinstrübung. Er heilt nach Entlassung oder nach Versetzung in eine Irrenanstalt.

Behandlung. Die allgemeine Vorbeugung besteht natürlich in möglichster Vermeidung von Konflikten und in Beschränkung der Einzelhaft, die spezielle in verständnisvoller Berücksichtigung der Situation und der Eigentümlichkeiten der Gefangenen, die ja sozusagen alle Psychopathen in verschiedener Richtung sind. Die ausgesprochene Psychose heilt, soweit sie nicht Exacerbation eines sonst bestehenden chronischen Zustandes ist, in den akutesten Formen jedenfalls, in den meisten anderen durch Versetzung in ein besseres Milieu, das mehr Rücksicht auf die Krankheit als auf den „Strafzweck“ nimmt (Irrenanstalt), regelmäßig. Untersuchungspsychosen, die den (unbewußten) Zweck haben, eine Freisprechung oder eine Sistierung wegen Geisteskrankheit zu erlangen, heilen natürlich nicht leicht während des Verfahrens. Für die spezifischen Krankheiten der Lebenslänglichen fehlt die wichtigste Bedingung der Heilung.

d) Psychopathische Reaktionen vornehmlich thymopsychischer Natur.

1. Affektive Primitivreaktionen.

Unter Primitivreaktionen versteht Kretschmer[1] die übertriebenen oder falschen einfachen affektiven Reaktionen wie Schreien, Wutanfälle, Affektstupor, reaktive Depressionen („Heimweh“), die selteneren manieartigen reaktiven Zustände u. ä. Sie kommen schon bei Tieren vor, dann bei Kindern, bei Geisteskranken und Neurotikern aller Art und bei den verschiedensten Psychopathen, und zwar auch bei solchen, die in anderer, z. B. intellektueller Hinsicht sehr hoch stehen. Oft wie im Zuchthausknall erscheinen sie als selbständige „transitorische“ Krankheiten. Solche gehen regelmäßig mit starker Bewußtseinsstörung mit oder ohne Halluzinationen einher, dauern einige Minuten bis höchstens einige Wochen, hinterlassen ausgesprochene bis vollständige Amnesie und volle Einsicht. *(„Exogene Reaktionstypen“.)* Sie entstehen auf verschiedenen Psychopathien, aber auch auf eigentlichen Geisteskrankheiten (Schizophrenie, Epilepsie, Organische usw.). Da sie relativ kompliziert sind, könnten sie auch mit den reaktiven Depressionen und Exaltationen in einem Begriff vereinigt werden.

Eine ganz andere Art Primitivreaktionen gehen über vegetative Vorgänge, vegetatives Nervensystem, namentlich Vasomotorius, Tonus der glatten und gestreiften Muskulatur, Endokrinie usw. Bei Schreck z. B. sieht man Versagen der Beine, grobes Zittern, Ohnmachten, Bonhoeffers *„vasomotorischen Symptomenkomplex“*: Herzklopfen, Labilität und Steigerung der Pulsbewegung, Schweißausbrüche, nächtliches Aufschrecken, ängstliche Träume, bestimmte Formen von *Dämmerzuständen.* Wenn ein Krankheitswunsch besteht, so kann sich das an sich rasch vorübergehende Syndrom zur Krankheit verlängern oder steigern.

2. Reaktive Depressionen und Exaltationen.

Reaktive *Depressionen* sind meist Primitivreaktionen bei einfacheren Naturen und heilen dann nach kurzer Zeit spontan oder auf Beseitigung der Schwierigkeit. Sonst sind Depressionen auf äußeren Anlaß, die sich zu einer Geisteskrankheit mit eigenem Verlauf steigern, entgegen verbreiteten Anschauungen recht selten. Soweit sie zum Psychiater kommen, sind sie meist Teilerscheinungen von anderen Krankheiten, namentlich des manisch-depressiven Irreseins und natürlich von Psychopathien und Neurosen.

Manien als bloße Übertreibungen einer Reaktion auf ein freudiges Ereignis kenne ich nicht; die Auslösung eines Anfalles durch ein schmerzliches oder ein angenehmes Erlebnis beim Manisch-Depressiven ist etwas anderes.

3. Die reaktiven Triebe. (Impulsives Irresein Kraepelins.)

Verschiedene Triebhandlungen, die unter anderem auch als *impulsives Irresein* und früher als *Monomanien* beschrieben wurden, haben sich in

[1] Kretschmer: Medizinische Psychologie. Leipzig: Georg Thieme 1926.

ihrer großen Mehrzahl als Reaktionsformen entpuppt. Doch gibt es äußerlich gleiche Handlungen infolge von organischen Hirnstörungen, von Epilepsie, von Alkoholvergiftung und ähnlichem, und außerdem spielen manchmal die eigentlichen Reaktionen erst auf dem Boden solcher Bewußtseinsveränderungen. Anderen liegen psychotische Dispositionen, namentlich Schizophrenien zugrunde. Als selbständige Krankheitsbilder erwachsen sie auf dem Boden von allerlei Psychopathien.

Am häufigsten sind die fast nur bei Männern zu beobachtenden *Wanderzustände (Fugues, Poriomanie)* epileptisch oder hirntraumatisch; andere kommen bei Schizophrenien vor. Rein reaktive sind meist Primitivreaktionen und können habituell sein oder nur einmal im Leben auftreten; letzteres namentlich in der Pubertät.

Am auffälligsten ist wohl der Trieb, Feuer anzulegen *(Pyromanie)*, den wir am häufigsten bei jungen Leuten sehen, die sich in einer (subjektiv) unerträglichen Situation befinden, vor allem bei halbwüchsigen Dienstmädchen, die aus der eigenen Familie herausgerissen, am neuen Ort keinen Gefühlsanschluß finden können. Die Brandstiftung wird trotz des Triebartigen in bezug auf die Hauptsache, das Brandstiftenwollen, ganz überlegt, oft mit einem gewissen Raffinement durchgeführt, so daß manche nicht gleich entdeckt werden. In solchen Fällen handelt es sich meist um ein einmaliges Verbrechen; doch können auch mehrfache, ja vielfache Wiederholungen vorkommen. Die Täter wissen in der Regel keinen genügenden Grund anzugeben, wenn nicht der Richter einen in sie hinein examiniert; die Tat war so wenig ihre eigene, daß sie, auch wenn sie sonst moralisch sind, nicht einmal ein richtiges Bedauern aufbringen. Die nächstliegende Erklärung ist die, daß sie durch Anzünden des Hauses, in dem es ihnen nicht zum Aushalten ist, eine Veränderung erzwingen wollen. Abgesehen davon, daß es dazu auch viele andere Mittel gäbe[1], läßt sich die Erklärung gar nicht in allen Fällen anwenden, z. B. wo Häuser Fremder angezündet werden.

Bei einzelnen liegt die unerträgliche Situation in einem *sexuellen Verhältnis* oder in unglücklichen sexuellen Aspirationen[2]. Andere haben beim Feueranlegen oder beim Ansehen des Feuers direkt sexuelle Erregungen. Eine große Rolle spielt auch der *Alkohol*. Manche zünden nur im Rausch an oder eine Zeitlang in jedem Rausch, ohne daß andere Gründe zu erkennen wären. Eine Disposition schafft jedenfalls auch die *Menstruation*.

Manchmal gehen der Tat deutliche Verstimmungen mit Angst, „Heimweh", Verdauungsstörungen u. dgl. voraus. Während der Ausführung scheinen die einen in einer Art Dämmerzustand zu sein, die anderen überlegen und bestehen einen bewußten Kampf zwischen Trieb und Moral; bei einzelnen kommt der Trieb plötzlich und wird gleich ausgeführt, ohne daß eine eigentliche Überlegung Zeit hätte, sich dazwischen zu schieben.

Die Pyromanie tritt jedenfalls bei sehr verschiedenen Dispositionen auf. Einzelne dieser Leute scheinen nicht einmal stark krankhaft zu sein und können später ein normales Leben führen[3].

Seltener sind die jungen Dienstmädchen, die in der nämlichen Situation die ihnen anvertrauten Kinder *umbringen*, und die triebhaften *Giftmischer*

[1] Ein sehr intelligentes Mädchen in der nämlichen Situation zerstörte in der FREUDschen unbewußten Manier Geschirr, zum Teil in kurzen Ohnmachten, bis uns der Zusammenhang klar wurde.

[2] Eine andere Art der Entladung ist der *Selbstmord* (vgl. JASPERS: Heimweh und Verbrechen. Diss. Heidelberg 1909).

[3] Vgl. SCHMIDT: Zur Psychologie der Brandstifter. JUNG: Psychologische Abhandlungen. Leipzig-Wien: Franz Deuticke 1914.

(ebenfalls nur weiblichen Geschlechts), die offenbar nach ganz anderen Motiven handeln.

Zu seinen Impulsiven zählt KRAEPELIN auch einen Teil der *anonymen Briefschreiber*, von denen allerdings manche leicht zu durchschauende hysterische Phantasten sind, die oft zugleich sexuelle Befriedigung bei ihrer Federbetätigung finden.

Die echten *Kleptomanen* haben einen aktiven Trieb, sich fremdes Gut anzueignen, oft ganz unabhängig davon, ob es ihnen nützlich sein kann; sie stapeln es oft nur auf, verschenken oder vernichten es, lassen es unter Umständen dem Bestohlenen auf irgendeine Weise wieder zukommen. Häufig steht die Unwiderstehlichkeit im Zusammenhang mit den Stehlakt begleitenden sexuellen Gefühlen. Es können auch Bewußtseinstrubungen oder hysteriforme Dammerzustände den Trieb begleiten, so daß man von Stehlen im hysterischen Anfall reden könnte. Die übrigen Fälle könnten ohne Schwierigkeit den Zwangskranken zugezählt werden. Die Psyche im allgemeinen erscheint dabei nicht auffallend krankhaft; die Moral kann ganz gut sein, wenn auch langjährige Kleptomane dem Unrecht, das sie tun, gegenüber etwas abgestumpft zu sein pflegen.

Die *Warenhausdiebinnen,* die auch hierher gezählt werden, sind zum größten Teil anderer Natur; sie erliegen als Gelegenheitsdiebinnen dem raffinierten Reiz der modernen Auslagen und stehlen oft auch Unbrauchbares wie Brauchbares zusammen und haben dabei nicht nur am Besitz, sondern auch am Sport des gefährlichen Stehlaktes eine gewisse Genugtuung. Durch exemplarische Bestrafung lassen sich die meisten abschrecken.

Kleptomanie und Warenhausdiebstahl kommen fast nur bei Frauen vor. Bei beiden Formen soll die Zeit der Menstruation besonders kritisch sein. Selbstverständlich hat man sich vor zu häufiger Diagnose der Kleptomanie zu hüten. Nicht nur ein „Trieb“ im gewöhnlichen Sinne, etwas zu nehmen, sondern ein *krankhafter* Trieb muß nachgewiesen werden. Am leichtesten ist das in den Fällen, wo auch ganz unbrauchbare Dinge gestohlen werden, oder wo der Dieb das Gestohlene gar nicht benutzt oder auf irgendwelchen Wegen wieder zurückerstattet.

Als letzte Kategorie erwähnt KRAEPELIN die *Kaufsüchtigen* (Oniomanen), bei denen auch das Kaufen triebhaft ist und zu unsinnigem Schuldenmachen führt, wobei von einem Nagel an den anderen gehängt wird, bis eine Katastrophe für kürzere Zeit die Situation ein wenig klärt — ein wenig, aber niemals ganz, weil sie nie alle Schulden eingestehen. Es handelt sich auch hier nach KRAEPELIN immer um Frauen.

Hier mögen auch noch die *krankhaften Sammler* angeführt werden, die unsinnig viel Zeit und Geld einer Marotte opfern und sehr leicht ohne sonstige moralische Schwächen auch zum Stehlen kommen.

4. Die reaktiven Charakterveränderungen.

Die reaktiven Charakterveränderungen kommen nur dann zur ärztlichen Beobachtung, wenn die Veränderung als eine Verschlechterung zu bezeichnen ist. Sie treten mehr in der Kindheit als im reifen Alter ein, können sich dann aber durchs ganze Leben halten, wenn nicht entsprechende Maßnahmen oder gründliche Änderung der Umgebung Heilung bringt. Wenn man Michael Kohlhaas nicht als eigentlichen Paranoiker auffassen und der Beschreibung von KLEIST folgen will, so wäre er einer dieser Typen. Weitere Einzelheiten vgl. S. 70f.

e) Die großen neurotischen Syndrome.

Über die allgemeine Auffassung, Entstehung, Voraussage und Behandlung siehe die Einleitung zu Kapitel XII, S. 340ff.

1. Hysterische Syndrome. „Die Hysterie".

Als hysterischen Symptomenkomplex bezeichnet man die massigeren neurotischen Symptome und diejenigen mit auffälligen psychischen Zusammenhängen, also auf rein psychischem Gebiet die psychogenen Dämmerzustände, auf körperlichem die Anästhesien, Hyperästhesien, Lähmungen, Krämpfe und Kontrakturen, Quaddel- und Blasenbildungen, psychogene Blutungen, psychogenes Erbrechen und die vielen anderen Erscheinungen analoger Art. Gemeinsam mit den („Pseudo"-)Neurasthenien (s. S. 378f.) sind dem hysterischen Symptomenkomplex die Parästhesien und die abnormen Beeinflussungen der vegetativen Organe einschl. Vasomotorius.

Die psychischen und die körperlichen hysterischen Symptome, z. B. eine Kontraktur und ein Dämmerzustand, scheinen zunächst keine direkte Zusammengehörigkeit zu haben. Dennoch kann man einen brauchbaren Begriff nur auf alle die genannten Symptomenkomplexe zusammen aufbauen, denn sie werden durch gleiche Reaktionen bei gleich disponierten Leuten erzeugt: und wenn auch die psychischen Erscheinungen allein vorkommen können, sind neben den körperlichen immer wenigstens andeutungsweise gleichgerichtete psychische Anomalien vorhanden.

Körperliche Symptome. Der Ausdruck „körperlich" hat in der Symptomatologie der Hysterie wie der übrigen Neurosen eine andere Bedeutung als sonst. Es handelt sich z. B. bei den hysterischen Anästhesien um reine Absperrung von ankommenden Reizen nicht einmal aus der Psyche, sondern aus dem momentanen Bewußtsein (etwa wie wenn wir bei Aufmerksamkeit auf einen Vorgang einen anderen nicht wahrnehmen) und bei den veränderten Organfunktionen um psychische Beeinflussung dieser Organe, wie der Schmerz Tränen hervorbringt, Scham erröten macht, Angst die Darmtätigkeit anregen kann, d. h. um Dinge, die man in anderem Zusammenhang psychisch nennt, am besten aber als „*psychogene Körpersymptome*" bezeichnet.

Der psychische Ursprung der hysterischen *An- und Hyperästhesien* wird unter anderem dadurch bewiesen, daß sie in ihrer Begrenzung den anatomischen Vorstellungen des Patienten entsprechen[1]. Eine Hand, ein Vorderarm, eine Manschette, eine Seite mit genauer Abgrenzung in der Mittellinie ist anästhetisch; und all das muß unter gewöhnlichen Umständen gar nicht die Folgen organischer Anästhesie haben: trotz Anästhesie und Analgesie der Hand verletzen die Kranken sich nicht (vgl. als Gegensatz die Syringomyelie) und können feine Arbeiten machen; kinästhetische Anästhesie macht hier keine Ataxie; ja die Patienten wissen von der Störung meist gar nichts, bis die ärztliche Untersuchung sie darauf aufmerksam macht (außer wo die Anästhesie einen direkten Zweck hat, wie bei einzelnen traumatischen Formen). Die anderen Folgen von Reizung in anästhetischen Gebieten sind sehr verschieden; die Schmerzreaktion der Pupillen bleibt meist erhalten, die reflektorischen Veränderungen des Blutdruckes aber können fehlen, sogar Shock durch schwere Reizung der anästhetischen Abdominalorgane soll ausbleiben können; Analgesie ist oft mit geringer oder fehlender Blutung bei kleineren Verletzungen („Hexenmal"!) und mit Erhöhung des galvanischen Hautwiderstandes verbunden; dagegen sind die Hautreflexe meist nicht verändert, besonders die dem Willen unzugänglichen, wie der Kremasterreflex. Auch die Schleimhautreflexe verhalten sich verschieden (beim Würgreflex scheint der Ausfall beim Gesunden und beim psychogen Kranken ebenso sehr von der Art der Untersuchung abzuhängen wie von der Reaktionsweise des Untersuchten). Daß die Symptome unter psychischen Einflüssen an Intensität und Extensität leicht wechseln, ist nach dem Obigen selbstverständlich.

Die Anästhesien können beliebige Qualitäten (Getast, Wärme, Schmerz, Gesicht, Geschmack usw.) betreffen, nicht gerade häufig alle zusammen.

---

[1] In neuerer Zeit sind auch bei Rindenschädigungen ähnliche Lokalisationen beschrieben worden; doch sind das Seltenheiten.

Neben Amaurosen, meist monokular und mit erhaltener Pupillenreaktion, kann Farbenblindheit oder Farbeneinschränkung vorkommen. Charakteristisch für den psychogenen Ursprung ist namentlich das „röhrenförmige Gesichtsfeld“, dessen Flächengröße mit der Entfernung nicht zunimmt. Das Gehör ist bei Friedenshysterien am seltensten betroffen. Wenn nicht durch die Suggestion der Untersuchung bestimmte Grenzen fixiert werden, wechseln hysterische Störungen der Sensibilität an Begrenzung und Intensität recht stark, sobald man die Proben etwas variiert (Ablenkung, verschiedenartige Kombinationen von Suggestionen).

Die lokalen Hyperästhesien bedürfen keiner Beschreibung. Besonders zu erwähnen sind allgemeine Schmerzhaftigkeit bei Bewegungen [MOEBIUSsche Akinesia algera (vgl. Erwartungsneurose), Clavus, Torticollis hystericus, Neuralgien, Vaginismus, Pruritus usw.]. Ein Teil der Schmerzen ist jedenfalls auf irgendwelche Krampfzustände zurückzuführen, so auch der häufige Globus hystericus, die Empfindung einer vom Unterleib in die Kehle aufsteigenden Kugel; der Vaginismus. VALLEIXsche Schmerzpunkte können wie die hysterischen Zonen den Kranken suggeriert werden. Die berühmte „Ovarie“ ist wohl ein Produkt ärztlicher Eingebung, wenn auch die betr. Druckstelle gewisse Eigentümlichkeiten hat.

Die *Sehnenreflexe* sind meist gesteigert, wenn nicht ein zufälliger Grund wie Stupor, Erschlaffung der Beine durch lange Lähmungen u. dgl. sie herabsetzt. Die *Pupillenreaktion* ist in der Regel normal (doch gibt es seltene, noch nicht ganz verständliche Ausnahmen; verengte, starre Pupillen beruhen wohl auf Akkommodationskrampf).

Die *Reflexe von Haut und Schleimhäuten aus* sind ungemein wechselnd; unempfindliche Stellen sind gar nicht immer reflexlos.

Von *motorischen Symptomen* sind *Paresen* und *Lähmungen* und *Kontrakturen* zu erwähnen: Lähmungen natürlich wieder nicht anatomisch, sondern psychisch zusammengehöriger Muskelgruppen, also eines Gliedabschnittes, namentlich aber bestimmter Funktionen (Astasie-Abasie; Schlinglähmung); abgesehen von der Aphonie sind Sprechstörungen (Stottern) selten, häufiger irgendwelche Ticks.

Von den *Organfunktionen* sind namentlich die *sympathischen* und *vasomotorischen* (Herz!) häufig und stark alteriert.

Vielleicht kommen auch *trophische Störungen*, Quaddel- bis Blasenbildungen und Blutungen vor (Stigmatisierte), jedenfalls gibt es ein *psychogenes Fieber*, wie unter anderem die Erfahrungen der Lungenärzte mit Injektionen von Aqua destillata, das für Tuberkulin gehalten wird, beweisen.

Vom *Magendarmkanal* aus sind neben dem Globus Anorexie und Erbrechen beliebte Symptome; es kann aber jede beliebige Funktion betroffen sein. Vgl. auch die „hysterophilen“ Krankheiten S. 349.

Auf *rein psychischem Gebiet* wären zuerst die Dauersymptome zu nennen, die zwar im wesentlichen der Disposition angehören, aber durch manifeste Hysterie noch verstärkt werden: Labilität der *Affekte*, Launenhaftigkeit, Augenblicksreaktionen in allen Beziehungen mit übertriebenen Affektausbrüchen nach verschiedenen Richtungen. Diese haben meistens etwas Theatralisches; man hat das Gefühl, daß dem Aufwand von Geschrei und Tränen die wirkliche Affektkraft nicht ganz entspreche, und der von vielen bei jeder Gelegenheit angedrohte Selbstmord wird zwar oft in Szene gesetzt, aber selten durchgeführt. Lach- und Weinkrämpfe ohne klare Motivierung sind nicht selten. Bemerkenswert ist auch, wie leicht im ganzen die Hysterischen ihre „Beschwerden“ tragen; bei vielen ist es deutlich, daß sie sich in der Rolle des Kranken geradezu gefallen. Das kann so weit gehen, daß sie wirkliche Krankheiten erwerben wollen[1], sich selbst verletzen oder sich kastrieren, amputieren lassen (furor operatorius passivus). Unter bestimmten Konstellationen können Hysterische vorübergehend oder andauernd indifferent, gefühlsarm, wie in einem affektiven Torpor erscheinen.

Bekannt ist die *Suggestibilität* der Hysterischen. Es gab aber eine Zeit, wo man diese Kranken als besonders renitent gegen Fremdsuggestionen bezeichnete; dafür seien sie besonders autosuggestibel. Die Wahrheit liegt eben darin, daß sie eine starke positive und eine starke negative Suggestibilität haben.

Die *Aufmerksamkeit* ist der Affektivität entsprechend eine sehr variable. In schwerer Erkrankung haben die Leute Mühe, sich zu sammeln. Sonst hängt dieselbe meist vom Interesse ab, kann ausgezeichnet oder auch sehr schlecht in den verschiedenen Beziehungen sein.

Das *Gedächtnis* wird leicht durch die Affektivität verfälscht; die nicht seltene Verbindung der Hysterie mit Pseudologia phantastica bringt eine stärkere ähnliche Störung hinein. „Zerstreutheit“ bei der Aufnahme wie bei der Reproduktion beeinträchtigt die Gedächtnisfunktion. Ferner hinterlassen heftige Aufregungen manchmal und die Dämmerzustände regelmäßig Amnesien.

Die *Intelligenz* kann gut oder schlecht sein. Das Urteil wird aber oft durch die Affekte getrübt.

Die *Sexualität* der Hysterischen ist noch viel weniger zu beurteilen als die anderer; wir sehen alle Extreme, namentlich auch unter den weiblichen Hysterischen viele, die beim Coitus frigid oder sogar negativ eingestellt sind, während sie psychosexuell sehr empfindsam sein können.

Die *anfallsweisen Symptome* schließen sich in der Regel an irgendein affektives Ereignis an, wozu auch Körperverletzungen, namentlich entschädigungspflichtige Unfälle, gehören. In den *hysterischen Dämmerzuständen* glauben sich die Kranken in den ausgesprochenen Fällen in einer ganz anderen Umgebung, in der Wüste, im Himmel, haben merkwürdige Abenteuer, werden von Räubern fortgeschleppt oder unter ekstatischen Wohlgefühlen in den Himmel aufgenommen usw. Oft wiederholen sie wirklich erlebte aufregende Szenen, sexuelle Attentate u. dgl. Andere Dämmerzustände erfüllen Wünsche, die das Leben nicht gewähren kann, oder schließen wenigstens eine große Unannehmlichkeit mit allem, was drum und dran hängt, aus. Es soll auch Dämmerzustände mit unzusammenhängenden Verwirrtheiten geben; jedenfalls kommen ängstliche halluzinatorische Zustände mit allerlei schreckhaften Fratzen und Tiergestalten vor, bei denen ein logischer Zusammenhang nicht gleich ersichtlich ist.

Scheinbar lauter Unsinn wird produziert beim Ganser*schen Syndrom*, dessen Sinn die Darstellung einer Psychose ist, oft zu dem dem Beobachter durchsichtigen Zwecke, einer Bestrafung oder wenigstens einer harten Beurteilung zu entgehen. Die Kranken machen *systematisch* vieles verkehrt, suchen den Schlüssel mit dem Bart nach oben oder mit dem Ring einzustecken; wenn er im Loch ist, drehen sie nach der falschen Seite; sie streichen das Zündholz an der Holzseite an oder überall an der Schachtel, nur nicht an den Reibflächen, nennen auf die Frage, wieviel 2×3 sei: 5 oder 7 oder auch jede Zahl unter 10, nur nicht die richtige, lesen an der Uhr 12 für 6, 3 für 9, haben zwei Nasen usw.

[1] „Der Simulant will krank scheinen, der Hysteriker krank sein.“

Dem GANSERschen Syndrom verwandt ist der „*hysterische Puerilismus*“, der in etwas unkonsequenter Weise das kleine Kind spielt und wochenlang dauern kann. Der Patient nennt sich Hänschen, spricht in Infinitiven oder gar nicht, zählt Geldstücke unbeholfen, unrichtig, höchstens nach der Stückzahl, nicht nach dem Wert; zeichnet kindliche Figuren, spielt den ganzen Tag wie ein kleines Kind, läßt sich durch jede Kleinigkeit ablenken, sucht die Mutter, nennt sich eventuell selbst 12jährig usw. Daneben macht er aber auch anderes Unrichtiges und Verkehrtes, was Kinder richtig verstehen würden, kennt seine Verwandten nicht, hat einen ganz ungenügenden Assoziationszufluß; es kann Analgesie bis zu Fehlen des Cornealreflexes bestehen. Das Syndrom ist jetzt hauptsächlich bei inhaftierten Militärpersonen beschrieben.

Die *Pseudodemenz* (WERNICKE) stellt in erster Linie ein *Nichtwissen* des Nächstliegenden dar, (5×6 soll 56 sein). Auch die Merkfähigkeit ist schlecht. Daneben findet man psychogene Anästhesien, vasomotorische Erscheinungen u. ä. Bei Prüfung auf Romberg kann sich der Patient ohne Versuch des Balancierens hinfallen lassen. Die Stimmung ist meist stumpf, deprimiert.

Wichtig ist bei allen diesen Gestaltungen außer ihrer Wandelbarkeit der Ausfall elementarer Kenntnisse, die bei den organischen Störungen erhalten bleiben. Zweckpsychose bei Untersuchungsgefangenen läßt Schuld vermuten; der Unschuldige braucht nicht krank zu sein (BOSTROEM).

Auch orientierte Dämmerzustände kommen bei der Hysterie vor. Sie dauern oft recht lange (sogar Monate); die Kranken sind dem Charakter nach andere, handeln zwar irgendwie nach einem Plane (z. B. stehlen, reisen; hierher gehören viele *Wanderzustände*), aber ohne Rücksicht auf die Zukunft und oft im Widerspruch mit ihrem sonstigen Charakter. Sie benehmen sich dabei geordnet, fassen die Umgebung in ihren einfacheren Verhältnissen richtig auf, so daß sie gar nicht immer als Kranke auffallen. In diesen sowie in den unklaren Dämmerzuständen können Diebstähle, Brandstiftungen und ähnliche Verbrechen begangen werden.

Die hysterischen Dämmerzustände verschiedener Art sind oft eingeleitet durch eine mehrstündige Verstimmung; sie dauern Minuten bis Tage, selten länger und sind in der Regel von vollständiger Amnesie gefolgt.

Anschließend an Dämmerzustände oder als gleichberechtigte Erscheinungen können *Stuporzustände*, gelegentlich mit Flexibilitas cerea vorkommen. Dann sehen wir *Schlafzustände* von sekunden- bis jahrelanger Dauer. Auch reaktive Depressionen können bei Hysterie vorkommen, haben aber hier meist nur kurze Dauer (Tage, Wochen), ferner vorübergehende Angstanfälle mit körperlichen Symptomen wie Zuschnüren im Halse, höchste Beklemmung.

Auch außerhalb der eigentlichen Dämmerzustände können einmal Vorstellungen so lebhaft werden, daß sie als *Halluzinationen* imponieren; meist handelt es sich um Gesichtstäuschungen. Wo andauernde Gehörshalluzinationen ohne Bewußtseinsstörungen vorkommen, liegt keine bloße Hysterie vor.

Hauptsächlich bei Hysterischen kommen *Wachträume* vor, die zeitweilig den Patienten so beherrschen, daß sie als krankhaft zu bezeichnen sind, weil sie ihn an der Rücksichtnahme auf die Realität hindern.

Wieweit bloße hysterische *Wahnbildung* gehen kann, ist noch nicht zu bestimmen und jedenfalls vom psychischen Milieu abhängig. Auch in unseren Verhältnissen kann sich eine Hysterika gravid glauben, alle Zeichen der Schwangerschaft mit Ausnahme des vergrößerten Uterus, aber inklusive

Kolostrum darbieten und ihren Mann, einen angesehenen Praktikus, veranlassen, auf einen bestimmten Termin die Wochenpflegerin ins Haus zu nehmen. Wenn sie aber in ihrem Wahnkind einen Christus erwartet, wird die Patientin in Mitteleuropa eine Schizophrene sein. Ebenso sind bei uns und in unserer Zeit diejenigen Patientinnen Schizophrene, die an Stelle des Kindes eine Kröte oder eine Schlange im Leibe haben.

Man spricht auch von *hysterischer Manie, Melancholie, Verrücktheit.* Es ist möglich, daß einmal bei gewisser Behandlung das affektive Verhältnis zur Umgebung einer Verrücktheit gleichen mag; ferner verlaufen die manischen Anfälle bei Leuten, die zugleich hysteriforme Disposition haben (also bei Kombination zweier Krankheiten), mit auffallend lebhaften Gesichtshalluzinationen, die an die Hysterie erinnern; aber was sonst so bezeichnet wird und namentlich früher alltäglich so genannt wurde, sind meiner Erfahrung nach Schizophrenien; die wenigen Male, da ich glaubte, von dieser Regel abgehen zu müssen, habe ich eine falsche Diagnose gemacht.

Als *hysterische Anfälle* bezeichnet man allgemeine motorische Erscheinungen mit allerlei Bewegungen (nicht Krämpfe einzelner Muskeln), Faxen, Starrezustände; der Kreisbogen mit Aufliegen auf Kopf und Ferse ist beliebt. Neben den mehr oder weniger inkoordinierten Bewegungen findet man häufig stärker oder schwächer versteckte und karikierte Darstellungen irgendwelcher Erlebnisse oder Wünsche, so daß solche Anfälle eigentlich ebensogut zu den Dämmerzuständen zu zählen wären. Von Fall zu Fall haben die Erscheinungen keinen bestimmten Charakter, dagegen können bei der nämlichen Patientin die einzelnen Anfälle unter sich genau gleich sein. Sie können beliebig lange dauern, sich beliebig wiederholen (tausend und mehr an einem Tage), affizieren aber den Puls und das Allgemeinbefinden auffallend wenig.

Neben solchen motorischen Anfällen gibt es auch bloße *Ohnmachten* oder *Schwindelzustände*, die wohl mehr vasomotorischen Ursprunges sind.

Noch mehr als bei anderen Neurosen ist hier der *Schlaf* sehr launisch, bald fehlend, bald sehr gut oder übertrieben, bald zur Unzeit eintretend.

Hysterische Dämmerzustände. 42jährige Buchhalterin. Immer etwas nervös. Nicht bei der Familie erzogen. Von Verwandten „nicht verstanden“, tut aber sehr viel für sie; auch sonst wohltätig. Der Bräutigam starb kurze Zeit vor der Hochzeit im Burghölzli. In der letzten Zeit mußte sie einem Bruder, der sich hatte scheiden lassen und krank war, die Haushaltung führen und ihn pflegen und auch ein diphtheriekrankes Kind besorgen. Zur Erholung reiste sie zu einer Freundin, kam aber in einen Festtrubel hinein. Nachdem sie einmal gegen ihre Gewohnheit ein Glas Wein getrunken, fing sie auf einem Kirchhof an, die Gräber aufzukratzen, wußte nachher nichts davon. Bekam aber weitere unklare Zustände. Deswegen in die Klinik, wo sie zuerst zu verschiedenen Tageszeiten Anfälle bekam: Sie glaubte sich auf dem Kirchhof, hörte Tote und sah das eine Mal Erwachsene, das andere Mal Kinder. Diese kamen zu ihr, zum Teil auch ins Bett, worauf sie das Bett verließ, um ihnen nicht unbequem zu sein. Tote Kinder riefen ihr, sie solle sie ausgraben. Während sie in den guten Zeiten von den Dämmerzuständen nichts wußte, erinnerte sie sich während der unklaren Zeiten gut an die früheren. Eine einzige Suggestion während eines Dämmerzustandes bewirkte, daß sie auch im Wachzustand sich erinnern konnte; allerdings nahm im Laufe der nächsten Woche die Deutlichkeit wieder ab. Nachher jede Nacht ein Anfall, regelmäßig zwischen zwölf und eins (Geisterstunde) . . . . Durch eine einzige Hypnose wurden die Dämmerzustände coupiert, das nachher bestehende Kopfweh nur in zahlreicheren Sitzungen . . . . Sie hat später verschiedene hysterische körperliche Symptome gehabt, einmal einen Torticollis hystericus; ein Chirurg verkannte ihn als Caries, wollte die Patientin im Gipsverband einige Monate ins Bett legen, wodurch sie um ihre Stellung gekommen wäre. Einige Hypnosen heilten sie. Seit Jahren gibt ihr die Christian Science Trost und relative Gesundheit.

Hysterische Körpersymptome. Ein Mädchen, das in moralisch verkommener Umgebung aufgewachsen und verschiedenen sexuellen Angriffen ausgesetzt gewesen war, litt unter vielen anderen hysterischen Symptomen an Erbrechen nach Milchgenuß. Es stellte sich heraus, daß das davon herrührte, daß ein Stallbursche, bei dem sie Milch holen mußte, sie zur receptio seminis in ore hatte zwingen wollen. Sie bekam Leibschmerzen, wenn sie in kaltem Grase saß und führte sie auf „Erkältung" zurück. Sie war aber zur Zeit eines künstlichen Abortes im kalten Grase gelegen, daher die Assoziation, die erst durch die Untersuchung aufgedeckt wurde. Sie mußte nach den Besuchen einer Freundin erbrechen: diese hatte ihr einmal erzählt, daß sie abortiert hatte. Patientin selber hatte einen Abortversuch mit Tabakabsud gemacht, nach dem sie schrecklich hatte erbrechen müssen. Sie hatte oft Schmerzen im rechten Biceps „infolge von Überarbeitung" beim Glätten, „bei schlechtem Wetter": sie hatte den Arm einmal in Gewissensbissen wegen Masturbierens zwischen Bett und Mauer eingeklemmt. Die Schmerzen entstanden wirklich immer nach dem Masturbieren mit einem bestimmten Vorstellungskomplex. Alle diese wie die übrigen Symptome verschwanden dauernd (mehr als 29 Jahre) nach Aufhellung der Zusammenhänge in Hypnose. Ein Teil der Angaben des Mädchens konnte durch Nachforschung und namentlich auch durch Studium seiner Gerichtsakten nachgeprüft werden und erwiesen sich ausnahmslos als vollständig richtig.

Hysterische Krampfsymptome. 20jähriges Kindermädchen, in geordneten Verhältnissen aufgewachsen. Gute Intelligenz, aber schon früh unaufrichtig und etwas launenhaft. Mit 12 Jahren Meningitis (?). Ungefähr seit dieser Zeit kleinere Diebstähle zu Hause. An zwei Stellen wegen Unehrlichkeit entlassen, dann in Paris bei einer Kupplerin, hierauf Stellungen als Kindermädchen. 17jährig hysterische Anfälle mit Krämpfen und Toben; dann wieder Stummheit und ab und zu sogar Taubheit. In der Nacht Anfälle von Lärmen und Krämpfen. Aus einer Irrenanstalt wurde sie nach 3 Monaten geheilt entlassen. Dann 5 Monate Lehrzeit bei einer Schneiderin, wo sie sich tadellos hielt. Als wieder Zuckungen sich zeigten, kam sie zu einer Tante, wo sie im Geschäft helfen sollte; sie trieb sich aber herum, brachte phantastische Erzählungen vor, wie sie unter Obhut von Negern ein Geheimbureau führe u. dgl. Entwendete größere Summen, knüpfte ein Verhältnis mit einem jungen Manne an, dem sie ein Vermögen vorspiegelte, das aber, wie immer in solchen Fällen, zur Zeit noch in den Händen der gräflichen Tante war. Simulierte einen Raubanfall, kam in gerichtliche Untersuchung. Dann absolute Kiefersperre und Zungenstarre, die 56 Stunden andauerte; konnte sich aber schriftlich verständigen; Zuckungen in den Gliedern. Durch wenige Hypnosen wurde man der hysterischen Symptome definitiv Meister (seit 6 Jahren). Sie kam für 1 Jahr in einen sehr strengen Dienst, hielt tapfer aus, lernte dann rasch die wichtigsten Bureauarbeiten und ist seit 5 Jahren eine gut bezahlte Bureaulistin.

Ganserscher Zustand. 24jähriger Fuhrhalter. Verhaftet wegen Pfändungsbetrug beim Pferdehandel. Nachdem der Komplize gestanden, gibt er beim Verhör falsche Antworten, hat kein Pferd gekauft, ist Knecht, nicht Fuhrhalter, kennt seinen Familiennamen nicht, ist nicht verheiratet, hat keine Kinder, ist 28 Jahre alt, gibt falsche Jahrzahl an, weiß nicht, wo er ist. Bei der Aufnahme antwortet er in gleicher Weise, gibt aber zugleich auf Verlangen alles, was er in den Taschen hat, richtig ab. Später zählt er: 1, 2, 4, 7, 9, 11, usw. An der Uhr verwechselt er den großen und den kleinen Zeiger. Eine Streichholzschachtel will er durch Drücken auf der Längsseite, dann am Deckel und Boden öffnen, drückt sie schließlich ein. Interessant ist folgendes: Fragt man im Untersuchungston, so bekommt man während des Dämmerzustandes immer falsche Antworten; z. B. er sei nicht verheiratet; fragt man aber in bedauerndem, gefühlserweckendem Ton nach seiner armen, armen Frau, so ist er ebenso bestimmt verheiratet, lobt die Frau, erzählt von der Hochzeitsreise, um gleich nachher, wenn man im Untersuchungston fragt, alles wieder vergessen zu haben. *Auch in solchen kriminellen Fällen kann das Gansersche Symptom eine Absperrung einer unangenehmen Situation, eine Simulation vor sich selber, nicht nur eine Simulation dem Richter gegenüber darstellen.* Nach ein paar Tagen wurde Patient klar, hatte aber eine retrograde Amnesie für das Delikt und die Verhaftung. Nach Aufklärung der Amnesie machte er einen Suicidversuch, dann ergab er sich in sein Schicksal.

Hysterie mit Pseudologie. 16jähriges Mädchen. Mutter Dirne, Vater Lump. Sie selbst deshalb bei fremden Leuten erzogen. Intelligenz deutlich unter mittelmäßig. Von jeher nicht ganz leicht erziehbar, wurde sie mit den Jahren trotziger, schwatzhafter, lügnerischer. Sie fing an zu erzählen, wie sie von verschiedenen angesehenen Männern mißbraucht worden sei, mit vielen Einzelheiten und so bestimmt, daß fünf derselben in Untersuchungshaft kamen. Widersprüche in ihren Aussagen ließen aber bald an deren Wahrhaftigkeit zweifeln. In der Untersuchung wiederholte sie nicht nur die Erzählungen, sondern sie fügte neues hinzu, wie sie bei den Attentaten mißhandelt worden sei, wie man ihr Rippen gebrochen habe, wie die Angeklagten bei der Untersuchung auf eisernen Stühlen hätten sitzen müssen, die Hände auf den Rücken gebunden, wie streng jeder gestraft worden sei; wie ein Pfarrer durch eine Anklage, die sie doch zurückgenommen habe, wegen vergifteter Bonbons ins Zuchthaus gebracht worden sei, so daß er jetzt Straßenkehrer sei. Wie sie ein Haus angezündet, dabei erwischt worden sei; in dem entstehenden Kampfe habe man ihr ein Bein gebrochen, einer Frau habe sie selbst ein Auge ausgeschlagen. Dabei gestaltete sie in Inhalt und Ausdruck alles nach dem Schema von Schauerromanen. Während der Untersuchung bekam sie anfangs dann und wann hysterische Absenzen: Die Augen verschleierten sich, der Blick wurde merkwürdig steif, ein paar Minuten saß sie regungslos da, um dann aufzufahren wie aus einem Schlafe und nichts von dem zu wissen, was während des Anfalles geschehen war. Die gynäkologische Untersuchung zeigte ältere Defloration. Im Laufe einiger Jahre wurde sie bedeutend besser, wenn sie auch empfindlich blieb und nicht selten Händel stiftete. Da sie wegen der Gefahr unehelicher Schwängerung wenig Hoffnung hatte, die Entlassung zu erreichen, verlangte sie schließlich beständig die Kastration. Weil man nicht darauf eingehen wollte, bekam sie vor der Periode jedesmal so heftige Ovarialschmerzen, daß man nachgeben mußte und unter Wahrung der gesetzlichen Formen die Kastration ausführte. Seitdem ist sie ruhiger und gleichmäßiger geworden und konnte 10 Jahre nach der Internierung in Privatpflege entlassen werden, wo sie sich mehr als 20 Jahre gut hält und einen Teil ihres Unterhaltes durch Arbeit verdient.

Die *Umgrenzung des Hysteriebegriffs* wäre nach unserer Charakterisierung (S. 370) zwar nicht ganz scharf, aber eine genügende, wenn man nicht seit alten Zeiten so vieles andere hineinzustopfen gewohnt wäre: zunächst einiges, was man nicht dazu nehmen sollte: Starke Affektreaktionen, die man bei Primitiven sieht, z. B. vollständiges Starrwerden bei bloßem Klopfen an die Türe, dämmerartigen Verlust der Besonnenheit u. dgl., *Massenepidemien* (Chorea Germanorum, Zitterepidemien in Schulen), einfache Primitivreaktionen in Wutanfällen. Etwas anderes sind die monosymptomatischen Hysterien der Kinder, bei denen wohl meist die falsche Verknüpfung so wichtig ist wie der Krankheitszweck, die monosymptomatischen Kriegszitterer, die traumatischen Hysterien und dann die verschiedenen körperlichen und psychischen Symptome der Friedenshysterien.

Beispiel einer „*traumatischen Hysterie*“ *ohne Rentenkampf:* Ein stark Imbeziller tritt in einen Sumpf, aus dem er nicht leicht herauskommt. Seitdem kann er freiere Plätze (Zimmer, Straße) kaum mehr überschreiten. Er tappt tastend mit dem linken Fuß vor, zieht nach langem Spiel den rechten ein wenig nach. Dabei gebückte, wiegende Haltung, Balancieren mit den Armen. Die Krankheit wäre nahezu monosymptomatisch, wenn nicht der Patient zugleich die aktiven Beziehungen zur Außenwelt fast ganz aufgegeben hätte; er kümmerte sich um wenig mehr und ließ sich nur noch pflegen. Vielleicht war das sein Krankheitsgewinn. Behandlung hatte sehr geringen Erfolg.

Hysterien von Kindern ohne schwere Charaktermängel sind meist monosymptomatisch.

Eine *Hysteroepilepsie* gibt es nicht, sondern nur Hysterien mit Anfällen, die früher an Epilepsie erinnerten, und — häufiger — Epilepsie mit gelegentlichen hysteriformen Symptomen einschließlich Anfällen. „Hystero-Neurasthenie“ bezeichnet eine Mischung von Symptomen der beiden Neurosen.

Abgrenzung von der neurasthenischen Reaktion. Wer den Neurosezweck durch Darstellung des Zusammenklappens mit objektiv unscheinbaren Symptomen zu erreichen sucht, ist ein Neurastheniker, wer die Krankheit zu einer Demonstration gestaltet, ein Hysteriker, wie verschieden auch die dabei benutzten Mechanismen seien. Oft reizt die Umgebung dabei durch zu viele oder zu geringe Beachtung dazu, die Krankheit zu einer Vorstellung herauszuputzen. Vor allem aber entscheidet starkes persönliches Geltungsbedürfnis und mehr aktiver Charakter bei umschriebenen Minderwertigkeitsgefühlen in wirklichen Leistungen die „Neurosenwahl“ im Sinne der Hysterie. Während bei der Hysterie alle Affekte vorkommen, ganz besonders ein starkes Selbstgefühl, hat die Neurasthenie immer einen depressiven Unterton, der sich auch in den Symptomen äußert (Schmerzen, hypochondrische Empfindungen und Ideen, Empfindlichkeit bis zu vorübergehenden Beeinträchtigungsideen). Dem Laien gegenüber nimmt man es aber mit diesen Unterscheidungen nicht so genau. Da der Name der Hysterie für viele etwas Anrüchiges bezeichnet, während „Neurasthenie“ den Defekt in etwas Rühmliches verwandelt, bevorzugt des Arztes Höflichkeit seit BEARD in der Praxis die letztere Bezeichnung.

Dem „*hysterischen Charakter*“ hat man vieles Schlechte nachgesagt, vornehmlich Egoismus, Lügenhaftigkeit, Eitelkeit, ungezügelte Affektivität, Geilheit. An der Sache ist so viel wahr, daß die Hysteriker Affektmenschen sind, also gelegentlich sich von der Erregung des Augenblickes hinreißen lassen. Ferner wird, wie gesagt, aus verständlichen Gründen eine gewisse Neigung, sich in irgendeiner Weise bemerkbar zu machen, bei Hysterischen schon in der Anlage häufiger sein als sonst. Da sie eine Rolle zu spielen haben, werden Leute mit Neigung zu Übertreibung, Verstellung und Lügen auch eher ausgesprochen hysterisch werden als andere; jedenfalls wird in der Hysterie eine solche Anlage ausgenutzt und übertrieben. *Im übrigen kann der moralische Teil des Charakters bei Hysterischen gut oder schlecht sein wie bei anderen Menschen.* Pseudologie kommt ohne Hysterie vor und noch viel häufiger Hysterie ohne Pseudologie. Weil zu beiden eine lebhafte Affektivität und eine (vorläufig nicht zu beschreibende) Eigentümlichkeit der Denkart gehört und beide angeborene Abweichungen vom Normalen repräsentieren, kommen sie häufiger zusammen vor, als dem bloßen Zufall entspräche.

Hysterische sind oft für Nebenmenschen, die sie lieben, sehr aufopferungsfähig. Sie können aber auch an einer abstrakteren humanitären Aufgabe sich mit Eifer und Erfolg betätigen, wobei allerdings einzelne auf Abwege geraten (Zoophilie). Manche Heilige sind, medizinisch aufgefaßt, typische Hysterische. Wenn eine Hysterika zugunsten einer Wohltätigkeitsanstalt Urkundenfälschung begeht, so wird wohl die Eitelkeit, aber nicht Egoismus mitspielen. In gewisser Beziehung ist es richtig, wenn Ziehen sagt, objektive Interessen seien bei Hysterie selten. Dies ist bei der Frau überhaupt der Fall, aber die Hysterische hat noch viel mehr das Bedürfnis zu einem *persönlichen* Verhältnis als die normale Frau.

Die zur Entstehung der Hysterie notwendigen Bedingungen kann man etwa in folgender Weise in ihren Grundzügen charakterisieren: 1. Der Kranke ist nicht fähig (unter den gegebenen Umständen), seine Strebungen auf normale Weise durchzusetzen. 2. Eine Schwäche des Gesundheitsgewissens (S. 340) bestimmt die *Tendenz*, sich einen Notbehelf auf dem Wege über die Krankheit zu schaffen. 3. Die *Möglichkeit*, sich neurotische Symptome zu erzeugen, d. h. stärkere Ausbildung der *(schizoiden?) Spaltungsfähigkeit* der Person, Unfähigkeit zu voller Abstellung unterdrückter Strebungen, Nebeneinanderbestehen entgegengesetzter Strebungen; Empfindungen, die vom Bewußtsein nicht wahrgenommen werden, können doch von der Psyche benutzt werden, indem z. B. eine dem Patienten genannte, aber von ihm nicht gehörte Zahl als optische Halluzination erscheint. Im hysterischen Dämmerzustand kann man automatisch schreiben, ja predigen. Das „Unwahre“ an den starken Affektäußerungen besteht wohl wie bei der Schizophrenie darin, daß abgespaltene Vorstellungen, die mit dem betreffenden Affekt im Widerspruch stehen, in der Psyche fortwirken und ihn so bis zu einem gewissen Grade hemmen oder doch alterieren. 4. Schaltungskräftige, aber labile Affektivität, die in einem gegebenen Moment einer einzelnen Strebung die Herrschaft verleiht und zugleich die Ideenassoziationen abnorm stark in ihrem Sinne dirigiert. 5. Leicht manisches Temperament mit lebhaften Wünschen und dem Bedürfnis, die eigene Persönlichkeit zur Geltung zu bringen. — Die Schwierigkeiten, sich mit den inneren oder äußeren Umständen abzufinden, und die Schwäche des Gesundheitsgewissens liegen allen Neurosen (und vielen schizophrenen Auftritten) zugrunde. Die „Möglichkeit, sich neurotische Symptome zu schaffen“, ist ein weiterer Begriff als der der Spaltbarkeit der Psyche; dazu gehören auch Erinnerungen an frühere Krankheiten und körperliches Entgegenkommen (S. 349), leicht erregbarer Vasomotorius, zufällig gewonnene Verbindungen (bewußter oder unbewußter) Vorstellungen mit reflektorischen Mechanismen (Sekretionen, Krämpfe der glatten Muskulatur, Zittern der willkürlich beweglichen usw.). Alle diese Möglichkeiten können neurotische Symptome im allgemeinen bilden helfen: die Spaltbarkeit spielt aber nur bei der Hysterie (und Neurasthenie) eine besonders große Rolle, ganz abgesehen von ihrem engen Zusammenhang mit den andern angedeuteten Mechanismen. Speziell zur Formung der Hysterie ist das labil-submanische Temperament notwendig.

Man kann trotz aller Übergänge ziemlich scharf *zwei Gruppen von Hysterien* unterscheiden. Bei der einen ist die Anlage, und von dieser besonders das persönliche Geltungsbedürfnis das Wichtige; aus ihr heraus entwickeln sich die Symptome. An dieser Form leiden die ausgesprochenen Hysterischen im gewöhnlichen Sinne mit dem „hysterischen“ oder doch „nervösen“ und labilen Charakter auch in den symptomfreien Zeiten, mit dem großen Wechsel der Erscheinungen, die mehr aus Komplexen als aus Anlässen herauswachsen, wobei es in bezug auf die Krankheit gleichgültig ist, ob heute eine Sensibilitätsstörung oder eine Lähmung oder ein Anfall oder ein Dämmerzustand zu beobachten ist. Der zweite Typus wird durch die meisten Kriegshysterien repräsentiert. Hier ist bei der Entstehung das Wichtigere der Anlaß mit einem affektiven Ereignis, das ein bestimmtes Symptom schafft, meist auf dem Wege der Kretschmerschen Reflexverstärkung im weitesten Sinne, und einer Begehrung, die die Möglichkeit, ein Symptom zu produzieren, auch dazu braucht, es hervorzubringen und zugleich ihm Dauer gibt. Der erstere Typus kommt namentlich bei Frauen, der zweite bei Männern vor. — Die Formen, bei denen

Assoziationsreflexe (Verstopfung nach Klistierbehandlung, Blepharospasmus nach Augenentzündung) das wesentliche Moment sind, und die S. 367 noch erwähnten übertriebenen Reaktionen von Primitiven sollten von der Hysterie abgetrennt werden, obschon die Übergänge zu dieser Krankheit fließende sind.

Die *Erkennung* der Hysterie ist mit dem Obigen gegeben (die Abgrenzung von der Pseudoneurasthenie ist nicht wichtig). Das Wesentliche ist die allgemeine Diagnostik der Neurose, der psychogenen Reaktionsform *und der Nachweis der Abwesenheit einer anderen Krankheit,* auf der die hysterischen Mechanismen spielen (Schizophrenie, Epilepsie, Hirnkrankheit usw.), oder einer Körperkrankheit, die Anlaß zu hysterischen Symptomen gibt (z. B. Magengeschwür, Phthise). Im einzelnen mag noch auf folgendes aufmerksam gemacht sein: Der hysterische *Anfall* unterscheidet sich scharf vom *epileptischen* (s. diesen), wenn nicht einmal durch eine Hysterie ein wirklicher epileptiformer Anfall so gut wie bei einer Affektepilepsie ausgelöst wird (was allerdings noch nicht sicher konstatiert worden ist) oder wenn nicht eine Hysterische einen epileptischen Anfall bewußt oder unbewußt nachahmt, was natürlich in Siechenhäusern leicht möglich ist. Die Hysterie hält sich nicht an die Phasen Tonus-Klonus, nicht an die zeitliche Beschränkung des epileptischen Anfalles. Die Bewegungen können beliebigen Charakter haben. Verletzungen kommen dabei nur vor, wenn sie durch den Krankheitszweck gefordert werden. Babinski fehlt immer, Pupillenstarre fast immer. Der Vasomotorius macht selten mit; der Puls bleibt gut; dem Anfall kann einmal ein hysterischer Schlaf folgen, nicht aber eine Erschöpfung.

Bei den *Dämmerzuständen* macht das streng Systematische die Hysterie sehr wahrscheinlich; *gesichert wird sie erst durch sorgfältigen Ausschluß von spezifischen Zeichen anderer Krankheiten.* Man achte namentlich auch auf die vielen prompten Reaktionen Hysterischer. Wo der Dämmerzustand als solcher Zweck ist, d. h. wo eine Geisteskrankheit gespielt wird, ist oft die Beziehung zur Umgebung, namentlich bei Fragen, ungemein charakteristisch. Der Patient tut, wie wenn er nichts verstünde, antwortet aber unter Umständen rasch und, wenn auch falsch, so doch bestimmt, während in den meisten anderen unklaren Zuständen die Gedanken gesucht werden müssen. Oft sieht einen der Patient dabei gar nicht an, trotzdem er die Umgebung tadellos auffaßt; man kann ganz gut bemerken, daß er nicht antworten *will,* indem er sich trotz äußerlich entgegenkommendem, weder feindlichem noch negativistischem Benehmen gar nicht anstrengt, die Fragen zu erfassen und eine Antwort zu suchen.

Dem Erfahrenen verraten sich gewisse hysterische Typen oft mit großer Sicherheit an kleinen Zeichen, die sich nicht alle aufzählen lassen. Zum Beispiel sind Patientinnen, die gleich mit erotischem Lächeln von ihren Leiden erzählen und die Untersuchung zu einer kleinen Szene ausarbeiten, regelmäßig hysterisch.

Vorhersage und *Behandlung* s. S. 351.

2. Das sog. neurasthenische Syndrom.

Neurasthenie und Pseudoneurasthenie.

Der Name der Neurasthenie war ursprünglich wörtlich gemeint. Man nahm bei den so bezeichneten Neuroseformen eine Erschöpfung des Nervensystems durch langdauernde übertriebene Tätigkeit, später auch durch normale Betätigung bei angeborener krankhafter Erschöpfbarkeit an. Nun gibt es Erschöpfungskrankheiten; weil sie aber keine Neurosen in irgendeinem geläufigen Sinne sind, kommen sie zum Psychiater sehr selten, zum Neurologen nicht häufig und sind auch beim allgemeinen Praktiker lange nicht so oft zu sehen, wie man sagt. *Überanstrengung und Erschöpfung sind überhaupt nur selten Ursachen von Neurosen, und von*

Psychosen gar nie, wie es endlich der Krieg auch denen gezeigt hat, die nicht sehen wollten. Ein allgemeines Darniederliegen der Kräfte ist keine Neurose. Die Menschen, die sich am meisten abmühen, die mit wenigen Stunden oft noch durch Kinderbesorgung unterbrochenen Schlafes ein regelmäßiges Tagewerk von 16 und mehr Stunden jahraus jahrein vollbringen, werden nur ausnahmsweise neurasthenisch, und die (Pseudo-) Neurastheniker, die zum Arzt kommen, haben meist viel weniger gearbeitet als er. Was die gewöhnlich sog. Neurasthenie erzeugt, sind affektive Schwierigkeiten. Nun können diese ja durch die Überanstrengung verstärkt werden; man bekommt den „Verleider" an einer Beschäftigung wohl etwas leichter, wenn man ermüdet ist; aber das sind Nebensachen ebenso wie die angeborene Erschöpfbarkeit des Nervensystems, mit der man bei den gewöhnlichen konstitutionellen Fällen die Auffassung retten wollte; denn sobald solche Kranke für irgendein Ziel begeistert werden, können sie vorübergehend oder auch anhaltend so viel oder sogar mehr leisten wie der Durchschnittsmensch. *Die Neurasthenie ist also gewöhnlich eine Pseudoneurasthenie, und man sollte für sie nur diesen Namen brauchen, wenn er nicht zu lang wäre.* Die Neurasthenie im eigentlichen Sinne des Wortes ist nur deshalb hier zu besprechen, damit die Pseudoneurasthenie nach dieser Seite begrenzt werden könne.

Natürlich gibt es auch Mischungen von neurasthenischen und pseudoneurasthenischen Symptomen; sie sind aber nicht so häufig, wie man erwarten könnte.

α) **Die wirkliche Neurasthenie, die chronische nervöse Erschöpfung.** Die Erschöpfung kann sich natürlich sehr verschieden äußern; sie ist auch ihrer Natur nach meist gemischt mit verschiedenen Symptomen körperlicher Erschöpfung. Von neuropsychischen Erscheinungen sind namentlich häufig: Steigerung der Ermüdbarkeit, Erschwerung der geistigen Tätigkeit (subjektiv schlechtes Gedächtnis), verdrießliche, reizbare Stimmung, Neigung, alle möglichen kleinen Symptome als eine schwere Krankheit aufzufassen (ein Teil der alten *Hypochonder* sind Erschöpfungsneurotiker), emotionelle Inkontinenz. Auf körperlichem Gebiete: Dumpfer Druck im Kopf bis zu lokalisierten Schmerzen; Gefühl auch körperlicher Schwäche, Parästhesien aller Art; stark schwankender, schwacher und frequenter Puls, Herabsetzung des Blutdruckes, geringer Appetit und ungenügende Verdauung, in der Regel schlechter Schlaf; außerdem bald dieses bald jenes der bei der Pseudoneurasthenie erwähnten Symptome.

Der *Verlauf* führt bei richtiger Behandlung in Wochen oder Monaten meist mit Schwankungen zur Heilung. Rückfälle sind natürlich nicht selten, besonders wenn die Ursachen nicht gehoben werden können.

Die *Differentialdiagnose* bietet namentlich Schwierigkeiten gegenüber der Schizophrenie (wobei, abgesehen von den eigentlich schizophrenen Zeichen, die absolute oder relative Gleichgültigkeit gegenüber der Zukunft und der Behandlung sehr ins Gewicht fällt), gegenüber cyclothymen Depressionen (die Erschöpften sind Trost und Ablenkungen viel mehr zugänglich als Depressive), beginnender Paralyse und versteckter Phthise.

Behandlung: Herausnehmen aus den verursachenden Verhältnissen, Schonung (Schlaf), *aber nicht Erziehung zu ängstlichem Selbstbeobachten und andauerndem Faulenzen*; psychische Beeinflussung ist trotz der physischen Krankheitsgenese wichtig (Aufrichtung und Erziehung, eventuell mit Hypnose). Bei starker Aufregung und Schlaflosigkeit wirken oft mäßige Bromdosen (1—3 g), namentlich abendliche, ausgezeichnet. Zur Vermeidung von Rückfällen sind, wenn immer möglich, die äußeren Verhältnisse zu regeln, wobei die Besserung der affektiven Situation gewöhnlich ebenso bedeutsam ist wie die Verminderung der Arbeit.

β) **Die (Pseudo-) Neurasthenie**[1]. Während die echte Neurasthenie mit ihrem physischen Ursprung, ihren vorwiegend physischen Erscheinungen und ihrer Heil-

[1] Während der Hysteriker den Schwierigkeiten des Lebens aktiv mit Schaustellungen und anderen Mätzchen begegnet, kann die Neurasthenie als eine im Sinne der Konstitutionslehre „asthenische Reaktion" aufgefaßt werden. So angesehen wäre der Name doch richtig, nur ist er bis jetzt von niemanden so aufgefaßt worden, und er würde noch andere Krankheiten bezeichnen, namentlich die Zwangskrankheiten und z. B. auch den sensitiven Beziehungswahn.

barkeit durch bloße Schonung und Kräftigung kaum eher zu den Psychosen gehört als ein „Typhus“, der die Psyche mitbeteiligt, ist die Pseudoneurasthenie mit ihrer psychischen Genese der Krankheit selbst und aller Symptome und ihrer bloß psychischen Beeinflußbarkeit so gut eine Geisteskrankheit wie die Hysterie. Sie ist unvergleichlich viel häufiger als die nervöse Erschöpfung und stellt, wie erwähnt, eine bestimmte Form der Flucht in die Krankheit dar, die sich und andern (unbewußt) eben den nervösen Zusammenbruch vorspiegelt und deshalb so viel Ähnlichkeit mit der Erschöpfung aufweist. Unter den speziell neurasthenischen Mechanismen sind hervorzuheben die große innere Reibung bei Entschluß und Arbeit und wohl auch die zu frühe Einschaltung des Ermüdungsventils (man spürt Ermüdung, wenn es noch gar nicht nötig ist).

Ihre wichtigsten *Symptome* sind folgende: Psychische und sensorische Reizbarkeit, Schreckhaftigkeit, Konzentrationsunfähigkeit, Vergeßlichkeit, dauernde und vorübergehende Angstzustände, Schwindel, Schlaflosigkeit, Parästhesien, Topalgien, Kopfweh, oft mit Kopfdruck, Muskelschwäche, Zittern, Beschäftigungskrämpfe, Verdauungsstörungen aller Art, manchmal auch Bulimie und Polyphagie, Verstopfung, eventuell mit Colitis membranacea, Pollutionen, Spermatorrhöe, Ejaculatio praecox, Impotenz, besonders häufig und wohl nie ganz fehlend kardiovaskuläre Symptome wie abnorme Erregbarkeit des Herzens, Tachykardie, Kongestionen, Hyperidrosis usw. Die Stimmung ist, wenn auch nicht konstant, so doch vorwiegend depressiv, und die Vorstellung der Krankheit und ihrer Symptome ist nur mit depressiven Gefühlen betont. Viele zählen auch die *Phobien* zur Neurasthenie.

Je nach den vorwiegenden Symptomenkomplexen pflegt man psychische, motorische, dyspeptische, angioneurotische bzw. kardiale und sexuelle Formen zu unterscheiden, denen man die ätiologische Gruppe der traumatischen anschließen mag. Die Lokalisation ist zum Teil psychisch bedingt, zum Teil durch eine Schwäche des betreffenden Organs, die eventuell in den dazu gehörigen Nervenkomplexen liegen kann (*Organneurosen* s. S. 349 und unten).

Die *Ursachen* ergeben sich aus den allgemeinen Bemerkungen S. 340ff. Natürlich können schwächende Krankheiten einerseits die Flucht in die Krankheit befördern, anderseits dem Krankheitskandidaten die Sensationen zeigen, deren Übertreibung das eigentliche Krankheitsbild hervorbringen soll.

Die *Erkennung* verlangt in erster Linie den Ausschluß einer physischen Krankheit, wobei auch an Tuberkulose, Lues und Gifte wie CO zu denken ist, die ähnliche Bilder hervorbringen. Auch die Paralyse und die Schizophrenie sind auszuschließen. Die depressive Phase der Cyclothymie wird manchmal als Neurasthenie verkannt. Der Mann mit den vielen Notizen, der immer Angst hat, dem Arzt etwas zu wenig oder zu ungenau zu berichten, ist meist ein Neurastheniker; die Krankheit hätte ja keinen Sinn, wenn sie nicht wichtig wäre.

Die *Aussichten* sind sehr verschieden, je nach der Disposition des Individuums, der Möglichkeit, die äußeren und inneren Schwierigkeiten zu beheben und je nach der Behandlung. Die „konstitutionellen“ Formen, die von Jugend auf unfähig waren, sich der Wirklichkeit anzupassen, bieten natürlich eine schwierige Prognose; andere, die nur momentan sich nicht zu helfen wußten, können durch ein paar Suggestionen oder eine Aufmunterung, eventuell durch die Erklärung, daß ihre Furcht vor den Folgen der Onanie unbegründet sei, dauernd geheilt werden.

Die *Behandlung* ist von der der Hysterie nicht prinzipiell verschieden, wenn auch „stärkende“ Maßnahmen hier eine etwas bessere suggestive Kraft haben mögen und in Mischfällen mit wirklicher Erschöpfung direkt kausal wirken können (vgl. S. 352).

γ) **Die konstitutionelle Nervosität.** Eine Menge von Konstitutionsanomalien äußert sich funktionell teils in Störungen allgemeiner Reaktionen (z. B. allgemeine Über- und Unterreaktion), teils unter Bevorzugung eines speziellen Organes oder einer Funktion (Verdauung, Atmung, Vasomotorius). Man muß annehmen, daß das vegetative Nervensystem dabei mehr oder weniger mitbeteiligt sei; außerdem geben solche funktionellen Minderwertigkeiten den notwendigen Boden für manche (psychogenen) Neurosen, und sie bestimmen dann zugleich die Symptomatologie als Ort des geringsten Widerstandes oder des körperlichen Entgegenkommens (Freud). Sie gaben so Anlaß zur Vorstellung von *„Organneurosen“* und *„Organneurasthenie“*, und aus diesem Grunde werden sie hier erwähnt. Im übrigen gehören sie ins Gebiet der engeren Neurologie und der inneren Medizin. Vgl. die reiche Zusammenstellung von J. H. Schultz (Bumke: Handbuch der Geisteskrankheiten, Bd. 5. Berlin: Julius Springer 1928).

δ) **Die Erwartungsneurose.** Nach einer oder mehreren schlechten Erfahrungen bei irgendeinem Erlebnis (Lesen, Schreiben, Schlucken, Wasserlassen, nach Blendung durch ein lebhaftes Licht, Überraschung durch ein starkes Geräusch usw.

ins Unendliche[1]) wird der in entsprechendem Sinne disponierte Patient von der Idee beherrscht, daß er die betreffende Funktion nicht mehr ausüben könne oder dabei Schmerzen leiden müsse, und diese Vorstellung wird verwirklicht; daher Lähmung eines bestimmten Bewegungskomplexes, krampfhafte Nebenbewegungen oder schmerzhafte Parästhesien. Neben dem Sprachstottern, das unter Umständen hierher zu zählen ist, hat man eine Anzahl anderer „Stotter"formen („Gehstottern", „Schreibstottern", „Harnstottern" usw.) herausgehoben; psychische Impotenz gehört natürlich auch hierher, ebenso die MOEBIUSsche Akinesia algera; ich möchte auch die zahlreichen Magenneurosen dazu zählen, wo der Patient bestimmte Speisen nicht mehr verträgt und sie vermeidet, bis er seinen Speisezettel auf ein unerträgliches Minimum reduziert hat oder am Verhungern ist und dann endlich durch einen energischen Rat sich überreden läßt, wieder alles zu essen — in der Regel mit gutem Erfolg. Leider nicht selten ist ein Erwartungssymptom Folge eines zu pessimistischen ärztlichen Ausspruches.

Die Erwartungsneurose entwickelt sich meist langsamer als die *traumatische Neurose,* mit der sie gewisse Ähnlichkeiten hat, und läßt sich auch nicht scharf von vielen *hysterischen Syndromen* abgrenzen. Immerhin gibt es charakteristische Ausprägungen, so z. B. des Gehstotterns gegenüber der hysterischen Abasie: der Erwartungsneurotiker kann noch Gehversuche machen, erlahmt aber dann oder bekommt Schmerzen, während der Abasische gar nicht imstande ist, die Bewegung zu versuchen; dann hat die Erwartungsneurose eine „monosymptomatische Umgrenzung", was sich auch in der häufigen Rückkehr zur vollen Norm nach Heilung des Syndroms ausdrückt. Schwer abzugrenzen ist sie auch manchmal von gewissen Phobien, an deren Wurzel sich ebenfalls nicht selten unangenehme Erfahrungen aufdecken lassen.

Als *Syndrom* kann der Erwartungskomplex bei beliebigen anderen Neurosen und auch bei Psychosen auftreten, ja bei Schizophrenie das Bild jahrzehntelang beherrschen, in welch letzterem Falle allerdings meist mehr als *ein* Erwartungssymptom vorhanden ist.

Sich selbst überlassen oder bei unrichtiger Behandlung pflegt sich das Leiden zu verschlimmern und unbegrenzt weiter zu dauern. Ist aber die Diagnose einmal sicher, so kann eine zielbewußte psychische *Behandlung* (Aufklärung, Beruhigung, Erziehung) innert einiger Wochen oder Monaten Heilung verschaffen. Sogar bei Schizophrenien ist Heilung (des Syndroms) nicht ausgeschlossen, wenn auch selten.

ε) Die Zwangsneurose. Definition der Zwangsvorstellungen s. S. 49/50. In den Zwangssymptomen drängt sich irgendeine *Vorstellung,* ein musikalisches Motiv, eine Fratze, eine Gespensterhand, eine Stimme auf, die man nicht los werden kann. Häufig handelt es sich um unangenehme Dinge: Ekelhaftes, unkeusche Vorgänge, Gotteslästerungen; ein Lehrer konnte die Idee nicht los werden, daß die Kinder ihm auf den Hosenschlitz sehen; dann *Fragen,* teils albern banale (warum hat der Stuhl 4 Beine?), teils unlösbare Probleme der letzten Dinge (was war vor Erschaffung der Welt?), teils religiöse (warum ist Gott ein Mann? wie ist die Conceptio immaculata möglich?), teils sexuelle, die oft auch deutlich in den vorhergenannten Arten stecken *(Grübelsucht).* Inhaltlich grundlose *Zwangsbefürchtungen* betreffen einmal ein drohendes Unglück, z. B. vom Blitz erschlagen zu werden *(Keraunophobie),* dann einfache Gefahrvorstellung unter bestimmten Umständen ohne logische Begründung: *Platzangst (Agoraphobie), Klaustro-, Nyktophobie, Angst vor Reisen, vor Tunnels.* Der *Zweifelsüchtige* kann keinen Brief abschicken, weil er trotz vielfachen Nachsehens sich nicht überzeugen kann, daß derselbe im richtigen Umschlag stecke oder daß er keinen Fehler enthalte[2]. Im *Délire du toucher, der Mysophobie,* fürchtet man sich etwa, eine Klinke zu berühren; man

[1] Die Erwartungsneurose kann auch ein Relikt nach physischer Krankheit, z. B. einer organischen Schlucklähmung, sein.

[2] Wie eng Zweifel und Antriebe verbunden sind, zeigt folgendes Beispiel: Schon im Gymnasium hatte Patient den *Trieb,* irgendeinem seiner Lehrer zu sagen, er sei ein Kamel, oder das auf Zettel zu schreiben, später die Vorhänge, die Vorräte in seinem Geschäft anzuzünden; jede weibliche Person zu umarmen, von der Empore aus in die Kahlköpfe ein spitzes Instrument einzustechen, Glas in die Pfannen zu tun. Daneben liefen *Zweifel,* ob er den Unsinn nicht schon gemacht habe, er mußte alle Papierfetzen auf der Straße auflesen,

könnte sich und dann andere infizieren. Der *Aichmophobe* hat Angst, an einem zufällig daliegenden spitzen Gegenstand sich oder andere zu verletzen, jemanden (am häufigsten einen Angehörigen) umzubringen.

Die Phobien drängen zum Vermeiden bestimmter Handlungen, die Angst vor Verantwortlichkeit zu immer wiederholten *Schutzmaßregeln*, die Mikrobenfurcht zu *Waschzwang*, die Angst, den Brief in den falschen Umschlag gesteckt zu haben, zu beständigem Wiederöffnen. In anderen Fällen scheint der Zusammenhang zwischen Motiv und Handlung (ohne Analyse) ganz unverständlich: wenn nicht der Löffel gerade so auf dem Tisch liegt oder wenn ich das und das tue oder unterlasse, so stirbt der Vater („Allmacht der Gedanken"), wobei man nicht immer behaupten kann, daß der Kranke von der Unrichtigkeit seines „Aberglaubens" voll überzeugt sei. Oft kann das Schicksal nur abgewendet werden, wenn eine solche Schutzhandlung eine bestimmte Zahl von Malen aufgeführt wird; man muß den Brief 30mal öffnen, die Schwelle 20mal vor- und rückwärts überschreiten. Andere wenden zauberhafte Abwehrbewegungen oder sprachliche Formeln an. In wieder anderen Fällen sind die *Zwangsantriebe* zum Handeln direkt: obszöne oder gotteslästerische Worte müssen ausgesprochen werden *(Koprolalie)*; Trieb, sich an einen bestimmten Hacken aufzuhängen, ein Angehöriges zu töten (der schon in der früher erwähnten *Befürchtung*, es zu tun, stecken muß). Der Trieb kann auch als Gedanke in Befehlsform ähnlich einer Halluzination auftauchen („du mußt dein Kind töten"). Man hat in neuerer Zeit diese „Zwangsantriebe" nicht mehr ernst nehmen wollen, es handle sich genau genommen nur um Befürchtungen, und es ist wahr, daß es für gewöhnlich beim Trieb und der Angst davor und entsprechenden Gegenmaßregeln sein Bewenden hat. Zwangsidee und Trieb mischen sich in dem Fall eines nicht melancholischen Patienten, der die Zwangsidee hatte, mit der Mutter verkehrt zu haben, und von dem Trieb verfolgt wurde, das auf Banknoten zu schreiben. Unschuldige Zwänge sind die, alles Mögliche zu *zählen* oder mit jeder irgendwie dargebotenen Zahl eine Rechnung auszuführen *(Arithmomanie)*, immer auf die Fugen der Randsteine des Bürgersteiges zu treten oder sie zu vermeiden usw.

Was den Patienten zwingt, gegen seinen Willen den als unsinnig erkannten Antrieben, zu denken oder zu handeln, nachzugeben, das ist die *Angst*, die mit jedem Widerstand verbunden ist. Diese ist es, die z. B. bei der Agoraphobie die Beine versagen macht, so daß der Patient zitternd und schwitzend und leichenblaß zusammensinkt. Es gibt eine ganze Reihe von Symptomen, die eigentlich erst aus der Angst entspringen, so die *Errötungsfurcht (Ereuthophobie)*, die Angst, im Konzert unwiderstehliches Bedürfnis zur Miktion zu bekommen. Mit der Zeit wird oft die *Angst vor der Angst (Phobophobie)* das hauptsächlichste Symptom. Überhaupt hat das Zwangssyndrom eine große Tendenz, sich auszubreiten:

Ein Mann, der ein zweifelhaftes Verhältnis hat, muß sich auf der Straße nach jeder „schwarzen, großen, festen" Frauensperson umsehen, dann auch nach kleinen, dann nach allen, dann auch nach Herren, dann nach den Tramwagen, um die Nummer zu lesen.

In der Regel erkennen die Patienten die Unrichtigkeit oder den Unsinn der Zwangsideen, sie kämpfen *gegen* dieselben, während der Wahnkranke

um zu sehen, ob er nichts Ehrenrühriges gegen andere darauf geschrieben, in die Magazine gehen, ob er nichts angezündet habe usw. Er beabsichtigte Medizin zu studieren, mußte dann aber denken, bis er approbiert sei, könnten alle Kranken gesund werden und er müsse dann verhungern (die Familie hat Vermögen). Zur Theologie übergegangen, fürchtete er, er könnte einmal von der Kanzel die Zunge herausstrecken. Dutzende von solchen Ideen hinderten ihn, etwas zu werden, obschon er schließlich noch Jurisprudenz zu studieren begonnen hatte.

mit seiner Idee kämpft; doch ist namentlich bei den Befürchtungen, etwas Schlimmes anzustellen oder zu erleiden, eine Art Glauben trotz dieser Einsicht vorhanden, etwa wie man „am Tag über Gespenster spottet und in der Nacht ungern von ihnen reden hört". Auf der Höhe des Affektes können sie für kurze Zeit in undiskutierbaren Wahn übergehen.

Neben diesen Zwangsformen, deren spezielle Aufzählung sich ins Ungemessene vermehren ließe, spricht man auch noch von Zwangsaffekten, Zwangshemmungen, Zwangsempfindungen, Zwangshalluzinationen und ähnlichem. Ich weiß nicht recht, was darunter Faßbares zu verstehen sein soll.

Der *Beginn* fällt oft in Andeutungen schon in die Kindheit, sehr häufig in die Pubertät, in der Mehrzahl vor das 25. Altersjahr. Manchmal kann man ihn von einem bestimmten Ereignis an datieren, etwa Waschzwang von einem Samariterunterricht, religiöse Skrupel oft von der ersten Kommunion. In der Involution tritt gewöhnlich allmähliche Besserung bis zu einer Art Heilung ein.

Der *Verlauf* der Zwangsneurose ist ein sehr schleppender. Schwankungen in der Intensität können vorkommen, der Inhalt kann wechseln, während die Angst die nämliche bleibt. Dennoch ist das Bild im ganzen sehr eintönig.

Erkennung. Die Zwangspatienten bringen meist die Diagnose mit. Es ist daran zu denken, daß die Zwangsneurose auch einmal bei schwerer Erschöpfung vorkommt und besonders oft in der depressiven Phase der Cyclothymien, wo aber die Anamnese und der Gemütszustand des Patienten die gute Prognose bald aufklären werden. Bei Encephalitis epidemica gibt es symptomatische Zwangszustände, die aber die Hauptkrankheit kaum je verdecken. Ob es sich um eine Schizophrenie und nicht um eine bloße Neurose handle, läßt sich in der Regel je nach dem Vorhandensein oder dem Fehlen spezifisch schizophrener oder wenigstens im engeren Sinne psychotischer Symptome leicht entscheiden — soweit es die Praxis angeht; theoretisch darf nicht verschwiegen werden, daß die typischen Fälle so viel Schizophrenes in Erscheinung und Erblichkeit haben, daß der Verdacht nicht zu unterdrücken ist, sie seien eigentlich Schizophrenien, deren Symptomatologie sich im Zwangssyndrom erschöpft.

Was hier unter dem Namen der Zwangssymptome zusammengefaßt wurde, ist in vielen Beziehungen sehr verschiedenartig. Von den reinen Zwangsideen, die sich ganz im Denken abspielen, über diejenigen, die das Handeln beeinflussen wie die Bacillenfurcht, bis zu den reinen Zwangsantrieben, denen subjektiv jede Begründung oder Erklärung fehlt, gibt es alle Übergänge. Auch in der Genese haben alle diese Erscheinungen etwas Gemeinsames; es gehört dazu für alle eine bestimmte Konstitution, und die treibenden oder auslösenden Momente sind auch im Prinzip die gleichen mit Ausnahme vielleicht der Grenzfälle gegen die Triebhandlungen, in denen ein Patient plötzlich sich zu einer sonst nicht begehrten Handlung gezwungen fühlt.

Die eigentliche Zwangsneurose kommt nur auf dem Boden eines ängstlichen, unsicheren, aber gewissenhaft sein wollenden Charakters zustande, wobei der Verstand meist über Mittel ist. Eine gewisse Schwäche, vor allem aber die Ängstlichkeit, schrecken die Träger einer solchen Anlage vor der Übernahme der Aufgaben des Lebens ab; sie wollen überlegen, aber nicht handeln. Die Lösung des sexuellen Problems, die Heirat ist für sie schon eine schwere Aufgabe. Einen Fehler begangen zu haben, ist ihnen unerträglich. So weichen sie einerseits durch die Flucht in die Krankheit den Verantwortlichkeiten und Pflichten des Lebens aus, und anderseits knüpfen sie die unerträglichen Selbstvorwürfe an weniger gravierende Vorstellungen, bestrafen sich für das Begangene und werden dadurch vor sich und vor Gott gerechtfertigt. Der Waschzwang ist in der Regel eine symbolische Verschiebung des nicht zu befriedigenden Bedürfnisses nach sexueller Reinheit (Onanie!) in die körperliche Reinheit. Oder: eine Patientin FREUDs hatte an einem Konzerte während sexueller Gedanken, die sie als unmoralisch verwerfen mußte, Harndrang empfunden; darauf kam die Phobie, in jeder ähnlichen Situation Harndrang zu bekommen. Der Affekt der Selbstvorwürfe wurde mit dem Harndrang verknüpft und der eigentliche Fehler im Unbewußten mehr oder weniger tief begraben.

Solche und ähnliche Mechanismen sind in den meisten Fällen zu entdecken, wenn man danach sucht. Aber es scheint mir, daß damit und mit der Disposition nicht alles erklärt sei. Während der Hysterische Mechanismen benutzt, die bei jedem Gesunden bereit liegen, bedarf die Zwangsneurose einer viel enger bestimmten Konstitution, die oft mit ihren Nuancen erblich ist. Der offenkundige Krankheitsgewinn steht meist in gar keinem Verhältnis zum Einsatz und ließe sich meist auf andere Weise rentabler realisieren. Die meisten „praktisch geheilten" ausgesprochenen Zwangsneurotiker, die die Aufgaben des Lebens voll auf sich genommen haben, sind doch nicht ganz frei von Zwangsanwandlungen, die ihnen gar nichts mehr nützen, und es besteht in der Regel eine gewisse Freude an der Krankheit, in vielen Fällen auch eine eigentliche Befriedigung nach vollbrachter Zwangshandlung, oft deutlich mit sexuellem Charakter. So erscheint die „Krankheit" gar nicht bloß als Mittel zu einem anderen Zweck. Ich möchte deshalb an eine Instinktabnormität denken, deren Art des Zusammenhangs mit der Sexualität offen zu lassen ist. Die psychanalytisch festgestellten Krankheitsbedürfnisse in Verbindung mit diesem Parainstinkt würden dann die Zwangsneurose schaffen. Auch bei der Schizophrenie mag die Entstehung von Zwangssymptomen nach diesem Schema stattfinden; ob aber auch bei der Encephalitis, ist doch sehr fraglich, obschon bei dieser Krankheit Triebperversionen etwas Gewöhnliches sind.

Behandlung. Heilung ist in den Fällen eigentlicher Zwangsneurose nicht leicht zu erreichen. Geduldige Erziehung, Gedankenturnen nach OPPENHEIM, DUBOISsche Persuasion sollen Erfolg haben. Ich habe einige wenigstens praktisch vollwertige Heilungen bei Psychanalyse (nach FRANK) gesehen. KRAEPELIN warnt besonders vor längerem Aussetzen der Berufstätigkeit „zur Erholung", wodurch dem Kranken eine wichtige Stütze der regelmäßigen Pflichterfüllung genommen wird, an die sich sein Selbstvertrauen noch klammern kann. Auffallend ist, daß an „selbständiger" Zwangsneurose nur Leute erkranken, die sich das gestatten können, und daß die Symptome immer nur so weit gehen, als die Umstände (und die Ärzte) erlauben, wie sie denn auch im Kriege, wo man keine Rücksicht darauf nahm, verschwunden sein sollen.

f) Die Unfall- und Pensionsneurosen.

Siehe S. 351 ff. Die Unfallneurosen sind psychische Reaktionen nach einem Unfall. Der Natur der Sache nach können sie leicht kompliziert sein durch Symptome von Hirnschädigung oder Vergiftung (z. B. CO bei Explosionen). Wenn wir einige Gruppen unterscheiden, so darf nicht an scharfe Trennungen gedacht werden, obschon die Schreckneurosen im Prinzip etwas ganz anderes sind als die traumatischen Begehrungsneurosen.

1. **Die Schreckneurosen.** Pathologische Reaktionen auf das Erleben einer schweren Katastrophe (Erdbeben, Grubenunglück[1]). Neben stuporösen Hemmungen entstehen verschiedene Grade und Arten von Bewußtseinstrübungen mit Aufregungen, so daß wenigstens die schweren Formen

[1] STIERLIN: Über psycho-neuropathische Folgezustände bei den Überlebenden der Katastrophe von Courrières. Diss. Zürich 1909 oder Mschr. Psychiatr. 25.

besser als Schreck*psychose* bezeichnet sind. Die Orientierung wird gestört, in leichteren Fällen tritt Zerstreutheit, Vergeßlichkeit, starke Ermüdbarkeit auf, in schwereren kommt es zu deliriösen Zuständen unklaren Charakters, oft mit ganz unsinnigen Handlungen. Der Schlaf ist regelmäßig schlecht, durch schreckhafte Träume gestört. Herzklopfen und alle anderen Zeichen vasomotorischer Labilität, ferner Zittern, Schwindel ergänzen das Bild und bleiben gewöhnlich länger als die deliriösen Zustände. Die letzteren dauern Stunden bis höchstens wenige Wochen; aber auch mehr chronische Symptome pflegen regelmäßig spätestens in einigen Monaten auszuheilen. Über die Zeit der stärksten Aufregungen besteht meistens Amnesie. Der schwerste Schreck soll unter Umständen direkt tödlich wirken können. Man nimmt vasomotorische Störungen als *Grundlage der Krankheit* an.

Der Unterschied von der Hysterie besteht darin, daß die krankhaften Erscheinungen hier nur eine übertrieben starke, aber qualitativ normale Reaktion auf schreckhafte Ereignisse bilden, während die Hysterie ihre eigenen Symptome hervorbringt. Der Hysteriker hat einen Grund, krank zu sein und ganz bestimmte Symptome zu zeigen, der Schreckneurotiker nicht; deshalb die qualitative Verschiedenheit und namentlich auch die beliebig lange Dauer der hysterischen Reaktionen.

Heilungen der Schreckneurose erfolgen durch die Zeit bei Ruhe und beruhigenden Maßregeln, Hebung des Selbstvertrauens u. dgl.

2. Die traumatischen Begehrungsneurosen.

a) Die Pseudodemenz nach Unfall s. S. 373.

b) Die meisten psychiatrischen Unfallkranken der Friedenspraxis zeigen das Bild der **traumatischen Neurasthenie**[1], „eine depressive oder mürrische Verstimmung mit Wehleidigkeit, Willensschwäche und allerlei körperlichen, teils allgemein nervösen, teils örtlichen Krankheitserscheinungen" (Kraepelin). Die Kranken klagen regelmäßig über Denkschwierigkeiten und schlechtes Gedächtnis; bei objektiver Prüfung läßt sich aber die Störung nicht nachweisen, nur ist das Denken verlangsamt, und wenn man geistige oder körperliche Anstrengungen auch nur geringen Grades von den Patienten verlangt, so steigern sich die Schmerzen rasch bis zur Unerträglichkeit: Schmerzen, namentlich im Kopf, aber auch anderswo, Herzklopfen mit objektiv schnellem Puls. So werden Versuche zur Arbeit gefürchtet und — wenigstens solange die Kranken in Beobachtung sind — überhaupt alle Bewegungen möglichst eingeschränkt, so daß die Patienten nur mehr untätig herumsitzen, nur langsam gehen, wobei sie nicht nur die Anstrengungen, sondern auch starkes Auftreten und jede Erschütterung vermeiden. Neben dem Heer vasomotorischer Störungen einschl. Dermographie und Schwindel quält die schwerer Kranken regelmäßig eine auch objektiv nachweisbare Schlaflosigkeit.

Fortlaufende Rechenversuche zeigten, daß eine eigentliche Verstärkung der Ermüdbarkeit (im Gegensatz zu organischen Hirnstörungen) nicht vorhanden ist, sondern daß ein größerer Teil des Verhaltens sich aus verminderter Willensanstrengung erklärt; das nämliche zeigte sich auch bei Registrierung motorischer Leistungen.

Für die weitere vielgestaltige Symptomatologie muß auf die Lehrbücher der Unfallkrankheiten verwiesen werden.

c) Die Rentenquerulanten. Bei einzelnen Verunfallten wird der Kampf um die Rente ein aktiver; sie fühlen sich nicht nur elend, sondern glauben

[1] Von Kraepelin **traumatische Neurose** genannt; die andern Formen sind aber auch „Neurosen", und der Ausdruck wird leider auch für **Schreckneurose** gebraucht, ja für psychogenen **Pavor nocturnus**.

sich auch ungerecht behandelt und wehren sich dagegen, sowohl durch Übertreibungen und Vortäuschungen, als durch Nichtanerkennen der Entscheide und durch unaufhörliche Berufungen, in denen schließlich Beleidigungen und Drohungen nicht fehlen.

Die Rentenquerulanz ist selbstverständlich die am schwierigsten heilbare Form, da der Patient nicht nur Geld haben will, sondern seinen Stolz und sein Gerechtigkeitsgefühl beleidigen würde, wenn er sich heilen ließe. Auch die regelmäßig zugrunde liegende paranoische Konstitution verschlechtert die Aussichten. Um so wichtiger ist die Vorbeugung.

d) Die traumatische Hysterie kann im Rahmen der gewöhnlichen Hysterie beschrieben werden; gewisse Eigentümlichkeiten, die dem Ursprung entsprechen, sind nicht von prinzipieller Wichtigkeit.

Auffassung der Unfallneurosen. Es handelt sich meist um ausgesprochene *Begehrungsneurosen,* die dem Wunsch nach Rente oder Abfindung, seltener nach Befreiung von unangenehmen Aufgaben (Frontdienst), oder etwa Rache an dem, der den Unfall verschuldete, u. ä. entspringen. Der Rentenbegehrung liegt nicht immer Arbeitsunlust und Geldgier zugrunde, *sie kann auch in der ehrlichen Angst wurzeln,* Invalide zu werden und die Familie nicht mehr ernähren zu können. Keinenfalls aber findet man diese Zustände ohne einen wirklichen oder eingebildeten Krankheitsgewinn. Je schwerer eine Verletzung, je mehr sie an sich schon Arbeitsunfähigkeit bedingt, um so weniger verursacht sie eine Neurose.

Die wesentliche *Ursache,* die *auf bestimmten Dispositionen* die Neurose erzeugt, sind also die Gesetze, die auf Kranksein eine Belohnung setzen, und noch deren Anwendung durch die Gerichte. Dann kommen Einflüsse der Umgebung, der Kameraden und namentlich der Frau des Verunfallten (vgl. das charakteristische Märchen vom Fisker und siner Fru). Leider aber ist auch nicht selten die Ungeschicklichkeit eines Arztes, namentlich des erstbehandelnden, die Hauptursache der Krankheit. Wenn der Arzt, statt mit allen Mitteln die positiven Suggestionen zu unterstützen, die Leute bemitleidet, sich und die Krankheit wichtig macht, die Folgen als schwere hinstellt, lange Dauer in Aussicht nimmt, zu viel „behandelt", ohne Zwang von der Arbeit abrät, durchblicken läßt, es können erst später noch schlimme Folgen sich zeigen usw., dann muß man sich nicht verwundern, wenn die *„iatrogene"* Neurose (*„Behandlungsneurose"* der Kassen) oder Psychose ausbricht. Gewarnt werden muß auch vor dem nicht näher umschriebenen Rat, „sich zu schonen", der auch bei anderen Krankheiten manchmal lange die Heilung verhindert. Ist Schonung nötig, so hat man sie genau zu dosieren wie jedes andere Mittel.

Die *Art des Unfalles* hat natürlich Einfluß auf die Wahl der Symptome; der betroffene Körperteil ist im Anfange meist der Hauptsitz der Störungen (Traumen, die den Kopf betreffen, führen aus begreiflichen Gründen nicht nur leichter zu Neurosen als andere, sie betonen auch meist in erster Linie cerebrale Symptome wie Kopfweh und Schwindel). Nach einiger Zeit aber pflegt sich die Störung auszubreiten, die Schmerzen gehen auf beliebige Körperteile über, der Gefäßapparat wird namentlich beteiligt usw. So ist auf die Dauer die Wahl der Form und der Einzelsymptome mehr von der Disposition des Patienten abhängig als vom Unfall. Allen gemeinsam aber ist die *Furcht, zu arbeiten.* Arbeiten würde ja die Rente herabsetzen oder gar zeigen, daß die Krankheit „nur eingebildet" ist. Das ist so konstant, daß ein ungeheilter Verunfallter, der ernstlich versucht, die Arbeit wieder aufzunehmen und so viel zu leisten, als die Umstände erlauben, immer Verdacht erwecken muß, es handle sich um ein zugrunde liegendes oder komplizierendes organisches Leiden.

Erkennung. Es ist oft gar nicht leicht, sich mit Diagnose, Begutachtung und Behandlung abzufinden. Die gewonnene Einsicht von der wunschmäßigen Entstehung der Neurose darf den Arzt nicht ungerecht gegenüber dem Patienten oder leichtfertig in der Diagnose machen. *Vor allem ist daran zu denken, daß Rentensymptome sich auf wirkliche Beschädigungen (namentlich cerebrale) aufpfropfen oder sich schwer trennbar mit solchen mischen können.* In diesen Fällen ist längere, meist klinische Beobachtung mit Hilfe geschulten Personals und Zuziehung von Spezialisten nicht zu umgehen.

Vorbeugung[1]. Man ist nun auf dem Wege, die Unfallneurosen wieder abzuschaffen. Man hat zwar erkannt, daß die Gesetzgebung an dem Entstehen der Neurosen schuld ist, man kann aber andererseits nicht daran denken, die Gesetze zu beseitigen, wonach demjenigen, der infolge seiner Arbeit einen Schaden erleidet, eine angemessene Entschädigung zukommen soll. Lediglich die unerwünschten Auswirkungen dieser Gesetze sucht man zu beseitigen, was aber auf große Schwierigkeiten stößt. Von Bedeutung sind hier mehrere höchstgerichtliche Entscheidungen, so insbesondere die des Reichsversicherungsamtes vom 24. September 1926, daß die aus dem Rentenwunsch entstandenen Neurosen nicht zu entschädigen seien, da in diesem Falle ein Zusammenhang zwischen Unfall und Neurose nicht bestehe. Diese Entscheidung erfuhr allerdings eine gewisse Einschränkung durch eine Entscheidung des Reichsgerichts vom 12. November 1928, daß der „adäquate ursächliche Zusammenhang" gegeben sei, wenn der Unfall eine nervöse Störung hervorgerufen oder eine vorhandene krankhafte Anlage verstärkt hat und wenn auf diese Grundlage die weitere Erkrankung, Prozeßneurose, Rentenneurose, wenn auch in Zusammenwirkung mit anderen Umständen, zurückzuführen ist. Diese Entscheidung setzt allerdings voraus, daß alle nach einem Unfall auftretenden nervösen Erscheinungen eine unteilbare Einheit seien, was doch recht fraglich ist. Nach einer weiteren Entscheidung des Reichsgerichts vom 21. Februar 1929 ist die mangelnde Widerstandskraft gegenüber auftretenden Begehrungsvorstellungen, wenn sie eine Folge des psychischen Eindruckes ist, den der Unfall auf den Verletzten ausgeübt hat, als Unfallfolge anzusprechen, nicht dagegen, wenn der Verletzte bei gutem Willen das nötige Maß an Widerstandskraft aufbringen konnte, um seine Begehrungsvorstellungen niederzukämpfen. Es wird deshalb in Fällen von Rentenhysterie und Rentenneurose jetzt im Gutachten eine Äußerung auch darüber gefordert, ob Störungen des Arbeitswillens und damit der Arbeitsfähigkeit vorliegen, die ihren Grund nicht in dem bewußten Willen des Versicherten haben und deren Beseitigung daher nicht lediglich von seinem Willensentschluß abhängt. Begreiflicherweise ist diese Frage in manchen Fällen zwar leicht, in anderen dagegen schwer oder überhaupt nicht zu beantworten (MEGGENDORFER).

Da wo nicht nach definitiver Regelung der Ansprüche der Arbeitswille spontan die noch bestehenden Hindernisse beseitigt, bedarf die Wiedereinführung in die Arbeit einer geschickten Leitung. Es kann z. B. gut sein, dem Patienten zunächst eine ungewohnte Beschäftigung — als die leichtere — anzuraten. Wenn er dann nach dem langen Nichtstun weniger leistet, als die Geübten, und wenn er noch rasch ermüdet, so versteht sich das auch für ihn von selbst und bleibt ohne deprimierende Wirkung, und das Verlangen nach derjenigen Arbeit, die er am besten versteht, kommt dann meist ohne weiteres Hinzutun.

[1] Von Professor Dr. F. MEGGENDORFER, Erlangen.

Pensionsneurosen. Mit der Einführung der Pensionen in weiteren Kreisen fangen sich die Pensionsneurosen zu häufen an, herauswachsend aus dem Wunsch, schon vor der Altersgrenze in Ruhe zu leben oder sich mit Hilfe der Pension durch eine andere Arbeit größere Einnahmen zu verschaffen. Sie knüpfen meistens an irgendeine unwesentliche Organminderwertigkeit oder eine leichte allgemeine Störung an, können aber auch aus nichts geschaffen werden. Der Mechanismus ist natürlich der nämliche wie bei den Unfallsneurosen. Die Verhütung und Heilung ist aber eine noch nicht zu lösende Aufgabe, da niemand die Invaliditätspensionen abschaffen möchte.

XII. Die Psychopathien.

(Psychopathische Persönlichkeiten.)

Die in der Konstitution liegenden, in der Regel auf Erblichkeit, aber gelegentlich auch auf überstandenen leichteren Hirnkrankheiten, auch Geburtstraumen, beruhenden psychischen Abweichungen vom Normalen, die nicht als ausgesprochene Geisteskrankheiten imponieren, werden mit verschiedenen Namen bezeichnet, aber immer unsicher begrenzt: Entartungen[1], konstitutionelle, originäre Anomalien, Psychopathien, abnorme Charaktere usw. *Im Vordergrunde stehen meistens die affektiven Eigentümlichkeiten. Auch wenn die Intelligenz im allgemeinen genügend oder hervorragend ist, hat sie zu wenig regulierenden Einfluß auf das Handeln.*

Wir haben es da mit Abweichungen von der Norm nach allen möglichen Richtungen und Mischungen zu tun. *Psychopathie ist also nur insofern ein einheitlicher Begriff, als sie psychische Abweichungen von der Norm, die anderweitig nicht abgegrenzt sind, umfaßt; es ist aber immer unrichtig zu sagen, „die Psychopathien“ haben diese oder jene Symptome.* Der Natur der Sache nach können sie keine bestimmten Abgrenzungen und keine allen zukommenden Symptome haben. Jedes Individuum ist etwas Besonderes, wenn auch bestimmte Korrelationen häufiger sind als andere. Eine Schilderung von Psychopathentypen müßte aus den unendlich vielen Eigenschaftskombinationen mehr oder weniger willkürlich einzelne herausgreifen. Was man indessen beschreiben kann, sind gewisse *Reaktionstypen*, die sich häufig wiederholen und oft der Person den Stempel aufdrücken, trotzdem die begleitenden Eigenschaften von Patient zu Patient variieren. Aber auch so noch handelt es sich um künstlich abgegrenzte Bilder[2]. Es ist ein vergebliches Bemühen, „typische“ oder gar „reine“ Formen herausheben zu wollen.

Von welchem Grade der Intensität und der Häufung der Symptome an man den Psychopathen als krank bezeichnen will, ist willkürlich, und von welchem Grade an man ihn nicht mehr als Psychopathen, sondern als geisteskrank betrachten will, nicht selten ebenfalls. **Viele Psychopathen sind eben nur im sozialen Sinne „nicht geisteskrank“, vor dem Forum der Naturwissenschaft leiden sie an der nämlichen Anomalie wie viele Geisteskranke, nur in geringerem Grade: sie sind Schizoide, Paranoide, latente Epileptiker, Cyclothyme usw.**

---

[1] Wir vermeiden den Namen und Begriff der „Entartung“ oder „Degeneration“; vgl. S. 115.

[2] Die hier besprochenen Typen sind von Kraepelin herausgehoben. Kurt Schneider unterscheidet in seiner Monographie (Psychopathien. Aschaffenburgs Handbuch der Psychiatrie. Wien: Franz Deuticke 1923): Hyperthymische, Depressive, Selbstunsichere, Fanatische, Stimmungslabile, Geltungsbedürftige, Gemütslose, Willenlose, Asthenische, Explosible. — Sehr schöne Typenbeschreibungen siehe Gruhle: Psychiatrie für Ärzte. Berlin: Julius Springer 1922.

Ein großer Teil derselben kommt nicht wegen der Konstitution zum Arzt, sondern wegen durch sie bedingter falscher Reaktionen, die oft die Form gewöhnlicher neurotischer Symptome annehmen, noch häufiger aber die beliebiger anderer, noch nicht herausgehobener Unregelmäßigkeiten. Manche Krankheitsbilder sind überhaupt untrennbar gemischt aus angeborenen und reaktiven Anomalien, so die meisten sexuellen Aberrationen, die falsche Einstellungen auf abnormer Anlage sind, wobei bald das eine, bald das andere Moment überwiegt.

Kraepelin faßt die Psychopathien als umschriebene Entwicklungshemmungen auf, die er den allgemeinen Hemmungen (Oligophrenien) gegenüberstellt. Obschon es gewiß solche Störungen gibt und die Entwicklung im späteren Alter manche dieser Krankheitssymptome abschwächt, ist die Theorie wohl noch verfrüht, und trifft sie jedenfalls nicht die ganze Gruppe.

Behandlung. Zu ändern sind die Psychopathien natürlich nicht, man muß sich mit ihnen abfinden, aber manchmal ist damit viel gewonnen. Erregbare können bis zu einem gewissen Grade zur Beherrschung und namentlich zur Vermeidung für sie gefährlicher Situationen erzogen werden, und unter günstigen Umständen lassen sich sonst für manche Fälle ganz erträgliche Verhältnisse erreichen. Regeln sind kaum zu geben, da der einzelne Fall selbst und die Eigentümlichkeit der Umgebung das Vorgehen zu bestimmen haben. Selbstverständlich soll man unnötige Reizung der Leute vermeiden; um so bestimmter sollen sie wissen und fühlen, daß die Duldsamkeit gegenüber ihren Exzessen bestimmte Grenzen hat, deren Überschreitung automatisch die Gegenmaßregel herbeiführt, wobei weder Entschuldigungen noch Ausflüchte und überhaupt keine Diskussionen zugelassen werden. In kleineren Dingen tut man meist gut, die Leute gewähren zu lassen, wenn es auch da, wo eine eigentliche Erziehung nicht unmöglich erscheint, manchmal sehr nützlich sein kann, von Kleinigkeiten auszugehen; jedenfalls rächt sich eine Vernachlässigung der Konsequenz regelmäßig. Auch hier ist besonders wichtig die Schaffung eines Interesses, eines Zieles, dem die Kranken nachstreben können, wobei oft bestimmte Charaktereigenschaften, auch wenn sie an sich keine Tugenden sind, wie Eitelkeit und Stolz, ungeniert benutzt und in gewissem Grade, aber in angemessener Richtung, entwickelt werden sollen. Hat der Patient eine hoffnungslose Apathie gegenüber nützlicher Beschäftigung, so kann man ihn etwa für einen Sport, eine Kunst, ein wissenschaftliches Steckenpferd oder etwas ähnliches interessieren, woneben aber eine wirkliche Arbeit niemals ganz vernachlässigt werden darf. Eine Erziehung ist in dem Milieu, in dem die Kranken aufgewachsen sind, meist nicht durchführbar; man muß sie anderswohin bringen; aber es gibt noch wenig Leute, die den Willen und das nötige Geschick haben, die Aufgabe zu übernehmen, sei es in einem Sanatorium mit anderen zusammen, was nur dann nicht gefährlich ist, wenn „die anderen" nicht eine ungünstige Atmosphäre schaffen, oder sei es in einer Familie. Die geschlossene Anstalt kann in manchen Beziehungen viel mehr leisten als die offene; sie wird zu wenig benutzt. Einen Teil der moralischen Idioten behandelt das Strafgesetz, aber weder zum Vorteil der Kranken noch der Gesellschaft. Anschauungen und Gesetze und Einrichtungen erlauben für so manche Fälle, wo man sich sonst sehr gut zu helfen wüßte, noch keine richtige Behandlung.

In vielen Fällen aber beachte man als wichtige Regel, daß man das tun soll, was nötig ist oder einen Nutzen erwarten läßt, und nicht das, was Ärger, Rachegefühl, Affenliebe oder unnützes Mitleid eingeben möchten.

a) Die Nervosität[1].

Unter Nervosität versteht KRAEPELIN die „dauernde Beeinträchtigung der Lebensarbeit durch unzulängliche Veranlagung auf dem Gebiete der gemütlichen und namentlich der Willensleistungen. In der Hauptsache handelt es sich um eine Herabsetzung der Widerstandsfähigkeit gegen gemütliche Einflüsse einerseits und ungenügende Spannkraft des Willens anderseits. Damit verbindet sich in der Regel ein Mangel an Ebenmaß in der Ausbildung der gesamten psychischen Persönlichkeit". Die Verstandesentwicklung ist häufig eine gute oder sehr gute.

Die Hauptstörung liegt auf dem affektiven Gebiet; die Kranken reagieren stärker als andere sowohl auf innere als auf äußere Einflüsse. „Alles geht ihnen auf die Nerven"; sie sind leicht geärgert, aber auch leicht fröhlich. Besonders dadurch entsteht ihre „Unfreiheit des Willens". „Es fehlt ihnen die zuverlässige Steuerung durch einen festen geschlossenen Charakter."

Nebenher geht oft eine gesteigerte *Ermüdbarkeit,* die sich aber gar nicht in allen Lagen zu zeigen pflegt. Begeisterung oder sonst eine günstige affektive Einstellung kann oft die Ermüdung für lange Zeit fernhalten, so daß man sich in manchen Fällen fragen muß, ob nicht auch die erhöhte Ermüdbarkeit mehr als Affektwirkung wie als konstitutionelle Anomalie anzusehen sei.

So ist die *Arbeitsfähigkeit* eine unregelmäßige und im ganzen erheblich verminderte; dennoch neigen die Kranken im Durchschnitt zu Selbstüberschätzung.

Das *Gedächtnis* ist oft unzuverlässig, ungleich. Die *Phantasie* überwuchert leicht die Wirklichkeitsvorstellungen; die *Sexualität* spielt eine besonders große Rolle.

Natürlich haben diese Zustände keine Grenzen weder gegen die Gesundheit noch gegen die Neurosen. *Außerdem sehen die Prodrome ganz andersartiger Geisteskrankheiten, besonders der Paralyse und der Schizophrenie, diesen nervösen Erscheinungen oft zum Verwechseln ähnlich.* Man muß also in jedem Falle auch an diese Psychosen denken und sie durch die Anamnese und die Abwesenheit ihrer spezifischen Symptome außer Betracht fallen lassen.

Neben diesen allgemeinen Dauererscheinungen gibt es viele eigentlich krankhafte Züge, Idiosynkrasien, nervöse Dyspepsie, Schlaflosigkeit, hysterische Zeichen u. dgl.

Verlauf. Die Krankheit äußert sich meist schon in der Kindheit, erreicht ihre Höhe häufig im Jünglingsalter, um später bei vielen nach und nach sich abzuschwächen.

Bei seiner Abgrenzung findet KRAEPELIN 65 % Männer, wohl deshalb, weil die Frau durch solche Anomalien in ihren gewöhnlichen Berufen weniger gestört und so auch weniger zum Arzt geführt, oder weil sie als hysterisch bezeichnet wird.

Die *Behandlung* ist natürlich im wesentlichen eine psychisch erziehende; dabei sind die äußeren Verhältnisse so weit als möglich zu regeln. Von Medikamenten ist Brom zu erwähnen, das bei recht vielen Verstimmungen und (scheinbaren) Ermüdungen und reizbarer Schwäche in wenigen Dosen wie bei längerem Gebrauch oft recht gut wirkt.

b) Die Abweichungen des Geschlechtstriebes[2].

Unter den geschlechtlichen Abweichungen ist die **Onanie** so häufig, daß man sich fragt, inwiefern sie eigentlich abnorm sei. Jedenfalls ist

---

[1] Nervöse Störungen der Organe siehe S. 349 und 380.

[2] v. KRAFFT-EBING: Psychopathia sexualis, 14. Aufl. Stuttgart: Ferdinand Enke 1912.

sie dann krankhaft, wenn sie in der frühen Kindheit (unter Umständen schon im ersten Jahr spontan[1] auftritt, oder wenn sie maßlos getrieben und nicht nur aus moralischen oder anderen Gründen als Ersatz für den normalen Geschlechtsverkehr ausgeübt wird („Notonanie“). Sie ist übrigens regelmäßige Begleiterin auch der eigentlichen sexuellen Abnormitäten. Sie wird nicht nur durch Reizung der Geschlechtsteile, sondern unter Umständen durch bloße Phantasiebetätigung ausgeübt, die zum Orgasmus führt („psychische Onanie“).

Natürlich wird die Onanie leicht schädlich, da sie alle Gelegenheit zu Übertreibungen gibt, vom normalen Geschlechtsziel ablenkt, vor allem aber, indem sie durch Schuldgefühle und den beständigen ergebnislosen Kampf gegen das „Laster“ die psychische Kraft aufzehrt, das Selbstvertrauen vermindert und Anlaß zu hypochondrischen und neurotischen Symptomen oft schwerster Art gibt (vgl. S. 71, 118, 129).

Bei der *Behandlung* der Onanie sind schwere Strafen, lange Predigten und mechanische Beschränkungen meist schädlich und vielleicht niemals nützlich, während Ablenkung durch Spiel und Arbeit, Erweckung anderer Interessen und gesunde Bezeugung natürlicher Zuneigung oft relativ leicht die Gewohnheit vergessen machen. Liegen der Onanie vorübergehende sexuelle Reizzustände zugrunde, z. B. bei Schizophrenie, so kann man manchmal mit Brom in Tagesdosen von wenigen Gramm den Patienten den Kampf erleichtern.

Von der Onanie zu trennen ist das geschlechtliche Verliebtsein in die eigene Gestalt und Person, der **Narzißmus**, den Freud als eine normale Durchgangsstufe der sexuellen Entwicklung ansieht, und der sich an der Wurzel mancher Psychosen und Neurosen finden soll.

Übertriebener Geschlechtstrieb, der unter Umständen sich bis zur vollen Unbeherrschbarkeit mit deliriösen Zuständen steigern könne, wurde beim Manne **Satyriasis**, beim Weibe **Nymphomanie** genannt. Es handelte sich in den eigentlich psychotischen Fällen offenbar meist um Schizophrenie, vielleicht auch einmal um Hysterie oder Epilepsie, in den übrigen um Psychopathen mit besonders starkem Trieb. (**Priapismus** bezeichnet krankhafte andauernde Erektion ohne geschlechtliche Erregung und kann auch Symptom von Rückenmarkskrankheiten sein.)

Die normale Anlockung des anderen Geschlechtes kann im **Exhibitionismus** zum krankhaften Triebe werden, indem die Patienten, auch wenn Gelegenheit zum normalen Verkehr vorhanden ist, ihre wahre Befriedigung nur in der Ausstellung der Genitalien (eventuell anderer sonst bedeckter Körperteile) mit oder ohne gleichzeitiger Onanie finden. Bei Imbezillen bildet die Exhibition nicht selten einen Ersatz für den unzugänglichen Coitus. Bei organischen Geisteskrankheiten kommt sie aus nicht ganz durchsichtigen Gründen oft vor, bei der Epilepsie manchmal in Dämmerzuständen.

Der **Fetischismus** ist eine pathologische Übertreibung der normalen Übertragung erotischer Gefühle auf Körperteile und Objekte der geliebten Person (Haare, „Zopfabschneider“; Kleidungsstücke, namentlich Schuhe). Die betreffenden Objekte werden nicht immer auf legalem Wege erworben, sondern häufig ohne Not gestohlen, indem offenbar der Diebstahl zur sexuellen Befriedigung beiträgt. Sie sollen manchmal durch den Anblick reizen, meist aber werden sie in Berührung mit den Genitalien gebracht und zur Onanie gebraucht. Der normale Coitus wird gewöhnlich nicht begehrt; einzelnen dient der Fetisch dazu, sich potent zu machen.

---

[1] Nicht so selten reizen Kindermädchen verbrecherischerweise zur Beruhigung der Kleinen oder zur eigenen Wollust die Geschlechtsteile der ihnen Anvertrauten und gewöhnen dadurch auch gesunde Kinder an die Onanie.

Die **Voyeurs** finden ihre Befriedigung durch Zuschauen beim Coitus anderer, die **Renifleurs** beim Einatmen von Urinduft, die **Koprolagnisten** bei intimerer Berührung oder gar bei Verschlingen von Exkrementen.

Eine andere Art Verschiebung im Objekt ist die **Pädophilie**, die Neigung, mit Kindern des anderen Geschlechtes zu verkehren, die vielleicht am häufigsten bei Dementia senilis als erworbene Anomalie vorkommt (auch bei Imbezillen ist sie faute de mieux nicht selten).

Als **Päderastie** bezeichnet man heutzutage bloß die Befriedigung des Mannes mit männlichen Individuen durch Coitus in ano.

Der **Sadismus**[1] ist die Übertreibung der erotischen Lust zu beherrschen und zu quälen, die namentlich das Männchen auch bei Tieren so häufig zeigt, der **Masochismus**[2] die Karikatur der (weiblichen) Unterwerfung und eines gewissen erotischen Vergnügens am Erdulden von Schmerzen. Die Eigentümlichkeit wird dadurch pathologisch, daß sie übertrieben wird und nicht mehr Begleiterscheinung des erotischen Aktes ist, sondern selbständiges Ziel wird, indem ihre Träger im Schmerzzufügen oder -erleiden das einzige oder doch das notwendige Mittel zur Befriedigung sehen. Die beiden Abnormitäten finden sich selten isoliert; gewöhnlich verbinden sie sich beim nämlichen Individuum, wenn auch in der Regel die eine stark vorherrscht. Sadismus und Masochismus werden auch als *aktive bzw. passive Algolagnie* bezeichnet.

Der Name der **Sodomie** hat wie derjenige der Onanie seine Bedeutung verschoben. Er bezeichnet jetzt durchwegs den Verkehr mit Tieren, der in der Regel faute de mieux, also nicht eigentlich aus einer krankhaften Alteration des Triebes heraus, geübt wird, und zwar besonders von halbreifen Leuten, einsamen Hirten, Imbezillen und dann von weiblichen Personen, die intim mit ihrem Hunde leben.

Die **Transvestiten** fühlen sich nur wohl in den Kleidern des anderen Geschlechts, ohne homosexuell zu sein.

In seltenen Fällen haben die sexuellen Aberrationen (wie auch die Stärke des Triebes) *periodischen Charakter*, indem sie von Zeit zu Zeit, aber meist nur für wenige Tage, auftreten und dann dem normalen (oder sexualschwachen) Verhalten wieder Platz machen. Häufiger treten Abnormitäten bloß unter *Alkoholwirkung* auf.

Die verschiedenen Arten von Parasexualität sind gewöhnlich verbunden mit einem *vorzeitigen Auftreten des Geschlechtstriebes* und können sich deshalb auch sehr früh bemerkbar machen, oft schon mit 3, 4 Jahren. Die meisten sind unheilbar, zum Teil schon deshalb, weil solche Patienten dem Gefühle nach eigentlich doch ihre Art Geschlechtstrieb als die einzig erfreuliche betrachten und darum vor einer „Heilung“ ebensoviel Schrecken haben, wie der Normale vor einer Kastration.

Die *Theorie der sexuellen Abweichungen* liegt trotz ihrer großen Literatur noch recht im Argen. Die Großzahl ihrer Träger sind auch sonst Psychopathen, aber der verschiedensten Richtungen. Die moralischen Eigenschaften haben keinen direkten Zusammenhang mit der sexuellen Abnormität; doch sieht natürlich der Irrenarzt eine Auswahl, in der die Moralisch-Defekten dominieren (vgl. unten Homosexualität).

Erkennung. Man darf sich nicht vorstellen, daß jeder sexuell Abnorme seinen Zustand selbst kenne; man muß ferner daran denken, daß beliebige Misch- und Übergangsfälle vorkommen können, und daß die Grenzen der normalen sexuellen Betätigung recht weit zu ziehen sind; man darf auf diesem Gebiete sich über nichts wundern und selten etwas für unmöglich halten.

---

[1] Von Marquis DE SADE, einem mit der Anomalie behafteten Schriftsteller.

[2] Von SACHER-MASOCH, der die Anomalie in seinen Novellen verwendete.

Behandlung. In leichteren Fällen kann man durch richtige Erziehung, eventuell durch Hypnose noch etwas ausrichten. Aber auch da, wo Heilungen potentia nicht ausgeschlossen wären, sind sie meist nicht zu erreichen, weil die Technik eine zu klippenreiche ist. Wenn ein solcher Patient nicht verheiratet ist, wie soll man ihn nach und nach in den normalen Geschlechtsverkehr einführen, ohne ihn neuen moralischen und anderen Gefahren auszusetzen? Da wo durch Selbstbeherrschung etwas zu erreichen ist, tut man unter allen Umständen gut, die Kranken zur Alkoholabstinenz zu erziehen, nicht nur wegen der Wirkung auf die Triebhemmung, sondern auch deswegen, weil der Alkohol manchmal die Perversion erst hervortreten läßt. In Fällen nicht allzu schwerer Psychopathie auch außer der Sexualität bei *Exhibition* hat die ärztliche Überwachung recht hübsche Erfolge, während gerichtliche Bestrafung sich in der Regel als unwirksam oder schädlich erwies[1].

Eine besondere Berücksichtigung verlangt die **Homosexualität** *(konträre Sexualempfindung, Uranismus*[2]*)*, die sexuelle Liebe zu gleichgeschlechtlichen Personen. Sie wird auf verschiedene Weise befriedigt, manchmal durch bloßes Beisammensein oder den Anblick, sehr viel häufiger aber auch durch allerlei Reizungen der Genitalien. Die Päderastie ist häufiger verabscheut als beliebt. Gegenüber dem anderen Geschlecht besteht Gleichgültigkeit oder Abneigung. Das Schamgefühl äußert sich oft gegenüber dem eigenen Geschlecht, und zwar in hohem Grade. Überhaupt trägt die homosexuelle „Liebe" sonst ganz die nämlichen Merkmale wie die heterosexuelle, hat aber besonders häufig etwas auffallend Schwärmerisches, Exaltiertes, und hält nur ausnahmsweise dem gleichen Gegenstand dauernde Treue. Die gewöhnlich vorhandene übergroße Ansprechbarkeit auf Sexualität ist nur eine Teilerscheinung der überhaupt labilen Affektivität, die sich leicht in den höchsten Wonnen und tiefsten Schmerzen bewegt; dagegen tritt Reizbarkeit zu Zorn und Ärger verhältnismäßig zurück; sehr häufig besteht ein abnorm starkes ästhetisches Empfinden, indem man von einer nach Wunsch gefärbten Schleife entzückt sein, aber in einem nicht nach dem individuellen Geschmack ausgestatteten Zimmer „es nicht aushalten" kann.

Die psychischen und die sekundären körperlichen Geschlechtsmerkmale sind manchmal teilweise durch die des anderen Geschlechtes ersetzt[3]; auf psychischem Gebiet: Arbeit, Putz, Geschmack überhaupt, Mimik, Gang. Auf körperlichem Gebiet kommen Männer mit wenig entwickeltem Bart, hoher Stimme, breitem Becken unter Homosexuellen viel häufiger vor als bei Normalen. Die Genitalien sind nur ausnahmsweise abnorm gebildet.

Alle homosexuellen Eigentümlichkeiten zeigen sich sehr oft von frühester Jugend an. Frühe sexuelle Entwicklung ist etwas Gewöhnliches, wobei sie in der Regel von Anfang an die abnorme Richtung zeigt. Grundlos ist die Auffassung von der Erwerbung homosexueller „Gewohnheiten" durch sexuelle Übersättigung.

Die *ethischen Gefühle* sind ebenso verschieden entwickelt wie bei Normalgeschlechtigen; doch findet man wenigstens in der Anstaltspraxis neben hochstehenden Urningen verhältnismäßig viele moralische Defekte. Daß

---

[1] STAEHELIN: Untersuchung an 70 Exhibitionisten. Z. Neur. **102**, 464.

[2] Von Venus Urania; der männliche Homosexuelle wird in dieser Terminologie von ULRICHS „*Urning*" genannt, die weibliche „*Urninde*". Der entsprechende Name für die Heterosexuellen, der aber wenig gebraucht wird, ist „Dioning" von Dione, der Mutter der Venus Vulgivaga.

[3] *Androgyne* = Männer mit weiblichem, *Gynandrier* = Frauen mit männlichem Körperbau.

sie im Durchschnitt besonders viel lügen, ist gewiß zum größeren Teil Folge der schiefen Stellung, in die sie die auf die Heterosexuellen zugeschnittenen allgemeinen Sitten und Anschauungen der menschlichen Gesellschaft bringen.

Auch auf intellektuellem Gebiet findet man bei diesen Leuten alle Nuancen; Abnormitäten nach allen Richtungen sind wie bei anderen Psychopathen häufig.

Die meisten Homosexuellen sind in irgendeiner Weise neurotisch. Körperliche „Degenerationszeichen" findet man abgesehen von den sekundären Sexualcharakteren des anderen Geschlechtes nicht häufiger als bei Normalen. Man fragt sich immer noch, ob die Homosexualität angeboren oder erworben sei. Ich meine das Erstere.

Behandlung. Die besten Aussichten bieten wohl noch Fälle, wo der — eigentlich bisexuelle — Mann sich über seine Sexualität nicht recht klar war und geheiratet hat, ohne weder zu einem richtigen geistigen noch physischen Kontakt zu kommen. Hier ist Hypnose oder Psychanalyse anzuwenden, wobei man bei einem Verheirateten die Möglichkeit hat, in anständiger Weise, *aber ja nicht verfrüht*, einen Versuch machen zu lassen. Von Erfolgen der STEINACHschen Implantation eines fremden menschlichen Hodens nach Wegnahme der ungenügenden eigenen hört man nichts mehr. Man wird also, wenn psychische Mittel fehlgeschlagen haben, die Patienten lehren müssen, *sich mit dem Schicksal abzufinden*. Für manchen ist es schon eine Erlösung, wenn er seine Lage kennt und nicht innerlich dagegen kämpfen zu müssen sich verpflichtet fühlt. Der Arzt kann aber häufig noch mehr tun, in bezug auf *Beruhigung*. Zunächst gegen die nervösen Beschwerden, die die schwierige Situation im allgemeinen und den Kampf mit der Sexualität im speziellen, die Angst vor dem Zuchthaus, die Besorgnis um die Ehre oder das Wohlergehen der Familie u. dgl. hervorruft. Feinfühlige, namentlich ethisch oder religiös angelegte Menschen machen sich oft schwere Selbstvorwürfe, die durch Aufklärung auf ein erträgliches Maß herabgesetzt werden können. Daneben ist auf die psychische Behandlung der Nervosität im allgemeinen Gewicht zu legen. Manche nervösen Symptome scheinen direkt von der erzwungenen sexuellen Enthaltsamkeit herzurühren (die ich bei normaler Sexualität nicht als eine Krankheitsursache ansehe). Auch hier kommt es in erster Linie auf die Einstellung an. Wer die Keuschheit als etwas Selbstverständliches aufzufassen geneigt ist, leidet darunter gar nicht oder wenig. Wer gegen den Stachel ausschlägt, wer sich im inneren Kampfe verzehrt, wer bei sich selber Ausreden sucht, nicht mehr keusch zu sein, der wird natürlich dabei neurotisch. Im Sinne dieser Überlegung hat der Arzt seinen Patienten zu erziehen — wenn dieser sich erziehen lassen will.

Was Ablenkung auf irgendeine das Leben ausfüllende Beschäftigung oder auch Sport, Philosophie, Kunst bedeutet, das wissen wir von den andern Neurosen her. Bei Homosexuellen ist allerdings Erziehung zur Keuschheit noch schwerer als bei dem Normalen. Ihre Sexualität ist ja meistens eine abnorm erregte, und ihr Nervensystem reagiert stärker. *Ich kenne Homosexuelle, die sich kastrieren ließen und nun glücklich sind, vom Kampf und von der Angst vor dem Zuchthaus erlöst zu sein*. Viele können aber nicht begreifen, daß sie auf einen Lebensgenuß verzichten sollen, den sie mit der Mehrheit der übrigen Menschen als den höchsten ansehen. Einzelne finden ihre Zufriedenheit im Verkehr mit einem Freunde, ohne etwas Strafbares zu begehen. Andere geraten den Erpressern in die Schlingen.

c) Abnorme Erregbarkeit.

Die Erregbaren reagieren auf Einflüsse von außen in ganz akuter Weise übertrieben stark, und zwar in der Form von höchstens einige Stunden dauernden Wutanfällen, Verzweiflung mit Selbstmord, Angstanfällen oder auch stuporösen Zuständen. Während des Anfalls ist die Überlegung eine ganz ungenügende. Manche sind geradezu in einer Art Dämmerzustand; die Erinnerung ist oft nachher stark getrübt; Eifersucht und Alkohol sind besonders häufig diejenigen Ursachen, welche die krankhafte Exaltation auslösen.

d) Die Haltlosigkeit.

Die Haltlosen werden gekennzeichnet durch Mangel an Nachhaltigkeit der affektiven Funktionen und damit übertriebene Bestimmbarkeit des Willens durch die verschiedensten inneren und äußeren momentanen Einflüsse; es sind „wechselwarme Milieumenschen". Viele werden Leichtsinnsverbrecher. Unter ihnen gibt es lebhaft erregbare bis apathische Temperamente.

Natürlich mischt sich die Haltlosigkeit nicht selten mit andern Anomalien, so auch mit allen Graden von moralischer Oligophrenie. Ein solcher Fall wird durch den folgenden Brief gekennzeichnet, der als Beispiel, wie man aus schriftlichen Äußerungen schließen kann, angeführt wird.

Liebe Mutter!

Bin seit letzten Donnerstag in der Irrenanstalt Burghölzli (Zürich) Abteilung B. 2. Habe deinen l. Brief vor der Abreise von Hinwil erhalten, und es hat mich sehr gefreut l. Mutter zu erfahren, daß Du trotz meinen dummen Streichen die Hoffnung doch noch nicht aufgegeben hast, dafür bin ich Dier dankbar, und glaube es sicher, es kommen noch bessere Zeiten für uns. Bin da oben sehr gerne, das Essen und die Pflege ist rümlich kann mich auch gut amüsieren, so daß die Zeit sehr schnell herumgeht, hoffe daß ich auch bald wieder Arbeiten darf. Wie ich aus deinem Brief gelesen habe, hast du einen bösen Fuß, wünsche dier gute besserung, daß du mich bald besuchen darfst. Die Besuchstagen sind Sonntag, Dienstag und Freitag je 10—11. Wenn Du einmal komst, bring mir den Herrn Huber mit, möchte Ihn auch wieder einmal sehen Du weißt ja, daß er ja nur daß gute von mir verlangt hatte. Liebe Mutter *schicke* mir nächste Woche ein Paket mit Aepfel, etwas Chocolate und ein paar Ziggaretten Phillos a 20 st. 25 Rp. man darf rauchen wenn man hatt vergiß es aber nicht berichte mir wie es zu Hause stehet. Auf dem Wege vom Bahnhofe bis dahin hab ich oberhalb dem Pfauen Rosa Meier gesehen und sie mich sie hat es Dier vielleicht erzählt. Ich hoffe l. M. daß Du bis mindestens nächsten Freitag wieder gehen kannst, dann komst du aber zu mir. Ich habe immer gelüste nach Obst.
In der Hoffnung Dich und ein Packet zusehen Grüßt Dich

d. d. l. Arthur.

Der Stil ist klar, verständlich, einfach, im Verhältnis zum Bildungsgrad recht gut. Schlechter steht es mit der Orthographie. Dieser Unterschied bedeutet meist, daß der Schreiber nicht unfähig ist, zu lernen und zu verstehen, daß er aber in der Schule nicht den nötigen Eifer hatte. Das nämliche zeigt sich bei Arthur auch in anderen Dingen: so hat er die Zahl der Kantone der Schweiz, die man so oft hört, daß auch viele stark Imbezille sie fast automatisch wiedergeben können, gar nicht im Kopfe; er kann aber ganz gut die Reihenfolge der Kantone aufzählen, die man bei einer bestimmten Reise zu durchfahren hätte.

„Lieber Brief", „liebe Mutter" in den Text gesetzt, zeigen, daß er ein affektives Verhältnis zur Mutter sucht, ebenso: „dafür bin ich Dier dankbar", und die Erwähnung des bösen Fußes nebst dem Wunsche auf Besserung. Inwiefern Arthur wirklich die Mutter liebt und entbehrt, ist nicht ganz sicher aus dem Brief allein zu schließen: doch macht es eher den Eindruck, wie wenn ein wirkliches Gemütsverhältnis zu ihr vorhanden wäre, und aus dem übrigen Benehmen des Patienten wissen wir, daß er die Mutter wirklich noch in einem gewissen Sinne liebt.

Wie weit gehen nun aber diese Liebe zur Mutter, die Reue und die guten Vorsätze? Er weiß, daß er dumme Streiche gemacht; es freut ihn, daß die Mutter trotzdem die Hoffnung noch nicht aufgegeben hat; dafür ist er ihr dankbar, und er glaubt sicher, es kommen noch bessere Zeiten für sie beide. Hier ist wichtig, daß er gar nicht daran denkt, daß er diese Zeiten selber machen müsse, daß er an sich zu arbeiten, eine Erziehung durch Schicksal und Anstalt auf sich zu nehmen habe;

er sieht nur das Angenehme, daß es ihm dann besser gehen wird. So hat er von hier auch nichts von der Erziehung zu erzählen, sondern von dem rühmlichen Essen, und daß man sich gut amüsiert. Dann kommt er auf den schlimmen Fuß der Mutter; er wünscht ihr gute Besserung, aber ausdrücklich zu dem Zwecke, daß sie ihn besuchen könne, wobei ihm die nötigen Assoziationen nicht fehlen, um ihr die Besuchszeit gleich genau anzugeben. Er möchte aber dabei noch eine andere Unterhaltung haben, den Herrn Huber. Dann möchte er Äpfel und Schokolade und Zigaretten; aber er kann nicht warten, bis der Fuß der Mutter geheilt ist, sie soll ihm die Sachen schicken, und dieses Wort unterstreicht er noch. Wie ungeduldig er darauf wartet, zeigt die später ausgedrückte Hoffnung, daß die Mutter am nächsten Freitag kommen könne, während er schon vorher die Sendung erwartet. Nun möchte er sich doch noch ein wenig interessieren, wie es zu Hause steht, wobei aber weitere Assoziationen fehlen; er erkundigt sich um nichts Spezielles, während er bei den Zigaretten die Marke und den Preis hinzufügt. Er hat dann eine Begegnung zu erzählen, aber nur als Geschehnis, ohne Beziehung zu seiner jetzigen Lage, während das eine schöne Gelegenheit gewesen wäre, zu zeigen, ob er sich eigentlich vor der Rosa Meier genierte oder nicht, die ihn auf dem Wege aus der Erziehungsanstalt in die Irrenanstalt trifft. Dann kommt wieder die Hoffnung auf Heilung der Mutter, aber ausdrücklich nur in der Verbindung, daß sie ihn bald besuche, und der Besuch wird wieder nur als Spender des Obstes, nicht als Erfüllung der Sehnsucht nach der Mutter gezeichnet. Diese Zusammenstellung wird im letzten Satz noch einmal wiederholt und besonders betont, womit der Brief und sein Zweck beendet ist.

Von allen Seiten kommt also der Schreiber immer wieder auf die Ideen des Genusses. Eine gewisse Zärtlichkeit gegenüber der Mutter ist ausgedrückt, ebenso die Erkenntnis, daß er durch seine Aufführung diese eigentlich verscherzt hätte und daß er sich bessern sollte. Aber all das hat nur vorübergehende und nebensächliche Bedeutung. Das Vergnügen ist die Hauptsache, und so sehen wir ihn denn auch in seinen Affekten immer sehr labil und gegenüber den wichtigen Dingen oberflächlich, ohne Nachhalt, immer wieder auf seine Vergnügungen zurückkommend; er hat bei jeder Visite mit verbindlicher und zum voraus dankbarer Mimik um etwas zu bitten, bald um Kleinigkeiten, bald um die Entlassung. Von der Hauptsache, der Besserung, der dazu notwendigen Maßregeln und Zeit, ist von ihm aus nie die Rede. Da der Junge nicht ganz ohne moralische Gefühle ist, nur aus Schwäche, nicht aus direktem Triebe sich schlecht aufgeführt hat, sich in der Anstalt einigermaßen lenken läßt, ist in seinem Alter die Prognose noch nicht ganz schlecht zu stellen, aber nur unter der Bedingung, daß er längere Zeit in einer geschlossenen Anstalt bleibt. Seiner Haltlosigkeit entsprechend hat er bis jetzt bei einer Arbeit ohne Zwang nie ausgehalten, ist überall davongelaufen; eine gewisse Stabilität muß teils von außen erzwungen, teils durch Reifen des noch etwas kindlichen Charakters erwartet werden.

e) Besondere Triebe.

Aus den Psychopathen, die sich von abnormen Trieben beherrschen lassen, hat Kraepelin drei Typen besonders herausgehoben:

Die **Verschwender** können — oft trotz guter Intelligenz — einfach nicht mit den pekuniären Verhältnissen rechnen, machen manchmal mit großem Raffinement Schulden über Schulden und ruinieren sich und oft viele andere Leute, mit denen sie in Beziehungen kommen. Viele von ihnen gehörten ebensogut zu den Haltlosen.

Die **Wanderer** Kraepelins sind rastlose Leute, denen es nirgends wohl ist und die deshalb nirgends aushalten und von Ort zu Ort ziehen. Es ist aber hinzuzufügen, daß der krankhafte Wandertrieb weder eine einheitliche Krankheit noch auch nur ein einheitliches Syndrom ist. Neben den eben angedeuteten Typen gibt es mehrere andere, z. B. die Unternehmungslustigen, ferner Leute, die zuerst an jedem neuen Ort sich gefallen, denen es dann aber „bald verleidet", Empfindliche der verschiedensten Kategorien, die überall Krach bekommen und deswegen davonlaufen, Poriomanen, die durch hysterische, schizophrene oder epileptische Verstimmungen und unklare Zustände in die Weite hinausgetrieben werden.

Auch die **Dipsomanen** sind keine einheitliche Kategorie (vgl. S. 251).

f) Die Verschrobenheit.

Den Verschrobenen fehlt die Einheitlichkeit und Folgerichtigkeit in ihrem Seelenleben. Schiefe Auffassungen der Verhältnisse, schiefe logische Operationen, sonderbare Ansichten und oft auch Ausdrucksweisen bringen sie den latenten Schizophrenen äußerlich nahe, von denen sie noch nicht leicht abgrenzbar sind, obschon es sicher ist, daß solche Typen auch auf angeborener Anomalie beruhen können. *Sie sind die einzigen der konstitutionell Aberrierten, bei denen nicht offensichtlich die Affektivität allein oder hauptsächlich gestört ist.*

g) Pseudologia phantastica (Lügner und Schwindler[1]).

Alle die krankhaften Lügner und Schwindler leiden an einer übertriebenen Phantasietätigkeit mit Unstetigkeit und Planlosigkeit des Willens. Sie denken sich, immer im Sinne ihrer hervorragenden Tendenzen, Eitelkeit in irgendeiner Richtung, Bosheit, Herrschsucht, Sexualität, so sehr in phantasierte Stellungen und Rollen hinein, daß sie, die Unwirklichkeit dieser Gebilde vergessend, ihr Handeln von ihnen bestimmen lassen. Wenn ihnen nicht starke moralische Gefühle zur Verfügung stehen, müssen sie natürlich Hochstapler und Schwindler werden. Sie wollen wie Hysterische sich und andern etwas vortäuschen; dazu bedürfen sie einer labilen und schaltkräftigen Affektivität, eines beweglichen Geistes und eines hohen Selbstgefühls; es ist deshalb begreiflich, wenn diese Zustände häufig (aber nicht notwendig) mit Hysterie zusammen vorkommen. Merkwürdigerweise habe ich das Syndrom mehrmals als Vorläufer eigentlicher Psychosen auftreten sehen (Paralyse und Dementia praecox) in so ausgesprochener Weise, daß ich die Grundkrankheiten längere Zeit übersah.

Beispiel: Ein Patient HENNEBERGS, der einige Zeit Theologie und Jura studiert und auch eine Preisaufgabe gelöst hatte, legte sich den Titel „Dr. jur." bei, eröffnete gleich mehrere kaufmännische Bureaux, kaufte dazu eine große Schnellpresse, alles mit erschwindeltem Gelde, diktierte zahllose fingierte Geschäftsbriefe, die er indessen nicht absandte, verschleuderte viel Geld für Theaterbillete, die er als angebliche Freibillete verschenkte. Weiteres Beispiel siehe S. 60.

h) Konstitutionelle ethische Abweichungen.

(Gesellschaftsfeinde, Antisoziale, moralisch Oligophrene, moralische Idioten und Imbezille. Moral insanity.)

Gesellschaftsfeinde, Asoziale und Antisoziale sind natürlich psychopathologisch keine einheitliche Klasse. Der Sammelbegriff wird nur durch praktisch-soziale Gesichtspunkte zusammengehalten; mancherlei Veranlagung führt zum Verbrechen. Ein gutes Bild über die Mannigfaltigkeit der Verbrecher gibt uns ASCHAFFENBURG[2]: die *Zufalls-, Affekt- und Gelegenheitsverbrecher* sind eigentlich gar nicht schlechte Leute; sie entgleisen nur unter dem Einfluß einer Situation, der sie infolge von labilen Gefühlen, Unüberlegtheit, *leichter* moralischer Schwäche und ähnlichen Defekten nicht gewachsen sind. ASCHAFFENBURG faßt sie deshalb als *Augenblicksverbrecher* zusammen. Der *Zufallsverbrecher* richtet aus „Fahrlässigkeit" Schaden an; der *Affektverbrecher* kann in gerechter Entrüstung wie in roher Aufwallung einen Gegner töten oder verletzen; der *Gelegenheitsverbrecher* kann sich an der Kasse vergreifen, wenn er in irgendeiner pekuniären Verlegenheit ist. Die eigentlichen Verbrecher begehen einzelne Verbrechen mit kalter Überlegung *(Vorbedachtsverbrecher)*; der *Rückfallsverbrecher* läßt sich mehrfach zu solchen Handlungen hinreißen, kann aber zwischendurch wieder mit relativ gutem Willen arbeiten und sich überhaupt rechtlich benehmen. Gar nicht paßt sich an das Leben des rechtlichen Menschen an der *Gewohnheitsverbrecher*; trotzdem bleibt er mehr aus negativen Motiven Verbrecher, z. B. aus

---

[1] Siehe S. 60.

[2] Das Verbrechen und seine Bekämpfung, 2. Aufl., S. 179. Heidelberg: Carl Winter 1906.

Not, wenn er nicht gearbeitet hat; und arbeiten mag er nicht. Die *Berufsverbrecher* haben positive Triebe zum Verbrechen selbst, das sie ausüben wie der Geiger seine Kunst; sie leben vom Verbrechen. Unter ihnen gibt es viele Spezialisten, z. B. die Einbrecher, die Taschendiebe.

Selbstverständlich fehlt den ersten drei Klassen häufig, den folgenden immer, auch etwas an der Moral. Der ethische Defekt ist aber nicht das einzige, und nicht einmal so oft das Wesentliche an ihrer Aberration, sie sind in vielen andern Richtungen ebenso abnorm: haltlos, schlaff, labil, jähzornig, verschroben, unklar, debil usw.

Der Grad der Gefährlichkeit ist unter anderem direkt davon abhängig, ob und in welchem Grade die Anomalien, namentlich der moralische Defekt, mit positiven schlechten Trieben und überhaupt mit Aktivität vergesellschaftet sei. Der bloß herzlose Mensch wird anderen Schmerzen zufügen, wenn er sich dadurch einen Vorteil verschaffen kann; wer aber Freude an den Schmerzen anderer hat, wird direkt darauf ausgehen, seine Mitmenschen zu quälen, auch wenn es ihm sonst nichts nützt. Man kann stehlen aus bloßer Faulheit und aus Mangel an moralischen Gefühlen oder aus positiver Freude daran, auf diese Weise seinen Unterhalt zu gewinnen. Allerdings stellen sich alle diese Leute nach und nach in den Gegensatz zur Gesellschaft, die sich eben mit Repressalien gegen sie verteidigt; viele fühlen sich schließlich als Vorkämpfer der Freiheit und Gerechtigkeit gegenüber einer heuchlerischen und gewalttätigen Ordnung. Fast allen den verschiedenen Arten verbrecherischer Naturen ist eine *Scheu vor geordneter Arbeit* oder wenigstens ein Mangel an andauernder Arbeitsfähigkeit gemeinsam.

Die *Intelligenz* der Antisozialen ist sehr verschieden, häufiger schlecht als gut; manche sind mehr verschroben als dumm. Daß Mangel der moralischen Affektivität dem Denken auf ethischem Gebiete Schwierigkeiten bereitet, ist selbstverständlich. Vielleicht gibt es auch eine einheitliche Eigenschaft, die sich sowohl als moralischer Trieb wie auch als moralisches Verständnis äußert in der Weise, wie der Trieb zur Musik oder Mathematik gern mit besonderer Befähigung im gleichen Sinne verbunden ist. Dann müßten gutes moralisches Verständnis und gute soziale Gefühlsentwicklung häufig zusammen vorkommen oder zusammen fehlen.

Der moralische Defekt ist in der Regel angeboren und auch angeerbt, wenn auch durch Hirnschädigungen nicht nur Reizbarkeit, sondern auch gefühlsmäßiger Mangel an Rücksicht auf die anderen und sogar Freude am Schikanieren entstehen kann (Encephalitis epid. bei Jugendlichen!). In leichteren Fällen kann er sich in geeignetem Milieu noch einigermaßen bessern, doch kaum mehr nach dem 20. Jahr. Man vergesse aber nicht, daß bei Kindern auch wiederholte kriminelle Handlungen, ganz abgesehen von den durch das Milieu eingegebenen (Stehlen bei den Spartanern, im Auftrag der Pflegeeltern), gar nicht immer ein Zeichen schlechter Entwicklung der Moral zu sein brauchen. Solche einfach im Milieu „verkommene“ Menschen sind zum Teil noch erziehbar.

Ein großer Teil der Asozialen zeigt schon in der Jugend, wes Geistes Kind er ist. Die meisten bleiben in den Schulen zurück, auch wenn die Intelligenz gut ist, weil sie sich zu wenig anpassen und zu wenig Fleiß oder Aufmerksamkeit verwenden. Selten kommen ungewöhnliche Leistungen in einer einzelnen Richtung vor. Viele sind faul, diebisch, lügenhaft, grausam gegen Tiere und Menschen, anspruchsvoll, absichtlich und aus Nachlässigkeit oft eigenes und fremdes Eigentum schädigend, eitel, unzuverlässig, egoistisch. Sie können sich einer Autorität nicht fügen, laufen davon, wenn ihnen etwas nicht gefällt; Strafen werden nicht gefürchtet, überhaupt haben weder Zuckerbrot noch Peitsche sichtbare Wirkungen. In Ausführung von schlimmen Streichen entwickeln sie Schlauheit und Energie, lernen von andern rasch das Schlechte, schwer oder gar nicht das Gute, suchen instinktiv schlechte Gesellschaft. Verfrühter Sexualtrieb normaler oder perverser Richtung ist fast die Regel.

Ein typisches Beispiel, wie mit den moralischen Gefühlen die Logik auf dem gleichen Gebiete schwach wird, gibt HANSELMANN: Ein Lehrling kommt nachts spät heim, verdirbt durch Erbrechen das Bett und den Sonntagsanzug und bekommt vom Meister Vorwürfe. Er erzählt das und fügt ungeniert hinzu: „Ein Meister, der mir Lausbub sagt, ist kein Mann für mich, er hat keinen Anstand gelernt.“ Da ist zuerst eine ganz verschiedene Wertung (in der Hauptsache affektiv, aber auch intellektuell) der eigenen Handlung und der des Meisters, dann aber ein Mangel an Assoziationen, wie er den Oligophrenen eigentümlich ist: Patient versteht nicht, daß die Situation es gebot, zu schimpfen. Der eine Fehler potenziert die Bedeutung des andern. So schwer solche Entgleisungen scheinen, so beweisen sie allein noch nicht mit Sicherheit die schwere antisoziale Anlage. Die Suggestion des Milieus, die Einstellung gegenüber der Gesellschaft und ihren Organen kann schon solche logischen Sprünge erzeugen. (Vgl. die Kriegseinstellung ganzer Völker.)

Körperlich sind viele dieser Leute irgendwie mißgestaltet; sie haben viele „Degenerationszeichen“.

Unter den verschiedenen Typen der A- und Antisozialen läßt sich außer den an anderen Stellen beschriebenen Unklaren, Haltlosen und Pseudologen, die ja oft zu Verbrechern werden, nur eine Gruppe einigermaßen umgrenzen; es sind diejenigen, denen die Gefühlsbetonungen bei allen Vorstellungen, die das Wohl und Wehe anderer betreffen, verkümmert sind *(moralische Imbezille)* oder ganz fehlen *(moralische Idioten)*; beide Gruppen zusammen wären als *moralische Oligophrene* zu bezeichnen[1]. Mitgefühl mit andern, instinktives Empfinden der Rechte anderer (nicht der eigenen) fehlt oder ist ungenügend entwickelt. Zur moralischen Idiotie gehört es nicht, daß die andern Affekte auch fehlen; es beruht auf einer falschen Auffassung, wenn man sie als „Gemütslosigkeit“ bezeichnet. Der Grad der Gefährlichkeit ist sehr verschieden, je nach dem Vorhandensein schlechter Triebe und der Lebhaftigkeit der Aktivität.

Die moralische Oligophrenie habe ich bis jetzt nie gesehen, ohne daß nächste Angehörige, meistens eines der Eltern, einen qualitativ gleichen Defekt hatte, wenn es auch manchmal nicht leicht zu eruieren war. In ihren praktischen Wirkungen ähnliche Defekte, die nach Encephalitis und andern Hirnschädigungen oder wieder bei leichter Schizophrenie beobachtet werden, sind etwas prinzipiell anderes.

Es gibt sonderbarerweise immer noch Leute, die aus doktrinären Gründen behaupten, es gäbe keine solchen moralischen Defekte ohne intellektuelle Schwäche, die die Basis der schlecht entwickelten Moral sein müsse. Nun zeigt aber die tägliche Beobachtung, daß die Moral ebensowenig mit der allgemeinen Intelligenz in Korrelation steht wie andere Affekte und Triebe.

Die moralischen Idioten bilden den Kern des LOMBROSOschen Begriffes des „*geborenen Verbrechers*“. Doch umfaßt dieser in unklarer Gliederung auch andere Verbrechernaturen, z. B. den jähzornigen und unklaren Rohling oder Leute mit epileptoidem Charakter. Die speziellen Auffassungen LOMBROSOs der „rei nati“ als versteckte Epileptiker oder Atavisten sind nicht haltbar. Aber trotzdem hat LOMBROSO das große Verdienst, das Studium und die Behandlung des Verbrechers an der Stelle der einfachen Repression des Verbrechens in Fluß gebracht zu haben;

[1] Als *moral insanity* bezeichnete PRICHARD vor 100 Jahren Krankheiten, bei denen das „Moralische“ in weiten Sinne des englischen Ausdrucks affiziert schien, d. h. bei denen unrichtig gehandelt wurde, obschon eine Verwirrung der Gedanken nicht nachweisbar war. Dahin gehörten vor allem die Submanien (folie raisonnante der Franzosen), dann auch Zwangsimpulse u. a. In die deutsche Psychiatrie wurde der Name in der Bedeutung des Defektes der moralischen Gefühle herübergenommen. Name und Begriff sind wegen vielfachen praktischen und theoretischen Mißbrauches in Mißkredit gekommen. Der Begriff ist immerhin in der Psychiatrie nicht zu entbehren, weil er eine bestimmte Krankheit bezeichnet; daß aber der Name ersetzt werden sollte, darüber ist man einig.

ihm ist es zu verdanken, wenn endlich das Verlangen nach Umgestaltung des bisherigen, für die heutigen Zustände ganz ungenügenden Strafrechtes allgemeiner geworden ist und die Besserung allseitig angebahnt wird.

i) Streitsucht (Pseudoquerulanten).

Die Streitsüchtigen stehen zwischen den gewöhnlichen Rechthabern und Prozeßkrämern einerseits und den paranoischen Querulanten anderseits. Diese Zwischenform hat gegen die ersteren hin keine Grenze, ist aber von den zweiten dadurch ziemlich geschieden, daß es zwar zu falschen Auffassungen, aber nicht zur Ausbildung eines eigentlichen Wahnes kommt und daß die Krankheit sich nicht weiter entwickelt, sondern daß eben das Temperament zu vielen Streitigkeiten führt, die untereinander nicht zusammenzuhängen brauchen und aufgegeben werden können, wenn der Patient endlich einmal die Nutzlosigkeit oder gewisse Gefahren eines bestimmten Streites einsieht. Unwichtige wie wichtige Differenzen nehmen gleich den ganzen Menschen in Anspruch, da die Patienten zu empfindlich sind, um für die Rechte anderer Gefühl und Verständnis zu haben. Alle Handlungen anderer, die ihren eigenen Ansprüchen entgegenwirken, empfinden sie als Bosheiten, als persönliche Beleidigungen. Ihren Charakter kennzeichnet erhöhtes Selbstgefühl, „eine Verbindung von Empfindlichkeit, Rücksichtslosigkeit und Anmaßung". Ihre eigene Sache fühlen sie als die Sache der Gerechtigkeit überhaupt und betrachten es als eine „Pflicht", sie durchzuführen wie die eigentlichen Querulanten.

Der Verstand der Kranken ist verschieden; meist aber haben sie einen engen Gesichtskreis, daneben eine gewisse Pfiffigkeit und starke Regsamkeit. Das Gedächtnis wird wie bei allen affektiven Leuten in der Weise gestört, daß die Erfahrungen im Sinne des Selbstgefühls der Kranken umgeändert werden.

Die „Entwicklung", wenn man von einer solchen bei dieser Krankheit reden kann, ist verschieden. Durch beständiges Streiten mit bestimmten Nachbarn, die Gleiches mit Gleichem heimzahlen, kommen die Kranken natürlich in einen dauernden Reizzustand hinein, der ihre Anomalie schlimmer erscheinen läßt. Versetzung in günstigere oder überhaupt neue Umstände gibt ihnen für einige Zeit Ruhe. Natürlich vernachlässigen sie in der Regel ihren Beruf. Wohl aus äußeren Gründen handelt es sich fast immer um Männer; Frauen mit ähnlichem Charakter leben sich mehr im internen Familienzank aus.

Den Unterschied von den Paranoiaformen vergleicht Kraepelin bezeichnend mit dem Unterschied des hypochondrisch angelegten, der bald das, bald jenes Krankheitszeichen bei sich entdeckt, von dem des Traumatikers, der durch ein einziges Lebensereignis so eingestellt bleibt, daß er sich krank fühlen muß.

Die *Erkennung* ist meistens nicht schwer, wohl aber die *Abgrenzung* gegenüber Gesunden. Ein Teil dieser Patienten sind bloß *chronisch manisch Verstimmte.* Diese zeichnen sich aber u. a. meist durch eine gewisse Gutmütigkeit aus, die sich in alle Zankerei hineinmischt. Sie können unter Umständen wieder ganz nett von ihren Feinden reden und sich nach den ärgsten Balgereien mit ihnen versöhnen.

XIII. Die Oligophrenien.

(Angeborene und früh erworbene Schwachsinnszustände.)

Unter Oligophrenien verstehen wir Krankheiten ganz verschiedenen Ursprungs, in denen von Geburt an oder seit der Kindheit infolge mangelhafter Ausbildung des Großhirns die Intelligenz darniederliegt oder, als Elementarstörung aufgefaßt, die Assoziationsfähigkeit verändert ist (S. 46).

Sie sind von allen andern Geisteskrankheiten dadurch unterschieden, daß bei ihnen infolge der ungenügenden Assimilation des Erfahrungsmaterials in der Kindheit spärliche oder unzuverlässige Ideen und Begriffe gebildet worden sind, und andernteils, daß auch mit dem vorhandenen Erfahrungsmaterials infolge der weiter bestehenden Ärmlichkeit der Assoziationsverbindungen ungenügend operiert wird.

Die Zusammenfassung ganz verschiedener pathologischer Zustände und angeborener wie in früher Kindheit erworbener Krankheiten unter dem Gesichtspunkt der oligophrenen Geistesschwäche ist darin begründet, daß in allen diesen Fällen sowohl die Art des Intelligenzausfalles wie auch die praktische Bedeutung desselben identisch sind.

Die Oligophrenien sind zum Teil bloße Abarten des Normalen, und auch da, wo bestimmte Krankheitsprozesse den Schwachsinn verursachen, kann dieser unauffällig bleiben. Die Krankheitsgruppe hat deshalb keine Grenzen gegen die Norm, in die sie durch die *Debilität* und *Beschränktheit* oder *Dummheit* allmählich übergeht. Aber auch innerhalb derselben gibt es auf psychischen Gebiete nur fließende Übergänge[1]. Man nennt die Kranken höheren Grades, diejenigen etwa, die vom Schulwissen gar nichts aufnehmen können, oder die sozial vollständig Untüchtigen *Idioten*, diejenigen, die nicht über den Stand der Schulentlassenen hinauskommen oder die gerade noch sich in der menschlichen Gesellschaft bewegen und auch einige untergeordnete Leistungen vollbringen können, *Imbezille* und *Debile* diejenigen, die in der Entwicklung nach der Volksschule stecken bleiben oder die in einfachen Verhältnissen noch einigermaßen selbständig fortkommen, also bei Durchschnittsforderungen versagen. Die Debilität hat wenig medizinische, aber um so mehr forensische Bedeutung.

Andere Kriterien mit scharfer Abgrenzung sind wertlos, schon weil die verschiedenen Intelligenzgebiete beim nämlichen Patienten auf ganz verschiedener Höhe sein können. Es wären Idioten diejenigen, die nicht reden können oder die einen mündlichen Auftrag nicht ausführen können oder — ganz sinnloserweise — die starke körperliche Verbildungen haben. Es ist ganz müßig, von den Imbezillen zu erklären: „Das Zahlenverständnis reicht in der Regel kaum bis 10, wenn auch der Kranke bis hundert mechanisch zu zählen vermag." SOLLIER und auch ZIEHEN machen einen *moralischen* Unterschied zwischen den beiden Klassen zuungunsten der Imbezillität. Das ist im Widerspruch mit den Tatsachen; Imbezille können ebensogut moralisch auf der Höhe wie defekt sein und Idioten ebensogut böswillig wie gutmütig. Der Unterschied liegt bloß darin, daß die leichteren Fälle, die Imbezillen, selten zum Arzt kommen, wenn nicht eine moralische oder sonstige affektive Störung dazu den Anlaß gibt, während die Idioten unter allen Umständen der Fürsorge bedürfen.

Häufig konstatiert man eine Stufenleiter der Imbezillitätsgrade durch *Vergleich mit Kindern* bestimmten Alters. Ein Kranker soll z. B. die Stufe eines 8jährigen Kindes erreicht haben, und mit den Tests von BINET und SIMON[2] kann man wirklich eine solche Parallelisierung vortäuschen. Das will aber nur heißen, daß die Intelligenz des Patienten noch ausreichte, in den vorausgegangenen Jahren diejenigen psychischen Fertigkeiten sich anzueignen, die ein normales 8jähriges Kind besitzt. Das Kind hat aber den enormen Vorteil vor dem Imbezillen, daß es durch neue Erfahrungen sofort hinzulernt; es besitzt die Wege zu neuem Verständnis, sie brauchen nur von der Erfahrung benutzbar gemacht zu werden; der Imbezille wiederum hat den Vorteil der numerisch ausgedehnteren Erfahrung; er kann sich deshalb an vielen Orten bewegen (z. B. eine Reise machen, eine Arbeit leisten), wo das Kind noch hilflos ist. Die Intelligenz des normalen Kindes ist also niemals auf der Stufe des Imbezillen; gewisse Komplikationen des Denkens sind ihm aus *Mangel an Erfahrung* noch unzugänglich, dem Imbezillen aus *Mangel an der Fähigkeit, komplizierter Erfahrungen zu sammeln.*

Symptomatologie. Die *Idiotie* ist ohne weiteres zu erkennen. Die Behandlung verlangt mehr Pflege und Erzielung als speziell medizinisches Eingreifen. Eine genauere Beschreibung der schweren Formen erübrigt sich deshalb hier, und *in den folgenden psychopathologischen Bemerkungen ist in erster Linie auf die Imbezillität Rücksicht genommen*; alles gilt jedoch

[1] Etwas anderes ist die ätiologisch anatomische Einteilung, die eine große Anzahl natürlicher Krankheitsbilder herausgehoben hat. Siehe z. B. WEYGANDT: Lehrbuch der Nerven- und Geisteskrankheiten. Halle a. S.: Carl Marhold.

[2] BOBERTAG: Über Intelligenzprüfungen (nach der Methode von BINET und SIMON). Z. angew. Psychol. 5. Auch separat käuflich.

auch für die Idiotie, wenn man die Defekte stark übertreibt, und für die Debilität, wenn man sie abschwächt.

Die *Wahrnehmung* und *Auffassung* ist direkt durch die Herabsetzung der Ideenassoziationen wenig gestört, während Komplikationen allerdings oft schwere Beeinträchtigungen bringen. Die der Oligophrenie zugrunde liegende Gehirnkrankheit ist ja sehr häufig mit Störungen der Sinne, namentlich des Gehörs, verbunden, die nicht nur die Wahrnehmung und Auffassung, sondern die ganze geistige Entwicklung stark erschweren oder auch unmöglich machen.

Bei durch Krankheiten der Sinnesorgane nicht komplizierten Oligophrenien sind die *Empfindungen* manchmal etwas abgestumpft; jedenfalls ist die Wahrnehmung entsprechend häufig etwas verlangsamt. Die Unterschiedsschwelle liegt in der Regel auf allen Gebieten hoch. Manche Patienten lernen die Perspektive oder überhaupt Bilder nicht kennen (Kompaß ist „eine Kugel", Sanduhr „eine Flasche"); sie verstehen die Bedeutung von bildlich dargestellten Szenen nicht, indem sie nur das einzelne auffassen („ein Mann, der hält dem andern die Hand, der liegt im Bett; dann steht da eine Nonne"), nicht aber den Zusammenhang („Arzt am Krankenbett").

Ideenassoziationen. Der Oligophrene hat nicht die Fähigkeit, die genügende Zahl assoziativer Verbindungen zu bilden und — was etwas anderes ist — alle zugleich in einem Moment gegenwärtig zu haben. Er denkt mehr das unverarbeitete Sinnliche als der Gesunde, und nur das Gewöhnliche, oft Vorkommende, und das Einfache, wenig Assoziationen Verlagende. Er abstrahiert schlecht, d. h. er bildet nur einfache und manche unrichtig abstrahierte Begriffe, *aber er abstrahiert nicht „gar nicht", wie viele sagen.* Der Oligophrene hat auch nicht die normale Fähigkeit, die einmal gebildeten Vorstellungskomplexe zu lösen; die Möglichkeit, „früher Erworbenes in neuer Anordnung wiederzugeben" (HOCHE) ist eine beschränkte.

In der Ignorierung dessen, was nicht häufig vorkommt, und in der besseren Benutzung des Gewöhnlichen liegt eine *Art Insuffizienz des Gedächtnisses.* Sie ist aber bloß eine sekundäre, und der eigentliche Defekt liegt nur in dem Mangel an Assoziationen. Dieser kann unter Umständen einen vollständigen Gedächtnisdefekt vortäuschen, so wenn eine Spinne viele Male nacheinander auf denselben Nagelkopf springt. Es ist das nicht deswegen, weil sie „vergißt", daß der Nagelkopf nicht freßbar ist, sondern weil sie den speziellen schwarzen Fleck nicht unterscheidet von anderen schwarzen Flecken, die gewöhnlich Fliegen sind. Um auf ihn anders zu reagieren als auf Fliegen, müßte sie dessen besondere Einzelheiten auffassen oder dann ihn mit den Details der Umgebung assoziieren. Zu beiden braucht es viele Assoziationen.

Die Zahl der Assoziationen kann aber bis zu einem gewissen Grad ersetzt werden durch die Häufigkeit der Erfahrung. Auch bei verhältnismäßig wenigen Assoziationen können die aufgefaßten Details des Nagelkopfes oder die Einzelempfindungen der Umgebung zu einer Unterscheidung ausreichen, wenn die Empfindungen immer sich wiederholen, indem das eine Mal die eine, das andere Mal die andere Einzelheit fester mit der Freßbarkeit assoziiert wird, während ein assoziationsreicheres Tier gleich bei der ersten Erfahrung alles Notwendige in die zweckentsprechenden Verbindungen bringt. Auch die Heraushebung des Charakteristischen, die Abstraktion, wird, wie früher ausgeführt, durch die öftere Wiederholung des nämlichen Erlebnisses erleichtert, d. h. unter ähnlichen Erfahrungen kommt bei vielen Wiederholungen das Ausschlaggebende eher zur Geltung. Deshalb ist das Gewöhnliche immer das Verwertbarere, auch ohne daß eine Erinnerungserleichterung im Sinne der Einübung in Betracht käme.

Ein anderes Beispiel wäre ein Oligophrener, der sich immer wieder durch den gleichen oder ähnliche Aprilscherze düpieren läßt: er assoziiert nur an den Scherz, verknüpft die neue Erfahrung nicht mit der Vorstellung des kritischen Tages. Unter Umständen kann er auch nicht genügend abstrahieren, um die Scherze von den ernstgemeinten Reden zu unterscheiden. Hat man aber den gleichen Scherz sehr oft gemacht, so kommt schließlich die Assoziation mit der Täuschung doch zustande, und der Schwachsinnige wird mißtrauisch, aber dann leicht auch da, wo er es nicht sein sollte.

Die Wirkungen des Gedächtnisses sind also abhängig von der Zahl der Assoziationsverbindungen, ganz abgesehen davon, daß die Ekphorie im allgemeinen eine um so leichtere ist, je mehr Assoziationswege zur Verfügung stehen (S. 14). Je ärmlicher ferner die Assoziationsverbindungen sind, um so mehr Wiederholungen bedarf es, bis eine komplizierte Situation von der Psyche gedächtnismäßig verwertet werden kann. *Beim Oligophrenen werden also hauptsächlich die alltäglichen Vorkommnisse zur Wirkung kommen, das Seltene kann er in seinen Überlegungen nicht benutzen.*

Die Armut an Assoziationen erschwert die *Begriffsbildung* deshalb, weil diese ja eine Kombination vieler sinnlicher Erfahrungen verlangt, und zwar nicht nur von Gegenwärtigem, sondern auch von Früherem (S. 6f.). Je abstrakter ein Begriff, um so mehr Kombinationen sollten gemacht werden. Deshalb der Ausfall höherer Abstraktionen. Viele Begriffe werden auch falsch gebildet, weil das Wesentliche nicht vom Unwesentlichen unterschieden wird. Das Wesentliche ist aber entweder dasjenige, das sich in den verschiedenen Erfahrungen, die zu einem einheitlichen Begriffe zusammengesetzt werden, beständig wiederholt, oder dann dasjenige, an das sich die maßgebenden Folgerungen knüpfen: Der (populäre) Begriff des „Blattes" wird zusammengehalten durch die Flachheit des aus einer Pflanze herauswachsenden Gebildes, wobei alle übrigen Eigenschaften wechseln können. In dem Begriffe des „Giftes" ist das Gemeinsame die lebenzerstörende Wirkung bei Aufnahme in den Körper. Wer nicht alle wichtigeren Erfahrungen von Blättern oder von Giften miteinander verbindet, kann nie einen richtigen Begriff von diesen Dingen bekommen. Übrigens wird ein großer Teil von Begriffen nicht vom Kinde selbständig abgegrenzt, sondern durch die Sprache vermittelt. Dazu bedarf es ganz besonders vieler Assoziationen. Daher bei den Imbezillen die Schwierigkeit der Übernahme fremder Begriffe und der Korrektur der eigenen durch sprachlichen Verkehr. — Die Abstraktion ist zugleich die *Entfernung der Vorstellungen vom einfach Sinnlichen*; da sie gehemmt ist, besteht das Vorstellungsmaterial des Imbezillen zu sehr in sinnlichen Einzelbildern, statt in verarbeiteten Gesamtvorstellungen. Sind aber gewisse Allgemeinbegriffe einmal gebildet, so werden sie ihrer leichteren Zugänglichkeit wegen (ähnlich wie bei Organischen) oft auch da verwendet, wo sie unbrauchbar sind („Werkzeug" statt „Schaufel").

Das *Lösen der Vorstellungskomplexe* (S. 11) kann in positivem und negativem Sinne geschehen: Die Einzelerfahrung (also z. B. die grüne Farbe im Begriffe „Blatt") kann fallen gelassen werden (es gibt grüne und andersfarbige Blätter), oder sie kann als wesentliches Merkmal herausgehoben werden (die charakteristische Form aller Eichenblätter, an der man das einzelne erkennt). Die Lösung wird bewirkt durch neue Erfahrungen: Hat man lauter grüne Blätter gesehen, so ist die Assoziation von Blattform und Standort an der Pflanze mit der Farbe grün eine feste. Man wird sich nur grüne Blätter vorstellen. Nun sieht man ein rotes Blatt. Wer viele Ideenverbindungen hat, wird dennoch von Form und Standort aus die Vorstellung von Blatt assoziieren, aber er hat nun zunächst zwei getrennte Vorstellungskomplexe, den einen mit der grünen, den andern mit der roten Farbenkomponente. Durch den zweiten wird nach den gewöhnlichen Gesetzen der erstere gehemmt, soweit er widerspricht, d. h. in der Teilkomponente der Vorstellung grün; diese wird also herausgelöst in dem Sinne, daß sie nicht mehr als notwendige Teilfunktion zum Begriff Blatt gehört. Wird umgekehrt bei vielen Eichenblättern trotz solcher verschiedener Größen und Farben die Form immer wieder wahrgenommen, so wird für den Begriffskomplex „Eichenblatt" die Gestalt herausgehoben, aus dem allgemeinen Begriffe des Blattes gelöst in dem Sinne, daß dieses Merkmal nicht allen Blättern, aber allen Eichenblättern zukommt. Der Imbezille dagegen hat nicht das ganze Gefüge von Farbe und Form und Standort gleichmäßig gegenwärtig und neigt also dazu, einzelne Komponenten zu ignorieren, andere zu überschätzen. Ist ihm eine derselben besonders aufgefallen, sagen wir das Grün, so wird das rote Blatt ihm nicht das grüne Blatt assoziieren. Die beiden Erfahrungen bleiben unvermittelt nebeneinander, ohne einander zu beeinflussen; oder er wird die Farbe ignorieren, dann verschmelzen sie ihm zu einem Begriffe, aber es kommt ihm nicht zum Bewußtsein, daß es grüne und rote Blätter gibt. In beiden Fällen bleiben die Gefüge als Ganzes stabil. Die Herauslösung einzelner Komponenten aus den Empfindungskomplexen ist aber ebensogut eine Grundbedingung der Begriffsbildung wie die Zusammensetzung derselben; sie ist auch ein wesentlicher Teil des Abstraktionsvorganges und zugleich eine der Grundbedingungen des Verstandes.

Die schwierige Lösbarkeit der Gefüge bei Unverständnis dessen, was das Wichtige ist, erklärt den scheinbaren Gegensatz, daß die Kranken auf der einen Seite oft nicht an die einzelne Eigenschaft assoziieren können, obgleich sie häufig wieder bloß an die Teilerscheinungen sich klammern. Der Kranke hält alle Männer mit gelben Knöpfen für Schutzleute, weil er den richtigen Begriff des Schutzmannes nicht hat bilden können und ihm die Knöpfe besonders aufgefallen sind; er assoziiert nur an diese. Anderseits ist er nicht fähig, ein Buchenblatt und ein Lindenblatt zu unterscheiden, weil er die einzelne Eigenschaft der verschiedenen Randgestaltung nicht zu isolieren vermag.

Die *experimentellen Assoziationen* haben bei den Oligophrenen so viel Charakteristisches, daß man sie zur Diagnose brauchen kann. Genauer beschrieben sind sie aber bloß bei den torpiden Formen[1]. Die Verlangsamung der psychischen Reaktionen ist hier meßbar, indem die Reaktionszeit auch bei vollem Verständnis für das Experiment und ohne Stupor bis auf das Doppelte verlängert sein kann. Das mangelnde Abstraktionsvermögen zeigt sich darin, daß die Kranken Mühe haben, ja zum großen Teil gar nicht fähig sind, mit einem einzelnen Wort zu antworten.

Worte und Begriffe kommen im Leben nur im Zusammenhang vor, man muß sie künstlich isolieren. Letzteres sind die torpiden Oligophrenen nicht imstande; sie drücken deshalb statt eines isolierten Begriffes eine ganze Idee aus (anzünden — der Bäcker zündet das Holz an). Sie fassen aber auch das Reizwort nicht als zusammenhangslosen Begriff auf, sondern etwa wie die Frage: Was weißt du von ...? Oder was bedeutet ....? Da ihnen ähnliches nur in der Schule begegnet, verwechseln sie auch leicht die neue Situation mit der in der Schule und antworten oft nach den dort gelernten Regeln, Beispielen und Phrasen, auch wenn es ganz unpassend ist (Winter — besteht aus Schnee). Da sie nicht ans bloße Wort anknüpfen können und alles in einen Zusammenhang setzen müssen, sind die inneren Assoziationen viel zahlreicher als bei intelligenten Personen. Inhaltlich erscheinen namentlich Erklärungen und vor allem Definitionen des durch das Reizwort genannten Begriffes (Lampe — zum Beleuchten; Gefängnis — besteht aus Zellen, wo man unnütze Leute einsperrt; Kopf — Teil; Krieg — wenn zwei Länder miteinander streiten). Die Erklärung kann auch durch solche Beispiele geschehen: Kranz — das gibt's am Turnfest; krank — ich bin schon krank gewesen; Vater — der hat mich einmal die Treppe hinuntergeworfen.

Die Ärmlichkeit der Vorstellungen ergibt sich aus den vielen Wiederholungen in Inhalt und Form, die auch nicht selten angewandt werden, wo sie gar nicht passen; dann wird das Reizwort einfach durch ein Synonym ersetzt oder ein wenig abgeändert (Katze — Kätzchen). Oft dient ein Flickbegriff für eine ganze Menge von Antworten; namentlich das Wort „Mensch", das bei den Intelligenten manchmal zum Komplexzeichen wird, dient hier häufig zur Verdeckung der Gedankenarmut (Kopf — der Mensch; schwimmen — der Mensch kann schwimmen). Öfter als Gesunde finden Oligophrene gar keine Assoziationen und das namentlich bei etwas ungewohnten Wörtern, so daß es sich bei Reaktionslosigkeit nicht immer bloß um einen Emotionsstupor handelt. Die Unbestimmtheit und Unklarheit der Begriffe und Ausdrucksweisen kommt oft in recht drastischer Weise zum Ausdruck (Hochzeit — dient zur Unterhaltung; Familie — wo viele Kinder sind; Großmutter — ältere Mutter; süß — wenn eine Zucker hat; Baum — Bestandteil; Stern — Himmelsteil). Manchmal zeigt sich auch die ungenügende Entfernung der Vorstellung vom Sinnlichen (Singen — besteht aus Noten und Gesangbüchern). Durch verschiedene Eigentümlichkeiten drückt sich oft die leichte Verblüffbarkeit der Kranken (Emotionsstupor) sehr deutlich aus.

Es ist natürlich nicht möglich, die ganze oligophrene Intelligenzstörung und das erst noch in den unendlich vielen Variatäten zu beschreiben. Einige Beispiele müssen die Defekte der verschiedenen Hauptfunktionen zeigen.

[1] Wehrlin: Über die Assoziationen von Imbezillen und Idioten. Diss. Zürich 1906. — Auch in Jung: Diagnostische Assoziationsstudien. Leipzig: Johann Ambrosius Barth 1906, oder Jung und Riklin: Diagnostische Assoziationsstudien. J. Psychol. u. Neur. 3 (1904).

Das Hängenbleiben am Sinnlichen: Der Patient weiß von Christus nur das, was er auf Bildern gesehen hat. (Wer war Wilhelm Tell?) „Man hat ihn in N.... gespielt; es waren verkleidete Frauen und Kinder dabei." Oder: „In Altdorf ist einer aufgestellt und jetzt auch noch einer in Bürglen." (Kennen Sie die drei Eidgenossen?) „O ja, es sind drei Männer, welche die Hände hochheben und die Finger so strecken."

Das Nichtloslösen vom Gewöhnlichen: (Wie können Sie einen Apfel für drei Personen teilen? „Man macht vier Stücke, gibt jedem eines und eines bleibt." Vgl. auch das Beispiel von dem Fuhrmann, der nicht daran denkt, einen auf der Straße liegenden Stein zu umfahren, sondern auf die Pferde losschlägt, S. 46.)

Schlechte Bildung abstrakter Begriffe: „Freiheit ist, wenn man keine Schule hat." „Religion ist, wenn man in die Kirche geht." *Am besten zeigen sich natürlich solche Defekte nicht in den provozierten Definitionen, die auch beim Gesunden nicht leicht ganz dem entsprechen, was man sagen will, sondern bei Gelegenheit der Benutzung solcher Begriffe.* Der Patient redet von Gerechtigkeit, versteht aber darunter nur die verdiente Strafe, nicht auch den verdienten Lohn; er spricht von Religion und zählt dazu, daß er zur rechten Zeit zum Essen komme. In der Schweiz gäbe es 24 (recte 22) Kantone. Darunter zählt Patient zwei Städtchen auf, die er als solche kennt. Da er trotzdem lange nicht 22 nennen kann, sagt er: „Ach es gibt noch viele kleine Nebengemeinden." Kanton und Städtchen und Nebengemeinden trennt er nicht, wobei aber eigentlich nur der Begriff des Kantons ganz unklar ist. Was ein Städtchen und eine Gemeinde ist, weiß Patient.

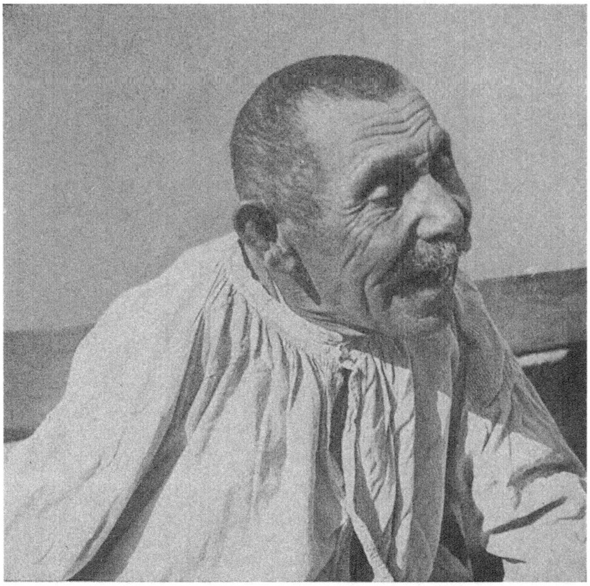

Abb. 56. Imbeziller. Leicht mikrocephal. Konnte ganze Predigten nach einmaligem Hören wiederholen. Trotz der starken Belebung und der vielen Falten ist die Mimik sehr einfach, roh.

Mangelhaftes Abstraktionsvermögen: Der Patient hat gelernt, mit Hölzchen rechnen, aber die gleiche Aufgabe mit Eiern kann er nicht lösen. Er schreibt: „In dem Garten ist es immer schön Wetter"; er bringt es nicht zur Vorstellung des Gartens, wenn er nicht darin ist. Eine kleine Geschichte, z. B. eine Fabel, die er gelesen hat, erzählt er oft im Konjunktiv, indem er nicht von der Vorstellung loskommt: Ich habe gelesen, daß ... Wenn man mit einer Frage aus einem Ideenkomplex eine bestimmte Einzelheit herausgreift, so sind die Kranken häufig gar nicht imstande, bloß diese Einzelheit zu berücksichtigen. Sie müssen den ganzen Zusammenhang bringen, wobei manchmal die Frage weder direkt, noch implizite beantwortet wird. (*Wie* hat man Sie denn schikaniert?) „*Weil* ich eben konservativ war ..." Folgen die ganzen Zusammenhänge, wie Konservative und Liberale zueinander stehen.

Wie die Oligophrenen einen größeren Ideenkomplex nicht zu übersehen imstande sind, *können sie eine Idee nicht in neue Verbindung bringen:* Der Patient kann die Zahlworte der Reihe nach richtig aufsagen, aber trotz aller Mühe ist er nicht dazu zu bringen, auch nur seine Finger wirklich zu zählen. Eine Patientin Kraepelins hatte in einer größeren Küche ordentlich kochen gelernt, schlug dann aber an einem andern Orte für 3—4 Personen ebensoviel Eier auf wie für eine ganze Tafelrunde. Wenn neue Aufgaben an die Kranken herantreten oder wenn sie nur in eine neue Umgebung versetzt werden, stehen vielen die Gedanken nahezu still (Emotionsstupor).

Oft haben Patienten auch Geschichten, die sie bloß gehört haben, z. B. die Tellgeschichte, in allen Einzelheiten erfaßt, können sie aber ohne Nachhilfe nicht wiedergeben, *weil ihnen der logische Zusammenhang nicht klar geworden ist.* Manche schaffen sich ganz unrichtige Kombinationen: Moses hat am Ölberg fünftausend Mann gespeist. (Wer war Petrus?) „Er hat dreimal gekräht." Bei lebhafterer Phantasie werden oft recht charakteristische Zutaten und Umbildungen gemacht: Geßler hat eine Stange quer über die Straße getan, Tell hätte darunter durchgehen sollen. — Die Leute, die Christus töteten, waren ungebildet. — Der verbotene Baum im Paradies trug giftiges Obst, und Adam wurde gestraft, weil er nicht zu dem Baum gehen wollte.

Schwer Imbezille verstehen eine klinische Vorstellung nicht. (Sie sind da, „um Auskunft zu geben.")

Neben großer *Leichtgläubigkeit* finden wir eine noch größere *Unbelehrbarkeit.* Nur in einfachen Dingen werden die Oligophrenen durch Erfahrung klug. Sie verstehen eben die Zusammenhänge nicht und wissen nicht, worauf es ankommt. Dann können sie eine Erfahrung nicht auf eine andere, wenn auch ähnliche Situation übertragen. Die Belehrung wird auch gehindert, weil

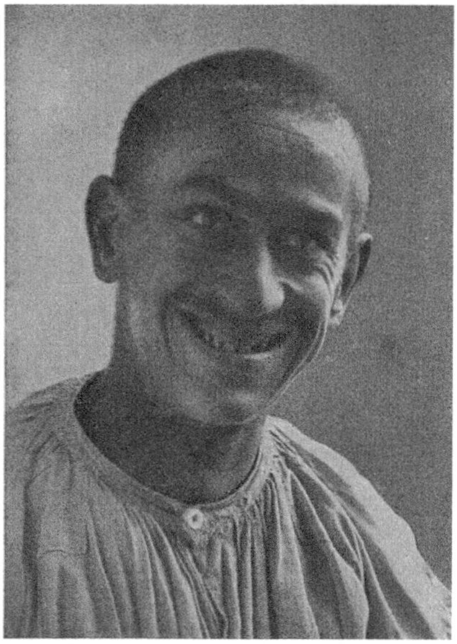

Abb. 57.

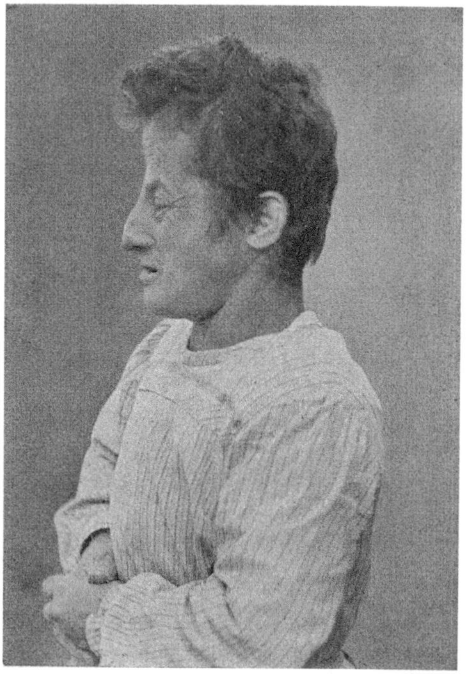

Abb. 58.

Abb. 57. Imbeziller mit blödem Lachen. Trotzdem sich neben dem Lacheffekt eine gewisse Verwunderung oder Erwartung ausdrückt, ist die Mimik ungemein grob und ungehemmt. Sie drückt kein Gedankenspiel aus. Der Ausdruck ist das Gegenteil von „durchgeistigt". Typus Kasperlfigur.

Abb. 58. 45jährige Pyrgocephale (Turmschädel). Erethische Idiotin ohne deutliche Sprache, die sich aber selber besorgen kann.

die Kranken die Grenzen ihres Wissens nicht kennen, also z. B. fälschlich alle Möglichkeiten zu erwägen glauben.

Eine Magd betrachtet es als schlechten Witz, wenn man ihr sagt, sie solle ihr Erspartes in die Kasse legen, wo es Zins trage. So dumm werde niemand sein, ihr noch etwas dafür zu bezahlen, daß er ihr das Geld aufbewahren müsse. — Ein Schweizerknecht ließ sich nicht überzeugen, daß eine Hamburgerin nicht schwachsinnig sei, weil sie st und sp nicht wie scht und schp aussprach und weil sie schwach konjugierte, wo der Dialekt die starke Form aufweist, die hier nur von Kindern und Imbezillen nicht gebraucht wird.

Viele dieser Patienten sind überhaupt nicht fähig zu begreifen, daß eine Antwort richtig sein sollte[1]. Sie antworten in den Tag hinein, nicken auf alles „ja", was sie nicht verstehen, u. dgl.

Besondere Schwierigkeiten macht es oft, Gleichheiten und Verschiedenheiten herauszufinden. Schwerer Kranke verstehen überhaupt Unterschiedsfragen (was ist größer? welches wolltest du lieber?) nicht recht. Auch theoretisch einen Fall zu setzen, ist vielen unmöglich. (Wenn deine

[1] Wie Kinder in den ersten Jahren und Primitive.

Mutter gestorben wäre, wer gäbe dir zu essen?) „Meine Mutter, die lebt ja noch.“ (Wenn du für 36 Mark einen Rock kauftest, wieviel bekämst du auf 50 Mark heraus?) „15 Mark.“ Bei dieser Antwort bleibt der Patient, denn er hat einmal dort einen Rock für 35 Mark gekauft und 15 Mark herausbekommen. Ein Zweimarkstück sei weniger wert als ein Markstück und zwei halbe, denn man „müsse es wechseln und dann bekomme man zu wenig heraus“.

Das *Beurteilen und Verstehen* der Dinge und Verhältnisse ist natürlich ungenügend, wobei die Fehler mit der Komplikation und der Ungewohnheit des zu Beurteilenden rasch zunehmen. Ein Herbeiziehen der Vergangenheit und ein Vorausberechnen der Zukunft ist gehindert außer in den ganz einfachen Kombinationen (Stehlen — Prügel bekommen). Höhere Gesichtspunkte werden natürlich nicht gebildet und nicht verstanden.

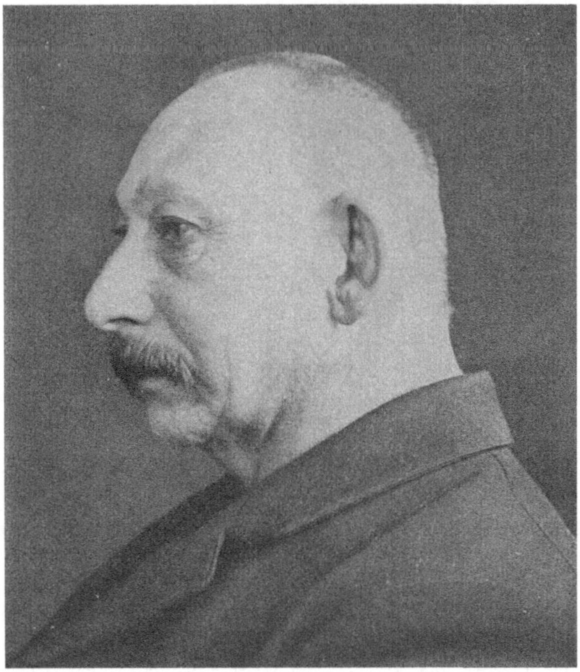

Abb. 59. Mikrozephale mittleren Grades.

In einem *Berufe* können manche leichter Imbezille noch sich durchbringen und die nötigen praktischen Kenntnisse erwerben. Ein Bauer kann die Feldarbeit richtig machen; er weiß aber bei vielem nicht, warum man es so macht. *Der Imbezille kann viel mehr, als er weiß,* zum Unterschied vom normalen Kind, bei dem es umgekehrt ist. Immerhin ist die *Übungsfähigkeit* in allen Dingen meist eine sehr geringe.

Treffend zählt Hoche die intellektuellen Eigentümlichkeiten der Imbezillen auf: „Die Kleinlichkeit, das Haften am einzelnen, sinnlich Wahrnehmbaren, die Inkonsequenz und Unselbständigkeit der Lebensführung, die Überschätzung der eigenen Person, die stärkere Ausbildung der egoistischen Interessen, die Leichtgläubigkeit, die geringe Widerstandsfähigkeit gegenüber fremdem Willen und eigenen eventuell abnormen Impulsen usw.“

Nicht so selten ist die Intelligenz ganz unharmonisch angelegt. Es finden sich einzelne Lücken, die aber nicht sehr auffallen, oder dann besondere Fähigkeiten, wie für Musik, für Mathematik, für Beobachtung des Wetters, für gute optische Auffassung und Wiedergabe in Zeichnung und Malerei u. dgl. Ein Imbeziller konnte das Straßburger Münster mit Hunderten von Einzelheiten zeichnen, das er vor Jahren einmal gesehen hatte.

Die *Ausdrucksweise* der Imbezillen ist natürlich je nach dem Grade eine unbeholfene. Die meisten Idioten stehen auf gespanntem Fuß mit der Grammatik, und in den höchsten Graden hört das Sprechen überhaupt auf. Einzelne, auch intelligentere, lernen nicht sprechen, obschon sie hören und verstehen *(Hörstummheit)*. Imbezille sprechen umständlich (weil sie das Unwesentliche nicht herausfinden und weglassen können), bevorzugen eingelernte Phrasen.

Die *Orientierung in Ort und Zeit* ist dauernd gut, soweit die Patienten fähig sind, solche Verhältnisse aufzufassen. Viele streunen weit herum, ohne sich zu verirren. Nicht alle diese Kranken sind imstande, die Zeit genügend zu beurteilen. Immerhin haben die meisten, die überhaupt Zahlenbegriffe kennen, eine Vorstellung von Stunde und Tag und Jahr.

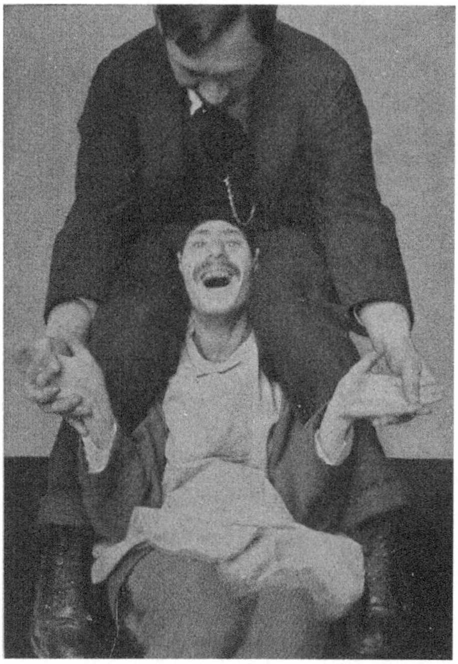

Abb. 60. Hochgradiger Mikrocephale, 25 Jahre alt, größter Kopfumfang 40 cm, Körpergröße 150 cm. In einer Idiotenanstalt ängstlich, zornig, unrein, schrie, biß, kratzte. Bei besserer Behandlung reinlich, erethischer Idiot. Versteht Aufforderungen, kann einfache Ideen in Sätzen ausdrücken, im Haushalt ein wenig helfen.

Schlecht ist oft die Orientierung in bezug auf die Lage, die sie manchmal ganz falsch beurteilen, und in bezug auf die Bedeutung der eigenen Person, die sie leicht überschätzen. Dagegen ist es nicht richtig, daß es Oligophrene gibt, die ihre Person noch nicht von anderen abgetrennt hätten (wenn sie von sich in der dritten Person sprechen, so hat das wie bei Kindern ganz andere Gründe).

Die *Affektivität* ist äußerst verschieden; alles, was beim Nichtoligophrenen vorkommt, kann auch hier sich finden. Aber bei diesen Aberrationen vom Typus sind Abweichungen vom Durchschnitt und Extreme viel häufiger. Man liebt es, die Oligophrenen in stumpfe (apathische) und erregte (erethische) einzuteilen, von denen die ersteren in der Mehrzahl wären. Es gibt aber ebensogut Mittelformen. Die beiden Typen sind nur diejenigen, welche wegen ihrer gemütlichen Abnormität mehr auffallen und mehr zur Beobachtung kommen. Natürlich erscheint die Affektivität leicht erethischer, als sie ist, wegen der geringen Zügelung durch die Intelligenz. Die nicht seltene Labilität, die manchen Oligophrenen einen kindlichen Charakter gibt, mag verschiedene Gründe haben. Die meisten ätiologischen Formen haben Vorliebe für einen bestimmten Affektzustand. So sind die Kretinen ohne Komplikation alle etwas schwer bewegliche, aber gemütliche Leute; die meisten Mikrocephalen sind lebhaft und nach allen Seiten leicht erregbar; Hirnherde disponieren zu Reizbarkeit und endogenen Verstimmungen usw.

Es ist selbstverständlich, daß die Oligophrenen keiner feineren Gefühlsabstufungen fähig sind; denn diese stellen Reaktionen auf feinere Modulationen komplizierter Ideen dar, die den Kranken abgehen. Der mimische Ausdruck ist schon deshalb ein unausgebildeter wie auf einer ungeschickten Zeichnung; dabei wirkt aber meist auch die ungenügende motorische Koordination mit. Auch der Ton der Sprache drückt Affektmodulationen nur in groben Schwankungen aus. — Bei manchen, nicht ausschließlich torpiden Oligophrenen fällt eine Unempfindlichkeit für Schmerz auf, die in der Regel zentralen Ursprungs sein mag.

Sehr häufig sind, namentlich bei eigentlichen Hirnkranken, depressive oder reizbare, selten euphorische *Verstimmungen* von innen heraus, die von denen der Epilepsie oft nicht zu unterscheiden sind, manchmal auch mit Kopfweh und anderen Parästhesien und sogar mit leichteren Verwirrtheiten verlaufen. Verstimmungen aus äußeren Gründen sind ebenfalls häufig. Zum Arzt kommen manche wegen *Wutanfällen*, die teils eine natürliche Reaktion auf die nicht verstandene Situation, teils aber übertriebene Antwort auf gewöhnliche Reize darstellen.

Von den „Verstimmungen“ nicht immer scharf trennbar, aber doch oft eigenartig ausgeprägt sind die *„episodischen Psychosen der Schwachsinnigen“* (SIOLI), Wochen und Monate dauernde, in vielen Fällen sich wiederholende, meist paranoidähnliche Zustände[1]. Ihre Abgrenzung von Pfropfschizophrenien ist nicht leicht.

Die *Aufmerksamkeit* ist entsprechend der Affektivität eine sehr verschiedene, am häufigsten allerdings eine normale. Manche schwerer Kranke fallen durch eine starke Hypervigilität auf, die sie unfähig macht, der geringsten Ablenkung zu widerstehen; jedes Geräusch, jede Fliege, die in ihr Gesichtsfeld kommt, lenkt sie ab. Es ist begreiflich, daß die Erziehbarkeit oder gar eine nützliche Beschäftigung dadurch schwer beeinträchtigt wird. Bei manchen ermüdet die Aufmerksamkeit auch sehr rasch.

Wie bei allen Aberrationen finden sich auch große Ungleichheiten in der Anlage der verschiedenen *Gefühle* beim nämlichen Patienten. Man kann aber nicht sagen, daß bestimmte Gefühlsklassen mit Vorliebe fehlen oder ausgebildet wären. Die *moralischen Gefühle* sieht man verhältnismäßig selten darniederliegen, wenn man diejenigen Oligophrenen, die nicht zum Arzte kommen, mitzählt; die Patienten können natürlich keine komplizierteren Begriffe betonen, weil sie solche zu bilden nicht fähig sind. Anhänglichkeit und Liebe, ja Dankbarkeit sind ganz gewöhnliche Eigenschaften, wenn sie auch bei dem Mangel an Übersicht leicht herabgesetzt scheinen. Es ist auch selbstverständlich, daß eine geringe Intelligenz ceteris paribus Triebe und Affektschwankungen nur ungenügend zu beherrschen vermag. Zu der großen Mehrzahl der Oligophrenen hat man ein sehr angenehmes gemütliches Verhältnis wie Eltern zu den Kindern.

Sexuelle Gefühle und Triebe sind meist vorhanden. Ein großer Teil der Kranken onaniert. Vollständiges Fehlen der sexuellen Funktionen kommt am meisten bei Kretinismus vor, da aber nicht selten.

Das *Gedächtnis* der Oligophrenen schwankt wie die Affektivität von ganz schlechtem zu phänomenal gutem, wobei aber doch die Mittelzone die weitaus am besten besetzte ist. Es ist nicht richtig, daß diese Patienten als Klasse ein schlechtes Gedächtnis haben. Dagegen ist es selbstverständlich, daß sie Dinge, die sie nicht verstehen, und Unterscheidungen, die sie nicht erfassen, schlecht im Kopfe behalten — genau wie andere Leute auch. Immerhin gibt es gerade bei den Imbezillen auffallend oft Ausnahmen, die auch das nicht Verstandene gut erinnern, Leute, die eine ganze Predigt nach einmaligem Hören wörtlich und mit guter Nachahmung der Betonung im Gedächtnis behalten u. dgl. Besonders gutes partielles Gedächtnis für Zahlen, optische Eindrücke u. dgl. ist wie bei Nichtidioten leicht mit speziellen Fähigkeiten in der entsprechenden Richtung verbunden.

[1] NEUSTADT: Über Pfropfschizophrenie. Arch. f. Psychiatr. **1927**, 78.

Nach Verstimmungen, Verwirrtheitsanfällen, ja nach stärkeren Aufregungen sind volle oder teilweie *Amnesien* nicht selten.

Von *psychischen akzessorischen Symptomen* sind eigentlich nur die Aufregungen und Verstimmungen zu erwähnen. Dann aber kommen *Komplikationen* vor, die immerhin häufig einen direkten Zusammenhang mit der Krankheit haben. So vor allem die Epilepsie, dann alle möglichen Psycho- und Neuropathien, namentlich hysteriforme Erscheinungen; ferner gibt es katathyme Wahnbildungen, die einer unintelligenten Paranoia ähnlich sehen, aber häufig mit Halluzinationen verlaufen und unter Umständen geheilt werden können. Ob die nicht selten hinzukommende Schizophrenie nur zufällig sich auf die Oligophrenie aufpfropft, weiß man noch nicht.

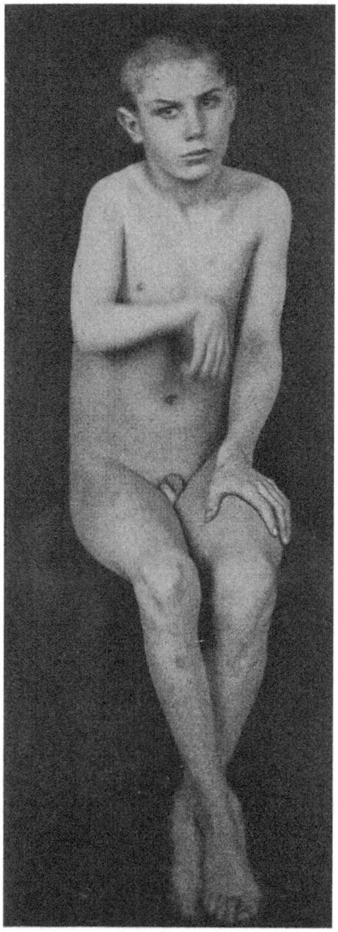

Abb. 61. Cerebrale Kinderlähmung mit typischer Stellung der atrophischen rechten oberen Extremität. Leichtere Atrophie des rechten Beines.

Körperliche Symptome. Je schwerer die Oligophrenie ist, um so häufiger und ausgesprochener finden sich dabei körperliche Anomalien; Idioten sind nur ausnahmsweise wohlgebildete Menschen. Ein Teil der Störungen hängt direkt mit der Hirnkrankheit zusammen: Mikro-, Hydro-, Makrocephalie. Infolge von Gehirn- und Rückenmarkkrankheiten sind die Glieder verbildet und gelähmt. Andere Symptome sind Begleiterscheinungen der Hirnkrankheit (der kretinöse Habitus, S. 262, die Zeichen angeborener Syphilis). Wieder andere haben lockerere Zusammenhänge mit der Geisteskrankheit und sind Zeichen der allgemeinen schlechten Anlage: Schädelverbildungen wie Pyrgo-, Skaphocephalie, alle möglichen „Degenerationszeichen", Kleinheit bis Zwergwuchs, mißbildetes und schlecht entwickeltes Gebiß, tiefe horizontale Stirnfalten, chronische Hautkrankheiten usw. Ein großer Teil der Dystrophien hängt mit abnormer Funktion endokriner Drüsen zusammen. Viele dieser Kranken bleiben auch in der Körperform den Kindern ähnlich. Ältere Idioten schätzt man leicht viel zu jung, „sie altern nicht".

Die *Bewegungen* sind bei den schwereren Fällen schlecht koordiniert. Die *Sprache* wird unbeholfen; Stammeln, Lispeln kommen häufig vor, seltener Stottern. Der Unterschied von Haupt- und Nebensilben wird oft ungenügend markiert, das Gaumensegel schlecht abgeschlossen (nasaler Klang). Überhaupt kann Auffassung und Nachahmung der Feinheiten der Sprache in den verschiedensten Richtungen gestört sein.

Der *Gang* der Idioten ist, wenn überhaupt möglich, plump, täppisch; die Kranken haben nicht gelernt, bei ruhiger Haltung nur die notwendigen Muskeln zu brauchen; sie wackeln, tappen zu stark auf; Elastizität und Grazie fehlen. Bei Verkümmerung des Labyrinths kommt die charakteristische Störung hinzu. Nicht selten ist ein feineres oder namentlich gröberes Zittern, teils bei Bewegungen, teils auch in der Ruhe.

Die *Sehnenreflexe* sind fast immer gesteigert.

Das *Verhalten.* Die schwersten Formen von Idiotie sind vollständig hilflos. Sie liegen oder sitzen herum wie kleine Kinder; regelmäßig sind sie unrein. Je nach dem Temperament spielen sie oder sind sie ungebärdig, schreien, schlagen sich oder irgend etwas in der Umgebung. Viele dieser und auch noch weniger hochgradiger Idioten haben bestimmte Bewegungen; sie wiegen sich, wackeln mit dem Kopf, machen bestimmte Fingerspiele usw. Oft sind diese Bewegungen verbunden mit bestimmten grunzenden, schreienden oder murrenden Lauten. Erethische Idioten, die sich nicht erziehen lassen, sind eine große Plage, besonders wenn sie noch fähig sind, herumzugehen. Sie fassen alles an, beschmutzen, zerstören, aus Unaufmerksamkeit und absichtlich.

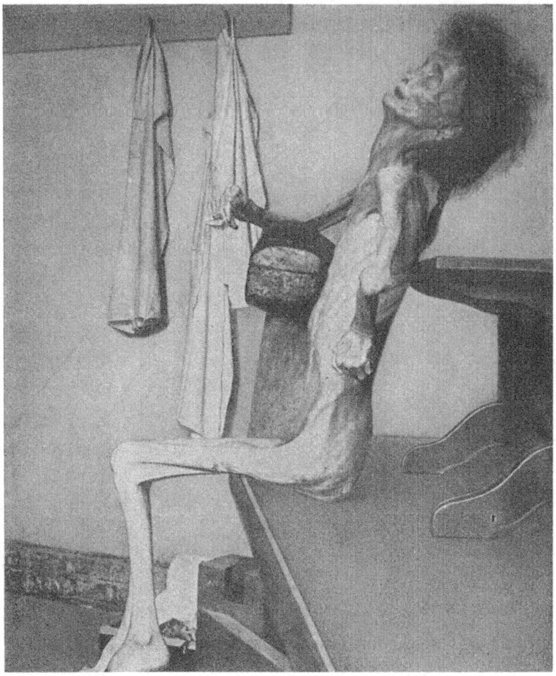

Abb. 62. Idiotin mit enormem Zurückbleiben der Muskulatur, straff gespannter Haut, so daß z. B. kein Conjunctivalsack mehr da war. Größe etwa 120 cm. Sah im Leben nicht anders aus wie hier als Leiche. — Hat nie ein Gewicht von 20 kg erreicht. Konnte sich durch die Sprache etwas verständlich machen. Imbezille Aufregungen bei gemütlichen Anlagen. Konnte stricken. Starb etwa 40 Jahre alt. Zwillingsschwester ganz gleich.

Den etwas höher stehenden fehlt die „Haltung"; oft zeigt der herabhängende Kiefer, der offene, manchmal geifernde Mund die mangelnde psychische Energie. Auch auf der mittleren Stufe der Imbezillität sind die glücklicherweise viel selteneren Erethischen nicht so leicht zu haben, weil sie beständig etwas im Schilde führen, absichtlich oder unabsichtlich etwas anstellen, davonlaufen, entwenden, zanken. Sexuelle Delikte (Exhibition, Attentate bis zu Lustmorden) sind nicht so selten. Die Ruhigeren lassen sich, sobald sie selber essen und reinlich bleiben, wie Kinder halten.

Bei allen den verschiedenen Klassen zeigt sich sehr oft in merkwürdiger und ausgesprochener Weise der *Geschlechtscharakter.* Weibliche Idioten, wollen beachtet sein und erfinden zu diesem Zweck alle möglichen Tricks, zerkratzen sich, damit der Arzt sie behandeln müsse u. dgl.; auch sind die besten Freundinnen aufeinander eifersüchtig. Es ist mir mehrfach begegnet, daß ich Zähne ausziehen mußte, nur weil ich an einer Genossin diese Operation vorgenommen hatte. Männliche Idioten necken und streiten sich leicht, auch wenn sie gar keine Feindschaft haben.

Viele werden beim Spielen wie beim Arbeiten immer angeregter, können nicht mehr aufhören und steigern sich schließlich in Aufregung hinein wie manche Kinder.

Höher stehende Imbezille fügen sich, soweit nicht verbrecherische Tendenzen sie hindern, bei ordentlicher Erziehung in die Familien- und Gesellschaftsordnung ein und können sich meistens noch ein wenig nützlich machen, bei speziellen Fähigkeiten oder bei anderen guten Umständen sogar noch ordentlich verdienen. Einer meiner Patienten brachte sich als „Landschaftsmaler“ sehr gut durch, indem er an einem Kurorte immer die gleichen Ansichten in Masse fabrizierte.

Viele der Imbezillen haben das Bedürfnis, zu zeigen, daß sie nicht so dumm sind, d. h. sie besitzen einen starken „Intelligenzkomplex“, herausgewachsen nicht nur aus ungenügender Erkenntnis ihrer Leistungsfähigkeit, sondern direkt aus dem Insuffizienzgefühl, das sie damit kompensieren. Nicht immer tritt dabei die Eitelkeit direkt zutage; manche sind äußerlich unscheinbar und bescheiden. (Natürlich findet sich der Intelligenzkomplex, sei es als Überschätzung oder als Insuffizienzvorstellung, auch bei anderen Kranken und bei Gesunden.)

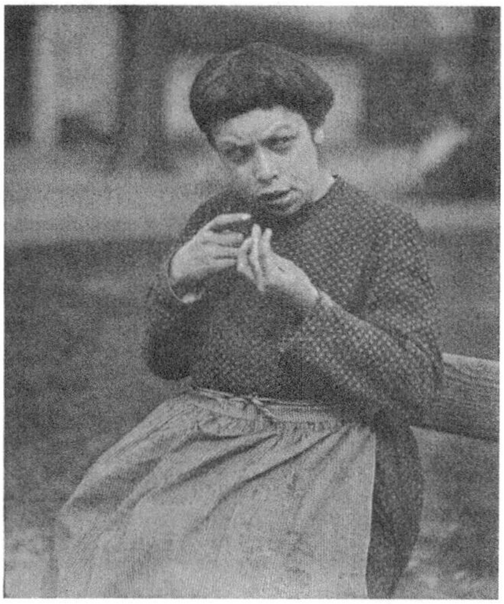

Abb. 63. Mit den Fingern spielende Idiotin. Erwachsen. Kann nicht sprechen. Etwas verdutzte Miene gegenüber dem Vorgang des Photographierens.

Verbrechen werden von den Imbezillen nicht selten begangen, und zwar nicht nur von den schwer erziehbaren und moralisch defekten, sondern auch von sonst gutmütigen; bei ihrer mangelhaften Wertung der Dinge können oft ganz geringe Anlässe zu Mord und namentlich Brandstiftung führen (von sexuellen Attentaten ist schon gesprochen worden). Ein kleiner Streit mit der Herrschaft kann einen Selbstmord, ein einfacher Tadel wegen eines Vergehens eine Brandstiftung provozieren. Einem Imbezillen gefiel es nicht, daß Bruder und Schwägerin nebenan miteinander redeten, worauf er das Haus anzündete. Wie Unüberlegtheit und Unverständnis der Situation zu einer Gewalthandlung führt, zeigte ein Debiler, der sich jahrelang selbständig durchgebracht hatte. Er ging mit einem Kameraden, der in einem Eßwarenladen auf ein Büchlein Waren beziehen konnte, und verlangte nun, auf das Büchlein des anderen für sich eine Wurst und ein Brot zu beziehen. Der Kamerad weigerte sich natürlich, worauf Patient Skandal machte und, als man mit der Polizei drohte, hinausging und eine Ladenscheibe einschlug. Debile fühlen sich natürlich besonders leicht in einer unhaltbaren Lage und können dann die S. 367 unter Titel „reaktive Triebe“ beschriebenen Verbrechen begehen.

Verlauf. Schwerere angeborene Idioten erkennt man meist sehr früh. Die Kinder fixieren nichts, greifen nicht nach Gegenständen, lachen nicht und bleiben in allem, was geistige Entwicklung genannt wird, und meist auch in körperlicher Hinsicht zurück. In manchen Fällen allerdings setzt die Oligophrenie erst nach der Geburt infolge einer Hirnkrankheit ein (namentlich Encephalitis und Meningitis). Manche leichtere Formen versagen erst in der Schule, noch andere, wenn sie das Gelernte anwenden sollen, in der Lehrlingszeit oder noch später, beim Hinaustritt ins selbständige Leben oder beim Militär, wo sie sich nicht nur durch Ungelehrigkeit, sondern oft durch Stupor, Renitenz und Fahnenflucht bemerkbar machen. Frauen werden leicht Prostituierte, Männer Alkoholiker; beide kommen oft auf die Straße. Manchmal macht ein plötzliches Ereignis, wie der Tod der Eltern, der die Patienten auf eigene Füße stellt, die Krankheit sichtbar; ebenso andere neue Aufgaben, ein Ortswechsel mit neuen Verhältnissen, wobei ein Stupor, Ängstlichkeit bis zur Verwirrtheit mit wahnhaften Vorstellungen, ja Sinnestäuschungen auftreten können.

Je nach der zugrunde liegenden Krankheit ist der quantitative Verlauf sehr verschieden. Einzelne bleiben zunächst hinter anderen Kindern zurück, holen sie aber nach und nach einigermaßen ein. Andere werden immer schlimmer, namentlich in der Pubertät, abgesehen von dem anderen Maßstab durch die neuen Aufgaben. Unter diesen „progressiven Oligophrenien" finden sich namentlich hereditär Luische. Auch später können plötzliche oder allmähliche Verschlimmerungen eintreten, deren Ursache man nicht kennt; immerhin gibt es langsam fortschreitende Hirndegenerationen verschiedener Art.

Die Lebenskraft der Oligophrenen, namentlich der Idioten, ist eine geringe. Sie werden im Durchschnitt nicht alt. Leicht erkranken sie — schon im 5. Dezennium habe ich es gesehen — an ausgesprochener Hirnatrophie.

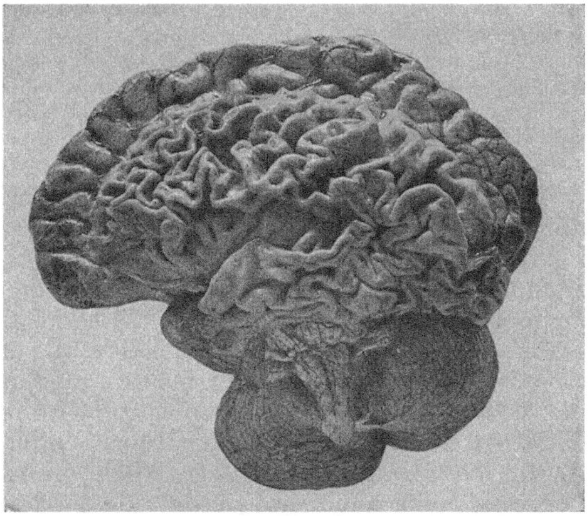

Abb. 64. Halbseitige Mikrogyrie bei einem leicht Imbezillen mit Hemiparese.

Die *Ursachen der Oligophrenie* lassen sich in Klassen einteilen:

I. Einmal handelt es sich um verschiedene *Familienanlagen,* die sich so äußern.

II. Jedenfalls gibt es auch *Keimschädigungen* z. B. durch Infektionen. (Syphilis ?)

III. Allgemeine *Krankheiten der Mutter* und deren Unterleibsorgane werden unter Umständen, wenn auch gewiß selten, auf verschiedenem Wege Schädel- und Gehirnmißbildungen bewirken können.

IV. *Gehirn- und allgemeine Krankheiten des Fetus* und des Kindes, vor allem Meningitis und Encephalitis, Hirnverletzungen (Geburtstrauma!), allgemeine Infektionen, besonders häufig hereditäre Syphilis. Außer dem Kretinismus gibt es verschiedene Formen *glandulärer* Oligophrenien mit entsprechenden körperlichen Dysplasien (Hypophyse; Dystrophia adiposogenitalis. Epiphyse. Pluriglanduläre Formen).

Besondere Formen. Als Blödsinn werden noch drei andere Zustände bezeichnet, die nicht ganz in unsere Beschreibung der Oligophrenie hineinpassen und ebensowohl bei den originären Krankheitszuständen oder den psychopathologischen Persönlichkeiten unterzubringen wären.

I. Der **Infantilismus.** In gewissen, unter sich recht verschiedenen Krankheitsformen bleiben die kindlichen Charaktereigenschaften wie Gefühlslabilität und Flüchtigkeit des Strebens und das allgemeine Benehmen dauernd erhalten und die Intelligenz bleibt in verschiedenem Grade unentwickelt. Oft ist auch die Sexualität zurückgeblieben, das normale Sexualziel ist durch irgendwelche Abnormitäten oder bloße Spielereien ersetzt. Auch körperlich machen die Kranken meist den Eindruck, noch nicht aus der Kindheit herausgekommen zu sein.

II. **Die Unklaren.** Es gibt Fälle, die an Assoziationen gar nicht so arm sind, aber unklare Begriffe bilden. Sie sind bis jetzt nicht besonders beschrieben worden. Die Unklarheit ist anscheinend in Verbindung mit einem Mangel an Festigkeit der Assoziationskomplexe, so daß ein Begriff, eine Idee in diesem Augenblick diese Umgrenzung, im folgenden eine ganz andere hat, ohne daß die Patienten es merken. Meist sind es aktive Naturen, die dem manischen Temperament verwandt sind. Sie haben meist große Phantasie und sind recht unbeständig in ihrem Wollen und Handeln (vgl. S. 12 u. 45).

Beispiel: Bauschreiner mit eigenem Geschäft. „Er beantwortet selten eine Frage scharf und direkt, auch wo es zu seinem Vorteil wäre und er keinen Grund zum Ausweichen hat. Er sagt meist etwas anderes, aus dem man die Antwort herauslesen muß. Er bezeichnet es als eine Verleumdung von X., wenn dieser als Zeuge das vom Expl. zugegebene Rauchen bei der Arbeit konstatiert. Diese Unschärfe wird einer der Gründe sein für die absolute Unfähigkeit, sich selber zu beurteilen, seine Fehler einzusehen. Nachdem ich ihm z. B. alle seine Roheiten gegenüber der Frau vorgehalten und er sie zum Teil zugegeben hat, kann er noch sagen, er sei ein guter Mann gewesen, einen solchen bekomme sie nicht mehr. Überhaupt ist er jetzt noch wie in der früheren Anstalt „anspruchsvoll" und „von sich eingenommen" .....

Er glaubte noch 25000 Fr. bar zu besitzen, während die Frau mit größter Mühe das Geschäft vor dem Konkurs rettete. Er unterschreibt Wechsel und macht sich keine Vorstellung, wie er sie bezahlen soll. Er macht eine bestimmte Forderung an die Frau, die ihm 8500 Fr. nachbezahlen soll, kann sie aber nicht begründen. (Vgl. auch den Naturheiler S. 39 und unten.)

Die leichteren Stufen dieser und ähnlicher Störungen bezeichnet man seit von Gudden als **höheren Blödsinn,** nach Hoche als „*Salonblödsinn*". Es betrifft das Leute, die meist ganz gut, unter Umständen sogar vorzüglich den Lehrstoff der Schule aufnehmen und in gewissen Kombinationen auch wieder abgeben können, im Leben aber trotz großer Aktivität versagen. Sie verhalten sich umgekehrt wie die gewöhnlichen Oligophrenen: sie wissen viel, aber können nichts. Begabt mit einem guten, wenn auch nicht sehr genauen Gedächtnis und einer mehr oder weniger ausgesprochenen sprachlichen Fertigkeit täuschen sie manche Lehrer; ja sie können durch die Matura und gelegentlich einmal durch ein höheres Examen kommen. Vor allem haben sie eine große Fähigkeit, sich rasch den Umständen anzupassen — aber nur äußerlich. Sie sind in gewisser Beziehung instinktive Psychologen und können deswegen die Leute ausgezeichnet „nehmen". Unter ihnen befinden sich manche erfolgreichen Schwindler. Sieht man aber ihre mündlichen und gedruckten Geistesprodukte genauer an, so findet man Wiederholungen von Ideen anderer in neuer Anordnung und konfuse Weiterbildungen derselben. Ein junger Mann hatte es in einem geisteswissenschaftlichen Fach bis zum Privatdozenten gebracht; als er amtlich mit einem Mädchen zu tun bekam, das außerehelich geschwängert worden war, konnte er nicht begreifen, wie das möglich sei; eine Nabelschnur hielt er für eine fetale Bauchflosse. — Ein anderer war Naturheiler, schrieb eine Unmasse Broschüren, hatte ein enormes Einkommen und erhielt so viele Anhänger, daß sie mehrere Sektionen eines Vereins zur Verbreitung seiner „Wahrheiten" bildeten, der jahrelang bestand. Dieser Patient schrieb u. a.: „Durchsichtigkeit mit Hilfe von Selbst- und Welterkenntnis ist nur so weit zu erzeugen, als man den Menschen in einen liebeglühenden Zustand versetzt." Er verlangte, daß der Mensch durchsichtig werde, so daß man seine Krankheiten sehen könne. In der Glut werden Körper, wenn auch nicht durchsichtig, so doch durchscheinend, also auch in Liebesglut.

III. Eine andere Form, in die der höhere Blödsinn ohne Grenze übergeht, ist der **Verhältnisblödsinn.** Nicht immer, wenn auch oft, besteht auch hier eine gewisse Unklarheit des Denkens. Das Wesentliche aber ist ein Mißverhältnis zwischen Streben und Verstehen. Es sind Leute, deren Verstand für eine gewöhnliche Lebensstellung, oft sogar für eine etwas über mittelschwierige ausreichen würde, die aber zu aktiv sind und beständig sich mehr zumuten, als sie verstehen können, deshalb viele Dummheiten machen und im Leben scheitern[1].

Die psychische[2] *Diagnose* der Idiotie ist selbstverständlich; auch die der meisten Fälle von Imbezillität ist leicht, schwierig wird sie erst in den weniger ausgesprochenen Formen und der Debilität.

Immerhin sind auch hochgradige Fälle mit Schizophrenie verwechselt worden. Abgesehen von der Kombination beider Krankheiten (Pfropfschizophrenie) kommen noch in Betracht die paranoiaartigen *katathymen Wahnbildungen der Oligophrenen,* die vom Pfropfparanoid nur dadurch zu unterscheiden sind, daß sie keine sicheren Schizophreniezeichen haben und daß sie heilen können.

Die stereotypieartigen Bewegungen vieler Idioten können nicht wohl mit katatonen Stereotypien verwechselt werden, wenn man beide Formen gesehen hat. Sie tragen den Charakter, wenn auch nicht des Überlegten, so doch des Gewollten, wie ein Beineschlenkern, machen nicht den Eindruck, wie wenn sie neben dem Bewußtsein abliefen, und sind auch inhaltlich verständlicher, elementarer.

Das Stammeln und andere Sprachstörungen der Imbezillen werden nicht selten mit paralytischer Sprache verwechselt. Das Schmieren der letzteren, das Silbenstolpern und die Zunahme dieser Zeichen bei gewissen koordinatorischen Schwierigkeiten sind aber doch leicht zu erkennen. Demgegenüber ist bei der Oligophrenie selten ein Hangenbleiben an einzelnen Lauten zu beobachten, viel eher ein Darüberhinweggehen, Verschlucken derselben; dann fehlt häufig die organische Verbindung der aufeinanderfolgenden Laute; es ist, wie wenn die Patienten eine fremde Sprache zu lernen anfingen.

In der frühen Kindheit lassen sich psychisch nur die Idioten leicht erkennen; Kinder, die nicht lachen, nicht nach glänzenden Gegenständen greifen, überhaupt ungenügend reagieren, sind Idioten. Stärkere Mißbildungen des Kopfes machen auch dem Laien den Eindruck des Idiotischen. Später verraten z. B. schon die Antworten auf die gewöhnlichen Fragen über Geburtsort, was der Prüfling in der Schule getan, was er jetzt tue, was der Vater tue, oft durch Langsamkeit und Unschärfe der Auffassung und durch Umständlichkeit den Defekten.

Die Unterscheidung der Oligophrenien von erworbenen Demenzen, die in einigen Beziehungen das Denken in ähnlicher Weise schädigen können wie die Oligophrenien, wird meist leicht durch den Nachweis des ungenügenden Erwerbes von Vorstellungen und Kenntnissen in der Jugend. *Unter der Voraussetzung einer bestimmten Schulung und voller Aufnahmefähigkeit durch die Sinne* lassen sich dann aus den vorhandenen Kenntnissen Schlüsse auf die Intelligenz zur Zeit des Erwerbes derselben ziehen, d. h. darauf, bis zu welchem Grade der Kompliziertheit während der Schulzeit Material aufgenommen, verstanden und verarbeitet werden konnte. Man vergesse aber nicht, wie es so oft geschieht, daß die Kenntnisprüfung nicht die Intelligenzprüfung ist, sondern Material dazu. Ein Schizophrener, ein Organischer, ein Epileptiker wird die früher erworbenen komplizierteren und stark abstrakten Begriffe in den Stadien, da man noch eine Untersuchung bei ihm durchführen kann, nicht verlieren. Der Mangel solcher Erwerbungen kann also die Oligophrenie beweisen. Man muß aber Erfahrung darüber haben, was man in den verschiedenen Kreisen vom Durchschnittsmenschen in diesen Richtungen erwarten darf, und hat

[1] Bleuler: Verhältnisblödsinn. Allg. Z. Psychiatr. **71**. Berlin: G. Reimer 1914.

[2] Die Diagnose der zugrunde liegenden Hirnkrankheit übergehen wir.

namentlich nicht zu vergessen, daß jemand in einem Gebiet über und zugleich in einem anderen unter dem Durchschnitt sein kann.

In beiden Fällen aber ist das Interesse, die auf das Lernen verwandte Aufmerksamkeit, zu berücksichtigen. In der Schule kann man zurückbleiben, nicht nur wegen ungenügender Intelligenz, sondern auch, wenn man nicht aufpaßt, sich nicht anstrengt. Im Leben kann einer, der das Bedürfnis hat, den kausalen Verhältnissen nachzugehen, bei gleich niedrigem Verstande sehr viel mehr wissen als ein anderer, der in dieser Beziehung gleichgültig ist.

Der Patient mag ferner einen Prüfungsstupor haben, er mag in einem speziellen Gebiet nicht bewandert sein, er kann negativistisch sein, er kann, wie gerade in Untersuchungsfällen oft, bösen Willen haben, sich dumm stellen wollen, und *schließlich kann er gegenteils alle solche Proben ausgezeichnet bestehen und vor der allein maßgebenden Prüfung, der durch das Leben, vollständig scheitern.* Letzteres aus den verschiedensten Gründen: weil sein Schwachsinn mehr auf dem Gebiete der Affektivität oder des Willens liegt, oder weil er gerade für praktische Ideen wenig Verständnis hat, oder weil seine Triebe ihm Aufgaben stellen und ihn in Situationen führen, denen auch eine gute Intelligenz nicht gewachsen ist.

Der debile und der schwachbegabte gesunde Mensch „unterscheiden sich nicht durch das Maß ihres Wissens, sondern durch das Maß ihres Könnens; durch die Fähigkeit, ihr Wissen selbsttätig zu verwerten. Es handelt sich nicht um die Intelligenz an und für sich, sondern um die Intelligenz als Führerin durchs Leben. Und nur in letzterer Richtung ist der Debile notwendig defekt[1]."

Das Ausschlaggebende bei allen schwierigeren Fällen ist deshalb die *Anamnese,* die hier mit besonderer Sorgfalt aufgenommen werden muß.

Bei tieferstehenden Imbezillen sind die Binetschen Tests (S. 401) zu manchen Zwecken ganz brauchbar. Man kann auch angefangene Sätze fertig machen, die Ebbinghausschen lückenhaften Texte vervollständigen, Bilder erklären, Sprichwörter auslegen, Fabeln nacherzählen und erklären lassen[2]. Solche Tests sind nur brauchbar unter Berücksichtigung aller Umstände; *da gerade dem Anfänger die Übersicht über alles in Betracht kommende fehlen muß, ist vor unvorsichtiger Verwertung derselben ausdrücklich zu warnen.* Es kommt auch oft viel mehr auf die *Art* des Antwortens als auf den Inhalt an. Die Testprüfung bietet sehr gute *Anlässe,* bei denen sich der Stand der Intelligenz unter Umständen kund geben kann, aber gar nicht muß.

Was hier über die theoretische Prüfung gesagt ist, nehme man nur als Beispiele und Winke zu individuellem Vorgehen. Es ist unmöglich, alles vorzuschreiben, was im einzelnen Falle untersucht werden soll. Es ist auch nicht immer von besonderer Wichtigkeit, was man mit dem Patienten redet, sondern wie man beobachtet und wie man schließt. *Hier wie nirgends muß der Arzt auf seinen eigenen Verstand abstellen und je nach Lage des Falles Prüfungen weglassen und andere einsetzen. Das Wichtigste ist immer die Beurteilung der Beobachtungen und Erhebungen.* Die Intelligenzprüfung bleibt trotz aller Vorschriften ebensowohl eine Probe auf die Intelligenz des Arztes wie auf die des Patienten.

Alles hier Gesagte bezieht sich aber nur auf den *ursprünglichen Stand der Intelligenz*; durch die „Intelligenzprüfung", unter der man üblicherweise nur die rasche Untersuchung des Schulwissens und höchstens noch

[1] Wagner von Jauregg: Gutachten. Wien. klin. Wschr. **1913 II**, 1947.

[2] Genaueres siehe z. B. bei Ziehen: Die Geisteskrankheiten des Kindesalters. Berlin: Reuther & Reichard 1915.

des Lebenswissens versteht, eine der erworbenen Blödsinnsformen, besonders die Dementia praecox ausschließen zu wollen, ist widersinnig; sie damit diagnostizieren zu wollen, ist unpraktisch.

Gang der Intelligenzprüfungen. Man wird bei einer Intelligenzprüfung zunächst den Kontakt mit dem Patienten zu gewinnen suchen, damit er nicht in Examenstupor oder in eine negative Einstellung verfalle; man knüpfe also irgendwo ganz natürlich an, etwa durch Fragen über sein Befinden, seinen Schlaf oder seine Situation. Dabei wird man je nach der Reaktion des Patienten ein Gebiet auswählen, auf das er am ehesten einzugehen scheint. Man beachte auch die Geschlechtsunterschiede; bei Frauen sind im ganzen mehr praktische und psychologische Kenntnisse zu erwarten als theoretische und exakte. In Geographie und geometrischen Begriffen darf man von ihnen nicht zuviel verlangen.

Man läßt den Exploranden z. B. von der *Familie* erzählen; was der Vater tut und ähnliches. Dann kann man auf das *Schulwissen* eingehen, indem man ihn fragt, wie es in der Schule gegangen sei, welche Fächer er „am liebsten" gehabt habe u. dgl. Dabei kann man vernehmen, ob er sitzen geblieben ist. Wenn er aus der *Geschichte* erzählt, ist nicht das Wichtige, wie viel er weiß, sondern wie er es verarbeitet hat, ob er besonders Details erzählt, vielleicht in auswendig gelernten Phrasen, ob er eine Übersicht verrät durch selbständige Zusammenfassung und Beurteilung oder ob die Beurteilung landläufig Gegebenes wiederholt u. dgl. Gerade hier kann man oft gut erkennen, inwieweit der Patient fähig war, das Wesentliche herauszuarbeiten, inwiefern er es scharf erfaßt hat oder nicht. Man wird auch darauf achten, ob er weitschweifig erzählt oder ob er fähig ist, zusammenzufassen. Das Hängen an Nebensachen, am Sinnlichen, im Zusammenhang mit den anderen Symptomen, auch das Auslassen logischer Zwischenglieder, ohne daß es bemerkt wird, beweisen die Imbezillität. Besonders geeignet zur Unterscheidung von phrasenhaftem Wiederholen und verständnisvoller Bearbeitung ist die *biblische Geschichte* und die *einfachere Dogmatik* („warum ist Christus gestorben?"). In der *Geographie* ist für viele Oligophrene charakteristisch, daß sie über ihre Umgebung, soweit sie sie durch Erleben kennen, gut orientiert sind, aber versagen, sobald man etwas von ihnen fragt, was sie theoretisch hätten lernen sollen. Auch elementare Kenntnisse in der kosmischen Geographie, wie es Tag und Nacht wird, die Finsternisse usw. dürfen nicht mit Sicherheit von jedem Gesunden erwartet werden; dennoch sind auch hier die Antworten oft differentialdiagnostisch bezeichnend. Beim *Rechnen* findet man häufig die Fähigkeit, im praktischen Leben, bei geläufigen Kaufs- und Verkaufsbeispielen, beim Kartenspiel auszukommen, während bloß theoretische Beispiele versagen. Seltener verhält es sich umgekehrt, indem die Patienten nur das in der Schule Gebotene wiederholen und in der gelernten Weise reproduzieren, aber nicht aufs praktische Leben anwenden können. Die letzteren Patienten scheinen zunächst die intelligenteren, sind aber dem Leben gegenüber die hilfloseren. Bei der Prüfung der Mathematik ist wie überall mit leichten Beispielen zu beginnen und zum Schwereren fortzuschreiten. (Geldstücke zählen, Addition, Subtraktion, dann Multiplikation. Das Einmaleins ist gewöhnlich Gedächtnissache, nicht Verständnissache. Es gibt Imbezille, die $2 + 2$ nicht lösen, aber z. B. 2mal 2 und 14mal 14. Dann Division, schließlich Brüche.)

Man wird hierauf den Prüfling etwas Einfaches *lesen lassen* (z. B. eine der Fabeln S. 107). Oligophrenien sind meist von später erworbenen Psychosen leicht zu unterscheiden durch das schülerhafte Lesen, durch die Schwierigkeiten bei selteneren oder komplizierteren Wörtern u. dgl. Die Reproduktion des Inhaltes ist nicht so leicht zu beurteilen, weil Aufmerksamkeitsstörungen hier besonders leicht mitspielen; kann doch der Gesunde, wenn er erregt ist, ganze Seiten lesen, ohne etwas aufzufassen.

Rasch ist man meist so weit orientiert, daß man sich die Fragen ersparen kann, die für den speziellen Fall viel zu leicht oder viel zu schwer sind. Um aber eine nach Möglichkeit genaue Bestimmung der Höhe und der Art des Verstandes zu haben, muß man unter anderen auch Fragen stellen, die etwas schwer erscheinen. Das letztere wird uns oft dahin ausgelegt, daß wir die Leute Dinge fragen, die Gesunde auch nicht beantworten können, und daß wir dann aus Nichtwissen unrichtigerweise auf Blödsinn schließen. Abgesehen von der Notwendigkeit der Grenzbestimmung sind aber solche Fragen auch deswegen nicht zu vermeiden, weil man nicht nur aus Wissen und Nichtwissen zu schließen hat, *sondern aus der Art, wie der Kranke antwortet*; merkt er selbst nicht, daß er die Sache nicht versteht? Wie verdeckt er sein Nichtwissen? Wie hilft er sich heraus? Aus solchen Beobachtungen läßt sich eben die geistige Höhe in nicht schweren Fällen von Imbezillität oft leichter erkennen als aus direkten Fragen, und besonders die Unklaren lassen sich auf diese Weise am besten herausfinden. Was man *fragt*, ist ja überhaupt nicht so wichtig, wie was man *schließt*.

Schon vor der mündlichen Prüfung hat man wenn möglich eine *Lebensgeschichte* schreiben lassen, woraus sich der Schulbildungsgrad, aber auch die Auffassung des Lebens, der Reichtum der Ideenassoziationen und vieles andere ohne weiteres ergibt. Die Schrift mit ihrer Unbehilflichkeit in Buchstabenform und Grammatik und Inhalt ist oft charakteristisch für Oligophrenie. Man läßt dann den Patienten einfache *Bilder* ansehen, wobei man darauf achtet, ob er einen Unterschied macht zwischen geläufigen Dingen und seltener vorkommenden oder solchen, die man bloß aus Beschreibungen kennt (fremde Tiere, Pflanzen usw.). Dann geht man zu Bildern, die eine Situation darstellen, und läßt sich zeigen, ob nur das einzelne oder die Gesamtbedeutung aufgefaßt wird.

Hat die bisherige Prüfung ausnahmsweise das *Abstraktionsvermögen* nicht beleuchtet, d. h. hat man nicht gesehen, inwiefern der Patient fähig ist, abstrakte Begriffe zu bilden und mit ihnen zu arbeiten, so wird man versuchen, über Abstrakta direkt mit ihm zu reden (Arbeit, Schlaf, Erinnerung, Blick, Armut, Freude, Friede, Schönheit, Tapferkeit, Staat, Erlösung), sei aber dabei sehr vorsichtig. Die üblichen *Definitionsfragen* sind auch von Intelligenten nicht leicht schön zu beantworten.

Dann wird man ein Gespräch über Dinge des Lebens mit ihm anknüpfen. Wie beurteilt er seine Verhältnisse, eventuell sein Delikt? Weiß er in seinem Handwerk, woher die Stoffe kommen? Kennt er die Bedeutung der einzelnen Manipulationen? usw. Warum ist er da und dort aus der Arbeit gelaufen? Was denkt er nun zu tun? Wie will er sich aus der Patsche ziehen?

Sehr gute Anhaltspunkte, ja oft die Diagnose kann das *Assoziationsexperiment* ergeben.

Bei allem soll man sich hüten, sich durch Zungenfertigkeit oder papageienhafte Reproduktion ein Wissen oder gar ein Verständnis vortäuschen zu lassen; ferner ist auch auf die Klarheit der Vorstellungen besonders bei sprachbegabten Leuten zu achten (vgl. Beispiele von Unklarheit S. 39 u. 414). Hat der Patient keinen Stupor, so wird man den Grad und den Umfang seiner Aufmerksamkeit, die Ermüdbarkeit konstatieren u. dgl. Ferner ist die Affektivität genau zu beachten; man wird auch sehen, inwiefern sie die Logik beherrscht. Zu diesem Zwecke wird man manchmal nötig haben, am Ende der Untersuchung, wo nichts mehr zu verderben ist, affektbetonte Themata zur Sprache zu bringen, dem Patienten verdiente Vorwürfe zu machen u. dgl.

Oft wird man dem Exploranden *praktische Arbeit* geben. Da kann es u. a. nützlich sein, ihm zwei oder mehrere Aufträge zugleich zu erteilen; z. B.: Sie müssen eine Lebensgeschichte auf dieses Papier schreiben; tragen Sie es vorläufig in Ihr Zimmer, und kommen Sie zunächst noch mit mir aufs Feld. Der Oligophrene verwirrt sich dabei leicht. Dann ist natürlich möglichst genau das Verhalten bei Arbeit und Muße, sowohl während der Beobachtung wie im Vorleben festzustellen.

Die eigentlichen Oligophrenien sind sehr häufige Krankheiten; mehr als ein Promille der Bevölkerung gehört ihnen an. Nichtsdestoweniger hat sich der Arzt nicht gerade viel mit ihnen zu beschäftigen.

Behandlung[1]. Die Unklaren und die Verhältnisblödsinnigen kommen nicht so häufig zum Arzt. Sie sind wohl alle unheilbar, da und dort noch etwas erziehbar; aber viel anderes als vormundschaftliche Maßregeln wird man ihnen gegenüber wohl kaum mit Glück anwenden können. Bei frühem Eingreifen kann Versetzung in ein Milieu, das bei aller Rücksichtnahme auf die Eigentümlichkeiten des Patienten doch konsequent alle Abwege vermeidet, eine gewisse Besserung erreichen.

Gegen die Krankheit selber ist bis jetzt einzig bei Kretinismus (Thyreoidin) und bei angeborener Lues etwas zu tun.

Sonst handelt es sich um Pflege und Erziehung. Beides muß speziell verstanden werden. Eine gewisse Art Anpassungsfähigkeit haben fast alle diese Kranken, auch die schwereren Idioten noch. Mancher ist bei ungünstiger Behandlung, namentlich bei Verprügelung oder Verhätschelung, ein gefährliches und schädliches Individuum, dem mehrere Personen nicht Meister werden, bei richtiger Behandlung aber ein liebes Kind. Wo

[1] Vgl. auch: Th. Heller: Pädagogische Therapie für Ärzte usw. Leipzig und Wien 1914.

gefährliche Tendenzen sind, ist natürlich Internierung nötig. Von besonderer Wichtigkeit ist für die leichteren Fälle die Auswahl des richtigen Berufes, der besser zu wenig als zu viel Ansprüche an die Fähigkeiten und die Energie der Kranken macht. Viele Eltern wollen zu hoch gehen.

Auch im späteren Leben kommt es namentlich darauf an, daß die Kranken eine ihren Fähigkeiten und ihrem Temperament angepaßte Lebensstellung haben; zu hohe Anforderungen sind immer schädlich. Aber auch in den anscheinend hoffnungslosesten Fällen vergesse man nicht, daß meistens etwas, oft sehr viel, zu bessern ist, wenn man den Patienten in richtige Hände gibt. Ein Teil der Erziehungsanstalten für Oligophrene sind recht zweckentsprechend.

Bei aufgeregtem Hydrocephalus kann Lumbalpunktion, ja Ventrikelpunktion vorübergehend Linderung bringen. Namentlich die erstere Operation kann periodisch wiederholt werden.

N. Anhang.

Das Notwendigste aus der gerichtlichen Psychiatrie.

Ein vollständiger Abriß der gerichtlichen Psychiatrie findet in einem Lehrbuch der Psychiatrie keinen genügenden Raum. Es sollen hier nur einige der wichtigsten und der häufigsten Begriffe und Bestimmungen erläutert werden. Der Arzt soll wenigstens so weit orientiert sein, daß er im konkreten Falle merkt, was ihm fehlt. Für alles Weitere (einschließlich die Entschädigungsneurosen) ist auf die speziellen Lehr- und Handbücher zu verweisen. Für die Schweiz mit ihren 26 kantonalen und eidgenössischen Strafrechten und den verschiedenen Einführungsgesetzen zum ZGB. wird allerdings ein solches Lehrbuch in absehbarer Zeit kaum erscheinen; man ist da auf die für Juristen geschriebenen Kommentare angewiesen. Jeder Schweizer Arzt soll sich um die Vorschriften seines Kantons kümmern.

Manche Fragen werden sowohl von Gutachtern als auch von Richtern verschieden beantwortet. So weit als möglich, habe ich versucht, die am allgemeinsten geltende Auffassung wiederzugeben, ohne meine eventuell abweichende Ansicht zu verbergen.

Erfahrungsgemäß hat der Mediziner einige Mühe, sich in die juristischen Denk- und Sprech- und Handlungsweisen hineinzudenken. Er ist gewohnt, von den Tatsachen auszugehen und daraus die Schlüsse zu ziehen. In den gesetzlichen Normen aber werden ihm irgendwie gewonnene Begriffe geboten, an denen er die Tatsachen zu messen hat, ja Worte, deren Konsequenzen in einzelnen Fällen denen, die sie festgelegt haben, selbst unerwünscht sein können. Wir finden hier auch Worte mit einer prinzipiell ganz neuen Bedeutung, die manchmal aus anderen Paragraphen des Gesetzes hervorgeht, manchmal aber nicht, und dann nur aus entfernten Motiven oder Überlegungen zu gewinnen ist. Die Ausdrücke können auch von Gesetz zu Gesetz, ja von Paragraph zu Paragraph innerhalb des nämlichen Gesetzes, ihre Bedeutung ändern. Den Sinn jedes Ausdruckes an jedem Ort muß der Experte genau kennen *und sich dann auch daran halten.* Ungewohnt kommt ihm auch vor, daß er nur nach allgemeinen Vorschriften handeln soll, die oft für den vorliegenden Fall nicht recht oder gar nicht passen, während er in seinem Fache nur zu fragen hat, was in jeder speziellen Situation materiell gut sei. Nicht so selten setzt der Jurist Dinge oder Verhältnisse voraus, die nach der Meinung des Experten nicht existieren (z. B. Willensfreiheit). Auch das geht diesen gar nichts an. *Er hat sich in allem strikte nach dem zu richten, was der Gesetzgeber und der Richter von ihm verlangen; hat er einen abweichenden privaten Standpunkt, so mag er den in Diskussionen de lege ferenda, aber nicht im Gutachten vertreten.* Leider bleibt auch so noch genug Umstrittenes und Unsicheres.

I. Strafrecht.

a) Deutsches Recht.

Von F. Meggendorfer, Erlangen.

(Da zur Zeit der Drucklegung des Buches das neue Deutsche Strafgesetzbuch noch nicht erschienen ist, wurden die Bestimmungen nach der voraussichtlichen Fassung behandelt. In den Unterabschnitten 2, 3, 4, wurden die Paragraphen, die wahrscheinlich aus dem bisherigen Gesetz übernommen werden, mit den bisherigen Ziffern bezeichnet.)

1. Schuldunfähigkeit.

Im Strafrecht ist der wichtigste Begriff der der Zurechnungsfähigkeit. Ohne Zurechnungsfähigkeit besteht keine Schuld, die Voraussetzung für die Bestrafung ist. Deshalb wird der Begriff der Zurechnungsunfähigkeit im neuen Deutschen Strafrecht als *„Schuldunfähigkeit"* bezeichnet.

§ 18 StGB. *Schuldunfähigkeit.* Wer zur Zeit der Tat schuldunfähig ist, wird nicht bestraft, aber den besonderen Maßregeln unterworfen, die das Gesetz zum Schutz der Volksgemeinschaft vorsieht.

§ 19 StGB. *Geistesstörung.* Wer zur Zeit der Tat wegen krankhafter Störung der Geistestätigkeit, wegen Geistesschwäche oder wegen Bewußtseinsstörung nicht in der Lage ist, das Unrecht der Tat einzusehen oder nach dieser Einsicht zu handeln, ist schuldunfähig.

Der § 19 StGB. umschreibt die Voraussetzungen der *Schuldunfähigkeit.* Danach sind zwei Fähigkeiten für die strafrechtliche Verantwortlichkeit erforderlich: Die Fähigkeit, das Unrecht der Tat einzusehen und die Fähigkeit, nach dieser Einsicht zu handeln, d. h. den Willen dieser Einsicht gemäß zu lenken. Es kann also ein *Verstandes-* oder *Willensmangel* oder beides vorliegen. Es wurde mit Bedacht der Ausdruck das *„Unrecht"* der Tat gewählt und nicht das „Unerlaubte" oder das „Ungesetzliche" wie in den früheren Fassungen. Es soll damit zum Ausdruck gebracht werden, daß keineswegs eine Unfähigkeit in die Einsicht gewisser gesetzlicher Bestimmungen oder Normen gefordert wird, sondern lediglich die Unfähigkeit zur Einsicht, daß ein bestimmtes Verhalten mit dem Wohle der Volksgemeinschaft unvereinbar und deshalb „unrecht" ist. Aber nicht jede Unfähigkeit, das Unrecht der Tat einzusehen oder nach dieser Einsicht zu handeln, schließt nach dem Willen des Gesetzgebers die Verantwortlichkeit aus, sondern nur die Unfähigkeit, die durch eine krankhafte Störung der Geistestätigkeit, durch Geistesschwäche oder durch eine Bewußtseinsstörung bedingt ist. Es ist wohl zu beachten, daß die eine dieser drei Voraussetzungen lautet *„krankhafte"* Störung der Geistestätigkeit. Es kommt also nicht jede beliebige Störung der Geistestätigkeit für den Ausschluß der Schuld und der Verantwortlichkeit in Betracht, sondern nur eine solche, die krankhaft ist. Unter krankhaften Störungen der Geistestätigkeit sind nicht nur die eigentlichen Geisteskrankheiten zu verstehen, sondern auch geistige Entartungszustände, sowie körperliche Krankheitszustände, die mit einer geistigen Störung verbunden sind. Diese krankhafte Störung der Geistestätigkeit muß aber, wenn durch sie die Schuldfähigkeit und Verantwortlichkeit ausgeschlossen sein soll, eine *Unfähigkeit,* das Unrecht der Tat einzusehen oder nach dieser Einsicht zu handeln, bedingen, nicht etwa nur eine Beeinträchtigung oder Herabsetzung dieser Fähigkeiten. Es gibt zahlreiche krankhafte Störungen der Geistestätigkeit, die diese Unfähigkeit nicht bewirken. Es ist sogar möglich, daß dies bei Geisteskrankheiten im engeren Sinne, die aber nur wenig ausgeprägt sind, der Fall ist. Die psychiatrische Diagnostik wurde in den letzten Jahrzehnten so verfeinert, daß es schon bei ganz leichten Störungen und umschriebenen Symptomen möglich ist, eine Schizophrenie, eine beginnende Paralyse oder eine HUNTINGTONsche Chorea usw. zu diagnostizieren. Auch angeborener Schwachsinn leichten Grades schließt die erwähnten Fähigkeiten keineswegs vollkommen aus. Als weiteren Grund der möglichen Schuldunfähigkeit führt das Gesetz die *Geistesschwäche* auf. Der Psychiater wie überhaupt der Arzt wird es im allgemeinen als überflüssig empfinden, daß die Geistesschwäche neben der krankhaften Störung der Geistestätigkeit besonders aufgeführt ist. Es gibt aber Lehrmeinungen, nach denen nicht jede Geistesschwäche krankhaft bedingt ist, sondern vielleicht nur eine besondere Minusvariante der normalen Begabung darstellt. Um jeden Zweifel auszuschließen, ist die „Geistesschwäche" eigens aufgezählt worden. Als dritte Voraussetzung der Schuldunfähigkeit sieht das Gesetz die *Bewußtseinsstörung* vor. Der Umstand, daß die „Bewußtseinsstörung" neben der „krankhaften Störung der Geistestätigkeit" angeführt wird, spricht dafür, daß die Bewußtseinsstörung nicht notwendigerweise krankhafter Natur zu sein braucht. Es kommen unter Umständen auch Bewußtseinsstörungen auf physiologischer Grundlage, etwa durch Schrecken, Zorn, Angst, Verzweiflung, überhaupt durch heftige Gemütsbewegungen in Betracht, auch eine Störung des Bewußtseins, die durch Schläfrigkeit, Schlaftrunkenheit u. dgl. bewirkt ist. Freilich ist auch hier wohl zu beachten, daß die dadurch bedingte Beeinträchtigung der Fähigkeit, das Unrecht der Tat einzusehen oder nach dieser Einsicht zu handeln, einer Unfähigkeit gleichkommen muß. Häufiger wird diese hochgradige Bewußtseinsstörung krankhafter Natur sein; in erster Linie kommen epileptische Dämmerzustände, Zustände transitorischer Verwirrung, pathologische Rauschzustände u. dgl. in Betracht.

Bezüglich der strafrechtlichen Behandlung von Kindern und Jugendlichen bestimmt das Gesetz:

§ 20 StGB. *Unreife.* Wer nicht 14 Jahre alt ist, ist schuldunfähig. Wer das 14., aber noch nicht das 18. Lebensjahr vollendet hat, ist nicht schuldfähig, wenn er zur Zeit der Tat nach seiner sittlichen oder geistigen Entwicklung das Unrecht der Tat nicht einsehen oder nicht nach dieser Einsicht handeln kann.

Es werden also Kinder unter vollendetem 14. Lebensjahr nicht bestraft. Die Strafmündigkeit beginnt mit vollendetem 14. Lebensjahr, doch sind „Jugendliche" bis zum vollendeten 18. Lebensjahr nur relativ strafmündig. Jugendliche sind nicht zu bestrafen, wenn bei ihnen *infolge mangelhafter Entwicklung* eine Unfähigkeit, das Unrecht der Tat einzusehen oder nach dieser Einsicht zu handeln, besteht.

Dieser letztere § 20 StGB. schließt die Anwendung des § 19 StGB. nicht aus. Ist die Unfähigkeit, das Unrecht der Tat einzusehen oder nach dieser Einsicht zu handeln nicht durch mangelhafte Entwicklung sondern durch krankhafte Störung der Geistestätigkeit, durch Geistesschwäche oder Bewußtseinsstörung bedingt, so findet § 19 Anwendung.

§ 21 StGB. *Taubstummheit.* Ein Taubstummer ist schuldunfähig, wenn er in seiner sittlichen oder geistigen Entwicklung so zurückgeblieben ist, daß er das Unrecht seiner Tat nicht einsehen oder nicht nach dieser Einsicht handeln kann.

Taubstumme, deren Unterricht ja besonders erschwert ist und die ja auch sonst häufig in ihrer Entwicklung zurückbleiben, werden also hinsichtlich ihrer Schuldfähigkeit wie Jugendliche behandelt, und zwar auch dann, wenn sie das 18. Lebensjahr überschritten haben.

§ 22 StGB. *Verminderte Schuldfähigkeit.* Wer zur Zeit der Tat vermindert schuldfähig ist, ist strafbar und daneben den besonderen Maßregeln unterworfen, die das Gesetz zum Schutz der Volksgemeinschaft vorsieht; der Richter kann die Strafe mildern (§ 50).

Vermindert schuldfähig ist derjenige, dessen Fähigkeit, das Unrecht seiner Tat einzusehen oder nach dieser Einsicht zu handeln, zur Zeit der Tat wegen krankhafter Störung der Geistestätigkeit, wegen Geistesschwäche oder wegen Bewußtseinsstörung oder, falls er taubstumm ist, wegen zurückgebliebener sittlicher oder geistiger Entwicklung erheblich vermindert ist.

Selbstverschuldeter Rausch darf nicht zur Milderung der Strafe führen.

Der § 22 StGB. behandelt den Begriff der *verminderten Schuldfähigkeit* und umschreibt ihn näher. Für die verminderte Schuldfähigkeit kommen im wesentlichen die gleichen Gesichtspunkte wie für die Schuldunfähigkeit in Betracht, nur braucht hier die Fähigkeit, das Unrecht der Tat einzusehen oder nach dieser Einsicht zu handeln, nicht vollkommen aufgehoben, sondern nur *vermindert* zu sein. Zu beachten ist aber, daß das Gesetz nicht eine beliebige Minderung, sondern nur eine *erhebliche* Minderung der genannten Fähigkeiten gelten läßt. Unter die krankhaften Störungen der Geistestätigkeit, die die Fähigkeit, das Unrecht der Tat einzusehen oder nach dieser Einsicht zu handeln, im Sinne des § 22 StGB. erheblich mindern, können zahlreiche akute und chronische Störungen fallen. Zu ersteren gehören die leichtesten Formen von Schizophrenie, Manie und Melancholie, die beginnenden epileptischen Wesensveränderungen, die beginnenden und in guter Remission befindlichen Paralysen usw., zu letzteren die leichteren Schwachsinnsformen, zahlreiche Formen von Psychopathie und die Folgezustände von Encephalitis epidemica, anderen entzündlichen, toxischen und traumatischen Hirnschädigungen. Natürlich darf aber hier nicht schematisch vorgegangen werden; in jedem einzelnen Falle muß sorgfältig überlegt werden, ob die Voraussetzungen des § 19 oder die des § 22 oder keine von beiden vorliegen. Außerdem ist vermindert schuldfähig der Taubstumme unter den angegebenen Bedingungen. Es wird sich im allgemeinen empfehlen, in der Begutachtung auf verminderte Schuldfähigkeit so zurückhaltend wie möglich zu sein. Der Richter kann zwar die Strafe mildern, doch muß das nicht geschehen. Andererseits hat die Begutachtung auf verminderte Schuldfähigkeit gerade bei den Fällen chronischer psychischer Anfälligkeit mit Rücksicht auf die besonderen Maßregeln, die das Gesetz zum Schutze der Volksgemeinschaft vorsieht, wie auch wegen der rassenhygienischen Maßnahmen, die die Begutachtung in den meisten Fällen nach sich zieht, für den Angeklagten sehr empfindliche Folgen.

Eine besondere Besprechung erfordern die Gesichtspunkte hinsichtlich der Schuldfähigkeit bei den *unter Alkoholeinfluß begangenen Straftaten.* Vergiftungen werden sonst als krankhafte Zustände angesehen, doch wird gerade der Alkoholrausch, der ja eine der schwersten und folgereichsten Vergiftungen darstellt und auch die Erscheinungen einer schweren Geisteskrankheit verursacht, vom Rechtsbewußtsein des Volkes nicht als ein „krankhafter" Zustand angesehen. Zwar könnte der Rausch auch als nicht krankhafte Bewußtseinsstörung aufgefaßt werden, aber das Gesetz erlaubt auch diese Auffassung nicht. Der Rausch wird in den meisten Fällen von dem Berauschten willkürlich herbeigeführt. Deshalb bleibt auch in den Fällen, in denen die Betrunkenheit so stark ist, daß an sich die Voraussetzungen des § 19 gegeben wären, eine gewisse Schuld des Betreffenden, eben, weil er sich willkürlich oder fahrlässig in den Rauschzustand versetzt hat. Selbst der Fall kommt vor, daß sich jemand absichtlich in einen Rauschzustand versetzt, um in diesem eine strafbare Handlung zu begehen. In einem solchen Falle wird der Täter wegen vorsätzlicher Begehung der Tat bestraft, auch wenn er stark betrunken war. Falls er sich zwar durch eigene Schuld, aber nicht mit der Absicht, eine Straftat zu begehen, in einen schweren Rauschzustand versetzt hat und hat in diesem Zustande, der an sich den Voraussetzungen des § 19 entsprechen würde, eine Straftat begangen, so wird er zwar nicht wegen der Straftat, aber wegen des Rausches bestraft.

§ 330a StGB. Wer sich vorsätzlich oder fahrlässig durch den Genuß geistiger Getränke oder durch andere berauschende Mittel in einen die Zurechnungsfähigkeit ausschließenden Rausch versetzt, wird mit Gefängnis bis zu 2 Jahren oder mit Geldstrafe bestraft, wenn er in diesem Zustand eine mit Strafe bedrohte Handlung begeht.

Die Strafe darf jedoch nach Art und Maß nicht schwerer sein als die für die vorsätzliche Begehung der Handlung angedrohte Strafe.

Die Verfolgung tritt nur auf Antrag ein, wenn die begangene Handlung nur auf Antrag verfolgt wird.

Auch pathologische Rauschzustände werden in vielen Fällen nach § 330a bestraft werden müssen, wenn der Betreffende wußte, daß er zu solchen Zuständen neigt. Besonders beachtlich ist, daß das Gesetz hier von einem Rausch durch den Genuß geistiger Getränke „oder durch andere berauschende Mittel" spricht, es kommen also auch Vergiftungen durch sog. Rauschgifte in Betracht.

Ist die mit Strafe bedrohte Handlung nicht in einem die Schuldunfähigkeit ausschließenden, wohl aber mindernden Zustande von Angetrunkenheit geschehen, so soll nach § 22, Absatz 3, die für verminderte Schuldfähigkeit fakultativ vorgesehene Strafminderung *nicht* Platz greifen. Wohl aber kommen die von dem Gesetz zum Schutze der Volksgemeinschaft vorgesehenen besonderen Maßregeln, insbesondere die Einweisung in eine Trinkerheilanstalt oder eine Entziehungsanstalt in Betracht. — Aber auch dann, wenn in der Betrunkenheit oder Angetrunkenheit eine strafbare Handlung im engeren Sinne nicht geschieht, kann sich der Unmäßige unter bestimmten Umständen dadurch strafbar machen, daß er die Sicherheit anderer oder der öffentlichen Ordnung gefährdet. Das ist in all den Lebenslagen der Fall, in denen jemand zu einer besonderen Sorgfalt verpflichtet ist, so etwa der Fahrer eines Kraftwagens, der Betreuer von bestimmten Maschinen, Beamte im Amt, Ärzte und Apotheker usw. Sie dürfen sich unter keinen Umständen betrinken; tun sie es dennoch, so gefährden sie das Leben anderer oder die öffentliche Ordnung. Für sie ist Bestrafung wegen eines Gefährdungsdeliktes vorgesehen.

2. Maßregeln der Sicherung und Besserung.

In früheren Zeiten wurde dem Psychiater zuweilen der Vorwurf gemacht, daß er durch sein Gutachten einen Verbrecher der verdienten Strafe entziehe. Der als nicht zurechnungsfähig erkannte Verbrecher wurde freigesprochen, freigelassen und in den Stand versetzt, von neuem strafbare Handlungen zu begehen. Tatsächlich war das ein unerfreulicher Zustand; die Schuld hierfür lag aber nicht bei dem Psychiater, sondern bei den gesetzlichen Bestimmungen. Das Gesetz war mehr auf die Straftat als auf den Täter, mehr auf Vergeltung und Sühne als auf Sicherung der Gesellschaft eingestellt. Jetzt spielt in dem deutschen Strafgesetz neben der Sühne auch die Sicherung der Gesellschaft eine wichtige Rolle. Das deutsche Strafgesetz ist „dualistisch" orientiert: es sieht neben der Strafe auch „Maßregeln zur Sicherung und Besserung" vor.

§ 42a StGB.: Maßregeln der Sicherung und Besserung sind:

1. die Unterbringung in einer Heil- oder Pflegeanstalt,
2. die Unterbringung in einer Trinkerheilanstalt oder einer Entziehungsanstalt,
3. die Unterbringung in einem Arbeitshaus,
4. die Sicherungsverwahrung,
5. die Entmannung gefährlicher Sittlichkeitsverbrecher,
6. die Untersagung der Berufsausübung,
7. die Reichsverweisung.

§ 42b StGB. Hat jemand eine mit Strafe bedrohte Handlung im Zustand der Zurechnungsunfähigkeit oder der verminderten Zurechnungsfähigkeit begangen, so ordnet das Gericht seine Unterbringung in einer Heil- oder Pflegeanstalt an, wenn die öffentliche Sicherheit es erfordert. Dies gilt nicht bei Übertretungen.

Bei vermindert Zurechnungsfähigen tritt die Unterbringung neben die Strafe.

Die Unterbringung kann übrigens auch schon vor Abschluß des gerichtlichen Verfahrens durch Gerichtsbeschluß erfolgen.

§ 126a StPO. Sind dringende Gründe für die Annahme vorhanden, daß jemand eine mit Strafe bedrohte Handlung im Zustand der Zurechnungsunfähigkeit oder der verminderten Zurechnungsfähigkeit begangen hat und daß seine Unterbringung in einer Heil und Pflegeanstalt angeordnet werden wird, so kann das Gericht durch Unterbringungsbefehl seine einstweilige Unterbringung anordnen, wenn die öffentliche Sicherheit es erfordert. Die Tatsachen, die diese Annahme rechtfertigen, sind aktenkundig zu machen.

§ 42c StGB. Wird jemand, der gewohnheitsmäßig im Übermaß geistige Getränke oder andere berauschende Mittel zu sich nimmt, wegen eines Verbrechens oder Vergehens, das er im Rausch begangen hat oder das mit einer solchen Gewöhnung in ursächlichem Zusammenhang steht, oder wegen Volltrunkenheit (§ 330a) zu einer Strafe verurteilt und ist seine Unterbringung in einer Trinkerheilanstalt oder einer Entziehungsanstalt erforderlich, um ihn an ein gesetzmäßiges und geordnetes Leben zu gewöhnen, so ordnet das Gericht neben der Strafe die Unterbringung an.

Besonders ist darauf hinzuweisen, daß es auch hier heißt „geistige Getränke oder andere berauschende Mittel“, worunter offenbar Morphium, Cocain und andere „Rauschgifte“ gemeint sind.

§ 42f StGB. Die Unterbringung dauert so lange, als ihr Zweck es erfordert.

Die Unterbringung in einer Trinkerheilanstalt oder einer Entziehungsanstalt und die erstmalige Unterbringung in einem Arbeitshaus oder einem Asyl dürfen nicht länger als 2 Jahre dauern.

Die Dauer der Unterbringung in einer Heil- oder Pflegeanstalt, der wiederholten Unterbringung in einem Arbeitshaus oder einem Asyl und der Sicherheitsverwahrung ist an keine Frist gebunden. Bei diesen Maßregeln hat das Gericht jeweils vor dem Ablauf bestimmter Fristen zu entscheiden, ob der Zweck der Unterbringung erreicht ist. Die Frist beträgt bei der Unterbringung in einer Heil- oder Pflegeanstalt und der Sicherheitsverwahrung 3 Jahre, und bei der wiederholten Unterbringung in einem Arbeitshaus oder einem Asyl 2 Jahre. Ergibt sich bei der Prüfung, daß der Zweck der Unterbringung erreicht ist, so hat das Gericht die Entlassung des Untergebrachten anzuordnen.

Das Gericht kann auch während des Laufes der in den Abs. 2 und 3 genannten Fristen jederzeit prüfen, ob der Zweck der Unterbringung erreicht ist. Wenn das Gericht dies bejaht, so hat es die Entlassung des Untergebrachten anzuordnen.

Die Fristen laufen von Beginn des Vollzugs an. Lehnt das Gericht die Entlassung des Untergebrachten ab, so beginnt mit dieser Entscheidung der Lauf der im Abs. 3 genannten Fristen von neuem.

§ 42h StGB. Die Entlassung des Untergebrachten gilt nur als bedingte Aussetzung der Unterbringung. Das Gericht kann dem Untergebrachten bei der Entlassung besondere Pflichten auferlegen und solche Anordnungen auch nachträglich treffen oder ändern. Zeigt der Entlassene durch sein Verhalten in der Freiheit, daß der Zweck der Maßregel seine erneute Unterbringung erfordert, und ist die Vollstreckung der Maßregel noch nicht verjährt, so widerruft das Gericht die Entlassung.

Die Dauer der Unterbringung in einer Trinkerheilanstalt oder einer Entziehungsanstalt und der erstmaligen Unterbringung in einem Arbeitshaus oder einem Asyl darf auch im Falle des Widerrufs insgesamt die gesetzliche Höchstdauer der Maßregel nicht überschreiten.

Diese Bestimmungen enthalten nicht nur eine wichtige Ergänzung zu den Bestimmungen über die Schuldunfähigkeit, sie ermöglichen auch erst die praktische Einführung der verminderten Schuldfähigkeit in weiterem Ausmaße.

Die im vorstehenden aufgeführten sichernden Maßnahmen können auch *neben* der Strafe angeordnet werden, falls die öffentliche Sicherheit sie erfordert. Vor Einweisung in eine Trinkerheil- oder Entziehungsanstalt hat das Gericht einen Sachverständigen zu hören.

Für gefährliche Sittlichkeitsverbrecher sieht das Strafgesetzbuch außer der Verwahrung auch die *Entmannung* vor.

§ 42k StGB. Das Gericht kann neben der Strafe anordnen, daß ein Mann, der zur Zeit der Entscheidung das 21. Lebensjahr vollendet hat, zu entmannen ist,

1. wenn er wegen eines Verbrechens der Nötigung zur Unzucht, der Schändung, der Unzucht mit Kindern oder der Notzucht oder wegen eines zur Erregung oder Befriedigung des Geschlechtstriebs begangenen Vergehens oder Verbrechens der öffentlichen Vornahme unzüchtiger Handlungen oder der Körperverletzung zu Freiheitsstrafe von mindestens 6 Monaten verurteilt wird, nachdem er schon einmal wegen einer solchen Tat zu Freiheitsstrafe rechtskräftig verurteilt worden ist, und die Gesamtwürdigung der Taten ergibt, daß er ein gefährlicher Sittlichkeitsverbrecher ist;
2. wenn er wegen mindestens zwei derartiger Taten zu Freiheitsstrafe von mindestens 1 Jahr verurteilt wird und die Gesamtwürdigung der Taten ergibt, daß er ein gefährlicher Sittlichkeitsverbrecher ist, auch wenn er früher wegen einer solchen Tat noch nicht verurteilt worden ist;
3. wenn er wegen eines zur Erregung oder Befriedigung des Geschlechtstriebs begangenen Mordes oder Totschlags verurteilt wird.

Eine ausländische Verurteilung steht einer inländischen gleich, wenn die geahndete Tat nach deutschem Recht ein Verbrechen oder Vergehen der im Abs. 1 genannten Art wäre.

Die Aufzählung der Verbrechen, wegen der die Entmannung erfolgen kann, zeigt, daß keineswegs alle Sittlichkeitsverbrecher für diese Maßregel der Sicherung in Betracht kommen, sondern nur die gewalttätigen und gemeinlästigen Sittlichkeitsverbrecher. Außerdem muß in den leichteren Fällen die Gesamtwürdigung der Taten ergeben, daß der Betreffende ein gemeingefährlicher Sittlichkeitsverbrecher ist. Die Maßnahme kann, wie es im Gesetz heißt, nur *neben* der Strafe angeordnet werden, sie kommt also bei Freisprechung aus § 19 nicht in Betracht, wohl aber bei Verurteilung eines nach § 22 vermindert Schuldfähigen und bei Vollschuldfähigen. Besonders beachtlich ist, daß es sich hier um eine „Kannvorschrift" handelt und daß das Gericht vor Anwendung der Entmannung einen Sachverständigen zu hören hat. Der Sachverständige wird sich darüber zu äußern haben, ob die Straftat aus einer übermäßigen geschlechtlichen Erregung entsprungen ist und ob die Maßnahme der Entmannung Erfolg hinsichtlich des weiteren Verhaltens des Täters verspricht. Zu bemerken ist, daß außer der durch das Strafgericht anzuordnenden zwangsweisen Entmannung nach dem Gesetz zur Änderung des Gesetzes zur Verhütung erbkranken Nachwuchses vom 26. 6. 35 auch eine *freiwillige Entmannung* möglich ist, wenn diese nach einem amts- oder gerichtsärztlichen Gutachten erforderlich ist, um einen Mann von einem entarteten Geschlechtstrieb zu befreien, der die Begehung weiterer Verfehlungen im Sinne der §§ 175—178, 183, 223—226 des Strafgesetzbuches befürchten läßt.

3. Verbrechen an Geisteskranken.

Geisteskranke wie überhaupt schutzbedürftige Personen genießen besonderen gesetzlichen Schutz. Namentlich in geschlechtlicher Hinsicht ist das der Fall. So bestimmt

§ 174 StGB., Abs. 3. Mit Zuchthaus bis zu 5 Jahren werden bestraft: ....

3. Beamte, Ärzte oder andere Medizinalpersonen, welche in Gefängnissen oder in öffentlichen, zur Pflege von Kranken, Armen oder anderen Hilflosen bestimmten Anstalten beschäftigt oder angestellt sind, wenn sie mit den in das Gefängnis oder in die Anstalt aufgenommenen Personen unzüchtige Handlungen vornehmen.

Sind mildernde Umstände vorhanden, so tritt Gefängnisstrafe nicht unter 6 Monaten ein.

§ 176 StGB. Mit Zuchthaus bis zu 10 Jahren wird bestraft, wer

1. mit Gewalt unzüchtige Handlungen an einer Frauensperson vornimmt oder dieselbe durch Drohung mit gegenwärtiger Gefahr für Leib oder Leben zur Duldung unzüchtiger Handlungen nötigt;
2. eine in einem willenlosen oder bewußtlosen Zustande befindliche oder eine geisteskranke Frauensperson zum außerehelichen Beischlafe mißbraucht, oder
3. mit Personen unter 14. Jahren unzüchtige Handlungen vornimmt oder dieselben zur Verübung oder Duldung unzüchtiger Handlungen verleitet.

Sind mildernde Umstände vorhanden, so tritt Gefängnisstrafe nicht unter 6 Monaten ein.

§ 177 StGB. Mit Zuchthaus wird bestraft, wer durch Gewalt oder durch Drohung mit gegenwärtiger Gefahr für Leib oder Leben eine Frauensperson zur Duldung des außerehelichen Beischlafs nötigt, oder wer eine Frauensperson zum außerehelichen Beischlaf mißbraucht, nachdem er sie zu diesem Zwecke in einen willenlosen oder bewußtlosen Zustand versetzt hat.

Sind mildernde Umstände vorhanden, so tritt Gefängnisstrafe nicht unter 1 Jahre ein.

§ 178 StGB. Ist durch eine in den §§ 176 und 177 bezeichneten Handlungen der Tod der verletzten Person verursacht worden, so tritt Zuchthausstrafe nicht unter 10 Jahren oder lebenslängliche Zuchthausstrafe ein.

In diesen Fällen wird sich der Sachverständige besonders darüber zu äußern haben, ob einer der im Gesetz genannten Zustände von Willenlosigkeit, Bewußtlosigkeit oder Geisteskrankheit vorgelegen hat. Unter einem Zustande von „*Willenlosigkeit*" ist nach dem Willen des Gesetzgebers nicht nur ein krankhafter Zustand dieser Art zu verstehen, sondern jeder Zustand, in dem sich die betreffende Person einer Zumutung nicht erwehren kann oder ihren Willen nicht durchsetzen kann. Ebenso ist unter „*Bewußtlosigkeit*" nicht nur ein eigentlich krankhafter Zustand dieser Art, sondern auch eine starke Bewußtseinstrübung durch Vergiftung, etwa ein sinnloser Rausch, zu verstehen. Die Bezeichnung „*Geisteskrankheit*" umfaßt die schweren krankhaften Störungen der Geistestätigkeit. Auch darüber wird sich der Sachverständige gegebenenfalls zu äußern haben, ob der Täter die Geisteskrankheit erkennen konnte.

4. Verfall in Geisteskrankheit und Siechtum und Lähmung.

Eine Körperverletzung gilt dann als „schwer", wenn sie besonders schwere Folgen hat.

§ 224 StGB. Hat die Körperverletzung zur Folge, daß der Verletzte ein wichtiges Glied des Körpers, das Sehvermögen auf einem oder beiden Augen, das Gehör, die Sprache oder die Zeugungsfähigkeit verliert oder in erheblicher Weise dauernd entstellt wird, oder in Siechtum, Lähmung oder Geisteskrankheit verfällt, so ist auf Zuchthaus bis zu 5 Jahren oder Gefängnis nicht unter 1 Jahre zu erkennen.

§ 225 StGB. War eine der vorbezeichneten Folgen beabsichtigt und eingetreten, so ist auf Zuchthaus von 2 bis zu 10 Jahren zu erkennen.

„*Siechtum*" im Sinne dieses Gesetzes ist ein Krankheitszustand, dessen Heilbarkeit nicht abzusehen ist und der mit einer erheblichen Beschränkung der Leistungsfähigkeit oder des Lebensgenusses einhergeht. „*Lähmung*" ist die Unfähigkeit, ein sonst intaktes Glied zu gebrauchen. „*Geisteskrankheit*" ist eine erhebliche geistige Störung. Auch bei Lähmung und Geisteskrankheit im Sinne dieses Gesetzes ist längere Dauer Voraussetzung, worauf der Ausdruck „verfällt" hinweist.

5. Aus der Strafprozeßordnung.

Im Strafprozeß ist es im allgemeinen dem Ermessen des Richters anheimgestellt, ob er einen Sachverständigen zuziehen will. Jeder Arzt, der vom Gericht als Sachverständiger zugezogen wird, ist, falls nicht Gründe vorliegen, die auch einen Zeugen berechtigen, das Zeugnis zu verweigern (Verwandtschaft und Verschwägertsein), verpflichtet, ein Gutachten zu erstatten. Hinsichtlich der ihm in seinem Beruf anvertrauten Privatgeheimnisse ist er auch vor Gericht zum Schweigen verpflichtet; doch darf er auch bezüglich dieser Berufsgeheimnisse seine Aussage nicht verweigern, wenn er von dem Betreffenden von der Verpflichtung zur Verschwiegenheit entbunden wurde.

§ 300 StGB. Rechtsanwälte, Advokaten, Notare, Verteidiger in Strafsachen, Ärzte, Wundärzte, Hebammen, Apotheker sowie die Gehilfen dieser Personen werden, wenn sie unbefugt Privatgeheimnisse offenbaren, die ihnen kraft ihres Amtes, Standes oder Gewerbes anvertraut sind, mit Geldstrafe oder mit Gefängnis bis zu 3 Monaten bestraft.

Die Verfolgung tritt nur auf Antrag ein.

§ 53 StPO. Zur Verweigerung des Zeugnisses sind ferner berechtigt: ...

3. Rechtsanwälte und Ärzte über das, was ihnen bei Ausübung ihres Berufs anvertraut ist.

Die unter Nr. 2, 3 bezeichneten Personen dürfen das Zeugnis nicht verweigern, wenn sie von der Verpflichtung zur Verschwiegenheit entbunden sind.

Die Verpflichtung zur Verschwiegenheit ist überdies durch höhere Gesichtspunkte vielfach aufgehoben. Nur die unbefugte Preisgabe des Berufsgeheimnisses ist strafbar, nicht die befugte, und für befugt zur Preisgabe eines Geheimnisses kann sich ein Arzt halten, wenn höhere sittliche Pflichten die Preisgabe verlangen, etwa die Verhütung eines Verbrechens oder einer Ansteckung.

Der Sachverständige ist der Berater des Richters. Er hat aber kein Recht darauf, daß seinem Gutachten auch Gehör geschenkt wird. Der Sachverständige kann sich durch Vermittlung des Gerichts weitere Aufklärung verschaffen, es können ihm insbesondere die Akten zugänglich gemacht werden.

§ 80 StPO. Dem Sachverständigen kann auf sein Verlangen zur Vorbereitung des Gutachtens durch Vernehmung von Zeugen oder des Beschuldigten weitere Aufklärung verschafft werden.

Zu demselben Zwecke kann ihm gestattet werden, die Akten einzusehen, der Vernehmung von Zeugen oder des Beschuldigten beizuwohnen und an sie unmittelbar Fragen zu stellen.

§ 80a StPO. Ist damit zu rechnen, daß die Unterbringung des Beschuldigten in einer Heil- oder Pflegeanstalt, einer Trinkerheilanstalt oder einer Entziehungsanstalt oder seine Entmannung angeordnet werden wird, so soll schon im Vorverfahren einem Sachverständigen Gelegenheit zur Vorbereitung des in der Hauptverhandlung zu erstattenden Gutachtens gegeben werden.

Der Sachverständige, der sich bei einer Untersuchung in der Sprechstunde oder im Gefängnis usw. kein sicheres Urteil über den Beschuldigten bilden kann und eine längere Anstaltsbeobachtung für angezeigt hält, kann die Einweisung beantragen.

§ 81 StPO. Zur Vorbereitung eines Gutachtens über den Geisteszustand des Beschuldigten kann das Gericht auf Antrag eines Sachverständigen nach Anhörung des Verteidigers anordnen, daß der Beschuldigte in eine öffentliche Heil- oder Pflegeanstalt gebracht und dort beobachtet wird.

Im vorbereitenden Verfahren entscheidet das Gericht, das für die Eröffnung des Hauptverfahrens zuständig wäre.

Dem Beschuldigten, der keinen Verteidiger hat, ist ein solcher zu bestellen.

Gegen den Beschluß findet sofortige Beschwerde statt. Sie hat aufschiebende Wirkung.

Die Verwahrung in der Anstalt darf die Dauer von 6 Wochen nicht überschreiten.

Nicht so selten wird der Sachverständige auch nach der *Verhandlungsfähigkeit* gefragt. Der Angeklagte muß fähig sein, der Verhandlung zu folgen, seine Rechte sachgemäß zu vertreten und sich in verständiger und verständlicher Weise zu verteidigen. Diese Fähigkeiten können durch geistige, aber auch durch körperliche Erkrankungen aufgehoben oder erheblich beeinträchtigt sein. Die Anforderung an diese Fähigkeiten darf aber auch nicht überspitzt werden, insbesondere ist für die Verteidigung bei schwereren Delikten schon von vornherein durch das Gesetz gesorgt; auch bei leichteren Delikten soll dem Angeklagten, der sich nicht verteidigen kann, ein Verteidiger gestellt werden. Andererseits kann auch ein geisteskranker Angeklagter verhandlungsfähig sein, wenn er fähig ist, der Verhandlung zu folgen und seine Rechte zu vertreten. Im allgemeinen ist es zweckmäßig, die Frage nach der Verhandlungsfähigkeit möglichst zu bejahen.

Bezüglich der *Eidesfähigkeit* bestimmt die StPO. in

§ 60. Von der Vereidigung ist abzusehen

1. bei Personen, die zur Zeit der Vernehmung das 16. Lebensjahr noch nicht vollendet haben oder die wegen mangelnder Verstandesreife oder wegen Verstandesschwäche vom Wesen und der Bedeutung des Eides keine genügende Vorstellung haben.

Bemerkenswert ist, was dem Psychiater allerdings nur schwer einleuchtet, daß nach dem Gesetz außer dem jugendlichen Alter nur die mangelnde Verstandesschwäche die Eidesfähigkeit ausschließt, nicht aber eine andere Störung der Geistestätigkeit, etwa Geisteskrankheit, die mit Bewußtseinsstörungen, Sinnestäuschungen, Wahnvorstellungen, Gemüts- und Willenstörungen einhergeht. Die Würdigung der Aussage eines solchen Geisteskranken ist Sache des Richters.

Eine *Einstellung des Verfahrens* kann in jedem Stadium erfolgen, wenn sich die Schuldunfähigkeit des Täters aus § 19 StGB. herausstellt.

Erkrankt ein Angeklagter nach der Tat, so kommt auch die *Strafvollzugs*unfähigkeit in Betracht.

§ 205 StPO. Vorläufige Einstellung des Verfahrens kann beschlossen werden, wenn dem weiteren Verfahren Abwesenheit des Angeschuldigten oder der Umstand entgegensteht, daß er nach der Tat in Geisteskrankheit verfallen ist.

§ 453, Abs. 2 StPO.

An schwangeren oder geisteskranken Personen darf ein Todesurteil nicht vollstreckt werden.

§ 455 StPO. Die Vollstreckung einer Freiheitsstrafe ist aufzuschieben, wenn der Verurteilte in Geisteskrankheit verfällt.

Dasselbe gilt bei anderen Krankheiten, wenn von der Vollstreckung eine nahe Lebensgefahr für den Verurteilten zu besorgen steht.

Die Strafvollstreckung kann auch dann aufgeschoben werden, wenn sich der Verurteilte in einem körperlichen Zustande befindet, bei welchem eine sofortige Vollstreckung mit der Einrichtung der Strafanstalt unverträglich ist.

§ 456 StPO. Auf Antrag des Verurteilten kann die Vollstreckung aufgeschoben werden, sofern durch die sofortige Vollstreckung dem Verurteilten oder seiner Familie erhebliche, außerhalb des Strafzweckes liegende Nachteile erwachsen.

Der Strafaufschub darf den Zeitraum von 4 Monaten nicht übersteigen.

Seine Bewilligung kann an eine Sicherheitsleistung oder andere Bedingungen geknüpft werden.

§ 461 StPO. Ist der Verurteilte nach Beginn der Strafvollstreckung wegen Krankheit in eine von der Strafanstalt getrennte Krankenanstalt gebracht worden, so ist die Dauer des Aufenthalts in der Krankenanstalt in die Strafzeit einzurechnen, wenn nicht der Verurteilte mit der Absicht, die Strafvollstreckung zu unterbrechen, die Krankheit herbeigeführt hat.

Diese gesetzlichen Bestimmungen werden hinsichtlich des *Sicherungsverfahrens* ergänzt:

§ 246a StPO. Ist damit zu rechnen, daß die Unterbringung des Angeklagten in einer Heil- oder Pflegeanstalt, einer Trinkerheilanstalt oder einer Entziehungsanstalt oder seine Entmannung angeordnet werden wird, so ist in der Hauptverhandlung ein Arzt als Sachverständiger über den geistigen und körperlichen Zustand des Angeklagten zu vernehmen. Hat der Sachverständige den Angeklagten nicht schon früher untersucht, so soll ihm dazu vor der Hauptverhandlung Gelegenheit gegeben werden.

§ 429a StPO. Liegen Anhaltspunkte dafür vor, daß der Beschuldigte eine mit Strafe bedrohte Handlung im Zustand der Zurechnungsunfähigkeit begangen hat und führt die Staatsanwaltschaft das Strafverfahren wegen der Zurechnungsunfähigkeit des Beschuldigten nicht durch, so kann sie den Antrag stellen, die Unterbringung des Beschuldigten in einer Heil- oder Pflegeanstalt selbständig anzuordnen (Sicherungsverfahren).

§ 429c StPO. Ist im Sicherungsverfahren das Erscheinen des Beschuldigten vor Gericht wegen seines Zustandes unmöglich oder aus Gründen der öffentlichen Sicherheit oder Ordnung unangebracht, so kann das Gericht die Hauptverhandlung durchführen, ohne daß der Beschuldigte zugegen ist.

In diesem Falle ist der Beschuldigte vor der Hauptverhandlung durch einen beauftragten Richter unter Zuziehung eines Sachverständigen zu vernehmen ...

§ 456b StPO. Eine mit Freiheitsentziehung verbundene Maßregel der Sicherung und Besserung, die neben einer Freiheitsstrafe angeordnet ist, wird erst vollzogen, wenn die Freiheitsstrafe verbüßt, bedingt ausgesetzt oder erlassen ist. Jedoch kann die Unterbringung in einer Heil- oder Pflegeanstalt, einer Trinkerheilanstalt oder einer Entziehungsanstalt ganz oder teilweise vor der Freiheitsstrafe vollzogen werden.

§ 463a StPO. Die Vorschriften über die Strafvollstreckung finden auf die Vollstreckung von Maßregeln der Sicherung und Besserung sinngemäß Anwendung, soweit nichts anderes bestimmt ist.

Bei der Unterbringung in einer Heil- oder Pflegeanstalt ist der Aufschub der Vollstreckung auf Grund des § 455, Abs. 1, bei der Sicherungsverwahrung der Aufschub auf Grund des § 456 nicht zulässig ...

Bezüglich des *Strafvollzuges* selbst gilt die „Verordnung über den Vollzug von Freiheitsstrafen" vom 14. 5. 34 (RGBl. I, 383), die in mancher Hinsicht auch ärztliche, besonders psychiatrische Belange betrifft.

b) Österreichisches Recht[1, 2].

Von JOSEF BERZE, Wien.

Das österreichische Recht weicht in vielen Punkten vom deutschen und schweizerischen ab, was zum größten Teile auf das ehrwürdige Alter sowohl des österreichischen Strafrechtes — mit dem Datum 1852 versehen, stammt es im wesentlichen aus dem Jahre 1803 — als auch des österreichischen Allgemeinen bürgerlichen Gesetzbuches (1812) zurückzuführen ist. In der Praxis ergibt sich allerdings dann wieder dank einer im allgemeinen den neueren Forderungen entsprechenden richterlichen Interpretation eine weitgehende Übereinstimmung mit den deutschen und schweizerischen Rechtsanschauungen.

§ 1. Zu einem Verbrechen wird böser Vorsatz erfordert .....

§ 2. Daher wird die Handlung oder Unterlassung nicht als Verbrechen zugerechnet:

a) wenn der Täter des Gebrauchs der Vernunft ganz beraubt ist;

b) wenn die Tat bei abwechselnder Sinnenverrückung zu der Zeit, da die Verrückung dauerte; oder

c) in einer ohne Absicht auf das Verbrechen zugezogenen vollen Berauschung (§§ 236 und 523) oder einer anderen Sinnenverwirrung, in welcher der Täter sich seiner Handlung nicht bewußt war, begangen worden;

d) wenn der Täter noch das 14. Jahr nicht zurückgelegt hat (§§ 237 und 269);

e) wenn ein solcher Irrtum mit unterlief, der ein Verbrechen in der Handlung nicht erkennen ließ;

f) wenn das Übel aus Zufall, Nachlässigkeit oder Unwissenheit der Folgen der Handlung entstanden ist;

g) wenn die Tat durch unwiderstehlichen Zwang oder in Ausübung gerechter Notwehr erfolgte.

Das Gesetz verwendet das Wort „krankhaft" nicht; trotzdem ist sicher, daß mit den Bestimmungen § 2a, b und c vorzugsweise *krankhafte Geisteszustände* gemeint sind. Nach allen drei Bestimmungen ist die Zurechnung einer Straftat ausgeschlossen, wenn *zur Zeit* ihrer Begehung einer der bezeichneten Geisteszustände bestanden hat. Diese Geisteszustände sind im allgemeinen, nicht in bezug auf die Straftat zu beurteilen. Eine partielle, nur einzelne bestimmte Handlungen betreffende Unzurechnungsfähigkeit ist sonach nicht möglich. Der Wortlaut der drei Bestimmungen weist allein auf Beeinträchtigungen des *intellektuellen* Vermögens hin, aber für Störungen, die vornehmlich in der *emotionalen* Sphäre — im Gefühls- und Willensleben — sich äußern, kommen sie, richtiger Ansicht nach, nicht in Betracht (FINGER)[3].

Im Absatz a) ist „Vernunft" im vulgären Sinne gemeint, als „Gesamttätigkeit eines gesunden Intellektes" (v. SOELDER). Die Formulierung „des Gebrauchs der Vernunft ganz beraubt" ist „eine ganz verunglückte" (WAGNER-JAUREGG). Tatsächlich wird daher schon längst nicht mehr

---

[1] WAGNER-JAUREGG: Psychiatrischer Teil in EDUARD R. v. HOFMANNS Lehrbuch der gerichtlichen Medizin, vollständig umgearbeitet von ALBIN HABERDA. Urban und Schwarzenberg 1927.

[2] Als neueste Gesetzesausgabe liegt vor: Das österreichische Strafgesetz samt Novellen und Nebengesetzen nach dem Stande vom November 1933. Herausgegeben von Dr. LUDWIG TLAPEK. Leipzig-Berlin-Wien 1933.

[3] Vgl. THEODOR RITTLER: Lehrbuch des österreichischen Strafrechtes (I), S. 124. Wien: Öster. Staatsdruckerei 1933.

nach dem Wortlaute der Bestimmung judiziert, sondern „nach dem Geiste des Gesetzes“[1], den auszulegen aber nicht Sache des Arztes, sondern des Juristen ist. Dem Psychiater kann es daher auch „nicht zugemutet werden, die Frage zu beantworten, ob ein Übeltäter des Gebrauches der Vernunft ganz beraubt ist, sondern er soll es dem Richter überlassen, diese Frage auf Grund des Gutachtens zu beantworten“ (WAGNER-JAUREGG). Das „ganz“ bedeutet jedenfalls, daß die geistige Störung eine schwerere sein muß; die leichteren können höchstens als mildernde Umstände zur Geltung kommen. Aus der Gegenüberstellung von al. a) einerseits, al. b) und c) anderseits geht weiter hervor, daß in den Bereich des al. a) nur geistige Störungen von einer gewissen Dauer — ohne Unterbrechung — fallen, mag diese Dauer auf Monate oder auch auf Wochen beschränkt sein. Dafür spricht übrigens auch schon das Präsens „ist“; es ist daher zumindest unnötig, dem Wörtchen „ganz“ die gewagte Deutung zu geben, es beziehe sich bloß oder außer auf den schweren Grad auch auf die Dauer.

Die „Sinnesverrückung“ des Absatzes b) meint auch eine Alteration der Vernunft wie a), will aber die vorübergehenden Zustände[2] besonders hervorheben. Die graduelle Abgrenzung der Vernunftstörung ist die gleiche wie bei a).

Unter Absatz c) fallen nur kurz dauernde, wohl vorübergehende Störungen „volle Berauschung oder eine andere Sinnesverwirrung“. Mit letzterem Ausdruck ist nichts anderes gemeint als mit der Beraubung des Vernunftgebrauches [Abs. a)] und der Sinnesverrückung [Abs. b)]. Auch hier ist ein gewisser Grad der Störung erforderlich; sie muß so weit gehen, daß „der Täter sich seiner Handlung nicht bewußt war“. Der Ausdruck „nicht bewußt“ ist selbstverständlich nicht wörtlich zu nehmen; gemeint ist, daß die Tat nicht aus der Kontinuität des habituellen Bewußtseins des Täters entsprungen ist, sondern aus einem vorübergehend schwer gestörten Bewußtsein. Wieder ist die Entscheidung über das Zutreffen dieser Bedingung dem Richter anheimgestellt; Sache des Psychiaters ist es, ihm durch sein Gutachten diese Entscheidung zu ermöglichen. Dabei ist u. a. auch zu beachten, daß es in § 2c heißt: „*seiner Handlung* nicht bewußt“, nicht also allgemein „seiner *Handlungen*“, daß also die konstatierte Lösung des Bewußtseins „im Hinblick auf die verübte Tat zu beurteilen“ (RITTLER, s. S. 126) ist[3].

Abs. d). An die Stelle dieser Bestimmung trat 1928 das Jugendgerichtsgesetz. Davon handelt der Abschnitt: Kinder und Jugendliche.

Die Strafausschließungsgründe § 2, lit. e), f), g) haben nach mehreren Entscheidungen des Obersten Gerichtshofes einen normalen Geisteszustand des Täters zur Voraussetzung. „Aber diese Entscheidung ist sinnwidrig und wird tatsächlich von der richterlichen Praxis nicht befolgt. Denn es ist klar, daß krankhafte geistige Zustände das Entstehen eines Irrtums, einer Unwissenheit der Folgen einer Handlung oder einen unwiderstehlichen Zwang begünstigen können“ (WAGNER-JAUREGG). In der Tat hält sich die Rechtsprechung der unteren Instanzen keineswegs stets an die Auslegung des Obersten Gerichtshofes. Der Richter wendet namentlich lit. g)

[1] THEODOR RITTLER, s. S. 429, Fußnote 3.

[2] Ursprünglich waren die sog. lucida intervalla gemeint. Heute ist a) b) „eigentlich überflüssig, und dient nur mehr dazu, um in den Köpfen von Sachverständigen und Richtern Verwirrung anzurichten“ (WAGNER-JAUREGG).

[3] StG. § 2c fordert für den Fall der „vollen Berauschung“, daß sie „ohne Absicht auf das Verbrechen zugezogen“ sei. Treffen alle Bedingungen, auch die oben genannte zu, so bleibt die Tat doch nicht vollständig straffrei. § 236 bestimmt, daß in solchem Falle die *Trunkenheit* doch als Übertretung bestraft wird. Nach § 523 ist die Strafe Arrest von 1—3 Monaten. „War dem Trunkenen aus Erfahrung bewußt, daß er in der Berauschung heftigen Gemütsbewegungen ausgesetzt sei, soll der Arrest verschärft, bei größeren Übeltaten bis zu 6 Monaten erkannt werden.“

entweder dennoch an oder hilft sich mit einer zuweilen allerdings sinnwidrigen Überdehnung der lit. a), b) oder c)[1].

Nach dem klaren Wortlaut des § 134 der öst. Strafprozeßordnung haben die Begutachter weder zu entscheiden, ob Unzurechnungsfähigkeit bestehe oder nicht, noch ob ein Strafausschließungsgrund nach § 2a), b), c) vorliege. Sie sollten daher auch Formeln wie „im Sinne des Strafgesetzes des Gebrauchs der Vernunft beraubt" und ähnliches vermeiden; den „Sinn des Strafgesetzes" zu deuten, ist, wie immer wieder betont werden muß, Sache des Richters. Und niemand kann die Psychiater vor Gericht dazu zwingen, die Grenzen ihrer eigenen wissenschaftlichen Kompetenz zu überschreiten.

Verminderte Zurechnungsfähigkeit. Mildernde Umstände. Auch das österreichische Gesetz kennt keine verminderte Zurechnungsfähigkeit. Leichtere Geisteskrankheiten, die nicht nach § 2 totale Unzurechnungsfähigkeit bedingen, fallen als mildernde Umstände in Betracht, die die Strafe gewöhnlich nur quantitativ beeinflussen.

Kinder und Jugendliche[2]. Das *Jugendgerichtsgesetz* bezeichnet als seine zwei wesentlichen Aufgaben den *Abbau der Strafe* und den Aufbau der Einrichtungen, die der *Erziehung* dienen.

§ 1. In diesem Gesetze werden Personen, die das 14. Altersjahr noch nicht zurückgelegt haben, Unmündige und Personen, die zwar das 14., aber noch nicht das 18. Lebensjahr zurückgelegt haben, Jugendliche genannt[3].

Die strafrechtliche Verantwortlichkeit mit *vollem Strafausmaß* beginnt mit dem vollendeten 20. Lebensjahre. Nach § 46 gilt als einer der „Milderungs"umstände, welche auf die Person des Täters Beziehung haben: a) wenn der Täter in einem Alter unter 20 Jahren, wenn er schwach an Verstand oder seine Erziehung sehr vernachlässigt worden ist. Nach § 52 ist, wenn der Verbrecher zur Zeit des begangenen Verbrechens das Alter von 20 Jahren noch nicht zurückgelegt hat, anstatt der (Todes- oder) lebenslangen Kerkerstrafe auf schweren Kerker zwischen 10 und 20 Jahren zu erkennen.

§ 2. (1) Begeht ein noch nicht 18jähriger eine mit Strafe bedrohte Handlung und hängt das damit zusammen, daß es ihm an der nötigen Erziehung fehlt, so trifft das Gericht, unabhängig davon, ob er bestraft wird oder nicht, die zur Abhilfe erforderlichen, den Umständen angemessenen vormundschaftsbehördlichen Verfügungen. Es kann ihn unter anderm unter Erziehungsaufsicht stellen oder in eine Bruderanstalt für Erziehungsbedürftige verweisen. Es kann ferner ...... anordnen, daß er in einer Familie, einem Jugendheim oder einer andern Anstalt untergebracht werde.

c) Schweizerisches Recht.

Die Strafgesetze aller Länder beruhten bis vor kurzem im wesentlichen auf Begriff und Instinkt von Schuld und Sühne. Die Unterlassung der Sühne war eine Pflichtvernachlässigung nicht nur gegen den Geschädigten, sondern auch gegen Gott. Die *Verhütung,* wenn sie überhaupt in Betracht kam, dachte man sich durch die abschreckende Wirkung der Strafe gewährleistet. Konsequente Durchführung des Sühnegedankens führt aber theoretisch in Widersprüche und praktisch zu Verkehrtheiten. Strafe und namentlich Strafmaß sind bis hinein in den Auge-um-Auge-Grundsatz inkommensurabel, so daß die nämliche Handlung hier ein todeswürdiges Verbrechen, dort eine Bagatelle sein kann. Schon die Grundlage dieser Theorie hat sich überlebt und widerspricht den Tatsachen, die Voraussetzung eines freien Willens, einer akausalen Wahl von Gut und Böse. Das Schlimmste aber ist, daß die

[1] „Dem Triebleben entspringende innere Nötigungen kommen nur unter dem Gesichtspunkt der § 2a)—c) in Betracht; doch dann, wenn eine *krankhafte Entartung* des Seelenlebens festgestellt werden kann" (Kassationshof).

[2] Dr. Ludw. Altmann: Das Jugendgerichtsgesetz, Bundesgesetz vom 18. 7. 1923, BGBl. M. 234, Über die Behandlung junger Rechtsbrecher (Jugendgerichtsgesetz). Wien: Öster. Staatsdruckerei 1929.

[3] Über die eingehend geordnete Materie siehe Wagner v. Jauregg: Gerichtliche Pathologie. v. Hoffmanns Lehrbuch der gerichtlichen Medizin, umgearbeitet von Haberda.

Sühnestrafe in der Prophylaxe gar nicht das leistet, was man von ihr erwarten müßte. Man hat deswegen in den letzten Jahrzehnten überall nach neuen Gesichtspunkten gesucht. Es ist aber nicht möglich, Anschauungen, die wie die der Sühne oder Rache nicht nur beim Menschen, sondern sogar hinab in die Tierreihe tief in den Instinkten verankert sind, auf einmal auszurotten. So hat man überall (außer, wenn ich recht berichtet bin, in Italien) nach Kompromissen gesucht, die in manchen Beziehungen gutes stiften können, namentlich in der Erziehung der Jugendlichen. Aber Halbheiten lassen natürlich immer viel zu wünschen übrig und sind häufig geradezu schädlich. So z. B. in der von vielen Seiten vorgeschlagenen Behandlung der Rauschverbrechen durch Haftstrafe mit nachfolgender Entziehungs- und Erziehungskur. Die Leute sind nicht häufig, die, im Falle es sie selber angeht, begreifen können, daß die Gesellschaft „das Recht" hat, noch einmal für ein Jahr über sie zu verfügen, nachdem das Verbrechen doch durch die Strafe gesühnt, d. h. annulliert ist. Das Gefühl des Unrechtleidens erschwert oder verunmöglicht die Heilung. *Wie hier widersprechen sich die beiden Ziele der Sühne und der Verhütung sehr oft.*

Prinzipiell unmöglich macht die alte Sühnetheorie eine richtige Behandlung der *vermindert Zurechnungsfähigen.* Diese „verdienen" nach der Theorie eine geringere Strafe als die Vollzurechnungsfähigen. Die Einsperrung, das Universalheilmittel, das, seitdem man Prügel und Folter abgeschafft, der Sühnetheorie fast allein zu Verfügung steht, muß also gerechterweise für sie verkürzt werden, d. h. der Schwachsinnige, der viel weniger die Möglichkeit hat, den Versuchungen zu widerstehen, also erst recht gefährlich ist, wird besonders schnell wieder „aufs Publikum losgelassen". Dieser Unsinn, der längere Zeit wirklich von den Gerichten getrieben worden ist, war es dann auch in erster Linie, der endlich den alten philosophischen Zopf in Mißkredit brachte und Auswege suchen ließ, die natürlich nur von der Berücksichtigung der wirklichen Verhältnisse aus zu finden waren. Allerdings gab es noch Leute, die wahrhaftig einige Zeit den Fortschritt aufhalten konnten. Sie philosophierten z. B., Zurechnungsfähigkeit sei ein absoluter Begriff und könne deswegen nicht „vermindert" sein. Mit dieser Vergewaltigung der Tatsachen war aber der Praxis nicht geholfen, die es nicht mehr über sich brachte, von einem Imbezillen zu verlangen, daß er so gut überlegen könne wie ein Durchschnittsmensch, und es blieb endlich nichts anderes übrig, als die vermindert Zurechnungsfähigen „anders" zu behandeln als die Vollzurechnungsfähigen.

So ist man, trotzdem auch die christliche Religion, die die Erlösung auf das Sühneprinzip aufbaut, Schwierigkeiten machte, im Laufe einiger Jahrzehnte von den unbrauchbar gewordenen Anschauungen (recte Gefühlstendenzen) abgekommen und schafft sich, basierend bloß auf die Notwendigkeiten der Praxis und auf Tatsachen, eine neue Verbrecherbehandlung nach dem Prinzip: *möglichster Schutz vor dem Verbrechen, ohne dem Verbrecher mehr Übles zuzufügen, als zu diesem Zweck nötig und angemessen ist.* Vor dieser Maxime lösen sich die alten, in die Luft greifenden Probleme in nichts auf: Mit „Schuld" hat man dabei nicht mehr zu tun als bei der Bekämpfung des Tuberkelbacillus; es gibt kein Problem mehr, wie groß — in Zuchthausmonaten ausgedrückt — eine Schuld sei; Zurechnungsfähigkeit mit ihren verschiedenen Definitionen, freier Wille, der nicht existiert, Krankheit, die keine Grenze gegen Gesundheit hat, u. dgl. Konstruktionen kommen direkt nicht mehr in Frage. Nur kann z. B. ein Krankheitsbegriff als bestimmte Diagnose bei einem Paralytiker die Art der Behandlung entscheiden. Aber bei einem Psychopathen oder einem moralisch Defekten wäre die Frage „krank oder nicht" ein bloßer Streit um Kaisers Bart. Was mit einem Verbrecher anzufangen sei, um die Gesellschaft am besten vor ihm zu schützen, ist meistens nach einiger Beobachtung, aber nicht durch einen Gesetzesparagraphen zu entscheiden. Allerdings fordert diese Verbrecherbehandlung etwas mehr Geld und Mühe als die alte Methode, und dies ist mit ein Grund, warum die Praxis überall stark hinter der theoretischen Erkenntnis nachhinkt. Aber auf die Dauer muß sie sich bezahlen.

Die 26 eidgenössischen und kantonalen Strafgesetze geben uns nun eine interessante Musterkarte verschiedener juristischer Kodifikationen bei im großen und ganzen inhaltlich doch meistens wenig von einander abweichenden Zielen und Auffassungen. Im folgenden seien einige der Ausdrücke oder Begriffe, die in diesen Gesetzen vorkommen und sich nicht ganz von selbst verstehen, etwas genauer präzisiert.

„Der *Urteilskraft* beraubt", ist leicht verständlich, nur muß man daran denken, daß die Urteilskraft *in bezug auf die Bedeutung des Delikts* in Frage kommt. Einige Kantone präzisieren direkt: „zur Erkenntnis der Strafbarkeit der Tat notwendige Urteilskraft". Daraus ist auch zu ersehen, daß nicht gefragt wird, ob der Täter die Kenntnis von der Strafbarkeit der Tat wirklich auch besitze, sondern nur, ob er die Fähigkeiten habe, sie zu erkennen; jeder Bürger ist verpflichtet, eine solche

Fähigkeit so weit anzuwenden, daß er die Gesellschaft nicht schädigt. Beachtlich ist aber, daß einer schon ein schwerer Idiot sein muß, wenn er nicht *nachträglich* in der Untersuchung merkt, daß er etwas „Strafbares" begangen hat. Der Begriff der Unzurechnungsfähigkeit ist auch insofern ein relativer, als z. B. ein Debiler zurechnungsfähig sein kann für eine Brandstiftung, aber unzurechnungsfähig für eine bestimmte Art des Betruges.

Der noopsychischen *Urteilskraft*, der „*Überlegungskraft*", dem „*Vernunftgebrauch*" wird bei den meisten Gesetzen gegenübergestellt der „*freie Wille*", die „*Fähigkeit der Selbstbestimmung*". Nur die beiden Funktionen zusammen bestimmen unser Handeln. Wo die Willensfreiheit (eventuell mit einer anderen Bezeichnung) nicht ausdrücklich erwähnt wird, hat man ohne etwas gekünstelte Auslegung keine Möglichkeit, Zwangs- und Affekthandlungen und ähnliche Willensstörungen richtig zu behandeln.

Nun existiert diese freie Willensbestimmung, so wie der Philosoph und der Jurist sie sich denken, für den naturwissenschaftlichen Begutachter nicht. Man kann sich aber doch leicht mit dem Begriff abfinden, weil die psychologische Meinung des Ausdruckes klar ist, nämlich Reaktionsweise des normalen Menschen, *normale Bestimmbarkeit der Handlungen durch normale Motive*. Diese verlangt erstens, daß normale Motive gebildet werden, und zweitens, daß man denselben folgen könne. Das letztere ist allerdings zur Zeit noch ein für manchen Richter nicht faßbarer Begriff. Daß ein Idiot nicht fähig sein kann, den Eigentumsbegriff in allen seinen Konsequenzen zu verstehen, begreift jeder, daß aber auch Abweichungen der Affektivität, des sog. Willens, verhindern können, den Einsichten gemäß zu handeln, das wird nicht so leicht zugegeben oder, wenn zugegeben, dann nicht als krankhaft anerkannt. Bei affektiven Abnormitäten, affektiver Inkontinenz bzw. Unbeherrschbarkeit der Affekte, kann man nur in sehr ausgesprochenen und auch dem Laien leicht demonstrierbaren Fällen die freie Willensbestimmung ausschließen, obgleich dabei mancher verurteilt werden wird, der ohne Strafe davon käme, wenn man nachweisen könnte, daß seine Affektanomalie z. B. im Zusammenhange mit einer epileptischen Degeneration oder einer organischen Hirnkrankheit sei.

Bewußtlosigkeit kann im StG. natürlich nicht heißen „Bewußtlosigkeit". Der Bewußtlose ist ein bewegungsloser Körper oder hat höchstens unkoordinierte Krämpfe. Es sind also „Störungen" oder „Trübungen" des Bewußtseins gemeint, die die Denkkraft, die Entschlüsse und oft auch die Wahrnehmungen der Außenwelt fälschen. Wenn es heißt, „ihrer Handlungen" oder „der Strafbarkeit derselben nicht bewußt", so darf der Ausdruck nicht zu eng verstanden werden. Auch ein Wahn- oder Blödsinniger ist sich gewöhnlich seiner Handlungen und sogar deren Strafbarkeit „bewußt". Man muß also in diesem Zusammenhang „Handlung" etwa im Sinne von „Tragweite und Bedeutung der Handlung" auffassen, um der Absicht des Gesetzgebers zu entsprechen (Beispiel: Paranoiker, der sich in der Notwehr glaubt). Vorübergehende Bewußtseinstrübungen kommen am häufigsten bei der *Epilepsie* vor, dann zuweilen als *hysterische Dämmerzustände,* in *Schlaftrunkenheit* und *Schlafwandeln*; außerdem reagiert auch einmal ein *Oligophrener* oder ein *Psychopath* auf irgendein für ihn affektives Ereignis mit „transitorischer Verwirrung".

Man pflegt hier auch *hypnotische Zustände* zu erwähnen. Die Diskussion derselben hat aber mehr theoretische als praktische Bedeutung.

Bewußtseins- und Willensstörungen haben exkulpierende Bedeutung nur dann, wenn sie *ohne Verschulden des Täters* aufgetreten sind. Die Bestimmung wird namentlich aktuell, wenn *Alkoholwirkung* in Betracht kommt. Die Behandlung der Rauschverbrechen ist nun bei unseren Trinksitten, die auch eine deutliche Alkoholvergiftung als etwas Normales ansehen lassen, eine widerspruchsvolle und sehr wechselnde. Von der leichten „Angeregtheit" bis zur sinnlosen oder komatösen Berauschung gibt es alle Übergänge. Schon bei Dosen, die weit unter einem gewöhnlichen Maße sich bewegen, ist der Trinkende „ein anderer", und dabei ist es vorgekommen, daß ein Gericht einen abendlichen Biergenuß von 8 Maß als mäßig erklärte. Leicht erreicht die Störung den Grad der Abnormität einer bereits diagnostizierbaren Paralyse oder einer Hypomanie. Einen gleich stark gestörten Geisteskranken würde man aber unbedenklich als unzurechnungsfähig erklären, den Trinker erst bei ganz ungleich schwereren Symptomen. Unsere Trinksitten machen es ganz unmöglich, an die Alkoholvergiftung den gleichen Maßstab zu legen wie an eine gleichwertige psychische Störung anderer Ursache. So sind die Vorschriften über die Behandlung der Rauschverbrechen sehr verschieden und noch mehr die Handhabung der Vorschriften. Meist aber gilt ein gewisser Grad der Berauschung, wenn sie sich der Täter nicht im Hinblick auf die Ausführung des Verbrechens absichtlich angetrunken hat, als Grund zur Strafmilderung oder gar Freisprechung. Anderseits gibt es Gesetzgebungen, wo der Rausch zu der Verbrechensstrafe noch eine Zusatzstrafe einbringt. Dem Tatbestand nach wären die Rauschverbrechen den fahrlässigen zuzuzählen. Der Gutachter tut gut, sich über die Gepflogenheiten in seinem Sprengel zu erkundigen. Im Kanton Solothurn ist „Betrunkenheit“ „kein Strafausschließungsgrund“. Tessin bestimmt 48, 1:

Lo stato di piena ubbriachezza esclude il dolo, non la colpa, und 48, 3: Lo stato però di piena ubbriachezza involuntaria od accidentale, esclude la colpa.

Wie hier so kommt in vielen schweizerischen Gesetzgebungen (auch im eidgenössischen Entwurf) der „Schuldhaftigkeit“ der Berauschung eine entscheidende Bedeutung zu. Was aber hier „schuldhaft“ ist, kann objektiv nicht definiert werden; man muß annehmen, daß die Praxis den Begriff genauer normiere. Wirklich schuldig sind die Trinksitten und die Gesellschaft, die sie aufrecht erhält.

Einige Gesetze verlangen, daß die Störungen der Vernunft oder des Willens „*krankhafte*“ seien. Das ist nun in vielen Fällen schwierig bis unmöglich zu entscheiden, z. B. bei einer „Aufregung“ oder einem stuporösen Zustand. Eine Vergiftung ist in anderen Zusammenhängen eine Krankheit; eine Alkoholvergiftung ist es im StG. nicht. *Es gibt eben keinen geschlossenen Krankheitsbegriff* (S. 388). Da muß statt einer medizinischen eine psychopathologische Untersuchung gemacht werden. Es ist natürlich eine möglichst genaue Prüfung nicht nur des Geisteszustandes zur kritischen Zeit, sondern auch über den des ganzen Vorlebens zu machen, z. B. möglichst genau festzustellen, ob auch zu anderen Zeiten und in anderen Richtungen fehlerhafte Überlegungen oder Willensstörungen zu konstatieren waren. Und dabei ist nicht zu vergessen, daß auch, wenn ein Delinquent, wie z. B. ein Epileptiker, oft Dämmerzustände bekommt, während er sonst noch zurechnungsfähig ist, nicht aus der allgemeinen „Krankheit“ schon auf „Krankhaftigkeit“ einer kritischen Handlung geschlossen werden darf.

Eine bezeichnende Bedeutung bekommt die Frage nach der Krankhaftigkeit des schweren *moralischen Defekts*; der als „moral Insanity“ bald Grund zur Annahme von Unzurechnungsfähigkeit wurde, bald nicht. Mehr oder weniger moralisch defekt sind nun alle eigentlichen Verbrecher. Aber es gibt Leute, die infolge ihrer ererbten Anlage überhaupt keine moralischen Gefühle haben. Die Psychiatrie behandelte sie nahezu hundert Jahre lang als „krank“, *was sie auch sind im gleichen Sinne wie die intellektuell Idiotischen*, und während man bei den moralisch nicht *ganz* Defekten die Fiktion des freien Willens zum Bösen aufrecht erhalten kann, geht es doch nicht an, von einem Menschen zu verlangen, er solle nach moralischen Trieben, die er gar nicht besitzt, sein Handeln einrichten. Nach den psychiatrischen Gutachten sollten nun die moralischen Idioten als „gefährliche Geisteskranke“ in den Irrenanstalten interniert bleiben. Sie kamen aber immer wieder hinaus, teils weil die Behörden sich beweisen ließen, daß sie nicht geisteskrank seien, teils weil sie schlau genug waren zu entweichen und die Behörden schlapp genug, sie dann unbehelligt zu lassen — bis sie sich an einem neuen Delikt erwischen ließen. Sie sind es, die den Irrenärzten den Ruf verschafften, sie geben den Verbrechern einen Freibrief, anderseits zu dem Vorurteil beitrugen, die Psychiater wollen ihre Anstalten mit Gesunden füllen. In Deutschland machte das Reichsgericht der widerwärtigen Situation dadurch ein Ende, daß es magistraliter verfügte, ein noch so großer moralischer Defekt sei keine Krankheit, und wir im Burghölzli stellten uns auf den Standpunkt, die richtige Auffassung sei zwar die frühere, da aber sowohl die Einrichtungen der Irrenanstalten als die der Justiz den Konsequenzen nicht gewachsen seien, könne man bis auf weiteres nicht anders als die Patienten für zurechnungsfähig erklären — und die Behörden haben das begriffen. Seitdem hat man im Kanton Zürich ein Gesetz gemacht, das sich um krank oder nicht? und um Irrenanstalt oder Zuchthaus? nicht kümmert, sondern nur um dauernd gefährlich oder nicht? und es scheint nun gut zu gehen, wenn auch nicht alle Einrichtungen für ideale Durchführung der Maßregel vorhanden sind (S. 399)[1].

1. Die verschiedenen schweizerischen Bestimmungen über die Unzurechnungsfähigkeit.

Bundesstrafrecht. 27. Für die in diesem Gesetzbuche mit Strafe bedrohten Handlungen oder Unterlassungen können diejenigen nicht bestraft werden, welche in einem Zustande, in dem sie ohne ihr Verschulden der Urteilskraft oder der Willensfreiheit (s. S. 433) beraubt waren, gehandelt haben. Dahin gehören insbesondere Raserei, Wahnsinn und dergleichen.

2. Entwurf für ein schweizerisches Strafgesetz.

Man weiß zwar nicht sicher, ob und eventuell wann das eidgenössische Strafgesetz, das im Entwurf vorliegt, in Kraft treten wird. Auch der bloße Entwurf bleibt aber nicht ohne Einfluß auf die strafrechtliche Praxis und namentlich auf allfällige neue Gesetze in den Kantonen, weshalb er hier zu berücksichtigen ist.

[1] In Deutschland ist die Fiktion von der „Gesundheit“ der moralisch Defekten wieder aufgegeben worden.

α) *Unzurechnungsfähigkeit.*

Art. 10. Wer wegen Geisteskrankheit, Blödsinns oder schwerer Störung des Bewußtseins zur Zeit der Tat nicht fähig ist, das Unrecht seiner Tat einzusehen oder gemäß seiner Einsicht in das Unrecht der Tat zu handeln, ist nicht strafbar.

Die Fassung ist deswegen nicht gerade glücklich, weil unter „Geisteskrankheit" abweichend vom gewöhnlichen Sprachgebrauch auch schwerere Psychopathien verstanden werden müssen. Auch der Zusatz „schwerer" zu Störung des Bewußtseins kann nur verwirrend wirken, da ja der Grad der Störung im Nachsatz bestimmt wird.

β) *Verminderte Zurechnungsfähigkeit.*

Art. 11. War der Täter zur Zeit der Tat in seiner geistigen Gesundheit oder in seinem Bewußtsein beeinträchtigt oder geistig mangelhaft entwickelt, so daß die Fähigkeit, das Unrecht seiner Tat einzusehen oder gemäß seiner Einsicht in das Unrecht der Tat zu handeln, herabgesetzt war, so mildert der Richter die Strafe nach freiem Ermessen.

Wenn Zweifel über die Zurechnungsfähigkeit des Beschuldigten bestehen, so ist der Richter verpflichtet, Sachverständige zuzuziehen, die sich auch darüber zu äußern haben, ob der Täter in eine Heil- oder Pflegeanstalt gehöre und ob sein Zustand die öffentliche Sicherheit oder Ordnung gefährde. Taubstumme und Epileptische müssen in jedem Falle vom ärztlichen Sachverständigen begutachtet werden.

Ist eine Verwahrung oder Heilbehandlung nötig, so ordnet sie der Richter an: ebenso deren Aufhebung, wenn sie nicht mehr nötig ist. Er entscheidet auch, ob und inwieweit eine ausgesprochene Strafe gegen den vermindert Zurechnungsfähigen noch zu vollstrecken sei.

γ) *Sichernde und bessernde Maßnahmen.*

Ein Verurteilter, der „viele Freiheitsstrafen" hinter sich hat, kann auf unbestimmte Zeit in eine *Verwahrungsanstalt* eingewiesen werden (Art. 40). Liederliche und Arbeitsscheue kommen in eine *Arbeitserziehungsanstalt* (Art. 41).

Bei guter Führung kann unter gewissen Bedingungen nach Absitzen eines erheblichen Teils der Strafe *bedingte Entlassung* stattfinden, mit Schutzaufsicht und Bewährungsfrist (Art. 36).

Aufenthalt in einer Heil- oder Pflegeanstalt wird an der Strafzeit angerechnet, wenn sie nicht vom Täter arglistig verursacht ist (Art. 38).

Gewohnheitstrinker können bis auf zwei Jahre in eine Trinkerheilstätte eingewiesen werden (Art. 42) (ob nun neben oder auch statt der Strafe ist noch fraglich).

Siehe auch Schlußbemerkung zu Art. 11.

3. Eidgenössisches Militärstrafgesetz.

α) *Unzurechnungsfähigkeit.*

Der Art. 10 hat den nämlichen Wortlaut wie Art. 10 des Entwurfes für das Allgemeine StG. Es folgt ihm aber ein Zusatz:

Diese Bestimmung ist nicht anwendbar, wenn die schwere Störung des Bewußtseins vom Täter selbst herbeigeführt worden ist in der Absicht, in diesem Zustand die strafbare Handlung zu verüben.

β) *Verminderte Zurechnungsfähigkeit.*

Gleicher Wortlaut wie Art. 11 des allgemeinen Entwurfes. Die *Unzurechnungsfähigen* oder *vermindert Zurechnungsfähigen* werden vom Richter der zuständigen bürgerlichen Verwaltungsbehörde zu weiteren Maßnahmen übergeben (Verwahrung, Behandlung, Versorgung).

Art. 12, Al. 3. Der Richter kann dabei den Strafvollzug einstellen und entscheidet dann erst nach Beendigung der Verwahrung, Behandlung oder Versorgung, ob und inwieweit die Strafe noch zu vollstrecken sei.

Diese Bestimmung ist eine sehr nachahmungswerte.

Art. 32 gibt dem Richter die Befugnis, den Vollzug einer Gefängnisstrafe von nicht mehr als einem Jahre unter gewissen Bedingungen (z. B. Schutzaufsicht) aufzuschieben.

Art. 80:

1. Wer in einem Zustand der Trunkenheit öffentliches Ärgernis erregt, wird mit Gefängnis bis zu drei Monaten bestraft.

2. Wer infolge selbstverschuldeter Trunkenheit oder Betäubung unzurechnungsfähig ist und in diesem Zustand eine als Verbrechen oder Vergehen bedrohte Tat verübt, wird mit Gefängnis bis zu sechs Monaten bestraft. Hat der Täter in diesem selbstverschuldeten Zustande eine mindestens mit Zuchthaus bedrohte Tat verübt, so ist die Strafe Gefängnis.
3. In leichten Fällen erfolgt disziplinarische Bestrafung.

Ein Trinker kann nach Art. 32 in eine Heilstätte eingewiesen werden.

4. Kantone.

Die Definition der maßgebenden Begriffe s. S. 432ff.

Alle Kantone mit Ausnahme von Uri und Appenzell a. Rh. lassen *bedingte Verurteilung*[1] zu: Der Täter wird verurteilt, aber vorläufig für bestimmte Zeit unter Schutzaufsicht gestellt. Hält er sich gut, so wird die Strafe nicht nur erlassen, sondern auch in den Registern gelöscht, andernfalls hat er sie noch abzusitzen.

Zürich. 44. Die Strafbarkeit einer Handlung ist ausgeschlossen, wenn die Geistestätigkeit des Handelnden zur Zeit der Begehung der Tat in dem Maße gestört war, daß er die Fähigkeit der Selbstbestimmung oder die zur Erkenntnis der Strafbarkeit der Tat erforderliche Urteilskraft nicht besaß.

60. Dagegen ist die Strafe insbesondere in folgenden Fällen zu mildern:

b) je weniger der Verbrecher wegen mangels an Unterricht, wegen schlechter Erziehung oder aus natürlicher Schwäche des Verstandes die volle Gefährlichkeit und Strafwürdigkeit seiner Handlung einzusehen imstande war;

d) wenn er in einer zufällig entstandenen und an sich entschuldbaren Gemütsbewegung gehandelt hat.

Das zürcherische StG. kennt die verminderte Zurechnungsfähigkeit nicht. Die Praxis kommt aber seit Dezennien dem Bedürfnis nach Strafmilderung bei geistigen Mängeln, die noch nicht volle Unzurechnungsfähigkeit bedingen, weitgehend entgegen, und seit 24. 5. 25 besteht ein Gesetz über die Versorgung von Jugendlichen, Verwahrlosten usw., das auch eine genügende Sicherung erlaubt. Ein unverbesserlicher Verbrecher kann sogar dauernd eingesperrt bleiben, wenn je nach Ablauf des auf einmal zu verfügenden Maximums der Internierung von 5 Jahren eine neue Untersuchung die Fortdauer der Gefährlichkeit konstatiert.

Erziehungsfähige und nicht erziehungsfähige *Verwahrloste*, ferner *Gewohnheitstrinker* sind in entsprechenden Anstalten zu versorgen. Die Einweisung erfolgt bei Verbrechen durch den Richter, sonst durch Vormundschaftsbehörde oder den Bezirksrat.

Bern. 43. Straflos sind diejenigen, die sich zur Zeit der Tat ohne ihr Verschulden in einem Zustande befanden, in welchem sie sich ihrer Handlung oder der Strafbarkeit derselben nicht bewußt waren (Wahnsinn, Blödsinn usw.) oder die infolge äußeren Zwanges, gefährlicher Drohungen oder aus anderen Gründen der Willensfreiheit beraubt waren.

War das Bewußtsein oder die Willensfreiheit nicht ganz aufgehoben, sondern nur gemindert, so soll statt der (Todes- oder) der lebenslänglichen Zuchthausstrafe Zuchthaus von mindestens einem und höchstens zwanzig Jahren verhängt werden.

Ist die Tat mit andern Strafen bedroht, so kann gemäß den Vorschriften des Art. 31 zu einer geringeren Strafart herabgegangen werden.

In den drei letzten Absätzen werden Zwischenfälle im Sinne der mildernden Umstände behandelt.

Luzern. 45. Die Strafbarkeit einer an sich verbrecherischen Handlung setzt Vernunft und Willensfreiheit des Täters zur Zeit ihrer Verübung voraus.

48. Denjenigen, welche eine Handlung begangen haben in einem Zustande, wo sie des Gebrauchs ihrer Vernunft nicht mächtig waren, kann diese Tat nicht zugerechnet werden. Dahin gehören:

1. Rasende, Wahnsinnige und überhaupt solche Personen, die zur Zeit, als die gesetzwidrige Tat von ihnen verübt wurde, des Gebrauchs ihres Verstandes beraubt waren;
2. solche, die aus Blödsinn völlig außer Stand waren, die Folgen ihrer Handlungen richtig zu beurteilen oder deren Strafbarkeit einzusehen;

---

[1] Wird in manchen Kantonen als „*bedingter Straferlaß*" bezeichnet, was leicht Anlaß zu Verwechslung mit der „bedingten Entlassung" nach teilweiser Erstehung einer Freiheitsstrafe geben kann. Die bedingte Entlassung ist eine Angelegenheit des Strafvollzuges, nicht der Verurteilung.

3. diejenigen, welche die Tat vollbracht haben in einer unverschuldeten Verwirrung der Sinne oder des Verstandes, worin sie sich ihrer Handlung oder deren Strafbarkeit nicht bewußt waren; dahin gehört auch eine erwiesen unverschuldete, volle Berauschung oder Trunkenheit.

49. Wenn aus allen Umständen klar und unzweifelhaft hervorgeht, daß zwar die Vernunfttätigkeit nicht ganz ausgeschlossen, jedoch in sehr hohem Grade wesentlich gestört und gemindert ist, so kann auf eine geringere als die gesetzliche Strafe erkannt, und zwar kann im Verhältnis des Grades der erwiesenen Störung der Zurechnungsfähigkeit die Strafe bis auf einen Vierteil gemildert werden.

Uri hat kein eigenes Strafrecht.

Schwyz. 31. Kriminalstrafen können daher nicht verhängt werden gegen solche:

a) deren mangelhafte Entwicklung jede reifere Einsicht ausschließt;
b) welche eine Handlung in einem Zustande begangen, wo sie durch Gemütskrankheit, Verrücktheit, Blödsinn oder unverschuldete Sinnesstörung beherrscht waren;
c) deren Verfahren, wenn es auch wegen seines Ausgangs den Schein eines Verbrechens hat, bloß dem Mangel an Einsicht, Vorsicht oder Besonnenheit zur Last fällt, so daß der Ausgang erweislich zuwider dem auf anderes gerichteten Willen des Schuldigen eingetreten ist.

33. Wenn aus den Umständen hervorgeht, daß bei einer strafbaren Handlung die Vernunfttätigkeit nicht ausgeschlossen, wohl aber in hohem Grade gestört oder gemindert war, oder wenn der eingetretene Erfolg einer solchen Handlung oder Unterlassung von dem Täter als möglich vorausgesehen wurde, so soll auf eine Kriminalstrafe erkannt werden; es hat aber der Richter bei Ausfällung der Strafe den verminderten Grad der Zurechnung in Berücksichtigung zu ziehen.

Obwalden. 34. Nicht zurechnungsfähig sind:

2. Diejenigen, welche des Gebrauchs der Vernunft beraubt sind, so namentlich Wahnsinnige, Rasende, Verrückte, völlig Blödsinnige sowie solche, welche sich im Augenblicke der Tat in einem Zustande vorübergehender gänzlicher und unverschuldeter Bewußtlosigkeit oder Verwirrung der Sinne oder des Verstandes befunden haben.
4. Wenn aus allen Umständen klar und unzweifelhaft hervorgeht, daß zwar die Vernunfttätigkeit nicht ganz ausgeschlossen, jedoch in sehr hohem Grade wesentlich gestört und gemindert ist, so kann auf eine geringere als die gesetzliche. Strafe erkannt und im Verhältnisse des Grades der erwiesenen Störung der Zurechnungsfähigkeit die Strafe bis auf einen Vierteil gemildert werden.

28. Die Strafbarkeit des Verbrechers mildert sich:

8. Wenn der Verbrecher sich noch im Alter unter 18 Jahren befindet oder dessen Zurechnungsfähigkeit durch Blödsinn oder unverschuldete Verdunkelung des Bewußtseins zwar nicht aufgehoben, aber erheblich vermindert ist, in welchem Falle eine mildere Strafe als die im Gesetze vorgesehene oder eine solche auf kürzere Zeit erkannt werden kann.

Nidwalden hat kein eigenes Strafrecht.

Glarus. 28. Nicht zurechnungsfähig sind ferner:

a) Diejenigen, welche wegen Geisteszerrüttung oder Blödsinn die zur Erkenntnis der Strafbarkeit ihrer Tat erforderliche Urteilskraft nicht besitzen, sowie solche, die im Augenblick der Tat ohne ihr Verschulden in einem vorübergehenden Zustande der Bewußtlosigkeit oder einer gänzlichen Verwirrung der Sinne oder des Verstandes sich befanden.

29. Wenn die Geisteskräfte, durch deren Gesundheit die Zurechnung bedingt ist, zwar nicht aufgehoben, aber doch krankhaft getrübt und geschwächt sind, so schließen solche Zustände zwar die Strafbarkeit nicht aus, jedoch sind sie bei Zumessung der Strafe in der Weise zu berücksichtigen, daß der Richter auch unter das festgesetzte Minimum herabgehen oder zu einer anderen Strafart übergehen kann.

Zug. 26. Eine strafbare Handlung ist nicht vorhanden, wenn dem Täter zur Zeit der Begehung der Tat die freie Willensbestimmung oder die zur Erkenntnis der Strafbarkeit nötige Urteilskraft fehlte.

Nicht völlig aufgehobene, aber doch krankhaft getrübte und geschwächte Geisteskräfte schließen zwar die Strafbarkeit nicht aus, sind jedoch bei Zumessung der Strafe insoweit zu berücksichtigen, daß der Richter auch unter das festgesetzte Minimum herabgehen oder zu einer milderen Strafart übergehen kann.

Freiburg. Art. 7. Wer wegen Bewußtlosigkeit, krankhaften Geisteszustandes oder Geistesschwäche zur Zeit der Tat nicht fähig ist, das Unrecht seiner Tat einzusehen oder nach dieser Einsicht zu handeln, ist nicht strafbar.

Selbstverschuldete Bewußtlosigkeit, insbesondere selbstverschuldete Trunkenheit, schließt jedoch die Verantwortlichkeit nicht aus; die Strafe kann indessen gemildert werden.

Art. 8. War wegen krankhaften Geisteszustandes, Geistesschwäche oder mangelhafter Entwicklung die Fähigkeit des Täters, das Unrecht seiner Tat einzusehen oder nach dieser Einsicht zu handeln, zur Zeit der Tat herabgesetzt, so kann der Richter die Strafe mildern.

Art. 9. Gefährdet der unzurechnungsfähige oder vermindert zurechnungsfähige Täter durch seinen Zustand in hohem Maße die öffentliche Sicherheit oder Ordnung, so daß es notwendig ist, ihn in einer Heil- oder Pflegeanstalt zu verwahren, so wird diese Verwahrung durch den Staatsrat angeordnet. Der Richter überweist in diesem Falle die Angelegenheit mit seinen Vorschlägen an den Staatsrat.

Art. 40. Wird jemand wegen einer Straftat verurteilt, die mit Trunksucht zusammenhängt, so kann der Richter neben der Bestrafung und an Stelle der im Art. 39 vorgesehenen *Verwahrung* den Verurteilten in eine Trinkeranstalt einweisen, wenn dies mit Rücksicht auf die Umstände des Falles angezeigt erscheint ....

Solothurn. 37. Eine strafbare Handlung ist nicht vorhanden, wenn der Täter zur Zeit der Begehung der Handlung sich in einem Zustande von Bewußtlosigkeit oder krankhafter Störung der Geistestätigkeit befand, durch welchen seine freie Willensbestimmung ausgeschlossen war.

Der Zustand der Betrunkenheit wird nicht als Strafausschließungsgrund betrachtet.

Baselstadt. 30. Ein Verbrechen ist nicht vorhanden, wenn dem Täter zur Zeit der Begehung der Handlung die freie Willensbestimmung oder die zur Erkenntnis der Strafbarkeit der Handlung nötige Urteilskraft fehlte.

Baselland. 30. Ein Verbrechen ist nicht vorhanden, wenn dem Täter zur Zeit der Begehung der Handlung die freie Willensbestimmung oder die zur Erkenntnis der Strafbarkeit der Handlung nötige Urteilskraft fehlte.

Schaffhausen. 34. Die Zurechnung ist ausgeschlossen durch jeden Zustand, in welchem der Täter ohne sein Verschulden der Urteilskraft oder der Willensfreiheit beraubt war.

37. Desgleichen findet die Zurechnung nicht statt bei Personen, welche sich im Zustande des Wahnsinns, der Raserei oder einer — wenn auch vorübergehenden — unverschuldeten gänzlichen Sinnenverwirrung befinden oder mit Krankheit oder Leibesgebrechen behaftet und dadurch außer Stand gesetzt sind, die Folgen der Strafbarkeit ihrer Handlung einzusehen und richtig zu beurteilen.

Appenzell A.-Rh. 36. Die Strafbarkeit einer Handlung ist ausgeschlossen, wenn bei ihrer Begehung der Handelnde entweder durch Geisteszerrüttung oder Blödsinn der zur Erkenntnis der Strafbarkeit der Tat erforderlichen Urteilskraft beraubt war oder sich ohne sein Verschulden in einem vorübergehenden Zustande der Bewußtlosigkeit oder einer gänzlichen Verwirrung der Sinne oder des Verstandes befunden hat.

41. Wenn die Geisteskräfte, durch deren Gesundheit die Zurechnung bedingt ist, zwar nicht aufgehoben, aber doch krankhaft getrübt und geschwächt sind, z. B. infolge von körperlichen Krankheiten, welche eine Störung des Gleichgewichtes der Seelenkräfte des Verbrechers entwickelt haben usw., so tilgen solche Zustände zwar die Strafbarkeit nicht, aber sie sind bei Zumessung der Strafe zu berücksichtigen und als wesentliche Milderungsgründe zu beachten.

Appenzell I.-Rh. 25. Die Strafbarkeit einer Handlung ist ausgeschlossen, wenn die Geistestätigkeit des Handelnden zur Zeit der Begehung der Tat in dem Maße gestört war, daß er die Fähigkeit der Selbstbestimmung oder die zur Erkenntnis der Strafbarkeit der Tat erforderliche Urteilskraft nicht besaß.

Hat jedoch der Täter eine solche Störung seiner Geistestätigkeit durch Berauschung oder andere Mittel absichtlich selbst herbeigeführt, um in diesem Zustande die Tat zu begehen, so ist auf volle Zurechnung zu erkennen.

Hat der Täter die Störung seiner Geistestätigkeit selbst verschuldet, aber nicht in der Absicht, darin die strafbare Handlung zu begehen, herbeigeführt, so findet teilweise Zurechnung statt.

26. Im Sinne von Art. 25 nicht ganz aufgehobene, aber doch getrübte und geschwächte Geisteskräfte heben zwar die Strafe nicht auf, sind jedoch bei der Strafzumessung zu berücksichtigen, so daß der Richter unter das Minimum der angedrohten Strafe herabgehen oder eine mildere Strafart anwenden kann.

St. Gallen. 23. Wenn zur Zeit der Begehung einer mit Strafe bedrohten Handlung die Geistestätigkeit des Handelnden in dem Maße gestört war, daß er die Fähigkeit der Selbstbestimmung oder die zur Erkenntnis der Strafbarkeit der Tat erforderliche Urteilskraft nicht besaß, so ist die Strafbarkeit der Handlung ausgeschlossen, ausgenommen in denjenigen Fällen, in welchen der Handelnde

1. eine solche Störung seiner Geistestätigkeit durch Berauschung oder durch andere Mittel absichtlich selbst herbeigeführt hat, um in diesem Zustande die Handlung zu verüben; — oder
2. in diesen Zustand, zwar ohne solche Absicht, aber durch selbstverschuldete Trunkenheit geraten ist.

Im ersten Falle ist auf volle, im zweiten je nach Umständen auf volle oder teilweise Zurechnung zu erkennen.

40. Unter das für die strafbare Handlung angedrohte Strafmaß hinab oder auf eine leichtere Strafart kann erkannt werden:

a) wenn die in den Art. 23, 25, 26 vorgesehenen Zustände, welche, sofern sie vollkommen vorlägen, auch jede Zurechnung vollständig aufheben würden, zwar in geringerem, aber doch bedeutendem Grade vorhanden sind.

Verbrecher, die schon mehrere Freiheitsstrafen erstanden haben, können vom Richter statt der Strafe auf unbestimmte Zeit in eine Verwahrungsanstalt verwiesen werden.

Graubünden. 45. Wegen mangelnder Zurechnungsfähigkeit finden die Strafgesetze nicht Anwendung:

2. Gegen diejenigen, welche in einem Zustande, wo sie des Gebrauchs der Vernunft beraubt waren, eine vom Gesetz mit Strafe bedrohte Tat verübt haben. Daher findet namentlich keine Zurechnung und Strafanwendung statt: gegen Wahnsinnige, Rasende, Verrückte, völlig Blödsinnige und solche, welche sich im Augenblicke der Tat in einem Zustande vorübergehender gänzlicher und unverschuldeter Bewußtlosigkeit oder Verwirrung der Sinne oder des Verstandes befanden.

50. In Ansehung der Rechtswidrigkeit des Willens mindert sich die Strafbarkeit des Täters:

1. wenn der Täter wegen jugendlichen, immerhin aber nach § 45 zurechnungsfähigen Alters oder wegen geistiger Altersschwäche außer Fall war, den Grad der Strafbarkeit des verübten Verbrechens ganz zu ermessen und zu beurteilen;
2. wenn sich derselbe im Augenblicke der Tat ohne vorherige Beabsichtigung eines Verbrechens in einem solchen Zustande der Berauschung oder Sinnesverwirrung befand, welcher ihn in dem freien Gebrauch seiner Vernunft beschränkte;
3. wenn er die Tat in einer aus gerechter Ursache entstandenen heftigen Gemütsbewegung begangen hat.

In allen diesen Fällen muß es dem richterlichen Ermessen zu beurteilen überlassen bleiben, ob und wiefern durch einen oder anderen oder das Zusammentreffen mehrerer dieser Umstände eine größere oder geringere Strafmilderung oder sogar auch, ausnahmsweise, gänzliche Straflosigkeit bewirkt werden könne.

Aargau. 45. Ein Verbrechen setzt den freien Willen des Täters voraus. Der freie Wille wird als Regel angesehen.

Als nicht vorhanden wird derselbe angenommen:

a) bei Personen, welche das fünfzehnte Lebensjahr noch nicht zurückgelegt haben, insofern sie nicht einen besonders entwickelten Verstand und einen hohen Grad von bösem Willen verraten;
b) bei denjenigen, deren Geisteskräfte nicht soweit entwickelt sind, daß sie die Folgen und die Strafbarkeit einer Handlung einsehen können;
c) bei Personen, welche durch Geisteskrankheit des Gebrauches der Vernunft gänzlich beraubt sind;
d) bei zeitweise Verrückten während der Verrücktheit;
e) bei einer unverschuldeten Verwirrung der Sinne oder des Verstandes, in welcher der Täter seiner Handlung oder ihrer Strafbarkeit nicht bewußt war.

IV. Ergänzungsgesetz betr. Strafrechtspflege. Besondere Milderungsgründe sind Alter unter 20 Jahren und Beeinträchtigung der geistigen Gesundheit oder des Bewußtseins oder der Entwicklung, so daß die Fähigkeit, das Unrecht der Tat einzusehen oder gemäß dieser Einsicht zu handeln, herabgesetzt war.

Thurgau. 22. Die Zurechnung wird ferner ausgeschlossen durch jeden Zustand, in welchem beim Handelnden das Bewußtsein der Strafbarkeit der Handlung oder die Fähigkeit der Selbstbestimmung fehlte.

42. Auf eine mildere als die gesetzlich gedrohte Strafe ist auch dann zu erkennen, wenn diejenigen Zustände, welche, in vollem Grade vorhanden, alle Zurechnung ausschließen, in einem geringern Grade vorwalteten.

Dauernde *Verwahrung,* Unverbesserlicher neben oder an Stelle der Strafe ist möglich.

Tessin. 46. Non è imputabile di crimine o delitto colui, che nel momento in cui commise il fatto

a) si trovava in tale stato die non avere la coscienza dei suoi atti.

47. Se le cause indicate nell'articolo precedente sotto a e b, non hanno del tutto esclusa l'imputabilità del reo, il giudice è autorizzato a discendere nell'applicazione della pena da uno a tre gradi, secondo che l'imputabilità fu più o meno scemata.

48.

1. Lo stato di piena ubbriachezza esclude il dolo, non la colpa.
2. Il crimine o delitto commesso in istato di ubbriachezza non piena, che avesse scemata, non tolta, la coscienza dei suoi atti nell'agente, e punito come doloso, ma in questo caso la pena si diminuisce d'un grado. Tale diminuzione non ha luogo, quando l'ubbriachezza sia stata procurato col fine di commettere il crimine o delitto.
3. Lo stato però di piena ubbriachezza, involontaria od accidentale, esclude anche la colpa.

Waadt. 51. L'auteur ou le complice d'un délit n'est passible d'aucune peine si, au moment de l'exécution du délit, il se trouve dans l'un des cas suivants:
1. S'il est âgé de moins de quatorze ans;
2. Si, étant âgé de quatorze ans ou plus, mais n'ayant pas encore dix-huit ans accomplis, il est reconnu avoir agi sans discernement;
3. S'il est dans un état de démence, ou s'il est atteint d'une maladie ou d'une infirmité qui le mette hors d'état d'apprécier les conséquences et la moralité de ses actions.

„Démence" ist nicht im modern-psychiatrischen Sinne zu verstehen, sondern schließt die meisten Geisteskrankheiten mit stärkerer Störung der Überlegungskraft in sich. Übrigens ist diese Bestimmung nicht wichtig, denn alle Geisteskrankheiten, die Unzurechnungsfähigkeit bedingen, setzen ihren Träger „hors d'état d'apprécier les conséquences et la moralité de ses actions". Die letztere Bestimmung umfaßt in recht geschickter Weise alle in Betracht kommenden Zustände, ist sehr klar und bedarf kaum ausführlicher Erläuterung. Nur ist zu bemerken, daß das „et" nicht sagen will, daß in jedem Falle beide Defekte, die Unfähigkeit, die Konsequenzen der Handlungen abzuwägen, und diejenige, ihre moralische Bedeutung zu erkennen, vorhanden sein müssen, um Straflosigkeit herbeizuführen. Einer der beiden Defekte genügt, und das „et" hätte sich wohl durch ein „ou" ersetzen lassen. Les „conséquences" d'une action will natürlich die ganze Tragweite der Handlung bezeichnen, unter Umständen sogar die Motive (verfolgter Paranoiker). Die Fähigkeit der „appréciation de la moralité" ist gleichwertig der Fähigkeit, die Handlung als ein Verbrechen zu erkennen.

Wallis. 85. Il n'y a pas infraction, lorsque le prévenu était, au temps de l'action, privé complètement de l'usage de la raison, ou lorsqu'il a été contraint par une force à laquelle il n'a pu résister.

86. Lorsque l'altération des facultés intellectuelles du prévenu, ou la contrainte n'ont pas atteint de degré voulu pour que l'action ne fût pas imputable, les tribunaux pourront, suivant les circonstances, lui appliquer une peine inférieure à celle que la loi attache à l'infraction, ou ordonner qu'il soit remis à l'autorité municipale avec injonction de veiller sur sa conduite.

87. Les actes commis en état de somnambulisme ne sont pas punissables.

88. Il en est de même des actes commis en état d'ivresse complète et involontaire.

L'ivresse, même complète, n'est pas une cause de justification, lorsque l'auteur du fait s'est mis dans cet état dans l'intention directe de commettre un délit.

93. Si le délinquent est sourd-muet de naissance, ou des son enfance, et s'il ne sait pas lire et écrire, il sera posé la question préalable s'il a agi avec ou sans discernement.

S'il a agi sans discernement, la disposition de l'article 90 lui est applicable (erzieherische Maßnahmen).

S'il est reconnu avoir agi avec discernement, il sera soumis, quel que soit son âge, aux peines infligées aux mineurs qui ont plus de 14 ans moins de 18.

Si le sourd-muet, qui a commis une infraction, sait lire et écrire, on réduira de moitié la peine qui aurait dû être prononcée sans cette infirmité.

Neuenburg. 70. Il n'y a pas délit lorsque l'auteur était en état de démence, ou qu'il était, sans sa faute, en état d'irresponsabilité intellectuelle au moment de l'action.

Lorsque la responsabilité intellectuelle est seulement diminuée, il en sera tenu compte dans l'appréciation de l'intention délictueuse et dans l'application de la peine. L'emprisonnement pourra même être substituée à la réclusion.

„Démence" meint auch hier jede Geisteskrankheit erheblichen Grades.

Genf. 52. Il n'y a pas d'infraction lorsque l'accusé ou le prévenu était en état d'aliénation mentale au moment où le fait incriminé a eu lieu ou s'il a été contraint par une force à laquelle il n'a pu résister.

Der Paragraph ist interessant als die einfachste Fassung der Definition der Unzurechnungsfähigkeit. Selbstverständlich muß die „Aliénation mentale", die Geisteskrankheit oder Verwirrung, einen erheblichen Grad erreicht haben, so daß die Bestimmung ganz gleichbedeutend ist mit der anderer Gesetze, die die Willensfreiheit oder die Fähigkeit der Selbstbestimmung u. ä. als Kriterium hinstellen.

5. Kinder und Jugendliche.

Entwurf des Schweizer StG.

Kinder bis zum zurückgelegten 14. Jahr werden strafrechtlich nicht verfolgt (näheres noch strittig). Bei *Jugendlichen* vom 14. bis zurückgelegtem 18. Jahr ist der Richter verpflichtet, die persönlichen und familiären Umstände des Täters möglichst genau zu erforschen, eventuell mit Hilfe eines begutachtenden Arztes (Art. 87f.), worauf Erziehung in Privatfamilie, Einweisung in eine Erziehungs-, Korrektions-, Rettungs- oder Krankenanstalt verfügt wird. Strafeinschließung kann nur bis zu einem Jahr ausgesprochen werden. Bedingte Entlassung und Schutzaufsicht sind weitgehend anzuwenden.

Bei *Tätern zwischen 18 und 20 Jahren* wird die Strafe nach bestimmten Regeln gemildert.

Kantone. In den meisten Kantonen sind besondere Bestimmungen für Jugendliche, deren obere und untere Altersgrenze indessen verschieden normiert wird. Die Strafe wird jeweilen vermindert oder in eine Erziehungsmaßregel verwandelt u. dgl. Meistens muß oder sollte die Zurechnungsfrage gestellt werden: Zürich (§ 45) Glarus (§ 27), Zug (§ 26) machen eine Grenze je nach dem Vorhandensein oder Fehlen der „zur Unterscheidung der Strafbarkeit ihrer Handlungen erforderlichen geistigen Ausbildung". Letzterer Ausdruck meint Entwicklung plus Erziehung. Rücksicht auf den momentanen Zustand zur Zeit der Tat nimmt diese Bestimmung nicht. Dabei kommen die Paragraphen über Zurechnungsfähigkeit überhaupt und über mildernde Umstände bzw. verminderte Zurechnungsfähigkeit in Betracht. Freiburg bestraft nicht, wenn der Jugendliche nicht fähig war, das Unrecht seiner Tat einzusehen oder nach dieser Einsicht zu handeln; wenn die genannte Fähigkeit vorhanden ist, bestraft es den Jugendlichen milder als den Erwachsenen. Bern (§ 45), Luzern (§ 50), Appenzell-Außerrhoden (§ 37), Wallis (§ 90), Tessin (§ 50), Neuenburg (§ 78), Genf (§ 49) fragen nach der „Unterscheidungskraft", „Unterscheidung von Recht und Unrecht", „discernement", „discernimento". Baselstadt (§ 32) und Baselland (§ 32), Solothurn (§ 42) und Schaffhausen (§ 35) nehmen die „zur Erkenntnis der Strafbarkeit erforderliche Einsicht" als Kriterium. Eine besondere Vorschrift hat Appenzell-Innerrhoden (Art. 27):

Jugendliche Personen, die im Augenblick der Tat das 13., nicht aber das 16. Altersjahr zurückgelegt haben, sind vom Richter auf den Stand ihrer sittlichen und geistigen Reife zu prüfen. War die erforderliche Einsicht und Charakterausbildung vorhanden, so erkennt das Gericht auf Verweis oder auf Unterbringung in einer Besserungsanstalt; andernfalls wird der Täter gemäß den Vorschriften von Satz 1 dieses Artikels behandelt. (Satz 1 betrifft Kinder unter 13 Jahren, die nicht bestraft, sondern höchstens versorgt werden können.)

Aargau fällt ganz aus dem Rahmen der übrigen heraus, indem es (§ 45a) das strafmündige Alter auf das zurückgelegte 15. Jahr hinaufsetzt, aber doch freien Willen bzw. Zurechnungsfähigkeit unter dieser Grenze annimmt, wenn der Täter „einen besonders entwickelten Verstand und einen hohen Grad von bösem Willen verrät". § 45b — Unterscheidungszeichen der Einsicht in die Folge und die Strafbarkeit einer Handlung — betrifft Erwachsene wie Jugendliche.

Zürich hat außer dem § 45 StG. noch Bestimmungen in der Strafprozeßordnung (§§ 366—390), die besondere Jugendanwälte, eventuell auch Jugendgerichte vorsehen und den Besserungszweck und Schutz vor moralischem Schaden durch Untersuchung und Strafe in erste Linie stellen. In einem besonderen „*Gesetz über die Versorgung von Jugendlichen, Verwahrlosten und Gewohnheitstrinkern*" heißt § 1:

Jugendliche vom zurückgelegten 12. bis zum zurückgelegten 19. Altersjahre, die sittlich verdorben oder gefährdet sind, können zwangsweise in einer Familie oder in einer Anstalt versorgt werden.

6. Aus den Strafprozeßordnungen.

Untersuchung des Angeschuldigten. Ist ein Angeschuldigter der Geisteskrankheit verdächtig, so wird er daraufhin untersucht, ob sich der Verdacht bestätigt. Das kann zu Hause oder im Untersuchungsgefängnis geschehen, wenn es sich um einfache Fälle handelt. Meistens aber ist es zweckmäßig, die Untersuchung in einer Irrenanstalt vorzunehmen. In der *Schweiz* kann meistens der Untersuchungsrichter, evtl. der Staatsanwalt die Einweisung in die Anstalt verfügen, und die Dauer ist nicht begrenzt. Natürlich kann auch noch ein Gericht, wenn ihm Zweifel an der Zurechnungsfähigkeit auftauchen, die Untersuchung und damit die Einweisung anordnen.

Nicht so selten wird man auch nach der **Verhandlungsfähigkeit** gefragt. Es kann nun vorkommen, daß ein Kranker sich nicht so benehmen kann, wie es vor Gericht nötig ist; für andere, zum Teil heilbare Melancholiker, ist eine Gerichtsverhandlung eine den Verlauf der Krankheit gefährdende Sache und unter allen Umständen eine Grausamkeit. Im übrigen wird man, wenn immer möglich, den Kranken als verhandlungsfähig erklären, da in den Fällen, wo die Frage gestellt wird, gewöhnlich ohne sein Beisein nicht verhandelt werden kann und man zu keinem Abschluß kommt. Ist die Geisteskrankheit im Vorverfahren rechtzeitig erkannt worden, so kommt es meist nicht zur Verhandlung, weil die Untersuchung einfach sistiert wird. Das kann für den Kranken unangenehm oder geradezu verhängnisvoll sein, wenn seine Täterschaft erst durch die Verhandlungen festgestellt werden sollte. Es bleibt dann ein Makel an ihm hängen, vielleicht ohne daß er schuldig ist, und dieser Makel kann auch die Folge haben, daß es nachher viel schwerer ist, ihn aus der Anstalt herauszubekommen.

Erkrankt ein Angeklagter nach der Tat, so kommt auch die **Straffähigkeit** in Betracht. Sie deckt sich theoretisch gewöhnlich mit der Annahme der (geistigen) Gesundheit, denn ein Geisteskranker ist auf dem europäischen Kontinent nicht straffähig. Doch nimmt das die Praxis nirgends allzu genau. In allen Strafanstalten finden sich Geisteskranke, und es gibt einzelne Fälle, wo man bei dem Mangel geeigneterer Einrichtungen das geradezu als das beste Auskunftsmittel ansehen kann. Wird ein im Strafvollzug Erkrankter vor Ablauf der Strafzeit geheilt, so muß er nach der Genesung den Rest der Strafe absitzen.

Kann man die Unheilbarkeit feststellen, so scheidet der Kranke überall aus dem Strafvollzug aus. Man muß aber dabei recht vorsichtig sein, denn gerade Gefängnispsychosen erscheinen oft schwerer, als sie in Wirklichkeit sind.

Leute, die nach der Begehung einer Straftat erkranken, werden „*geisteskranke Verbrecher*“ genannt. Wer in der Geisteskrankheit ein Verbrechen begangen hat, gilt als „*verbrecherischer Geisteskranker*“. Der Unterschied hat natürlich gegenüber manchen Bestimmungen eine gewisse Bedeutung; materiell aber ist er nicht so groß; z. B. halte ich es mit anderen für ganz ungerechtfertigt, nach diesem Prinzip die Kranken den Irrenanstalten oder den Verwahrungshäusern zuzuteilen. In bezug auf Benehmen und Gefährlichkeit unterscheiden sich die beiden Klassen, als Ganzes genommen, kaum, und in Wirklichkeit wird die Unterscheidung oft bloß durch den Zufall diktiert, ob eine längst bestehende Anomalie vor oder nach dem Verbrechen konstatiert worden ist.

Nicht selten werden wir nach der **Zeugnisfähigkeit Geisteskranker** gefragt. Die Antwort fällt uns oft nicht leicht, obschon wir bei unseren Untersuchungen von Vorkommnissen auf den Abteilungen mit Benutzung der Krankenaussagen einen Tatbestand gewiß ebenso oft und mit ebensoviel Wahrheitswert herauszubekommen gewohnt sind als der Richter durch sein Zeugenverhör. Aber wir ziehen nicht so ernste Konsequenzen und können uns deshalb leichter beruhigen. Ein gerichtliches Zeugnis ist eine viel wichtigere Sache und fußt zugleich auf einer so anderen Technik und auf so anderen Voraussetzungen, daß die beiden Dinge wohl auseinander zu halten sind. Im Bewußtsein gestörte Geisteskranke sind natürlich niemals Zeugen im Sinne der Strafprozeßordnungen. Aber auch bei den Zeugnissen von Imbezillen und Kindern muß man sehr vorsichtig sein; gewiß sind auf solche Aussagen hin nicht selten Justizirrtümer begangen worden. Andererseits können Geisteskranke auch die Wahrheit sagen, und zwar unter Umständen in ausgezeichnet objektiver Weise. Bei genauer Kenntnis der Psyche des Patienten und der äußeren Umstände zur Zeit der Tat und zur Zeit der Aussage kann man mit psychologischen Zeichen häufig den Wert der Aussage feststellen. Obgleich nun jeder Richter psychische Kriterien mehr oder weniger instinktiv beständig benutzen wird, sind sie etwas zu Subjektives und zu wenig Demonstrierbares, als daß man ein Gutachten über Zeugnisfähigkeit in schwierigen Fällen allein darauf stützen möchte. Ferner sind falsche Aussagen auch bei im ganzen objektiv denkenden Geisteskranken etwas so Gewöhnliches, und sie können mit einer solchen Klarheit und Überzeugungskraft vorgebracht werden, daß Täuschungen doch zu wenig ausgeschlossen sind. Was in einer Anstalt unter der Suggestion irgendeines sensationellen Klatsches für Schauermären aufgetischt und auch Laien glaubhaft gemacht werden, kann nur derjenige wissen, der täglich mit solchen Sachen zu tun hat. *Ich stelle mich deshalb immer auf den Standpunkt, daß ein Geisteskranker nur als Indizienzeuge fungieren könne*, d. h. er soll objektives Material liefern, und was er aussagt, ist, wenn es nicht gleich als Unsinn erscheint, nachzuprüfen. Ist eine Nachprüfung nicht möglich, so kann man eben auf ihn nicht abstellen.

In neuerer Zeit kommt es häufig vor, daß wir über die *Zeugnisfähigkeit von Kindern* bzw. über den Wahrheitswert ihrer Aussagen gefragt werden. Man sei hier äußerst vorsichtig. Manchmal sind Kinder wirklich gute Zeugen; aber die Richter waren im allgemeinen bis vor kurzem viel zu geneigt, auf Aussagen von Kindern abzustellen, weil man sich zu wenig klar war, was alles eine kindliche Phantasie leisten könne und wie natürlich ein Kind erfundenes vorbringen kann, wenn es sich gut in eine Situation hineindenkt. Mit WULFFEN bin ich überzeugt, daß auf diese Weise namentlich bei sexuellen Anklagen schon manche ungerechte Verurteilung zustande gekommen ist[1].

7. Ärztliches Geheimnis.

Der Begriff des ärztlichen Geheimnisses ist, so viel ich weiß, in der Schweiz nirgends genauer umschrieben. In den welschen Kantonen wird er in weiterem Sinne gebraucht als in den deutschen. Jedenfalls soll man als Zeuge vor Gericht in dubio die Aussage verweigern. In manchen Fällen, z. B. wenn ein Geisteskranker, den der Arzt behandelt hat, heiraten will und die Braut sonst nicht gewarnt wird, ist die Offenbarung des Geheimnisses eine Gewissenspflicht — aber wohl gesetzwidrig und strafbar. Im Gegensatz zu der Geheimhaltungspflicht ist unter anderem auch die öffentliche Anzeigepflicht bei epidemischen Krankheiten und Verbrechen oder gar bei Aufnahme Geisteskranker in eine Irrenanstalt. Es ist ein gutes Zeichen für den Takt der Ärzte, daß bei den widersprechenden Ansichten und der ganzen theoretischen Rechtsunsicherheit in praxi so wenig Konflikte entstehen. Bis zu einem gewissen Grad sind die Gepflogenheiten eines Kantons für den einzelnen Fall maßgebend.

---

[1] STERN, W.: Jugendliche Zeugen in Sittlichkeitsprozessen. Leipzig: Quelle u. Meyer 1936, und DOERING: Zur Kasuistik der Kinderaussagen usw. Pädag.-psychol. Arb. Inst. Lpz. Lehrerver. **13**.

II. Bürgerliches Recht. Zivilrecht.

a) Deutsches Recht (BGB.).

Von F. Meggendorfer, Erlangen.

1. Personenrecht.

α) **Allgemeine Begriffe.** Geschäftsfähigkeit ist die Fähigkeit, Rechtsgeschäfte vorzunehmen. Neben ihr gibt es noch andere „Fähigkeiten“ im Rahmen des Zivilrechts, so die Deliktfähigkeit, auf die später eingegangen wird.

β) **Geschäftsfähigkeit.** Der Begriff der Geschäftsfähigkeit ist gegenüber dem der Zurechnungsfähigkeit verschieden begrenzt. Wenn auch die Voraussetzungen bei einer Person für die beiden Fähigkeiten bzw. Unfähigkeiten vielfach gleichzeitig gegeben sein werden, so ist doch dies keineswegs notwendigerweise und immer der Fall. Es gibt *drei Stufen der Geschäftsfähigkeit:*

1. Ganz geschäftsunfähig ist das Kind bis zum vollendeten 7. Lebensjahr, weiter derjenige, der sich in einem die freie Willensbestimmung ausschließenden Zustande krankhafter Störung der Geistestätigkeit befindet, sofern nicht der Zustand seiner Natur nach ein vorübergehender ist, sowie schließlich, wer wegen Geisteskrankheit entmündigt ist.

2. Beschränkt geschäftsfähig ist das Individuum nach Vollendung des 7. Lebensjahres bis zur Vollendung des 21. Lebensjahres sowie der wegen Geistesschwäche, wegen Verschwendung oder wegen Trunksucht Entmündigte oder unter vorläufige Vormundschaft Gestellte.

3. Mit dem vollendeten 21. Lebensjahr ist das Individuum voll geschäftsfähig.

Diese Einteilung stützt sich auf folgende Bestimmungen:

§ 104 BGB. Geschäftsunfähig ist:

1. wer nicht das siebente Lebensjahr vollendet hat;
2. wer sich in einem die freie Willensbestimmung ausschließenden Zustande krankhafter Störung der Geistestätigkeit befindet, sofern nicht der Zustand seiner Natur nach ein vorübergehender ist;
3. wer wegen Geisteskrankheit entmündigt ist.

§ 106 BGB. Ein Minderjähriger, der das siebente Lebensjahr vollendet hat, ist nach Maßgabe der §§ 107 bis 113 in der Geschäftsfähigkeit beschränkt.

§ 114 BGB. Wer wegen Geistesschwäche, wegen Verschwendung oder wegen Trunksucht entmündigt oder wer nach § 1906 unter vorläufige Vormundschaft gestellt ist, steht in Ansehung der Geschäftsfähigkeit einem Minderjährigen gleich, der das siebente Lebensjahr vollendet hat.

In den vorstehenden Fällen besteht eine Geschäftsunfähigkeit oder eine beschränkte Geschäftsfähigkeit auf die im Gesetz genannte Dauer. Es gibt aber auch eine vorübergehende, unter Umständen nur auf eine einzelne Handlung beschränkte Geschäftsunfähigkeit, durch die eine in ihr abgegebene Willenserklärung nichtig wird.

§ 105 Abs. 2 BGB. . . . . . .
Nichtig ist auch eine Willenserklärung, die im Zustande der Bewußtlosigkeit oder vorübergehender Störung der Geistestätigkeit abgegeben wird.

Man kann demnach eine Staffelung der Geschäftsfähigkeit je nach dem Alter und eine Beschränkung derselben durch geistige Störungen und die dadurch bewirkten Maßnahmen unterscheiden. Innerhalb des für die beschränkte Geschäftsfähigkeit vorgesehenen Lebensalters zwischen dem vollendeten 7. und 21. Lebensjahr tritt übrigens eine zunehmende Erweiterung des Kreises der Geschäfte ein, die besorgt werden können, z. B. erlangt man die Fähigkeit zur Einwilligung in die Adoption mit

14 Jahren, zur Errichtung eines Testaments mit 16, ebenso ein Mädchen die Fähigkeit zum Eingehen einer Ehe mit 16 Jahren, und vom 18. Lebensjahr ab kann man unter Umständen für volljährig erklärt werden.

Zu den gesetzlichen Voraussetzungen der *Geschäftsunfähigkeit* eines Volljährigen gehört nach § 104 Ziff. 2 BGB., daß bei ihm eine die freie Willensbestimmung ausschließende krankhafte Störung der Geistestätigkeit vorliegt, d. h. eine erhebliche Störung der Geistestätigkeit, die die Betätigung eines gesunden Willens oder auch die Bestimmbarkeit des Willens durch vernünftige eigene Überlegungen oder durch vernünftige Erwägungen ausschließt, nicht etwa nur beeinträchtigt. Das Gesetz setzt auch voraus, daß der krankhafte Zustand seiner Natur nach nicht ein vorübergehender ist. Es muß also eine chronische geistige Erkrankung vorliegen. Ist die Störung der Geistestätigkeit nur vorübergehend, so besteht nach § 105 Abs. 2 BGB. nicht eine Geschäftsunfähigkeit, die generell wäre, sondern dann ist nur eine in diesem Zustand abgegebene Willenserklärung nichtig. Das gleiche gilt auch für eine im Zustande der Bewußtlosigkeit, worunter eine erhebliche Bewußtseinsstörung zu verstehen ist, abgegebene Willenserklärung. Weiter gehört zu den gesetzlichen Voraussetzungen der Geschäftsunfähigkeit eines Volljährigen nach § 104 Ziff. 3 BGB. Entmündigung wegen Geisteskrankheit.

Beschränkte Geschäftsfähigkeit besteht bei einem Volljährigen, wenn er wegen Geistesschwäche, wegen Verschwendung oder wegen Trunksucht entmündigt oder nach § 1906 BGB. unter vorläufige Vormundschaft gestellt ist. Der beschränkt Geschäftsfähige kann im Gegensatz zu dem Geschäftsunfähigen seine Ehe anfechten, er ist prozeßfähig in Sachen der Scheidung, Nichtigkeit und Anfechtung der Ehe, er kann als Ehegatte oder Elter seine Einwilligung zur Adoption geben, als Mutter des Kindes oder als Frau des Vaters die Einwilligung zur Ehelichkeitserklärung eines Kindes geben, er kann auch, sofern er nicht entmündigt ist, ein Testament errichten, einen Erbvertrag anfechten und aufheben und eine Reihe anderer Bestimmungen im Bereiche des Erbrechts treffen. Mit Zustimmung des gesetzlichen Vertreters kann er ein Geschäft oder einen Beruf ausüben, kann, sofern er nicht entmündigt ist, heiraten, einen Ehevertrag schließen, mit Genehmigung des gesetzlichen Vertreters und Zustimmung des Vormundschaftsgerichts als Vater die Ehelichkeitserklärung der unmündigen Kinder beantragen und als Kind in die Ehelichkeitserklärung einwilligen, an Kindesstatt annehmen oder angenommen werden.

γ) **Prozeßfähigkeit.** Wer geschäftsunfähig oder nur beschränkt geschäftsfähig ist, ist auch prozeßunfähig; nur in Sachen der Ehescheidung, Nichtigkeit und Anfechtung der Ehe ist nach § 612 ZPO. auch der beschränkt Geschäftsfähige prozeßfähig. Der Rechtsgebrauch erkennt bezüglich der Prozeßfähigkeit auch eine partielle Geschäftsunfähigkeit insofern an, als jemand als prozeßunfähig angesehen wird, der hinsichtlich des Gegenstandes des Prozesses krankhaft eingestellt ist, während er sonst vielleicht nicht geschäftsunfähig ist.

δ) **Entmündigung.** Damit die Geschäfte desjenigen, der sie wegen Geschäftsunfähigkeit oder beschränkter Geschäftsfähigkeit nicht zu besorgen vermag, rechtskräftig besorgt werden können, kann für ihn ein Vormund bestellt werden. Dazu ist seine Entmündigung notwendig.

§ 6 BGB. Entmündigt kann werden:
1. wer infolge von Geisteskrankheit oder von Geistesschwäche seine Angelegenheiten nicht zu besorgen vermag;
2. wer durch Verschwendung sich oder seine Familie der Gefahr des Notstandes aussetzt;

3. wer infolge von Trunksucht seine Angelegenheiten nicht zu besorgen vermag oder sich oder seine Familie der Gefahr des Notstandes aussetzt oder die Sicherheit anderer gefährdet.

Die Entmündigung ist wiederaufzuheben, wenn der Grund der Entmündigung wegfällt.

Wer wegen Geisteskrankheit entmündigt ist, ist geschäftsunfähig, in den übrigen Fällen ist der Entmündigte beschränkt geschäftsfähig.

§ 104 BGB. Geschäftsunfähig ist ......

3. wer wegen Geisteskrankheit entmündigt ist.

§ 114 BGB. Wer wegen Geistesschwäche, wegen Verschwendung oder wegen Trunksucht entmündigt oder wer nach § 1906 unter vorläufige Vormundschaft gestellt ist, steht in Ansehung der Geschäftsfähigkeit einem Minderjährigen gleich, der das siebente Lebensjahr vollendet hat.

Nicht jeder, bei dem die Voraussetzungen zur Entmündigung an sich gegeben sind, muß entmündigt werden; das Gesetz sagt: „Entmündigt kann werden ..." Voraussetzung ist insbesondere, daß ein Antrag auf Entmündigung gestellt wird. In manchen Fällen, in denen an sich eine Entmündigung möglich wäre, wird man auch mit einer Pflegschaft auskommen.

Nach Ziffer 1 § 6 BGB. kann entmündigt werden, wer infolge von Geisteskrankheit oder von Geistesschwäche seine Angelegenheiten nicht zu besorgen vermag. „*Angelegenheiten*" sind außer den wirtschaftlichen die gesamten Lebensverhältnisse, z. B. auch die Sorge für die eigene Person und für die Angehörigen. Die Unfähigkeit darf sich nicht nur auf einzelne, sondern muß sich auf alle oder doch die Gesamtheit der wichtigen und wesentlichen Angelegenheiten beziehen. Durch den Ausdruck „*seine*" Angelegenheiten soll gesagt werden, daß der Kreis der zu besorgenden Angelegenheiten individuell sehr verschieden sein kann, je nach Beruf, wirtschaftlicher Lage, öffentlichen Pflichten usw. Ein Taglöhner kann mit einem gehörigen Grade von Schwachsinn und oft auch mit einigen Wahnideen seine wenigen Angelegenheiten noch gut besorgen, der Beamte in leitender Stellung oder der Leiter eines großen Unternehmens dagegen schon bei leichten Störungen nicht mehr. Es kommt auch darauf an, ob der Kranke Angehörige hat, auf die er sich verlassen kann und die ihm seine Geschäfte besorgen. Es gehört zu den Aufgaben des Sachverständigen, die Auswirkung der vorliegenden geistigen Störungen hinsichtlich der damit verknüpften Angelegenheiten zu würdigen. Ferner müssen natürlich Angelegenheiten überhaupt zu besorgen sein. Wer keine Angelegenheiten zu besorgen hat, braucht keinen Vormund zu bekommen. Gemeingefährlichkeit an sich ist noch kein Entmündigungsgrund; sie kann es aber werden dadurch, daß sie dauernde Internierung des Kranken bedingt und daß diese ihm die Besorgung seiner Angelegenheiten unmöglich macht. „*Besorgen*" heißt natürlich „richtig" oder „in normaler Weise" besorgen.

Die Ausdrücke „*Geisteskrankheit*" oder „*Geistesschwäche*" haben mit der volkstümlichen und mit der klinischen Bedeutung dieser Worte nichts zu tun. Diese Ausdrücke dienen nur dazu, den Grad der zur Entmündigung führenden geistigen Störung zu bezeichnen, weil je nach dem Grade der vorliegenden geistigen Störung die rechtlichen Folgen verschieden sind. „Geisteskrankheit" bezeichnet den höheren Grad, „Geistesschwäche" den geringeren. Ausdrücklich ist zu bemerken, daß die Bezeichnung Geistesschwäche sich keineswegs nur auf intellektuelle Schwäche bezieht, also nicht mit Schwachsinn verwechselt werden darf. Auch Anomalien des Gemüts- und Willenlebens fallen durchaus unter den Begriff Geistesschwäche. Die gleiche Geisteskrankheit kann, wenn sie voll ausgesprochen ist, „Geisteskrankheit“, wenn sie dagegen in leichter Form auftritt, „Geistesschwäche“ im Sinne des § 6, 1 BGB. sein.

Die rechtlichen Folgen einer Entmündigung wegen Geisteskrankheit oder Geistesschwäche sind die, daß ein wegen Geisteskrankheit Entmündigter geschäftsunfähig ist (§ 104, 3 BGB.). Ein wegen Geistesschwäche Entmündigter ist beschränkt geschäftsfähig (§ 114 BGB.). Die Auswirkung der beschränkten Geschäftsfähigkeit ist umschrieben durch die §§ 106 bis 113 BGB.; es wurde hierauf bei der Besprechung der verminderten Geschäftsfähigkeit bereits eingegangen. Ein wegen Geistesschwäche Entmündigter hat im Gegensatz zu dem wegen Geisteskrankheit Entmündigten die Befugnis, Geschenke anzunehmen, er kann auch über das ihm von seinem Vormund überlassene Taschengeld verfügen, ja er kann mit Genehmigung seines Vormundes eine Dienst- oder Arbeitsstelle annehmen und ein Geschäft betreiben. Er kann auch ein vor der Entmündigung abgefaßtes Testament widerrufen. Bei der Beantwortung der Frage, ob eine Person wegen Geisteskrankheit oder Geistesschwäche zu entmündigen ist, wird man sich danach richten, ob sie imstande ist, den Anforderungen zu genügen, die die auf diese Weise beschränkte Geschäftsfähigkeit an sie stellt. Wer auch zu diesen Leistungen nicht mehr fähig ist, leidet an Geisteskrankheit. Dabei ist selbstverständlich, daß der Untersuchte nicht fähig sein muß, alle diejenigen Handlungen auszuführen, die das Gesetz den beschränkt Geschäftsfähigen erlaubt, sondern nur diejenigen, die für ihn wirklich in Betracht kommen.

Die Prüfung der Voraussetzung zu einer Entmündigung wegen *Verschwendung* ist im allgemeinen nicht Sache des ärztlichen Sachverständigen.

Auch bei der Entmündigung wegen *Trunksucht* ist die Befragung eines ärztlichen Sachverständigen nicht vorgeschrieben; doch geschieht sie häufig. Hier ist zunächst die Frage zu prüfen, ob Trunksucht vorliegt. Nach gerichtlichem Sprachgebrauch ist trunksüchtig derjenige, dessen Hang zu übermäßigem Trinken in dem Grade ein krankhafter geworden ist, daß er die Kraft verloren hat, dem Anreiz zum übermäßigen Genuß geistiger Getränke zu widerstehen. Diese Unfähigkeit braucht nicht dauernd zu bestehen; es kann auch die Dipsomanie unter den Begriff der Trunksucht gefaßt werden. Weiterhin ist zu prüfen, ob der Trunksüchtige infolge seiner Sucht mindestens eine der drei Voraussetzungen zur Entmündigung erfüllt, d. h. ob er seine Angelegenheiten nicht zu besorgen vermag, sich oder seine Familie der Gefahr des Notstandes aussetzt oder die Sicherheit anderer gefährdet. Bezüglich „seiner Angelegenheiten“ ist hier besonders darauf hinzuweisen, daß die Erhaltung der Gesundheit, eines guten Rufes, eines geordneten Ehe- und Familienlebens wesentliche Angelegenheiten darstellen. Bezüglich der weiteren Bestimmungen ist zu bemerken, daß es keineswegs erforderlich ist zu warten, bis der Notstand bereits eingetreten oder die Sicherheit anderer gefährdet ist, sondern es genügt schon, daß begründeter Anlaß zu Befürchtungen in dieser Richtung gegeben ist. Erfahrungsgemäß erfolgt die Entmündigung wegen Trunksucht meist viel zu spät; Aufgabe des ärztlichen Sachverständigen kann es sein, den Richter auf die im vorstehenden angedeuteten Folgen der Trunksucht für den zu Entmündigenden hinzuweisen.

Das *Entmündigungsverfahren* ist geregelt durch die §§ 645 bis 679 ZPO. Von ärztlicher Bedeutung sind:

§ 645 ZPO. Die Entmündigung wegen Geisteskrankheit oder wegen Geistesschwäche erfolgt durch Beschluß des Amtsgerichts.

Der Beschluß wird nur auf Antrag erlassen.

§ 646 ZPO. Der Antrag kann von dem Ehegatten, einem Verwandten oder demjenigen gesetzlichen Vertreter des zu Entmündigenden gestellt werden, welchem die Sorge für die

Person zusteht. Gegen eine Person, die unter elterlicher Gewalt oder unter Vormundschaft steht, kann der Antrag von einem Verwandten nicht gestellt werden. Gegen eine Ehefrau kann der Antrag von einem Verwandten nur gestellt werden, wenn auf Aufhebung der ehelichen Gemeinschaft erkannt ist oder wenn der Ehemann die Ehefrau verlassen hat oder wenn der Ehemann zur Stellung des Antrags dauernd außerstande oder sein Aufenthalt dauernd unbekannt ist.

In allen Fällen ist auch der Staatsanwalt bei dem vorgesetzten Landgerichte zur Stellung des Antrags befugt.

§ 647 ZPO. Der Antrag kann bei dem Gerichte schriftlich eingereicht oder zum Protokoll der Geschäftsstelle angebracht werden. Er soll eine Angabe der ihn begründenden Tatsachen und die Bezeichnung der Beweismittel enthalten.

§ 649 ZPO. Das Gericht kann vor der Einleitung des Verfahrens die Beibringung eines ärztlichen Zeugnisses anordnen.

§ 653 ZPO. Das Gericht hat unter Benutzung der in dem Antrag angegebenen Tatsachen und Beweismittel von Amts wegen die zur Feststellung des Geisteszustandes erforderlichen Ermittlungen zu veranstalten und die erheblich erscheinenden Beweise aufzunehmen. Zuvor ist dem zu Entmündigenden Gelegenheit zur Bezeichnung von Beweismitteln zu geben, desgleichen demjenigen gesetzlichen Vertreter des zu Entmündigenden, welchem die Sorge für die Person zusteht, sofern er nicht die Entmündigung beantragt hat.

Für die Vernehmung und Beeidigung der Zeugen und Sachverständigen kommen die Bestimmungen im siebenten und achten Titel des ersten Abschnitts des zweiten Buches zur Anwendung. Die Anordnung der Haft im Falle des § 390 kann von Amts wegen erfolgen.

§ 654 ZPO. Der zu Entmündigende ist persönlich unter Zuziehung eines oder mehrerer Sachverständiger zu vernehmen. Zu diesem Zwecke kann die Vorführung des zu Entmündigenden angeordnet werden. Die Vernehmung kann auch durch einen ersuchten Richter erfolgen. Die Vernehmung darf nur unterbleiben, wenn sie mit besonderen Schwierigkeiten verbunden oder nicht ohne Nachteil für den Gesundheitszustand des zu Entmündigenden ausführbar ist.

§ 655 ZPO. Die Entmündigung darf nicht ausgesprochen werden, bevor das Gericht einen oder mehrere Sachverständige über den Geisteszustand des zu Entmündigenden gehört hat.

§ 656 ZPO. Mit Zustimmung des Antragstellers kann das Gericht anordnen, daß der zu Entmündigende auf die Dauer von höchstens sechs Wochen in eine Heilanstalt gebracht werde, wenn dies nach ärztlichem Gutachten zur Feststellung des Geisteszustandes geboten erscheint und ohne Nachteil für den Gesundheitszustand des zu Entmündigenden ausführbar ist. Vor der Entscheidung sind die im § 646 bezeichneten Personen soweit tunlich zu hören.

Gegen den Beschluß, durch welchen die Unterbringung angeordnet wird, steht dem zu Entmündigenden, dem Staatsanwalt und binnen der für den zu Entmündigenden laufenden Frist den sonstigen im § 646 bezeichneten Personen die sofortige Beschwerde zu.

§ 680 ZPO. Die Entmündigung wegen Verschwendung oder wegen Trunksucht erfolgt durch Beschluß des Amtsgerichts.

Der Beschluß wird nur auf Antrag erlassen.

Auf das Verfahren finden die Vorschriften des § 646 Abs. 1 und der §§ 647, 648, 653. 657, 663 entsprechende Anwendung.

Eine Mitwirkung der Staatsanwaltschaft findet nicht statt.

Die landesgesetzlichen Vorschriften, nach welchen eine Gemeinde oder ein der Gemeinde gleichstehender Verband oder ein Armenverband berechtigt ist, die Entmündigung wegen Verschwendung oder wegen Trunksucht zu beantragen, bleiben unberührt.

§ 681 ZPO. Ist die Entmündigung wegen Trunksucht beantragt, so kann das Gericht die Beschlußfassung über die Entmündigung aussetzen, wenn Aussicht besteht, daß der zu Entmündigende sich bessern werde.

Zur *Einleitung des Entmündigungsverfahrens* ist ein Antrag notwendig, der von einem nahen Verwandten oder von dem gesetzlichen Vertreter zweckmäßigerweise unter Vorlage eines kurz das Vorliegen der Voraussetzungen zur Entmündigung bescheinigenden ärztlichen Zeugnisses entweder schriftlich oder mündlich beim zuständigen Amtsgericht gestellt wird. Bei der Entmündigung wegen Geisteskrankheit oder Geistesschwäche kann auch der Staatsanwalt bei dem vorgesetzten Landgerichte den Antrag stellen; bei Entmündigung wegen Verschwendung oder Trunksucht ist das jedoch nicht möglich. Nach Einleitung des Verfahrens erhält der zu Entmündigende die Gelegenheit, sich dazu zu äußern. Das Amtsgericht hat hierauf die nötigen Ermittlungen zu veranstalten; der zu Entmündigende ist persönlich unter Zuziehung eines oder mehrerer Sachverständiger zu vernehmen. Diese Vernehmung darf nur unter besonderen Umständen unterbleiben. Der zu Entmündigende kann unter Umständen auf die Höchstdauer von 6 Wochen in eine Anstalt zur Feststellung seines Geisteszustandes eingewiesen werden. Das vorgeschriebene Gutachten eines oder mehrerer Sachverständiger kann schriftlich oder mündlich erstattet werden. Der die Entmündigung aussprechende Gerichtsbeschluß kann innerhalb eines Monats angefochten werden.

Die *Aufhebung der Entmündigung* hat nach dem Schlußsatz des § 6 BGB. zu erfolgen, wenn der Grund der Entmündigung wegfällt. Es ist also nachzuweisen, daß die Geisteskrankheit, Geistesschwäche, Verschwendung oder Trunksucht nicht mehr bestehen. Es kann aber auch die dadurch bedingte Unfähigkeit in der Besorgung der Angelegenheit wegfallen, schließlich können auch die persönlichen Verhältnisse des Entmündigten eine Änderung insofern erfahren, als keine Angelegenheiten mehr zu besorgen sind, keine Gefahr des Notstandes mehr besteht usw. Bei Verabfolgung eines ärztlichen Zeugnisses zwecks Aufhebung der Entmündigung ist besondere Vorsicht angebracht. Vor allem empfiehlt es sich, niemals eine Bescheinigung auf geistige Gesundheit abzugeben, auch vor Abgabe des Gutachtens möglichst Akteneinsicht anzustreben. Aber auch dann, wenn alles geklärt ist, ist Vorsicht in der Beurteilung einer Besserung oder Heilung angezeigt, so insbesondere beim manisch-depressiven Irresein, bei der Paralyse und bei der Trunksucht. In Fällen, in denen eine Entmündigung wegen Geisteskrankheit besteht, wird man dem Betreffenden meist schon durch eine Umwandlung der Entmündigung in eine solche wegen Geistesschwäche entgegenkommen können, ohne dabei allzuviel zu riskieren.

ε) Vorläufige Vormundschaft. Das Interesse des zu Entmündigenden wie auch das seiner Angehörigen usw. erfordert zuweilen eine raschere Regelung, als sie bei dem oft langwierigen Entmündigungsverfahren möglich ist. Für solche Fälle sieht das Gesetz die vorläufige Vormundschaft vor.

§ 1906 BGB. Ein Volljähriger, dessen Entmündigung beantragt ist, kann unter vorläufige Vormundschaft gestellt werden, wenn das Vormundschaftsgericht es zur Abwendung einer erheblichen Gefährdung der Person oder des Vermögens des Volljährigen für erforderlich erachtet.

Daraus geht hervor, daß die Voraussetzungen für die Errichtung einer vorläufigen Vormundschaft sind: Volljährigkeit des zu Entmündigenden, Bestehen eines Antrages auf Entmündigung, erhebliche Gefährdung der Person oder des Vermögens des zu Entmündigenden und schließlich die Anerkennung der Notwendigkeit dieser Maßnahme durch das Vormundschaftsgericht. Ein Gutachten eines Sachverständigen ist dazu nicht erforderlich; im allgemeinen wird ja bei der vorausgegangenen Antragstellung ein ärztliches Zeugnis vorgelegt. Zur Stellung des Antrages sind die gleichen Personen wie zur Stellung des Antrages auf Entmündigung berechtigt. Durch Stellung unter vorläufige Vormundschaft wird der Betreffende nach § 114 BGB. hinsichtlich seiner Geschäftsfähigkeit einem Minderjährigen gleich, der das 7. Lebensjahr vollendet hat, d. h. er gilt als beschränkt geschäftsfähig. Die vorläufige Vormundschaft endigt nach § 1908 BGB. entweder mit der Rücknahme des Antrages auf Entmündigung oder seiner rechtskräftigen Abweisung oder im Falle einer Entmündigung mit der Bestellung eines Vormundes; sie ist aufzuheben, wenn der Mündel des vorläufigen vormundschaftlichen Schutzes nicht mehr bedürftig ist.

ζ) Pflegschaft. Während eine Entmündigung wegen Geisteskrankheit oder Geistesschwäche dann angezeigt ist, wenn der Kranke seine

Angelegenheiten, d. h. alle oder doch die Mehrzahl seiner wichtigsten Angelegenheiten nicht zu besorgen vermag, ist für den Fall, daß er nur einzelne seiner Angelegenheiten nicht zu besorgen vermag, die Errichtung einer Pflegschaft am Platze. Es kommt hier § 1910 Abs. 2 und 3 BGB. in Betracht:

§ 1910 BGB. . . . .

Vermag ein Volljähriger, der nicht unter Vormundschaft steht, infolge geistiger oder körperlicher Gebrechen einzelne seiner Angelegenheiten oder einen bestimmten Kreis seiner Angelegenheiten, insbesondere seine Vermögensangelegenheiten, nicht zu besorgen, so kann er für diese Angelegenheiten einen Pfleger erhalten.

Die Pflegschaft darf nur mit Einwilligung des Gebrechlichen angeordnet werden, es sei denn, daß eine Verständigung mit ihm nicht möglich ist.

Hier ist von „*geistigen Gebrechen*" die Rede. Hierunter sollen nicht etwa nur leichtere oder rasch vorübergehende Grade geistiger Störungen verstanden werden, sondern es können auch schwerere Geistesstörungen hierunter gefaßt werden; „geistige Gebrechen" sollen gewissermaßen Geisteskrankheit und Geistesschwäche im Sinne des § 6, 1 BGB. zusammen umfassen. Maßgebend ist, daß das praktische Bedürfnis nur eine beschränkte Vertretung für einen bestimmten Kreis von Angelegenheiten verlangt. Beachtlich ist, daß nach Abs. 3 die Pflegschaft nur mit Einwilligung des Gebrechlichen angeordnet werden darf, es sei denn, daß eine Verständigung mit ihm nicht möglich ist. Der Begriff der *Verständigung* braucht sich nicht nur darauf zu beziehen, ob der Kranke die Frage nach seinem Einverständnis zur Bestellung eines Pflegers erfaßt, sondern eine Verständigung kann auch dann schon als nicht möglich gelten, wenn der Widerspruch des Kranken als ein Ausfluß seiner krankhaften Vorstellungen erscheint und wenn er nicht das Ergebnis einer auf vernünftigen Erwägungen beruhenden Willensmeinung ist.

Zur Errichtung einer Pflegschaft ist ein Antrag beim Amtsgericht nötig, der von den gleichen Personen gestellt werden kann, die die Entmündigung beantragen können. Die Mitwirkung eines Sachverständigen schreibt das Gesetz zwar nicht vor, doch empfiehlt sich die gleichzeitige Vorlage eines ärztlichen Zeugnisses darüber, daß der Betreffende wegen geistiger Gebrechen diese oder jene Angelegenheit nicht zu besorgen vermöge, sowie gegebenenfalls daß eine Verständigung mit ihm nicht möglich sei.

Die Pflegschaft endigt mit Erledigung der Angelegenheit, zu deren Erledigung sie errichtet wurde; sie ist aufzuheben, wenn der Pflegebefohlene die Aufhebung beantragt; Voraussetzung ist dabei allerdings, daß er bei Stellung des Antrages auf Aufhebung nicht geschäftsunfähig ist.

2. Das Eherecht.

Während der Mann erst mit Vollendung des 21. Lebensjahres ehemündig wird, ist dies bei der Frau schon mit Vollendung des 16. Lebensjahres der Fall. Sie bedarf aber, da sie bis zur Volljährigkeit nur beschränkt geschäftsfähig ist, der Einwilligung des gesetzlichen Vertreters. Sonst ist außer dem Geschäftsunfähigen auch der beschränkt Geschäftsfähige nicht fähig, eine Ehe einzugehen. Das Ehegesundheitsgesetz vom 18. Oktober 1935 verbietet ausdrücklich die Eheschließung, wenn einer der Verlobten entmündigt ist oder unter vorläufiger Vormundschaft steht. Das gleiche Gesetz enthält in seinem § 1 auch noch eine Reihe anderer Ehehindernisse, die bei der rassenhygienischen Gesetzgebung besprochen werden.

§ 1 Ehe-Ges.G.: (1) Eine Ehe darf nicht geschlossen werden,

a) wenn einer der Verlobten an einer mit Ansteckungsgefahr verbundenen Krankheit leidet, die eine erhebliche Schädigung der Gesundheit des anderen Teiles oder der Nachkommen befürchten läßt,

b) wenn einer der Verlobten entmündigt ist oder unter vorläufiger Vormundschaft steht,
c) wenn einer der Verlobten, ohne entmündigt zu sein, an einer geistigen Störung leidet, die die Ehe für die Volksgemeinschaft unerwünscht erscheinen läßt,
d) wenn einer der Verlobten an einer Erbkrankheit im Sinne des Gesetzes zur Verhütung erbkranken Nachwuches leidet.

(2) Die Bestimmung des Absatzes 1 Buchstabe d steht der Eheschließung nicht entgegen, wenn der andere Verlobte unfruchtbar ist.

α) **Nichtigkeit der Ehe.** Eine entgegen den Verboten des § 1 des Ehegesundheitsgesetzes geschlossene Ehe ist nach § 3 des gleichen Gesetzes nichtig.

§ 3. Ehe-Ges.G.: (1) Eine entgegen den Verboten des § 1 geschlossene Ehe ist nichtig, wenn die Ausstellung des Ehetauglichkeitszeugnisses oder die Mitwirkung des Standesbeamten bei der Eheschließung von den Verlobten durch wissentlich falsche Angaben herbeigeführt worden ist. Sie ist auch nichtig, wenn sie zum Zwecke der Umgehung des Gesetzes im Ausland geschlossen ist. Die Nichtigkeitsklage kann nur vom Staatsanwalt erhoben werden.

(2) Die Ehe ist von Anfang an gültig, wenn das Ehehindernis später wegfällt.

Eine Ehe ist auch nichtig, wenn einer der Ehegatten zur Zeit der Eheschließung geschäftsunfähig war. Die Nichtigkeit kann durch Nichtigkeitsklage innerhalb von 6 Wochen geltend gemacht werden.

§ 1325 BGB. Eine Ehe ist nichtig, wenn einer der Ehegatten zur Zeit der Eheschließung geschäftsunfähig war oder sich im Zustande der Bewußtlosigkeit oder vorübergehender Störung der Geistestätigkeit befand.

Die Ehe ist als von Anfang an gültig anzusehen, wenn der Ehegatte sie nach dem Wegfalle der Geschäftsunfähigkeit, der Bewußtlosigkeit oder der Störung der Geistestätigkeit bestätigt, bevor sie für nichtig erklärt oder aufgelöst worden ist. Die Bestätigung bedarf nicht der für die Eheschließung vorgeschriebenen Form.

Der vorstehende § 1325 BGB. ist nach dem oben angeführten § 3 des Ehegesundheitsgesetzes insoferne zu ergänzen, als nicht nur die Ehe bei Geschäftsunfähigkeit eines Ehegatten zur Zeit der Eheschließung nichtig ist, sondern auch dann, wenn sie entgegen den erwähnten Verboten des § 1 des Ehegesundheitsgesetzes geschlossen wurde, also unter anderem auch bei beschränkter Geschäftsfähigkeit infolge Entmündigung wegen Geistesschwäche, Verschwendung oder Trunksucht oder Stellung unter vorläufige Vormundschaft. Auch wird § 1325 BGB., soweit er von Störung der Geistestätigkeit handelt, durch den § 1, 1c) und d) des Ehegesundheitsgesetzes ergänzt.

β) **Anfechtung der Ehe.** Eine Anfechtung der Ehe ist möglich wegen beschränkter Geschäftsfähigkeit, wegen Irrtums und wegen arglistiger Täuschung.

Von dem *Anfechtungsgrund der beschränkten Geschäftsfähigkeit* handelt

§ 1331 BGB. Eine Ehe kann von dem Ehegatten angefochten werden, der zur Zeit der Eheschließung oder im Falle des § 1325 zur Zeit der Bestätigung in der Geschäftsfähigkeit beschränkt war, wenn die Eheschließung oder die Bestätigung ohne Einwilligung seines gesetzlichen Vertreters erfolgt ist.

Da ein wegen Entmündigung oder vorläufiger Vormundschaft in seiner Geschäftsfähigkeit Beschränkter nach § 1 des Ehe-Ges.G. eine Ehe ohnehin nicht schließen darf, kommt der § 1331 BGB. künftig wohl nur mehr bei Frauen im Alter von 16 bis 21 Jahren, die ja auch beschränkt geschäftsfähig sind, in Betracht.

Von der *Anfechtung aus Irrtum* handelt

§ 1333 BGB. Eine Ehe kann von dem Ehegatten angefochten werden, der sich bei der Eheschließung in der Person des anderen Ehegatten oder über solche persönliche Eigenschaften des anderen Ehegatten geirrt hat, die ihn bei Kenntnis der Sachlage und bei verständiger Würdigung des Wesens der Ehe von der Eingehung der Ehe abgehalten haben würden.

Der Irrtum, von dem hier die Rede ist, muß bei der Eheschließung stattgefunden haben, und er muß „persönliche Eigenschaften“ betreffen, die den anfechtenden Gatten bei verständiger Würdigung des Wesens der Ehe von der Eingehung derselben abgehalten haben würden. Es kommen hier nur solche Eigenschaften in Betracht, die dauernd, nicht nur vorübergehend oder zufällig, einer Person derart wesentlich sind, daß sie als Ausfluß und Betätigung ihres Wesens, somit als wesentlicher Bestandteil der Person sich darstellen, seien sie nun körperlicher, sittlicher oder geistiger Art. Da der Hauptzweck der Ehe die Erzeugung eines erbgesunden Nachwuchses ist, kann insbesondere eine Erbkrankheit, auch die Anlage hierzu als eine zur Anfechtung der Ehe berechtigende persönliche Eigenschaft angesehen werden. Auch die krankhafte Verfassung, die dem Alkoholismus oder einer anderen Sucht zugrunde liegt, kann als solche Eigenschaft aufgefaßt werden. Weiter sind Geisteskrankheiten, noch nicht ausgeheilte Syphilis, Mißbildungen und Abwegigkeiten geschlechtlicher Art, soweit sie nicht heilbar und vorübergehend sind, als solche Eigenschaften anzusehen.

Von der *arglistigen Täuschung* handelt

§ 1334 BGB. Eine Ehe kann von dem Ehegatten angefochten werden, der zur Eingehung der Ehe durch arglistige Täuschung über solche Umstände bestimmt worden ist, die ihn bei Kenntnis der Sachlage und bei verständiger Würdigung des Wesens der Ehe von der Eingehung der Ehe abgehalten haben würden. Ist die Täuschung nicht von dem anderen Ehegatten verübt worden, so ist die Ehe nur dann anfechtbar, wenn dieser die Täuschung bei der Eheschließung gekannt hat.

Auf Grund einer Täuschung über Vermögensverhältnisse findet die Anfechtung nicht statt.

In ähnlicher Weise wie der § 1333 von „Eigenschaften“ spricht der § 1334 von „Umständen“. Der letztere Begriff ist der weitere; es kommen hier unter Umständen auch vorübergehende, heilbare Erkrankungen in Betracht. Der Irrtum bzw. die Täuschung müssen zur Zeit der Eheschließung geschehen sein; die Anfechtung muß nach § 1339 innerhalb von 6 Monaten nach dem Zeitpunkt, in dem der Irrtum oder die Täuschung von dem anfechtenden Ehegatten erkannt wurde, erfolgen.

γ) **Ehescheidung.** Die Ehe kann aus einer Reihe von Gründen geschieden werden, so wegen Ehebruchs, Lebensnachstellung, böslichen Verlassens usw. In diesen Fällen kann eine Ehe nur aus Verschulden geschieden werden. Geschah das ehewidrige Verhalten in einem Zustande, der die Zurechnungs- und Schuldfähigkeit ausschloß, so liegt auch kein Verschulden vor, und eine Ehescheidung ist dann nicht möglich.

Nur in einem Falle läßt das Gesetz eine Ehescheidung zu, ohne daß ein Verschulden vorliegt, bei der *Ehescheidung wegen Geisteskrankheit.*

§ 1569 BGB. Ein Ehegatte kann auf Scheidung klagen, wenn der andere Ehegatte in Geisteskrankheit verfallen ist, die Krankheit während der Ehe mindestens 3 Jahre gedauert und einen solchen Grad erreicht hat, daß die geistige Gemeinschaft zwischen den Ehegatten aufgehoben, auch jede Aussicht auf Wiederherstellung dieser Gemeinschaft ausgeschlossen ist.

§ 623 ZPO. Auf Scheidung wegen Geisteskrankheit darf nicht erkannt werden, bevor das Gericht einen oder mehrere Sachverständige über den Geisteszustand des Beklagten gehört hat.

Aus der Fassung der gesetzlichen Bestimmungen ist ersichtlich, daß nur schwere Geisteskrankheit als Ehescheidungsgrund in Frage kommt. Das Wort „Geisteskrankheit“ bezeichnet hier nicht den gleichen Grad geistiger Störung wie im § 6, 1 BGB. Es ist hier eine geistige Störung gemeint, die die weiteren Bedingungen des § 1569 BGB. erfüllt: Die Geisteskrankheit, infolge welcher Ehescheidung möglich ist, muß während der Ehe mindestens 3 Jahre gedauert haben. Als Beginn rechnen nicht etwa nervöse Vorläufer, sondern es kommt der Zeitpunkt in Betracht, zu dem die Krankheit gerade voll ausgeprägt vorhanden war. Vorübergehende Besserungen können in die Krankheitsdauer einbezogen werden. Die Geisteskrankheit muß ferner einen solchen Grad erreicht haben, daß die geistige Gemeinschaft zwischen den Ehegatten aufgehoben ist. Der Begriff der geistigen Gemeinschaft ist notwendigerweise verschieden je nach der geistigen Artung der Ehegatten. Im allgemeinen ist unter Aufhebung der geistigen Gemeinschaft die Unfähigkeit des geisteskranken Ehegatten zu verstehen, an dem, was das Leben der Eheleute erfüllt, geistigen Anteil zu nehmen und sich in dieser Hinsicht durch Handlungen zu betätigen. Schließlich wird eine nach Art und Grad so schwere Geisteskrankheit gefordert, daß jede Aussicht auf Wiederherstellung der geistigen Gemeinschaft ausgeschlossen ist. Es wird deshalb demnach genau zu prüfen sein, ob noch Anhaltspunkte für eine Aussicht auf Heilung vorhanden sind. Es wird indessen auch keine absolute Sicherheit gefordert. Es heißt ja auch „Aussicht auf Wiederherstellung“ und nicht „Möglichkeit der Wiederherstellung“.

3. Testierfähigkeit.

§ 2229 BGB. Wer in der Geschäftsfähigkeit beschränkt ist, bedarf zur Errichtung eines Testaments nicht der Zustimmung seines gesetzlichen Vertreters.

Ein Minderjähriger kann ein Testament erst errichten, wenn er das 16. Lebensjahr vollendet hat.

Wer wegen Geistesschwäche, Verschwendung oder Trunksucht entmündigt ist, kann ein Testament nicht errichten. Die Unfähigkeit tritt schon mit der Stellung des Antrags ein, auf Grund dessen die Entmündigung erfolgt.

§ 2230 BGB. Hat ein Entmündigter ein Testament errichtet, bevor der die Entmündigung aussprechende Beschluß unanfechtbar geworden ist, so steht die Entmündigung der Gültigkeit des Testaments nicht entgegen, wenn der Entmündigte noch vor dem Eintritte der Unanfechtbarkeit stirbt.

Das gleiche gilt, wenn der Entmündigte nach der Stellung des Antrags auf Wiederaufhebung der Entmündigung ein Testament errichtet und die Entmündigung dem Antrage gemäß wieder aufgehoben wird.

§ 2253 BGB. Ein Testament sowie eine einzelne in einem Testament enthaltene Verfügung kann von dem Erblasser jederzeit widerrufen werden.

Die Entmündigung des Erblassers wegen Geistesschwäche, Verschwendung oder Trunksucht steht dem Widerruf eines vor der Entmündigung errichteten Testaments nicht entgegen.

Die Bestimmungen bedürfen kaum der Erläuterung. Wer geschäftsunfähig ist, kann ein Testament nicht errichten. Wer dagegen beschränkt geschäftsfähig ist, kann ein Testament errichten; er bedarf dazu nicht einmal der Zustimmung seines gesetzlichen Vertreters. Doch erfährt der Kreis derjenigen Personen, die trotz der Beschränkung ihrer Geschäftsfähigkeit testieren können, dadurch eine erhebliche Einengung, daß derjenige, der wegen Geistesschwäche, Verschwendung oder Trunksucht entmündigt ist, ein Testament nicht errichten kann, und zwar tritt schon mit Stellung des Antrages auf Entmündigung die Unfähigkeit ein. Nur in den im § 2230 BGB. aufgeführten Fällen ist ein von einem Entmündigten errichtetes Testament gültig: nämlich 1. wenn ein Entmündigter ein Testament errichtet, bevor der die Entmündigung aussprechende Beschluß unanfechtbar geworden ist, und er stirbt noch vor Eintritt der Unanfechtbarkeit, und 2. wenn der Entmündigte nach der Stellung des Antrages auf Wiederaufhebung der Entmündigung ein Testament errichtet und die Entmündigung dem Antrag gemäß wieder aufgehoben wird. Dagegen kann ein Testament von dem Erblasser jederzeit widerrufen werden, auch dann, wenn er nach Errichtung des Testaments wegen Geistesschwäche, Verschwendung oder Trunksucht entmündigt wurde[1].

---

[1] Besondere Vorsicht bei der Begutachtung s. S. 474.

Gelegentlich wird psychiatrische Hilfe zur *Anfechtung eines Testaments* in Anspruch genommen. Eine solche ist möglich auf Grund der §§ 104 und 105 BGB. Der Beweis obliegt dem Anfechtenden. Unter der Voraussetzung, daß der Erblasser über 16 Jahre alt war, handelt es sich dabei um den Nachweis, daß der Erblasser zur Zeit der Errichtung des Testaments geisteskrank im Sinne eines der §§ 104, Ziff. 2 oder 105, Abs. 2 war. Dies ist nur anzunehmen, wenn sich ein schwerer Grad geistiger Störung nachweisen läßt. In diesem Falle hat der Sachverständige nach dem Tode des Erblassers ein Gutachten über dessen Geisteszustand zur Zeit der Errichtung des Testaments abzugeben. Er wird sich hier mehr als sonst auf Zeugenaussagen, Briefe, auch auf Handschrift und Stil der Schriftstücke usw. stützen müssen. Entspricht das Testament nicht den bekannten sonstigen Ansichten des Erblassers, so wird man eher geneigt sein, es zu entkräften, als wenn man es einfach als die Ausführung eines schon im gesunden Zustande gefaßten Entschlusses ansehen kann. Findet man krankhafte Gedankengänge, Wahnideen oder Entschlüsse, die auf krankhafte Beeinflußbarkeit zurückzuführen sind, so wird die Entscheidung ja leicht.

4. Deliktsfähigkeit.

Unter Deliktsfähigkeit versteht man die Fähigkeit, für verschuldeten Schaden verantwortlich gemacht werden zu können. Es kommen hier in Betracht:

§ 827 BGB. Wer im Zustande der Bewußtlosigkeit oder in einem die freie Willensbestimmung ausschließenden Zustande krankhafter Störung der Geistestätigkeit einem anderen Schaden zufügt, ist für den Schaden nicht verantwortlich. Hat er sich durch geistige Getränke oder ähnliche Mittel in einen vorübergehenden Zustand dieser Art versetzt, so ist er für einen Schaden, den er in diesem Zustande widerrechtlich verursacht, in gleicher Weise verantwortlich, wie wenn ihm Fahrlässigkeit zur Last fiele; die Verantwortlichkeit tritt nicht ein, wenn er ohne Verschulden in den Zustand geraten ist.

§ 828 BGB. Wer nicht das siebente Lebensjahr vollendet hat, ist für einen Schaden, den er einem anderen zufügt, nicht verantwortlich.

Wer das siebente, aber nicht das achtzehnte Lebensjahr vollendet hat, ist für einen Schaden, den er einem anderen zufügt, nicht verantwortlich, wenn er bei der Begehung der schädigenden Handlung nicht die zur Erkenntnis der Verantwortlichkeit erforderliche Einsicht hat. Das gleiche gilt von einem Taubstummen.

§ 832 BGB. Wer kraft Gesetzes zur Führung der Aufsicht über eine Person verpflichtet ist, die wegen Minderjährigkeit oder wegen ihres geistigen oder körperlichen Zustandes der Beaufsichtigung bedarf, ist zum Ersatze des Schadens verpflichtet, den diese Person einem Dritten widerrechtlich zufügt. Die Ersatzpflicht tritt nicht ein, wenn er seiner Aufsichtspflicht genügt oder wenn der Schaden auch bei gehöriger Aufsichtsführung entstanden sein würde.

Die gleiche Verantwortlichkeit trifft denjenigen, welcher die Führung der Aufsicht durch Vertrag übernimmt.

Der Arzt wird hier nur selten zugezogen. Die psychischen Störungen, von denen im § 827 BGB. die Rede ist, entsprechen im wesentlichen den Voraussetzungen der §§ 104, Ziff. 2 und 105 Abs. 2 BGB., Entmündigung dagegen ist keine Voraussetzung. Sind die Störungen, die sonst vielleicht unter § 105 Abs. 2 gefaßt werden könnten, durch Mißbrauch geistiger Getränke oder ähnlicher Mittel, also durch Rauschgifte hervorgerufen, so ist der Täter in gleicher Weise verantwortlich, wie wenn ihm Fahrlässigkeit zur Last fiele. Nach § 828 BGB. ist die Verantwortlichkeit für einen zugefügten Schaden auch vom Alter und der geistigen Entwicklung, aber nur in verstandesmäßiger Hinsicht, abhängig. Die zur Erkenntnis der Verantwortlichkeit erforderliche Einsicht fordert nicht nur ein Verständnis für das dem anderen zugefügte Unrecht, sondern auch für die Verpflichtung, für die Folgen der Handlung selbst einzustehen. Die Bestimmung des § 832 BGB. trifft unter Umständen auf Eltern, einen Vormund, einen Irrenarzt oder eine Pflegeperson zu.

b) Österreichisches Recht (ABGB.).

Von JOSEF BERZE, Wien.

Auch das österreichische *bürgerliche Gesetzbuch* sieht auf ein ehrwürdiges Alter zurück, trat es doch schon am 1. Jänner 1812 in Wirksamkeit. Aber die allgemeine[1] Fassung vieler Bestimmungen des ABGB., darunter namentlich aller für den Psychiater wichtigen, ermöglicht, wie die Praxis immer wieder gezeigt hat, innerhalb eines recht weiten Rahmens die Anpassung an die Forderungen der Zeit und an den jeweiligen Stand der Psychiatrie.

1. Personenrecht.

α) **Handlungsfähigkeit (Geschäftsfähigkeit).** Dieser Hauptbegriff deckt sich beiläufig mit der Handlungsfähigkeit des schweizerischen ZGB. Die Altersstufen sind: *Kinder* bis zum zurückgelegten 7., *Unmündige* bis zum zurückgelegten 14., *Minderjährige* bis zum zurückgelegten 21. Jahre. Die gesetzliche *Großjährigkeit* (Volljährigkeit) und damit die allgemeine Handlungsfähigkeit wird also mit dem zurückgelegten 21. Jahr[2] erworben, wenn nicht auf Antrag unter bestimmten Voraussetzungen schon eine frühere gerichtliche Großjährigkeitserklärung erfolgt ist.

Ist Geisteskrankheit konstatiert, so ist, wenn nicht die Entmündigung (s. den nächsten Artikel!) die Handlungsfähigkeit — im allgemeinen — ausschließt, im Streitfalle die Handlungsfähigkeit für die einzelne Handlung zu beweisen. Das ABGB. rechnet da mit dem Begriff des lucidum intervallum und versteht darunter einerseits das vorübergehende Zurücktreten der Erscheinungen einer beliebigen Geisteskrankheit, anderseits die „echten Intervalle“ des manisch-depressiven Irreseins; wie immer der Fall liegen mag, ist genügendes Verständnis nachzuweisen. — Ist es zur Kuratelverlängerung nicht gekommen oder ist vielleicht auch die Geisteskrankheit noch nicht konstatiert, so fällt die ganze Beweislast dem zu, der die Giltigkeit einer Handlung anficht.

Die gewöhnlichste Bezeichnung für Geisteskranke ist Rasende, Wahnsinnige, Blödsinnige (alle 3 Ausdrücke zusammen). Der § 21 definiert den in Betracht kommenden *Grad* des Rasens, des Wahn- oder Blödsinns dahin, daß die Kranken „des Gebrauches der Vernunft entweder gänzlich beraubt oder wenigstens unvermögend sind, die Folgen ihrer Handlungen einzusehen“, § 1494 (Ersitzung) heißt es: „Personen, welche aus Mangel ihrer Geisteskräfte ihre Rechte selbst zu verwalten unfähig sind, wie .... Wahn- oder Blödsinnige“. Wo auch vorübergehende Zustände eingeschlossen sind, wird von Personen gesprochen, „die den Gebrauch der Vernunft nicht haben“, so § 310 (Erlangen von Besitz) und § 865 (Vertragsfähigkeit). Die damit bezeichneten Begriffe bedürfen wohl keiner Erläuterung mehr.

β) **Entmündigungsordnung**[3]. Die *Entmündigung* ist 1916 durch eine kaiserliche Verordnung neu geregelt worden. Da diese Verordnung, die „als ein Bruchstück der geforderten, aber wegen verwaltungstechnischer und budgetärer Schwierigkeiten wohl für längere Zeit aufgeschobenen, *allgemeinen Irrengesetzgebung*“[4] aufzufassen ist, außerdem noch Bestim-

[1] Alsbald ist die Enthaltsamkeit des Gesetzgebers gerühmt worden, der sich *nicht in nähere Bestimmungen* einläßt, die sich dem Zweck des Gesetzes entgegen nur zu leicht „perpetuieren“ könnten.

[2] *Bis zum Jahre 1919* trat in Österreich die Volljährigkeit erst mit *vollendetem 24. Lebensjahre* ein.

[3] *Entmündigungsordnung*, herausgegeben von Dr. RUDOLF HERMANN. Wien: Manz 1916.

[4] Dr. ALFRED HANDL: Die österreichische Entmündigungsordnung. Juristische Bemerkungen. Mschr. Kriminalpsychol. **12**.

mungen über das *„gerichtliche" Verfahren bei Aufnahme in geschlossene Anstalten"* enthält, ist die Bezeichnung „Entmündigungsordnung" (Entm.-O.) nicht glücklich gewählt.

Das *„Anhaltungs"*-Verfahren — diese Bezeichnung hat sich mehr eingebürgert — besteht im wesentlichen darin, daß „das Bezirksgericht, in dessen Sprengel die Anstalt liegt" — der Leiter der Anstalt hat die Pflicht, die Aufnahme eines jeden Kranken diesem Gerichte anzuzeigen (§ 16) — „wenn möglich innerhalb dreier Wochen .... über die Zulässigkeit[1] der Anhaltung zu entscheiden hat" (§ 17). Dieser Entscheidung hat eine Untersuchung durch einen oder zwei Sachverständige unter Leitung eines Einzelrichters voranzugehen (§ 18). Im gerichtlichen Beschluß kann auf eine kürzere Frist (sc.: für die Zulässigkeit der Anhaltung) bestimmt werden (§ 23, 2), nach deren Ablauf der etwa noch „Angehaltene" abermals zu untersuchen (§ 18) ist, zur Entscheidung über seine *weitere* Anhaltung."

Nach den „allgemeinen Bestimmungen" über die *Entmündigung* gibt es *zwei Stufen* der Entmündigung, die *volle* und die *beschränkte.*

§ 1. 1. Personen im Alter über 7 Jahre, die wegen Geisteskrankheit oder Geistesschwäche unfähig sind, ihre Angelegenheiten selbst zu besorgen, können voll entmündigt werden.

2. Volljährige, die zwar nicht unfähig sind, ihre Angelegenheiten zu besorgen, aber wegen Geisteskrankheit oder Geistesschwäche zur gehörigen Besorgung ihrer Angelegenheiten eines Beistandes bedürfen, können beschränkt entmündigt werden.

§ 2. Volljährige können ferner beschränkt entmündigt werden:

1. wenn sie durch Verschwendung sich oder ihre Familie der Gefahr des Notstandes preisgeben;

2. wenn sie wegen gewohnheitsmäßigen Mißbrauches von Alkohol (Trunksucht) oder von Nervengiften sich oder ihre Familie der Gefahr des Notstandes preisgeben oder die Sicherheit anderer gefährden oder eines Beistandes zur gehörigen Besorgung ihrer Angelegenheiten bedürfen.

„Unfähig" zur selbständigen bzw. zur gehörigen Besorgung ihrer Angelegenheiten bedeutet: unfähig zur Besorgung derjenigen Angelegenheiten, die zur Aufrechterhaltung der Erwerbstätigkeit und der bürgerlichen Stellung notwendig sind. — In beiden Absätzen steht „können", nicht „müssen"; es kann ja von der Entmündigung abgesehen werden, „wenn weder die Person des Kranken noch dessen Vermögen einen besonderen Anlaß" dazu geben (Herrmann). — „Geisteskrankheit oder Geistesschwäche" bezeichnet den einheitlichen Begriff der angeborenen und erworbenen Geisteskrankheit (Para- und Hypofunktionen).

Die Beschlußfassung über Entmündigung wegen Trunksucht oder wegen Mißbrauch von Nervengiften kann das Gericht (§ 36), wenn Besserung zu erwarten ist, aufschieben; es kann „diese Aufschiebung davon abhängig machen, daß der zu Entmüdigende sich für eine vom Gericht bestimmte Zeit von wenigstens 6 und höchstens 12 Monaten in einer vom Gericht bestimmten Entwöhnungsanstalt einer Heilbehandlung unterzieht".

Der *voll Entmündigte* „steht hinsichtlich seiner Handlungsfähigkeit einem Kinde vor vollendetem 7. Lebensjahre gleich". Er ist unfähig, durch eigene Handlungen Besitz zu erlangen (§ 310 ABGB.) oder Rechte zu erwerben oder Verpflichtungen zu übernehmen (§ 895 ABGB.). „Zur Fürsorge für die Person und das Vermögen des Entmündigten ist ein *Kurator* zu bestellen" (§ 3, Entm.-O.).

Der *beschränkt Entmündigte* „steht einem mündigen Minderjährigen gleich und erhält einen Beistand" (§ 4). Auch ohne Einwilligung des

[1] Über die Zulässigkeit, nicht über die Notwendigkeit bzw. Unangebrachtheit! Diese Entscheidung steht den Anstaltsärzten zu.

Beistandes kann er sich zu Diensten verdingen (§ 246 ABGB.). Er kann „über das, was er auf diese oder auf eine andere Art durch seinen Fleiß erwirbt", frei verfügen (§ 246 ABGB.), desgleichen über Sachen, die ihm „nach erreichter Mündigkeit zum Gebrauche übergeben worden sind" (§ 151 ABGB). Aber das Pflegschaftsgericht kann „dem Beistand die Verfügung über das, was sich der Entmündigte durch seinen Fleiß erwirbt, vorbehalten" (§ 4, Abs. 3, Entm.-O.). Nach dem JME. (Justizministerialerlaß) vom 14. Juli 1916 „wird von dieser Ermächtigung bei der Entmündigung wegen Trunksucht oder Mißbrauchs von Nervengiften in der Regel Gebrauch zu machen sein". Der *Beistand* des wegen Trunksucht oder Mißbrauchs von Nervengiften Entmündigten ist auch berechtigt, den Pflegling gegen seinen Willen in eine Heilanstalt zu bringen und dort bis zur Heilung festzuhalten.

Zur *vorläufigen Obsorge* soll (§ 8), wenn es zum Schutze einer eigenberechtigten Person, die in eine „Irren- oder ähnliche Pflegeanstalt" aufgenommen wurde, notwendig ist, ihr ein *vorläufiger Beistand* bestellt werden.

§ 50. 1. Wenn die Voraussetzungen für die Entmündigung nicht mehr vorliegen, ist die Entmündigung wegen Geisteskrankheit oder Geistesschwäche von Amts wegen oder auf Antrag, die Entmündigung wegen Verschwendung, Trunksucht oder wegen Mißbrauchs von Nervengiften nur auf Antrag aufzuheben.

2. Wenn die Geisteskrankheit oder Geistesschwäche zwar noch nicht gehoben, aber so weit gebessert ist, daß beschränkte Entmündigung genügt, kann das Gericht die volle Entmündigung in beschränkte umwandeln.

Das *Verfahren* bei der Aufhebung der Entmündigung ist dem bei der Durchführung der Entmündigung selbst in allen Punkten angepaßt. Das gleiche gilt für die „Umwandlung" nach Abs. 2.

Des weiteren enthält die Entm.-O. in ihren 74 Paragraphen Bestimmungen über Berechtigung zum Antrage auf Entmündigung, Rechtsmittel im Verfahren (Widerspruch, Rekurs), Tragung der Kosten, Zustellung und amtliche Mitteilung der Entscheidung usw. Ihre Besprechung würde den Rahmen eines Lehrbuches der Psychiatrie überschreiten. Zudem kann sich der österreichische Arzt, der ja doch einmal die ganze Verordnung durchzustudieren haben wird, leicht darüber selbst ein klares Bild machen.

2. Eherecht.

§ 48. ABGB. Rasende, Wahnsinnige, Blödsinnige und Unmündige sind außerstande, einen gültigen Ehevertrag zu errichten.

Im allgemeinen machen geistige Störungen, welche volle Geschäftsunfähigkeit bedingen würden, zum Eingehen einer gültigen Ehe unfähig. Schwierig kann die Entscheidung werden, wenn die Zeit der Eheschließung in eine Intermission oder Remission einer geistigen Störung bzw. in ein „luzides Intervall" fällt; der psychiatrische Sachverständige hat sie wieder dem Juristen zu überlassen und sich auf Abgabe eines Gutachtens zu beschränken, das allen für den Richter wichtigen Gesichtspunkten durch eingehende, rein psychiatrische Darlegungen Rechnung trägt.

Nach der Entm.-O. § 3 ist der voll Entmündigte eheunfähig (mit Bezug auf § 48 ABGB.). Der beschränkt Entmündigte ist ehefähig (§ 49 ABGB., § 4 Entm.-O.), jedoch der Geisteskranke oder Geistesschwache nur mit Einwilligung des Beistandes und des Gerichtes.

Im übrigen bleiben die eherechtlichen Vorschriften des ABGB. aufrecht, mit Ausnahme derjenigen, die für Katholiken durch das Konkordat (1. Mai 1934) abgeändert sind. In Hinkunft können kirchlich geschlossene

Ehen nur aus einem im kanonischen Recht begründeten Nichtigkeitsgrund für ungültig erklärt werden. Außer den „Ehehindernissen" (ABGB.) kommen nach dem kanonischen Recht auch noch bestimmte Mängel des „Ehewillens" für die *Ungültigerklärung* einer Ehe in Betracht[1].

Außer der Ungültigkeit kennt das ABGB. noch die *Trennung* und die *Scheidung*. Die österreichische Scheidung ist eine Scheidung von Tisch und Bett für alle Glaubensbekenntnisse gleich. Die Trennung (Scheidung in anderen Staaten) dagegen ist nur bei nicht katholischen Ehen[2] möglich. Die gültige Ehe von Katholiken kann nur der Tod trennen.

Geisteskrankheit an sich ist *kein Scheidungsgrund*. Doch kann sich aus ihr ein Scheidungsgrund nach § 109 ABGB. ergeben, z. B. wenn sie „dem Leben oder der Gesundheit gefährliche Nachstellungen" oder „schwere Mißhandlungen" oder „sehr empfindliche, wiederholte Kränkungen" (sc. des klagenden Gatten) mit sich bringt. — Geisteskrankheit an sich ist kein *Trennungs*grund. Doch kann sich aus ihr ein solcher nach § 115 ABGB. ergeben, z. B. durch „wiederholte schwere Mißhandlungen". Die Aufgaben der psychiatrischen Sachverständigen sind ohne weiteres ersichtlich.

Nach § 96 ABGB. verliert „der schuldlose Teil" das Recht, die Ungültigkeitserklärung des Ehevertrages zu verlangen, wenn er nach erlangter Kenntnis des Hindernisses die Ehe fortgesetzt hat. Der Sachverständige kann gefragt werden, ob der Kläger zu einer bestimmten Zeit als Laie bereits imstande war, zu erkennen, daß er es mit einer geisteskranken Person zu tun habe.

3. Testierfähigkeit.

§ 566 ABGB. Wird bewiesen, daß die Erklärung im Zustande der Raserei, des Wahnsinnes, Blödsinnes oder der Trunkenheit geschehen sei, so ist sie ungültig.

Nach der Entmündigungsordnung, die sich — wie in anderen Punkten — auch hier mit dem ABGB. überschneidet, ist der voll Entmündigte nicht testierfähig (Entm.-O. § 3), außer wenn nachgewiesen wird, daß der Erblasser „zur Zeit der letzten Anordnung bei voller Besonnenheit gewesen sei" (§ 567 ABGB.). Der wegen gewohnheitsmäßigen Mißbrauchs von Alkohol oder von Nervengiften beschränkt Entmündigte kann (Entm.-O. § 6) ebenso wie der „gerichtlich erklärte Verschwender" (§ 568 ABGB.) nur über die Hälfte seines Vermögens durch letzten Willen verfügen.

§ 569 ABGB. Unmündige sind zu testieren unfähig. Minderjährige, die das 18. Jahr noch nicht zurückgelegt haben, können nur mündlich vor Gericht testieren. Das Gericht muß durch eine angemessene Erforschung sich zu überzeugen suchen, daß die Erklärung des letzten Willens frei und mit Überlegung geschehe ...... Nach zurückgelegtem 18. Jahre kann ohne weitere Einschränkung ein letzter Wille erklärt werden.

Aus letzterer Bestimmung (§ 569) ist zu ersehen, daß im österreichischen Rechte noch mehr als im deutschen und schweizerischen geringere Anforderungen an die Testierfähigkeit gestellt werden als an die Handlungsfähigkeit. Dementsprechend hat auch der für den Fall der Anfechtung eines Testamentes nach § 566 beigezogene Sachverständige zu berücksichtigen, daß der Richter wissen will, nicht ob dem zu Beurteilenden für die Zeit der Errichtung des Testamentes volle allgemeine Handlungsfähigkeit, sondern nur ob ihm für diese Zeit die Testierfähigkeit zuerkannt

---

[1] Dr. Johannes Hollensteiner: Das Konkordat. Wien: Steyrermühl-Verlag 1934.

[2] Auch bei sog. akatholischen (α privativum) Ehen, d. h. bei Ehen „nicht katholischer Religionsverwandter".

werden muß. Dabei wird er wieder zu beachten haben, daß nicht bloß die Einsicht in die Folgen maßgebend ist, sondern auch die Motive in Betracht gezogen werden müssen.

4. Deliktsfähigkeit (zivilrechtlich).

(1308—1310.) Geisteskranke sind im Prinzip nicht deliktsfähig. Doch können sie schadenersatzpflichtig erklärt werden „mit Rücksicht auf das Vermögen des Beschädigers und des Beschädigten". Regelmäßig dagegen sind haftbar diejenigen, denen die Überwachung der Kranken obliegt, wenn sie sich einer Nachlässigkeit schuldig gemacht haben.

Die Deliktfähigkeit ist im Prinzip unabhängig von der Entmündigung. Doch gilt der voll Entmündigte als nicht deliktfähig, außer wenn ein lichtes Intervall zur kritischen Zeit nachgewiesen wird. Der beschränkt Entmündigte kann deliktfähig sein; ob er es zur kritischen Zeit tatsächlich war, wird aber, wenn diesbezüglich Bedenken auftauchen, erst zu untersuchen sein (§ 3 und 4 der Entm.-O., § 248 ABGB.).

c) Schweizerisches Recht (ZGB.).

1. Personenrecht.

α) **Handlungsfähigkeit.** Das schweizerische Zivilgesetzbuch operiert zunächst mit dem allgemeinen Begriff der *Handlungsfähigkeit:*

12. Wer handlungsfähig ist, hat die Fähigkeit, durch seine Handlungen Rechte und Pflichten zu begründen.

13. Die Handlungsfähigkeit besitzt, wer mündig und urteilsfähig ist.

14. Mündig ist, wer das zwanzigste Lebensjahr vollendet hat. Heirat macht mündig.

17. Handlungsunfähig sind die Personen, die nicht urteilsfähig oder die unmündig oder entmündigt sind.

Die Urteilsfähigkeit wird in Artikel 16 erläutert:

16. Urteilsfähig im Sinne dieses Gesetzes ist ein jeder, dem nicht wegen seines Kindesalters oder infolge von Geisteskrankheit, Geistesschwäche, Trunkenheit oder ähnlichen Zuständen die Fähigkeit mangelt, vernunftgemäß zu handeln.

„*Fähigkeit, vernunftgemäß zu handeln*" ist, psychologisch ausgedrückt, die Fähigkeit, normale Motive zu bilden und nach diesen zu handeln. Der Begriff der „Norm" läßt sich nicht definieren. Als die Urteilsfähigkeit und damit die Handlungsfähigkeit ausschließende Zustände gelten alle diejenigen, die eben die Fähigkeit, vernunftgemäß zu handeln, unterdrücken — ob krankhaft oder nicht, kommt hier nicht in Betracht, was sehr angenehm ist, denn erstens ist der Erfolg der nämliche, und zweitens ist ja diese Unterscheidung in der Praxis doch eine ganz willkürliche.

Im Gesetz wie im Leben ist die Urteilsfähigkeit eine relative: Sie kann nur in bezug auf bestimmte Einzelhandlungen oder einen bestimmten Kreis von Handlungen vorhanden sein. Der leicht debile Tagelöhner ist urteilsfähig in bezug auf seinen Tätigkeitskreis, nicht aber für den Tätigkeitskreis eines Advokaten. Solange er Tagelöhner bleibt, bleibt er auch urteilsfähig im Sinne des Gesetzes.

Von Urteilsunfähigen abgeschlossene Rechtsgeschäfte sind nichtig.

β) **Vormundschaft, Beistandschaft, Beiratschaft.**

Vormundschaft. Art. 369. Unter Vormundschaft gehört jede mündige Person, die infolge von Geisteskrankheit oder Geistesschwäche ihre Angelegenheiten nicht zu besorgen vermag, zu ihrem Schutze dauernd des Beistandes und der Fürsorge bedarf oder die Sicherheit anderer gefährdet.

Die Verwaltungsbehörden und Gerichte haben der zuständigen Behörde Anzeige zu machen, sobald sie in ihrer Amtstätigkeit von dem Eintritt eines solchen Bevormundungsfalles Kenntnis erhalten.

Der Artikel statuiert zum Unterschied vom Deutschen Recht eine *Pflicht* der Bevormundung, wenn die durch ihn genannten Bedingungen vorliegen. So sind die Amtspersonen, denen ein solcher Tatbestand bekannt wird, *verpflichtet,* die zuständige Behörde davon zu benachrichtigen. Dazu *berechtigt* ist jedermann, auch der Arzt (ärztliches Geheimnis!). Die Kantone haben das Recht, Anzeigeberechtigung und Antragsrecht zu umschreiben. Diese für den Arzt erheblichen Bestimmungen sind in den kantonalen „*Einführungsgesetzen*" zum ZGB. enthalten. Aufgestellt ist die Bevormundungsbestimmung, um entsprechend dem ganzen Charakter des ZGB. in erster Linie jedem, der nicht für sich selbst sorgen kann, Hilfe und Schutz zu gewähren. Die humane Idee des Gesetzgebers ist aber, wenigstens für absehbare Zeit, leider einfach nicht durchführbar. Man würde für alle unsere Geisteskranken nicht genug Vormünder finden, die sich wirklich der Interessen ihrer Schutzbefohlenen so annähmen, daß dabei etwas herauskäme. Wenn ein Unheilbarer in einer zweckentsprechenden Anstalt versorgt ist, so nimmt man an, es sei alles für ihn getan, oder, wenn man noch mehr tun möchte, so fehlt die Möglichkeit dazu. Es werden deshalb noch lange nicht alle Personen bevormundet, die ihre Angelegenheiten nicht zu besorgen vermögen oder des Beistandes bedürfen. Ausweichen kann man — d. h. die Vormundschaftsbehörde, weniger der angefragte Arzt — dem Gesetze dadurch, daß man feststellt, es seien keine Angelegenheiten zu besorgen und der in der Anstalt Verpflegte bedürfe keines anderen Schutzes.

Geisteskrankheit und *Geistesschwäche:* Die beiden Worte zusammen bezeichnen zum Unterschied vom deutschen Gesetz *einen* Begriff, der alle Abweichungen vom Normalen umfaßt, sowohl die Parafunktionen, also die eigentlichen Geisteskrankheiten in unserem Sinne und viele Psychopathien, sog. Degenerationen, als auch die erworbene oder angeborene Dürftigkeit und Minderfunktion des Geisteslebens, inbegriffen die moralische Minderwertigkeit. Es gibt für das Gesetz keinen Unterschied zwischen Geisteskrankheit und Geistesschwäche.

„*Angelegenheiten*" meint wie im BGB. alle wichtigeren, dem Patienten und seiner Rechtssphäre zukommenden Geschäfte (Vermögen, Sorge für sich selbst und die Familie); durch die Krankheit brauchen nicht alle Angelegenheiten gefährdet zu sein; es genügt ein wesentlicher Teil.

„*Besorgen*" heißt auch hier „richtig besorgen" und hat relative Bedeutung: Es sind Art und Schwere der Geistesstörung im *Verhältnis* zu Art und Bedeutung der Angelegenheiten in Betracht zu ziehen. Auch der Querulant kann gerade seine wichtigsten Angelegenheiten nicht besorgen. (Siehe immerhin S. 364 Paranoia.)

„*Schutzbedürftigkeit*" ist ein rein praktischer Begriff, der an den Umständen gemessen werden soll; an manchen Orten (z. B. Zürich) wird er bloß in bezug auf das Ökonomische, nicht persönlich verstanden.

Ebenso leicht verständlich ist die „*Gefährdung der Sicherheit anderer*", wenn auch der Begriff theoretisch kaum scharf zu umgrenzen ist; praktisch allerdings entstehen nicht viel Schwierigkeiten, da die Gefährdung der Sicherheit anderer natürlich dem Grade nach deutlich nachweisbar sein und dem Objekt nach ein wichtigeres Gut betreffen muß: Bedrohung von Leib und Leben, Bedrohung mit Brandstiftung und anderen schweren Schädigungen; unbezwingliche Neigung zu kleineren Diebstählen wird an sich nicht gleich einen Bevormundungsgrund abgeben. Der Vormund wird allerdings nur in wenigen Fällen direkt einer Schädigung Dritter durch sein Mündel vorbeugen können, aber die Entmündigung gibt die gesetzliche Handhabe, eine Internierung auch da, wo die rein medizinischen Gründe versagen würden, durchzuführen. Natürlich muß die Gemeingefährlichkeit in Geisteskrankheit begründet sein, wenn sie eine Indikation zur Bevormundung nach Art. 369 sein soll. Die Gemeingefährlichkeit als solche kann nun auch in vielen Kantonen ohne Bevormundung nach besonderen „Verwahrungsgesetzen" zweckgemäß behandelt werden.

Als selbstverständlich ist vorausgesetzt, daß die Bevormundungsgründe andauernde seien, d. h. also für absehbare Zeit bestehen bleiben.

Art. 370. Unter Vormundschaft gehört jede mündige Person, die durch Verschwendung, Trunksucht, lasterhaften Lebenswandel oder durch die Art und Weise ihrer Vermögensverwaltung sich oder ihre Familie der Gefahr eines Notstandes oder der Verarmung aussetzt, zu ihrem Schutze dauernd des Beistandes und der Fürsorge bedarf oder die Sicherheit anderer gefährdet.

Der Artikel will rechtzeitige Maßnahmen nicht nur ermöglichen, sondern befehlen. Die Verschwendung kann auch bloß die Einkünfte betreffen, das Vermögen braucht nicht angegriffen zu werden. Notwendig ist aber eine „Sucht", ein „Hang", seine Mittel zu vertun, der dem Betreffenden das Haushalten verunmöglicht. Ist die Neigung direkt krankhaft, so tritt Art. 369 ein; Art. 370 meint also die Fälle, in denen keine andere forensisch erhebliche Krankheit nachgewiesen ist.

„*Trunksucht*". Hier liegt die Konstatierung der „Sucht" im gewählten Ausdruck; der Patient muß gezeigt haben, daß er nicht fähig ist, der Neigung zum „regelmäßigen Genuß" zu widerstehen. So steht es bei Egger, und es wäre richtig, wenn man in diesem Sinne handeln könnte; es muß aber schon bei den jetzigen Trinksitten der Begriff des *übermäßigen* Genusses mit seiner gasartigen Komprimierbarkeit an Stelle des „regelmäßigen" gesetzt werden, obschon es ganz richtig ist, daß derjenige, der nicht fähig ist, auf den regelmäßigen Genuß des Alkohols zu verzichten, in Wirklichkeit ein Alkoholiker ist und seine Gesundheit und sein Vermögen gefährdet. Es ist anderseits aber nicht erforderlich, daß die Sucht dauernd wirke; auch der Dipsomane ist trunksüchtig und oft mit seiner Familie des Schutzes bedürftig.

Der Artikel läßt sich leider nicht anwenden auf Suchten nach den sog. Rauschgiften (Morphium, Opium, Cocain usw.). Doch wird dadurch, daß die Sucht zu Zuständen führt oder auf Zuständen beruht, die den Voraussetzungen der Art. 369 oder 370 entsprechen, manchmal eine Bevormundung begründet.

Art. 370 wird noch viel zu selten angewandt, d. h. erst wenn das Vermögen schon zum größten Teil oder ganz verloren ist. Man ist sich des Art. 426 zu wenig bewußt, nach welchem Vormund und Vormundschaftsbehörde für Schaden durch fahrlässige Behandlung verantwortlich gemacht werden können.

Daß der Alkoholiker zu seinem Schutze dauernd des Beistandes und der Fürsorge bedarf und daß er in vielen Fällen die Sicherheit anderer gefährdet, ist außer ihm selbst jedem klar, der sehen will.

Die übrigen Bestimmungen dieses Artikels sprechen für sich selbst.

Art. 374. Wegen Verschwendung, Trunksucht, lasterhaften Lebenswandels oder der Art und Weise ihrer Vermögensverwaltung darf eine Person nicht entmündigt werden, ohne daß sie vorher angehört worden ist.

Die Entmündigung wegen Geisteskrankheit oder Geistesschwäche darf nur nach Einholung des Gutachtens von Sachverständigen erfolgen, das sich auch über die Zulässigkeit einer vorgängigen Anhörung des zu Entmündigenden auszusprechen hat.

Bei Entmündigung wegen Trunksucht wird oft der Arzt gehört und auf sein Zeugnis hin der Entscheid gefällt, nicht nur weil Trunksucht auch bei unseren Behörden als eine Krankheit angesehen werden kann, sondern weil der Arzt am besten im Falle ist, ihr Bestehen nachzuweisen. Aber auch bei Verschwendern und Lasterhaften hat der Arzt oft sein Gutachten abzugeben, und wenn es nur darum wäre, um zu konstatieren, ob die Aufführung des Exploranden auf Geisteskrankheit beruht oder nicht. Er wird dann auch im Falle, daß eine Geisteskrankheit im Sinne des Gesetzes nicht zu finden ist, das Gutachten doch so abfassen, daß es einer notwendigen Bevormundung nach Art. 370 nicht im Wege steht.

Daß die Entmündigung wegen Geisteskrankheit ein ärztliches Gutachten verlangt, ist selbstverständlich.

Die Zusatzfrage, *ob die vorgängige Anhörung des zu Entmündigenden zulässig sei,* wird oft nicht gestellt. Der Experte hat sie aber bei Entmündigungen nach Art. 369 jedenfalls zu beantworten; wenn sie bejaht wird, nur durch einen Satz am Schlusse des Gutachtens; sollte sie verneint werden, so ist die Verneinung zu begründen. Es ist nun keine Frage, daß die Anhörung meistens eine unnütze und oft eine sehr lästige und kostspielige Maßregel ist, wenn z. B. der Wohnsitz des internierten Kranken von der Irrenanstalt sehr weit entfernt ist. Die Behörden stellen deshalb da und dort das Ansinnen an den Arzt, die Frage zu verneinen. Obschon einzelne Ärzte in selbstverständlichen Fällen nachzugeben geneigt sind, halte ich das für unzulässig. Der Gesetzgeber hat gegen die ungerechtfertigten Bevormundungen alle mögliche Sicherheit bieten wollen, auch da, wo es den Beteiligten unnütz erscheint; man hat sich daran zu halten.

Natürlich ist bei der Zulässigkeit der Anhörung des zu Entmündigenden nur an medizinische Gründe gedacht worden. Es gibt Fälle (Melancholiker, gewisse Schizophrene, Senile), die durch die Anhörung aufgeregt oder schwer geschädigt werden können. Dem wollte der Gesetzgeber vorbeugen. Bezeichnend ist aber, daß wir in der Anstalt mit ihren vielen Bevormundungsfällen in 15 Jahren höchstens ein oder zweimal für nötig gefunden haben, die Anhörung abzulehnen.

Art. 386. Wird es vor der Wahl notwendig, vormundschaftliche Geschäfte zu besorgen, so trifft die Vormundschaftsbehörde von sich aus die erforderlichen Maßregeln.

Sie kann insbesondere die vorläufige Entziehung der Handlungsfähigkeit aussprechen und eine Vertretung anordnen.

Eine solche Maßregel ist zu veröffentlichen.

Der Arzt ist sehr häufig derjenige, der die Notwendigkeit der vorläufigen Entziehung der Handlungsfähigkeit am besten konstatieren kann. Er hat deshalb an diesen Artikel zu denken.

Zu den vorläufigen Maßregeln kann (wenigstens im Kanton Zürich) auch die Internierung des Kranken gehören. Dabei *muß* der zu Internierende nicht gehört werden, aber, wenn immer möglich, wird man es nicht unterlassen.

Die Rechte des Vormundes beziehen sich u. a. auch auf die Unterbringung in einer Anstalt (Art. 406).

Die Publikation auch der vorläufigen Bevormundung kann wie die der definitiven verschoben werden, solange der Patient interniert ist (Art. 375, Al. 2).

Art. 372. Einer mündigen Person kann auf ihr Begehren ein Vormund gegeben werden, wenn sie dartut, daß sie infolge von Altersschwäche oder anderm Gebrechen oder von Unerfahrenheit ihre Angelegenheiten nicht gehörig zu besorgen vermag.

Auch eine solche Vormundschaft „auf eigenes Begehren“ darf nur aufgehoben werden, wenn der Grund des Begehrens dahingefallen ist (Art. 438).

Die Beistandschaft. Art. 392. Auf Ansuchen eines Beteiligten oder von Amtes wegen ernennt die Vormundschaftsbehörde einen Beistand da, wo das Gesetz es besonders vorsieht, sowie in folgenden Fällen:

1. wenn eine mündige Person in einer dringenden Angelegenheit infolge von Krankheit, Abwesenheit oder dergleichen weder selbst zu handeln, noch einen Vertreter zu bezeichnen vermag,
2. wenn der gesetzliche Vertreter einer unmündigen oder entmündigten Person in einer Angelegenheit Interessen hat, die denen des Vertretenen widersprechen,
3. wenn der gesetzliche Vertreter an der Vertretung verhindert ist.

Da die Beistandschaft nach der in diesem Artikel bestimmten Form die Handlungsfähigkeit voraussetzt, hat der Arzt selten damit zu tun. Der bloß bettlägerige Kranke ist meist fähig, selbst einen Vertreter zu bestellen und zu instruieren. Doch können auch vorübergehende Fälle von Geisteskrankheit, Fieberdelirien u. dgl. den Beistand nötig machen; die zu besorgende Angelegenheit muß aber immer eine dringliche sein.

Art. 393. Fehlt einem Vermögen die nötige Verwaltung, so hat die Vormundschaftsbehörde das Erforderliche anzuordnen und namentlich in folgenden Fällen einen Beistand zu ernenen:

2. bei Unfähigkeit einer Person, die Verwaltung ihres Vermögens selbst zu besorgen oder einen Vertreter zu bestellen, falls nicht die Vormundschaft anzuordnen ist.

Auch hier kann ein körperliches Gebrechen oder Trunksucht in Betracht kommen, wenn nicht dabei eine dauernde Fürsorgebedürftigkeit die Vormundschaft verlangt. Vor allem aber wird bei vorübergehenden Geisteskrankheiten, wo dringliche Geschäfte zu erledigen sind, aber auch z. B. bei einer Paralyse außer der Vermögensverwaltung, wo keine Geschäfte zu erwarten sind, *die die Vormundschaft nötig machen,* ein Beistand verlangt werden, besonders wenn die Kranken in der Anstalt sind.

Art. 394. Einer mündigen Person kann auf ihr Begehren ein Beistand gegeben werden, wenn die Voraussetzungen der Bevormundung auf eigenes Begehren vorliegen.

Art. 393 und 394 können, abgesehen von besonderen Fällen, nur zur Vermögenssicherung angewandt werden. Die z. B. bei Alkoholikern und Psychopathen oft so notwendige persönliche Fürsorge kann also nicht mehr erreicht werden ohne volle Bevormundung, d. h. ohne vollen Entzug der bürgerlichen Rechte. Immerhin bekommt auch ein Vermögensverwalter eine gewisse Einsicht in die Lebensführung des Verbeiständeten, so daß er in der Lage wäre, Anzeige zu machen, wenn persönliche Fürsorge und damit Bevormundung geboten wäre.

Die Beiratschaft. Art. 395. Wenn für die Entmündigung einer Person kein genügender Grund vorliegt, gleichwohl aber zu ihrem Schutze eine Beschränkung der Handlungsfähigkeit als notwendig erscheint, so kann ihr ein Beirat gegeben werden, dessen Mitwirkung für folgende Fälle erforderlich ist:

1. Prozeßführung und Abschluß von Vergleichen,
2. Kauf, Verkauf, Verpfändung und andere dingliche Belastung von Grundstücken,
3. Kauf, Verkauf und Verpfändung von Wertpapieren,
4. Bauten, die über die gewöhnlichen Verwaltungshandlungen hinausgehen,
5. Gewährung und Aufnahme von Darlehen,
6. Entgegennahme von Kapitalzahlungen,
7. Schenkungen,
8. Eingehung wechselrechtlicher Verbindlichkeiten,
9. Eingehung von Bürgschaften.

Unter den gleichen Voraussetzungen kann die Verwaltung des Vermögens dem Schutzbedürftigen entzogen werden, während er über die Erträgnisse die freie Verfügung behält.

Die Beiratschaft ist eine Form der Beistandschaft. Sie will den nämlichen Zweck erreichen wie die deutsche Entmündigung wegen Geistesschwäche, ist aber leider starrer, da nur die in 1—9 aufgezählten Geschäfte oder dann die ganze Vermögensverwaltung dem durch die Maßregel in der Handlungsfähigkeit Beschränkten entzogen werden kann, und gegenüber eigensinnigen Kranken ist der Artikel oft deswegen nicht anwendbar, weil der Beirat nur „mitwirkt", d. h. nur im Einverständnis des Mündels handeln kann. Während die übrigen Formen der Beistandschaft, außer die nach Art. 393 und 394, nur temporär bestimmte Geschäfte zu besorgen haben, fungiert der Beirat dauernd. Hier wird regelmäßig ein ärztliches Gutachten verlangt werden. Der Arzt muß die Tragweite dieses Artikels genau kennen, denn eine Bevormundung darf nicht ausgesprochen werden, wenn die Beistandschaft bzw. Beiratschaft ausreicht, und sie ist gar nicht so selten eine genügende Maßregel, namentlich bei Debilen, eventuell auch bei Paranoikern und leichten Schizophrenen und auch bei manchen Querulanten im Hinblick auf Ziffer 1. Im übrigen ist die Einsetzung der Beistandschaft nicht obligatorisch, auch wenn Gründe dazu da wären. Sie „kann" unter den genannten Umständen eingerichtet werden, aber in dem Sinne natürlich, daß die Bevormundungsbehörde auf den Antrag einzugehen hat, wenn eine Notwendigkeit zum Einschreiten gegeben ist.

Beistandschaft macht nicht unmündig, hat also nicht die Konsequenzen einer Vormundschaft. Veröffentlichung findet nur dann statt, wenn es der Behörde zweckmäßig erscheint.

Die Grenzen zwischen Vormundschaft und Beistandschaft einschließlich Beiratschaft sind sehr wenig scharf. In einzelnen Landesteilen wird die eine Maßregel mehr angewandt, in anderen die andere.

Das Ende der Vormundschaft. Art. 436. Die Aufhebung einer wegen Geisteskrankheit oder Geistesschwäche angeordneten Vormundschaft darf nur erfolgen, nachdem das Gutachten von Sachverständigen eingeholt und festgestellt ist, daß der Bevormundungsgrund nicht mehr besteht.

Das ärztliche Gutachten hat zu konstatieren, ob die Geisteskrankheit bzw. Geistesschwäche fortdauere, und wenn ja, ob diese noch so hochgradig sei, daß die Unfähigkeit, die Angelegenheiten zu besorgen, oder die anderen Gründe der Bevormundung weiter bestehen (vgl. S. 459).

2. Eherecht.

a) Ehefähigkeit.

Art. 96. Um eine Ehe eingehen zu können, muß der Bräutigam das zwanzigste, die Braut das achtzehnte Altersjahr zurückgelegt haben.

Die Regierung des Wohnsitzkantons kann jedoch in außerordentlichen Fällen, wenn schwerwiegende Rücksichten es rechtfertigen, eine Braut, die das siebenzehnte, oder einen Bräutigam, der das achtzehnte Altersjahr zurückgelegt hat, unter Zustimmung der Eltern oder des Vormundes für ehemündig erklären.

Art. 97. Um eine Ehe eingehen zu können, müssen die Verlobten urteilsfähig sein. Geisteskranke sind in keinem Falle ehefähig.

Das erste Alinea des Art. 97 behandelt die Ehe als ein Rechtsgeschäft, aber eines besonderer Art. „Urteils*un*fähigkeit (mit Hinsicht auf die Eheschließung) liegt stets dann vor, wenn dem Ehewilligen die Fassungskraft und Einsicht in das *Wesen und die Bedeutung der Ehe,* das Verständnis für die Aufgaben und Pflichten, die mit der Ehe verbunden sind, abgehen" (Egger, Bd. II, 2. Aufl., S. 43). Bei der großen Tragweite der Eheschließung „müssen notwendigerweise *hohe Anforderungen* gestellt werden" (Egger, e. l.). Leider hatte aber die Praxis diese Forderung stark heruntergeschraubt, und erst seit einigen Jahren ist man wieder geneigt, an die Zeugung erbkranker Kinder zu denken.

Auch hat, seit die Sterilisation nicht mehr an sich als ein Verbrechen betrachtet wird, eine Krankheit, die den Kindern vererbt werden kann, ihre absolute Bedeutung als Ehehindernis (und Scheidungsgrund) verloren. Wenn zwei Leute sich lieben und sonst zusammenpassen, so betrachtet man es als unnötige Grausamkeit, sie zu trennen, sofern der kranke Partner sich sterilisieren läßt. Und daß, wenigstens in unserer Gegend, viele ohne Besinnen lieber auf Kinder verzichten als auf die Ehe, bestätigte mir ein sehr erfahrener Beamter.

Und doch darf der Begriff der Geisteskrankheit im Eherecht nicht zu eng gefaßt werden. Ein Schizophrener ist nicht mehr heiratsfähig (EGGER), auch wenn er noch so „mit Defekt geheilt“ ist, und eine Heilung in medizinischem Sinne wird immer weniger konstatiert werden, weil sie ja in Wirklichkeit doch nicht existiert; denn gerade in der Beziehung, worauf es hier ankommt, im alltäglichen Verkehr mit dem Nächsten, machen sich die schizophrenen Eigentümlichkeiten latent Kranker am unangenehmsten bemerkbar. Eingeschlossen sind auch chronischer Alkoholismus, Morphinismus und selbstverständlich, obgleich sie nicht mehr ausdrücklich genannt ist, Geistesschwäche (Imbezillität uud Debilität), sobald sie das Verständnis für die Aufgaben und die Pflichten der Ehe erheblich vermindert; dadurch daß der Gesetzgeber den „Blödsinn“ der früheren Bestimmung fallen ließ, wollte er gerade andeuten, daß er unter dem Ausdruck Geisteskrankheit alles zusammenfassen wollte, was sich als krankhaft auf dem Gebiete der Psyche erweist. Auch bloße moralische Idiotie fällt (nach EGGER) unter diesen Begriff. Nicht aber können als Geisteskrankheiten im Sinne des Gesetzes gelten die Hysterie, die (Pseudo-)Neurasthenie und ähnliche Psychoneurosen, wenn sie nicht einen besonders hohen Grad erreicht haben. Dagegen sind auch heilbare Geisteskranke von der Ehe ausgeschlossen („Submanien“!), und luzide Intervalle haben selbstverständlich keine Bedeutung, auch wenn in denselben vollkommene Geschäftsfähigkeit konstatiert würde. Man hatte sogar beantragt, auch erbliche Belastung als Ehehindernis in das Gesetz aufzunehmen, aber wieder darauf verzichtet, weil leider die Wissenschaft noch lange nicht imstande ist, die Auslese in dieser Weise zu regulieren.

Zu diesen Ausführungen ist zu bemerken, daß in den letzten Jahren die Praxis sich zwar nicht prinzipiell geändert, aber doch weniger ideal gestaltet hat. Die Rücksicht auf das Wohl des Ehepaares und der Nachkommen tritt mehr in den Hintergrund. Der Experte tut also gut, sich über den Standpunkt des Gerichtes zu orientieren bzw. genaue Fragen stellen zu lassen.

EGGER S. 126. „Ob dem behandelnden *Arzt* ein Recht zur Mitteilung oder Warnung gegenüber dem gesunden Ehegatten zusteht, ist bestritten und wird mit Rücksicht auf das Arztgeheimnis und die Notwendigkeit, dieses zu sichern, überwiegend verneint.“

β) Ungültigkeit der Ehe.

Art. 120. Eine Ehe ist **nichtig**:

2. wenn zur Zeit der Eheschließung einer der Ehegatten geisteskrank oder aus einem dauernden Grunde nicht urteilsfähig ist.

„Geisteskrank“ ist natürlich im Sinne des Art. 97 gemeint und bleibt Nichtigkeitsgrund, auch wenn die Krankheit zur Zeit der Eheschließung nicht erkennbar war (EGGER eod. l.).

„Aus einem dauernden Grunde nicht urteilsfähig“: die Urteilsunfähigkeit kann vorübergehend sein (z. B. als Steigerung der Krankheit in Alkoholismus, Paranoia), aber die Ursache, die zugrunde liegende Krankheit oder Konstitution muß dauernd sein. Haben Urteilsunfähigkeit und ihre Ursache nur vorübergehend, gerade zur Zeit der Eheschließung bestanden, so ist keine Nichtigkeit, sondern nur Anfechtung möglich, d. h. wenn der urteilsunfähig gewesene Gatte die Ehe innerhalb bestimmter Zeit nicht anficht, so wird sie durch ihn sanktioniert.

Art. 123. Ein Ehegatte kann die Ehe anfechten, wenn er bei der Trauung aus einem vorübergehenden Grunde nicht urteilsfähig gewesen ist.

Art. 124. Ein Ehegatte kann die Ehe anfechten:

2. wenn er zur Eheschließung bestimmt worden ist durch einen Irrtum über Eigenschaften des anderen Ehegatten, die von solcher Bedeutung sind, daß ihm ohne ihr Vorhandensein die eheliche Gemeinschaft nicht zugemutet werden darf.

Art. 125. Ein Ehegatte kann die Ehe anfechten ...
2. wenn ihm eine Krankheit verheimlicht worden ist, die die Gesundheit des Klägers oder der Nachkommen in hohem Maße gefährdet.

Unter den maßgebenden Eigenschaften der „Person" des anderen Ehegatten sind vor allem die geistig sittlichen zu verstehen (Trunksucht, Arbeitsscheu, verbrecherische Gesinnung, Homosexualität). Der Irrtum kann sich aber auch auf körperliche Verhältnisse beziehen, sogar Schwangerschaft oder mangelnde Jungfräulichkeit betreffen. Ob Sterilität ein Anfechtbarkeitsgrund ist, ist strittig, jedenfalls aber sind es Impotenz, Vaginismus, nach EGGER auch Azoospermie. Andere Krankheiten können nur in Betracht kommen, wenn sie ernste Ansteckungs- oder Vererbungsgefahren mit sich bringen oder wenn sie ekelerregend sind. (Tuberkulose soll nach EGGER nicht in Betracht kommen, weil man sich jetzt „gegen deren Übertragung schützen könne".) Überstandene, aber sicher geheilte Geisteskrankheiten sollen keinen Anfechtungsgrund geben (ich glaube aber doch, daß die meisten Richter bei absichtlicher Verheimlichung manisch-depressiver Anfälle die Anfechtung gutheißen würden, besonders da die Krankheit in medizinischem Sinne nicht geheilt wird, sondern nur der einzelne Anfall vorübergeht). Bestehende venerische Krankheiten, auch tertiäre Syphilis gelten nach EGGER als Anfechtungsgründe. Das darf man allerdings nicht zu rigoros nehmen, denn dann könnte man die meisten Paralytikerehen noch in späteren Jahren anfechten, weil die Patienten zur Zeit der Eheschließung an Lues litten.

Nach EGGER hat der kranke Ehekandidat die *Pflicht*, dem anderen Teil von seiner Krankheit Mitteilung zu machen, sobald die Krankheit einen Anfechtungsgrund bedingen könnte.

In bezug auf Entschädigung, Unterhalt oder Genugtuung gelten die gleichen Vorschriften wie bei der Scheidung (Art. 134), so daß z. B. der eine Ehegatte zum Unterhalt des anderen verpflichtet werden kann, was in einem gewissen Widerspruch steht zu dem sonst klaren und rigorosen Begriff der Nichtigkeit eines Rechtsgeschäfts.

γ) Scheidung.

Art. 141. Ist ein Ehegatte in einen solchen Zustand von Geisteskrankheit verfallen, daß dem andern die Fortsetzung der ehelichen Gemeinschaft nicht zugemutet werden darf, und wird die Krankheit nach dreijähriger Dauer von Sachverständigen für unheilbar erklärt, so kann der andere Ehegatte jederzeit auf Scheidung klagen.

„Geisteskrankheit" bezeichnet den medizinischen Begriff (natürlich fallen angeborene Geistesstörungen weg, weil dann die Ehe nichtig ist). Inbegriffen sind also z. B. manisch-depressives Irresein, epileptischer Schwachsinn, nicht aber epileptische Anfälle, hochgradige hysterische Alteration, und nicht Trunksucht, die von Art. 142 gefaßt wird. Was unter dem Ausdruck, „daß dem anderen die Fortsetzung der ehelichen Gemeinschaft nicht zugemutet werden kann", zu verstehen ist, läßt sich nicht definieren und ist abhängig von den lokalen und sozialen Anschauungen. Der Arzt hat gegebenenfalls in seinem Gutachten die Gründe genau auseinanderzusetzen, warum seiner Meinung nach diese Bestimmung zutrifft oder nicht zutrifft, denn der Richter hat nicht nur in bezug auf das Bestehen der Krankheit, sondern auch in bezug auf deren Grad mit Hilfe des Gutachtens zu entscheiden. Sie trifft zu, wenn das eheliche Verhältnis durch die Krankheit „tief zerrüttet" (Art. 142) ist. Besonders das Gefühlsleben verdient „mit Rücksicht auf das Wesen der Ehe volle Beachtung. Die Fortsetzung der Ehe darf dem anderen Ehegatten nicht mehr zugemutet werden, wenn der Erkrankte einer natürlichen warmen Anteilnahme am

Empfindungsleben des anderen nicht mehr fähig ist“ (EGGER). Namentlich ist auch das sittliche Empfinden zu werten. Einigermaßen ausgesprochene Schizophrenie ist also nach dreijähriger Dauer fast immer ein ausschlaggebender Scheidungsgrund. Im Gegensatz zu Art. 97 muß aber hier der Begriff der Geisteskrankheit in einschränkendem Sinne gefaßt werden, so daß die Zwischenstufen (wo man im Zweifel ist) nicht zum Scheidungsgrund werden können.

Beim Nachweis der *dreijährigen Dauer* sind die nervösen Prodrome u. dgl. nicht zu rechnen. Man muß, wenn auch ex post, die eigentliche Geisteskrankheit auf den Beginn dieses Termins verlegen können. Die Krankheit muß ferner während der drei Jahre kontinuierlich gedauert haben; Remissionen unterbrechen die Dauer nicht, wohl aber Intermissionen. Ein manisch-depressives Irresein wird deswegen nur ausnahmsweise zur Scheidung führen können.

Die „*Unheilbarkeit*“. Es wird voraussichtlicher Ausschluß der Wiederherstellung der Gesundheit, nicht Ausschluß der Wiederherstellung der ehelichen Gemeinschaft verlangt. Lucida intervalla oder überhaupt Wiederherstellungsmöglichkeit der ehelichen Gemeinschaft in irgendeinem Sinne ohne Heilung der Krankheit kommen nicht in Betracht. Für die Beurteilung der häufigsten Fälle von Geisteskrankheit, der Schizophrenie, ist das sehr wichtig.

Bei bestehender Geisteskrankheit wird wohl immer Scheidung und nicht bloße *Trennung* (Art. 146 und 147) in Frage kommen (Trennung ist befristete oder unbefristete Aufhebung des Zusammenlebens, ohne die übrigen rechtlichen Folgen der Scheidung[1]).

Das Gericht kann nach Art. 152 den klagenden Ehegatten, auch wenn er an der Scheidung nicht schuld ist, verpflichten, den anderen Ehegatten zu unterstützen, wenn dieser schuldlos ist und durch die Scheidung in Not kommt. Es handelt sich um eine „Kann-Vorschrift“, die nur im Falle der Not des einen und der Leistungsfähigkeit des anderen Ehegatten angewendet werden soll.

3. Fürsorge.

Außer den in den Abschnitten über Vormundschaft und Ehe niedergelegten Grundsätzen zeigt sich der Fürsorgecharakter des ZGB. besonders in den Artikeln betreffend die Kinder. Das Gesetz statuiert eine öffentliche Aufsichtspflicht über die Erziehung aller Kinder und verlangt, daß die Gemeinschaft für geistig zurückgebliebene und uneheliche so weit als möglich sorge. Es verlangt, daß die sittliche Erziehung aller Kinder gewährleistet sei und daß ihre Fähigkeiten, soweit es die Umstände irgend erlauben, entwickelt werden. Es verlangt vor allem auch einen möglichsten Schutz gegen ungenügende Erziehung durch schlechte Eltern und gegen Mißhandlung.

Die Erziehung im allgemeinen betreffen die Artikel 275, 276. Genügen die Eltern den Anforderungen nicht, so treten die Art. 283, 284, 285 und 289, ferner 290, 3, 297 und 171 in Kraft. Die Verhältnisse der Außerehelichen suchen die Art. 307, 308, 311, 319, 321, 323 erträglich zu gestalten. Für Korrektion von erziehungsfähigen, aber nicht gut erzogenen Leuten im Mündigkeitsalter sorgt Art. 406.

[1] Im österreichischen ABGB. ist die Bedeutung der Ausdrücke Scheidung und Trennung die umgekehrte.

Die Ausführung ist den Kantonen überlassen. Viele derselben (so Zürich), statuieren in ihren Einführungsgesetzen eine weitgehende *Anzeigepflicht* von Beamten gegenüber Kindermißhandlungen oder schlechter Erziehung und bei Unterlassung in gewisser Beziehung sogar *Schadenersatzpflicht.* Anzeigeberechtigt ist jedermann. Es macht sich von selbst und ist in einigen Einführungsgesetzen direkt gefordert, daß der Arzt sehr häufig nicht nur der Anzeigende ist, sondern auch der Berater der Waisenbehörden. *Diese wichtige Aufgabe kann er aber nur erfüllen, wenn er sich die Mühe nimmt, nicht nur die äußeren Verhältnisse, sondern auch die Psyche der in Betracht kommenden Kinder genau zu studieren,* eventuell wird ihm der Spezialist, z. B. in der psychiatrischen Poliklinik, behilflich sein.

Das Studium der betreffenden Artikel sei dem Schweizer Arzt dringend empfohlen. (Vgl. den Kommentar EGGER und die Dissertation PICTET: Die Bedeutung des schweizerischen Zivilgesetzbuches für die ärztliche Tätigkeit, speziell die Fürsorge usw. Zürich 1912.)

4. Testierfähigkeit.

Art. 467. Wer urteilsfähig ist und das achtzehnte Altersjahr zurückgelegt hat, ist befugt, unter Beobachtung der gesetzlichen Schranken und Formen über sein Vermögen letztwillig zu verfügen.

Die Festsetzung des 18. Jahres als Grenze der Testiermündigkeit beweist, daß der Gesetzgeber hier einen geringeren Grad von *Urteilsfähigkeit* verlangt als bei manchen anderen Rechtsgeschäften oder bei der allgemeinen Handlungsfähigkeit. Bevormundung wegen Verschwendung, Trunksucht, lasterhaftem Lebenswandel, gefährlicher Art der Vermögensverwaltung macht an sich nicht testierunfähig. Dagegen setzt die Tatsache der Entmündigung wegen Geistesschwäche und Geisteskrankheit die Präsumption, nicht aber den Beweis, daß die Urteilsfähigkeit ungenügend sei. Der Geisteskranke kann gültig testieren, wenn er *in bezug auf das Testament* urteilsfähig ist. Der Experte hat in solchen Fällen nachzuweisen oder auszuschließen, ob die Handlung aus normalen Motiven entspringt und speziell den Absichten und Ansichten des Exploranden zu seiner gesunden Zeit entspricht. In allen anderen Fällen gelten die allgemeinen Bestimmungen über die Urteilsfähigkeit.

Manchmal wird ein Amtsarzt zugezogen, der die Testierfähigkeit bezeugen soll. Ich würde es aber nie wagen, bloß aus dem Augenblicksbild das Zeugnis auszustellen. Ein Paranoiker z. B. kann dabei sehr leicht verbergen, daß seine Verfügung vollständig wahnbedingt ist, ein Seniler, daß er unter abnormer Beeinflussung steht.

5. Deliktsfähigkeit.

Art. 18. Wer nicht urteilsfähig ist, vermag unter Vorbehalt der gesetzlichen Ausnahmen durch seine Handlungen keine rechtliche Wirkung herbeizuführen.

Hierdurch ist grundsätzlich die Deliktsunfähigkeit aller urteilsunfähigen Personen festgestellt. Die Urteilsunfähigkeit ist wieder eine relative in bezug auf die rechtswidrige Schädigung.

Das Prinzip wird aber durchbrochen zunächst durch Art. 333:

Verursacht ein unmündiger oder entmündigter, ein geistesschwacher oder geisteskranker Hausgenosse einen Schaden, so ist das Familienhaupt dafür haftbar, insofern es nicht darzutun vermag, daß es das übliche und durch die Umstände gebotene Maß von Sorgfalt in der Beaufsichtigung beobachtet hat.

Das Familienhaupt ist verpflichtet, dafür zu sorgen, daß aus dem Zustande eines geisteskranken oder geistesschwachen Hausgenossen weder für diesen selbst noch für andere Gefahr oder Schaden erwächst.

Nötigenfalls soll es bei der zuständigen Behörde zwecks Anordnung der erforderlichen Vorkehrungen Anzeige machen.

Das Familienhaupt (bzw. der Arzt, der Pfleger, der den Patienten zu beaufsichtigen hat) ist zu Schadenersatz verpflichtet, solange er nicht nachweisen kann, daß ihn nach den üblichen Anschauungen kein Verschulden trifft. Dieser Artikel hat für Ärzte, die Geisteskranke aufnehmen, Bedeutung; auch macht er dem Hausarzt indirekt zur Pflicht, die Angehörigen von gefährlichen Geisteskranken auf die Konsequenzen aufmerksam zu machen.

Eine weitere Ausnahme, die den urteilsunfähigen Täter selbst betrifft, begründet der Art. 54 Obligationenrecht:

Aus Billigkeit kann der Richter auch eine nicht urteilsfähige Person, die Schaden verursacht hat, zu teilweisem oder vollständigem Ersatz verurteilen.

Hat jemand vorübergehend die Urteilsfähigkeit verloren und in diesem Zustand Schaden angerichtet, so ist er hierfür ersatzpflichtig, wenn er nicht nachweist, daß dieser Zustand ohne sein Verschulden eingetreten ist.

Der erste Absatz bezieht sich auf den Geisteskranken, der zweite vor allem auf den Berauschten, eventuell auf den Dämmerigen und ähnliche Abnorme.

III. Die Gutachtentätigkeit.

Gewinnung des Materials. Der Begutachter darf sich die Mühe niemals verdrießen lassen, so viel Material als möglich oder als notwendig zu einem sicheren Urteil ist, zusammenzubringen. Eine gute Anamnese ist für viele Fälle unerläßlich. Da heißt es Zeugen einvernehmen. Dabei kommt es nicht nur darauf an, was man fragt, sondern auch, wie man fragt, und nicht zum wenigsten, wie sich die Zeugen zum Arzt stellen. In einem schweizerischen Kanton haben die beamteten Ärzte in amtlichen Gutachtensachen ausdrücklich die gleiche Befugnis zur Zeugeneinvernahme wie Gerichtspersonen, so daß ihnen gegenüber gemachte falsche Aussagen bestraft werden können. In Bevormundungssachen geben die Einführungsgesetze oft die Möglichkeit zu gerichtlich sanktionierten Zeugenaussagen; so kann im Kanton Zürich der Begutachter vom Statthalteramt mit oder ohne seine Assistenz die Einvernahme der Zeugen oder deren Zitation verlangen. In Strafsachen wird, wenn nötig, der Richter dem Experten Gelegenheit geben, in richterlicher Form Zeugenaussagen zu bekommen bzw. die Zeugen selber zu befragen. Da wo der Arzt die Zeugen einvernimmt, tut er gut, dieselben wenigstens darauf aufmerksam zu machen, daß es sich um eine gerichtliche Sache handle, so daß sie Unannehmlichkeiten bekommen könnten, wenn sie die Unwahrheit sagen. Wo es der Fall ist (für Bevormundungssachen z. B. im Kanton Zürich laut Einführungsgesetz), wird man ihnen auch sagen, daß sie verpflichtet seien, auf die Fragen nach bestem Wissen zu antworten. Man vergesse aber nicht, daß die meisten Zeugen Partei sind oder Partei genommen haben, und sei vorsichtig.

Besonders wertvoll ist objektives Material, namentlich schriftliches, das nicht im Hinblick auf den Prozeß verfaßt worden sein kann. Benutzt man Akten und Krankengeschichten, so unterlasse man nicht, ihren Wert zu prüfen. Verhöre durch den Richter entsprechen selten den psychiatrischen Forderungen; auch ist die übliche Protokollierung eine sehr freie und enthält die Auffassung des Gerichtsschreibers und nicht die des Aussagenden gerade in den Dingen, die für uns wichtig sind. Ebenso muß man verstehen, aus den Krankengeschichten, die sehr oft von Anfängern geschrieben sind, das tatsächliche Material herauszuholen.

In den meisten Fällen ist das Benehmen des Exploranden nicht bloß während der kritischen Zeit wichtig, sondern auch vorher und nachher, was oft vergessen wird (z. B. auch das Benehmen bei der Verhaftung und in der Haft).

Die kritische Handlung kann sowohl in Straffällen wie in Zivilsachen so unsinnig oder so sehr in Widerspruch mit dem sonstigen Denken des Exploranden sein, daß man sie selbst als Beweismaterial mitbenutzen kann.

Die Hauptsache nun aber ist die gute *Untersuchung. Man hüte sich, gerichtliche Meinungsäußerung abzugeben, ohne den Kranken selbst gesehen und genau untersucht zu haben.* Ausnahmen müssen ganz besonders begründet sein, z. B. wenn bei einem Testamentsprozeß der Explorand bereits tot ist; man kann höchstens einmal ein *Zeugnis zur Einleitung* der Vormundschaft, kaum aber ein Bevormundungsgutachten, auf Grund von Schriften des Exploranden, z. B. seinen Geschäftsbüchern, abgeben und auch dann nur unter ausdrücklicher Angabe des Materials und der fehlenden Beobachtung des Exploranden und deren Tragweite. Weiter zu gehen ist gewöhnlich vom Übel und rächst sich sehr leicht.

Bei der Untersuchung wird man danach streben, einen vollen Status des Menschen auf körperlichem und geistigem Gebiet zu bekommen, also eine richtige, körperliche Untersuchung durchführen, beginnend mit Inspektion und aufhörend mit den inneren Organen. Immerhin cum grano salis: Wenn eine Dementia praecox oder eine Idiotie ohne weiteres nachgewiesen ist, wird man seine Zeit und die Geduld des Patienten nicht genauen Sensibilitätsprüfungen opfern; die Aufzählung einzelner Degenerationszeichen hat nur selten Wert. Dagegen ist, auch wenn ein Wahngebäude, eine Zwangsidee, eine Melancholie sicher ist, unter allen Umständen ein Bild über die psychischen Hauptfunktionen: Orientierung, Gedächtnis, Affektivität, Denkfähigkeit und Assoziationen, Intelligenz zu gewinnen; nur so ist man vor nachträglichen Überraschungen sicher. Ein Mittel, das man niemals versäumen sollte, wo die Gelegenheit es erlaubt, ist der Auftrag, eine kurze Lebensgeschichte zu schreiben, den man unter Umständen zweimal gibt, um das Gedächtnis, die Aufrichtigkeit und andere Eigenschaften zu prüfen.

Überhaupt begnüge man sich niemals mit einem Spezialbefund, auch wenn er alles zu erklären scheint; das nämliche Syndrom kann bei verschiedenen Krankheiten vorkommen, eine Psychose kann mehrfach kompliziert sein; *ist z. B. eine Simulation gefunden, so ist erst recht zu suchen, ob nicht dahinter noch eine Geisteskrankheit stecke.*

Wo nicht eine schon längere Zeit dauernde, nach allen Richtungen klar bewiesene Psychose vorliegt, ist sehr davor zu warnen, auf eine einmalige Untersuchung abzustellen, besonders wenn der *Grad* der Psychose in Betracht kommt. Bei wiederholtem Examen ist oft der Explorand ganz anders eingestellt, oder sein Befinden ist ein anderes.

Fragestellung und Beantwortung. Reicht das erhaltene und das selbst gefundene Material nicht zu einer sicheren Entscheidung, so scheue man vor einem non liquet nicht zurück. Wenn immer möglich, wird man natürlich eine Diagnose der speziellen Form einer Krankheit zu machen versuchen, dieselbe aber wenigstens in den Fällen, wo die Möglichkeit einer Weiterziehung besteht, so ausdrücken, daß ein anderer Begutachter, der eine andere Einteilung der Psychosen benutzt, mit einem anderen Namen nicht eine andere Krankheit zu diagnostizieren scheint (z. B. „wir bezeichnen den gefundenen Symptomenkomplex hier mit dem Namen der Frühverblödung, Schizophrenie"). Kann man keine Spezialdiagnose machen, so ist der psychologische Zusammenhang zwischen Verbrechen oder Handlungsfähigkeit und den gefundenen psychischen Störungen genau zu schildern. *Aber auch in den Fällen, wo eine sichere und dem*

Richter bekannte Diagnose zu machen ist, wird man, auch wenn für den Arzt Selbstverständliches gesagt werden muß, nicht darauf verzichten, den Mangel an Urteilsfähigkeit, die Bewußtseinsstörung, die Aufhebung der freien Willensbestimmung usw. aus dem Befunde wenigstens kurz abzuleiten[1]. (Die Gedächtnisstörung des Altersblödsinnigen macht ihn zu dem und dem Geschäft unfähig; die Unbeherrschbarkeit der Affekte, die Beschränkung der Assoziationen, hat den und den Einfluß auf Überlegung, Handeln usw.) *Einfach zu erklären, der Explorand leidet an Schizophrenie, er ist deshalb unzurechnungsfähig oder nicht fähig, seine Angelegenheiten zu verwalten, ist ungenügend.* Ganz allein bei der Ehefähigkeit reicht in der Schweiz die bloße Diagnose einer Geisteskrankheit zu dem maßgebenden Schlusse aus. — Über die deutschen Verhältnisse s. LUXENBURGER-Erbpflege.

Man hüte sich aber überall, zuviel beweisen zu wollen, d. h. nicht nur mehr, als die tatsächlichen Grundlagen erlauben, sondern auch mehr als nötig. Man soll auch nur bei Vorhandensein triftiger Gründe selber noch Fragen aufstellen, um sie zu beantworten; dann allerdings kann es Pflicht sein, es zu tun; ebenso, wenn man weiß, daß es ein neues Gutachten ersparen wird. Dann behandelt man solche Dinge als Zusatz, so daß der Leser sie ignorieren könnte, ohne dem Gutachten im übrigen zu schaden und die Zusammenhänge zu unterbrechen. Solche Fragen werden z. B. betreffen die dauernde Gemeingefährlichkeit oder die Notwendigkeit der Anstaltspflege bzw. das Genügen einer Vormundschaft; man kann in den Fall kommen, darauf aufmerksam zu machen, daß für moralisch defekte junge Leute die Mutter der ungeeignetste Vormund ist u. dgl.

Es kann auch vorkommen, daß uns Fragen falsch gestellt werden. Da bleibt nichts anderes übrig, als sich privatim, wo möglich mündlich, mit dem Beamten ins Einvernehmen zu setzen oder in *bescheidener Form* unter Begründung die Frage richtig zu stellen. Wenn möglich, wird man versuchen, die Frage des Richters dennoch zu beantworten und die eigene bloß daneben zu stellen.

Immer suche man vom Standpunkt des Gesetzes bzw. des Richters auszugehen; das Hineinbringen anderer Anschauungen, strittiger Theorien u. dgl. ist meistens ein Fehler. Doch kann man, wenn man Sachkenntnis und Autorität genug besitzt, solche Gelegenheiten benutzen, den Richter auf das aufmerksam zu machen, was sein sollte. Einzelne Justizbeamte sind dankbar dafür. Man sei aber dabei in Form und Inhalt vorsichtig.

Form. Leserliche Schrift, Paginierung, Rand rechts und links sollten sich von selbst verstehen.

Ein Gutachten ist eine Arbeit für sich und soll alles Wesentliche enthalten, ohne daß der Leser zuerst die Akten auswendig zu lernen hat; immerhin darf man auf bestimmte Aktenstücke verweisen, wenn sie zu umfangreich zum Abschreiben wären.

In der *Einleitung* ist ausnahmslos der Auftrag mit der Fragestellung wörtlich wiederzugeben, und dabei ist bei größeren Gerichten die Angabe der Aktennummer und anderer wegleitender Details nicht zu vergessen.

Man wird ferner das Delikt („Tatbestand"), oder was sonst zur Begutachtung den Anlaß gegeben, irgendwo in den Anfang hineinsetzen, soweit es für das Verständnis des Falles notwendig ist. Der Leser muß von Anfang an wissen, worum es sich handelt. Die gestellten Fragen geben gar nicht immer darüber Auskunft. Man wird also hineinsetzen: „Des Betruges angeklagt" oder etwas Analoges.

---

[1] Nicht gerade nötig und bisweilen nicht möglich ist es, in strafrechtlichen Fällen *das Verbrechen* aus der krankhaften Psyche direkt abzuleiten. Kann man es aber tun, so trägt es zur Klarheit des Gutachtens viel bei.

Hierauf folgt die Aufzählung des *Materials*, je nach seiner Bedeutung ganz genau: einmalige, mehrmalige Einvernahme des Zeugen N. mit Ort- und Zeitangabe usw. oder mit bloßen Hinweisen: die Akten in der vorliegenden Sache, Briefe des Exploranden aus der Zeit von ... bis ... usw. Jedenfalls ist anzugeben, unter was für Umständen und zu welcher Zeit man den Exploranden untersucht, eventuell wie lange man ihn beobachtet habe.

Nun kommt die *Darstellung des Materials* selbst, je nach dem Fall in verschiedener Anordnung: bei Verbrechern wird es oft am bequemsten sein, die Vorgeschichte des Exploranden zuerst zu bringen, an die sich von selbst der Tatbestand anschließt; dann kämen die Zeugen und anderes Beweismaterial, hierauf die eigene Beobachtung. Ist die Bedeutung der erhaltenen Berichte und anderer Beweisstücke nicht selbstverständlich, so sind sie irgendwo in ihrer Zuverlässigkeit und Tragweite zu kritisieren, eventuell mit Hilfe des Richters. In den einfachsten Fällen kann es genügen, schon bei der Anführung des Materials ein Zeugnis als unzuverlässig oder unbrauchbar hinzustellen; eine längere Diskussion gehört in die Darstellung der Beweismittel oder sogar ins Gutachten im engeren Sinne.

Das Material ist aber nicht nur zu kritisieren, *sondern zu sichten*. Es ist bequem, aber eine Langweilerei, die oft die Lesbarkeit des ganzen Gutachtens in Frage stellt, wenn man ohne zwingenden Grund alle Berichte so weitläufig hinschreibt, wie man sie bekommen hat. Es ist das Notwendige auszulesen und allein wiederzugeben, *aber mit ängstlicher Vermeidung einer Färbung nach persönlicher Ansicht*. Die letztere hat erst im Gutachtenteil ihren Platz. Was gegen den Schluß spricht, den der Begutachter ziehen will, ist ebensowohl anzuführen, wie das, was ihm paßt. Meist ist es auch ein Fehler, der das Gutachten unbrauchbar machen kann, wenn man bloß die aus dem Material gezogenen Schlüsse bringt: „nach dem Zeugen N. hatte der Explorand ein schlechtes Gedächtnis"; statt dessen sind konkrete Beispiele der Gedächtnisstörung anzuführen.

Manches wird man auch aus positiven Gründen unterdrücken, wenn dadurch der Wert des Gutachtens nicht in Frage gestellt wird. Man soll weder die Zeugen in Verlegenheit bringen noch die Familie des Exploranden mehr kompromittieren, als unbedingt nötig ist. Namentlich die Anführung der Erblichkeit ist zu unterlassen, wenn keine Dringlichkeit dazu vorliegt. Was nützt es, in einem Bevormundungsfall zu sagen, „der Vater war ein Säufer, der Bruder ist an Hirnsyphilis gestorben, die Schwester hatte mehrere Liebhaber"? Immer kann man allerdings auf die Anführung der Erblichkeitsverhältnisse nicht verzichten, denn es ist unzweifelhaft, daß dieselbe bei den herrschenden Anschauungen auf den Richter oft einen größeren Eindruck macht, als das Material, das in Wirklichkeit allein die Krankheit des zu explorierenden Familiengliedes beweist. (In Deutschland sind hier in erster Linie die eugenischen Vorschriften zu beachten.)

Man behalte auch im Auge, daß der Patient selbst das Gutachten zu lesen bekommen kann; was ihm schaden, ihn mit anderen Leuten verfeinden könnte, soll also nur dann hineingesetzt werden, wenn es nach reiflicher Überlegung unbedingt nötig erscheint. Es kann auch Fälle geben, wo sogar in der Gutachtentätigkeit in bezug auf Einzelheiten das ärztliche Geheimnis zu bewahren ist.

Auch im Befund wird man nicht mehr hinsetzen als nötig, also keinen neurologischen Status bei einem Schizophrenen, aber einen um so genaueren bei einem fraglichen Paralytiker. Jedoch auch hier nicht bloß behaupten, sondern die Tatsachen, wenigstens „Beispiele" aus der Untersuchung hinsetzen.

Alles das sei womöglich so zusammengestellt, daß es leicht ist, im *Gutachtenteil* einfach darauf hinzuweisen. Dieser beginnt, wenn keine Kritik des Materials mehr nötig ist, gewöhnlich am besten mit der Aufzählung derjenigen Befundelemente, aus denen nun der Schluß zu ziehen ist. Der „Schluß“ kann zunächst sein „Geisteskrankheit“ bzw. „Gesundheit“ oder dann eine bestimmte Diagnose. Aus dieser und eventuell aus der Schwere der Symptome sind die Folgen für die Beantwortung der Fragestellung abzuleiten.

Wenn Simulation und Dissimulation in Frage kommen können, sind sie an geeigneter Stelle zu besprechen; in einfachen Fällen genügt ein magistraler Hinweis: „Ein solches Krankheitsbild konsequent durch 6 Wochen hindurch zu simulieren, ist unmöglich“; in weniger selbstverständlichen Fällen ist ein Beweis mit Anführung des Für und Wider nötig.

Am *Schluß* des Gutachtens sind die Fragen des Richters genau so, wie er sie gestellt hat (und allfällige Zusatzfragen des Experten), in aller Kürze zu beantworten.

Die Sprache sei möglichst knapp und bestimmt. Jede Abteilung und Unterabteilung des Gutachtens habe ihr bestimmtes Ziel. Dringend zu empfehlen ist im Interesse des Gutachters und des Lesers, namentlich aber des ersteren, bei größerem Umfang Titelüberschriften der Abschnitte zu machen und in Unterabschnitten jeweils wenigstens das Stichwort zu unterstreichen. Man wird dadurch verhindert, Dinge, die zur Intelligenz gehören, bei der Affektivität abzuhandeln u. dgl. Ohne Wiederholungen wird man selten auskommen können; namentlich ist im Gutachtenteil die (abgekürzte) Anführung des tatsächlichen Materials, aus dem der Schluß gezogen wird, kaum je zu umgehen. Es gibt aber Gutachter, die es fertig bringen, in der Anamnese, beim Befund, in einer Zusammenfassung des Befundes und schließlich im Gutachtenteil immer wieder das nämliche anzubringen.

Deutlich halte man sich vor Augen, an wen das Gutachten gerichtet ist. Einem akademisch gebildeten Richter darf man schon Verständnis einiger Fachausdrücke und komplizierterer Verhältnisse zumuten, nicht aber einem Waisenamt, das aus Bauern besteht. Im ganzen aber tut man gut, *alle Fachausdrücke entweder zu vermeiden oder dann zu erklären*, wenn auch letzteres in der Not oft nur scheinbar („Dementia praecox“ = frühe Verblödung).

Das Wort „Anamnese“ wird von Anfängern sehr oft gebraucht, aber von den Lesern nicht sehr oft verstanden. Ich habe einmal aus Akten gesehen, daß ein Richter sich Auskunft über den Sinn des Ausdrucks verschaffte und die Übersetzung „Gedächtniskunst“ zur Belehrung seinen Kollegen an den Rand schrieb.

Juristische Ausdrücke sind streng im Sinne des Gesetzes zu brauchen.

Das Gutachten kann nur durch Überzeugung wirken. Es ist gewöhnlich auch das einzige Mittel für den Arzt, seiner Ansicht Ausdruck zu geben. Nach Abgabe des Gutachtens kann er nichts mehr ergänzen, keine der zahlreichen berechtigten oder unberechtigten Einwände entkräften, keine Mißverständnisse beheben. Der Advokat, dem das Gutachten nicht recht gibt, verdreht es absichtlich, der Richter, besonders wenn schwer verständliche Ausführungen zu große Anforderungen an seine Zeit stellen, recht oft und unabsichtlich, und der zustimmende Advokat hat selten psychiatrische Kenntnisse genug, um ein erhebliches Gegengewicht in die Wagschale zu legen.

Die angegebene Form der Begutachtung ist für die meisten Fälle und für den Anfänger die bequemste. Wer sich sattelfest fühlt oder ganz besondere Verhältnisse vor sich hat, wird eine beliebige andere Anordnung anwenden können; namentlich wird er oft die Beweisführung zerlegen und je eine von mehreren gestellten Fragen in Material und Gutachten selbständig erledigen.

Besonders vorsichtig sei man in der Abgabe von *Privatgutachten.* Das Material, das einem da geboten wird, ist gewöhnlich ein einseitiges, manchmal ein gefälschtes. Man mache in dieser Beziehung klar und deutlich seine Vorbehalte. Innerhalb des Sprengels, wo man in den Fall kommen kann, als amtlicher Begutachter zu fungieren, tut man am besten, *Privatgutachten ganz abzulehnen.*

Noch einmal sei gewarnt vor der immer wieder vorkommenden unvorsichtigen Fassung „N. N. ist gesund", „N. N. leidet nicht an Geisteskrankheit". Die wirkliche Art unserer Diagnostik muß in dem Wortlaut zum Ausdruck kommen: „Bei N. N. hat die Untersuchung keine Anhaltspunkte für die Annahme einer Geisteskrankheit ergeben", „keine Symptome von Geisteskrankheit zutage gefördert" oder ähnliches.

IV. Forensische Bedeutung der einzelnen Krankheiten.

Von Friedrich Meggendorfer, Erlangen.

Es ist selbstverständlich, daß ausgesprochene Geisteskrankheiten die Zurechnungs- und Handlungsfähigkeit ausschließen. Grenzfälle sind nach den im Gesetz niedergelegten Grundsätzen zu sichten. Es liegt ferner auf der Hand, daß bei Ehefähigkeit, Ehescheidung, Entmündigung nur chronische Zustände in Betracht kommen können, während umgekehrt die Zurechnungsfähigkeitsfrage nur den Zustand zur Zeit der Tat zu berücksichtigen hat. Im folgenden sollen nur besondere Eigentümlichkeiten einzelner Krankheiten hervorgehoben werden; das übrige ist bei den einzelnen Fragen der gerichtlichen Psychiatrie behandelt oder folgt aus dem Gesagten von selbst.

Alkoholismus. Die Bedeutung des *pathologischen Rausches* ist an sich die gleiche wie die jeder anderen Bewußtseinsstörung. Es kann aber hier außerdem die Frage aufgeworfen werden, wieweit er durch Selbstverschulden entstanden ist. Diese Frage ist meistens vom Richter zu entscheiden, wenn auch unter Umständen der Arzt ihm Material dazu liefern wird. Selbstverschulden liegt unter anderem dann vor, wenn der Täter gewußt hat, daß der Alkohol bei ihm abnorme Rauschzustände mit gefährlichen Aufregungen auslösen kann. Aber bei der Selbstverständlichkeit, mit der man eine akute Alkoholvergiftung anzusehen gewohnt ist, darf man in dieser Hinsicht keine allzu großen Anforderungen an die Einsicht des Täters stellen. Die meisten pathologischen Rauschzustände laufen ab, ohne daß etwas Schlimmes geschieht, und der Durchschnittsmensch wird nicht schon durch die krankhafte Reaktion, sondern erst durch ein geschehenes Unglück oder durch einen Dritten gewarnt. Es kann aber kein Zweifel darüber bestehen, daß derjenige, der in einem solchen Zustande schon einmal etwas angestellt hat, verpflichtet ist, den Alkohol zu meiden, und daß er die Folgen zu tragen hat, wenn er das nicht tut. Nach dem deutschen Gesetz wird er, auch wenn die Straftat in einem pathologischen Rauschzustand geschehen ist, mindestens bei Wiederholung eine Einweisung in eine Trinkerheilanstalt oder in eine Heil- und Pflegeanstalt von gerichtswegen zu gewärtigen haben.

Auch beim *gewöhnlichen Rausch* wird jetzt die Frage nach dem Selbstverschulden gestellt. Dabei wird man aus der Vorgeschichte, unter

Umständen auch aus einem sog. Alkoholversuch, die persönliche Empfindlichkeit des Betreffenden gegenüber dem Alkohol prüfen, man wird nachforschen, ob Gemütserregungen die Alkoholwirkung verstärkt haben, wird die Menge und die Art der genossenen Getränke und ihre zeitliche Folge möglichst genau festzustellen versuchen, auch ermitteln, ob man dem Betrunkenen vielleicht Schnaps ins Bier gegossen hat, u. dgl. Die besondere Stellung, die der Rausch an sich einnimmt, ist S. 422 dargelegt worden.

Beim *chronischen Alkoholismus* ist die Grenze zwischen gesund und krank noch eine viel breitere und flüssigere als bei der akuten Vergiftung. Wieweit man im Einzelfalle die geistige Gesundheit im gerichtlichen Sinne umschreibt, ist ziemlich willkürlich und deshalb verschieden. Es ist indessen nicht Aufgabe des Sachverständigen, sich der laxen allgemeinen Meinung hinsichtlich des Trinkens anzuschließen; maßgebend ist die viel strengere Auffassung des Gesetzgebers.

Eine besonders wichtige Frage ist die der *Anstaltsunterbringung des Alkoholikers.* Alkoholiker, die im Zusammenhang mit ihrem Alkoholmißbrauch strafbare Handlungen begehen, können nach dem deutschen Gesetz durch Gerichtsbeschluß in eine Trinkerheilanstalt eingewiesen werden. Aber sonst kommt der Kranke gewöhnlich erst dann in die Anstalt, wenn der Zustand akut oder chronisch draußen ganz unhaltbar geworden ist. Unter erzwungener Abstinenz bessert sich der Trinker äußerlich rasch. Darf man aber einen wirklichen, lange dauernden Heilungsversuch gegen den Willen des Patienten machen? Das ist ohne weiteres meist nicht möglich, ohne daß sich der Arzt einer Strafverfolgung wegen Freiheitsberaubung, Nötigung u. dgl. aussetzt. In Deutschland ist das nur dann möglich, wenn der Kranke entweder nach den Polizeigesetzen als „gemeingefährlicher Geisteskranker“ in eine Anstalt eingewiesen ist oder wenn er entmündigt ist. Im letzteren Falle kann der Vormund den Aufenthalt seines Mündels bestimmen; er kann ihn auch gegen seinen Willen der Heilung in einer Anstalt zuführen. Die Bedeutung der Vormundschaft für den Alkoholiker s. S. 447 deutsches, S. 461 schweizerisches und S. 456 österreichisches Recht. Freilich erfolgt die Entmündigung meistens erst viel zu spät. Im Deutschen Reich können nach dem Ehegesundheitsgesetz (s. S. 172) Alkoholiker, die entmündigt sind oder unfruchtbar gemacht worden sind, aber auch solche, die deutlich geistige Störungen zeigen, nicht heiraten; auch in der Schweiz gibt das Gesetz Anhaltspunkte, wenigstens den schwersten Fällen, die als Geisteskrankheit im gewöhnlichen Sinne zu bezeichnen sind (etwa beginnende alkoholische Gehirnatrophie), die Eingehung einer Ehe zu verbieten.

Der *Dipsomane* ist während ausgesprochener Anfälle als geisteskrank zu betrachten; in der Zwischenzeit wird nur selten die Zurechnungs- und Handlungsfähigkeit beeinträchtigt oder gar aufgehoben sein.

Die *Verbrechen*, die bei Alkoholikern in Betracht kommen, sind meist Gewalttaten und sexuelle Vergehen, auch gegenüber den eigenen Kindern. Der Eifersuchtswahn führt gelegentlich sogar zur Ermordung der Frau.

Morphinisten, die unter dem Zwange der Abstinenzerscheinungen Diebstähle oder Rezeptfälschungen begehen, um sich Morphium zu verschaffen, können hierfür wohl nicht verantwortlich gemacht werden. Außerdem gibt es beim Morphinismus Dämmerzustände, Delirien und eine schwere Entartung, die je nach ihrem Grade die Zurechnungsfähigkeit und Handlungsfähigkeit beeinträchtigen oder ausschließen. *Kokainisten* scheuen ebenfalls verbrecherische Mittel nicht, um sich das Rauschgift zu verschaffen. In Kokaindelirien und im Wahnsinn werden gelegentlich Morde und Körperverletzungen begangen. Solche Kranke sind nicht zurechnungsfähig. Doch sei man auf der Hut, da an sich Kriminelle Kokain benutzen, um sich im Falle der Entdeckung als zurechnungsunfähig auszugeben. Leichte Kokainwirkung oder bloßer chronischer Kokainismus kann eine Verminderung der Zurechnungsfähigkeit bedingen. Nach dem deutschen Strafgesetze können Rauschgiftsüchtige, die im Zusammenhang mit ihrer Sucht strafbare Handlungen begehen, von gerichtswegen in eine Entziehungsanstalt oder in eine Heil- und Pflegeanstalt eingewiesen werden. Rauschgiftsüchtige, die zu Ausschreitungen neigen und die öffentliche Sicherheit und Ordnung gefährden, können in Deutschland unter Umständen, auch ohne daß schon eine Straftat vorliegt, als gemeingefährliche Geisteskranke auf Grund der Polizeigesetze in Heil- und Pflegeanstalten eingewiesen werden. Morphinisten, Kokainisten und andere Rauschgiftsüchtige gefährden aber außerdem auch ziemlich häufig ihr Vermögen und überhaupt ihre Angelegenheiten. Deshalb und weil sie sich vielfach freiwillig einer Entziehungskur nicht unterwerfen oder vorzeitig ihre Entlassung verlangen, wird ihre Entmündigung erforderlich. Eine Entmündigung wegen Trunksucht ist hier nicht angängig. In Deutschland macht aber in diesen Fällen eine Entmündigung wegen Geistesschwäche nach § 6, Ziff. 1 BGB. im allgemeinen keine großen Schwierigkeiten, wenn betont wird, daß der Giftsüchtige wegen seiner meist von Haus aus bestehenden psychopathischen Verfassung, wegen der mit seiner Sucht verbundenen geistigen Abwegigkeiten, insbesondere wegen seiner Haltlosigkeit und Willensschwäche seiner Sucht gegenüber und wegen des mehr oder weniger unwiderstehlichen Dranges zum Giftgebrauch seine Angelegenheiten nicht zu besorgen vermag, wobei zu beachten ist, daß „seine Angelegenheiten" nicht nur die seines Vermögens sind, sondern insbesondere auch die Erhaltung der Gesundheit, des Berufes, des guten Rufes, die Sorge für die Familie usw. betreffen. In der Schweiz kann die Entmündigung der Heilung wegen eingeleitet werden, sobald die Krankheit schwer genug ist, um den Eingriff zu begründen (Art. 369 in Verbindung mit 406). Auch kann die Beistandschaft (Art. 392) eingerichtet werden, um die Anstaltsbehandlung der Kranken durchzuführen, die Heilung zu überwachen und während dieser Zeit die geschäftlichen und familiären Angelegenheiten des Patienten zu besorgen. In Österreich ist eine beschränkte Entmündigung der Rauschgiftsüchtigen nach § 2, Ziff. 2, der „allgemeinen Bestimmungen" möglich.

Von den *organischen Geisteskrankheiten* bieten die *Paralyse* und die ALZHEIMER*sche Krankheit* am wenigsten Schwierigkeiten. Wenn eine dieser Krankheiten einmal nachgewiesen ist, wird man höchst selten dazu kommen, Handlungsfähigkeit oder gar Zurechnungsfähigkeit anzunehmen. Hat der Kranke durch ein Verbrechen gezeigt, daß er gefährlich wird, so ist er ja auch ohnehin in der Irrenanstalt unterzubringen. In den oft weitgehenden und zuweilen auch anhaltenden Remissionen der Paralytiker nach Fieberkuren werden die Kranken von einzelnen Psychiatern als „gesund" und handlungsfähig, selbst als zurechnungsfähig betrachtet. Immerhin muß der Umstand, daß eine Straftat im auffallenden Gegensatz zu der früheren Persönlichkeit des Kranken steht, zur besonderen Vorsicht mahnen. Eher ist die Frage der Handlungsfähigkeit zu bejahen. In vielen Fällen, in denen eine Dauerheilung noch nicht sicher ist, wird man dem Kranken durch Umwandlung einer Entmündigung wegen Geisteskrankheit in eine solche wegen Geistesschwäche entgegenkommen können, ohne ein zu großes Wagnis zu begehen. — Häufiger bieten die senilen Formen Schwierigkeiten, die einfache *Dementia senilis* hauptsächlich deshalb, weil sie ganz unmerklich beginnt und nur langsam im Laufe von Jahren zur eigentlichen Verblödung fortschreitet, und besonders deshalb, weil es keinen grundsätzlichen Unterschied zwischen der normalen Altersrückbildung und der krankhaften gibt; das *Irresein bei Hirnarterienverkalkung* ist deshalb nicht immer leicht zu beurteilen, weil es in seinem Ausmaße die größten Schwankungen zeigen kann. Die Zurechnungsfähigkeit allerdings wird man einem, der auf Grund der Hirnarteriosklerose deutlich geisteskrank ist, kaum je zusprechen, eher jedoch die Handlungsfähigkeit; dabei wird man zu prüfen haben, ob der Durchschnittszustand so ist, daß die allgemeine Handlungsfähigkeit vorhanden ist oder nicht. Ist sie nicht anzunehmen, so wäre für gewöhnlich für die in Frage stehende Willensäußerung die Handlungsfähigkeit oder das luzide Intervall zur kritischen Zeit besonders zu beweisen; ist die allgemeine Handlungsfähigkeit anzunehmen, so ist für die in Betracht kommende Handlung umgekehrt der ausdrückliche Beweis des Ursprungs aus krankhafter Geistestätigkeit zu leisten. Ein Arteriosklerotiker kann noch viel mehr als ein anderer Organischer unfähig sein, ein kompliziertes Geschäft zu übernehmen, aber richtig denken in bezug auf ein einfacheres, ihm näherliegendes, oder er kann in gewissen Richtungen durch eine Wahnidee, die er im Aufregungsstadium gebildet und nachher nicht richtig gestellt hat, beeinflußt sein, im übrigen aber in zutreffender Erwägung der Umstände handeln. Wichtig sind auch die Delirien mancher Arteriosklerotiker, die dem Laien den Eindruck einer besonders schweren Krankheit machen, aber gerade häufig wieder von recht besonnenen Zuständen gefolgt werden. Es kann auch vorkommen, daß ein solcher Kranker am nämlichen Tage zu einer bestimmten Zeit vollständig handlungsunfähig ist und zu einer anderen ein verwickeltes Rechtsgeschäft mit genügender Übersicht abwickelt. Wenn man noch von luziden Intervallen sprechen will, so kann es heutzutage kaum anderswo sein als beim Arteriosklerotiker.

Die *Verbrechen* der Organischen liegen häufig auf geschlechtlichem Gebiet; Senile begehen Unzucht mit Kindern, dann Exhibition, manische Paralytiker versuchen sich manchmal in Betrügereien oder werden wegen betrügerischen Bankrotts angeklagt. Umgekehrt sind Organische häufig Opfer von Betrügereien und Erbschleicherei.

Deutlich organische Kranke sind nicht heiratsfähig. Nach dem Deutschen Ehegesundheitsgesetz stellen auch schon leichtere Abwegigkeiten dieser Art ein Ehehindernis dar, wenn einer der Verlobten „an einer geistigen Störung leidet, die die Ehe für die Volksgemeinschaft unerwünscht erscheinen läßt" (s. S. 172).

Ausgesprochene *Schizophrenie* bietet nur ausnahmsweise forensische Schwierigkeiten außer in der Frage nach der Aufhebung der geistigen Gemeinschaft nach deutschem Recht.

Da wo man die latente Schizophrenie anerkennt, d. h. die Krankheit schon bei verhältnismäßig wenig ausgesprochenen Erscheinungen als Schizophrenie anspricht, muß man meines Erachtens in einzelnen, ganz leichten Fällen dazu kommen, weder die Handlungsfähigkeit noch die Zurechnungsfähigkeit zu verneinen. Doch ist die Ansicht nicht unbestritten, und jedenfalls wird man dabei äußerst vorsichtig sein und alle Umstände erwägen. Im Deutschen Reich können Schizophrene, sobald sie als solche erkannt sind, wegen ihrer „Erbkrankheit" nicht heiraten. Aber auch schizoide Psychopathie kann, namentlich dann, wenn sie sich irgendwie gesellschaftsfeindlich auswirkt, ein Ehehindernis im Sinne des Erbgesundheitsgesetzes sein. In der Schweiz fehlt die Heiratsfähigkeit ebenfalls in jedem Falle, in dem die Krankheit auch nur in einem geringen Grade nachgewiesen ist.

Die Schizophrenie hat keine Vorliebe für bestimmte Arten von *Verbrechen*; auch solche, die Überlegung und Raffiniertheit verlangen, kommen bei ihr vor.

Im *manisch-depressiven Irresein* führt die manische Phase auffallend selten zu eigentlichen Verbrechen. Gelegentlich kommt es in einer solchen Phase zu Hochstapeleien und allerlei Betrügereien oder auch zu Beleidigungen und anderen Ausschreitungen. Der Strafrichter hat dagegen nicht so selten mit melancholischen Eltern zu tun, die sich und ihre Kinder aus dem vermeintlichen Elend dieser Welt flüchten wollen, aber selber mit dem Leben davonkommen (Familienmord, Mitnahmeselbstmord). Melancholiker sind auch geneigt, sich selbst zu beschuldigen. Handelt es sich dabei um eigentliche Verbrechen, so wird das Wahnhafte gewöhnlich leicht aufgedeckt; wenn aber eine Frau sich des Ehebruches anklagt, den sie gar nicht begangen hat, so kann es bei ungenügender Vorsicht zu Konsequenzen kommen, die für alle Teile höchst unangenehm sind. Melancholiker leichteren Grades, die nicht recht arbeitsfähig sind, können auch wegen Amtspflichtverletzung zur Untersuchung kommen und sind dann geneigt, unrichtigerweise alle Beschuldigungen zuzugeben.

Die ruhigen Zwischenzeiten der Manisch-Depressiven haben forensisch meistens als Gesundheit zu gelten, doch kann die dauernde Affektstörung, namentlich die Labilität, so stark werden, daß verminderte Zurechnungsfähigkeit oder ausnahmsweise sogar Zurechnungsunfähigkeit besteht.

Die Entmündigung wird beim manisch-depressiven Irresein der Heilbarkeit wegen nicht gerade oft veranlaßt sein. Häufiger wird in Deutschland ein Pfleger und in der Schweiz ein Beistand für vorübergehende Führung der Geschäfte bestellt werden müssen. Am schwierigsten ist die Behandlung der Submanischen, die nicht in die Anstalt kommen und doch ihre Angelegenheiten in sehr ungeeigneter Weise besorgen. Den Antrag auf Entmündigung verstehen sie in ihrer Gewandtheit und Unbefangenheit meistens abzuwehren, zu ihrem eigenen Schaden und zum Unglück für die Familie. Leichter ist zivilrechtlich mit den Melancholischen auszukommen. Hier ist es meistens wegen der offensichtlichen Wahnideen und wegen der Hemmung klar, daß sie wegen ihrer geistigen Erkrankung ihre Angelegenheiten nicht zu besorgen vermögen. Bei zirkulären Fällen, in denen Manie und Melancholie einander unmittelbar folgen, und bei gewöhnlichen Manisch-Depressiven, bei denen die freien Zwischenzeiten sehr kurz sind, wird eine Entmündigung oft nicht zu umgehen, auch leicht zu begründen sein. Allerdings erlebt man dann das Unangenehme, daß die Kranken regelmäßig den Antrag auf Aufhebung der Entmündigung stellen, wenn ein manischer Anfall im Anzug oder schon aufgetreten, wenn also der vormundschaftliche Schutz besonders nötig ist.

Bei der *Epilepsie* ist streng zu unterscheiden zwischen den Ausnahmezuständen und dem Dauerzustand. Der besterhaltene Epileptiker ist im Dämmerzustand ein schwer Geisteskranker. Auch deutlich endogene und sogar reaktive Verstimmungen pflegen seine Überlegungsfähigkeit schwer zu schädigen. Eine Entmündigung bloß wegen Dämmerzuständen wird selten zu befürworten sein; wenn sich dieselben aber häufen und der Patient darin Neigung zeigt, Handlungen zu begehen, die sein Vermögen oder sein Ansehen schwer schädigen, so wird ein Eingreifen nicht zu umgehen sein. Der Dauerzustand, der vom nahezu Normalen bis zur schwersten Verblödung alle Stufen durchläuft, ist wie eine andere chronische Geisteskrankheit zu beurteilen.

Epileptiker sind, sofern es sich bei ihnen um erbliche Fallsucht handelt, in Deutschland nicht heiratsfähig, auch in der Schweiz nicht, wenn die epileptische Degeneration so deutlich wird, daß sie als Geisteskrankheit zu bezeichnen ist.

Hysterische sind ähnlich wie Epileptische zu behandeln. Hier besonders mag es vorkommen, daß im Dauerzustande geplante Verbrechen im Dämmerzustand zur Ausführung kommen. Wirkliche, ausgesprochene Dämmerzustände sind Geisteskrankheiten mit allen ihren Folgen, doch ist Vorsicht mit der Annahme solcher Zustände besonders angezeigt. In den Zwischenzeiten haben die Zurechnungsfähigkeit und die Handlungsfähigkeit gewöhnlich als normal zu gelten; doch können Affektausbrüche die Überlegungskraft zu einer krankhaften im Sinne des Straf- und Zivilgesetzes machen. Auch können ausnahmsweise die Launenhaftigkeit und andere abwegige Eigenschaften dauernd so groß sein, daß eine Entmündigung notwendig wird. Besonders vorsichtig sei man gegenüber Zeugenaussagen und sexuellen Anklagen von Hysterischen.

Paranoikern kann man, wenn ihre Krankheit voll ausgebildet ist, strafbare Handlungen nicht zurechnen. In manchen englisch sprechenden Ländern verlangt man indessen zur Begutachtung auf Zurechnungsunfähigkeit den Nachweis des Zusammenhangs der Tat mit den Wahnideen, eine Forderung, die viel zu weit geht; ganz abgesehen davon, daß wir auch bei dem Diebstahl eines Paranoikers nie wissen können, ob er die Handlung auch ohne seine Krankheit begangen hätte. Unsere Gesetze schützen ja Geisteskranke vor Strafe; sind sie für ihre Umgebung gefährlich, gleichgültig ob infolge der Krankheit oder auch neben der Krankheit, so müssen sie eben in geeigneten Anstalten untergebracht werden.

Um vor *Querulanten* wenigstens so viel Ruhe zu bekommen als möglich, ist Entmündigung anzustreben, sobald die Voraussetzungen hierzu gegeben sind. In Deutschland genügt gewöhnlich die Entmündigung wegen Geistesschwäche, in der Schweiz ein Beirat. Unter den sonstigen Paranoikern gibt es solche, die fähig sind, ihre Angelegenheiten zu besorgen; diese können dann nicht entmündigt werden.

Paranoiker und Paranoide induzieren nicht so selten ihre Umgebung, die dann oft an ihren Beleidigungen und Ausschreitungen teilnimmt. Das *induzierte Irresein* ist eine krankhafte Störung der Geistestätigkeit, die unter Umständen die Zurechnungsfähigkeit aufhebt.

Oligophrene begehen verschiedene Verbrechen, meistens solche, die wenig Überlegung verlangen und einer momentanen Affekterregung entspringen: Körperverletzungen bis Mord, Brandstiftung, geschlechtliche Angriffe, namentlich auch Exhibition, dann Diebstähle.

Hier sind in strafrechtlichen wie in zivilrechtlichen Fällen alle inneren und äußeren Umstände ganz besonders sorgfältig zu erwägen. Da es verschiedene Grade von Schwachsinn gibt, können die im Gesetz genannten Voraussetzungen einer Zurechnungsunfähigkeit oder verminderten Zurechnungsfähigkeit gegeben sein; unter Umständen kann ein Leichtschwachsinniger aber auch zurechnungsfähig sein. Abgesehen davon kann es zweckmäßig sein, im Gutachten auch auf andere Gesichtspunkte einzugehen. Es gibt Imbezille, denen eine Strafe gut tut und die sich daraufhin zusammennehmen können; viele andere aber werden dadurch gereizt und erst recht gefährlich. Derartige Gesichtspunkte sind aber im Gutachten deutlich als solche darzulegen und nicht unter anderen Erwägungen, die der Fragestellung besser entsprechen, zu verdecken. — Der Debile, der überhaupt keine oder keine schwierigen Angelegenheiten zu besorgen hat, braucht natürlich nicht entmündigt zu werden. Er stellt sich in dieser Hinsicht viel besser als derjenige, der in günstigere gesellschaftliche Verhältnisse hineingeboren wurde und nun trotz vielleicht besserer Verstandesleistungen den an ihn gestellten Anforderungen nicht gewachsen ist und deshalb entmündigt werden muß. Der erstere bleibt im Vollbesitz seiner bürgerlichen Rechte und Pflichten, während der letztere, der vielleicht vermöge seiner Bildung und seiner besseren Verstandesfähigkeit noch zur Teilnahme an den öffentlichen Angelegenheiten befähigt wäre, weitgehend davon ausgeschlossen ist.

Bei manchen Oligophrenen kommen Aufregungszustände exogenen und endogenen Ursprungs vor, die die Bedeutung von Geisteskrankheiten haben können, auch wenn der Dauerzustand noch nicht hochgradig krankhaft ist.

Für die *Psychopathien* und die *psychogenen Erkrankungen* und die *originären Krankheitszustände* lassen sich keine Regeln aufstellen. Es bleibt da nichts übrig, als alle Umstände genau zu erwägen. Meistens handelt es sich um eine Abschätzung des Verhältnisses zwischen dem Grad der Störung oder des Ausfalls und der Stärke der jeweiligen äußeren Umstände, also um etwas, was eigentlich nur nach subjektivem Ermessen entschieden werden kann.

Geschlechtliche Perversionen stellen nach der den meisten Strafgesetzen zugrunde liegenden Anschauung an sich keine krankhafte Störung der Geistestätigkeit dar; Zurechnungsunfähigkeit und verminderte Zurechnungsfähigkeit kommen dann nur in den Fällen in Betracht, in denen neben dem abwegigen Verhalten noch andere krankhafte Erscheinungen vorliegen.

Der *Schweizerische* EStG. bedroht mit Strafe *homosexuelle* Handlungen, die von einer volljährigen Person mit einer minderjährigen begangen oder die gewerbsmäßig betrieben werden oder unter Mißbrauch einer Notlage oder eines Abhängigkeitsverhältnisses (BLEULER).

Die Bedeutung der *moralischen Idiotie* für das Strafrecht siehe S. 397 und 434 (BLEULER).

Sachverzeichnis.

Einklammerung einer Seitenzahl bedeutet, daß entweder nur die Sache, nicht aber das Stichwort auf der bezeichneten Seite erwähnt ist oder daß die Sache nur nebensächlich behandelt wird.

DR. = Deutsches Recht. ÖR. = Österreichisches Recht. SR. = Schweizerisches Recht. Schiz. = „schizophren" oder „Schizophrenie".

Erklärung der griechischen Ausdrücke.

A-, An-, Vorsilbe, verneint den durch den Hauptteil des Wortes bezeichneten Begriff, ähnlich lateinisch: in- und deutsch: un-.

A-basie, Unfähigkeit zu gehen. Basis, das Gehen.

A-bulie, Willenlosigkeit. Buleúomai, wollen.

Agoraphobie, Platzfurcht. Agorá, Marktplatz.

Aichmophobie, Furcht vor spitzigen Dingen. Aichmé, Lanzenspitze.

A-kinese, Bewegungslosigkeit.

Algerós, schmerzhaft.

-algesie. Álgesis, Schmerzgefühl.

Algolagnie, Schmerzwollust.

Álgos, Schmerz.

Amaúrosis, Blindheit. Amaurós, blind.

A-mnesie, Erinnerungslosigkeit.

-ästhesie. Aísthesis, Empfindung.

Androgynie, Mannweiblichkeit. Anér, Mann; Gyné, Weib.

A-pathie, affektive Unempfindlichkeit.

Apo-plexia, Lähmung (durch Schlag).

A-praxie, verkehrt Handeln. Eigentlich: nicht handeln können. Prasso, handeln.

A-prosexie, Unmöglichkeit aufzumerken. Prosecho, hinlenken (den Geist).

Arithmomanie, krankhafte Neigung für Zählen. Arithmós, Zahl.

A-stasie, nicht stehen Können. Stasis, Stehen.

A-thym, ohne Mitwirkung der Affekte.

Autismus, Zurückgezogenheit auf sich selbst. Autós, selbst.

Autochthon, an der Stelle oder selbständig entstanden.

Blastophthorie, Keimverderbnis. Bláste, Keim; Phthorá, Verderbnis.

-bulie, Willenstätigkeit. Buleúomai, wollen.

Dys-a-mnesie, nicht vergessen Können.

Ekphorie, „Herausholen".

Ekstase, Verzücktheit. Ékstasis, Verrückung von der Stelle.

Engramm, „Inschrift".

Encephalitis, Entzündung des Gehirns (Enképhalos).

Epikanthus, das über dem Augenwinkel (Kanthós).

Epilepsia, ungefähr: „Gepackt-werden".

Ereuthophobie. Éreuthos, Röte.

Euphorie. Eu, gut; phero (wie französisch: se porter), sich befinden.

Hebe, Jünglingsalter.

Gynandrier, Gyné, Weib; Anér, Mann.

Hyper-, übermäßig-, über-.

Hypnose. Hýpnos, Schlaf.

Hyp(o)-, unter-.

Hypochondriakós, unterhalb des Brustknorpels (-beins) krank.

Hysterie, „Gebärmutterei". Hystéra, Gebärmutter.

Iatrogén, durch den Arzt (Iatrós) verursacht.

Idiótes, Unwissender, Ungeschickter.

Katalepsie. Katálepsis, Hemmung, Ergriffensein.

Katathym, dem Affekt gemäß.

Katatonie, Spannungsirresein. Katateino, spannen.

Keraunophobie. Keraunós, Donner, Blitz.

Kleptomanie. Klépto, stehlen.

-kinese. Kínesis, Bewegung.

Koma, tiefer, krankhafter Schlaf.

Koprolagnie, Kotwollust. Kópros, Kot.

Koprolalie, aussprechen schmutziger Worte.

Koprophagie, Kot-essen.

Kryptomnesie, unbewußtes Erinnern. Kryptós, verborgen.

-lagnie. Lagneía, Geilheit (Ejaculation).

-lalie. Laléo, sprechen, plappern.

Leptosomie. Leptós, dünn.

Logo-, Lógos, das Reden.

Logoklonie. Klónos, heftige ungeordnete Bewegung.

Logorrhoe. Rhoía, das Fließen.

Manía, allerlei abnorme Geisteszustände; „Raserei" (auch vom Dichter und Propheten). In der modernen Literatur: Sucht; aufgeregter, gewalttätiger Zustand; dann Manie wie im Text. Nach dem Französischen auch: irgend eine sonderbare Gewohnheit.

Melancholie. Mélas, schwarz; Chólos, Galle. Humoralpathologische Anschauung.

Mikrós, klein.

Mikromelie. Mélos, Glied.

-mnesis, Erinnerung.

Mono-. Mónos, einzig, allein.

Moria, eigentlich Torheit.

Mýsos, etwas Ekelhaftes, Schmutz.

Myxödem. Mýxa, Schleim.

Nánnos, Zwerg.

Narkolepsie. Nárke, Erstarren; Lépsis, Ergreifen.

Narzismus. Narkíssos, mythischer Jüngling, der in sein eigenes Spiegelbild verliebt war.

Neur-a-sthenie. Neúron, Nerv; Sthénos, Stärke.

-noía, (Verstand). Noéo, begreifen.

Nyktophobie. Nyx, Nacht.

Nymphomanie. Nýmphe, geschlechtsreifes Mädchen.
-oid(es), -ähnlich, -artig.
Oligophrenie. Olígos, wenig.
Oniomanie. Ónios, käuflich.
Pädophilie. Pais, Knabe.
Päderastie. Erastés, Liebhaber.
Par(a)-, daneben, anders-.
Paralyse, Lösung von der Seite, Lähmung.
-pathie, Leiden, Krankheit. Páthe, Leiden.
-phagie. Phágos, Fresser.
-philie. Philía, Liebe.
-phobie. Phóbos, Furcht.
-phrenie. Phren (Zwerchfell), Psyche.
Pithiatismus. Peitho, überzeugen; passiv: glauben.
Polienzephalitis. Poliós, grau.
Poriomanie. Poreía, das Wandern.
-praxie. Praxis, Handlung.
Presbyophrenie. Présbys, alt.
Priapismus. Príapos, Dämon der zeugenden Naturkraft.
Prodrom, Vorläufer. Drómos, das Laufen.
Pseudo-. Pseúdos, Täuschung.
Psychogén, auf psychischem Wege entstanden.
Psychopathie, seelisches Leiden.
Pathe, Pathos, Leiden.
Pyknisch. Pyknós, dicht, groß, häufig.
Pyknolepsie, „häufige Anfälle".
Pyromanie. Pyr, Feuer.
Satyriasis. Sátyros, geiler Waldgott.
Schizophrenie. Schízo, spalten.
Soma, Leib, Körper.
Spasmophilie. Spasmós, Krampf.
Sphärotrichie. Sphaíra, Kugel; Triches, Haare.
Syndrom, Mitlaufen. Drómos, das Laufen.
Synthymie, einheitliche Affektivität.
Syntonie, einheitliche Stimmung (Spannung).
Teleologisch, zweckgerichtet. Télos, Zweck.
Thymós, ungefähr: „Affektivität".
Trauma, Verletzung.
Trophé, Ernährung, Nahrung.
Zyklisch, zirkulär.
Zyklothym, Affektschwankungen, sich in regelmäßiger Folge wiederholend; auch uneigentlich im Sinne von synton.

GPSR Compliance

The European Union's (EU) General Product Safety Regulation (GPSR) is a set of rules that requires consumer products to be safe and our obligations to ensure this.

If you have any concerns about our products, you can contact us on ProductSafety@springernature.com

In case Publisher is established outside the EU, the EU authorized representative is:

Springer Nature Customer Service Center GmbH
Europaplatz 3
69115 Heidelberg, Germany

Batch number: 10683525

Printed by Printforce, the Netherlands